U0349979

一窄九宽话中医

传统与现代双向视角的中医文化

汤柱国 著

四川人民出版社

图书在版编目（CIP）数据

一窄九宽话中医：传统与现代双向视角的中医文化／
汤柱国著. — 成都：四川人民出版社，2023.6
ISBN 978-7-220-13282-7

Ⅰ.①一… Ⅱ.①汤… Ⅲ.①中国医药学—文化
Ⅳ.①R2-05

中国国家版本馆CIP数据核字（2023）第095542号

YI ZHAI JIU KUAN HUA ZHONGYI: CHUANTONG YU XIANDAI SHUANGXIANG SHIJIAO DE ZHONGYI WENHUA

一窄九宽话中医：传统与现代双向视角的中医文化

汤柱国　著

出 版 人	黄立新
责任编辑	李沁阳　冯 珺 葛 天
版式设计	张迪茗
封面设计	最近文化
责任印制	周 奇

出版发行	四川人民出版社（成都市三色路238号）
网 址	http://www.scpph.com
E-mail	scrmcbs@sina.com
新浪微博	@四川人民出版社
微信公众号	四川人民出版社
发行部业务电话	（028）86361653　86361656
防盗版举报电话	（028）86361661
照 排	四川胜翔数码印务设计有限公司
印 刷	成都东江印务有限公司
成品尺寸	170mm×240mm
印 张	49
字 数	690千
版 次	2023年6月第1版
印 次	2023年6月第1次印刷
书 号	ISBN 978-7-220-13282-7
定 价	128.00元

一笔开窍话中医

胡真棠题

一言九鼎活中医

鍾峰

寰宇内外，莫宽于道；天地之间，莫贵于人；源远流长，莫过于岐黄。

——题记

在宽窄之间创造生命奇迹

李后强

宽窄已经成为一对哲学概念，与正负、阴阳、虚实、高低、强弱等范畴一样，可以演绎许多事物和现象。在宽窄之间，存在无限多种可能与机会。生命就是行走在宽窄之间的物质运动，能创造无穷奇迹和惊喜。

在百年变局和世纪疫情的强力催化下，大量新思想、新学问、新产业和新业态应运而生。因此，汤柱国同志推出的这本《一窄九宽话中医：传统与现代双向视角的中医文化》，我并不惊讶。我不惊讶，是因为都在情理和预料之中。当今世界还会出现许多意外和新鲜事，对此大家都要有足够的思想准备。再说，柱国同志本身就是很有传奇色彩和能够创造奇迹的人，他奔跑的赛场很大，随时会给这个世界带来新知和快乐，对此我非常自信。虎年"五一节"期间，我们在震惊世界的"天回医简"发现地——天回镇，纵论中医发展大势和讨论他的书稿提纲时，我主动要求为他的新书作序，他没有反对。

我对中医有特殊感情，因为中医对我有救命之恩。读小学三年级时，爬树砍枝摔了下来，差点伤命，右腿骨头全断，就是一个老中医给我治好的。那时农村缺医少药，主要靠赤脚医生救死扶伤，每个医生几乎都是祖传中医出身，但都有一点真功夫。由此，我对中医产生了敬意。后来，还跟着几位中医大师学了一些相关知识。比如王小儿（王静安）、肖小儿（肖挹）、梁繁荣等都是我的忘年之交或者铁哥们儿。我体会到，中医是大学问、真学问，是大科学、真科学。借用今天的物理学语言讲，中医是非线性复杂系统学。我在大学、硕士、博士阶段学的都是化学专业，不小心当了物理学教授，主要研究理论物理，特别是非线性系统。后来越走越偏，误入哲学、经济学、社会学、环境学、政治学、政策学等领域，成了徒有虚名的杂家。跟随著名科学家钱学森教授的足迹研究系统科学多年，钱老的人品学风对我影响极大，他对人体科学的深刻见解精妙绝伦。在中国系统辩证学创始人乌杰教授引导下，我研究系统哲学很长时间，大大拓展了视野，对中医认识更深。1990年我与四川大学程光钺教授合作出版了《分形与分维：探索复杂性的新方法》，这是国内第一本介绍分形（fractal）理论的专著（此书成稿于1988年）。在此书最后一章，我们专门写了"生物体的分形现象"，讨论了穴位、经络、DNA和癌变的分形机制，引起学界广泛关注。那些年，山东大学张颖清教授的全息生物学影响很大，我提出了中医的分形协同思想，并在福建召开的全国全息生物学研讨会上做了发言，引发了对相关问题的持续研究。分形是世界前沿科学，是非线性系统的三大核心问题。在"八五""九五"计划期间（1992—1998年），我与成都中医药大学和四川大学的专家学者一起参与国家攀登计划"经络的研究"有关子课题的研究，在"经络的非线性物理机制"特别是"分形"方面做了一些理论探索。1997年4月在深圳银湖度假村举办了国际系统科学大会，我作为大会执行主席之一在会上报告了经络传导的孤波理论和穴位的能量迁移，引起与会学者浓厚兴趣。会议期间，我与协同学创始人赫尔曼·哈肯教授、世界著名系统哲学专家欧文·拉兹洛教授，当面探讨了中医经络和穴位的非线性问题，哈肯教授及其夫人、拉兹洛教授及其助手深刻认同中医的系统作用、协同效应和伟大贡献。

在中国，有"文人通医"的传统。在中国民间，还有"不知医而不慈孝"的古训。我知道，柱国同志的血液里就有中医基因。他出生在重庆的大山里，曾外祖父是当地有名的中医大家，救死扶伤的故事至今还在江湖传颂。儿时，他深受曾外祖父言传身教的感染，当过几年"采药童子"，认识许多道地中药，抄录了许多汤头（配方），成长在中医的烟熏火燎之中。成人后，他因生活和工作导致体质不良，问道天下名医，得道中医精髓，终于强健体魄，悟道各家之长，酿成自己中医哲学观点，数年前萌发著书立说念头，如今终结硕果，必须祝贺！

柱国同志敢于挑战世界级难题，勇气和精神可嘉。中医就是典型的世界级难题，至今没有停息争论。什么是中医？这个问题没有统一定论。一般而言，中医是相对西医而言的，是指以中国汉族创造的传统医学为主的医学，是研究人体生理、病理以及疾病的诊断和防治等问题的一门学科。在西方医学没有传入中国以前，没有"中医"这个提法。中医是具有独特内涵和丰富实践的治疗方法，主要以"阴阳五行学说""藏象生理学""经络腧穴学"作为基础理论，有《黄帝内经》《难经》《伤寒杂病论》《神农本草经》作为经典教材。

主流观点认为，中医（Traditional Chinese Medicine）就是中国的传统医学，当然也包括藏医、蒙医、苗医等民族医学。中医对疾病的治疗是采取系统的、整体的、协同的、关联的方法，在中国古老的大地上已经有了几千年的临床实践，无论是在治病、防病上，还是在养生上，都是确凿有效可行的。中医将人体看成是气、形、神的统一体，通过"望闻问切"四诊合参的方法，探求病因、病性、病位，分析病机及人体内五脏六腑、经络关节、气血津液的变化，判断邪正消长，进而得出病名，归纳出证型，以辨证论治为原则，制定"汗、吐、下、和、温、清、补、消"等治法，使用中药、针灸、推拿、按摩、拔罐、气功、食疗等多种手段，使人体达到阴阳调和而康复。中医承载着中国古代人民同疾病做斗争的丰富经验和理论知识，是在朴素的唯物论和自发的辩证法思想指导下，通过长期医疗实践逐步形成的医学理论体系，是中国对人类的巨大贡献。从时间轴上看，因为远古时代没有化学药品，植物药一直是人类治疗疾病的主要用品。在西医未传入中国之前，我们的祖祖辈辈都用中医中药来治疗疾病，挽救了无数人的生命。可以说，中医诞生于原始社会，春秋战国时期已基本成形，之后历代均有总结发展。中医的命运与国运高度一致。自清朝末年，中国受西方列强侵略，国运衰弱，中医陷入存与废的争论之中，重要性受到质疑。中华人民共和国成立后，中医得到极大繁荣和发展。2018年10月1日，世界卫生组织首次将中医纳入其具有全球影响力的医学纲要。

什么是西医？一般认为，西医（Western Medicine）是指"现代西方国家的医学体系"（即现代医学），是西方学者在否定并且摒弃了古希腊医学之后，坚持还原论观点研究人体的生理现象与病理现象，以解剖生理学、组织胚胎学、生物化学与分子生物学作为基础学科，形成的全新的医学体系。

文艺复兴以后，西医才开始由经验医学向实验医学转变。西医的繁荣主要得益于物理学、生物学和化学的快速发展，比如显微镜、听诊器、血压仪、体温仪、体腔镜及后来的X光、计算机、核磁共振等技术进步。哈维发现血液循环，魏尔肖建立细胞病理学，巴斯德证明感染性疾病都是微生物引起的，后来发明了麻醉法、防腐法和无菌法，一些植物药的有效成分提取，19世纪末合成阿司匹林，其后各种药物的精制合成，西医不断得到发展。

明末清初，来华的传教士把基督教带到中国的同时，也带来了近代西方国家的科学和医药学。由于当时主要传入的只是浅显的解剖生理知识，而且西医在临床治疗技术上并不优于中医，故影响不大。西医开始对中国医学发生影响是在19世纪初，牛痘接种法以及西医外科和眼科治疗技术的传入，为西医在中国的发展奠定了基础。广州是近代中国最早与西方世界接触的前沿，也是西方医学最早输入和最先繁荣的城市。广州眼科医局是当时规模最大、影响也最大的教会医院。英国传教士洛克哈特开创了在上海建立教会医院的历史，从此上海的西医得到迅速发展，扩散到苏州等附近城市。鸦片战争后，西方教会医院由沿海进入整个内地，几十年间教会医院在各地比比皆是，成为和教堂一样引人注目的教会标志。

古代西方国家的医学体系起源于古希腊时期，奠基人是希波克拉底。

古希腊医学认为，人体是由血液、黏液、黄胆液、黑胆液所组成的系统（即"四体液学说"），而且人体的各个部分是相互联系的，人的身体中充满了各种液体，这些液体的平衡是人体赖以生存的基本条件，它们的平衡与否反映在气色、气质和性情上。古希腊医学还强调心与身、人体与自然的相互联系，并认为人体的健康主要取决于生活方式、心理和情绪状态、环境、饮食、锻炼、心态平和以及意志力等因素的影响；古希腊医学要求医生应当特别重视研究每个病人个体健康的特殊性和独特性，所以它关注的是病人而不是疾病，强调的是病人和医生之间的主动合作。到17世纪时，"四体液学说"遭到了猛烈抨击，认为它是没有任何物质基础的空洞理论。从此以后，古希腊医学就被彻底否定和摒弃了，由机械唯物论占据了主要市场。现在看来，古希腊医学来自大自然的启示，其理念与中医思想很接近，都坚持整体、系统、联系、平衡的观点。20世纪后期，随着"社会—心理—生物"三位一体的综合医学模式的兴起和系统生物学、系统生物技术的发展，21世纪的西方国家的医学开始关注和借鉴东方智慧，中医思想得到高度重视和重新认可，中医与西医融合互动的态势日趋明显。

医学是伴随人类诞生而出现的科学。中医特别强调系统性、协调性、相干性，核心是协同效应，就是$1+1=2+\triangle X$，产生增量。这里的$\triangle X$是耦合、协同的产物，可能是正，也可能是负，是有机体的基本特征。比如人的手或脚割断后，就没有原来的功能，这是整体性的表现。西医就不讲$\triangle X$，认为$\triangle X=0$，$1+1=2$永远不变，手或脚割断后与原来一样有效，这显然是笑话。中医与西医的实质差异就在$\triangle X$上。中医是复杂科学、是系统哲学，西医是解剖科学、是机械主义。中药的特点是多元一体，不是单一成分，关键在协同性、耦合性，体现在"一个好汉四个帮"，少了帮手好汉也不行，这符合人类社会规律。如果仅仅把"有效成分"提取出来，没有其他成分辅助，有效就成为无效了。有人攻击中药缺乏精准性，不能"靶向治疗"，类似火药枪，发出大把散子，总有命中的几粒，这是误解。中药是打包围战、歼灭战，精锐出击，重兵合围，或者诱敌深入或者围而不打，让"病灶"自取灭亡。西药是单一成分，孤军直入，"靶向"特征明显，但负效应很大，治好了"坏的"，也可能把"好的"擦伤了。民间有许多关于中医的神秘传说，比如因人而异、"信则灵"，同一种病，每个医生治疗效果不同。这是为什么？其实，这是心理学和生物学问题。每个人的生物场（电场）不同，发射的生物电波频率不同，如果患者与医生的生物场同频共振，就会产生正向反馈，就会灵、就有效。对于同一种病，每个中医师的处方都不同，没有工业化的精确定量标准，因此中医更像艺术。针灸推拿是中医的独门绝技，治疗的本质是物理化学反应，特别是"力化学"反应，说白了，就是物理作用引起生物化学反应，正如摩擦生热、运动生电，在强力刺激下还会产生新的物质。中医大师能用人体器官（眼、手）作为仪器，精确测量人体内外变化，如血脉波动、血压高低、气色盛衰，由此推测体内各个器官的状况甚至判断孕妇生男生女，这需要很深的功夫，几乎是神人或圣人的境界，普通人望尘莫及！可以说，真正的中医师非常伟大，真了不起。遗憾的是，现在社会上假"中医"太多，"江湖郎中"太多，坏了中医的美名。这是由于中医实践性较强，知识门槛较低，不需要太高学历，就可成为名师学徒，有的还可以自学成才，因此"江湖名医"较多。中医必须清理门户，把住学徒进出关，实现高质量发展。

在人类历史的早期，医学是以哲学形式出现的。中医的思维路径是从宏观到微观，与中国人思维方法一致。西医的思维路径是从微观到宏观，与中医反向，但符合西方人思维方式。西医越到微观，越清楚，越有效，可到细胞、基因、分子、原子层面。中医越到宏观越有效，"天人合一"，把人与宇宙看成一体。美国科学家维塔利·范丘林认为，宇宙从诞生之初就是一个活的生命体，各个星球只是它体内的一个细胞，星球之间是由巨大的神经网络链接的。2012年《自然》杂志发表了《宇宙结构和神经网络》的文章，明确指出宇宙的结构和神经网络是相似的。比如，地球、金星、火星等星球组成了太阳系，太阳系和其他星系又组成了银河系，银河系和其他系外星系又组成了更大的宇宙结构。说明宏观宇宙和微观世界存在相似性。整个宇宙就是一个"人体"，星球、星系之间通过"神经网络"连接。

现代科学发现，世界的本质是能量，物质是能量的凝聚态，时间也是人类的假想，本身没有时间，都是运动的结果。任何物质都有波动性和粒子性（波粒二象性），物质分解到极致就是一根弦（超弦），实际上宇宙是正在演奏的交响乐。中医的许多治疗是依靠暗物质、暗能量在发挥作用，针灸推拿可能是引起电子能级跃迁，能量传递形式是孤波，因此很难用西医知识来解读，这也是中西与西医的维数差异。在科学意义上讲，西医是"降维"的中医，中医维度更高，范围更大。从光谱学上，西医是在"可见光"波段上操作，中医是在"赤橙黄绿青蓝紫"全波段上运行。

我多次在不同场合讲到，把医学主观人为地分为中西与西医，本身就没有任何科学根据和地理学依据，带有浓厚的意识形态色彩和文化印记。人类是有共性的，世界本身是统一的，人与自然组成巨系统，学科的划分只是为了研究方便。中医与西医不可分割，只是道路和方向不同，甚至相反，都正确，都必须存在，医学才会完美。如同正负、阴阳、男女、虚实关系，缺一不可。坚持中西医并重，推动中医药和西医药相互补充、协调发展，共同守护人民健康，这才是人类正道。中医与西医可以走到一起，但要打通"界面""墙壁"，道路还漫长。

柱国同志在书里说，中医是人文医学，其最高境界是致中和，以平为期，终极目标是追求气血平衡、寒热平衡、虚实平衡、身心平衡，即阴阳平衡，我认为他抓住了问题的要害。在多年的研究中，我体会到中医是"阴阳平衡之学"，是"失得中和之学"，与中国传统"中庸"思想有密切关系。一个人生了病或者不舒服，实际是身体失衡，包括生理失衡、心理失衡。未病是亚健康，就是机体系统稍微失衡。生病就是机体系统严重失衡，负伤也是失衡，即肉体失衡。治疗就是帮助恢复平衡，实现

一言九鼎话中医

正常运转。运动就是理顺经脉气血系统的内部通道，适度有益，过度有害。"通"则不痛，"痛"则不通。"通"是中医的核心概念，"打通"是重要手段，"平衡"是主要目标。从化学角度讲，"平衡"就是"中和"（酸碱作用）。"中和平衡"是中医的第一原则。因此，中医的"中"，不是地理空间概念，而是物理化学概念，是耗散系统概念，是哲学文化概念。

从宽窄论看，中医是宽，西医是窄，宇宙是宽，人体是窄。人与宇宙构成一体，人是宇宙的分子。医学是宽窄哲学。柱国同志创立了"宽窄医学"。在宽窄之间，存在无限的可能，会发生无穷的奇迹。我们知道，石墨、石墨烯、金刚石都是碳元素，由于石墨烯介于石墨与金刚石之间，因此性质无穷奇妙。犹如水、冰、蒸汽，都是H_2O，由于水介于冰与汽之间，性质玄妙，甚至成为人生哲学，如"上善若水"。"宽窄医学"是新中医也是新西医，是新时代的哲学层面的系统医学、统一医学。

柱国同志的书，到底有多奇妙，读了才知道！我乐意郑重推荐，请君品鉴！

是为序。

2022年5月21日于成都银杏苑

李后强，中共四川省委四川省人民政府决策咨询委员会副主任，成都市社会科学界联合会主席，四川省社会科学院教授、博士生导师、原党委书记，四川省委政策研究室原副主任。

当今中医的文化冲突与文化认同
——关于中医文化的几个硬核问题

中医文化与中华文明同源同流，源远流长，亘古至今，上下数千年，不仅自身衍为密柯繁叶，且与华夏各种文化杂交复合。现在中医文化又开始和西方文化、现代文明融汇，处在一个千年未有大变局之际，中医学既迎来新的发展机遇，也面临诸多挑战。一个核心问题是继续秉承经典特立独行，还是"传承不泥古，创新不离宗"进行中医现代化？钱学森先生作为世界顶级科学家，他以其深邃的思想体系、广博的知识体系和天才般的睿智，洞察了中医理论的美善高妙和特殊价值。他认为，人类医学的前途是中医现代化，中医现代化是医学发展的正道，而且最终会引起科学技术体系的改造——科学革命（钱学森等《论人体科学》）。因此，中医现代化不是传统中医的内在要求，而是时代的呼唤。中医现代化是现代人去完成的，这就引出一个现代人如何接受传统文化的问题。

按照古代天人合一理念，中医构建了"气—阴阳—五行—藏象"为一体的医学理论体系，这几个概念构成了中医学的基础软件和文化内核。百丈高台，始于一石；基础不牢，地动山摇。从底层架构层面把这几个硬核问题的道理说清楚了，中医文化的认同问题才可以迎刃而解。

第一个问题，阴阳问题。在先秦的所有典籍中，阴阳无处不在。中华文化的起源，不是起于文字，而是起源于远古时期的天文历法。天文学不仅是古代科学的渊薮，同时也是古代文明的渊薮。首先，阴阳概念的起源，来自太阳和月亮。白天有太阳，就是阳；夜晚没太阳有月亮，就是阴。"阳"字有个"日"，指的就是太阳。"阴"字有个"月"，指的就是月亮。天文历法中有"阳历"和"阴历"，阳历就是指太阳历，阴历就是指月亮历。阴阳首先是太阳法则，其次是日月法则。正本才能清源，阴阳法则最初的来源就是来自对天文历法的总结，然后抽象成形而上的阴阳——"一阴一阳之谓道"，这看似简单明了，实则蕴含无穷。阴阳是表象，道是本体；阴阳是显象的，道是无形无象的；阴阳是生灭变化的，道是不生不灭的、不增不减的。阴阳和道是一体两面，道要通过阴阳表现出来。阴阳的规律是由道规定的，道是超越时空的，是无时无处不在的存在，所以万物皆阴阳。我们掌握了阴阳之道就掌握了宇宙运行的规律。因此，《素问·阴阳应象大论》下了这样的论断："阴阳者，天地之道也，万物之纲纪，变化之父母，生杀之本始，神明之府也。治病必求于本。"阴阳是宇宙间的一般规律，是一切事物的纲纪，万物变化的起源，生长毁灭的根本。疾病作为万事万物运动变化的现象之一，自然也遵循阴阳法则。

第二个问题，五行问题。据考证，远古时代我们祖先大致在四千年的时间里普遍地使用十月太阳历。后来在中原地区十月太阳历逐渐通过历法改革被十二月太阳历（又叫阴历、农历）所取代。后羿射日的神话传说本质是反应这场历法改革。"仲尼有言：礼失而求诸野。"（《汉书·艺文志》）在四川、云南、贵州一带边远的彝族聚居区至今仍然一直沿用十月太阳历。十月太阳历演化出了彝族文化，成为彝医文化的重要内容。四川三星堆出土的一个像方向盘的青铜器把一个圆分成了五等分，有专家认为它就是十月太阳历的表达。因为在彝族的传说中，他们的祖先就是古蜀国的国君，这个解读是有道理的。一年五季气候变化的规律正好体现了五行相生之序：春生、夏长、长夏化、秋收、冬藏，所以五行以及五行相生之序是天道自然规律的恒常循环。《黄帝内经》等医书中但凡涉及一年分为五季、长夏、七十二日等的条文，都是以十月太阳历法的知识本义来识读的。不懂五行的本来之义就读不懂《黄帝内经》。五行的木火土金水是宇宙生灭的表象和依次呈现：春天万物生发，木的曲直生发之象最具有代表性，故春天属木；夏天万物繁茂，夏日炎炎，火的炎热之象最具有代表性，故夏天属火；秋天万物束敛为金色，人类以"金"伐"禾"，金的肃杀收敛之象最具有代表性，故秋天属金；冬天万物潜藏，水不再泛滥涌流，水的寒凝之象最具代表性，故冬天属水；而土的阴德是承载这一切变化的母体，与太阳的阳构成阴阳大道，存在于一年四季。"五行"之"行"，即季节气候年复一年运行不息之意，是一年中五个时段的气候特征的概括，《汉书·艺文志》有"五行者，五常之形气也"，把一年分作五个时段，就会依次出现木、火、土、金、水五大类自然气象，时令的顺序是春→夏→长夏→秋→冬，所以五行相生的顺序是木→火→土→金→水。因为五行是随时序的五类气候的表达，古人靠观察天上的星象来定时，故《史记·历书》说："黄帝考定星历，建立五行。""考定星历"就是考定五行的时间定位。假如五行是五种物质或者元素，何以要"考定星历"？五季气候运行不息，万物也随之变化，这就是五行以及五行相生之序发生的天文历法背景。运动的形式是木→火→土→金→水，循序渐进、川流不息、如环无端，一行接一行，生生不息，这就是中医五行文化中"五行相生"的哲理。万物的生命有严格的时间规定性，一岁一枯荣，这是天道法则，不以人的意志为转移。春天木行的所生之物，在秋天金行就会枯黄成熟（余下类推），而不会一直生长下去，树木的每一个年轮就是一个五行的印记，这就是中医五行文化中"五行相克"的哲理。五行生克制化规律，就是万物之间相互联系又相互制约的内在机制。五行是天地大道之行，由于万事万物都是在大道之中演化，因此可以按照取象比类方法，将万事万物归入五行之中。《易·系辞上》云："方以类聚，物以群分。"古圣贤"近取诸身，远取诸物"，以类万象，于是有了五行之用象、五行之德象、五行之情象、五行之形象、五行之色象、五行之味象等。只要天地所生之物，皆可以用五行来类象，其背后的根本乃阴阳所化的五行之气，流布于天地，而万物不过是各有所属的特性罢了。通过五行这个方法模型，就将宇宙间纷繁复杂（包括复杂的人体系统）的无形演变，类化为有形之物象，从而成为中医之道的功用，"人分五脏，和于五行"，五脏之间也存在着相生与相克的关系。从相生关系上，木生火（肝藏血以济心），火生土（心之热以温脾），土生金（脾土运化水谷精微以充肺），金生水（肺清肃以助肾水的下行），水生木（肾水滋润以养肝木）；从相克关系上，木克土（肝疏泄以克制脾土的壅郁），土克水（脾运化以控制肾水的泛滥），水克火（肾水下行以控制心火的上炎），火克金（心火上炎以控制肺金的清肃太过），金克木（肺金清肃以控制肝木的过胜）。

第三个问题，藏象问题。藏象学说是中医基本理论的核心。1992年程士德教授在《内经纲要》中指出："藏象系统就是通过生命现象来研究生命本质及其活动规律的一门学说。实质是关于人体形态结构、生理功能、物质代谢、病理变化等的高度概括。"中医不是按照解剖的模式去看待生命的，而是认为五脏藏于体内，"有诸于内，必形诸于外"，即"象"，中医通过"司外揣内"，找出现象和本质的联系，实现辨证论治。五脏都各有其"象"，一根手指上都有五脏的"象"。比如，肺主皮毛，手指上的皮毛问题跟肺气相关，如果肺气好，皮毛就滋润；肉由脾所主，如手指不饱满，说明脾有问题；心主血脉，如果手指冰凉，说明心的功能出了问题。这是中医的思维方式，强调的是中医的意象思维。

中医五脏不是解剖生理概念，这本来是一个初级问题，然而又是一个高层次问题，它也是现代人"科学思维"下攻击中医不科学的一个角度。最为著名的是提出"废止中医案"的余云岫，他于1916年在《灵素商兑》一书中指出，《黄帝内经》所言脏腑与实际解剖不符。现代中医第一人恽铁樵在《群经见智录》中针锋相对指出，"《内经》之五脏，非血肉之五脏，乃四时之五脏"，"不知五藏气化亦由四时之生长化收藏而来，则求五藏之说不可得"。他认为中医的脏腑与西医的脏腑并非同一概念，"藏"，是指内藏的五脏系统，而"脏"是血肉的五脏，把自然界四时的交替变化看作宇宙万物变化的支配力量，揭示了《黄帝内经》的理论核心与自然界的运动变化规律一脉相承，即由四时的风寒暑湿化生出六气，由四时的生长收藏化生出五行，再由四时五行派生出五脏。这种意象思维的总原则是"从气相求"，是从气的层面去看待身体的。这是因为古人认识生命的方法不一样，古人是通过认识天道自然的阴阳五行规律，逐步认识了人体的运行规律。《黄帝内经》云："四时阴阳者，万物之本也。"（《素问·四气调神大论》）"人以天地之气生，四时之法成。"（《素问·宝命全形论》）这是"四时法则"论断的出处。《素问·阴阳应象大论》说："天有四时五行，以生长收藏，以生寒暑燥湿风；人有五脏化五气，以生喜怒悲忧恐。"这是"四时之五脏"在《黄帝内经》的出处，以春夏秋冬四时生长收藏的变化规律，概括人的生命变化机理，五脏作为生理和病理活动的核心，当然遵循生长收藏之四时法则，四时五行与五脏相类，生长化收藏与五气（五脏之气）相类，寒暑燥湿风是四时的气象变化，人则有喜怒悲忧恐的神情变化。《黄帝内经》里"藏气法时论"还专篇论述，气候时令的变化产生对应五脏的衰旺变化，根据这些变化分析身体疾病的成因及治疗方法，根据五脏之气的衰旺，以及五行相克规律，预测疾病的轻重缓急。中医可以通过"以象测藏"来认识和把握内在脏腑的功能状态，探寻其生理病理变化规律，即所谓"视其外应，以知其内脏"（《灵枢·本藏》）。因此，象包括各个内脏实体及其生理活动和病理变化表现于外的各种征象，分为形质之象、生理之象、病理之象、自然之象。藏象理论是在历代医家在医疗实践的基础上，在阴阳五行学说的指导下，概括总结而成的在临床上反复验证得到的理论。这种理论决定了"藏"的概念是在形态结构基础上又赋予了功能系统所形成的认识。藏象学说贯穿到中医学各个领域，成功地指导了中医的临床实践。就诊断而言，能运用诊法了解病位之所在，分辨病邪之属性，把握脏气之虚实，关键是通过疾病的外在表现，联系脏腑、经络、组织器官的相关情况，加以分析归纳而进行辨证论治。如"目赤肿痛"，多系肝火为患，这是因为"肝开窍于目"，肝火上炎就会发生目赤肿痛。这在西医看来是不可思议的事情，西医的脏器概念主要基于解剖学的器官，其结构以实体性器官为基础，对功能认识也是从解剖其器官而获得。怎么看这个问题？中医讲"藏"，西医讲"脏"，虽只一字之差，却反映了两种不同的思维方式，"藏"是意象思维，"脏"是具象思维，中医五藏——心、肝、脾、肺、肾，不等于西医的心脏、肝脏、脾脏、肺脏、肾脏等脏器实体，而是指心运动系统、肝运动系统、脾运动系统、肺运动系统、肾运动系统。五藏之象与五体、五华、五窍、五液、五志等对应联系，与现代解剖学、现代生理学、现代病理学相关小同大异，藏象学说中的一个脏腑的生理功能，可能包含着现代解剖学中几个脏器的生理功能；而现代解剖生理学中的一个脏器的生理功能可能分散在藏象学说的某几个脏腑的生理功能之中。近几十年来，学界运用现代科学技术，通过临床观察和动物实验等途径，对藏象进行多途径的研究和探索，藏象学说的整体观、系统论、自组织和混沌学等，与现代复杂性科学相通相契，在很大程度上印证了藏象学说的科学性，从研究的成果看，在不少环节上各脏器的功能是相互交织的，与机体的神经体液调节功能、免疫功能及微量元素等许多方面都有联系，使机体成为一个相互联系协调运行的有机整体。这些成果阐发了中医理论的合理内核，对于指导辨证及客观评定疗效，摆脱中医学"玄学""疗效难以确定"等都有积极意义。

第四个问题，气的问题。中医气的理论是一个完整的体系，气的问题分为哲学含义的气和医学含义的气。哲学层面上，中医气一元论认为，天地无非一气，气学说构成了天人合一的基础。气是万物之间的中介，气贯通于天地万物之中，可以和一切有形无形之气相互作用和相互转化，把天地万物联系成为一个有机整体。医学层面，中医认为人是精、气、神合而为一的，中医对气的内涵、意义、生成、分布、种类、功能、运动等各个方面，都有详尽的描述，用于说明人体的生成、人体生命的功能结构、病理变化，指导临床疾病的诊断与治疗。现代科学认为，世界由物质、能量、信息三大要素组成。美国哈佛大学的研究小组提出了著名的"资源三角形"：世界是由物质组成的，没有物质，什么也不存在；能量是一切物质运动的动力，没有能量，什么也不会发生；信息是人类了解自然及人类社会的凭据，没有信息，任何事物都没有意义。现代科技对于气的解释，让气被赋予了近现代科学的说明与规定，视气为光、电、质点、原子、量子、场等，现代理论物理学界更趋向以"场""能量"来解释气，具有物质、能量、信息三种存在形式，这三种存在形式之间可以相互转化，物质和能量统一于质能方程$E=mc^2$，和中医哲学对气一元论的解释是相通的。它们都是对"气"这种看不见的存在的不同表达。能量可分为物质能量、精神能量。光能、风能、水能、热能、电能、磁能、场能、原子能、生物能、机械能等是物质能量；意识、思维、观念、图像、艺术、音乐、宗教等的作用力是反物质能量的。物质、能量、信息三者之间的关系可以对应中医三宝的"精、气、神"，都是关于生命本质的认识。精，泛指有形之精微物质，比如粒子状态的基本粒子，人体内的血、津、液等；气，泛指无形之精微物质，构成人体生命活动的基本无形元素，常呈气体状态；神，泛指精神、意志、知觉、运动等精气之活力，包括魂、魄、意、志、思、虑、智等，是人体生命活动的自动控制系统。精、气、神三者之间相互滋生、相互助长，人的生命起源是"精"，维持生命的动力是"气"，而生命的体现就是"神"的活动。

第五个问题，经络问题。中医认为经络是人体内运行气血、联系脏腑和体表及全身各部的通道，是人体功能的调控系统。一直以来，现代西方医学界否定中医是科学的一个主要依据就是，在解剖学层面上"无法证实任何经络的存在"。两千多年的医疗实践及近几十年的各种医学研究实验，包括针刺麻醉下的手术，都证明了经络的客观存在。据外媒报道，2018年，纽约大学的多位科学家在国际著名期刊*Scientific Reports*上发表论文指出，他们发现了"人体内有流体流动的超级高速公路"，这个新发现的"网络"，它遍布人体的致密结缔组织薄层，是互相连接的间质，这些间质组织位于皮肤之下，以及肠道、肺部、血管和肌肉内部，并连接在一起形成由强大的柔性蛋白质网支撑的全身性网络。这个最新发现与《黄帝内经·经脉别论》中"饮入于胃，游溢精气，上输于脾，脾气散经，上归于肺，通调水道，下输膀胱，水经四布，五行并行"的描述极为类似，为中医经络学说提供了新的依据。至今，尽管有关经络的研究已取得相当的成果，有了很大的进展，但无论是实验研究，还是假说论证，就其总体来说，仍处于百家争鸣的科学数据和理论学说的形成、积累阶段。因此，有关经络的科学结论还需要长期的、艰苦的探索与研究。

随着抗击新冠疫情的中国方案走上世界舞台，中医药的显著疗效日益为社会关注。中西医的差别是中西方文化差别的一个缩影，中西医对生命健康的不同理解，背后反映的是不同文化的碰撞。中国民族要实现伟大复兴，就必须要有真正的文化自信，包括对伴随了我们五千年的中医文化的自信。因此，用传统文化讲清中医道理，用科学方法说明中医疗效，对于解决文化冲突，实现文化认同就显得十分重要。这种认同主要体现在三个层面上。一是哲学层面，从中西医对照来看，中医调和致平的价值观决定了中医药是调和性治疗，而不是对抗性治疗，在人们日益关注医疗负面性的今天，这是它的优势所在。二是文化层面，中医文化本来蕴涵在我们千百年来的生活方式和文化基因中，中医"治未病"的健康养生理念必将会得到越来越多人群的认同。三是科技层面，学界和大众对于科学上能够说明白的中医药疗效并不排斥。屠呦呦带领团队研究发现了青蒿素，解决了抗疟治疗失效难题，为中医药科技创新和人类健康事业做出巨大贡献，她因此获得了诺贝尔生理学或医学奖，成为中国医学界迄今为止获得的最高奖项，这就是一个明证。现在运用大数据、循证医学、复杂性科学是能够把中医药疗效讲清楚的。中药和针灸临床与研究在越来越多的西方国家大行其道。新兴的中医药生物信息学以整体、动态、辨证的观点对中医理论解释生命、把握疾病、用药遣方，进行证候客观化、定量化、规范化研究，以全新的科学语言为基础加以验证和发展，为有志于中医药现代化的有识之士提供了时代的舞台。

本书共分七篇，古今结合，中西相参，从传统与现代双向视角，从天文、历法、哲学、历史、文化、物理学、生物学、西医学、网络科学等多个领域纵横交织，既有经典论述，也有现代表述，既有理性阐述，也有案例陈述，对于中医本源、阴阳五行、经络藏象、气一元论、形神关系、中西医对照等中医文化的热点问题，从更长远的时间跨度，从更宽广的学科维度，进行了跨界的思考和解读，是一次很好的尝试，很有针对性、现实性，也很有可读性，对于中医从业者、中医研习者和中医爱好者，都有重要的参考价值和意义。吾读完此书，感悟颇深，收获良多。如此好书亦愿与读者分享之，故乐为之序。

2022年5月

梁繁荣，国家中医药岐黄工程岐黄学者、首席科学家，国家重点基础研究发展计划（973计划）项目首席科学家，成都中医药大学原校长、首席教授。

目　录

第二篇　经络宽窄——灵枢经脉与人体内气系统

第五章　人体交通　灵枢辉光 / 265

第四篇　阴阳宽窄——中医道法术与人体诊疗系统

第五篇　医道宽窄——中西医差异与两大系统融合

一寸九宽活中医

尾　篇　宽窄之间，谨道如法，长有天命

天纪

五帝

北

以宽窄论中医

一归尺尺

序 篇
以宽窄论中医

　　炎帝和黄帝被中华民族尊奉为人文始祖，任何时候我们都不能数典忘祖。在我们源远流长的历史长河里，是炎帝（神农氏）亲尝百草，品定药性，肇启"本草"之源，方有《神农本草经》；是黄帝贡献医学巨著《黄帝内经》，以"岐黄之术"教万民疗治百病。他们护佑着我们这些"炎黄子孙"繁衍生息，薪火相传，穿越浩瀚宽广的文明星河，跋涉艰难狭窄的岁月险滩，华夏文明因此才成为全世界唯一上下五千年未曾间断的文明。

　　世界上的医学主要有西医和中医两大体系，两者各有宽窄优劣。不论孰宽孰窄，中医西医殊途同归，万法归宗，九九归一，同为健康目标，只要能够"上以疗君亲之疾，下以救贫贱之厄，中以保身长全"（张仲景），都应该予以利用和弘扬。然而，现代人理解接纳中医，非常不易。"人有两套生命系统。一套归西医管，另一套归中医管。打个比方说，宇宙有两种物质，明物质，如星球；暗物质，如灰洞。人类也有明、暗两套生命系统。明物质是建立在尸体上的西医的解剖学，暗物质是建立在活体上的中医的经络系统。"①对此，支持与反对中医的两大群体，尖锐对

---

① 曹军、冯清等：《现代人看中医：趣谈中医药及全息》，北京：中国医药科技出版社，2014年。

立，论战不休。反对中医的群体最喜欢用以攻击中医"不科学"的话语是没有"双盲试验""临床统计"之类。中医之争表面上是理性论证，实为文化之争，加之伪中医劣币驱逐良币，中医文化进退维谷。

毛主席说："我们中国如果说有东西贡献全世界，我看中医是一项。"①习近平总书记指出："中医药学凝聚着深邃的哲学智慧和中华民族几千年的健康养生理念及其实践经验，是中国古代科学的瑰宝，也是打开中华文明宝库的钥匙。"②这个评价和定位很高，是世界贡献，是科学瑰宝，是宝库钥匙，指出了中医的重要地位和多元价值。中医怎么肩负起这份责任，这不仅是管理层、医学界的事情，也是社会各界的课题。

一、宽窄文化与中医文化

大家喜欢"天府之国"成都，是喜欢成都人的生活态度，闲适安逸，乐观豁达，逍遥自在。这种人生态度与这方水土孕育出的宽窄文化大有关系。

天府之国是四塞之地，处川西盆地则形制窄，而出三峡夔门则天地宽，这是地理的宽窄。成都著名的宽窄巷子，不仅古风古韵，而且蕴含哲理，这是建筑的宽窄。武侯祠那一副攻心联传颂天下："能攻心则反侧自消，从古知兵非好战；不审势即宽严皆误，后来治蜀要深思。"这是人文的宽窄。

宽窄，看似是一个很容易理解的物理平面空间概念，再普通不过，但却是一个很难完整把握的人文概念、哲学概念。"如果我们把宽窄形成的空间当作人们衣食住行的生活场景，当作人们命运遭际的一段经历，

① 《毛泽东年谱（1949—1976）》，北京：中央文献出版社，2013年。
② 2010年6月20日，当时正在澳大利亚访问的国家副主席习近平在墨尔本出席皇家墨尔本理工大学中医孔子学院授牌仪式并发表讲话。（http://www.xinhuanet.com/word/2010-06/20-c_12240054.htm）

或者当作人与自然、人与社会、人与自我关系的立足点和场所，宽窄就活起来了。如果其中渗透着诸如贫富穷通、盛衰兴替的变化，爱恨情仇、生离死别的纠葛，再加上岁月流逝、天地悠悠的感触，还会有一种诗意的感觉。"①老子有云："有无相生，难易相成，长短相形，高下相倾，音声相和，前后相随。"宽与窄之间，藏着中庸之道，揭示人生和生命的密码，生与死、悲与喜、荣与枯、曲与直、时与空、梦与醒、老与少、壮与衰、生与长、收与藏、寒与温、升与降、阴与阳等，都在宽窄转换之间。

人生，无处不宽窄。生命，无处不宽窄。中医，也充满宽窄。

为什么要从宽窄这样一个从来没有过的角度切入中医文化话题？

第一，在宽窄文化的思辨里，我们可以从每个人对待人生际遇态度的宽窄之中，找到与中医的密切关联。

中医讲究养生。中医养生有三个层次：下士养身，中士养气，上士养心。人是一切生物中构造最完美的灵体，健康的身体是一般人生来就具有的；人的健康状况的调节主要是靠人体内在的本身所具有的调节修复系统来进行，医生干预等外部因素只能起辅助作用。大部分生病现象是人体在自动调节平衡、清理身体"垃圾"时正常的生理现象，而不应该把它作为病因来消灭。王东岳先生的建议是"无病不检查、微病不用药、小病不就医、大病不大治"②。

《黄帝内经》提出了一个基本的治疗原则："上工治未病，下工治已病。"中医的养生文化正是遵循这一原则的重要体现。人有"七情"，即喜、怒、忧、思、悲、恐、惊，其中喜、怒、忧、思、恐为五志，分别

---

① 《宽窄之道》，北京：作家出版社，2019年。
② 王东岳，西安医科大学医学硕士，出版有《物演通论》《人类的没落》《知鱼之乐》等。他提出一个新的万物演化规律——"递弱代偿原理"，愈原始愈简单的物类其存在度愈高，愈后衍愈复杂的物类其存在度愈低，并且存在度呈递减趋势，后衍物种为了保证自身能够稳定衍存，就会相应地增加和发展自己续存的能力及结构属性，这种现象就是"代偿"，愈高级的物种，虽然生存技巧越来越高强，却不能改变存在效力越来越衰微的总体趋势。

与五脏健康有着密切的联系。《黄帝内经》云："怒伤肝、喜伤心、忧伤肺、思伤脾、恐伤肾。"中医认为养生的最高境界是养心，是治未病的重要途径，七情六欲贪嗔痴是无形的更为根本的致病因素。再先进的科技，再高明的医生，都很难治疗一个人的情志之病。中医认为"心为君主之官"，主宰着我们五脏六腑的运行状态，心神不宁则体不安，心定则气和，气和则血顺，血顺则气足神旺，气足神旺则正气存内、邪不可干，病安从来？

养心的最高法则是什么？是宽心宽怀，解放心灵，海纳百川，有容乃大。"世界上最窄的路，唯有心宽的人能通过。"①《礼记·大学》云："富润屋，德润身，心广体胖。"这里的"胖"不是指肥胖，而是安详、舒泰之状。《管子·内业篇》云："大心而敢，宽气而广，其心安而不移。""宽舒而行，独乐其身。"宽心旺身，这是确凿无疑的。现代医学也证明，心胸狭窄的人因为情绪不好导致心脏供血不足，引起心肌缺血，还可能诱发体内的癌细胞增殖而出现肿瘤。同时，心胸狭窄的人容易生闷气、长怨气、发怒气，长此以往则免疫力下降，容易引发多种常见疾病，尤其是与精神因素密切相关的疾病，如高血压、糖尿病、胃溃疡、失眠、精神错乱、健忘等。

宽是豁达，窄即悲苦。世界卫生组织给健康下的定义是：健康不仅仅是没有疾病，而且是"个体在身体上、精神上、社会上完好的状态"。由于"人类已进入情绪负重的非常时代"，当代社会由精神因素引起的心身疾病已成为人类社会普遍存在的多发病和流行病。一个人情志的宽窄，体现在机体对外界环境刺激的不同情绪反应。人的情绪、情感的变化，亦有利有弊。七情六欲既能有利于人，也能有害于人。因此，《养性延命录》说："喜怒无常，过之为害。"《黄帝内经》深刻认识到，形生神而寓神，神能驾驭形体，形神统一，才能身心健康，尽享天年。一个心胸宽广

---

① 李后强、李明泉、汤柱国：《宽窄九章》，北京：光明日报出版社，2018年。

的人显然比一个狭窄自私的人更容易拥有健康。

第二，在宽与窄对立统一的哲学视角里，宽窄哲学与中医阴阳哲学在某种程度上是不同的哲学表达。

中医的纲目是阴阳之道，阴阳的对立统一是天地大道。中医里阴阳双方的互相排斥、互相斗争和阴阳互根，相互依存、相互化生、相互为用、相互吸引地共处于一个统一体中，宽窄哲学与中医阴阳哲学属性相通互用。宽与窄具有时间和空间维度上的相对性，同时又具有哲学上的对立统一性，具有形式和内容上的相互转换性。宽窄是中国传统中庸哲学文化的大众化，体现了广与狭、多与寡、深与浅等对立统一的辩证哲学。宽窄之道不是哲学上的本体论，不是揭示事物内在的本质规定，它属于认识论范畴，为人们认识自然、观照世界、把握生命、探寻人生、洞悉社会提供富有智慧性的参照体系和认知尺度。宽窄之道的内涵无限，外延无垠，同阴阳之道一样变化无穷，含蕴无尽，在无限与有限之间相辅相成，相对而生，在宏观世界的"其大无外"与微观世界的"其小无内"之间，是天地间与人息息相关的一种存在，你理解了它，深味宽窄，如同深味人生的舍与得、祸与福、荣与辱之道，便可悟道得道，可以从一粒尘埃里看到大千世界。这种哲理思维是我们中国传统智慧中既深入又浅出的文化，可以和中医的辩证思维、整体思维镶嵌耦合。一窄一宽相通于一阴一阳，宽窄之道也是阴阳之道；宽窄转换就是阴阳互根，窄到极点就是宽，阴到极点就生阳。反者，道之动也！

第三，在宽与窄的物理尺度里，宽窄思维在中医理论和临床里也相通相应。

看似一个简单的宽窄度量，却几乎穷尽了人类最聪明物理学家的智慧。李后强先生在《宽窄九章》一书序言中写道，在无限可分的多维世界里，宽窄只是一个过程和层级。宽窄地位可以交换，可以配对形成DNA双股结构，可以相互渗透形成太极结构。狭义相对论中，爱因斯坦预言了牛顿经典物理学所没有的一些新效应：相对论效应，在接近光速时，时间膨胀（变慢）、长度收缩（沿运动方向）、横向多普勒效应、质速关系、质能关系等，速度不同，时间不同，长度不同，因此宽窄不同。在高速尤其是接近光速时，速度增大，运动物体的相对质量增大，相对长度缩短，物体会变形，空间缩小，浓度或密度增大，质量可以转变成能量，高能可以转变成质量。质能关系被爱因斯坦表述为大家熟悉的质能方程，能量$E=mc^2$，m是质量，c是光速。

这种同一种物质和能量在人体内部的转换也类似于中医理论体系的气、血、津、液关系，气血既可以是物质态的，也可以是能量态的，还可以是信息态的。这三种形态对应到中医的生命观就是"精、气、神"。量子论中任何物质都有波粒二象性，宽的形态是波动，窄的形态是粒子。在超弦理论中，把物质细分到极限时都是一段窄细的弦，弦的振动波构成物质的基本粒子，大千世界实质是一场正在演奏的交响乐，物质归根到底不过是不同宽窄幅度的波动和频率而已。在相对论里，宽可能变窄，窄可能变宽，地位可以对易，宽窄可以无限细分，正如庄子所说，"一尺之棰，日取其半，万世不竭"。

宽窄思维这种内涵也应和了中医对阴阳之道的看法，"阴阳者，数之可十，推之可百；数之可千，推之可万；万之大，不可胜数"（《素问·阴阳离合论》）。阴阳的本质是一种能量，物质细分到极限也是一种能量。阴阳和物质都具有无限可分性和转换性。中医认为，事物的阴阳属性是相对的，阴阳的无限可分表现为阴阳中复有阴阳，随着对立面的改变，阴阳之中又可以再分阴阳，不断地一分为二，以至无穷。例如昼为阳，夜为阴，而白天的上午与下午相对而言，则上午为阳中之阳，下午为阳中之阴。同样，五脏阴阳属性，若以上下来分，则心肺在上属阳，心为阳中之阳脏，肺为阳中之阴脏；肝脾肾在下属阴，肝为阴中之阳脏，肾为阴中之阴脏，脾亦为阴中之阴脏（又称"至阴"）。脾属太阴，太阴为三阴之始，故脾为至阴。阴阳还具有相互转化性，二者在生理条件下，物质可以转化为功能，功能也可以转化为物质。如果没有这种物质和功能之间的相互转化，生命活动就不能正常进行。

在物理尺度上，不同几何学中，宽窄不同。欧氏几何、罗氏几何、黎曼（球面）几何各有区别。在平面上，两点间的最短距离是线段，但是在双曲面上，两点间的最短距离则是曲线。因为平面上的最短距离在平面上，那么曲面上的最短距离也只能在曲面上，而不能跑到曲面外抻直，故这个最短距离只能是曲线。在黎曼几何（椭圆面）的三角形的内角和都大于180度，但任何罗巴切夫斯基三角形（双曲面）的内角和都永远小于180度。欧式几何中的度量是零曲率的，而黎曼几何研究更一般的度量，在不同的度量下，空间的曲率是不同的。这种宽窄尺度效应，体现在中医经络穴位临床上就是"同身寸"针灸取穴比量法，即以人自身尺度为准的，具体就是以患者的中指宽度同身寸、拇指宽度同身寸、横指宽度同身寸来比量取穴，这里所说的"寸"，并没有具体数值，"同身寸"中的"一寸"在不同的人身体上都是不同宽窄长短的，较高的人"一寸"要比较矮的人的"一寸"要宽，这是由身体比例来决定的。经络是沟通表里内外，联络脏腑肢节，运行气血的通路，根据经络的大小分类（经脉、络脉、孙脉、浮脉）本身也是有宽有窄，现代科技测得的穴位形状各异，在身体的不同部位也是有宽有窄，在学习针灸时，常会听到一句话："宁失其穴，勿失其经"，"离穴不离经"。通常的解释是，在需要治疗的经脉上施治，即便取穴不太准，也可以取得一定的效果，这也是一种宽窄之间的取舍。

宽窄除了表达尺度，也表达程度，这也是中西医的一个分野。比如用药量的尺度，是不同哲学观念下的实践。现代医学强调共性，其定量常常是针对群体而言，只有成年和未成年的大致划分，是标准化的用药；而中医强调个性，采用辨证论治的方法，按照"三因制宜"的原则，其定量是针对具体病人的具体情况而言。一个人的定量，不代表所有人的定量；一个人一时的定量，不代表所有时期的定量。于是有"中医不传之秘在于量"的说法。古希腊哲学家普罗泰戈拉在《论真理》中说："人是万物的尺度，存在时万物存在，不存在时万物不存在。"事物是什么，要以人的感觉为标准，而感觉的程度表达也是因人而异，宽窄不一。一阵风吹来，你觉得冷，它就是冷的；我觉得热，它就是热的。风本身无所谓冷热。中医里面讲的寒热，既有主观感觉层面的，也有客观存在层面的。只是每个人的体质差异、免疫力不一样，抵御寒热的能力也不一样，可能发生寒热病证的情况也不一样。

二、为何中医之门是窄的

我们生活在科技发达的现代社会背景之下，我们的思维已经被"科学思维"格式化，对于中医文化和中医思维，自觉不自觉都会用所谓的"科学"放大镜去追问：这个科学吗？现代人学中医，最大的障碍是思维障碍和文化障碍。十九世纪，我们这个古老民族命运多舛。

"五四"运动后，一批精英们在沉痛的反思中，把这种悲惨命运的主因归咎于我们的文化，于是对我们博大精深的传统文化做了活生生的切割，不论精华还是糟粕，都格杀勿论。在中医文化领域，则对道、阴阳、五行、元气、经络、藏象等看不见、摸不着的东西，凡看似不符合科学标准的，一概斥之为"迷信""伪科学"。

你信不信中医，几乎是运气使然，有一种缘分在其中。

人们为什么会信中医？大多数人不是因为他了解中医，而是因为他在生病后从中医这里受益了。那些不信中医的人呢？他们没有从中医这里获益，又因为他从小受到的西化教育或者受到身边熟人朋友、媒体意见领袖的影响，造成他和中医格格不入。还有一些人，曾找中医看过病，没有看好，甚至病情加重了，他们就会成为中医黑。最典型的例子就是鲁迅。鲁迅说中医是有意无意的骗子。他为何反中医，是因为他小时候的经历，他父亲的病中医没给看好。他父亲的病，在中医看来是膨胀病（肝硬化腹水），是一种疑难的慢性病。古代中医有四大难治之症："风、痨、膨、脆"。鲁迅是学医出身，这个身份对他关于中医的态度影响更大。但是到了后来鲁迅也承认"挟带了自己的私怨",父亲的"膨胀病本是难治之症。即便在今天的医疗下,也将最后成为不治之症而病故"。鲁迅反感的真是中医吗?实际上,他极度排斥的是那些假借中医之名,荒诞愚昧而又粗鲁的文化,再加上后来的新文化运动,他是先驱,肯定拿中医开刀。比如在《药》这篇小说中,出现了茶馆主人华老栓夫妇为儿子小栓买人血馒头治病的故事。鲁迅寿命仅仅55岁,死于肺气肿,去世前一直在日本朋友开的西医医院医治。

大家现在一般生病后,第一时间想到的不是中医,而是西医。为什么现代人越来越不信任中医了?看法不外乎是:中医不科学、中医落后了、中医治不好病、中医治病太慢。西医在治疗疾病时,多是针对疾病的表象开药,往往立竿见影。而中医则讲究从根本上祛除疾病,通过调理人的整体气血进行治疗,毒副作用小,一般而言见效比较慢。对于当今浮躁的社会环境来说,人们都追求一针见效,根本没有心思静下来慢慢调理、慢慢熬药。有一部分人心浮气躁看完中医之后,觉得效果不尽人意,就不信任中医了,人们只愿意相信西医的"随机、双盲、大样本、多中心临床试验",而不相信经过千年效验的中医。于是从中医身上受益良多的人,再高的分贝呐喊也没有人信。比如在新冠疫情中,武汉方舱医院取得中医治疗的经验以后,向别的方舱也推广,一万多名患者普遍使用了中药,重症化率和死亡率都降低了,各个方舱的转重率基本上就是2%到5%左右①。大数据如此真实确凿证明中医中药的有效性,但是部分西医权威科学家也对此视而不见、闭口不谈。

因此,在这样的文化背景和社会环境中,中医的弱势就显而易见了,对中医的怀疑、质疑甚至排斥、诋毁就不足为奇了,人们学习中医,要进入中医的门槛,就多了一层无形的障碍,或者叫"信息茧房"。这是中医

---

① 胡喆、李思达:《张伯礼:方舱中医综合治疗显著降低新冠肺炎由轻转重比例》,光明日报,https://m.gmw.cn/baijia/2020-03-23/1301081405.html。

之门窄的第一个原因。

第二个原因，中医是唯象医学，它独特的理论体系与现代科学体系"不通约"。

李约瑟在《中国科学技术·总论》中说："中医和西医在技术上结合比较容易，但要使两种医学哲学取得统一，恐怕是极为困难的。"中医与西医是两个不同的科学体系，有不同的评价标准。如中医判断外感高热的疗效标准是正汗，《伤寒论》云："遍身漐漐，微似有汗"（全身出汗，像是下毛毛雨），而不是体温、血象；判断正气强弱的标准是神、脉、胃气；判断吉凶顺逆的重要标准是脉象。

中医学的理论体系相当特殊，属于唯象科学体系，侧重于直觉感悟，整体和动态把握，难与现代科学体系衔接。唯象科学是由钱学森提出的概念，属于"前科学"[①]。"唯"就是亚里士多德最早提出的第一性原理，"超越因果律的第一因，且是唯一因，同时第一性原理一定是抽象的"。把这句话翻译成大白话就是：第一性原理是事物唯一的源头，是抽象的，而且比因果律更高级。"象"则是一种超越于具体物质形态之上的，对事物的内涵、相互联系，特别是运动变化，充分理解之后所产生的对事物本质的一种把握，其中既有客观的成分，又有主观的成分，是一种主观融化客观后形成的综合感受。"象"作为中国古典哲学的重要概念，有"只可意会，不可言传"一说，突出反映在周易的《易传》之中，所以一般称为"易象"。

---

① 钱学森1980年首次提出中医现代化问题，1986年他发表题为《建立唯象气功学》的讲话："什么是唯象？它是前科学的性质。我们在初中时都学过气体定律，气体加热，压力升高，或者压力加大，气体体积就缩小。这个定律可以上升到唯象理论，压力×容积＝常数×绝对温度。为何说它是唯象呢？因为它没有说清楚为什么有个常数。再问老师，老师也答不出。一直到后来，当我攻读研究生时，才真正明白了为什么气体定律就是这样，从统计物理学的角度才能解决这个问题：原来温度是代表分子运动的，从理论上推导出来，气体定律必然是如此，而且是在一定的温度和压力范围内才适用。这就叫现代科学了。"（《自然杂志》1986年5期）

在现代科学的前沿，以"象"为内容的理论体系具有超前意义。杨振宁教授把物理学分为实验、唯象理论和理论架构三个路径[①]，唯象理论是比实验现象更概括的总结和提炼，但是无法用已有的科学理论体系做出解释，所以钱学森说唯象理论就是知其然不知其所以然。唯象理论被称作前科学，因为它们也能被实践所证实。而理论架构是比唯象理论更基础的，它可以用数学和已有的科学体系进行解释。中医可以说就是一种唯象理论，它已经被几千年的生活实践所证明，但是却无法用物理、化学等现代科学进行全部解释。在中医里除了《黄帝内经》，很少有其他经典讨论这个问题，这也是《内经》成为最高经典的一个因素。《素问·五脏生成论》有论："夫脉小、大、滑、涩、浮、沈，可以指别；五藏之象，可以类推。"中医的藏象之"象"可分为形质之象、生理之象、病理之象、自然之象四大类。"象"对于中医学来说是第一位的。要学习中医、研究中医、发展中医不从"象"入手，不"以象会意"将是不得要领的。不从具体的细胞、分子微观形态之中走出来，不解除解剖和实验逻辑的思维束缚，把西医病理当成疾病本质，无法理解病机，不可能进入中医之门。

第三个原因，中医之"道"需要长期修炼。

《道德经》云："道之为物，惟恍惟惚。惚兮恍兮，其中有象。恍兮惚兮，其中有物。"大意是说，"道"是那样的恍恍惚惚，看不清楚，看不明白，但是其中确有实物。"西医靠学，中医靠悟"。因为中医是"唯象医学"。

西方医学是建立在现代人体解剖学基础之上，属于实证科学范畴。中医不是普通的技能，不是人人通过多少年的高等教育和临床实践就可以成为中医大家的。药王孙思邈有句名言："世有愚者，读方三年，便谓天下无病可治；及治病三年，乃知天下无方可用。"中医是哲学指导下的科

---

① 1997年1月，杨振宁在香港中华科学与社会协进会做了题为《美与物理学》的报告。（香港《二十一世纪》杂志，1997年4月号）

学，又是个体脑力劳动，长期家传师授，派别林立，门户各异，中医学术难于标准化、规范化。《黄帝内经·素问·金匮真言》指出，"非其人勿教，非其真勿授，是谓得道。"不是学医的料子不能教，否则，传人不当，不仅不会成功，老师的声名还会被埋没。遇到合适的人才能教他，不合适的人就不能教，也就是这个道理。学习中医，除了努力，还需悟性。医者，意也，一旦弄通就是大才，犹如人们评价陕西人："十陕九不通，一通就成龙。"中医是以"道"驭"术"，以简驭繁，既要形而上，又要形而下；西医则在"术"的领域竭尽全力，但缺乏总体上的提纲挈领，属于以繁驭繁。中医讲究入道，它没有任何西医那样先进的设备和技术为诊治手段，全在医生道行的高低，医道医德深浅全在自己修炼，要达到"望而知之谓之神，闻而知之谓之圣，问而知之谓之师，切而知之谓之工"的境界，则必须在道的层面有真正的修为。道是天地万物的本源，自然而无为，无形而实存，具有普遍性，无所不在，无时不在。正如庄子说的，"在蝼蚁、在稊稗、在瓦甓、在屎溺"。万事万物的"象"就是道的投影，就是神一般的规律性、规定性存在。至大至小都是随心，随心不是随便，不识经典，无以随心。故一极，二仪，三气，四象，五行，六气，七星，八卦，九宫，皆是"一"事。也就是说，只有掌握了古奥的经典，认识了道，掌握了道，才可以举一反三，才能找到通晓万事万物的总阀门，不得道则无以随心。

那么为什么说入道之门也是窄的呢？因为我们生在道中、身在道中，而道"大象无形"。"道可道，非常道；名可名，非常名。"所以我们很难"言道""知道"，更难于"得道"。那么，普通大众，为什么难得真道？因为有妄心，跟真心不相应。所以对于常人，入道的门始终是一道窄门。中医之学也称为"黄老之学"，为黄帝之学和老子之学的合称。学习中医，不懂黄老之学，就难得真经。老子认为越是聪明的人越不容易得道。道德经指出，得道在于大智若愚、大巧若拙、大辩若讷、上善若水！素、朴、愚、拙、讷，这些特质更加符合大道，而投机取巧都是违背大道的。连圣人孔子都感叹"朝闻道，夕死可矣"，足见得道之难。

史料记载孔子先后四次会晤老子。孔子五十一岁还没有得道，于是再一次去见老子。老子见到孔子远道而来，高兴问道："你积极求索，是否得道了？"

孔子答道："学生致力求道20余年，通读和探究了《诗经》《书经》《周礼》《周乐》《易经》《春秋》，自认为尽得周公、召公之精髓，但至今未见大道。请先生指点迷津。"

老子说道："假如道有其形质，可以触摸，可以送人，那么大家就会争相将道送给君王邀功了。如果大道可以用语言说清楚，那么人人都会将道说给自己的亲人听了。如果大道可以传给别人，大家都会将道传给自己的子女的。然而，一个人对于大道没有深刻的认识，大道是不会在他心中扎根的。"

孔子说："学生这么多年拜谒了70多个国君，无一国君肯采纳我的主张。"

老子说："你这样做是南辕北辙，就像是敲着鼓去追赶逃亡的人一样，自然是很难真正得道的！你如果修道，就应该顺从自然的规律。"

老子送别孔子，走到黄河边上，孔子感叹道："逝者如斯夫，不舍昼夜！"

老子说："人生天地之间，乃与天地一体也。天地，自然之物也；人亦是自然之物。人有幼、少、壮、老之变化，犹如天地有春、夏、秋、冬之交替，有何悲乎？生于自然，死于自然，任其自然，则本性不乱；不任自然，奔忙于仁义之间，则本性羁绊。功名存于心，则焦虑之情生；利欲留于心，则烦恼之情增。"

孔子解释道："学生是忧虑大道不行，仁义不施。战乱频繁，百姓受苦。故叹人生之短暂也。"

老子道："你为何不学习水之德呢？"孔子问："水有何德？"

老子答道："上善若水。水善利万物而不争，处众人之所恶，此乃谦下之德也；故江海所以能为百谷王者，以其善下之，则能为百谷王。天下莫柔弱于水，而攻坚强者莫之能胜，此乃柔德也；故柔之胜刚，弱之胜强坚。因其无有，故能入于无间，由此可知不言之教、无为之益也。"

孔子归来后，三日无言。子贡很奇怪，问孔子为什么。

孔子答道："鸟，吾知其能飞；鱼，吾知其能游；兽，吾知其能走。走者可以为罔，游者可以为纶，飞者可以为矰。至于龙，吾不能知，其乘风云而上天。吾今日见老子，其犹龙邪！"

现代人习惯的是"眼见为实，耳听为虚"，对看不见的"道"自然更是难于理解的。《淮南子》云："万物之总，皆阅一孔。百事之根，皆出一门。"得入其门则天地宽，不得其门则路径窄。这个"孔"与"门"在哪里呢？成事有道、法、术、器四个层次。学习中医也是如此。"以道御术"是捷径，"术"要符合"法"，"法"要基于"道"，"器"作为工具，惟手熟尔。

人在道中，而不知道之存在，好像鱼在水中，而不知水之存在一样。经商有"生财之道"，企业有"经营之道"，做人有"处世之道"，生活有"养生之道"，医家自然有"通医之道"。中医以道为宗。"知道"，是进入中医之门的核心。《黄帝内经·素问》开篇就提出了养生全形的核心命题："其知道者，法于阴阳，和于术数，食饮有节，起居有常，不妄作劳，故能形与神俱，而尽终其天年，度百岁乃去。"这一段话包括了道、阴阳、术数、形神合一等中医理论的核心，可以说是黄帝内经的总纲。《灵枢·九针十二原》云："知其要者，一言而终，不知其要者，流散无穷。"这里的"要者"为何物？答案在《黄帝内经·素问》第六十五章《标本病传论》里："夫阴阳逆从，标本之为道也，小而大，言一而知百病之害。少而多，浅而博，可以言一而知百也。以浅而知深，察近而知远，言标与本，易而勿及。"《黄帝内经》论病的标与本的最高境界在于"一"。这个"一"就是"道"。

三、一窄九宽的中医之道

西医之大者，往往是技术娴熟精湛的专家；中医之大者，往往是具有哲学思辨、精通国学的大家。因此，西医之庸医，强于中医的庸医；中医之大医，高于西医的大医。《周髀算经》曰："问一类而以万事达者，谓之知道。"知道了"一"，就可以演化出日历、音律、勾股定律、方圆规矩等道之用。但是，王阳明说：知行合一，光悟道还不行，只有体道，才能充分感受"从事于道者，道亦乐得之"，不体道而行，怎么会感受到道中的奥秘呢？正如《黄帝阴符经》说的："天生天杀，道之理也。"道，无人无我无众生，"天地不仁，以万物为刍狗"，只有经历了大风大浪的人，被"天生天杀"过的人，被道的法则梳理过的人，才容易体悟道，才能够看明白道。

过了道门的人，自然就"一览众山小"了。但是要进入中医的道门，必须得明白，中医是"生生之学"，不能把中医视为单纯的疾病医学。为此，要过两个"道门"。首先要明白中医的核心要义："上医治国、中医治人、下医治病。""中医"是治人的，而不是治病的。苏东坡说："物一理也，通其意则无适而不可。分科而医，医之衰也。"中医者如果没有把握阴阳之道的根本精神，只会成为囿于成规定法的"下医"。其次要明白中医讲究"不治已病，治未病"，正如《汉书·艺文志》说的："有病不治，常得中医。"有病不治，才能得到中医。如何才能得"中医"？如何"治未病"？一句话，要得生生之道。

作为生生之学的中医，也是天地之学，具体来讲，是根于四时阴阳的功能气化之学。"生生之具"与"生生之道"二者共同构成了"生生之学"。"道生一，一生二，二生三，三生万物。"这是老子的宇宙生成论。《周易·系辞》提出："日新之谓盛德，生生之谓易。""天地之大德曰生。"把生生不已视为自然界最根本的法则。"生"不是凭空而来的，泰卦之象曰："天地交而万物通。""生生"的动力源于阴阳二气的相互交感，因而才有"天地氤氲，万物化醇，男女构精，万物化生"。（《周易·系辞下》）对立统一的阴阳二气，交感不停，一消一息，阳生阴，阴生阳，生而又生，新旧交替，万物恒生，生生不息。正如孔颖达《周易正义》云："生生，不绝之辞……万物恒生，谓之易也。"中医学的主旨在于发现和发展人的"生生之气"，即自我健康能力和自我痊愈能力，并以此为对环境利害药毒的取舍标准和对之转化利用的聚合规则，使之成为助人生生之气的"生生之具"。国医大师陆广莘先生将中医药学学术思想归结为"循生生之道，助生生之气，用生生之具，谋生生之效"。

　　中医秉持"天人合一"的理念。《河图》数理告诉我们，"天一生水，地六成之。"从一到九，就是天地相生的时序和大道。《黄帝内经·素问》云："天地之至数，始于一，终于九焉。"古人把"九"作为一个时令单位。中医认为，节气是一个坎，因为天地之间有阴阳之变的"消"和"息"。一年之中分阴阳，上半年阳长阴消，故为"阳"；下半年阳消阴长，故为"阴"。而夏至和冬至是自然的阴阳两极，也是人体藏与泄的两个重要节点和极点[①]。《月令七十二候集解》中提到"十一月中，终藏之气，至此而极也"。从立秋开始，自然界中的阳气开始下沉而藏于地下，到达冬至时，阳气下藏达到极致，之后又将向地面萌发。冬至是全年中白天最短、夜晚最长的一天，从这一天起，开始数九的日子，天地阴寒之气隆盛，"数九寒天，冷在三九"，寒冷将持续长达一个月左右。冬至这一天是太阳直射南回归线的日子，随后开始往北回归，因此冬至是阴中之阳，一阳来复，民间称"冬至一阳生"。养生有道的人非常明白，这个"一"是阳气最"窄"的起点和"奇点"，非常重要。过了冬

---

①　冬至在农历十一月，十一月被称为地支的子月。子，五行属水，为阳，但干为阴，所以子月属于外阳内阴。冬至很冷，因为内阴，但朝着阳发展，万物开始萌动，所以外阳。子月又被称为辜月，废旧立新之意，阴消阳生，直到农历四月，阴气消减完毕，阳气充满大地，处于纯阳无阴了。

至，白昼一天比一天长，而人体内的阳气也开始萌动生发。这是一年中阴阳转化的关键时刻，阴阳交替时阴阳对立对抗也会增强，因此，人体的防御功能处于最低点，往往骨关节病、心脑急症高发，有基础病的老人最为脆弱。在这个阳气初生的阶段，要像农夫育苗、妇人怀孕一样，需小心呵护，精心调养，遵循"冬藏"养生之道，使体内的阳气也顺应自然之道，日渐生发起来。如果此时保养不好，则会影响整个一年的健康状态。

《素问·四气调神大论》说："夫四时阴阳者，万物之根本也，所以圣人春夏养阳，秋冬养阴，以从其根，故与万物浮沉于生长之门。"自然界四季阴阳之气的变化是万物生存的必要条件，也是人体生命的根本。也就是说，数九寒天，人体脏器最脆弱，如果没有助阳之藏，养阴之盛，阴阳兼顾，没有过好阳气生发这"一窄"的关，没有固本培元，就很难迎来一年里"九宽"的局面。

"一"与"九"这两个数字，包含的自然哲理和人文意义在于：在天文上表达的是太阳与地球的两个对应点，阴阳两极变化呈现出来的冬至与夏至两个节令，也是太阳视运动在南北回归线之间的一往一来；在地理上是阴阳二气的两个升降点，是一寒一暑的无穷交替点；在万物是"春风吹又生""一岁一枯荣"的生死点；在时空上是一岁的起点与转折点和贯穿南北的子午线，是古人立竿测影过程中的日影最长点与最短点。按照"天人合一"观念，人德合于天道。故《灵枢·九针十二原》曰："黄帝问曰：余欲勿使被毒药，无用砭石，欲以微针通其经脉，调其血气，营其逆顺出入之会。令可传于后世，必明为之法。令终而不灭，久而不绝，易用难忘，为之经纪。异其章，别其表里，为之终始。令各有形，先立针经。岐伯答曰：令有纲纪，始于一，终于九焉。"

为何"始于一，终于九"是中医针道的"纲纪"？依据内经《灵枢·九宫八风》的本义，这句话要结合"洛书"表达的天文历法理念才能理解。"洛书"布阵规律（如图序-1所示），五个"奇数"分布在春夏秋冬以及长夏五季，四个"偶数"分布在"四维"。"奇数"为阳，自冬而春而夏而长夏而秋，其运行过程是1→3→9→5→7，就用"奇数"数值的大小客观地表达了一年阳气由渐盛（1→3→9）到渐衰（9→5→7）的消长过程。四个"偶数"为阴，其布阵表达了一年阴气自立春→立夏→立秋→立冬是由盛而衰（8→4→2），再由衰而渐盛（2→6→8）的消长过程。上半年阳长阴消，故为"阳"；下半年阳消阴长，故为"阴"。这是阴阳概念及其理论发生的天文历法背景。"奇数"为阳，自冬而春而夏而长夏而秋，其运行过程是1→3→9→5→7，就用"奇数"数值的大小客观地表达了十月太阳历里一年五季（冬→春→夏→长夏→秋）阳热之气的多少、气温的高低，乃至在此作用下万物生→长→化→收→藏的周期变化。十月太阳历里，每个季节各有73.05天。五个"奇数"分布在东、南、中、西、北五方，四个"偶数"分布在"四维"。同样用"奇数"数值的大小客观地表达了不同地域阳气量的多少、气温的高低及其万物的生长变化。冬至点在洛书中，位置在下、在北，数理是一；夏至点，在洛书中，位置在上、在南，数理在九。一，冬至；九，夏至。冬至夏至，阴阳两极。冬至阴极，阴极生阳。夏至阳极，阳极生阴。

　　"洛书"以太阳为坐标，以数理为符号表达了自然界阴阳消长，五季气候变化的运行规律（即五行），一阴一阳，制约着万物的变化，制约着万物的生死，所以始于一终于九成为万物之纲纪。这都是针刺治病或者处方用药所应遵循的，在《内经》中随处可见依据季节气候变化来论证针刺选穴、进刺深浅、刺灸宜忌等，这就是为何要以"始于一，终于九"作为临证治病的"纲纪"的缘由。窄细的针刺之道必须符合至宽的天道规律啊。

　　"一"与"九"的含义远不止于此。数字是人类最初从动物界分离

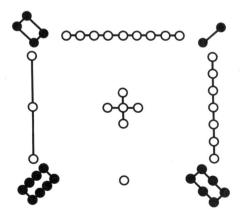

图序–1　洛书示意图

出来而成为人的重要标志之一。毕达哥拉斯学派的思想家菲洛劳斯曾说过一段著名的话："庞大、万能和完美无缺是数字的力量所在，它是人类生活的开始和主宰者，是一切事物的参与者。没有数字，一切都是混乱和黑暗的。"

中国科学院资深数学家吴文俊院士[1]在《东方数学使命》一文中说："一提到科学和数学，脑子想的以欧美为代表的西方科学和数学。除了以西方为代表的科学和数学之外，事实上还有东方科学和数学。""现代数学，主要内容是证明定理，而中国的古代数学根本不考虑定理不定理，没有这个概念，它的主要内容是解方程……我们最古老的数学，也是计算机时代最适合、最现代化的数学。""美国一位计算机数学大师说，计算机数学即是算法的数学。中国的古代数学是一种算法的数学，也就是一种计算机的数学。从这个意义上来讲，我们最古老的数学也是计算机时代最适合、最现代化的数学。"古老的中国数学竟成了最现代化的数学，尤应注意这一"最"字。

在《周髀算经》开篇里，周公问商高"数"是如何产生的："请问数从安出？"商高回答："数之法，出于方圆。圆出于方，方出于矩，矩出于九九八十一。"数之法，出于圆方，圆出于方。方就是方位，东西南北中。我们的"数"最先是由日月星辰而来，所以数与方位有关系。古代先民的数字崇拜，主要表现在对一至十这十个基本数字及其生发出来的一些数字的崇拜，这十个基本数字都不单是数学意义的数字，还具有美学意义、祥瑞意义、世界观及宇宙观意义等，每个基本数字都是完美数、吉利数、智慧数，细说起来都含义无穷。永恒的数理，体现在术数之中。按孔子"河出图，洛出书，圣人则之"的观点，河图的表述是："天一生水，地六成之；地二生火，天七成之；天三生木，地八成之；地四生金，天九

① 吴文俊，数学家，1957年当选中国科学院院士，2001年获国家最高科学技术奖。他的研究工作涉及数学的诸多领域，其主要成就表现在拓扑学和数学机械化两个领域。

成之：天五生土，地十成之。"《灵枢》中的一与九为洛书之数，《素问》中的八、七、五、九、六为河图之数。这里的数字表达的首先是天文历法，其次是节令之数，如四时、六气、八节、二十四节气，或者表达气候，或者表达万物生长的状态，或者表达天文状态。《黄帝内经》从头到尾，一直在用奇偶之数的数理表达问题。

在中国传统文化里，"一"具有三层含义：第一层含义，是形而上层面。一就是道，道即是一。《韩非子·杨权》有云："道无双，故曰一。"万物合一，万宗归一，用"一"来解释世界，"一"是世界的本原、终极。《黄帝内经》曰："守一勿失，万物毕者也。"这个"一"是亘古不变的自然法则，"一"之前是道，是无；万物（万象）的背后是"大象无形"。道是生生之源，可以无中生有，具有"一生二，二生三，三生万物"的演化功能。"有"诞生后，一分为二，就是阴阳、矛盾、对立；阴阳运动、矛盾运动就产生三，化生万物。

现代物理学认为，宇宙是由一个致密炽热的奇点爆炸产生的，这是一个体积无限小、密度无限大、温度无限高、时空曲率无限大的点。这个点和我们传统文化里的"道"具有相似性。这个"道"在《尚书》《周髀算经》《道德经》《黄帝内经》里被简洁为"一"，"道"和"一"既是宇宙演化的起点，也是中华文化演化的起点。中医文化作为中华文化的重要内容，直接移植了以道为核心、以天作则的哲学文化。中医学就其理论基础而言，包括阴阳五行学说、藏象学说、气血学说、经络学说、五运六气学说、病因学说、诊法学说、治则学说、中药性能学说、方剂学说和养生学说，无一不包含传统文化的内核和基因。这些学说环环相扣，经纬交织，纵横贯通，从而形成一个庞大、完整、严密的理论体系，构成了中医之道。因此，要深入通晓中医的道义，必须深刻理解这个"一"。一个"一"字表达了"道"。道，是一种高度理性化、抽象化的认识和思维。中国哲学的一元论，有三家分野：气一元论（以宋钘、尹文学派为代表的精气学说）、理一元论（以周敦颐、朱熹为代表的客观唯心主义）、心一元论（以陆九渊、王守仁为代表的主观唯心主义）。

第二层含义，是整体性、系统性思维层面。这是第一个层面"道"的演化延伸，中医的整体思维、系统性思维把整个客观世界看作一个大的有机整体，宇宙整体和作为整体的具体事物具有统一的结构，遵从相同的演化法则，并由此导出天地万物一理的宇宙全息结论。比如，八卦与六十四卦、阴阳与五行生克等整体结构模式，均反映了自然界乃至人类社会的一切事物的共同性。

《周易·说卦》："昔者圣人之作《易》也，将以顺命之理。是以立天之道曰阴与阳，立地之道曰柔与刚，立人之道曰仁与义。兼三才而两之，故《易》六画而成卦，分阴与阳，迭用柔刚，故《易》六位而成章。"这里将天地人合而论之，表达的是天人合一的哲理，以天地为父母，以天文建人文，以天德育人德，以天行论人行，以天体论人体，而人为自然之子，作为"一"的产物之一，与天地同理同源，"天人合一"就合在这五个方面。同时，中医还把人体各脏腑器官等看作是一个不可分割的有机体，各脏腑器官和全身的关系是整体和部分的关系，彼此之间相互联系，相互制约，相互滋生，从而构成一个统一的有机体，形成一种极其复杂的自组织①的生命现象。

中医最重要的方法论就是辩证。证是什么？就是通过言，通过交流，达到言正的目的，找出藏在身体深处和内心深处的病因，求证隐藏在病症后面的病机。从症到证，从证到正，这是一个由表及里、从现象到本质的不同层面的认知过程。中医之道的要义，就是把人放入天地大道整体系统中，放到人体脏腑、经络、气血、津液、四肢、百骸各部分内在联系的整体系统中，求证辩证，对症施治，而不是头痛医头，脚痛医脚。现在以西

①　在一个混沌而复杂系统内，如果一个系统不存在外部指令，在内在机制的驱动下，自行按照相互默契的某种规则，各尽其责而又协调地自动地形成有序结构，就是自组织。一个系统自组织属性愈强，其保持和产生新功能的能力也就愈强。

医为思维范式的人们，以检验设备为实在，以小白鼠为客观，目中无人，机械联系千人一律的局部器官的统计参数标准，既不懂错综复杂的症状与病机的动态联系，也不知牵一发而动全身的五藏六府生命之应，一头扎在实验室里找寻中医和人体本质，找来找去，找不到宇宙日月运行、精神因素等天人相应的宏观规律。因此，本书的基本框架结构就是从整体性思维、系统性思维出发，阐述中国传统天人合一理念，阐述经络、气血、脏腑的关系，阐述形、气、神一体的关系，阐述阴阳的整体辩证观念，阐述生命健康整体层面的中西医两大医疗系统比照。

第三层含义，是数理、象数层面。世界范围内数学体系无外乎分为两类：一是中国的机械化算法体系①，二是西方的逻辑演绎体系。不懂数，就读不懂《易经》，也读不懂《黄帝内经》。现代人难以读懂《黄帝内经》的原因之一就是不明白其中的数理含义。《黄帝内经》开篇就讲"法于阴阳，和于术数"，这里数，最远的渊源是河图洛书里的数理，其次是易经八卦的象数、阴阳数、爻数，以及四时八节等天文节令之数。

象数是"道"的方程式表达。易经以象数的运动规律模拟天、地、人之间变化运动规律，以序纪数、拟象命名。数，不是现代数学上的定数，而是包含现象的数，如一生二，即表示一样事物包含着阴阳两面、正反两面，而阴阳两面结合，又二仪生四象，四象生八卦，八卦组合演化到六十四卦，不仅只是一种现象的数字，还包含着相应的理。象、数、理，就成为东方智慧里一种特有的思维模式。

象数是人类解决经验认知局限性的重要工具，也是中医建立理论和

---

① 在古代世界四大文明中，中国数学持续繁荣时期长，宋元时期达到高潮。古人借助算筹工具，将各种实际问题分门别类，进行布列和推演，从而在赵爽勾股定理证明、刘徽"阳马"（一种长方锥体）体积证明、祖冲之父子对球体积公式的推导以及在比率算法、"方程"术、开方术、割圆术、大衍求一术、天元术、四元术、垛积招差术等方面都取得辉煌成果，产生了《九章算术》等重要著作。（钱宝琮《中国数学史》，商务印书馆，2019年）

模型的重要工具。一切存在的事物最后都可归结为数的关系。"一切都是数。"这是毕达哥拉斯这位影响西方乃至世界的人物一生最重要的结论。现代的计算机比特语言仅仅用"0"和"1"两个数字，就实现了虚拟世界的储存、交换和传输，从而诞生了我们现在越来越离不开的云计算、大数据。音乐乐谱中就这么简单的几个数字，却形成了一个无比美妙的音乐世界，淋漓尽致地表达人类的喜怒哀乐，变成了可以反映人类情感的密码。

象数还是解决语言局限性的重要工具。"道，可道，非常道；名，可名，非常名"，为什么？因为语言的局限性太大，其内涵的信息量太小。而象数，则可以克服语言的短板。太极和八卦学说把数的时间、空间特征描述得非常详尽，从宏观到微观，从天文地理到社会人文，从人的脾气秉性到百姓生活，任何东西、任何事物都能用数字表达出来，都能用数字表达出时空特征。在这里有高度的抽象、形象的表征，却没有硬性的搭配。从表面上看，八卦是那样的简单，但从实际上来说，八卦本身又象征一台计算机，或者说象征一个微处理器，它需要人的正确操作、正确输入、正确读写、正确理解，才能发挥它的奇效。现代科学的发展，尤其是大数据时代，人们力图把各种复杂的社会现象、社会关系以及人们的心理现象等转化成数量关系，然后再交由计算机处理。在古代，八卦学说早已巧妙地解决了非结构性、标准化的数据。不同的八卦组合，就像计算机表现为不同的信息或图像。某种意义上，易经理论为计算机与生命科学、高能物理学以及心理学和社会科学等各学科之间架起了一座桥梁。《易经》认为："天下万事万物，莫不有其定数。"用现代的话来说就是："任何事物都是按一定的相似规律在运行。"《易经》所建立的极为严密的数理结构，被专家们称为"宇宙代数学"。以《易经》理论用于指导自然科学研究所取得的成就古今中外尽人皆知。日本现代物理学家汤川秀树提出和证实了介子说，为此获得诺贝尔物理学奖。他感言自己的灵感就是深受易经文化和道家文化影响的结果。

我们接着再说说九的含义。传统文化中"九"的文化内涵非常深厚。

九是象形字，像人手臂弯节之形，即"肘"的本字。在甲骨文中"九"就已经被假借作数词，是数之大者，代表至阳；又用作时令名，从冬至起每九天为一"九"。"九"又指《易》中的阳爻，《易·乾》曰："初九，潜龙勿用。"

第一层含义，九是最大的天道之数。"一"和"九"，作为数字的一头一尾，是天地之间最为重要的两个数字了。古人认为九是极数，表示最多、不可数，如：九天、九重霄、九牛一毛、九死一生；也表示最大、最长久的意思，在天文里为"至阳至大"之数，意味着阴气的日益消减，累至九就已到了头。"九"既是"终"，又是"无限"之始。在《易经》中，把"六"定为阴数，把"九"定为阳数，"九九"两阳数相重，故曰"重阳"；两个阳极数重在一起，九九归一，一元肇始，万象更新。人们追求十全十美，数字"十"代表着"满"，但古人又认为月满则会亏，物极则会反，盛极则会衰，"九"恰好是在上升趋势中，而且是上升到了一个极点，是有限之极，因而"九"被看作是"至尊之数"。故，《易经》中《乾》元用"九"，"用九，见群龙无首，吉"。在河图里阳数中九为最高，五居正中，因而以"九"和"五"象征帝王的权威，称之为"九五至尊"。

第二层含义，数理上的九九归一。《易经》把一到十分为阳数和阴数，奇数为阳，偶数为阴。奇数象征天和阳性事物，偶数象征地和阴性事物。二进制是最基本的进位制，三进制是二进制发展来的。太极一分为二就是阴阳两仪，一分为三就是太极乾坤，乾卦是三阳卦，三三见九，坤卦是三阴卦，三三见九，九九八十一，合为太极一。

因此，西汉扬雄《太玄经》曰："玄生万物，九九归一。"为什么会"归一"而周而复始呢？从数理中怎样找到这个神秘的"九九归一"呢？从0开始的10位自然数是0123456789，把8砍头变成0，变成9位自然数012345679，就诞生了一个神奇有趣的九九神数。

是否有一个无限不循环的小数，每一个数位的数字向后无限延伸，一直从1直达到无穷大呢？答案是存在的！这个数用十进制的数学表达的话，却是一个无限循环的小数：0.012345679012345679012345679……

一九得九一　1×9×012345679=111111111
二九得九二　2×9×012345679=222222222
三九得九三　3×9×012345679=333333333
四九得九四　4×9×012345679=444444444
五九得九五　5×9×012345679=555555555
六九得九六　6×9×012345679=666666666
七九得九七　7×9×012345679=777777777
八九得九八　8×9×012345679=888888888
九九得九九　9×9×012345679=999999999

图序-2　九倍数口诀表

由于十进制的约束，这个数字呈现出两个特点，一是它丢掉了8，是因为十进制的影响，后面的11、12、13……无法表示，最终进位到8的位置。二是它如果摆脱十进制的束缚，它就是一个无限逼近无穷大的以1递增的等差数列，但是在以十进制小数表达后，竟然变成了洛书九宫的循环！那么，这个数，就算是一个包含全部自然数的小数，那么它又有什么神奇的地方呢？

0.012345679012345679012345679……×81=1

也许有人以为缺8数是10进制下的特有情况，但事实是16进制下也有类似的数字出现。缺8数的出现与循环小数有密切的联系。佛家有云：九九八十一难，"九九归一，终成正果"，归一当然不是原地轮回，而是由起点到终点、由终点再到新的起点，这样循环往复，以至无穷，螺旋式前进、发展、运动。就像圆的度数变化，一圈为360度，绕两圈虽然回到起点既是终点，度数却为720度。圆的一圈是360度：3+6+0=9；圆的一半是180度：1+8+0=9；四分之一的圆是90度：9+0=9；八分之一的圆是45度：4+5=9；十六分之一的圆是22.5度：2+2+5=9；依次等分下去，我们发现结果一样，被分成等分的角度的所有数字之和为9。当圆的度数成倍增加时候，两圈为720度：7+2+0=9；增加1圈，3圈度数为1080度：1+0+8+0=9；增加1圈，4圈度数为1440度：1+4+4+0=9；当圈数为8圈时候度数为2880度：2+8=10，1+0+8+0=9……依次倍增上去，我们发现结果一样，所有数字之和为9。

《黄帝内经》分为《素问》和《灵枢》两部分，各9卷，九九八十一篇，共计162篇。《难经》也叫《黄帝八十一难经》，其内容和体例是针对《黄帝内经》的某些问题设难答疑，以对这些问题进行解释和发挥，共计八十一篇，也称八十一难。两大中医经典，这里的九九八十一，是巧合还是刻意为之？

《周易》里数字九亦被称为老阳，也就是说，数字九代表了地球一个四季阳气的终结，新的周期开始。一个物体一旦经过数字九而处于数字十的位置，其众数和就变为一，刚好处于数字十的物体，其运动方向与处于数字八位置的物体的运动方向相反，一个是向上运动，一个是向下运动。

第三层含义，九是中医医道的立足点之一。道法自然。《灵枢·九针论》有言："天地之大数也，始于一而终于九……一以法天，二以法地，三以法人，四以法时，五以法音，六以法律，七以法星，八以法风，九以法野。"《黄帝内经》以"九法"为思维范式，从人体生长发育、藏象、经络、体质、发病、病证、脉诊、治病、养生及运气等10个方面构建了生命科学知识体系，确立中医整体观念的思维基础，是论证阴阳五行由来的基本立足点，成为中医医道医理的立足点。"夫圣人之起天地之数也，一而九之，故以立九野；九而九之，九九八十一，以起黄钟数焉。"一指天，二指地，三指人，天地人合而为三，三三得九，与九野相应。所以人体分上中下三部，每部有天地人三候，中医诊察这些部位，可以决断病人的生死，判断疾病的病情，并指导调理病人的虚实阴阳，从而祛除病邪。

"法天、法地、法人、法时、法音、法律、法星、法风、法野"分别以醒目的方式，放在《灵枢》开卷前九章篇名上，就是要昭示《内经》生命科学知识体系构建的基本思路，将其贯穿于所构建知识体系的各个层面，通过《素问》的《针解》《三部九候论》《八正神明论》及《灵枢》的《九针论》等篇，分别以人之形体官窍、九针制备、九针的适应证、诊脉方法、施针治病等内容予以示范，向我们后人透露《内经》知识体系的底层思维模型。

比如，以"法时"论人体生长发育，是因为人体的生长发育是机体不断变化的过程，无论人的年龄按男子"丈夫八岁，肾气实，发长齿更；二八，肾气盛，天癸至，精气溢泻，阴阳和，故能有子……"，女子"女子七岁，肾气盛，齿更发长……"（《素问·上古天真论》），都是可以用时间予以计量的。"女七男八"的生命节律是说男女分别每隔七年、八年会出现一次生理上的变化。

"法时"也是中医藏象理论形成的思维基础，"五脏应四时，各有收受"（《素问·金匮真言论》），而"藏象何如？心者，生之本，神之变也，其华在面，其充在血脉，为阳中之太阳，通于夏气……"（《素问·六节藏象论》），并自此构建了中医学特有的以五脏为中心，内联六腑、形体、官窍，外系天地的知识体系。《内经》经络理论形成背景复杂，但是"法时""法音""法律""法星"是其理论建构的主要思维特征之一。年是历法概念，岁是天文概念。人体经脉十二、二十八脉之数的发生与太阳回归年约有十二个朔望月、有十二音律、二十八宿等密切相关，所谓"十二经脉，以应十二月"（《灵枢·阴阳系日月》），并在此基础上论证了经络气血的运行状态。《内经》还全面运用"九法"思维构建五运六气理论，以"法时"最为突出。"法时"论生命科学的内容在《内经》中俯拾皆是："不知年之所加，气之盛衰，虚实之所起，不可以为工矣"（《灵枢·九针十二原》）。"谨候其时，病可与期；失时反候者，百病不治"（《灵枢·卫气行》）。内经把"法时"这一条作为医生的入职门槛[1]。

人体是一个小宇宙。我们的终极基因信息密码都来自137亿年前那次

---

[1] 张登本等：《〈内经〉九法建构生命科学知识体系思维范式》，《中国中医药报》，2015年5月11日。

大爆炸，现代的克隆技术无非是利用生命片段进行全息复制。我们当然可以通过认识宽广无垠的天地规律来认知七尺窄小生命体的规律，人体既是父母之精结合而成的产物，同时也是大自然的产物。《素问·宝命全形论》曰："人生于地，悬命于天，天地合气，命之曰人。"生命之所以是生命，它是一个复杂的天地人关联在一起的复杂系统。中医把生命放到了广袤的天地间来参照和定义，这个定义的密码就是"始于一，终于九"。

四、以更宽的视野看中医

只有找到那个更宽的根本之道，我们才能通过生命的窄门；只有在更宽的视野里，才能真正理解中医的根本和妙用。

西医是从解剖学发展来的，所有的学问和技术都是针对静态的身体本身。即使按照20世纪70年代末提出生物—心理—医学模式以来，医生在看病的时候，也很少把几者随时联系起来考察，更多依然是从生理的角度出发。在西医看来，生命是由核酸和蛋白质等物质组成的分子体系，它具有不断繁殖后代以及对外界产生反应的能力。而在中医看来，如果仅仅从解剖角度来解释生命，只能叫作尸体，尸体是没有生命的身体。中医对生命的定义是形气神一体的，身体只是神之舍，神才是生命的主宰。黄帝内经《灵枢·天年》曰："血气已知，荣卫已通，五藏已成，神气舍心，魂魄毕具，乃成为人。"神有天神和人神，道家认为二者互相感应，称天人合一。

中国新儒家"三圣"——马一浮、熊十力、梁漱溟，其中梁先生知名度最高，他说："我思想中的根本观念是'生命''自然'，看宇宙是活的，一切以自然为宗。"他认为，西医是身体观，中医是生命观。身体观把人体看成是一个静态的、可分的物质实体，而生命观是把人体看成一个动态的、不可分的统一体。西医是静止的、科学的、数学化的、可分的方法；中医是哲学的、动态的、不可分的方法。但西医无论如何解剖，其所看到的仍仅是生命活动剩下的痕迹，而非生命活动的本身；而中医其所得者乃为生命之活体。这是中西医最大的区别。因此，要说清楚中医复杂丰富的内涵，不仅要从哲学的视角、临床实践的视角，还要从科学的视角、历史的视角、文化的视角来衡量和把握。

第一，以科学的视角看中医。

狭义的科学就是科技。科学这个词汇在古时候中外都没有，在汉语里以前是"科举之学"的简称，在早期的拉丁文里scientia是"知识"的意思，到了明代我们称之为"格物致知"，在日本明治时期是"分科的学问""个别学问"的意思。现代科学是什么时候才有的呢？也就是17世纪牛顿力学之后在西方才有的，是以培根倡导的实证主义为基础，使用的是形式逻辑与科学实验，指导思想是机械唯物论，它有三个基本特征：逻辑推理、数学描述、实验验证。中医形成于两千多年以前的中国，当然不可能有这种科学的定义。但是，不是现代科学不等于它没有科学性。文学、历史、哲学、宗教是不是这种科学？也不是啊。中医是非常复杂的，它有科学的因素，也有人文的因素，还有社会的因素、心理的因素。判断是否科学、是否是真理的唯一标准只能是实践。中医学的理论体系是经过千百年来实践反复验证的理论。

但是，近代的大知识分子如启蒙思想家严复，改良派思想家梁启超，革命派思想家、文学家鲁迅，在中医存废之争的问题上，都非常激进，把中医理论斥之为迷信、玄学、伪科学，更不要说一般民众对中医的认识了。阴阳五行是迷信、玄学、伪科学吗？那么为什么世界一流的科学家、学者又非常崇尚阴阳？量子物理学大家、诺贝尔物理学奖获得者玻尔崇拜阴阳，他认为阴阳图是并协原理的最好标志，并把太极图放在自己家族的族徽上。美国科学院院士、美国哲学学会副主席惠勒教授多次访问中国，演讲中每次都谈到玻尔与太极图的故事，他把在中国的演讲集为《物理学和质朴性》一书，阴阳一词就赫然出现在该书的第一页。《中国科学技术史》与《中国古代科学思想史》作者、英国著名学者李约瑟博士指出，中国古代科学的三大基本观念来自阴阳五行和周易卦象符号，郑重把阴阳五行纳入科学的范畴。法国科学院院士、数学家白晋认为，中国古老哲学体现在《易经》图之中，它以阴阳这个简明自然的方法表示了所有的科学原理。发明二进制的德国数学家、哲学家莱布尼兹看到传教士带回的宋代学者《周易》八卦，他断言："二进制乃是具有世界普遍性的、最完美的逻辑语言"，而阴阳八卦和二进制可以互为解释，今天在德国图林根，著名的郭塔王宫图书馆内仍保存一份莱氏的手稿，标题写着"1与0，一切数字的神奇渊源"，而现在计算机语言1和0就是一阴一阳的东方表达。

为什么会有如此巨大的认识反差？阴阳如果是迷信，会赢得西方一流科学家的承认吗？事实上，现代物理学不断证明了气一元论、经络等中医基础理论概念的存在。中医理论为什么几千年一成不变？这个问题其实很简单，因为中医理论是依据自然法则，是"以天作则"，只要我们的世界还是日升月落、四季二十四节气、一年365天循环往复，它的理论根基就不会变化。

现在科学这个词汇成了真理的化身。科学主义只认自然科学，似乎只有科学才是判断别的学说生死对错的判官，除了科学，其他的都是异端邪说。科学技术为什么日新月异？因为科学技术不等于真理，我们今天冠以科学名义研究的很多科学的结论，有可能过几年就被否定而过时了。科学只是不断接近真理的过程，就像牛顿定律到了量子世界本身就是失效的。唯物论、原子论已受到当代弦理论的挑战，弦理论认为自然界的基本单元不是电子、光子、中微子和夸克之类的点状粒子，而是很小的线状的"弦"，弦的不同振动和运动就产生出各种不同的基本粒子，能量与物质是可以转化的。

德国汉学家曼福瑞德·波克特（Manfred Porkert）①是与李约瑟齐名的汉学家，是国际中医协会创建者，也是一位中医学家，德国慕尼黑大学汉学、中医理论基础教授。他指出：

> 在现代医学（西医）中，绝大多数是原始科学的知识，只有一小部分是精密科学，其中还有较大伪科学的成分。与此相反，中医除了还有一部分是原始科学和伪科学的残余外，就绝大部分或者主体而言，应当称得上是精密科学。中医是一种内容最丰富、最有条理、最有效的一种医学科学。从根本上说，西医学还只是一种典型的生物医学或动物医学，还远没有发展到真正意义上的人类医学。它将针对老鼠的实验结果应用于人类。须知，人类与老鼠毕竟有天壤之别啊。当然，西医在物理、化学方法基础上发展的医疗技术是很可贵的，但技术与科学是两回事。

因此，中医的确不是西方标准定义的科学，更不仅仅是治病的技术，说它是科学和技术显然都贬低了它，因为它超越并包容科学技术。中医的科学性高于纯技术维度科学概念的"科学"。

钱学森作为世界著名科学家，从系统论高度研究中医多年，他得出的论断是："中医是超前、早熟、独立的科学体系，她将指导并引领现代科技的发展与创新。中医的基础理论比西医要超前三四百年，我们将来

---

① 曼福瑞德·波克特：中国中医科学院《国际中医规范辞典》执行主编，精通德文、法文、英文、中文、拉丁文以及俄文等，在40多年教学与研究中，编著出版有：《中医临床药理学》《中医方剂学》《中医针灸学》《中医基础理论》等，其中多次出版的《中医基础理论》一书，风靡欧美。他开始是学西医的，在德国慕尼黑大学医学系任教。他说："如果我不了解西医，我就没有资格批评西医。"2017年，在中国"中医药发展战略研讨会"上，他作了《为什么当代人类不能缺少中医》的专题讲演。

的科学革命要把微观到整体、到宏观，都连起来。"①张其成先生②的观点是，中医是一种特殊的科学形态，包含有人文的因素，还有社会的、心理的等多方面因素的科学形态。这种科学更符合于人，因为人不仅仅是物质的，而且还有思想意识，是神与形的统一，是非常复杂的、开放的巨系统，疾病是受到各种因素综合影响的结果。比如说癌症病人，有三分之一都是吓死的，受心理作用影响非常大。所以说中医不仅仅是单纯的医生，还是心理治疗师、社会分析师等，他是综合的，对生命是最具有人文关怀的。中医这种形态的科学可以给西方现代科学的发展很好的启发。

　　第二，从历史的视角看中医。

　　中国古代的最大发明，应该是中医学，堪称"中国古代五大发明"之首。关于中国的"三大发明"（火药、指南针、印刷术），由意大利人卡丹于1550年首提，后由英国人培根于1620年、德国人马克思于1861年、《中国科学技术史》的主笔英国人李约瑟于1946年进一步强调和论证。中国的"四大发明"（三大发明加造纸术）则由英国人艾约瑟首提，经李约瑟进一步论述，渐成世界共识。中国的四大发明首先由外国人评价和论证，客观地显现了这些发明的重大和世界级贡献，但是，中华民族难道就没有评价的话语权么？难道没有比这四大发明更重大的么？当然不是。中国科学院自然科学史研究所的学者们主张发出中国的声音，于2013年启动"中国古代重要科技发明创造评选"，遴选出中国古代的"重大创造发明"113项（其中属于中医的15项），提出标准和方法进行评选，于2015年公布评出的"中国古代重要科技发明创造"85项，"四大发明"只是其中的4项，而属于中医的有8项。

　　为什么说中医学对人类文明和社会进步有巨大的推动作用？其一，系

---

① 钱学森：《钱学森论人体科学》，北京：人民军医出版社，1988年12月。

② 张其成，男，出身国家级非物质文化遗产"张一帖"医学世家。北京大学哲学博士，北京中医药大学博士后，北京中医药大学国学院首任院长。2009年被搜狐网评选为"当代四大国学领军人物之一"。

由中华民族首创，形成历史悠久，独尊为中医学。它不是单项理论或单项技术，而是包括基础理论、防治法则、中药方剂、针灸推拿等相当完整的学术体系。其二，近代迅速传播，被世界越来越广泛地接受和应用。中医学早在秦汉唐宋就陆续地走出国门，进入日本、朝鲜、韩国、越南等东北亚、东南亚各国，现在已传至世界上160多个国家和地区，这是中医创造的又一奇迹。其三，中医是中国多门自然科学中唯一不与西学融合而保持独立的。到19世纪末，中国的数学、天文学、地理学、物理学、化学、生物学成就，已经与西方相关学科的成就全部融合，只剩下一个例外——医学。李约瑟于1967年称："东西方物理学，早在耶稣会传教士活动时期终结时融为一体了。中国人和西方人在数学、天文学和物理学方面，很容易有共同语言。而医学方面却至今还没有达到。中国医学上有很多事情，西方医学解释不了。"

20世纪以来的新实践，把这种矛盾更加深刻地显现出来。一方面，有领导有组织地开展了中西医结合研究，但半个多世纪的实践却证明，中医的基本原理与西医"不可通约""无轨可接"。中医延续几千年没有中断的是什么？与西医不可融合的基本原理是什么？是独特的理、法、方、药体系。它以秦汉时期的《内经》《难经》《神农本草经》《伤寒杂病论》为标志而确立，是现有中医经典学术的主干和核心，至今主导临床，可靠有效。在世界各种医学中，多数学说是短命的，长达千年以上者鲜有，更无成体系者。实践是检验真理的唯一标准，唯有中医"两千年一贯"，真正独一无二。

第三，从文化的视角看中医。

文化人类学告诉我们，文化是存在于个体身体之外、人类社会之内的遗传和变异因子，是人类的第二基因，是人的第二天性。人本主义哲学家和心理学家艾瑞克·弗洛姆指出，文化是人的第二本能，它决定了人的社会存在是一种文化存在，剥离了人的文化属性，我们只剩下动物本能和抽象的还没有被编码的人性。文化作为一种"根"和"魂"，它是以集体无意识的形式遗传给个体的精神结构，从内心建构的某种精神原型。文化认同是最深层次的认同，是一个民族的自我认同，是对本民族最有意义的事物的肯定性体认，是凝聚民族共同体的精神纽带。中医不仅是医疗，更是哲学，是文化，是中国人融入血脉的生活方式。中医的基础理论不是科学，而是哲学。哲学由本体论和方法论构成，中医的本体论是整体观，方法论是辨证论治。哲学里"辩证法"一词的中文翻译就是来自中医"辨证"的启发。中医是中国人守护了五千年的非物质文化遗产活化石，是活着的，是生生不息的，还在传承中的能够治病救人的活化石！

《周易》说："刚柔交错，天文也；文明以止，人文也。关乎天文以察时变，关乎人文以化成天下。"文化是"以文教化"和"以文化成"的总和。中医学是中国人的生命科学，是具有东方文化色彩的医学科学。中医是中华文化在医学上的折射，中医文化就是中国传统文化中涉及生命、疾病、健康等内容的文化体系。中医的诞生、成长、成熟是一个文化过程。中医的文化母源是中华文化，与中国传统文化一脉相承，和中国传统文化的发展之间具有同步演进的规律。共同的文化母体决定了它与易、儒、道等文化密切深厚的血缘关系。我们今天学习理解中医学，必须以它的文化基因作为切入点，"从文化解读医学，从医学理解文化"。

从神农尝百草、伏羲制九针开始，中医理论体系开始逐渐形成，包括经络文化、本草文化、诊疗文化、养生文化等。中医理论中的大量思想来源于中国传统文化思想。比如中医最为重要理论基础——阴阳五行理论来自中华文化源头的《易经》。《易经》在古代被推为群经之首，大道之源，被英国著名科学家李约瑟称为"万有概念宝库"，内容博大，无所不备，是我国古代自然科学的胚基，宇宙观的萌芽，诸多学科的渊数，既有天道规律，也有地道法则，还有人道准则。《周易说卦》"乾为金""坤为土""坎为水""离为火""巽为木"，赋予了八卦五行属性。可以这样说，《易经》是哲学，《黄帝内经》是《易经》哲学的应用科学。《黄帝内经》以《易经》为哲学指导，成熟而完整地发展为应用易学的代表学科，许多基本原理，诸如阴阳五行、脏腑经络、五运六气、九宫八风等，无不源自《周易》，更有甚者说《素问》《难经》其本言天道消长、运气往复，假借岐黄医术，以传《周易》奥秘。

《易经》里的阴阳学说是中医学理论基础的一部分，昼夜交替、寒暑往来、气机出入，显示着阴阳两种状态相辅相成的存在。《易经》的阴阳变化之道，运用到中医当中，则是表现出了以脏腑、经络等作为主要辩证载体的理论构架，几乎囊括了中医诊断和治疗的所有临床理论和实践指导思想。在其对人体的生命状态和功能运用上，对人体内的组织关系和与自然界的相互关系上，人体疾病的发生、发展和临床辨证上，以及临床用药、取穴、药物采收炮制、焙煮、用法用量等上，都无不以阴阳五行为指导。

再比如，中医与中国传统的儒、释、道三家相互融合、相辅相成。道家哲学以"道"为生命的本体，而中医是研究生命的。中医的生命观即源于道家思想。《黄帝内经》云："人以天地之气生，四时之法成""人生于地，命悬于天，天地合气，命之曰人。"这些思想明显受到道家"人法地，地法天，天法道"的思想影响。道医以《道德经》《黄帝内经》和阴阳五行为理论基础，讲究形神兼治，擅长针灸、用药、气功、推拿、导引。释医也叫僧医，在信奉中医理论的同时，更加重视治疗"心神"，认为万病皆由心生，心病还需心药解。现代西医对此也有了相应的解释，心情好睡眠足，就可以让人体免疫力提升，疾病不治而愈，乐观主义治愈癌症的报道屡见，可以佐证。儒家思想对中医产生了重要影响，中医认为，医为仁术，医者当有仁慈之心，孙思邈的《大医精诚》是医者仁术的最高体现。儒家的五常"仁义礼智信"通于中医的五行。同时为了让后人方便理解，儒医把中医思维系统化，把中医比着社会，对五脏六腑都封了官，对中药的作用和配伍也按照君臣佐使来划分。儒、释、道三家各自所长，正好对应人体的身、心、灵三个方面，这应该是现代中医的主流发展方向。这三家医学，再加上藏、回、蒙、苗等民族医学，才是完整意义上的中医。中医在全球的标准英文名称是TCM（Traditional Chinese Medicine），意思是传统中国医学，简称中医。

有人说，现在都什么时代了，我们还在这里研究《周易》《黄帝内经》？这未免太陈旧了。中医是两千年总结和实践检验出来的客观规律学说，以"天道"为遵循，"天不变，道亦不变"。不管是东方的黄老之说、孔孟之道，还是西方苏格拉底的名言，至今熠熠生辉，颠扑不破。中医的基础理论之树长青，在于根基建立在"天道"法则之上。时代在变，中医的基础理论不会变、不会老。而科学会老，昨天的计算机杂志，今天不会有人去翻它。

五、中西医体系各有宽窄

对中医这种宽窄之道的理解，需要对东方思维、传统文化的领悟。在当下被所谓的科学思维主导的主体氛围里，中医在现实中是一个两极分化的存在，坚信的人坚定不移，不信的人不屑一顾。泥古，疑古，都是偏执——既有我执，也有法执，都是非大道之行的窄径。我们不以中医的宽，否定西医的窄；也不以西医的宽，否定中医的窄。否则，一定宽严皆误。

在理论体系上，中医的整体性和系统性是其悠久的优势，把人体五脏六腑和四肢百骸以及体表组织官窍看成是一个有机的整体，同时认为四时气候、地理方宜、外部环境等因素对人体的生理病理有不同程度的影响，既强调人体内部的统一性，又重视机体与外界环境的统一性，从天、地、人多维度整体地把握生命的本质和运行的规律。所以说中医看的是人，不是病。但是这些理论是通过"取类比象"的思维方法、"司外揣内"的观察方法和阴阳五行模型建立起来的，理论和方法上具有一定模糊性和主观性。古奥的理论体系带来学习上的困难，准确的辨病与辨证需要深厚的文化底蕴、思辨悟性和临床经验积累，诊断上以定性为主难以客观定量，难以被西化思维的现代人掌握运用。西医的理论是从原子论出发，以局部的静态的维度把握生命特征，是精微的精确的。但是西医忽视局部与整体的关系，在还原论的指导下开展治疗，注重机械地从最微细的水平上研究人体的结构与功能，从局部出发采取单方面拮抗性治疗，治疗过程中见病不见人，忽略人的整体性和特异性。它利用设备检测生理生化指标，根据数据按照统一标准对症下药，针对病症的普遍性，忽视个体的特殊性，同时也忽视了人与自然、社会之间的联系，不注重人的精神、心理因素对疾病所产生的影响。

在诊断治疗上，中医讲究辨证论治，有了疾病不能就病治病，头痛医头脚痛医脚，而是要通过"四诊"综合判断，得出疾病的证型然后才处方治疗。在治疗上，中医治病求本，从根本上去除疾病，从而使机体恢复正常状态，对机体没有损伤或损伤小，预后也很稳定。西医治疗上由于不像中医那样以调节人体的内在生理功能为主，而是对疾病采取对抗性的疗法。其治疗是公式化程序化的，无论男女老少，身体或强或弱，只要患了同一种病，所服的药物几乎相同，因此西医门诊时都是标准化、程序化的。比如癌症，西医几十年前通过实验创立的放疗和化疗，变成一种标准的模式化治疗。西医对于由微生物单一因素致病的疾病治疗，使用抗生素治疗细菌性疾病确实比中医见效快。例如细菌性肺炎，如果只感染了单一的微生物致病，西医治疗是快捷的。但是如果这个病人免疫功能低下或有缺陷，单纯使用抗菌治疗，收效小甚至无效。西医借助现代仪器设备对疾病表征部位可以有明确的判断，对常见病、多发病的治疗有辨病明确、解释浅显易懂、用药对症显效快、用药方便的优点，但是对疑难病和不能够解释的疾病，远期疗效就很差。西医的诊断方法，对于未产生实质病变的疾病也无能为力，比如亚健康的种种疾病，解决不了也解释不了，只能笼统概括为某某综合征。中医治疗价格相对低廉，只有医生的挂号费、医药费，而西医还有各种辅助检查的费用等。西医的科室越来越细分，价格高昂的仪器和生化药使得医疗成本高企，患者怕上医院、上不起医院。另外，西药治病是使用单一成分，它无法兼治多疾病，况且同时使用多病种药物，无法进行双盲试验，无法预知产生何种效果：有协同作用还是抵消作用？增强了毒性还是减轻了毒性？

在用药上，中医所使用的药品完全来自大自然，每一味药都是一个复方，很多药品都有双向调节作用。对多病种集于一身时，按照五行生克理论，从整体联系的思路，只要找出"本"脏即主要矛盾进行施治，则次要矛盾迎刃而解，可以兼顾治疗多病种。比如一个病人既有糖尿病，又得了高血压，还有高脂血症，病人常感头痛，西医在治疗上只能是降糖药、降压药、止痛药一起上，但中医则不然，辨证此人属气血虚，药方直接从治气血虚入手，一副八珍汤加黄芪就对症了多种疾病，方中黄芪、人参既补气又能降压，川芎既行血又可以止头痛，一个方子兼顾了多病种。至于说到药物的毒副作用，中西医都有。从中医角度看，药物的毒性与功效是其气味偏性的一体两面，所谓"有偏就有用""有偏就有弊"。但是有毒药品能治病已成为中医的共识。比如附子的用量一直存有争议，有认为"附子大毒，非用必小"，也有认为"附子为百药之长"，需重用。国家药典规定附子用量为3—15克。但是在具体临床中，面对一个大热的人，附子3克可能就有毒了；而大寒的人，可能30克、50克，都看不到任何毒性反应。判断毒性的策略，中医强调个体差异，西医注重全体边界。从西医角度看，毒性就是指能对人体器官造成功能或器质性的损伤。西药是实验室的产物，它以化合物的形式存在，是以小白鼠为试验个体，但是西药临床双盲试验，由于样本过小，实验时间过短，所得出的数据代表性有限。在实验时没有发现的毒副作用在临床过程中逐渐显现出来（如阿司咪唑），药物的剂量也不一定合理，需要不时修订（如别嘌醇）。何况人和小白鼠的差异是很大的。西医化学药物不可避免的耐药性，尤其是抗生素，各领风骚三五年（使用寿命难以超过30年）就得升级换代。（阿司匹林这种百年老药是例外），很难建立起一种稳定的药物系统传承下去，而更新换代的昂贵成本必然转嫁给患者。西药具有对症的固定性和精确性，一旦新的疾病出现，就缺乏对症药物，需要重新研发和试验新药，这是以万变应万变；中医则可以针对不同疾病，以原有药材灵活配伍，组合成新药以应对新的疾病，是谓"以不变应万变，万变不离其宗"。同时，西药的本质是单方药，一种药治一种病，理念还处于中药几千年前单方药治疗单症的阶段，无法理解中医为什么要选择复杂的天然药物来治疗疾病，认为用一种原子分子组成不清的天然药物治病是不科学的，认为应该将复杂的天然成分分离成单一的分子，再单分子合成，不经过人体肠胃系统的筛选吸收，直接注射到人体治病才是科学的。殊不知，中医药是中华民族用自己生命经过数千年的临床验证的，参与了我们人体的生物进化，所记载的治疗效果和毒副作用的可靠性高。国家药品不良反应监测年度报告（2020年）显示，当年收到药品不良反应167.6万份，化学药品依旧占据大头，占比为83%，中药占13.4%[①]，而中药引起的不良反应又主要是单个中药注射制剂引起的，这其实是中药使用方法西医化的后果，也是中医治疗从复方倒退为单方治疗的结果。

从发展态势看，中医基础理论非常稳定，两千多年来中医理论只是发挥了《内经》的原有理论，而没能超越《黄帝内经》所划定"棋局"范围，棋局上摆放的"棋子"——按照整体观念、辩证思维，阴阳、五行、脏腑、经络等基础学说没有什么变化。而西医则不一样，西医学经历了16—17世纪的奠基，18世纪的系统分类，19世纪的大发展，到20世纪与现代科学技术紧密结合，发展为现在集现代科技、医学理论为一体的医学体系。过去100多年里，现代医学取得了巨大成就：在医疗诊断上，从X射线、心电图，到电镜、内窥镜、示踪仪、超声诊断仪，再到CT扫描、正电子摄影（PET）、核磁共振成像（MRI）等，诊断学发生了革命性的变化；在基础医学领域，分子生物学的兴起，为探索生命与疾病的奥秘开辟

---

① 《国家药品不良反应监测年度报告（2020年）》，国家药品监督管理局网站，2021年3月26日。https://www.nmpa.gov.cn/xxgk/fgwj/gzwj/gzwjyp/20210325170127199.html?type=pc

了新路径，对于遗传、神经、免疫、内分泌等生命现象的研究也获得了重大突破；在医疗技术运用上，抗生素、激素、化学药物、心脏外科、器官移植、人工器官等，已经登峰造极；在临床医学领域，是对传染病的征服和控制，许多曾严重威胁人类生命的感染性疾病，似乎突然之间变成了可治之症。

但是在过去几十年，西医的道路又似乎越走越窄。西医的发展重视分析解剖而忽略生命的整体结构和功能，以还原论为指导的西医学已经到达微观的极限，而真正能治愈的顽疾并不多。自从1960年代口服脊髓灰质炎疫苗克服了小儿麻痹症之后，我们常见的心血管疾病、糖尿病、功能性紊乱等慢性病以及艾滋病、肿瘤等，哪一个常见的重大疾病得到了攻克？而同时抗生素、化学药品的副作用越来越严重，现代医学在理论体系上遇到了瓶颈和困惑，给人感觉再先进的医院也不过是穿了一件先进的电子外衣而已。我们不得不痛苦地承认，科学技术是有认知边际的，我们追求科技，信奉科技，但是不必迷信科技。西医的宽和窄，都在于它的科学性，它的伟大来自它的精微、精准，它的局限也在于过度单纯走向精微和精准，导致"不识庐山真面目，只缘身在此山中"。

在现代科技日新月异的情况下，中医的优势是否丧失殆尽了呢？当然不是。从总体来看，在整体的医学模式、独特的理论体系、灵活的辨证方法、特殊的治疗手段、科学的药物配伍等方面，中医药学至今仍具有西医西药所无法取代的优势。实践证明，理论体系完全不同的中西医学，并无绝对的高下之分，双方都各有其科学性和合理性，但又都不是尽善尽美的。

在科技繁荣的今天，我们一直相信现代医学的"人定胜天"。2020年这一场新冠病毒肆虐全球，狠狠地教训了自以为是的人类，像一面镜子折射了人类的脆弱与无奈，再次检验了中西医两种医学体系各自的宽窄优劣，再次警示我们对世界上最伟大的两个医学体系需要重新进行深入的思考，既不是简单地对各自体系的无限拔高，也不是对另一种体系的简单否定。西医不等于科学，科学也不是绝对真理，绝对真理也许只存在于"道"恒常的往复运化之中。

在大自然面前，人类还是一个刚刚学会走路的淘气的孩子。在自然哲学指导下千锤百炼的中医学和在科技哲学指导下的现代医学，未来之路，孰宽孰窄，仍然有待检验。在人类与病毒漫长的斗争历史上，我们取得过暂时的胜利，然而从统治地球的历史和它演化的速度来看，人类永远是弱势的存在。随着地球的暖化，环境的恶化，社会的复杂化，人类生命健康面临更多更大更窄逼的挑战。

在物质生活高度丰富之后，人们追求如何提高生命和生活质量，成为世界健康领域的主流趋势。于是替代医学在西方大行其道，中医学、印度医学、德国医学等一些古老医学重新复活，针灸、草药、水疗、冥想疗法、催眠疗法、瑜伽疗法、按摩疗法、顺势疗法等各种自然疗法悄然兴起，大举占领市场，走入人们的生活。据不完全统计，从1987年以来，中国为130多个国家和地区培养了54700余名中医药人才，全球有中医药医疗机构8万多家，海外有中医疗教学机构1500多所。一项最新的研究表明，针灸在替代医学疗法中占第二位（23%），仅次于冥想疗法（34%），而草药疗法占12%，居第5位。美国有60%以上的成年人试用过替代医学。美国约有8000多家针灸诊所，澳大利亚分别有3000多家中医诊所和针灸诊所。我国还将与"一带一路"沿线国家合作建设30多个中医药海外中心，颁布20项医药国际标准，注册100种中药产品，建设50家中医药对外合作交流示范基地[①]。

六、拓宽中医现代化未来

我们生活在现代社会，无法脱离现代语境。因此，面对古老的中医文

---

① 董鹏、张敏等：《打通中医药的飞驰前程》，《医药经济报》2019年2月27日。

化，本书的叙述特点是古今相参，中西相参。

钱学森先生指出，人类医学的前途是中医现代化，而不在什么其他途径；人体科学的方向是中医，不是西医，西医也要走到中医的道路上来①。这个大胆的论断，不是他的感慨，而是他以一个科学家的严谨，长期研究中医并从系统论层面审视把握得出的结论。事实上，21世纪伊始，美国、中国等相继建立了系统医学、系统生物医学与转化医学等研究机构，正是对中医系统理论的吸纳和转化，中西医两大体系可望在现代系统论思维层面和人体健康层面上实现融合。

钱学森在致吕炳奎（我国卫生部第一位中医局局长）关于中医问题的信中指出："为什么要用哲学这种概括性的科学原则来总结阐述中医理论呢？当然因为科学的哲学是科学的，只有科学的才是现代化。从现代科学技术概括出来的科学原则是马克思主义哲学：其核心是辩证唯物主义，它通往自然科学的桥梁是自然辩证法，它通往社会科学的桥梁是历史唯物主义，它通往数学科学的桥梁是数学哲学，它通往系统科学的桥梁是系统论，它通往思维科学的桥梁是认识论，它通往人体科学的桥梁是人天观，它通往文学艺术的桥梁是美学（美的哲学），它通往军事科学的桥梁是军事哲学。一个核心，八个桥梁构成科学的哲学。"对于如何建立现代中医方面，钱学森教授提出过明确建议："用系统科学的哲学、系统论，来总结阐述中医理论。因为科学的哲学是科学的，只有现代科学才能现代化。"

目前从理论体系和实践情况看，中西医两大体系之间很难通约，从一百年前的中西医汇合，到20世纪的中西医结合，再到目前开始的中西医融合，依然更多是以西医为主。我们需要中西医从文化层面、理论层面到临床实践层面都来一个传统与现代的相向而行。

2004年10月，杨振宁先生在"中国传统文化对中国科技发展的影响

① 钱学森等：《论人体科学》，北京：人民军医出版社，1988年。

论坛"上的发言，他其中一个观点是，"天人合一……换句话说，天的规律跟人世的规律是一回事。科学就是科学，在科学问题上一定要摆脱天人合一的观念，认同人世间有人世间的规律，有人世间复杂的现象，自然界有自然界的复杂现象，这完全是两回事，不要把二者合在一起。""和易经结合，中医没有前途。"其实，这是杨振宁先生的一个误解。1999年12月3日，他在香港中文大学也讲了类似观点，受到不少学者的批评。中华文化是归纳法，不是推演法。我们古老圣贤的基本方法是观象演数，象有大象微象，自然界的物是象，显微镜下的物也是象；看得见的象用归纳法，看不见的象用推演法；已知的象用归纳法，未知的象用推演法。数是术数，是从象中总结出来的规律。理是阐述象数中的道理。观象演数这是天人合一理论的核心要义，强调人与天之间要和谐相通，人生活在大自然中，环境变化必然会直接或间接地影响人的生存和健康，而天不可能主动去适应人，只有人主动适应天。

杨振宁先生这种大学问家尚且有这样的误会，对于一般人而言，要真正理解中医文化就更是困难的。那么，面对现代人的思维，我们如何才能把真正科学的中医文化植入已经被西医思维先入为主的现代人观念里？中医现代化不是西医化，而是观念和文化与现代思维的融汇，中医现代化的基本原则是"传承不泥古，创新不离宗"。中药的现代化，在提取、浓缩、干燥方面早已经是现代化中药了。比如紫杉醇，来自红豆杉的提取物，效果很好，是20世纪中药抗癌的成果，可以有效治疗卵巢癌、乳腺癌。比如，传统中医的"望闻问切"四诊，可否增加一个"查"为五诊，让西医现代化的检测查验手段为中医辨证辅助所用？现代医疗的仪器设备本来是个工具，工具是中医和西医都可以应用的。

刘力红教授认为，"传统与现代并不相违，越是深层的问题越是如此。传统钻得越深，往往对现代的理解就越深刻。对现代的问题钻研得越深，有可能对传统的看法也越深刻。传统与现代需要对话，需要高层次交流。"①他还指出，在当今中医现代化更为紧迫的任务，是在中医不失原汁原味的情况下，将其尽力改造成为大家能够接受的文化形态、语言形态，以便为下一步的中西医结合工作做好准备。这一改造的前提必须是"原汁原味"，是"换汤不换药"，也就是说只改变一下剂型，让现代人容易接受，而根本的东西不变。大家不要小看了这种语言形态和文化形态的重新塑造，不要以为只有加进了现代科学的理论、技术、实验，才是现代化。从整体的意义来说，在我们所处的这样一个文化背景里，上述的这种塑造，才是真正具有意义的现代化。

如果我们无视时代的语境和文化，中医或许只能自娱自乐、自说自话；如果我们失掉中医诞生的文化整体性，处处以西方框架解释中医，也必落窠臼，难以自明。因此，中医现代化首要任务是要现代"话"，也就是能够和现代人对话，用让现代人都能够理解的语言来阐述中医的科学性，不能被动地把中医纳入西医的话语体系、思维体系和规范体系。要正确认识中医的科学性，就必须正确理解天地人——人与自然的关系，理解整体与局部的关系。而研究这些关系的科学体系不是西方的还原论科学思维，只能是中国文化的系统论科学思维。中医要想现代化，就必须把中医学中隐藏的系统科学体系揭示出来。如果中医无法与现代人进行有效沟通，就没有或缺少了现代人对中医的信任，进而减少了对它的支持。因此，中医现代化不是传统中医的内在要求，而是时代的呼唤。

从历史来看，中医两千多年来，已经发展成为两大流派：一是传统中医；二是现代中医，是西医传入中国后，中医家吸收西医知识后形成的中西医汇通派、中西医结合派。不论中医西医，还是中医的不同流派，我们共同的努力对象，都是人体健康问题。虽然东西方由于思维方式的不同，导致研究人体健康与外界联系及病理机制的宏观微观顺序不同，但在不远的将来，随着中西医实践经验的积累和理论的完善，会不会诞生一门新的

---

① 刘力红：《思考中医》，桂林：广西师范大学出版社，2018年。

医学——生命医学？中医的生命哲学与西医的生命科学，在更高的层面，相辅相成，相得益彰，不亦说乎？

作为一名中医文化崇尚者，我在钟情中医文化的同时，需要强调的是，那种一味只论述古代中华文明优于西方文明的人，其实并不是真正对我们中华文明有信心。简单地来说，他们只是对古人有信心。他们对自己对未来，是没有信心的！我们仅仅继承发扬诸子百家，最多就是将中华文明带回曾经有的历史高度，而不是再创新高。中华文明的复兴和重新回到世界舞台中央，也包括中医文化。江山代有才人出，未来的老子、孔子，未来的医家岐伯、雷公、伯高、少俞、鬼臾区、扁鹊、张仲景、孙思邈，就在我们当中，就在我们的后人当中。媒体采访中国工程院副院长樊代明院士："您是著名西医，为何如此力挺中医？"樊代明回答："中医不用'挺'，它自己'挺'了几千年，我们需要好好去学。学中医不是否定西医；就像说西医好，一定不要随便说中医不好。"

因此，为了能够在山顶相会，我们需要一场宽窄思辨，进行思维和文化的融合与革新，既要回到中医文化的经典和源头，以其本来，面向未来；也要以现代人能够理解、可以接受的视角、理论和语言，跨越学科，以宽的认知维度，突破窄的视野局限，发掘中医宝藏，完善中医理论，弘扬中医文化，从而助力中医从1.0向2.0升级。我们既要对基于《黄帝内经》的经典中医有信心，也要对人工智能时代科学发展与中医融合的未来有信心。本书以宽窄论中医，古今互参，中西结合，对中西医体系进行比照，到元文化去寻根本，结合现代科学理论来阐释中医文化，其旨意在于秉承经典，崇古尚今，努力在汇通中西的路上探寻，让更多的人接受中医、享用中医。

虽然说有中西医不可通约之说，好比对话交流，一个是汉语一个是英语，翻译很难找到一一对应的语汇，但我以为仍然是可以寻找公约数，勾画同心圆的。因为中西医两大体系，都是面对生命健康这个共同的主题。文化是以集体无意识的形式遗传给个体的精神结构，文化认同是文化传承的基本依据。在一切都被科学思维格式化的今天，中医文化的认同问题遭遇巨大挑战。如果中医无法与现代人进行有效沟通，就难有现代人对中医的文化认同。如何让现代人理解中医，在文化上认同中医？就必须要回应现代人对于中医的关切和困惑：中医是玄学还是科学？

中医能够延绵几千年的根本在于疗效。中医的博大精深在于中医文化涵盖了哲学、天文、地理、文化、医学等，是"天、地、人"之学，你必须"上知天文，下知地理，中晓人事"。中医是治病的技术，是一门实践性科学。本书尝试从传统和现代的双向视角，讨论有争议的、模糊空间很大的几个问题：一、中医"天人合一"整体观是抽象的哲学还是"以天作则"的自然科学？二、阴阳到底是玄学还是科学？三、五行的本来是什么？是五季还是五材？四、经络存在吗？几十年来现代科技寻找到的真相是什么？五、气的现代视角是什么？是物质、能量、信息的聚散变化吗？是"精气神"的聚而为一、分而为三吗？六、中医是如何以阴阳为纲纪建立自己完整理论体系的？七、生命是形而上与形而下的道器合一还是一堆原子的组合？是有形的粒子有序堆积还是形气神的有机统一？八、中西医不可通约的原因是什么？为什么说西医是"身体观"，中医是"生命观"？九、中西医未来在生命健康层面可以九九归一，实现道法术的融合吗？

试着回答这些问题，未必能阻止中医继续被抹黑，但对于心有疑惑的人至少就可以多一份自信与坚守。用现代科技理论和语言阐释中医理论，难免还会有牵强附会之处，而作为"翻译"，仅仅是找到近似的理论和语汇，目的是解决"只可意会不可言传"的问题，希望读者原谅我的笨拙和浅薄。面对厚重的黄老之学和浩浩经典，"吾将上下而求索"，怀揣一腔虔敬和勇毅，这个入道的门再窄，总有路径可循，我坚信只要过了"一"这道窄门，就会迎来"九"的至高、至多、至宽局面。中医是讲"道理"的，如果把"道"讲清楚了，大本大源找到了，那么道、法、术就可以一气呵成、融会贯通了。在民族复兴进程中的文化自信里，也应该包括中医文化的自信和自觉。我作为一个门外汉，虽有家道医传，但是作为不肖子孙，也是人到中年才幡然醒悟，从头开始，无知无畏，沉迷其中不知不觉已近十年，不揣简陋，愿意一试，从传统贯通于现代，从现代反证于传统，以就教于各位方家。

本书文本表层架构上遵循中医的象数理念。人有十二条经脉，加上任督二脉，合为十四正经。本书主体十二章，对应十二经脉，序篇是总论，尾篇是余论，亦如人体前后的任督二脉。中医以阴阳为本，本书结构亦以阴阳应之，第一篇虽然有四章，皆以"天""人"相对，实为阴阳之意，其余经气、神形、阴阳、中西诸篇，皆是两章构成，暗含上下、宽窄、阴阳之"象"，主体结构的五篇亦应和中医五行之"象"，是一个逻辑自洽、相互联系构成的整体。当然，这种人为的牵强巧合，不是中医阴阳五行的本义，不过博诸君莞尔一笑。本书里层的内容逻辑架构是基于中医气一元论，站在中医与西医、传统与现代双向视角，从气系统角度（外气系统、内气系统、心神系统）认识生命本质，通过阴阳之道，把握医道医理。如何认识中医、理解中医、审美中医、享用中医，让我们从中华文化源头开始吧！

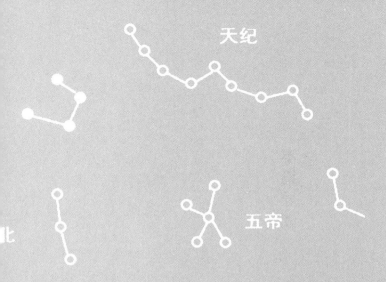

天纪

五帝

北

第一篇

天道宽窄

——中医本源与人体外气系统

本篇导读

中华古圣贤的伟大，首先在于发现了天人合一的奥秘。宇宙是宽的，人体是窄的。古人从整体的高度，将宽广无垠的宇宙和人体狭窄的七尺之躯联系起来加以考察，发现了天地人是一体的天机。《旧唐书·孙思邈传》云："善言天者，必质之于人；善言人者，亦本之于天。"天宽地窄，人在天地之间，天地人成三才，"是以立天之道，曰阴与阳；立地之道，曰柔与刚；立人之道，曰仁与义"（《周易·说卦》）。

人诞生在茫茫星河中万千分之一的地球上，是大自然的一分子，储存着宇宙间相通相应的密码[1]。人体是一个小宇宙，宇宙是一个大人体，人和一切生物共有的生物节律，是生命在长期进化过程中适应自然界的一种表现，中华文化和中医理论究天人之际，把这种现象称为天人合一。

人类来到宇宙，但大自然并没有给我们"宇宙使用说明书"。在人与自然的关系认知上，东方比西方先进的时间尺度是以千年为单位的。因此，梁漱溟先生说，"中国文化是一种早熟的文化"。中医是传统文化与

---

[1] 新华社2022年6月6日报道，日本宇宙航空研究开发机构等团队分析了2020年底"隼鸟2号"探测器从小行星"龙宫"带回的岩石样本，发现其中存在超过20种氨基酸。这显示氨基酸在宇宙中并不特殊。横滨国立大学名誉教授小林宪正认为，这些氨基酸可能与地球的生命诞生有关。

医疗实践经验相结合的产物，中医文化是从中华传统文化大树上生出来的枝丫。天文学、数学和力学是科学中三门古老的学科，而天文学是其中最为古老的。古人是从仰观天象、俯察地理开始认识宇宙自然的，天文学是天下第一学，不晓得天文历法，不知道地理八风，不懂点易经八卦，不明白阴阳五行，就很难读懂《黄帝内经》，进入中医殿堂的门道就始终是狭窄的。

古人认识到，天有天的意志（道）。《太始天元册》曰："太虚寥廓，肇基化元，万物资始，五运终天，布气真灵，总统坤元，九星悬朗，七曜周旋，曰阴曰阳，曰柔曰刚，幽显既位，寒暑弛张，生生化化，品物咸章。"大自然的天产生阴阳、柔刚、昼夜、寒暑的变化和力量，自然会"列星随转，日月递照，四时代御，阴阳大化，风雨博施"，人的一切由天的意志所转移。

中国人天人合一的观念是从阴阳观念开始的。在先秦的所有典籍中，阴阳无处不在。但是阴阳到底从何而来，诸子百家的经典中都没有清晰的答案。现在各类书籍，包括中医教材定义阴阳时，都说它是中国古代哲学，是古人仰观天象，俯察地理，远取诸物，近取诸身，通过取类比象抽象而来。这个结论具体怎么来的，也不甚了了，这就成为现代人质疑阴阳不科学的原因。而阴阳是中医理论的基石，如果不回答这个问题，中医就会被攻击成为"不可实证的玄学"。中华文化的起源，不是起于文字，而是起源于远古时期的天文历法。天文历法不仅是古代科学的渊薮，同时也是古代文明的渊薮。事实上，阴阳最本源的来历是古人对地球与日月等天体关系规律的实测得来的，可以实证，可以测量，可以定量，具有科学属性。

古人在把阴阳上升为宇宙普遍法则的认知基础上，以"天地人三才一体"为理论核心探讨人体生命活动规律及其对疾病的防治。古人研究人体的方法，是站在一个极高的维度上，把人体与宇宙相参，发现人的生命活动与天地自然息息相通，生理上和病理上都不断受自然界影响，在春夏秋冬四季周而复始的规律之内，无论是地上的九州，还是人身体的五脏六腑、五官九窍、四肢百骸，皆与天地阴阳五行相互贯通。《黄帝内经》里的天人合一理论，构成了中医基础理论的底层架构。主要内涵是：第一，人天同构，把人体形态结构与天地万物一一对应起来，强调人的存在与自然存在的统一性。第二，人天同类，将在天的方位、季节、气候、星宿、生成数，在地的品类、五谷、五畜、五音、五色、五味、五臭，在人的五藏、五声、五志、病变、病位等进行五行归类，通过类别之间"象"的普遍联系，来识别同类运动方式的共同特征及其相互作用规律。这个同类是同气相求，不是物质结构的等量齐观。第三，人天同象，象与数是中医的核心概念。所谓象，是指经验的形象化和系统化，其特征是动态的，不是单纯其形象，而是概括其时空变化带来相应象的变化，因此"象"分为法象、气象、形象。在《黄帝内经》中藏象系统是通过生命活动之象的变化和取象比类的方法说明五藏之间的相互联系和相互作用规律的理论。通过已知的自然现象推知隐藏的内藏功能，比如借助对"天动地静"的认识，以象天动的胃、大肠、小肠、三焦、膀胱为腑，主泻而不藏；以象地静的心、肝、脾、肺、肾为藏，主藏而不泻。第四，人天同数，数是形象和象征符号的关系化、时空位置上的排列化，是以取象比类的方式描述时间方式和运动关系，不是西方数学概念。

中医认为人在与外界环境的密切联系中，能动地适应自然变化，维持着自身稳定的功能活动。生命是一个开放的复杂巨系统，所谓健康就是通过顺应天道进行复杂精巧的调节，从而维持人体内环境的稳态以及人体与外界的一种适应性和稳定状态，这主要依赖于人体与外界不断进行物质交换、能量转化、信息传递。而疾病就是身体平衡的打破和被破坏，人体在能量方面，有能量亢进病的热病，有能量弱化的寒症，有能量传导失利的厥病，有能量阻滞的痹病，有器官功能紊乱（能量运行紊乱）的风病，因此，人体器官总是处于不断的能量波动之中。中医气一元论是利用了四季气候等外界环境变化来描述和把握人体的能量体系变化情况。天人合一理论运用到中医理论中，还表现在多个方面：人的健康与天地阴阳气机升降相关，顺之则生，逆之则病；人的疾病及生死皆与天地五运六气变化相关，并归纳出五运六气理论；中药应于天地自然之理，其四气五味及功效无不与之相合相应；针灸之医理源自天地阴阳变化，暗合天道。西医强调标准化治疗，并不重视气候与时间对治疗的影响。中医则包括了哲学、天文、地理等知识，重视不同地域、气候和时段对疾病与治疗的影响。天人合一理论的这种外界环境各种因素与人体生命运行的息息相关，构成了中医生命观的外气系统，包括天时气候系统（五运六气）、地域系统、药物系统、食物系统、社会系统等。具体而言：

　　——天时气候系统。包括以子午流注理论为代表的日钟规律、月相变化引起的月钟规律、一年四季不同气候条件下时令病的年钟规律、日月星天体相对运动能量变化引起对人体伤害的天时禁忌等。中医认为天时气候系统的异常波动是导致人体疾病的重要外部原因，古代医家把人体纳入地球对流层大气环流系统范围考察，根据历法提供的数据预测人类生存环境——大气环流不同状态下人的疾病谱象，形成了人体的"六气"模型：风、寒、暑、湿、燥、火，《黄帝内经》称为"外感六淫"，共有七篇论文进行描述：《天纪元》《五运行》《六微旨》《气交变》《五常政》《六元正纪》《至真要》，简称运气七论。

　　——地域系统。包括地理、地貌、方位以及生态环境对人体的影响。《吕氏春秋》有记载地方病的记录："轻水所，多秃与瘿人；重水所，多尰与躄人；甘水所，多好与美人；辛水所，多疽与痤人；苦水所，多尫与伛人。"普通百姓都知道"一方水土养一方人"，明白去了陌生远方会"水土不服"的道理。

　　——药物系统。古人使用自然药物治病后，在实践中总结出药物的偏性（药性）规律：四性五味、升降沉浮、药物归经等，同时也发现药物的毒性，这些都与天时、地理密切相关。在中医的阴阳理论里，实质是指阴阳两种能量的变化，生命本质第一位的是能量属性，平衡就是健康，失衡就是病态，中药治病的原理在于利用药物的偏性纠正身体阴阳能量的失衡。

——食物系统。食物是天气与地气交合的果实，禀天地之气生，作为人体后天能量的来源，既可以药食同源，也可能因为饮食不当而伤害身体。由此发展出食积、食复、食物禁忌、药食禁忌等理论。中医把调整人体的寒热作为治疗疾病的主要纲领，诊断时是论寒热，治疗时调寒热，而药食同源的理论就是基于食物和药物的寒热性。

——社会系统。马克思从社会发展史角度指出，"人的本质是社会关系的总和"。从宇宙自然时空意义上，恩格斯在《自然辩证法》中指出"生命是整个自然界的结果"。现代学者马中提出天为人之所本，人为天之所至，人从自然中物类演化所至，人的本质是"天—地—人"关系的总和。人的社会人际关系是导致心理活动和情绪变化的主要因素，人的七情内伤主要是各种社会人际关系引起的。"荣华势利、素颜玉肌、清商流征、爱恶利害、功名声誉"（葛洪《抱朴子内篇》）会成为外邪侵害人体。

本篇择要讨论和介绍天人合一理论中的天文、天气、人文等内容，希望有助于我们理解中医文化，尤其是《黄帝内经》的大本大源，介绍中医是如何把生命放到宇宙自然背景下加以考察的，从而让我们明白，人是自然之子，天道与人道、人与自然息息相关，而不是简单的原子分子细胞的有序堆积。这是中西医在认识生命本质上的第一个重大分野。

第一章
天书与人书

人法地，地法天，天法道，道法自然。

——老子《道德经》

夫道者，上知天文，下知地理，中知人事，可以长久。

——《素问·气交变大论》

问渠那得清如许？为有源头活水来。

——朱熹

远古时代，鸿蒙之初，洪荒混沌。我们的祖先羲皇、伏羲、女娲、神农、轩辕黄帝们，面对苍茫大地和浩瀚宇宙，面对劫后余生和野蛮蒙昧，没有任何先验可以借鉴，没有任何作业可以抄袭，无法依据任何教条，不可能引据任何经典，一切都靠自己探索创造。然而，祖先们"仰则观象于天，俯则观法于地，观鸟兽之文与地之宜，近取诸身，远取诸物，于是始作八卦，以通神明之德，以类万物之情"（《周易·系辞下》）。他们没有把世界的来源归结为不可知的神灵或者上帝，而是"道法自然"。他们用伟大的智慧，为古老的神州大地燃起了人文哲思之火光，带领华夏民族开辟了一条迥异于希伯来、埃及、巴比伦、雅利安、玛雅、通古斯诸文明单元的生存繁衍之路，凝结成了蔚为大观的中华文明，其中也包括一枝独秀跨越数千年时光的中医文化。

罗素在《宗教与科学》中说："各门科学发展的次序同人们原来预料的相反。离我们本身最远的东西最先置于规律的支配之下，然后才逐渐地及于离我们较近的东西：首先是天，然后是地，接着是动物，然后是人体，而最后（迄今还远未完成）是人的思维。"

恩格斯在《自然辩证法》中指出：自然科学最早起源于天文学，"首先是天文学——游牧民族和农业民族为定季节，就已经绝对需要它"。无论在我们中国，还是在埃及、巴比伦、印度、希腊等几个文明古国，都早在几千年前就开始进行天象观测，并在此基础上制定历法，指导农、牧业生产，同时创造了古代天文学的辉煌成就。

在东方漫长的文明进化中，我们有王权，但是没有西方的神权。中国传统文化的特点是无神信仰。中国人很早就形成了天人合一的观念。从中医角度，古人认识到人体是一个与体外环境息息相通的宏观开放的巨系统。它象天，而人体内部的生生不息、运动不已的是微观巨系统，它象地，人体生命的活力是通过精气神来体现的，"人生于地，悬命于天，天地合气，命之曰人"。天地人三才，才构成中医完整的人体观，简称"天人合一"。

因此，我们对自然的崇拜并不像西方对于人格神那样顶礼膜拜，而是融入其中并与之呈现出浑然一体的状态。正是由于缺乏人格神崇拜，中国人能够以实用主义的方式认识自然、改造自然，从而积累了大量的以"四大发明"为代表的经验性科学成果。中医就是其中之一。

正如歌德所说，在审美标准上，当欧洲人还在丛林中奔跑时，中国人已有优美的传奇故事了；爱因斯坦说，希腊哲学家们通过逻辑体系发现的东西，中国的先哲们全都先做出来了。与西方科学与法律合一的文化相比较，中国文化是艺术与道德合一的文化，是一种未来型的文化。由宇宙统一观得出天人合一、天人感应、社会大一统、道德仁义礼智信的结论，由此有天下无弃物、万物可备于我、无用之用、格物致知、有教无类、归根知常、柔以胜刚、道法自然、道存万物等知行原则。这些原则造就了中国人伟大的早熟特征。

祖先们以宽广无垠的天空为背景和素材，在窄窄的图画中浓缩了宇宙的天机和密码，是人类文明的"第一次数字化和人文化"。从文明诞生的时间顺序和逻辑顺序上讲，天文学是人类第一学，历法是人类第一法。文字之前，天文历法是用河图洛书、八卦抽象符号表达的。以天文历法为基础，演化出了人理、物理、数理的各个学科。

太极是古人对宇宙的抽象概括，河图是银河系的简练描绘，洛书是太阳系的高度浓缩，这是东方智慧在远古的高阶认知。太极、河图、洛书，是东方宇宙学在断层的历史中以图腾的方式传递着天文知识。八卦属于本次文明对天地人关系的系统探索和总结，完善了以太极—河图—洛书—八卦的整体方式，形成了宇宙—银河系—太阳系—地球系这样一个完整的东方天文认知体系，统一纳入"一阴一阳之谓道"的"道法自然"系统。"人道、天道、地道"都可以归结为"一阴一阳"的运动，人类社会中所存在的宽窄、成败、明暗、高下、大小等对立统一，都是阴阳两个方面、两种力量，相辅相成，相互演进，不可偏废，构成事物的本性及其运动的法则。具体到中医理论体系，生命是一分为二的阴阳运动，不过是可以进一步一分为N的象数理医学理论体系。按照《道德经》对道和阴阳的推演，0对应的是道，1对应的是太极，2就是阴阳。道、太极、阴阳是中医理论的底层逻辑和基础构架。

先秦时期的古籍浩如烟海，凝聚了华夏上古先民的智慧，能流传至今的极少。《易经》《山海经》和《道德经》三部古籍，分别被称为"天书""地书"和"人书"，几千年来读的人不少，但大多数都读不懂。"天书"是描述自然真理和宇宙理论的书籍，"地书"是描述山川地理和奇鸟异兽的书籍，"人书"是完善人伦道德的哲学理论书籍，也体现了人与自然的和谐相处之道。

这三部古籍各有不同，《易经》（早期）有象，《山海经》有形，《道德经》有言。而我们本书要重点讨论的《黄帝内经》则是融合了天地人三书大成的"人书"。"天书"是中华民族最原始的文化开端。"天书"二字诞生于太昊时期。《简易道德经》有云："人献河洛，问何物，昊曰天书。"河洛二字在一起，说明是河图、洛书的意思。有人奉送河图和洛书的时候，问是什么东西，太昊伏羲说："天书。"人祖伏羲受到启发，创作的《九极八阵》《简易道德经》和《无极玄易功》统称为"天书"。

当我们的祖先仰望星空的时候，就按下了文明进化史的快进键。以《三体》小说闻名的科幻作家刘慈欣在《朝闻道》里写道：

尖利的鸣叫响起，排险者告诉人们，预警系统报警了。"为什么？"总工程师不解地问。"这个原始人仰望星空的时间超过了预警阈值，已对宇宙表现出了充分的好奇，到此为止，已在不同的地点观察到了十例这样的超限事件，符合报警条件。""如果我没记错的话，你前面说过，只有当有能力产生创世能级能量过程的文明出现时，预警系统才会报警。""你们看到的不正是这样一个文明吗？"人们面面相觑，一片茫然。排险者露出那毫无特点的微笑说："这很难理解吗？当生命意识到宇宙奥秘的存在时，距它最终解开这个奥秘只有一步之遥了。"看到人们仍不明白，他接着说："比如地球生命，用了四十多亿年时间才第一次意识到宇宙奥秘的存在，但那一时刻距你们建成爱因斯坦赤道只有不到四十万年时间，而这一进程最关键的加速期只有不到五百年时间。如果说那个原始人对宇宙的几分钟凝视是看到了一颗宝石，其后你们所谓的整个人类文明，不过是弯腰去拾它罢了。"

一、太极阴阳图——宇宙全息图

太极既是至大至宽宏观世界的缩影，也是至小微观世界的全息。朱熹曰："总天地万物之理，便是太极。"太极图原本是我国远古时代朴素的宇宙论模型，表达了阴阳交合乃万物之源的古老含义，代表了当时人类对于宇宙万物认识的最高成就。某种意义上，这张图是中华元文化"宇宙大爆炸"的奇点。

近代科学研究中，不少学者认为，太极图隐藏着宇宙的密码。通常粒子都在某种程度上遵循粒子流密度和粒子数守恒定律，如果要产生必须同时有对应的反粒子。1928年英国物理学家狄拉克预测，宇宙中每个基本粒子都有一个与其对应的反粒子。1932年美国物理学家安德森发现第一个反物质——电子的反粒子，他的实验验证了狄拉克的理论，也是人类首次发现反物质的存在。1937年意大利理论物理学家埃托雷·马约拉纳预测，在费米子（包括质子、中子、电子、中微子和夸克）中，应该有一些粒子可以凭空成对产生，因为它们本身就是自己的反粒子，即我们今天所称的马约拉纳费米子。整整80年后的2017年，学术期刊《科学》（Science）宣布，四位华人科学家领衔的科研团队首次发现了马约拉纳费米子。这一发现的主要贡献者王康隆教授说："中国人讲，有阴必有阳。马约拉纳费米子就像是天使给我们的物质——正反同体，就像阴阳八卦图一样……我觉得叫太极粒子可能更贴切。"

1. 立表测影诞生太极阴阳图

那么太极阴阳图是如何产生的？天宽地窄，伟大宽窄思维的开端，在没有天文望远镜、光谱仪等现代工具的情况下，测量天体距离进而丈量宇宙的天道秘密，居然是始于一把窄小的量天尺：圭表仪。

"仰则观象于天"，太阳与我们的关系最为密切。如何确定天人之间的联系，便是古人必须解决的问题，人们采用的方法是立表（竿）测影。由于古人最早认识的日影只能是自己的身影，人影在不同时间的日影长短是不一样的。人是万物的尺度。因此最原始的测影工具也就是人体自身。随后创造出一种足以替代人体测影的天文仪具，这便是表。

　　《周髀算经》是中国最古老的天文学和数学著作。这个"髀"字是大腿的意思。原始的表叫作"髀"，指古代测量日影的表。测日影和大腿有什么关系？由于圭表是模仿人体测影而出现，所以支撑人体直立而完成测影的股骨之名便被作为表的名称。《周髀算经》说："周髀长八尺。髀者，股也。髀者，表也。"很明显，测日影的圭表长度规定也是八尺，就是人的平均身高。这种以髀股作为表的创造，至迟在公元前4500年左右就完成了。

　　我们现在完成任何一项工作都有很多的工具可以选择，而古人是在一张白纸一样的茫然世界上开始思考和探索的。圭表作为一种天文仪器，它的利用成为古代时间和空间体系创立的基础，使空间与时间概念得以精确化，某种意义上是古代科学化的一次革命。

　　圭表，是度量日影长度的一种天文仪器，也叫晷仪、日晷，由"圭"和"表"两个部件组成，也就是由晷针（表）和晷面（带刻度的表座）组成，晷仪中心及圆周有圆孔，以便用来立杆，垂直于地面的直杆叫"表"，水平放置于地面上刻有刻度以测量影长的标尺叫"圭"。传统时间体系的建立是通过对空间的测定完成的。当太阳照射在表竿上，日影投在圭面，就可以根据圭面上的尺度把日影的长短记录下来。它是根据一天中太阳方位不同，通过固定的指针产生的阴影来测量时间。日晷晷针上端指向北极星，故面向日晷，左侧为东，右侧为西（图1-1）。

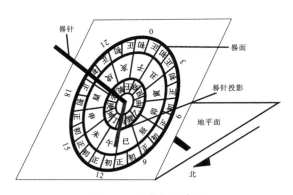

图1-1　日晷仪示意图

中国文化的重要传统是"以天作则"，以天为老师。中华文明起源于农业文明，农业是靠天吃饭，因此古人必须认识天道自然法则，这在远古是最高学问，科学的尽头是数学，数学的尽头是象学。"民以食为天"，农业种植必须严格遵循季节时令，错过了时令就不会有收获，就会饿肚子，因此必须有严格而精准的天文和历法。于是天文学成为人类第一学，历法成为人类第一法。通过"日影测阴阳定理"，测天体的相对位置，就可以制订人文历法。

中国古代的空间观与时间观是密不可分的。古代用尺度来测量时间的关系，如铜壶滴漏、定时蜡等都分别在浮舟和蜡面上刻着相应的长度，表示时间的间隔。有了圭表这个天文工具后，古人就懂得了如何利用对空间的测量而最终解决时间问题。古人也常用正午表影校准漏刻（铜壶滴漏），即所谓"昼参诸日中之景"。《史记·司马穰苴列传》中有这样一段故事：齐景公封田穰苴为将军，出兵抵抗燕、晋联军的入侵，穰苴提议请景公的宠臣庄贾为监军，并约定第二天的"日中会于军门，穰苴先驰至军，立表下漏待贾"，以便准时赴约。

圭表这项发明被人类沿用达几千年之久。这是引领数千年农业时代的一个重要发明。东汉张衡制浑天仪之后，天文学上用的量天尺（圭表），标准持续1300余年，约合今24.5厘米。

田合禄先生认为，古人立杆测日影的基本原理[1]是：记录一年时间内每天正午同一时间、同一地点、同一立杆太阳在地上的投影数据。中心立定表，圆周立游表逐日流动。定表和游表在南北方向上。每日午时测影，日影皆投向表的北方。以冬至日所测日影长度为圆盘半径。夏至太阳由北回归线往南回归线移时，用游表测日影，并在日影尽头做记号，这时游表在定表南边，圆盘按逆时针方向转动，日转一孔，直到冬至日太阳南移到南回归线为止。游表在圆盘上的日影逐日增长，到冬至日时日影最长，由

---

① 田合禄：《论太极图是原始天文图》，《晋阳学刊》1992年第5期。

游表点达定表点。这样圆盘上留下了太阳从夏至、秋分到冬至的运动投影图（图1-2左）。然后将圆盘和游表转180度，将游表转到定表的北边。太阳由南回归线往北移动，这时用盘中心的定表测影，圆盘仍按逆时针旋转，日转一孔，直到夏至太阳北移到北回归线为止。日影逐日缩短，到夏至则无影。这样就在圆盘上留下了太阳从冬至、春分到夏至的运动投影图（图1-2右）。立竿测影确立了地球的三条线：日影长的一端是南回归线，日影短的一端是北回归线，日影的中间点是赤道线。古人将圆盘按二十四节气划分成二十四等份，每份显示出十五天中的日影盈缩情况（每个节气为15天，24个节气，一年共15×24=360天）。将二十四节气日影长度点用曲线连接起来，阴影部分用黑色描出来，就获得原始实测太极图。

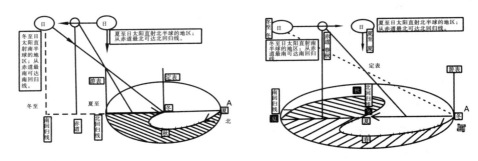

图1-2　立杆测日影图

古人就是通过这样的观测和计算，《周髀算经》得出了365.25天一个回归年的结果。如此精确的数据和现在我们知道的365.24219相比，一年只误差11分钟。"时"这个字的繁体是"時"，日旁是表示太阳，土表示地球，寸就是圭表测量。古人是讲究坐北朝南的，因此左边是东边，日旁在左，表示太阳升起的方向。这就是时字的本义：古人用圭表测量日地关系。所以称光阴的长度单位为寸。我们常说一寸光阴一寸金就是这么来的。

古人通过日影测定，发现日影在长短两极之间变化，日影最长点影长1.35丈，日影最短点影长0.16丈。日影1.35丈的最长点是冬至，为阳，是地球北半球的远日点；日影0.16丈的最短点是夏至，为阴，是地球北半球的近日点。这就告诉我们，太极阴阳不仅有精准的测量数值，阴阳的变化过程也有精准的数值。冬至，是太阳回归年的起始点；夏至，是太阳回归年的转折点。春分秋分，日影长度均为0.755丈，则是太阳回归年的平分点。春分秋分，昼夜平均。

　　链接：《周髀算经》中记载一年二十四节气中所测的日影数据。

　　夏至→秋分→冬至。夏至：晷长一尺六寸；小暑：二尺五寸九分小分一；大暑：三尺五寸八分小分二；立秋：四尺五寸七分小分三；处暑：五尺五寸六分小分四；白露：六尺五寸五分小分五；秋分：七尺五寸五分；寒露：八尺五寸四分小分一；霜降：九尺五寸三分小分二；立冬：丈五寸二分小分三；小雪：丈一尺五寸一分小分四；大雪：丈二尺五寸小分五；冬至：丈三尺五寸。

　　冬至→春分→夏至。冬至：丈三尺五寸；小寒：丈二尺五寸小分五；大寒：丈一尺五寸一分小分四；立春：丈五寸二分小分三；雨水：九尺五寸三分小分二；惊蛰：八尺五寸四分小分一；春分：七尺五寸五分；清明：六尺五寸五分小分五；谷雨：五尺五寸六分小分四；立夏：四尺五寸七分小分三；小满：三尺五寸八分小分二；芒种：二尺五寸九分小分一；夏至：一尺六寸。

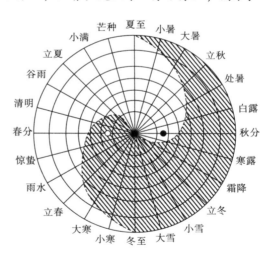

图1-3　二十四节气阴阳图

　　有了"二分二至"点，就可以建立起当地的太阳历法。立杆测影中使用的圭表系统中的圭尺，把冬至影长数减去夏至影长数，然后等分成十二份就得到了每个节气的节令点。十二个刻度往复循环，每一个刻度在来往时各代表一个节气，把每年划分成二十四个节令，以此来指导农业生产。由此可以看出，太极阴阳图是精准的科学测量，而非模糊不清的玄学。

"无问其病，以平为期。"（《素问·三部九候论》）平衡之平，由天文意义转化为医学意义。

古人通过对太阳周年视运动的这种详细而精确的观察、测量、记录，在太阳背景下抽象出了阴阳概念，无论历法规定的岁、季、月、日，还是每日的不同时辰，都是以太阳活动为背景的。据现在保存完好的彝族经典《土鲁窦吉》记载，十月历以立杆观测日影的长短变化为依据确定，将一个太阳回归年分为阴阳两部分，当日影从最长的冬至日到日影变为最短的夏至日时，为前半年属阳（5个月）主热；当日影从最短的夏至日到日影变为最长的冬至日时，为后半年属阴（5个月）主寒。冬至夏至是一年中的阴阳两极，一年一寒暑，植物一年一荣枯。

研究太阳与中医关系的刘明武先生说，"这里的阴阳可以实证，可以重复，可以测量，可以定量"，也能够合理地解释"阴阳者，天地之道也，万物之纲纪，变化之父母，生杀之本始，神明之府也，治病必求于本"（《素问·阴阳应象大论》）。太阳在南北回归线的一个往返，决定着阴阳二气的升降消长，是天地间万物生发、存在、衍生、消亡所仰赖的"天地之道"。阴阳消长，表现为寒暑交替，也决定着万物的变化，故谓其为"万物之纲纪，变化之父母"。植物一年的生死荣枯，也由此而发生，故曰"生杀之本始"。人类是天地万物演化过程中诸多物种之一，无论其生理还是病理，同样也要受到天地阴阳消长的影响，因而必然是医生预防疾病、治疗疾病所要遵循的根"本"。"神明"，即阴阳之道[1]。

太阳在黄道上一边运动、一边辐射着光气，即古人所说的一元之气。

---

[1] 刘明武：《太阳与中医——不懂天文历法就读不懂〈黄帝内经〉》，长沙：湖南科学技术出版社，2019年。

太阳在不停地运动，即光气也在运动，故有人称之为元气运动。太极图外圈的大圆是太阳周年视运动的轨迹线，称黄道。人们站在地球上看太阳是在作圆的运动，称之为圆道。太极图的圆道运动，来源于太阳的运动规律，也就是宇宙的本体运动规律，昭示宇宙间的万物都具有圆道运动。

所谓太极阴阳图，即是以太阳为模型的宇宙运动规律图，反映的是"日月星辰，弦望晦朔，寒暑推移，万物生育皆复始"的圆道规律。

何新的《诸神的起源——中国远古太阳神崇拜》和明赐东的《太极图探秘》认为我国远古时代存在着最早的太阳崇拜。这可由远古时代遗物和图画中保存的大量太阳纹和太阳崇拜画像证实。其中最典型的纹饰是"十"字及"卍"字。这两个字纹，与其说是太阳在宇宙空间光芒四射的白描，还不如说是太阳运动轨迹的描述。"十"字纹中的一横表示一日的东西运动，一竖表示一年的南北运动；而"卍"字纹中的"S"纹即是原始太极图的雏形。

所以，最早的太极就是太阳。

现在通行的关于太极内涵的阐释，认为太极是天地未开、混沌未分之前的状态，虽然是混沌未分，但内含阴阳之形。太极的甲骨文写法是𡘜，在"大"字下面加一点指事符号，表示"大"的最高程度，极大、无限大，形容未尽则作太。"极"的甲骨文写法是二（表示天地）加人，表示一个顶天立地的巨人，表示高到极点，这是"极"的本义。因此，太极二字表示最大最高之意，形容已经到极点，下一步便是阴阳初分，天地成形；"太极生两仪"，两仪便是阴阳初分，天地成形，之后阴阳化为四象五行，直至三生万物。

太极为宇宙的初始，为万物的根源，一切的变化、成长、生灭、盈虚、盛衰，皆由太极的演变而产生。大道至简，一张太极图正是用这样最简洁的图画，表达了宇宙之道的形象和内在变化的规律。太极图上阴阳消长的过程，既有量的变化，也有质的变化，既对立又统一，形成互补互根的关系，S曲线是一条阴阳二气的交感线，在地球上可以表现为不同时空、不同地域、不同季节，生长着不同的生物种类以及生命长短。由太极图所表现出来的阴阳、动静、虚实、转化、呼应等丰富的辩证关系和哲学内涵及其美学特征，使其成为中国传统文化中最具代表性的符号之一。因此，原始太极图看似简单，却包含着"宇宙一统的一元论"与"一分为二的二元论"这两个基本的宇宙观，其他哲学命题"包孕万物的变化论""生生不息的运动观""对立共容的矛盾统一律""波浪起伏的否定之否定规律""首尾相接的轮回观""周全圆满的人生终极理想""对称平衡的'太极和'理念"等都是这两个基本宇宙观的展开。

太极阴阳图由以下四个部分构成：

一是外面的大圆圈，表示太阳周年视运动的轨迹，也就是黄道。二是S曲线，表示太阳周日视运动一年中在地面上投影长短移位的轨迹线，实质是地球自转和公转所得的轨迹线，称为赤道。三是互抱的阴阳鱼，S曲线地球表面在不同时间所受太阳光照射面的大小及光的强弱情况，影短光强照射面大，影长光弱照射面小，光之强弱用阴阳多少来表示，面之大小用阴阳鱼形来表示。四是鱼眼，表示赤极。大圆圈的中心点是黄极，赤极总是围绕黄极做运动，两条鱼尾就是黄道与赤道的夹角。

太极图采用点、线、面的构成方式，基本形式是圆弧，中间用一个"S"形的曲线将其分开，黑白对等，两条"鱼"逆向回旋于一个圆形之中，图形简洁，构图巧妙，自然天成，它表达了一种表面静止、安详，实际却永远运动的状态。正是在这样一种互为补充的、永恒的运动状态中，它划出了最美的轨迹。阴阳图确定了阴阳两个平分点，太阳视运动，在南北回归线之间南来北往一次，即一个太阳回归年。南来相交于赤道为春分，北往相交于赤道为秋分。一年之中，只有春分秋分这两天昼夜平分。昼夜平分即阴阳平分。平分有公平公正之义。《汉书·五行志》："春与秋，日夜分，寒暑平。"为什么"春秋"可以喻历史，"春秋"公平公正也，这是符合天道的天德。

西班牙著名建筑师高迪通过观察得出了一个与太极原理一样的结论："在自然界中没有直线，所谓的直线不过是人创造出来的。"例如树、水、花、茎都是弧线的，没有完全笔直的。既然没有直线也就不会有绝对的棱角，那么自然界就都是成千上亿种圆形、椭圆形、半圆形。因此，圆道与自然界之道也是正好一致的。古希腊哲人认为"一切平面图形中最美的是圆形，一切立面图形中最美的是球形"。同时，贡布里希言道："在这一协调的符号中，不对称的两半在一个宁静的圆中组成了一幅完美无缺的图案。"

同时，古人在立竿测影过程中发现了直角三角形。毕达哥拉斯的直角三角形是在纸上画出来的，而中华大地的直角三角形是空间中形成的——竿为股，影为勾，竿端与影端相连的斜线为弦。最早记载直角三角形的经典是《周髀算经》。《周髀算经》说，大禹治天下，广泛运用直角三角形测远、测高、测深。勾三股四弦五的勾股定理，在《周髀算经》中叫商高定理。一位名叫商高的对周公解答了"勾广三，股修四，径隅五"的直角三角形定理。因此，立竿测影产生了几何学。这个直角三角形，是动态的，一天之中在地表留下的痕迹是一个椭圆。太阳视运动，一年之中，在天空留下的痕迹同样是一个椭圆。宇宙的运动，运动的宇宙，其轨迹实际上都是椭圆。直线运动，运动直线，是局部的；全局之中，没有直线，只有椭圆。匀速运动的直线，在宇宙间并不存在。

2. 太极阴阳图是宇宙全息图

太极图是对宇宙宏观星系和生物黄金分割现象数理模式的高度概括。阴阳二气是化生万物的本源，也是自然界一切自然现象变化的本源，万物都包含了太极阴阳，从而构成了宇宙里万事万物的无数层次和所有显现模式的全息对应关系。太极阴阳是宇宙万物全部信息的奇点，奇点是宇宙的浓缩，宇宙是奇点的展开，宇宙万物具有同一性，不管是参天大树的一粒种子，还是各种生物的受精卵，它们之间都包含了相通、相同、相似的关系。这是天人合一的本质。

太极阴阳图大圆上顶点到上阴阳眼上圆弧的距离约等于黄金分割率0.618。黄金分割最早是由古希腊毕达哥拉斯学派所发现，其比值0.618即被称为"黄金数"。人们后来发现，0.618竟是自然界生物（特别是人类）在亿万年进化中演绎出来的一个"神数"，广泛地适用于人类生活的许多领域。

太极黄金螺线是对数螺线的一种（图1-4）。太极黄金螺线的每一点曲率的变化率相等，因为太极黄金螺线由n个半径大小成黄金比例关系的1/4圆构成。在黄金螺线进化的任何一点，弧长与直径之比是1.618。它没有边界，是一种永恒的形状，螺旋线上任何一个点都可以向内向外无限延展，既遇不到中心，也达不到终点。

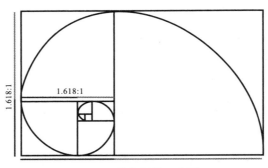

图1-4　黄金螺线示意图

太极黄金螺线是一种几何上的自相似结构，两个太极黄金螺线就组成一个阴阳太极图，或者说太极图的阴阳鱼就是两个黄金螺旋。它在宇宙的宏观尺度和微观尺度上都广泛存在着。在显微镜下看见的黄金螺线的核心与光年尺度看到的黄金螺线外形一模一样。这是宇宙密码里一种特殊的自相似结构。古人通过取象比类，发现了这个天机，得出了和现代一致的结论。《素问·阴阳离合论》曰："阴阳者，数之可十，推之可百，数之可千，推之可万，万之大不可胜数，然其要一也。"大到星系星云，中到眼睛可以看见的生物，小到原子、离子体都是一样符合太极螺旋模型。太极阴阳鱼的两个黄金螺旋旋转运动，也就是阴阳的旋转运动变化，揭示了宇宙万事万物运动变化的普遍性规律。

从一些宏观尺度的太极螺线图来看，太极图是银河系的模型，宇宙间能量流的不均衡产生了大大小小众多漩涡星系，但这些漩涡星系都有着高度相似的外在特征——太极螺线图，这实际上是反映了宇宙间强大作用力的运行规律和轨迹。哈勃望远镜拍到的银河系、银河系的旋臂、引力波都遵循太极螺线规律。我们也会发现漩涡、飓风、龙卷风的运动方式呈太极螺线图式，即使是人造卫星离开地球轨道远行也一样遵循这个规律。

在人们视线范围的中观领域，太极螺线图同样广泛存在。地球上的万事万物，最大的关系就是和太阳的关系。生物界其他的分形大多数也遵循黄金分割原则，比如树叶的生长。按照黄金分割比例生长的树枝和树叶，会使得单位面积接收到最多的阳光。在所有植物新芽顶端的中央，那个圆形的"顶尖"，在植物生长时以此为基点生成叶子、花瓣、萼片等，符合黄金分割数列。数学家们发现向日葵圆盘中螺线的发散角是137.5°，360°–137.5°=222.5°，137.5°÷222.5°≈0.618，也是一个黄金分割。数学家在电脑上用圆点来代替葵花种子进行了模拟实验，如果发散角大于或者小于137.5°，圆点间都会出现间隙，因此，如果要使圆点排列没有间隙，发散角就必须是137.5°的黄金角。同样的情况还有仙人球的针刺分布规律、菊花的种子排列等，在动物界，鹦鹉螺的贝壳外形、鹰以等角螺线方式接近猎物、昆虫以等角螺线方式接近光源、蜘蛛网的结构近似于等角螺线等。人体胚胎发育过程，逐渐展开自己的身体，这个过程就是黄金螺旋线情形的展开。我们每个人在胚胎4—5个月大的时候，毛发开始生长，而这时候胎儿的头直径还不到3厘米，要长成成人20多厘米的脑袋，表面积要扩大10多倍。随着面积的扩大，已长出来的毛囊密度会逐渐降低，同时又会有新的毛囊在老毛囊的缝隙中不断产生，以维持总的毛孔密度的恒定。

头发采用什么方式生长，才能在面积扩大过程中最合理利用空间？答案是黄金对数螺旋。人体耳朵轮廓是一个典型的黄金螺线图。人体处于黄金分割点的关节都是能够蜷曲的位置，如手指、肘部、颈项等，身体蜷缩的时候，蜷缩点就位于人体黄金分割的中心——肚脐。许多哺乳类动物的关节都具有这样的特点。

神秘的人体比例和测量值也可以按黄金比例进行划分。达·芬奇将黄金分割运用在创作中，发现了黄金分割最适合人体的比率，脐以上与脐以下的比值是0.618：1，肚脐是黄金分割点。人体结构中有14个黄金点、12个黄金矩形。人体的五大黄金穴位，都处于身体各部位的黄金分割点上，经常按摩百会穴、印堂穴、膻中穴、关元穴、涌泉穴最能养生。人体的正常体温是36—37.2℃，为什么在22—24℃时最舒适？因为这一温度中，机体的新陈代谢、生理节奏和生理功能均处于最佳状态，23℃相对于37℃而言是一个黄金点。理想睡眠是每天7.5小时，它是夜晚12小时的0.618，亦与黄金分割律吻合。

我们再来看看微观领域是不是也遵循这个规律。科学究发现，人的脑电波图，若高低频率比为1：0.618时，乃是身心最具快乐欢愉的时刻。人类的脑电波有α波（频率为8—12.9赫兹）和β波（频率为12.9—16赫兹）之分。凡是天籁之音、花前月下等愉悦美好的信息，都会诱发大脑产生α脑电波。奇妙的是，α脑电波的最低频率和最高频率之比恰好就是黄金分割比，其所产生的波与人脑的波处于共振状态，和谐而协调，从而产生美感和愉悦感。而β脑电波却相反，它往往是压抑、痛苦、失望和沉沦的体现。

以色列科学家达尼埃尔·谢赫特曼因为发现黄金分割比例的晶体而获得2011年的诺贝尔化学奖。DNA即脱氧核糖核酸，是染色体的主要组成成分，同时也是主要遗传物质。人体内的每个细胞都含有九十二条DNA链。细胞中的DNA呈双链螺旋，称为B-DNA。这个DNA的螺旋结构中有一个双槽，主槽和次槽的比值为0.619，螺旋之间的宽度和周长比例是0.618。

DNA横截面的图像是一个清晰的十边几何图形。一个十边形本质上是两个五边形，其中一个与另一个旋转36度，双螺旋的每个螺旋必须描绘出一个五边形的形状，五边形的对角线与边的比值是0.618。因此，不管从哪个角度看它，哪怕是最小的生命元素，都是按照黄金分割构造的。精子和卵子作为人类的生殖细胞，它们也有自己的运动方式。1677年，列文虎克[①]将他新研制的显微镜对准自己的精液，首次观察到了人类的生殖细胞，他发现精子是由尾巴推动的，当精子头部旋转时，尾巴似乎左右摆动。这个认知左右了340多年人类对精子运动的理解。直到前些年，英国谢菲尔德大学科研团队用三维成像的显微技术和每秒可拍摄55000帧的高速摄影机，记录了人类精子的游动过程，才发现它们是以一种不对称的太极螺旋式的三维前进，并非左右摆动。这种运动方式其实和太阳系的行星跟随太阳在银河系中穿行的规律是一样的。以银河系平面为参照，整个太阳系都沿太极螺旋式轨道绕着银河系中心旋转，而且太阳系中的行星轨道也呈螺旋式。

黄金分割率之所以无处不在，是因为它是弯曲时空的固有特性。这不是巧合，而是大宇宙和小宇宙的关系，是宇宙万物在底层逻辑上的一致性和统一性。这个神奇的宇宙，也许的确有一只奇妙的手，在其中摆布一切。其实，宇宙既没有数学的宇宙、物理的宇宙、化学的宇宙和生物的宇宙，也没有哲学的宇宙、人文的宇宙和艺术的宇宙，宇宙是一个整体，宇宙就是空间和时间。正如上面描述的从宏观到中观到微观的各个领域，"太极阴阳图式对宇宙和生命现象的描述并不仅仅在形而上方面存在于我们的头脑中，还实实在在地存在于我们赖以生存的宇宙中，实实在在地存在于宇宙的一切物质中"[②]。因此可以说，太极阴阳螺旋图是宇宙、生物

---

① 安东尼·列文虎克（Antony van Leeuwenhoek，1632—1723），荷兰显微镜学家，微生物学的开拓者。

② 李同宪：《中西医融合观之三》，西安：陕西科技出版社，2020年5月。

黄金分割现象数学模式的抽象。

我们虽然不能认定太极阴阳图式就等于是爱因斯坦晚年孜孜寻求而未得到的"物理学的统一",但我们可以肯定,太极阴阳图式是宇宙中最简约普适的图式——它那种对自然和生命高度的浓缩性和包罗万象的特点。"易简而天下之理得矣。天下之理尽得,而成位乎其中矣。"(《周易·系辞上传》),显示的也许就是爱因斯坦梦寐以求而不可得的那幅"简化与领悟世界的图像"。如果说宇宙存在全息性,那么太极阴阳图及其内在阴阳对立统一的本质属性就是宇宙的全息DNA。

3. 太极阴阳与中医之理

中医本质上是太极阴阳医学。《黄帝内经》洋洋十几万言,其实说的就是阴阳,翻开内经就可以看到《阴阳离合论》《阴阳应象大论》《阴阳别论》等篇章。

现代人一说中医的阴阳,脑子里首先冒出来的概念就是:是玄学还是科学?现在我们已经知道,阴阳首先有古代天文学的精确测量,然后再升维到哲学层面:"一阴一阳之谓道",它是具有普遍性、普适性的自然规律和自然法则。中医不过是运用了这一法则。中医的阴阳概念,不像现代科学概念,内涵小、外延大,而是内涵大、外延小。只有哲学的概念才会具备内涵大、外延小的特征。中医的阴阳是天下万事万物的总纲,它包括了天地间的所有事物,因此它的内涵大。概念的内涵大了,其外延也就小了,这就是阴阳概念的特性。故《素问·阴阳应象大论》曰:"阴阳者,天地之道也,万物之纲纪,变化之父母,生杀之本始,神明之府也。治病必求于本。"阴阳是宇宙间的一般规律,是一切事物变化的纲纪,是天地变化的依据和道理,是万物产生的起源,也是万物毁灭的归途。

阴阳原本是简单的阳光向背和季节温度的变化,这就是化育生命的基本条件和大道之源,但是一旦形成了生命,生命活动就极其复杂了。从太极图形中可以看出,阳中有阴,阴中有阳,阴阳各半,体现阴阳之间相互转化、平衡协调的关系，这一哲学关系体现在了中医核心思想里。阴阳学说在阐释人体的组织结构时，认为人体是一个有机整体，是一个极为复杂的阴阳对立统一体。人的一切组织结构，既是有机联系的，又可以划分为相互对立的阴阳两部分。所以说："人生有形，不离阴阳。"（《素问·宝命全形论》）阴阳学说对人体的部位、脏腑、经络、形气等的阴阳属性，都做了具体划分。如：就人体部位来说，人体的上半身为阳，下半身属阴；体表属阳，体内属阴；体表的背部属阳，腹部属阴；四肢外侧为阳，内侧为阴。按脏腑功能特点分，心肺脾肝肾五脏为阴，胆胃大肠小肠膀胱三焦腑为阳。五脏之中，心肺为阳，肝脾肾为阴；心肺之中，心为阳，肺为阴；肝脾肾之间，肝为阳，脾肾为阴。而且每一脏之中又有阴阳之分，如心有心阴心阳、肾有肾阴肾阳、胃有胃阴胃阳等。

大自然有了阴阳，才有了多姿多彩的生命，所以一切事物以及生命都分阴阳。阴阳是同一个事物的两个方面。天地有阴阳，人类是天地化生的，天人相应，所以人就也有了阴阳。人体虽然复杂，但说到底，也只存在两种能量：一是阴，一是阳。这两种能量不断变化，便有了人的生、老、病、死。生是阴与阳这两种能量在身体内聚合，获得了平衡统一；老是阴阳在体内不断变化、衰减；病是阴阳这两种能量在身体内出现了失调；死是阴阳这个统一体的消解离决。

《黄帝内经》里有句话叫"无问其病，以平为期"。人体的阴阳是相对平衡的，所以健康的人叫平人。人吃五谷生百病。不管疾病有多少种，病理只有一个，即阴阳失调。中医把人体内具有温暖作用的、可以提供热能和动力的细微物质叫阳气；把具有滋润作用的、可以提供物质基础和营养的细微物质叫阴气。如果阴盛，阳气就会受损；如果阳盛，阴液就会受损，所以《黄帝内经》指出，"阴胜则阳病，阳胜则阴病"。阴阳蕴藏在身体的每一个部分，肾有肾阴肾阳，肝有肝阴肝阳，心有心阴心阳，脾有脾阴脾阳，胃有胃阴胃阳，肺有肺阴肺阳，等等，身体每一个部分的阴阳都必须保持平衡，一旦某一个部位的阴阳失调了，那个部位就会出现疾病。

《黄帝内经》说："阴阳乖戾，疾病乃起。"乖戾就是失调，就是相背离，疾病就会产生。因此，治疗疾病，必须依据阴阳，从病根上解决，必须从调理阴阳入手。

二、河图与洛书——银河系与太阳系天文图

几千年来，河图、洛书问题像谜一样吸引着一代代的研究者，也困惑着一代代的研究者。儒、释、道是中华文化的三个支撑点。儒家十三经[①]以《周易》为首，道家三玄[②]同样以《周易》为首，后世称《周易》为群经之首。中国的医学、建筑、音乐、绘画、日常生活等无不与《周易》有着千丝万缕的联系，《周易》甚至影响到中国人的民族性格和民族精神。《周易》六十四卦源于八卦，那么八卦的根本在哪里呢？《周易·系辞下》曰："古者包羲氏之王天下也，仰则观象于天，俯则观法于地……于是始作八卦，以通神明之德，以类万物之情。""河出图，洛出书，圣人则之。"因此，答案是"河图、洛书"。这句经典和传说告诉了我们"图"与"书"早于八卦。作为中国人不可不知。《汉书·五行中》曰："河洛出图书。"《汉书》将"图""书"两个单音词合成了一个双音词——"图书"，这就是图书一词的原始出处。《尚书》载有传说："伏羲有天下，龙马负图出于河。"他从龙马背上的斑点受到启发，遂发明了八卦。而洛书呢，相传尧舜时洪水肆虐，一天，洛河中浮出一神龟，背驮"洛书"，献给大禹。大禹依此平息了洪水，遂在龙头山设坛叙畴，划天下为九州。大禹又依据"洛书"制定了管理天下的九章大法。

因此，真正位于群经之首的是"图""书"。"图""书"，才是中

---

① 儒家十三经：《周易》《诗经》《尚书》《周礼》《仪礼》《礼记》《左传》《公羊传》《榖梁传》《论语》《尔雅》《孝经》《孟子》。

② 道家三玄：《周易》《庄子》《老子》。

华文化的源头。

那么"图""书"又来自哪里？

1. 河图源于银河系星象

处于原始社会人们的生产生活，首先离不开的就是对时空的确立，对时序规律的认识和掌握。准确的时间只能到天上去寻找，而天不言地不语，天机在哪里呢？古人是从观察昼夜的变化周期开始寻找时间的规律。原始的计时法不论白天观测日影还是夜晚观测星象，其本质实际都是通过观测和计量恒星方向和位置的改变而最终实现的。不能确定准确的方位便不能获取准确的时间。因此，建立完整的方位体系其实是一个系统精密的计时系统得以实现的基础。

在实践中，古人醒悟到，季节的变化和太阳所处的位置有关，星象在四季中出没早晚的变化，反映着太阳在天空上的运动，但直接测定太阳的位置又难以办到，于是古人想出了间接办法，即由月球所处的星象位置去推算太阳所处的位置。月球围绕地球运转一周是27日多（恒星月），恰好一天经过一宿。可见，二十八宿的创设是古代天文学史上的一大进步。古人根据银河系里北斗七星在不同时间的指向不同，区分出了春夏秋冬这四个季节：

> 斗柄指东，天下皆春。斗柄指南，天下皆夏。斗柄指西，天下皆秋。斗柄指北，天下皆东。

河图与洛书，虽然有各种解释和学说，被认为是千古之谜，但是作者在写这一章节时，查阅了大量资料后，认为更主流的看法是，它们都是我们远祖仰望星空的结果，它们的本源都是天象。河图，源于天上星宿，河图之象、之数、之理，至简至易，又深邃无穷，被誉为"宇宙魔方"。

河图的这个"河"，指的是"星河"，也可以理解为就是银河；

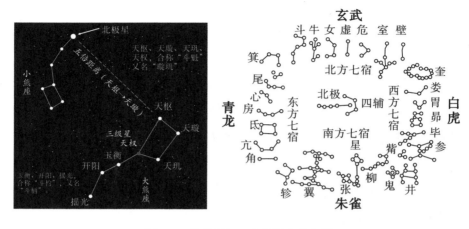

图1-5　北斗星与二十八星宿分布图

"图"，就是在银河里找到的可以作为地球坐标和参照的恒星图。

古人为比较太阳、太阴（月）、金、木、水、火、土的运动而选择银河系的二十八个星宿作为观测时的标记。二十八宿是把南中天的恒星分为二十八群，且沿黄道或天球赤道（地球赤道延伸到天上）所分布的一圈星宿分为四组，每组各有七个星宿。二十八宿从角宿开始，自西向东排列，与日、月视运动的方向相同。苍龙、玄武、白虎、朱雀又称为四象、四兽、四维、四方神，分别皆以星象的形象命名，主要是便于人们辨识、理解。

东方七宿如同飞舞在春天至夏初夜空的巨龙，故称为东方苍龙；南方七宿像寒冬至早春出现在天空中的朱雀，故称为南方朱雀；西方七宿犹猛虎跃出在深秋至初冬的天空，故称为西方白虎；北方七宿似夏末至秋初夜空的蛇、龟，故称为北方玄武。用现代国际通用的八十八星象描述，东方苍龙大约是占室女、长蛇、半人马、牧夫、天秤、天蝎、豺狼、蛇夫等座。北方玄武大约占人马、摩羯、宝瓶、飞马、天鹅、仙女、双角、鲸鱼等座。西方白虎大约占仙后、白羊、黄仙、金牛、波江、猎户、天兔等座。南方朱雀大约占双子、御夫、巨蟹、大犬、南船、狮子、长蛇等座。原始的河图（包括洛书）脱胎于太极图，本应为圆状，现传河图、洛书皆

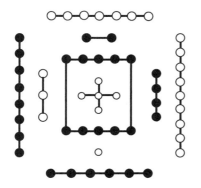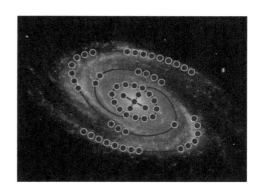

图1-6　河图与银河

为方状，当系后人根据"天圆地方"观念改之。而大地的特点在人眼里为方状（现在人们见面，依然是问你从哪个"地方"来），因此河图被画成方状。

河图之象

什么是象？什么是象数？象数，易学术语，象指卦象、爻象，即卦爻所象之事物及其时间空间关系；数是术数，指阴阳数、爻数。打个比方，一个三岁小孩的象和一个六十岁老头的象，我们每个人都可以一眼即知这个象后面的岁数。从三岁到六十岁，各个年龄数的变化，都伴随着象的变化（包括生理、心理、气质气象等）。象数，就是具体事物的数据结构，可称其为对象数据。《荀子·天论》云："天行有常""天有常道矣，地有常数矣。"河图是以数的方式表现自然规律。河图用十个黑白圆点表示阴阳、五行、四象。具体如下：

北方：一个白点在内，六个黑点在外，表示玄武星象，五行为水。

东方：三个白点在内，八个黑点在外，表示青龙星象，五行为木。

南方：二个黑点在内，七个白点在外，表示朱雀星象，五行为火。

西方：四个黑点在内，九个白点在外，表示白虎星象，五行为金。

中央：五个白点在内，十个黑点在外，表示时空奇点，五行为土。

其中，单数为白点为阳，双数为黑点为阴。四象之中，每象各统领七个星宿，共二十八宿。象，在这里首先是指星象、天象。苍龙、玄武、白虎、朱雀这四象的确立，就划分出了东、南、西、北四个方位。这四象又分别代表着四季星象，这样就把一年四个季节划分出来了。对于四象，中国的不少典籍多有很多生动的叙述。张衡《灵宪》写道："苍龙连蜷于左，白虎猛据于右，朱雀奋翼于前，灵龟圈首于后。"

河图参照除了北斗星和二十八宿，还参照了五星出没时节。五星古称五纬，是天上五颗行星，木曰岁星，火曰荧惑星，土曰镇星，金曰太白星，水曰辰星。五行运行，以二十八宿舍为区划，由于它的轨道距日道不远，古人用以纪日。五星一般按木、火、土、金、水的顺序，相继出现于北极天空，每星各行72天，五星合周天360度。在每年的十一月冬至前，水星见于北方，正当冬气交令，万物蛰伏，地面上唯有冰雪和水，于是有了水星的概念。七月夏至后，火星见于南方，正当夏气交令，地面上一片炎热，于是有了火星的概念。三月春分，木星见于东方，正当春气当令，草木萌芽生长，于是有了木星的概念。九月秋分，金星见于西方，古代以金代表兵器，以示秋天杀伐之气当令，万物老成凋谢，于是有了金星的概念。五月土星见于中天，表示长夏湿土之气当令，木火金水皆以此为中点。木火金水引起的四时气候变化，皆从地面上观测出来的，于是有了土星的概念，故以土为中心，这也是五行的天文来源。我们现在把五行视为迷信，实在是一个天大的误会。这是古人站在地球上长期仰观天象，寻找规律，苦苦求索的结果，是古老的自然科学。

这里，为了大家能够进入中医和传统文化的语境和思维，我们先讲一讲象与道的问题。古人认为"道"是"大象无形，大音希声"的，这里提出了一个象与道（本相与本体）的关系问题。

一方面，宇宙万物变化不停，"若骤若驰，无动而不变，无时而不移"。另一方面，"道之为物，惟恍惟惚，其中有象"（《老子》第二十章）。"人希见生象也，而得死象之骨，案其图以想其生也，故诸人之所以意想者，皆谓之象。今道虽不可得闻见，圣人执其见功以处见其形，故曰无状之状，无物之象。"（《韩非子·解老》）我们站在亿万星体之一的地球，无法看到和把握整体的道。那么，我们祖先是如何去洞悉这个道的秘密呢？《华严经》说："于一微尘中，悉见诸世界。"比如，一年四季象的变化，后面的神秘力量一定是来自于一个整体的道。但是，我们无法同时看到驱动这四季形成整体的道（象）的存在，我们看到春的百花盛开、万物复苏的时候，其他三个季节（象）是隐藏起来了，并不是说其他三个象就不存在。这个春的象，在五行里我们用最具代表性的象——木来表达。看得见的象是实象，看不见的象是虚象。我们可以通过这个春象来推导出其他的三个季节的象。只要我们确定出实象的标准，一个正常的标准，一个太过的标准，一个不及的标准，然后再根据虚实象之间的关系，就可以知道了整体的情况。以一年四季为例，它们之间的关系是春生、夏长、秋收、冬藏。只有春天正常的生，才有夏天正常的长；只有夏天正常的长，才有秋天正常的收；只有秋天正常的收，才有冬天正常的藏；只有冬天正常的藏，才有春天正常的生。只要有一个象出现问题，就会影响其他几个象的变化。我们可以通过看得见的实象，来推导出它的虚象。这就是中医五行的基本原理。这也是八卦卦象的基本原理。

综上，古人就把星象和大地的关系和规律找到了，把天地的空间和时间都画出来了，同时产生了两个元概念：一是天体运行的时间概念，确立了一年春夏秋冬的季节划分；二是方位概念。这两个概念合起来，就形成了天象。这里是天地整体的象。当我们沿着这样的思路走下去，就看到了万事万物的象，其后面都是一种时空的变换和存在，象是表象，是现象，是形象，是具象，是星象，是抽象，是道的显象。

有了这样基本的时空概念，就会有下一步精确的日历出现了。日历的诞生，为农业时代提供了最基础的科学指导。没有日历，就没有农业，人类永远只能在树林里打猎狩猎、采集野果为生，就很难有高阶文明的诞生。

"龙抬头"是什么意思？就是源于古老的天文学。如果以房宿星作为距星（测量天体的坐标星）连接点，而把七宿诸星依次连缀，无论选用什么样的连缀方式，其所呈现的形象，都与卜辞及金文"龙"字的形象相同。原来"龙"字是一幅星象图。"龙的传人"之"龙"，并非传说中的奇异动物，而是从人们头上掠过的星象。农历二月初二的"龙抬头"是中国民间传统节日，又称"春耕节"，春回大地，开始农忙了。"龙抬头"的"龙"，就是东方苍龙七宿。在冬季，苍龙七宿都隐藏在北方地平线下。到了仲春时节，角宿就在东方的地平线上出现了。而此时"龙"身还隐匿在地平线下，只是角宿显露，龙星东升于地平线上，故称"龙抬头"。

此后，角、亢、氐、房、心、尾、箕七个星宿渐次见于星空。龙星的运行位置向人们提示着春生、夏长、秋收、冬藏：夏天作物生长，龙星舒展于南方夜空；秋天庄稼收获，龙星于西方坠落；冬天万物闭藏，龙星潜伏于地平线下；春天农耕开始，龙星从东方再次"抬头"。如此周而复始。这是一个重要的农业时间，人们以农历二月初二固定了这个节。这也从天文学的角度回答了一个停留在传说中的谜题：我们为什么是"龙的传人"。

华夏民族依靠这样先进的天文学，完成了由原始社会向农业社会的跨越。没有天文学，就不可能有历法，也就不可能进入农业社会。因为"民以食为天"，错过一个播种的季节，就没有一年的收获，全体氏族部落就会发生饥馑。因此，历法是天下第一大法，而历法又来自于精确的天文。因此，我们说河图是符号时代对天文历法的直观表达。

河图之数

象与数的关系正如《左传》言："物生而后有象，象而后有滋，滋而后有数。""一、三、五、七、九"为天数，"二、四、六、八、十"为地数，"风寒湿燥火"为天之阴阳量的变化，"木、火、土、金、水"为地之阴阳的对应。

一是天地之数：河图共有10个数，1，2，3，4，5，6，7，8，9，10。请注意，这个数的后面本质是象。每一个数代表的是星象和星象所处的位置和季节，是一个时空观的概念。（我们也知道这个象是一个虚象，按照现代物理学的常识，由于宇宙尺度的遥远，这个象不知道是多少光年前的象。）其中1、3、5、7、9为阳，2、4、6、8、10为阴。阳数相加为25，阴数相加得30，阴阳相加共为55数。所以古人说："天地之数五十有五，此所以成变化而行鬼神也"，即天地之数为五十五，万物之数皆由天地之数化生而已。

二是万物生成之数：天一生水，地六成之；地二生火，天七成之；天三生木，地八成之；地四生金，天九成之；天五生土，地十成之。所以一为水之生数，二为火之生数，三为木之生数，四为金之生数，五为土之生数，六为水之成数，七为火之成数，八为木之成数，九为金之成数，十为土之成数。万物有生数，当生之时方能生；万物有成数，能成之时方能成。所以，万物生存皆有其数也。

这段话是什么意思？

从星象出现的时间顺序角度来解读，"天一生水，地六成之"表示水星与日月会聚；"地二生火，天七成之"表示火星与日月会聚；"天三生木，地八成之"表示木星与日月会聚；"地四生金，天九成之"表示金星与日月会聚；"天五生土，地十成之"表示土星与日月会聚。具体为：天一生水，地六成之——水星于阴历十一月（子月）、六月（巳月）黄昏时见于北方；地二生火，天七成之——火星于阴历十二月（丑月）、七月（午月）黄昏时见于南方；天三生木，地八成之——木星于阴历三月（寅月）、八月（未月）黄昏时见于东方；地四生金，天九成之——金星于阴历四月（卯月）、九月（申月）黄昏时见于西方；天五生土，地十成之——土星于阴历五月（辰月）、十月（酉月）黄昏时见于天中。

从数的阴阳关系来解读：天一生水，地六成之，这是表征北方这个方位内的数与阴阳的关系，北方为水、为寒，其数一、六。地二生火，天七成之，这是表征南方这个方位内的阴阳术数关系，南方为火、为热、其数二、七。天三生木，地八成之，这是表征东方这个方位内的阴阳术数关系，东方为木、为风，其数三、八。地四生金，天九成之，这是表征西方这个方位内的阴阳术数关系，西方为金、为燥，其数四、九。天五生土，地十成之，这是表征中央方位内的阴阳术数关系，中央为土、为湿，其数五、十。

从事物由生到成的时空来解读：放到一年四季中观察，"天一生水，地六成之"是指每年冬月冬至前，水星出现在东方，正当冬气交令，万物蛰伏，地面之上唯有冰雪与水。"人法地，地法天"，大地气候之变往往跟随并滞后于天道之变，冬至前后天道冰雪始凝，真正达到至极，多在腊月冰雪乃成，正月方化为雨水。此雨水乃天上气候变化所引起，又值正月（一月），故有"天一生水"之说。以后随气温回暖，大地水气升腾，至六月大暑到达极限，又与立秋之寒气交合，遂成大雨，亦称六月为雨节。缘于大地蒸腾之气，所生成雨水最大，故曰"地六成之"。其余的以此类推。

三是五行之数：以天地合五方，以阴阳合五行。五行之数即五行之生数，就是水一、火二、木三、金四、土五，也叫小衍之数。一、三、五为阳数，其和为九，故九为阳极之数。二、四为阴数，其和为六，故六为阴之极数。阴阳之数合而为15数，故化为洛书则纵横皆15数，乃阴阳五行之数也。河图是1到10的十个数字两两一组分为五组，按东南西北中分布的一个图式。这是河图中十个数字的分组口诀，即：1与6居下（北方），2和7居上（南方），3与8居左（东方），4和9居右（西方），5与10居中。十数五组，也就是分为五行，方位与五行的配对关系是北方水、南方火、东方木、西方金、中为土。五行与数配对，也就是水火木金土与

1、2、3、4、5分别对应，换句话说，在五行框架中，也就是五进制。除了五行，还有阴阳。河图的图式以白圈为阳，为天，为奇数；黑点为阴，为地，为偶数。万物分阴阳，数也有阴阳之分。数有奇偶，奇数为阳，如1、3、5等；偶数为阴，如2、4、6等。天地初生之时，清阳上升为天，浊阴下降为地，阴与阳的运动发展方向是互逆的，即阳升阴降，阳上行阴下行，阳顺行阴逆行。以数而论，阳数顺行，所以，在5个阳数中，1、3、5、7、9，1是阳数的极小值，9是阳数的极大值，共5个数，5居中。阴数逆行，2、4、6、8、10这五个数并不是2为极小值、10为极大值。

古人对于数字的理解，基本的理论有两种：一种理论就是阴阳数的理论。数字是无限的，但是实际它只有两种性质的数字：奇数和偶数。世界万物可以用阴阳两种概念去平分和搭配。因此，古人建立起来了奇数就是阳数，偶数就是阴数的思想；阳数是天数，阴数是地数。这两类数字并不是一成不变的，它是可以转换的，奇数如果加上一，它就可以变成偶数，偶数如果加上一，它也可以变成奇数。而这种转换也就恰恰可以表示为阴阳的转换，这样就产生了数字和阴阳结合的观念，这是易学的一个思想基础。

另外一种是生成数的理论，生就是基本的，成就是完成，这种理论实际体现一种比较早的进位制的思想。1、2、3、4、5就是生数，6、7、8、9、10就是成数。生成数是用数字来表示万事万物的生和成之过程。生数1、2、3、4就是能生出万物的数字；成数6、7、8、9就是能成就万物的数字。比如，"天一生水，地六成之"。水为先天之本，在冬天万物还没有生发的时候，先有土里的湿气，水产生之后，需要春夏的温性火性，由适宜的温度来温化它，水火相克，水火相济，万物就产生了，于是草木开始春生夏长。世界生态是一个平衡系统，事物之间是互相制约的，草木生长不可能一直持续下去，生长到一定程度，阳气渐弱，阴气渐生，秋天的金气就开始肃杀木性，进入收获成果的季节，以达成阴阳的平衡。受到金气肃杀的草木，衰败之后的阳性和果实需要收藏于土中，等待来年的阳性复苏。这样就完成一个了循环。所谓"一岁一枯荣，春风吹又生"。

2.洛书源于太阳系星象

洛书古称龟书。相传，洛阳西洛宁县洛河中浮出神龟，背驮"洛书"，献给大禹。汉孔安国《尚书传》载："天与禹洛出书。神龟负文而出，列于背，有数至于九。禹遂因而第之，以成九类常道。"神龟背上有斑点，将这些斑点画成表格即现在的九宫格，而且横、竖、斜的数字之和都是15。

为了便于记忆，朱熹的《周易本义》中有记载了这样数字分布的口诀："戴九履生，左三右七，二四为肩，六八为足，以五居中，五方白圈皆阳数，四隅黑点为阴数。"洛书表达的是什么？我们依然需要从天文的角度找答案。

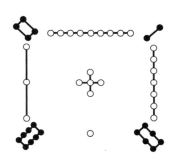

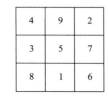

图1-7　洛书与九宫图

第一种说法，洛书是一个太阳回归年的天象图。洛书是人们用符号的方式表达他们对天文、历法乃至天地万物变化规律的把握，是他们为了认知物质世界所建构的模型和方法。其中所应用的阴阳符号是黑圈和白圈。太阳光不能照耀的用黑圈"●"（实心）表示，太阳光能直接照耀的用白圈"○"（空心）表示。这是现今已知最早的阴阳符号。黑白圈数目的多少则表示不同时间、不同空间太阳照射时间的长短、所给予万物的热量的多少；黑白圈排列的次序则客观地反映了一个太阳回归年在不同时间、不同空间之白昼和黑夜时间的长短、气候的寒热变化等次序和周而复始的节律。

其中，在太阳回归年的说法里，陕西中医学院（现称：陕西中医药大学）张登本教授研究认为，洛书是对十月太阳历的一种表达，即五季五方气候的运行规律——五行。奇数为阳，自冬（水，1）→春（木，3）→夏（火，9）→长夏（土，5）→秋（金，7）→冬（水，1）。其运行过程是1→3→9→（5）→7→1，就用奇数数值的大小客观地表达了一年五季（冬→春→夏→长夏→秋）阳热之气的多少、气温的高低，乃至在此作用下万物生→长→化→收→藏的周期变化规律。洛书的数字结构，是在太阳为天文背景下建立的以时间、空间、序列、节律、周期为基本要素的模型，深刻地影响着中华民族的传统文化，影响着《黄帝内经》理论的建构。奇数表达一年不同季节的阳气消长规律，自冬→春→夏→长夏→秋→冬，其运行过程是1→3→9→7→1；用奇数数值的大小客观地表达了一年之中，自然界的阳（热）气由渐盛（上半年1→3→9）到渐衰（下半年9→7→1）的消长过程。五居中央而自旋。偶数表达一年不同季节的阴气消长规律。四个偶数为阴，其布阵表达了一年阴（寒）气自立春→立夏→立秋→立冬是由盛而衰（上半年8→4→2），再由衰而渐盛（下半年2→6→8）的消长过程。

彝族文化里保留到现在的洛书与十月太阳历，印证了上述观点。《土鲁窦吉·论十二支》中出现了洛书之数：天一与天九，合二生成十，居南方北方；天三与天七，合二生成十，居东方西方；地二与地八，合二生成十，居东北西南；地四与地六，合二生成十，居西北东南。天一与天九，天三与天七，地二与地八，地四与地六，天数论阳，地数论阴，四组天地之数的和均等于十。洛书中的天地之数表示：阳数九对应夏季72天，阳数一对应冬季72天，阳数三对应春季72天，阳数七对应秋季72天。这里四个72天，分布在洛书图的四方。阴数八对应冬春之间的18天，阴数二对应夏秋之间的18天，阴数六对应秋冬之间的18天，阴数四对应春夏之间的18天。这四个18天分布在洛书的四隅，72×4=288，18×4=72，288+72=360（天）。四个阳数四个阴数表达了一年五季，表达了360天。阳数五，为中央中枢之数，对应的是季夏。

第二种说法，洛书是以北极星为坐标的太阳系运行图。《洛书九星图》里北斗斗柄，从天体中找出八个方位上最明亮的星为标志，便于斗柄在天上辨方定位出九星的方位和数目，就是洛书的方位和数目。中宫五星称五帝座乃北极帝星之座，为五行之首，居中央而临御四方；五帝座下方为北极一星，恒居北方，以此定位；北极对宫南方是天纪九星；正东方是河北三星；正西面是七公七星；天纪之左是四辅四星；天纪之右是虎贲二星；北极之左是华盖八星；北极之右是天厨六星。如果说河图确定东、南、西、北四个方位，而洛书就有八个方位，分别为：东、东南、南、西南、西、西北、北、东北。这九个数中，每一个数对应一个位置。五作为九个自然数序列的中间，居洛书中间位置，偶数二、四、六、八为阴，为地之道之数，用黑点标识，处于四隅方位（也称四维，东北、东南、西南、西北四个方位），奇数一、三、七、九为阳，为天之道之数，用白点标识，处于四正方位（正东、正西、正南、正北）。九在正南，一在正北，三在正东，七在正西，二在西南，四在东南，六在西北，八在东北，

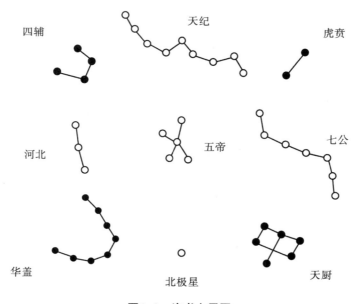

图1-8　洛书九星图

五居中央。

有一种划分时间的方法叫三元九运。三元九运以一百八十年作为一个正元，每一正元包括三个元，即上元、中元、下元；每元六十年，分为三个运，每运为二十年。古人根据洛书内容以每一运配一星，洛书中有九星，于是九星合共有九运；每一运二十年，循环一周，亦即一百八十年。洛书的九个数组被赋予色彩。即：一白、二黑、三碧、四绿、五黄、六白、七赤、八白、九紫，表示它有九种变化，表达九星在周而复始的运动过程中。

洛书一数二十年，二十年变一宫。由洛书本宫五居中的第一宫，变成四居中的第二宫，再二十年变成三居中的第三宫。如是九次变动后，又回到五居中的第一宫。以一百八十年为周期不断循环往复，络绎不绝地运动着。因此，洛书之数是表述天地变化脉络之数；洛书之意就是太阳系脉络图。

有哪一种天体以一百八十年为周期在循环往复的运动？只有太阳系的八大行星与太阳相对运动才符合。八大行星第一个是水星，它的绕日周期为87.9天；第二金星，绕日周期为224.7天；三地球，绕日周期为365天，即1年；四火星，绕日周期为687天；五木星，绕日周期为11.8年；六土星，绕日周期为29.5年；七天王星，绕日周期为84.8年；八海王星，绕日周期为164.8年。木星经过地球上空需时12年，土星需时30年，天王星需时90年，海王星需时180年。180年恰是木星、土星、天王星的公倍数，也是八大行星的公倍数。因此，洛书九种格局的中心位置，是人在地球上看到的视运动现象，180年回复初始态。洛书就是对这个循环往复络绎不绝、太阳系运动现象的记录和书写。所以，有人说，洛书是以北斗为参照，描述了太阳系的运行图。

后人把九宫和八卦联系起来，对应如下：坎宫为一，坤宫为二，震宫为三，巽宫为四，中宫为五，乾宫为六，兑宫为七，艮宫为八，离宫为九，起于坎，归于离，正好与后天八卦相应。另外奇偶数之和都是二十，这就分了两仪阴阳，取外围两两相互对称，则有四对数，分了四象，四方为乾坤坎离，四隅为兑震巽艮，八卦俱矣。

天象崇拜是宗教崇拜的前身，天文符号是宗教图像的前身，因此河姆渡字符应该是良渚神徽（1987年出土于浙江瑶山的玉器，是神人兽面徽记，象征人与天神连接）的前身，其共同源头是北斗绕北极而成的天象。夏商周黄帝族为了强化和神化王权，实行"绝地天通"，严禁传播天文知识，秘藏一切天文图像，于是把天文符号字符秘藏于甲骨文、日晷、陶器、青铜器等之上。比如成都金沙太阳神鸟，也是上古图符文明的延续，四只鸟象征四个方位和一年四个季节，与河姆渡出土的万字符一脉相承。

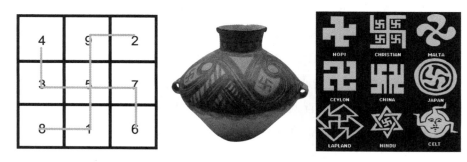

图1-9　四季北斗合成字符与文物上的万字符

3. 河图洛书与中医之理

中医的术数基础来自河图洛书。《黄帝内经》开篇就强调"法于阴阳，和于术数"（《素问·上古天真论》）。《灵枢·卫气行》指出，营卫周行于身的节律则用"大衍之数五十""卫气之行，一日一夜五十周于身。昼行于阳二十五度，夜行于阴二十五度。周于五藏"。把"天地之纲要"，作为"变化之渊源"（《素问·六元正纪大论》），所以《素问·六元正纪大论》和《灵枢·九宫八风》都是以河图、洛书为纲要。医圣张仲景的《伤寒杂病论》开篇的四时八节二十四气七十二候"决病法"，用的是后天八卦图，谈阴阳则以冬至、夏至阴爻的升降为准则，用的是河图、洛书之数理。

链接：《伤寒论》四时八节二十四气七十二候决病法

《伤寒论·伤寒例》记述了斗柄指向和四季、八个大节（立春、立夏、立秋、立冬、冬至、夏至、春分、秋分）、二十四气以及七十二候的关系。这在《伤寒论》中称之为"斗历"。如果要想知道四时正常气候致病及四时不正常的疫病之气致病的规律，可以按历法来推算。一般来说，农历九月霜降节以后，气候逐渐变冷。渐至冬季严寒，一直到正月雨水节前后，寒冷才渐渐解除，冰雪融化而变为雨水，所以叫"雨水节"。二月惊蛰节前后，气候渐渐温暖，至夏季炎热，到秋季又变凉爽。从霜降节以后到春分节，触犯霜雪雾露感受寒邪后得病的叫作伤寒。如果因为冬季气候反常暖冬而致病的叫冬温。如果没有出现严寒天气却发生高热疾病，这是春天的阳气升发引动了冬季伏藏的寒邪，这就是温病。从春分节到秋分，气候突然变冷而致病的是寒疫；三至四月间，天气骤然寒冷，此时人体阳气弱，若被寒邪所伤，患热病一般较轻；五至六月人体阳气已旺，感受寒邪则热病就重。七至八月人体的阳气已经减弱，此时感受寒邪的热病会较轻。这种疾病与温病、暑病相似，但治疗却有区别。天地之间，阴阳之气相互鼓动推进，各自禀受一气。所以气候会由春天的温暖，变为夏天的炎热；由秋天的凉爽，变为冬季的严寒。冬至以后，阴气最盛，阴极则阳生，所以阳气开始上升，阴气开始下降。夏至以后，阳气最盛，阳极则阴生，所以阳气开始下降，阴气开始上升。这样，到了冬至夏至，是阴阳二气相合之时；春分秋分，是阴阳二气相离之期。当阴阳转换之时，人如果不能适应就会生病。所以，懂养生的人在春夏养阳、秋冬养阴。否则外感四时邪气，就会患急性热病，春季感受风邪，夏天就发生泄泻；夏天感受暑邪，秋冬就会发疟疾；秋天感受湿邪，冬天就会发咳嗽；冬天受寒，春天就会产生温病。

从天文到人文，从河图到中医，这中间如此大的跨度，是如何实现天道到人道转化的？《周易·系辞上》指出："河出图，洛出书，圣人则之。"某种意义上，中国文化的源头就是圣人"则之"出来的？

河图者，五行相生之理；洛书者，五行相克之序。有医家说，万法归一，百病归元，一门中医根在内经，一部内经根在河洛。中医是以五行为基本的诊疗模型的。《周易·系辞上》说："天一地二，天三地四，天五地六，天七地八，天九地十。天数五，地数五，五位相得而各有合。天数二十有五，地数三十，凡天地之数，五十有五，此所以成变化而行鬼神也。"这段话翻译过来就是：天数一，地数二，天数三，地数四，天数五，地数六，天数七，地数八，天数九，地数十。（天为阳，地为阴。阳数为奇，即一三五七九；阴数为偶，即二四六八十。）天数共有五个，地数也共有五个，五个奇数五个偶数各相配合。代表天的阳数合计为二十五，代表地的阴数合计为三十。天地的数字，共计五十五，这些数字构成天地变化的象征，就能如同鬼神般地推算判断未来了。

后来圣人将天地之数与五行相配，就有了五行相生："天一生水，地六成之；地二生火，天七成之；天三生木，地八成之；地四生金，天九成之；天五生土，地十成之。"生成的意思，生是开始，成是终结；生是因，成是果。物、象、数的应该关联就完成了。藏象学说是中医理论的核心。《黄帝内经》讲到藏象的时候，一定离不开方位，离不开春、夏、长夏、秋、冬，离不开五行，离不开五味。这和现代西医的解剖理论是截然不同的。河图这张图，我们所看到的不仅仅是方位上东南西北中五行的关系，还可以从生数到成数看到生、长、成的关系。一到五为阳，生出以后，靠五数[①]的滋养成形，这是中医对人体生理的最基本认识。就是从生数到成数有一个差。这个差数是五。五在五行里都属土，土在五行当中是后天之本，天为阳，地为阴，土的作用主要是提供后天的滋养。种子种植在土里，才能成长为植物。人体五行里土属中焦脾胃，脾胃是后天之本，主要

---

① 《管子·幼官图》："治和气，用五数，饮于黄后之井。"五数是五行阴阳变化之数。

作用是滋养，供应人体生长和运行。河图和洛书，土气居中，木、火、金、水四象分居左、上、右、下，中气旋转，四象升降之理在本书后面会专门阐述和介绍。张仲景的《伤寒论》、李东垣的《脾胃论》皆以土气——脾胃为中心，调治疾病须以脾胃为核心，有胃气则生，无胃气则死。

　　天地之至数也，始于一而终于九。世间之五行也，起于金而归于土。河图之义，乃是五行运转演绎的基本规律；洛书之象，则是天地至数演化的表现形式。河图演五行生成变化，阳生阴长，以五之数滋养成形；洛书讲五藏精细之变化，以十五之数运行不息，阐释了中医对人体生理之认识。河图和洛书是体与用的关系，洛书上下左右斜角加起来都是数字十五，五日为候，三候为气，十五叫气，气就要运行，所以洛书所有的角度都是十五，永远都在运行状态。河图强调五行的生成，从生到成的变化，像人体的五脏，阳主生，阴主长，然后成形，洛书是讲五脏藏精后化气，是从精到气的变化和运行。

　　中医学是以阴阳为基础，研究阴阳运动变化规律的一门学问。五行为什么叫五行？行者，行阴阳之气也。每一行中都蕴涵着阴阳之气。在河图中，白圈代表阳，黑圈代表阴。"天一生水，地六成之"这是一个阳，六个阴。"地二生火，天七成之"是七个阳，两个阴。"天三生木，地八成之"是三个阳，八个阴。中间是五个阳，十个阴。从一到五，不管是阴还是阳，都是生数，从六到十都是成数。河图形象地说明了阴阳之气在物质中所表现出来的状态。河图、洛书揭示的实际上是大自然一年四时连续变化的如环无端的时间过程。"顺四时则生，逆四时则亡。"人体顺应了这个时间过程的变化，顺应了春生、夏长、秋收、冬藏的规律，人体就会得到生机；如果违背这个规律，就要受到疾病的惩罚。

　　太极拳的理论基础就是建立在洛书的哲理之上。陈鑫在《陈氏太极拳图说》中记述："上图一二三四五六七八九，挨次连三方者，天地体数顺行也……太极拳仿洛书作行体方正图。洛书实为方形之祖，犹是智欲圆而行欲方之意，且太极拳实系外方而内圆，上圆而下方，方者其形，圆者其神也。耍拳者不可不知。"

三、八卦图——从天书到人书的转换图

中国传统意象思维是一种"观物取象"的思维，通过对现象的整体性观察，以概括性的象表达现象界自然的规律，这样的本质和规律直接与象即现实中的过程状态相应。

1. 从河图洛书到八卦的转换

河图洛书及其衍生的八卦理论是中国意象学的本源。河图洛书中的阴阳观念在易经中以阴阳爻的形式作了符号化的表达；洛书中的四时八节直接催生了四象八卦观念的形成；河图洛书中的数理影响了易经数理，《周易》蓍策数五十五就直接取自河图。

八卦是观上古天文历法的结果，其直接源于表征上古四时八节历的洛书——洛书的四时演化为四象，洛书的八节演化为八卦。《周易·说卦传》曰："万物出乎震，震东方也。齐乎巽，巽东南也。齐也者，言万物

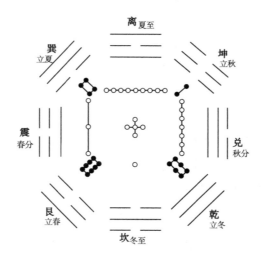

图1-10 洛书四时八卦图

之絜齐也。离也者，明也，万物皆相见，南方之卦也，圣人南面而听天下，向明而治，盖取诸此也。坤也者，地也，万物皆致养焉，故曰：致役乎坤。兑正秋也，万物之所说也，故曰：说言乎兑。战乎乾，乾西北之卦也，言阴阳相薄也。坎者水也，正北方之卦也。劳卦也，万物之所归也，故曰：劳乎坎。艮，东北之卦也。万物之所成终而成始也，故曰：成言乎艮。"这段文字阐明了八卦与洛书的关系。它不仅用后天八卦说明了卦位，还点明了"兑正秋也"，由此可以推知其他卦与八节的关系。

西汉末年成书的《周易乾凿度》明确地指出了八卦与四时八节的关系：一卦主45天，一年360天，这正好分别是洛书四时八节历一节和一年的天数。"故《易》又天道焉，而不可以日月生辰尽称也，故为之以阴阳。又地道焉，不可以水火金土木尽称也，故律之以柔刚。又人道焉，不可以父子君臣夫妇先后尽称也，故为之以上下。又四时之变焉，不可以万勿（通"物"）尽称也，故为之以八卦。""孔子曰：'易始于太极，太极分而为二，故生天地。天地有春秋冬夏之节，故生四时。四时各有阴阳刚柔之分，故生八卦。八卦成列，天地之道立，雷风水火山泽之象定矣。其布散用事也，震生物于东方，位在二月；巽散之于东南，位在四月；离长之于南方，位在五月；坤养之于西南方，位在六月；兑收之于西方，位在八月；乾制之于西北方，位在十月；坎藏之于北方，位在十一月；艮终始之于东北方，位在十二月。八卦之气终，则四正四维之分明，生长收藏之道备，阴阳之体定，神明之德通，而万物各以其类成矣。皆易之所苞也。至矣哉！易之德也。'孔子曰：'岁三百六十日而天气周，八卦用事各四十五日，方备岁焉。'"这里的八卦显然表示八节。八卦是用来概括四时之象的。正如汉代《春秋纬说题辞》指出的，《易》是讲节气、历法的书："《易》者，气之节，含五精，宣律历。上经象天，下经计历。"①

---

① 翟玉忠：《斯文在兹：中华文化的源与流》，中央编译出版社，2014年3月。

八卦起源于古天文学，最基本依据就是八卦的"卦"字。什么叫作卦？《周易·说卦传》云："观变于阴阳而立卦。"卦字左边为两个土字，合起来念guī，圭是古人用玉做的测量长度尺子，右边为卜字，卜的一竖，表示古代一个长八尺的杆，上面拴一根绳子，为了保持标杆的垂直，标杆上挂一条绳子，绳子下悬一重物，故象"卜"字。古代人把这根杆子放到太阳下面，用圭来测量太阳在地面上的影子，推断时间、节气、年运等。

八卦分为先天八卦和后天八卦。

"河出图，洛出书，圣人则之。"人类文化始祖伏羲根据这种"图""书"画成八卦，后来周文王依据伏羲八卦研究成文王八卦和六十四卦，称为先天八卦图和后天八卦图。先天八卦又称伏羲八卦，后天八卦又称文王八卦。我们现在看到的更多的是太极图和八卦图"合二为一"之后的名字，叫作"太极八卦图"了。先天八卦时代是部落生活为主，对人的生存起决定性作用的是天、地、山、泽、水、火、雷、风这八大自然现象。随着人类社会的发展演绎，部落演变为邦国，邦国之间有了战争；社会由母系氏族进入父系氏族，人际关系越来越复杂，于是出现后天八卦并衍生出六十四卦。

八卦的图案，每个卦都有三画，我们称为三画卦，卦中的画叫爻。为什么叫爻？"爻者，交也。"为什么爻就是交？这是说明卦在告诉我们，从天文来看这个字就是天体交错运行的轨迹，说明宇宙间万事万物，时时都在交互，发生关系，引起变化，叫作爻。爻有阴阳两类，每卦又有三爻，代表天、地、人三才。天部包括整个天体运行和气象变化，这是星象之学；地部指观测日影来计算年周期的方法，用地之理了解生长化收藏的过程；人部指把天文、地理和人事结合，以便按照这些规律进行生产和生活。每卦的次序是自下而上的，最下一横叫初爻，中一横叫二爻，上一横叫三爻。

三个阳爻，完整的三画，为乾卦，代表天。三个阴爻，断裂的三画，

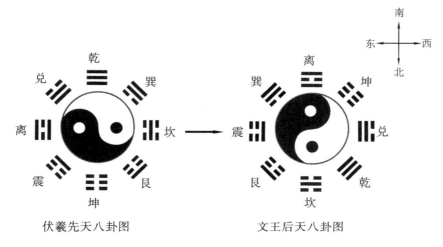

伏羲先天八卦图　　　　文王后天八卦图

图1-11　先天八卦与后天八图

为坤卦，代表地。在人来说，乾卦代表男人，坤卦代表女人。以一只手来说，手背是乾，手心是坤。由此可知，这只是一种不定的代号，也是一种数理的符号，这种符号可以有很多方面的用法。

八卦图上的符号名称分别为"乾（☰）、坤（☷）、坎（☵）、离（☲）、震（☳）、巽（☴）、艮（☶）、兑（☱）"，分别对应着八个方向，分别代表"天、地、雷、风、水、火、山、泽"八种事物与自然现象。八卦互相搭配又得到六十四卦，用来象征各种自然现象和人事现象。八卦虽然是由八个元素组成，但是八卦中每两个卦象是相关联的。如乾与坤、离与坎、震与巽、艮与兑，这些卦象都是相对关联的，也叫作"对宫卦"。乾卦是☰，代表天，而坤卦是☷，代表地。有句成语"乾坤颠倒"，意思是天地颠倒，发生了特别大的变化。离卦是☲，坎卦是☵。按照阴阳爻来说，就是乾卦中有一爻变化了，代表了天上有东西在变化，就是太阳，因为太阳一直在变化。而相反的月亮，虽然也是在天上变化，但是月亮属阴，算是阴中的一点阳。所以由坤卦☷变化而来，变化了一爻成了坎卦☵。

上面四个卦象，就分别概括了天、地、日、月。

震卦是☳，巽卦是☴。天地间除了日月变化，就是风雨雷电的变化。乾卦☰有了太阳的变化，变了一爻，因为有雷的变化，又变了一爻，成了震卦☳，这是因为雷是在天上变化的。再说坤卦☷，因为月亮的变化，变了一爻，因为风的变化又变了一爻，成巽卦☴，这是因为风是我们能在地上直接感受到的。艮卦和兑卦的卦象，分别是艮卦☶、兑卦☱。其中艮卦☶代表的是山，而兑卦☱代表的是水。艮卦☶由乾卦来，就是除了太阳的变化外，再往下接触到的就是高山，所以又在乾卦☰的基础上变了一爻，成了艮卦☶。相应的就是乾卦中，因为风变了一爻，而再往下，就是水，像海洋、湖泊均在其内。所以又在坤卦☷的基础上又变了一爻，成了兑卦☱。

先天八卦方位图就是一个日月运行和四季变化图，是古天文学家用以纪年、月、日、时周期的符号。先天八卦从1至8的排列运行，其路线是S线形，表示了太极图当中的阴阳交际线的S形状，也表示了螺旋形的运动轨迹，表示了从左至右的逆转形式。

《周易·说卦传》里面有"天地定位，山泽通气，雷风相薄，水火不相射"的说法，同时还有"圣人南面而听天下，向明而治"的记载。大致意思是说，先弄清楚乾、坤的方向和位置，然后再具体理解其他六个卦象。面南而站立，向着太阳的方向，就能知道伟大的天文意义。这里的"天地定位"，并非只确定天地的上与下，还有具体的角度和方位。我们至今为何说"天南地北"？《易经》认为：地所在的方向是北，天所在的方向是南，神话里所以有"南天门"。先天八卦，在天文学上可以作为太阳的运行路线图来解读，在八卦图上，乾在上，坤在下，就顺理成章了。从天文角度，八卦最原始的意象就是八种运行的天象，具体如下：

离（☲）在东，如日东升，中一阴爻象征地，日在地上和地下各一半。至兑（☱）阳光全部升上地面，只有一阴爻在上。至乾（☰）三爻皆阳，犹日在中天。至巽（☴）一阴爻始于下，阳光西斜。至坎（☵）一阳爻在中，阴居上下，犹日落于西边，一半地上，一半地下。至艮（☶）日已全落于地下。至坤（☷）三爻皆阴，已是子夜。至震（☳）一阳爻在下，两阴爻在上，第二天的太阳即将升起。

这一天的日象，就这样标识出来了，周而复始，又开始了新的一天。

此图也是一个月亮运行规律图。离（☲）为上弦月，至乾（☰）为满月，至坎（☵）为下弦月，至坤（☷）为虚月。这又是一个一年四季的规律图。如若将每个卦分成三节，八卦可为二十四节，均匀地分布着二十四节气。离（☲）为春分，乾（☰）为立夏，坎（☵）为秋分，坤（☷）为冬至。

现在这个先天八卦图的数字排法是：乾一、兑二、离三、震四、巽五、坎六、艮七、坤八。这八个数字，如果连接起来，它的顺序方向是一条线自正南乾起，走向东南兑，而东方离，而最后至东北震，这是顺。另一条线，是起自西南的巽卦，而走向西方的坎，西北的艮，终于正北的坤，这是逆。

接着我们说后天八卦。后天八卦的卦，还是乾、坤、离、坎、震、艮、巽、兑八个卦，可是图案上摆的位置完全不同了。周文王的八卦，为什么卦的方位要作这样的调整？"先天八卦"是描述宇宙现象，"后天八卦"是转化为宇宙以内变化和运用的法则。《易经·说卦传》云："帝出乎震，齐乎巽，相见乎离，致役乎坤，说言乎兑，战乎干，劳乎坎，成言乎艮。"其意为，万物始于震，震在东方，为初升的太阳，为春季；巽为东南方，万物在震出生，在巽则整齐，为春夏之交；离为南方，代表夏季，万物欣欣向荣；坤代表土，为西南方，万物均得到大地的滋润；兑为秋季，万物在秋季已长成，收获在望，为西方；干为西北方，纯阳卦居阴位，表明万物收获在阴阳搏斗之中，为秋冬之交；坎代表水，为北方，为流动、劳累之象，万物收割后需要收藏而劳，为冬季；艮代表东北方，万物收藏已毕，一年劳作到此完成，为冬春之交。

后天八卦是依据万物春生、夏长、秋收、冬藏的结构图式，循环过程体现了四季的变化和万物生长的过程，也表明后天八卦与农业生产的密切关系。后天八卦的位置，坎卦在北方，离卦在南方，震卦在东方，震卦对面的西方是兑卦，东南是巽卦，东北是艮卦，西南是坤卦，西北是乾卦。古人编成歌谣："一数坎兮二数坤，三震四巽数中分，五寄中宫六乾是，七兑八艮九离门。"凡是相对的两个卦加起来，都得十的和数，如果连中心的五计进去，则无论任何一行，横的、直的、斜的三格总和都是十五，而两卦相加，都合而为十。

到此，先天八卦，通过天地交合，产生了后天八卦。先天八卦图与后天八卦图是一个对立统一体，是体用关系。先天八卦图是天地自然之象的模拟图；后天八卦图是四时推移引起万物生、长、化、收、藏的模拟。

2. 从八卦到《易经》的跨越

古人是如何通过建立宇宙演化模型（图1-12）来建立自己世界观的？《易传·系辞上传》云："易有太极，是生两仪，两仪生四象，四象生八卦。"孔颖达说："太极谓天地未分之前，元气混而为一，即是太初、太一也。"《道德经》开篇就说，"道可道，非常道。名可名，非常名。无，名

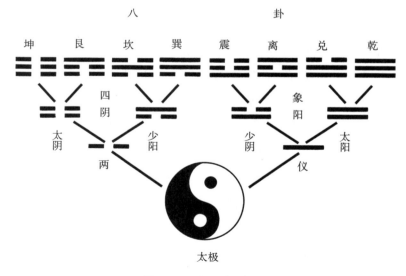

图1-12 宇宙演化模型

天地之始也。有，名万物之母。故常无，欲以观其眇。常有，欲以观其徼。此两者同出而异名，同谓之玄，玄之又玄，众眇之门。"又云："天下万物生于有，有生于无。""道生一，一生二，二生三，三生万物。"

道有两个属性，一个是阴，一个是阳（注意：阴阳是道的属性，而不是道的组成）。道是混沌初开之前，宇宙全部的能量混合着、交织着、无序碰撞着的状态，"无"就是二，"有"就是三，二生三，也就是天下万物生于有。

古人又是如何从天象中感悟出天地大道的？《系辞下传》第二章说："古者包牺氏之王天下也，仰则观象于天，俯则观法于地，观鸟兽之文与地之宜，近取诸身，远取诸物，于是始作八卦，以通神明之德，以类万物之情。"

无极生太极（零维）：无，就是道，道是无极，产生太极。太极即是阐明宇宙从无极而太极，以至万物化生的过程。太极即为天地未开、混沌未分阴阳之前的状态。无就是道的本体，道在天地为开辟之前就已经有了。因为道能无中生有，所以才创出了天地，这就是有。有了天地，就有了万物，道就像是世间万物的母亲一样伟大。

太极生两仪（一维）。两仪指天地或阴阳、有无。孔颖达疏："不言天地而言两仪者，指其物体；下与四象（金、木、水、火）相对，故曰两仪，谓两体容仪也。"无和有，"此两者同出而异名，同谓之玄"，只是字不同而意相同的，是指的同一件事情，都可谓是道的玄妙！无可以用来表述天地混沌未开之际的状况；而有，则是宇宙万物产生之本原的命名。因此，要常从无中去观察领悟道的奥妙；要常从有中去观察体会道的端倪。无与有这两者，来源相同而名称相异，都可以称之为玄妙。它不是一般的玄妙深奥，而是玄之又玄，是宇宙天地万物之奥妙的总法门。

两仪生四象（二维）。象是地球陆地上最大的哺乳类动物，借指非常明显的形状及样子。从周易的根本上说，应该是"是故《易》者，象也；象也者，像也"，"像"这个形声字本义是相貌相似的意思。四象即为：

太阳、太阴、少阴、少阳。从方位角度论四象为：东、南、西、北。从一年季节论四象为：春、夏、秋、冬。从飞禽走兽论四象为：青龙、玄武、白虎、朱雀。

四象生八卦（三维）。三国时期虞翻注："四象，四时也。"这是从天文意义上来说的。"四象即四时，春少阳，夏老阳，秋少阴，冬老阴也。老阳老阴即九、六，少阳少阴即七、八。故四象定则八卦自生。"四象衍生出八卦（乾、兑、离、震、巽、坎、艮、坤）。四象实则万物从开始的发展过程中的一个环节中产生的四种事物，表明四象是由本源天地两仪裂变的。四象生八卦，实际上还是阴阳相重，阴阳相合而成。高亨在《周易大传今注》中讲："少阳、老阳、少阴、老阴四种爻乃四象时，八卦由此四种爻构成。"

中国的文字是由象形文字开始，象形就是图画，八卦也是图画开始的。所谓"伏羲画八卦"。有了八卦，就演化出了《易经》。八卦是易经的来源，整部易经就是围绕八卦来说的。八卦和六十四卦形成的时间，约在夏朝。《山海经》云："伏羲得河图，夏人因之，曰《连山》；黄帝得河图，商人因之，曰《归藏》；列山氏得河图，周人因之，曰《周易》。"《周礼》中《春官·大卜》云："掌三《易》之法，一曰《连山》，二曰《归藏》，三曰《周易》。"古代研究天的学问叫"连山易"，研究地的学问叫"归藏易"，研究人与社会、国家与国家的学问叫"周易"。

《易经》为什么叫"易"呢？早期甲骨文的"易"字（图1-13左一），字形和本义是把满杯中的水倒入另一相对不满的杯中，这种改变有"天之道，损有余而补不足"的意思。后来演化为太阳经过早、中、晚三个阶段的状态（图1-13左二、三），也就是由阳转阴，三点是表示太阳东升西落早中晚的三个阶段。秦国统一天下后，车同轨书同文，甲骨文进化成小篆（图1-13右一），上面是日，下面是月，意思是"日往则月来，月往则日来"（《周易·系辞下》）。因此，易者，"日月之谓易"，就是

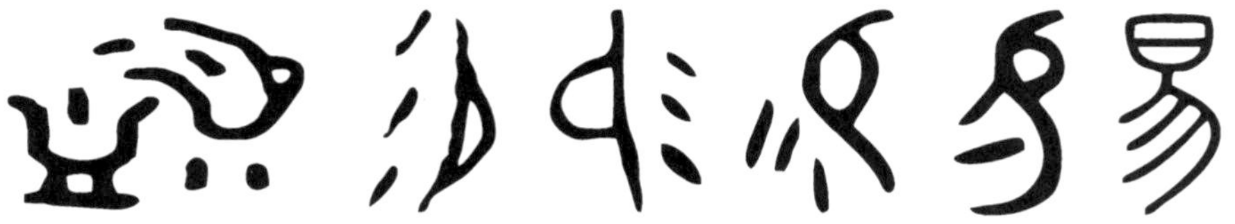

图1-13　易的繁体字演化过程

太阳、月亮天体系统之下的自然法则，易即日月阴阳的变化也。从这个字的演化，可以看到远祖们阴阳思想的发轫和成熟过程。

从此，易的内涵就开始不断扩展，上升为辩证哲学层面后，就是阴阳既对立又统一，在时间和空间上相互转化。日代表阳，月代表阴，日月经天，一阴一阳，往复不变，而万物生长，《易经》的英文即为*The Book of Change*。

同样，《易经》叫《周易》，并不是因为周易是周文王发明的。"周"是太阳一个回归年环绕一周的意思，"周"字正如《文子·自然》解释的："十二月运行，周而复始。"周而复始，这是亘古不变的宇宙法则。"是故，《易》者，象也。象也者，像也。"所以，《易经》的卦象是模拟外物的性象，天地人万事万物在特定的时空，就会呈现出特定的形象，通过观察探索，深入分析、感悟、归纳、推演，就可以掌握事物发展变化之规律。

从太极到八卦的生成过程，说的是宇宙中物质世界演化的过程。宇宙间的一切事物和现象都包含着阴和阳，以及表与里的两面。它们之间既互相对立斗争又相互影响依存的关系，即是物质世界的一般律，是天地万物的纲领和由来，也是事物产生与毁灭的根由。天地之道，以阴阳二气造化万物。天地、日月、雷电、风雨、四时，以及雄雌、刚柔、动静、显敛，万事万物，莫不分阴阳。人生之理，以阴阳二气长养百骸。经络、骨肉、腹背、五脏、六腑，乃至七损八益，一身之内，莫不合阴阳之理。人与自然之间存在着互动的关系。人与天地相参，与日月相应，一体之盈虚消息，皆通于天地，应于物类。

一意化意任中医

1973年长沙马王堆西汉墓出土的帛书《周易·易之义》曰："《易》之义唯阴与阳，六画而成章。曲句焉柔，正直焉刚。六刚无柔，是谓大阳，此天之义也……六柔无刚，此地之义。天地相衔，气味相取，阴阳流刑，刚柔成章。"这段话大意是说，整部《周易》的全部意义就在于阴柔与阳刚，阴阳六画组成一个完整的六十四卦的系统。河图洛书如同计算机技术的二进位一样，催生了周易术数，"无极生有极，有极生两仪，两仪生四相，四相生八卦"，成为易学研究中最基本的框架。八卦是宇宙模型，暗藏着宇宙、时空和人世间人事万物的变化奥秘。《易经·系辞上》云："拟之而后言，议之而后动，拟议以成其变化。"大意是：先模拟其形态，再论述其原理。先论证清楚，后付之行动。经模拟和论证来完成对宇宙万物变化规律的认识。由此，先贤们由具体的卦象开始推演到我们在地球上无法看到的宇宙天道规律，推演宇宙诞生的原理和发展。易经把宇宙万物都分为阴阳，阴阳对立统一的辩证法于是成为统一万事万物的根本遵循和基本思维框架。天地之道为人们掌握后，转化为人道，以此顺应天道，适应天道，并能动地改造世界。

这就是《易经》的"技术底层架构"原理，是东方文明中特有的思维和智慧。有人说，透露天人合一天机的易经八卦，是图符时代人类文明的"第一次数字化"。发现并完善了二进制的德国数学家莱布尼兹（1616—1703）撰写了《二进制数字算术》一书，看到阴阳六十四卦方位图后，他发现八卦可以用二进制来解释。虽然二进制只是一种算术计数法，但它实际上是特定文化（包括数学、语言、符号、逻辑和哲学等）的产物。计算机语言就是直接用二进制代码指令表达的，指令是用0和1组成的一串代码。八卦的阴爻"－－"代表"0"，阳爻"—"代表"1"，如同物理和计算机电键的一断一连，这正是计算机的计算方法。我们的祖先就运用这简单的阴阳符号表示、演绎和解释世间万物。

三部易书，其中《连山》和《归藏》已经失传，现存于世的只有《周易》。《周易》包括《经》和《传》两个部分。《经》主要是六十四卦和

102

三百八十四爻，卦和爻各有说明（卦辞、爻辞）；《传》包含解释卦辞和爻辞的七种文辞共十篇，统称《十翼》。它从整体的角度去认识和把握世界，把人与自然看作是一个互相感应的有机整体，即"天人合一"。

成都明伦书院院长施文忠先生在一次关于易经艮卦的精讲中说："《易经》的六十四卦，每一个卦都是一幅图，一首诗，一段开悟，一篇大文章；都是壮丽的江山，伟大的人民，忧患的祖先对后人的无上馈赠。我们离开它太久了，我们质疑它太久了，我们错过了多少美好而精彩的东西！庄子曾说：后世之学者，不幸不见天地之纯，古人之大体，道术将为天下裂！"是的，我们离开它太久了。上古有羲皇，中古有圣人，那是他们的辉煌，是他们的光荣。今天，时代赋予我们更艰巨的使命，要求我们从中华文化本源里汲取智慧，应对西方异质文化的冲突，应对个体自身如何顺天应人，与宇宙精神一致，与社会族群平衡，与自我八识和解，趋利避害，趋吉避凶，获得健康、平安、快乐。

3. 中医与《易经》同源同理

明朝的医家张景岳明确提出易、医关系的问题，主张易、医同源论，认为易、医同源于一个共同的阴阳变化之理。"天地之道，以阴阳二气而造化万物；人生之理，以阴阳二气而长养百骸。易者，易也，具阴阳动静之妙；医者，意也，合阴阳消长之机。虽阴阳已备于内经，而变化莫大乎周易。故曰天人一理者，一此阴阳也；医易同原者，同此变化也。岂非医易相通，理无二致，可以医而不知易乎？医之为道，身心之易也，医而不易，其何以行之哉？"易具医之理，医得易之用。医学和易学在根本原理上是一致的。唐朝孙思邈说："不知易，不足以言太医。"所以医家应该知易，知易则医理更明。

《易经》涵盖万有，广大精微，包罗万象。据《史记·周本纪》记载：文王"其囚羑里，盖益易之八卦为六十四卦"。当时文王（西伯昌）被崇侯虎陷害而被殷帝纣囚禁在羑里七年，西伯昌在狱中潜心研究易学八卦，通过八卦相叠从而推演出现在《易经》中所记载的乾为天、坤为地、水雷屯、山水蒙等六十四卦。《易经》认为天地万物都处在永不停息的运动之中，这个自然而然的规律被称为道，揭示了整个宇宙的特性，囊括了天地间所有事物的属性，可以总结为三条：一是变易（象）、二不易（理）、三是简易（数）；理是象与数合起来而得出的规律。

"变易"，指变化之道，万事万物时时刻刻都在变化。"简易"，所谓大道至简。一阴一阳，囊括了万种事物之理；有天就有地，有上就有下，有前就有后，都是相反相成，对立统一。"不易"就是道的恒常性和运动性，"反者，道之动"，万事万物的规律性永远不变和循环往复。天地运行，四季轮换，寒暑交替，冬寒夏热，月盈则亏，日午则偏，物极必反，这便是道。

万事万物的发展皆有定数与变数。定数有规可循而变数无规可循；定数中含有变数，变数中又含有定数，无论定数还是变数，其大局皆不变。八卦成列，象在其中矣；因而重之，爻在其中矣；刚柔相推，变在其中矣；系辞焉而命之，动在其中矣。

万事万物都以不同的象体现道。因为物以类聚、同气相求、同声相应，我们就可以通过"取物类象"的方法在不同的象中找出它们共同的规律。具体的方法是：远取诸物，如日月阴阳之易移；近取诸身，男人与女人的阴阳交合。易经八卦里的爻，表示的是阴阳交织的整体作用。以此推演，立天之道：曰阴与阳；立地之道：曰柔与刚；立人之道：曰仁与义。

"简易"的这种方法让我们有了举一反三的能力。天为阳，地为阴；实为阳，虚为阴；轻为阳，重为阴；上为阳，下为阴；清为阳，浊为阴；日为阳，月为阴；明为阳，暗为阴；悟为阳，迷为阴；暑为阳，寒为阴；春夏为阳，秋冬为阴；快为阳，慢为阴；急为阳，缓为阴；速为阳，迟为阴；君为阳，臣为阴；尊为阳，卑为阴……《周易·系辞上》曰："动静有常，刚柔断矣。"意思是说：掌握动静的变化就在刚柔之间的平衡，两者不可偏废；刚硬的时候就是动态出现的时刻，柔软的时候就是静态维持的时期。看任何事情都要用阴阳（动、静，刚、柔）的观点，以自然为标准，做合理的判断。

中医与易经同源，是说二者都源于宇宙万物生生不息的天地之道，都内含阴阳互根、互动、互补、互用以及五行生克的奥秘。所谓"生生之谓易""一阴一阳之谓道"，这是宇宙运动发展的根本规律。阴阳的对立统一和相互转化，是宇宙万事万物运动发展的内在根本动力。中医与易经同理是说二者均遵循阴阳之理。天地大宇宙，人身小宇宙；人身一太极，物物一太极，万物一太极。天地万物同为阴阳二气所造化，正如《黄帝内经》所云："阴阳者，天地之道也。万物之纲纪，变化之父母，生杀之本始，神明之府也。"

我们现在把易经八卦视为不靠谱的代名词，其实是"百姓日用而不知"（《周易·系辞上》）。也不仅仅是现在，孔子当年就说过："仁者见之谓之仁，智者见之谓之智，百姓日用而不知，故君子之道鲜矣！"诸如"三阳开泰""万事大吉""如日东升""国泰民安""八卦阵""太极图"等，都是来自《周易》。我们常说"不三不四"，为什么不说"不二不四"或"不三不五"呢？因为易之三四爻位即在内外卦变化交接之处，处于三四位之间则不吉利。我们常用出自《周易》的成语比比皆是——

无妄之灾出自《无妄》："六三，无妄之灾。"

云行雨施出自《文言》："云行雨施，天下平也。"

安不忘危出自《周易·系辞下》："是故安而不忘危，存而不忘亡，治而不忘乱，是以身安而国家可保也。"

匪夷所思出自《涣》："涣有丘，匪夷所思。"

革故鼎新出自《杂卦》："革，去故也；鼎，取新也。"

钩深致远出自《系辞上》："探赜索隐，钩深致远。"

见仁见智出自《系辞上》："仁者见之谓之仁，智者见之谓之智。"

灭顶之灾出自《大过》："过涉灭顶，凶。"

否极泰来出自《周易》中的两个卦名——否、泰。

群龙无首出自《乾》："见群龙无首。"

数往知来出自《说卦》："数往者顺，知来者逆。"

物以类聚出自《系辞上》："方以类聚，物以群分。"

洗心革面出自《系辞上》："圣人以此洗心。"《革》："君子豹变，小人革面。"

言不尽意出自《系辞上》："书不尽言，言不尽意。"

一朝一夕出自《文言》："臣弑其君，子弑其父，非一朝一夕之故，其所有来者渐矣。"

能屈能伸出自《系辞下》："尺蠖之屈，以求伸也。"

朝乾夕惕出自《乾》："君子终日乾乾，夕惕若厉，无咎。"

四、太极图、河图、洛书、八卦皆本源于太极阴阳

太极图、河图、洛书、八卦是中国古代文化史上的四个千古之谜。

作为史前图符文明时期的文化遗产和易学之源，它们之间存在着深刻的内在关系。八卦是《易经》之源，而太极图、河图、洛书则又是八卦之源。《汉书·五行志》云："伏羲氏继天而王，受河图，则而画之，八卦是也。""自伏羲画八卦，由数起，至黄帝、尧、舜而大备。"这是说由奇妙的数字方式排列而成的河图、洛书乃是伏羲氏据以创设八卦的直接源泉。《易传》有云："圣人有以见（现）天下之迹，而拟诸其形容，象其物宜，是故谓之象；圣人有以见（现）天下之动，而观其会通，以行其典礼，系辞焉以断其吉凶，是故谓之爻。"又说："圣人立象以尽意，设卦以尽情伪，系辞焉以尽其言。"这是说图象形式的易（太极图）与卦爻形式的易（八卦）本质上是一致的，而且从产生时间上讲前者要早于后者。《后汉书·律历志》云："物生而后有象，象而后有滋，滋而后有数。"

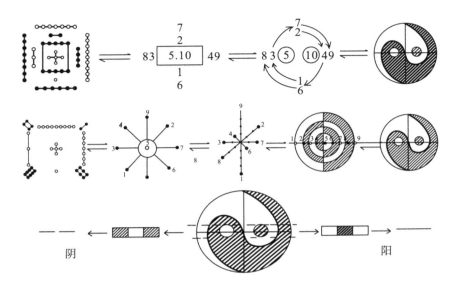

图1-14 上：河图与太极阴阳图；中：洛书与太极阴阳图；下：八卦与太极阴阳图

这是说图象形式的易（太极图）与数字形式的易（河图、洛书）确有关联，而且说清了时间上的先后顺序。

河图、洛书的符号时代，以宇宙为全息参照，以银河系为大背景，以太阳系周边二十八星宿为定位系统，在可见宇宙中，表述了银河系、太阳系、地月系运动规律，得出地球上不同地区、不同季节、不同时间的气候规律性变化的总结，形成了以太极/太极图、河图、洛书、八卦为符号表达的认知方式，建立起系统完整的大宇宙、银河系、太阳系、地球为一体的东方认知体系。

贯穿河图、洛书、八卦的思维和认知的始终是太极阴阳。八卦，就是阴阳在统一中对立转化的一个模式图。八卦始终于一个统一中心，各卦表示的都是阴阳变化状况，即比例关系。阴阳太极思维，成为我们解开宇宙的钥匙，解读生命身体的密码，是中医离不开的终极工具。

河图、洛书之所以玄奥，并不在于它那神秘的来历，而在于它那神秘的数字排列。从总体上讲，河图与洛书都是旨在说明天地万物的由来与演化的。关于河从外观上看其异同在于，两者之间起码有四个共同点，即：

二者用以表示阴阳的圈、点符号相同；二者数字总和为100，阴数阳数各等于50；二者皆以"五"字为中心，而且"五"的写法完全相同；二者之中均含有15这一神秘数字。三个不同点，即：二者数字排列方位不同；二者数字排列次序不同；二者阴阳数之和不同，一是55（河图），另一个为45（洛书）。这说明它们本来一定存在着某种内在的联系，但同时又各自蕴藏着不完全相同的内涵。

河图的性质问题，《周易·系辞上》认为它是"天地之数""大衍之数"，可以"成变化而行鬼神也"。河图中用以表示阳数、阴数的圈点符号直接发源于太极图，本是由太极图中的阴阳（黑白）两种图象简化而来的。河图中阴、阳数字的排列错落有致，这与太极图中阴阳交合的图形寓意相同（即所谓阴阳合而变化生）；河图中阴数（2、4、6、8）、阳数（1、3、7、9）的走向与太极图中"阴阳鱼"的走向完全相同，皆呈顺时针方向旋转。

洛书的本质是什么？苏开华先生研究的结论是：洛书是用数字方式表现出来的动态太极图。《易传》云："叁伍以变，错综其数，通其变，遂成天地之文，极其数，遂定天下之象。"洛书之数与太极之象之间同样存在着不寻常的关系。洛书中用以表示阴阳数字的圈点符号也是源于太极图中"阴阳鱼"的双眼。洛书中数字排列关系的奇妙之处在于：第一，其周边之阳数（1、3、7、9）、阴数（2、4、6、8）交错排列，即所谓"叁伍以变，错综其数"，象征阴阳交合而万物化生。第二，周边阳数（1、3、7、9）之和与阴数（2、4、6、8）之和均为20，这与河图相同，象征着阴阳平衡。第三，以"5"为中心，周边相互对应的两个数字之和均等于10，而10乃是阴数，与中央之阳数5之间构成倍数关系，其寓意与河图中央二数（10、5）及太极图中"阴阳鱼"双眼完全相同，象征着阳中有阴、阴中有阳、阴阳在一定条件下可以相互转化。于是，得出洛书与太极图双向还原示意图。

按照这个思路和逻辑，同样得出另一个结论：八卦实为卦爻化的太极图。八卦是由阴阳二爻组合而成。八卦的本义也是为了演示天地万物由来与变化之理的，这与太极图、河图、洛书的寓意完全一致[①]（图1-14）。八卦用以表示阴阳的二爻符号是在河图、洛书圈点符号的基础上对太极图中阴阳图象做出的更进一步的简化，这符合人类思维由形象到抽象渐进发展的客观规律。河图、洛书中的阴阳符号源于太极图中"阴阳鱼"的双眼，八卦中的阴阳符号源于太极图中"阴阳鱼"的横截面。这说明，阴阳二爻的产生与太极图、河图、洛书是一脉相承的。构成八卦的基本要素阴阳二爻的来源取象于太极图，八卦本身的来源最初也是取象于太极图。只要根据"阴阳鱼"在上下两个半圆中所呈现的图象形状和比例，用一定的卦爻符号（阳▅、阴▅▅）表示出来，就形成了八卦。由此可见，八卦中的每一卦象的产生，事实上都是对"阴阳鱼"在太极图上下两个半圆中的实际图象（包括形状和比例）的一种惟妙惟肖的象形，而且由乾至坤的排列顺序与千古流传的伏羲先天八卦次序图完全一致。这也完全符合远古时代卦爻制作者的本意，所谓圣人先"观象"而后"设卦"。

五、以阴阳为纲建构天人合一的中医体系
——兼答中华文明里为何没有上帝

　　信仰的力量很强大，尤其是宗教信仰。它和人类文明进程相伴随。在西方人眼里，中国人没有信仰，所以中国人是可怕的、不幸福的。西方人信仰上帝。而上帝一词，是中国古人的创造。上帝，意为"天之最尊者"，语出《大雅·荡》："荡荡上帝，下民之辟。疾威上帝，其命多辟。天生烝民，其命匪谌。靡不有初，鲜克有终。"人之所尊，莫过于帝，托之于天，故称上帝。《广雅·释诂》又说："子，君也。"《礼记·曲礼下》："虽大曰子。"郑玄《注》："天子亦谓之子。"上子

[①]　苏开华：《太极图、河图、洛书、八卦四位一体论》，《学海》1998年第2期。

者，上帝的别称。下子者，即指王帝而言。上子下子，都称子，犹上帝王帝都称帝。这样下上呼应，人间的最高统治者，便可以借着人们对于上帝的迷信，以更好地管理、统治天下。要回答中华文明里为何没有西方的人格神上帝，就必须要回答《易经》为何是群经之首，为什么梁漱溟先生说"中国文化是一种早熟的文化"。

1.《圣经》与《易经》：有神论与无神论的分野

德国哲学家雅斯贝尔斯提出了一个振聋发聩的哲学命题。他在《历史的起源与目标》一书中，第一次把公元前800至公元前200年间，在北纬30度上下，同时出现在中国、西方和印度等地区的人类文化突破现象称之为轴心时代。在轴心时代里，各个文明都出现了伟大的精神导师——古希腊有苏格拉底、柏拉图、亚里士多德，以色列有犹太教的先知们，古印度有释迦牟尼，中国有孔子、老子……他们提出的思想原则塑造了不同的文化传统，也一直影响后世的人类社会。

《易经》是中华文明的文化源头。《圣经》是一部在世界范围内广泛流传的一部经书，成书时间比《易经》还早，影响深远。这两部经书的区别是什么呢？其一，最大的区别是有神论与无神论的区别。《易经》传达的是天地自然的规律，《圣经》是以神的旨意教人思想。其二，《易经》是立体多维的思维，《圣经》是直线的思维。

东西方从这里开始分岔，走上了不同的文明之旅。

人类历史上每个地区的文明演化都有宗教。西方经历了多神崇拜到一神崇拜的漫长而残酷的演化历程。多神崇拜的典型是印度教和古希腊宗教。古希腊神话故事里有十二位神：宙斯、赫拉、波塞冬、赫斯提亚、德墨忒尔、阿瑞斯、雅典娜、赫尔墨斯、阿波罗、阿弗洛狄忒、阿尔忒弥斯、狄俄倪索斯，他们在宙斯的领导下分工合作，每个神都有一种超凡能力。神祇的多样性必然导致冲突的无休无止，城邦间以保护各自神的名义互相征战。

　　到了人类的轴心时代，一神论开始泛起。随着阶级社会和国家的产生，人们的宗教观念也发生了变化，当国家强大的最高统治者出现时，人们就想象在天上也有一个全能的神。这是一神论产生的时代背景。

　　据载，一神论是由埃及法老的义子摩西在埃及古代秘仪的基础上所创。摩西赋予犹太人自己的神以一个超出了本地神、民族神之上的意义。摩西《出埃及记》那句意味深远的回答——"我是自有永有者"，耶和华是唯一的神，是普遍的神，不同于那些地方神。摩西引导犹太人在西奈山的盟誓主要有两条：废除多神崇拜，除耶和华外，不信其他诸神。《圣经》的上半部《旧约全书》是一神教的理论基础。

　　马克思说："人创造了宗教，而不是宗教创造了人。"恩格斯说："没有统一的君主，就决不会出现统一的神。"多神论的本质是人类无法综合和解释各种自然现象、无法把握各种自然规律的表现。从认知世界规律的角度，一神论相比多神论是一种极大的进步，实现了现实世界和精神世界的统一。

　　西方是在18世纪法国启蒙思想家伏尔泰、孟德斯鸠、卢梭等人唯物主义倾向影响下才逐渐开始接受自然神论。从古代希腊到古代罗马，德谟克利特、伊壁鸠鲁、卢克莱修、琉善等无神论思想家，在基督教及其神学体系在上层建筑领域居于绝对统治地位的时代，无神论几乎不可能公开存在。19世纪的德国古典哲学开启了理性主义的启蒙无神论。哥白尼、伽利略、开普勒、布鲁诺等一批科学家诞生，无神论开始泛起，目的是反对蒙昧主义和神秘主义。

　　中国传统的神仙信仰本质也是多神论。目前的史料表明，夏商周主要是鬼神信仰。沟通鬼神的是巫，巫的存在从夏代一直绵延至东周。在中国，道教是一个多神宗教，古人相信一位至高上帝及其五位助手率领百神统治着宇宙。中国人对神的崇拜，主要有三大类：第一类就是自然界的神，打雷有雷公，刮风有风婆，下雨有雨伯。第二类是人类生活中需要人们去敬畏的神，如门神、灶神。第三类就是祖先，是我们民族的源头，对社会做出了重大贡献的，如燧人、伏羲、神农。盘古是汉民族创世造人的人格神，但是没有成为西方宗教的人格神。根据甲骨文卜辞，殷商的最高信仰是上帝。在远古的殷代，最高统治者称王，在天上的至上神称为帝。天上的上帝，也相应地变为神权的统一，成了一个无所不能的神，主宰着大自然的风云雷雨、水涝干旱，决定着庄稼的生产、农业的收成。殷代天上的至上神称帝，人间的最高统治者亦称帝，其分别在于，人间的最高统治者于帝前或帝后另加先王之名。又因为神帝在天上，所以有时候就在帝前加一"上"字称"上帝"。人间的最高统治者，则相应地在帝前加一"王"字称"王帝"。

巫在古代，代表传达、发布和执行神的旨意，本身也就是神。氏族、部族的君、王是首巫，是最高的宗教领袖，也是最高的政治领袖，同时又是氏族德高望重的酋长，集中了政治、宗教、伦理的权能。大禹、商汤、文王都是大巫师。商代是以上帝为祭祀对象。而周代一边祭祀自己的祖先，一边发明了"天命"，即天道的意志。中国礼教是由巫君合一而来的伦理、宗教与政治三合一，即中国式的"政教（宗教）合一"。在夏代以前，王权与神权是不可分的。中国从巫走向了礼后，巫术中那些模糊的神明，以"天道""天命"的形式变成了"礼"来履践其神圣性。《太上老君说常清静经》云："大道无形，生育天地；大道无名，运行日月；大道无情，常养万物。"日月星辰、风雨雷电成为神，自然神就是宇宙力量，或者说是自然规律。天是高于所有神灵的至高存在。天就是道，天就是宇宙，是空间和时间的始终。人们在遭遇危机的时候，直接去祈祷的是老天爷。但是中国古人在上天的形象上，天一直没有人格化过。即使在道教有一个昊天上帝，也只是一种模糊人格的代表着天地意志的神格。诸子百家的崛起，是基于天命观的破裂。当巫说的不灵验时，可杀巫。一种信仰的坍塌，是由许多难以自圆其说的现象或者事件引起的，导致人们不得不重新思考世界背后更本质的运行力量和内在规律。

在中国，直接就从多神论进化到无神论，成为一种早熟的文明。为什么没有按照西方的剧本演绎？一是因为《易经》，二是因为《道德经》。我们先说《易经》。

2.《易经》：用辩证法工具搭建"天人合一"理论模型

如果说西方是用《圣经》来解释世界的话，而我们则是"以天作则"，以《易经》来解释世界。人道来自天道。中国是"天人合一"，西方是"神人异质"。

《汉书·艺文志》云："易道深矣，人更三圣，世历三古。"三圣指的是伏羲、文王、孔子。伏羲画八卦，周文王演绎六十四卦，孔子作易传。伏羲的时代为新石器时期。《周易》成书历经了上古、中古、下古2500多年的时间。《周易》内容由三部分组成。一是《周易》古经，包括六十四卦、卦名、卦辞、爻辞。二是《易传》，包括《彖传》《象传》《系辞传》《文言传》《说卦传》《序卦传》《杂卦传》共十篇。三是易学，易学在各门学科运用的全部内容。《易》形成于伏羲到文王时期，此时的《易》还是一部宗教、巫术、算命之书。周文王之后五百年，春秋末期孔子及其儒家弟子，以德义思想对《易》进行了新的阐释，从而使《周易》成为一部哲学书。

《易经》用辩证法解释宇宙的自然法则和运行规律，认为万事万物都是由阴阳这两方面互相对立又相互依存的矛盾构成的，一切都是相对的，又是统一的，还可以在时间和空间上相互转化。易经不仅用辩证法解释世间万物，还将整个宇宙中的人、事、物和道理都包含进去。《周易·系辞上》："拟之而后言，议之而后动，拟议以成变化。"这是形成从实践到理论再到实践的方法论，把万事万物分为阴阳后，再用辩证法把它们统一起来，这比西方把不能解释的问题通通说成是万能的上帝高明多了。孔子称赞《易经》"弥纶天地之道"。

如果说一神论用《圣经》解决了统一现实世界和精神世界的理论问题，而《易经》则成为解决自然世界和人类社会关系的理论模型。用阴阳八卦表达的辩证法解释了宇宙自然规律，但如何用辩证法解释人类社会规律，还留下了许多未完成的理论工作。符号表达的优势是高度抽象和概括，局限是主观解释的成分较多，难于掌握，制约了辩证法思维的进一步展开。它的意义在于开创了一个无神论的文明方向——天人合一。进入《易经》时代，人们发现，人可以向天地学习，人道可以与天道、地道会通，法天正己、尊时守位、知常明变，以开物成务、建功立业。比如，"天行健，君子以自强不息；地势坤，君子以厚德载物""天道亏盈而益谦，地道变盈而流谦，鬼神害盈而福谦，人道恶盈而好谦"，等等。春秋战国的诸子百家，莫不从《易经》中寻找哲学力量，成为百家思想的源头。

3.《孙子兵法》：军事哲学对辩证法的第一次运用

与《老子》《论语》成书在同一个大时代的《孙子兵法》，是对《易经》辩证法的第一次广泛运用和社会实践。《孙子兵法》在中国乃至世界军事史、军事学术史和哲学思想史上都占有极为重要的地位，并在政治、经济、军事、文化、哲学等领域被广泛运用。《孙子兵法》处处充满了辩证法的光辉：强与弱、利与弊、奇与正、迂与直、虚与实、分与合、胜与负、安与危、赏与罚、巧与拙、众与寡……《孙子兵法》在战争频繁的春秋战国时代，横空出世，成为人类历史上第一次用辩证法的哲学思维来指导战争的兵学之书。

比如，以虚胜实、以寡胜众、以弱胜强、以逸待动、以奇制胜等对立转化的辩证法。"兵者，诡道也。故能而示之不能，用而示之不用，近而示之远，远而示之近。利而诱之，乱而取之，实而备之，强而避之，怒而挠之，卑而骄之，佚而劳之，亲而离之。"（《计篇》）这就是说，用兵是一种诡诈的行动。所以，能打，装作不能打；要打，装作不要打；要向近处打，装作向远处打；要向远处打，装作向近处打；用小利去引诱敌人，使它混乱而攻取之；敌人力量充实就防备，敌人力量强大就避免决战；激怒敌人，然后退缩，卑辞示弱，使敌人骄傲；敌人休整得好，要设法使它疲劳；敌人内部和睦，要设法离间它。不仅看到了对立面的转化，而且认识到要通过主观努力去创造转化的条件。

比如，以少胜多是对立统一的辩证法。孙子认为在战略上要以少胜多，但在战术上要以多胜少。"故用兵之法，十则围之，五则攻之，倍则分之；敌则能战之，少则能逃之，不若则能避之。故小敌之坚，大敌之擒也。"（《谋攻篇》）这就是说，用兵的法则在战役上是活的，有十倍于敌的兵力就可四面包围歼灭敌人，有五倍于敌的兵力就可集中力量进攻敌人，有两倍于敌的兵力就设法分散敌人。能打胜，就打它；能逃掉，就逃掉；能避开，就避开。这样的战术才能不战则已，战则必胜，避免"以少合众，以弱击强"（《地势篇》），而成为大敌的俘虏。这种机动灵活的战略战术，充分体现了高超的军事辩证法。

比如，透过现象看本质的认识论辩证法。"敌近而静者，持其险（险要地形）也；远而挑战者，欲人（诱人）之进也。""众树动者，来也；众草多障者，疑（疑阵）也。""尘高而锐者，车（战车）来也；卑（低）而广者，徒来也。"（《行军篇》）这是孙子根据长期的作战经验能透过某些现象的观察，了解到敌人的一般情况。而且还能去其假象，看到本质。如"辞卑而益备者，进也；辞强而进驱者，退也。""无约而请和者，谋也。""半进半退者，诱也。"这就是说，敌人派来的使者措辞谦逊却正在加紧战备的，是准备进攻；措辞强硬而摆成前进姿态的，是准备后退；没有约会而来讲和的，另有阴谋；敌人半进半退的，是企图引诱我军，所以切不可被假象所迷惑。这涉及现象与本质的对立统一。

人类最先进的技术大多是从军事技术转化而来的。比如互联网技术起源于美国国防部高级研究计划局阿帕网，比如核能来自核武器，比如无人机技术，MQ-4C无人机是美国诺斯罗普·格鲁曼公司为军方生产的无人情报、监视、侦察飞机平台。最先进的思想往往也是由战争催生的。在春秋战国时代，战争频繁，用哲学思维分析指导战争，就有了根本的动力和土壤。《孙子兵法》用辩证法来指导战争，进行大规模运用，取得惊人成功。军事领域是人类社会领域最激烈、最尖端、最前沿的领域。掌握军事领域的规律，扩展到掌握整个社会领域的规律，就显得轻而易举。正是如此，《孙子兵法》完成了中华文明从对自然运转规律认识运用与社会运转规律认识运用的统一。

4.《道德经》："老子天下第一"完成万物统一于道

人类一直在追求用一个理论或者一个公式来对宇宙法则做终极解释。这个理论叫大统一理论，又称为万物之理。由于微观粒子之间仅存在四种相互作用力：万有引力、电磁力、强相互作用力、弱相互作用力。理论上宇宙间所有现象都可以用这四种作用力来解释。科学家们把物质一分再分，从分子、原子到原子核，从原子核到质子、中子和夸克，只为证明，世界万物都能用一个最基本的粒子组成。到20世纪80年代，科学家们已发现的共振态粒子达300多种。

人类永远无法穷尽宇宙终极奥秘，永远在可知论和不可知论之间徘徊不定。在几千年前的东方文明，《易经》用辩证法来解释了宇宙世界和人类社会的关联。有没有一个大一统的理论，既能解释宇宙起源，又能解释人类社会运行规律，还能涵盖人体本身呢？有。这个伟大的使命是由老子来完成的。

首先，《道德经》用辩证法思维，提出了道的理论体系，解释了宇宙本原问题。如德国哲学家黑格尔说："老子是东方古代世界的精神代表者。"他在《哲学史讲演录》中强调："明白'道'的本原就掌握了全部的普遍科学，普遍的良药，以及道德。"

"道德"二字各有不同的概念。《道德经》前三十七章讲道，后四十四章言德，简单说来，道是体，德是用，二者不能等同。老子的道，分为天道、人道，天道为其总纲。天道论的理论基础是宇宙生成论，搞懂了老子的宇宙生成论才能够懂得老子所论述的天道论的一切原理。天道理论主要是"生"，"万物生于有，有生于无"，"道生一，一生二，二生三，三生万物"。老子的道德理论就是"法"，关键是"人法地、地法天、天法道，道法自然"。老子的社会理论就是"同"，"道者同于道，德者同于德"，"同于道者，道亦乐得之；同于德者，得以乐得之"。中国文化就像一棵参天大树，《河图》《洛书》为其根，《易经》《道德经》《黄帝内经》为其干，诸子百家为其枝叶，中华民族和中华文明是其丰硕的果实[①]。

《道德经》承前启后，通天彻地，功莫大焉。

其次，《道德经》通篇都充满了辩证的智慧。"有无相生，难易相成，高下相倾，长短相形，音声相合"；"柔弱胜刚强"；"外其身身存，后其身身先"；"知其雄守其雌，知其白守其黑，知其荣守其辱"；"曲则全，枉则直，洼则盈，敝则新，少则得，多则惑"；"夫唯不争，故天下莫能与之争"；"将于息之必故张之，将欲废之必故兴之，将欲弱之必故强之"；"无为而无不为"；"重为轻根，静为躁君"；"大成若缺，大辩若讷"；"上德不德，是以有德"；"多藏必厚亡"；"出生入死"；"信言不美，美言不信，善者不辩，辩者不善，知者不博，博者不知"。

其三，《道德经》涵盖了丰富的养生思想和方法。比如《第十章》说"载营魄抱一""专气致柔"，《第五十九章》说"治人事天莫若啬"，《第七十五章》说"夫惟无以生为贵者，是贤于贵生也"。有些话对人的生理现象有透彻了解，比如《第五十五章》对赤子的描写。赤子含德厚，没有欲望，所以精至、和至。清代《道德经讲义》作者宋常星劝养生人做到心闲性静，气和神定，即含德厚。其曰："故人心不可不安闲，性不可不寂静，气不可不冲和，神不可不泰定。倘若不然，德性不纯，神气不和，命根不固，生死关难逃，丧生之害必有。"

---

① 肖起国：《老子天道论》，北京：九州出版社，2013年。

　　《道德经》中的养生之道深深影响了后世。在《道德经》第十二章强调："五色令人目盲；五音令人耳聋；五味令人口爽；驰骋畋猎，令人心发狂；难得之货，令人行妨。"其中的"五色""五音""五味""驰骋"与"难得之货"，描述的就是在社会中我们会遇到的各种各样的诱惑。单就"五味令人口爽"之"爽"字来看，在大的欲望之中，上下左右四个叉，表示贪得无厌是错误的。贪心不足的这四个叉是由八把匕首而组成，每一把匕首都能致人过早死亡。尤其是在当前社会，我们的生活五颜六色，因此更难做到心无旁骛、恬退自养而避开伤人的匕首。《道德经》说："夫物芸芸，各复归其根，归根曰静，静曰复命，复命曰常，知常曰明。不知常，妄作凶。"这里的"静"指的是静养，慢下来；"复"指的是回去、还原、重来。因此，这句话指的是世界万物，只有平静下来、慢下来，才能不受伤害，才能延续生命，才能延年益寿。如果私欲不止，患得患失，终致内心惶恐不安，心神无法安宁，就会疾病丛生，半百而衰。

　　老子哲学包括生命哲学，《第七章》讲"外其身而身存"，《第九章》讲"功遂身退"，《第十三章》讲"苟吾无身，吾有何患"，《第四十四章》讲"可以长久"，《第五十章》讲"善摄生"，《第五十二章》讲"无遗身殃"，《第七十六章》讲"柔弱者生之徒"，都包含着生命哲学的内容。老子所尊崇的养生之道，分三个层次。一是神静心清，二是自然无为，三是物我两忘。三层环环相扣，拾级而上，养心是首要和内核。我们可以简单地总结为：保持身心的平静，努力做到淡泊无为、少私寡欲、返璞归真、天人合一。

　　《道德经》对中国乃至世界的影响是无与伦比的。它对中国传统文化有着巨大的影响，对中国思想史有不可替代的作用。战国时期，儒家的孔子、道家的庄子、法家的韩非子都受到《道德经》的影响。老子乃世界文化名人，世界百位历史名人之一，他的思想核心精华是朴素的辩证法，主张无为而治。黑格尔在研究辩证法时，从老子的著作中汲取了大量的营养和思想，并对老子的思想评价甚高。

　　老子的《道德经》，在《易经》基础上，与《孙子兵法》相参[①]，用辩证法工具，其道的理论，"道生一，一生二，二生三"，回答了洪荒宇宙的诞生以及运行规律，第一次把天道、地道、人道包括养生之道，统一在一起影响了整个世界。有了这个第一，故称老子天下第一，这是实至名归。

5.《黄帝内经》：法于阴阳完成医学体系构建

　　《黄帝内经》作为中华医脉第一高峰，其阐述的医道医理医法，都深受《易经》《道德经》[②]的影响。中医医道立论来源和立足之本就是黄老之道。道是统御万事万物的根本法则。我们现在提起道家，多与"黄老之术"联系在一起，黄就是黄帝，老就是老子。黄老之学，为黄帝之学和老子之学的合称，是华夏道学的渊薮。黄老道家尊崇黄帝和老子，这当然不能说黄老道家的起源于黄帝时期或商周时期，但是黄帝、伊尹、辛甲、吕

---

①　马叙伦：《老子校诂》，北京：古籍出版社，1956年。

②　《内经》直接将道家的气、精、精气概念引入医学领域，成为中医理论构建十分重要的概念。在《内经》中"气"字出现了2952次；"精"字出现了217次；"精气"出现了38次。（范奇鑫：《试述老子道德经对内经理论架构的影响》，《山东中医药大学学报》2011年12期）

尚、鹖子等人的治世思想是黄老道家的重要源头①。

"天道"理论的源头在上古伏羲时代，经黄帝、周文王的发煌，于老子而集大成，经历代圣人的发展，形成了东方独有的哲学体系。它以易学符号系统的象、数、理（河图、洛书、阴阳、五行、八卦、十天干、十二地支等）为主体表达方式，以伏羲、黄帝、老子、庄子的学说为哲学指导，运用到人体、人事、人类社会及自然界之间的关系处理，并加以广泛实践。

《黄帝内经》的基本思想是道。老子认为道是天地之本、万物之源。"道"在《道德经》中共73处，大部分均是指宇宙万物的创生者、根源者。《周易》是中华文明的源头之作，对中国文化具有全方位的影响与渗透作用。正如《四库提要》所说："《易》道广大，无所不包，旁及天文、地理、乐律、兵法、韵学、算术，以逮方外之炉火，皆可援易以为说。"中医是中华哲学一个重要的运用领域，同样与《道德经》《周易》在思想上具有深刻的承接关系。《黄帝内经》的知识背景根源于《易经》的"象、数、理"思维，整合形成天人感应、医易合一的医道思维系统。甚至有人说，《黄帝内经》是《易经》在医学领域的直接展开。明朝医学家张景岳说："易具医之理，医得易之用。"明末名医孙一奎认为："经于四圣则为易，立论于岐黄则为《灵》《素》，辩难于越人则为《难经》，书有二而

---

① 《黄帝内经》所引的古文献大约有50余种，其中既有书名而内容又基本保留者有《逆顺五体》《禁服》《脉度》《本藏》《外揣》《五色》《玉机》《九针之论》《热论》《诊经》《终始》《经脉》《天元纪》《气交变》《天元正纪》《针经》等16种；仅保存零星佚文者，有《刺法》《本病》《明堂》《上经》《下经》《大要》《脉法》《脉要》等8种；仅有书名者，有《揆度》《奇恒》《奇恒之势》《比类》《金匮》《从容》《五中》《五过》《四德》《上下经》《六十首》《脉变》《经脉上下篇》《上下篇》《针论》《阴阳》《阴阳传》《阴阳之论》《阴阳十二官相使》《太始天元册》《天元册》等29种。至于用"经言""经论""论言"或"故曰……""所谓……"等方式引用古文献而无法知其书名者亦复不少。因此，可以说《黄帝内经》的成书是对我国上古医学的一次全面总结，是仅存的战国以前医学的集大成之作。
（黄勇《黄帝内经》，沈阳：辽海出版社，2015年）

理无二也。故深于《易》者，必善于医，精于医者，必通于《易》。"可见他们所讲"医易同源"之易，确是指《周易》而言。而同源之"源"是阴阳太极变化之理，核心问题都不过是阴阳问题。《周易》作为中华文化的本源，它的方法论和世界观不像西方世界那样是彼此分离的，而是交织在一起的，方法论同时又是它的世界观，世界观同时又是方法论。《黄帝内经》从阴阳的思维出发，构建了自身的生命观，即把生命看作一个有机的系统，而非身体的各个部位之间简单、机械的组合，是整体的身体，而非组合的肉体。

学医而不学易的人，容易思路狭窄，不能从宇宙大道上把握人体生命的本质和规律；而只知易不知医的人，容易满足于玄学空谈，不能解决具体问题，由于不能在身体上有所体证，因而对天地大道的把握也不够深刻全面。生命的本质到底是细胞、蛋白质、DNA，还是精、气、神？揭开生命奥秘的到底是西方，还是东方？或许西方生命科学更能揭示生命物质层面的奥秘，东方生命哲学则更能揭示生命精神层面的奥秘，两者互补互动，才是未来世界的大同。易学与中医是"交叉小径花园"的写照，这座花园"包含着过去和未来，甚至以某种方式囊括了星空"①，它们都在试图征服生命、征服心灵、征服时间。靠一种迂回的、隐晦的、直悟的方式，它们有着同样的符号、同样的模式、同样的缘起、同样的结束与开始，也同样有着无限而循环的性质。它们具体而玄妙，实在而空灵……

"假如说易学试图从理念上告诉我们关于生命本质的各种可能性，让我们从符号和寓言的角度感悟生命的大道，理解并战胜时间，那么中医也许在试图给我们以更多操作平面的东西，它让我们将自己的身体视作那无限的迷宫，以内炼的药物（元精元神）与外求的药物（草木虫石），去探寻自

---

① 《交叉小径的花园》是阿根廷作家博尔赫斯创作的一部带有科幻色彩的小说，主人公是一个中国人。

我生命能量的任何可能性，去挖掘它无限的创造性。"①

《易经》和《道德经》被誉为"最古老的宇宙哲学"，"天人相应""天人合一"是其哲学思想的精髓。《黄帝内经》把《易经》和《道德经》作为自己哲学基础，把"天人合一"整体观哲学思想渗透到医学领域，认为"人是一个小乾坤"。人的生命是自然的一个缩影，既是天地自然的一部分又和自然是一个统一的整体。人是以五脏为中心通过经络，内联五脏六腑，外络肢节与形体组织、五官九窍组成的有序系统，并将五脏类比于自然界阴阳五行的木、火、土、金、水，以此说明生理、病理上的联系。人只有顺应天地自然的规律，达到"天人相应"，这样才能"长生久视"，尽终天年。反之则灾害降临，疾病丛生。

《黄帝内经》开篇就讲"其知道者，法于阴阳，和于术数"的养生总原则。在中医看来，无论身体出现何种疾病，都是阴阳失和的原因。数表示根于河图、洛书的天文和历法，就是《易经》里表达的天地数理。术数合用，意思就是用合适的技术方法，在天地法则之内"顺其自然"地生活，是否符合天地法则的标准就是：和。跟大自然和，跟社会和，跟别人和，跟自己的形体与精神和。但是这些古圣先贤怕后人听不明白，所以在这八字总原则后面又做了进一步阐述："食饮有节，起居有常，不妄作劳，故能形与神俱，而尽终其天年，度百岁乃去。今时之人不然也，以酒为浆，以妄为常，醉以入房，以欲竭其精，以耗散其真，不知持满，不时御神，务快其心，逆于生乐，起居无节，故半百而衰也。"

至此，《黄帝内经》作为一本综合性的医学百科全书，以阴阳理论为基石，以整体观念强调人体与自然的一体性，人体结构和各个部分都是彼此联系的整体，从而建构完成了中医学上的阴阳五行学说、脉象学说、藏象学说、经络学说、病因学说、病机学说、病症、诊法、论治及养生学、运气学等学说，是一种综合了自然、生物、心理、社会等各个因素的整体

---

① 张其成：《易学与中医》，南宁：广西科学技术出版社，2007年。

医学模式，奠定了人体生理、病理、诊断以及治疗的认识基础，是中国影响极大的一部医学著作，被称为医之始祖，实现了"三个第一"：第一部中医理论经典——系统讲述人的生理、病理、疾病、治疗原则和方法的医学经典，奠定了中医体系；第一部养生宝典——不仅讲怎样治病，还讲怎样不得病的具体原则和方法；第一部关于生命的百科全书——涵盖医学、天文、地理、历法、哲学、物候学、心理学等多个领域，围绕生命讲天地人的奥秘。

第二章

天文与人文

经天纬地曰文，照临四方曰明。

——《尚书·舜典》

天人同文，地人同理。

——《鹖冠子·度万》

人类文明从哪里来？

《黄帝四经·经法·四度》云："动静参于天地谓之文。"《周易·象传》云："刚柔交错，天文也；文明以止，人文也。观乎天文，以察时变；观乎人文，以化成天下。""文化"一词就出自这里。中华圣人观测的是天文，天文的运用成为人文，天文的量化就是历法。人文源于天文，而天文的第一个落脚点是历法。

要弄懂中华文化，必须从天文历法开始。要弄懂中医文化，也必须从天文历法开始。人类历史从古至今，天文历法大致分为三类：太阳历、太阴历和阴阳历。中华天文历法，林林总总，发轫于河图洛书，成熟于十月太阳历，完善于十二月阴阳合历。中原大地的十月太阳历由于战乱和朝代更迭频繁等原因而失传，经过专家的不懈努力，在彝族和苗族的文化遗存里找到了十月太阳历。其中，十月太阳历是阴阳五行、天干地支的源头。

刘明武先生在《太阳与中医》里指出，"冬至阳旦，夏至阴旦"，一年分为两段，上半年是阳年，下半年是阴年，这就是阴阳的最早出处。找到了十月太阳历，阴阳五行就是精密准确的天文法则，没有十月太阳历作证，阴阳五行就成为被攻击的玄学。太阳具有唯一性和真理性。太阳作为宇宙的一个组成部分，它遵循宇宙终极运行法则——在中国文化里称为道。只要天道不变，太阳法则就不变，周而复始，在地球上冬至与夏至这两个极点就不会变，依据太阳法则总结提炼出来的阴阳五行法则就不会变。这就从一个文化原点上回答了一个质疑，为什么几千年中 医理论体系架构的底层基础不会变的道理所在。因为中医理论的大本大源，不是神秘的玄学，而是至今颠扑不破的人类第一学——天文学。

天文学作为古老的自然科学，迄今为止已经有5000年以上的历史。几乎所有的自然科学分支研究的都是地球上的现象，只有天文学从它诞生的那一天起就和我们头顶上可望而不可即的灿烂的星空联系在一起。中医移植应用这一科学成果，并由经验医学上升为理论医学。从天文到人文，中医是最重要的转化成果。

我们的祖先是"以天作则"，把老天作为老师的。这也就回答了为什么我们没有西方一样的宗教，我们没有人格神God，只有苍天上帝。《通典·礼典》："所谓昊天上帝者，盖元气广大则称昊天，远视苍苍即称苍天，人之所尊，莫过于帝，讬之于天，故称上帝。"所以，讲"道理"是我们几千年的传统，道是天道，理是地理。不懂得一点天文地理，怎么讲"道理"呢？道之理者唯自然也。自然之理者，顺道者昌盛，逆道者衰亡。天道无亲，常与善人。道是无形的，需要观察和感悟。

天文是人文形成的第一坐标。

在中国传统文化中，"天文"和"人文"这两个词最早均出自群经之首《易经》："刚柔交错，天文也；文明以止，人文也。观乎天文以察时变；观乎人文，以化成天下。"（《易经·贲卦·象辞》）"仰以观于天文，俯以察于地理，是故知幽明之故"（《易经·系辞上》），意思是观察天文地理就可以明白万事万物之所以隐藏难见和显而易见的道理。刚柔

125

（阴阳）交错的变化中让我们看到了自然界事物的运行法则和变化规律，这属于"天文"的范畴。人类创造的诗书礼乐、道德伦理等一切文化成果是教化天下的根本，这是属于"人文"的范畴。人们通过观乎天文察时变来了解和认识一年四季的变化和规律，使人类活动与自然界的运行规律做到协调一致，通过观察提炼出的人文来教化天下人，从而形成和谐有序的文明社会。

《尚书·舜典》曰："经天纬地曰文，照临四方曰明。"这是"文明"的出处。文明是人文化成的过程，是人类对自然的认识和理解。因此，天文学是人类第一学，历法是人类第一法，历法是天文到人文的转化运用。有文字之前，天文历法是用河图洛书、八卦抽象符号表达的。有文字之后，天文历法是用文字表达的。《尸子》中说，伏羲画八卦，别八节而化天下。八卦就是八节历。《管子·五行》篇中说，黄帝时代就制定了金木水火土五行历，五行历是蚩尤制定的。考古学发现，远古时期的岩画上，陶瓷罐上的图像中，类似于太极的漩涡图、"十"字图、"卍"字图、成都金沙太阳神鸟图等均与天文历法相关。我们祖先以天文历法为基础，演化出了人理、物理、数理、医理的各个学科。古老的中医是人文的一种，自然也是来自天文与历法。

一、七衡六间与中医

现代人都知道南北回归线和赤道。上古人以"衡""间"分之，"衡"是太阳于节气日在天空中的运动轨迹，"衡"与"衡"之间的区域是"间"。在自己所生活区域的中心位置确立观测点，以春秋分观测到的太阳运行轨迹为中衡，以夏至日观测到的太阳运行轨迹为北外衡，以冬至日人们在地球上观测到的运动轨迹为南外衡，形成《归藏易》。

1. 七衡六间与太阳回归运动

七衡六间是中国古代一种关于太阳在天空运行的理论模型，其说主要出自《周髀算经》，内容如下：

> 七衡图……凡为日月运行之圆周，七衡周而六间，以当六月节。六月为百八十二日、八分日之五。故日夏至在东井，极内衡，日冬至在牵牛，极外衡也。衡复更终冬至。
>
> …………
>
> 外衡冬至，日在牵牛；内衡夏至，日在东井……春分、秋分，日在中衡。春分以往日益北，五万九千五百里而夏至；秋分以往日益南，五万九千五百里而冬至。

如果我们在"七衡六间图"上的七个同心圆上，画出太阳周年运行的轨迹，得到的就是著名的太极图。把这个太极图按一年十二个月分成十二等分，得到的就是著名的"十二辟卦"。如果我们再在七衡六间图上，按

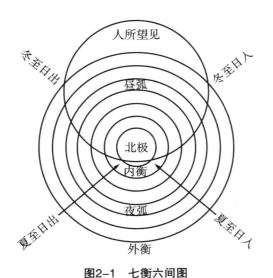

图2-1　七衡六间图

照"一分为二"的画卦法划分，用黑白色方格表示阴阳，得到的就是传说中的伏羲先天八卦图。

七衡六间与现今地球上的五带划分（热带、北温带、南温带、北寒带和南寒带）存在着对应关系，中衡对应于地球上的赤道，内衡与外衡对应于北回归线与南回归线；盖天说所说的"极下"，即现在所说地球的北极。所以，盖天说对地球上各地气候差异做出了准确的解释。《周髀算经》记载："璇玑径二万三千里，周六万九千里，此阳绝阴彰，故不生万物。""极下不生万物。北极左右，夏有不释之冰。"这是说北极径二万三千里的范围内，常年结冰，万物不生。

《周髀算经》的这个结论，是有定量根据的，因为即使在夏至之日，太阳距北极星仍有11.9万里远；而冬至时太阳离夏至日道也为11.9万里，这时"夏至日道下"（北回归线）的"万物尽死"，由此可知即使太阳移至内衡（夏至）时，北极下也不生万物，何况其他季节？《周髀算经》还进一步指出："凡北极之左右，物有朝生暮获。"这是指北极地带，一年中6个月为长昼，6个月为长夜，1年1个昼夜，所以作物也在长昼生长，日落前就可收获了。同样，"中衡左右，冬有不死之草，夏长之类；此阳彰阴微，故万物不死，五谷一岁再熟"。这是对赤道南北热带地区的气候和作物情况的精确说明。古人受到交通工具的限制，他们的出行半径和范围非常有限，而这些论述的正确性，为现代地理学完全证实，不能不令人惊叹。

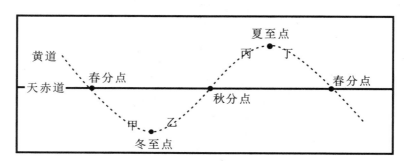

图2-2 太阳视运行s轨迹图

七衡六间实际是一种太阳回归运动在子午环上的观测记录。一年之中太阳自南而北，又自北而南往返一个回归，确定上衡下衡的位置，便可以测量出"年"起始与短长。上下衡间划分为六个角度，一往一返各六个夹角，半年六月恰好一月一间，共行经十二个夹角，与十二月相应。当太阳位置运行过一间时，便大致是一月。衡位加上每间中点又可以和二十四节气相应。通过用衡观测太阳的南北回归运动，便可以获得一套简单明了的回归年太阳历。从考古的陶器证实，"七衡六间"理论在大地湾—仰韶文化—马家窑文化时期是成熟的应用理论，应用于历法。太阳在南北回归线运动轨迹在仰韶文化陶器图案上简化成了"⌒"符号。南北回归线、赤道，"S"形符号。与现代人作的图惊人一致。西方要找文字"S"，这就是"S"的源头。

七衡即是太阳运行的轨道，内衡和外衡之间这一环带涂上黄色，即所谓黄道。太阳只在黄道内运行。夏至日太阳在内衡道上运行。从夏至日到大暑日，太阳在第一衡和第二衡的中间，即第一间运行。大暑日，太阳在第二衡上。处暑日太阳在第三衡上。秋分日太阳在第四衡，即中衡上。霜降日太阳在第五衡。小雪日太阳在第六衡。冬至日太阳在第七衡，即外衡上。从冬至开始，太阳又往内衡方向运行，于大寒、雨水、春分、谷雨、小满，分别经过第六、五、四、三、二各衡，在夏至日，太阳又回到了内衡的轨道上。这即是太阳在七衡六间轨道上的运行情况以及与十二节气的关系。

在牛顿的时空中，时间是一维的，过去、现在、未来，是线性的、抽象的。而我们的时间是具象的，太阳、月亮，这也让我们懂得为什么中文称时间为时光，用来授时的现象都是有光的天体：日月星辰。在中国的古代历法中古人完成了时节与天象的对应，日与月的相合，构建了天与人相合的一个系统，这有别于西方人在空间中构建的客观宇宙。

2. 七衡六间与"七"的节律

七衡六间图与周易复卦中"七日来复"和《黄帝内经》"天之道

六六节"直接相关，是经文所言的现象依据，也都是在描述和时节相关的事情。"七日来复"，代表天道运行的大规律。它出自《周易》复卦的卦辞："复，亨。出入无疾，朋来无咎。反复其道，七日来复。利有攸往。"中国人祭奠刚死去的亲人，也遵照"七"的规律，每七天祭奠一次，直到七七四十九天，称为"头七、二七、七七"。天地阴阳七日来复，那么人的亡魂也应该七天返回一次。"七"字相似于"匕"，是"汤匙"之义，《震》卦辞曰"不丧匕鬯"，像是北斗七星斗柄的形状。北斗七星是天空最有代表的一个参照物，北斗七星围绕北极星旋转，古人根据北斗七星的运动而观阴阳，定方位，明四时，北斗七星不停地运转，代表了一年四季不断地推移交替。

张仲景在《伤寒论》中就写道，外感风寒即使不治疗，一般7天就可以自行痊愈。如果7天不好，病程就会延至7的倍数，14天或21天，这种规律被称为七日节律。动物和人的怀孕周期都是7的倍数：鸡孵蛋21天；猫怀孕63天；兔子怀孕28天；老虎怀孕105天；人类怀孕280天。七日节律是受太阳和月亮的共同作用形成的，阴历一个月有28天，一个月存在四次潮汐，28除以4就是7天。人体大部分是由水组成，所以人体七日节律，也可以看成是潮汐律，天人合一的秘密就在这个节律里。

中医认为女七、男八，是女人男人的生命节律。女子每隔七年，生理上会发生一次很明显的改变；而男子是每隔八年会出现一次生理上的变化。"女子七岁，肾气盛，齿更发长；二七而天癸至，任脉通，太冲脉盛，月事以时下，故有子；三七，肾气平均，故真牙生而长极；四七，筋骨坚，发长极，身体盛壮；五七，阳明脉衰，面始焦，发始堕；六七，三阳脉衰于上，面皆焦，发始白；七七，任脉虚，太冲脉衰少，天癸竭，地道不通，故形坏而无子也。"（《素问·上古天真论》）。从这个生命周期节律可以看出，女性在28岁时生理上达到最佳状态，身体最健康；28岁后，开始走下坡路；尤其是到了35岁，衰老就在面部明显表现出来。

3. 七衡六间与六六之节

"六六之节"的"节"，是古代纪年单位。六十甲子，大家都熟悉了，就是十天干和十二地支相配，完整地配一轮下来刚好是六十。六节，即一年六个甲子。六六就是6乘以60，等于360，正好是一年360天，这是从整数来说的。"六六之节"是说六个甲子为一年。

《素问·六节藏象论》里，黄帝问岐伯：我听说天体运行是以六个甲子构成一年的，而人则以"九九极数"的变化来配合天道的准度；同时人体又有三百六十五个穴位与天地相应。这其中所蕴含的道理是什么？

岐伯回答说："夫六六之节、九九制会者，所以正天之度、气之数也。天度者，所以制日月之行也；气数者，所以纪化生之用也。"意思是说，六六之节和九九制会，是用来确定天度和气数的。天度，是计算日月行程的。气数，是标志万物化生之用的。由于天属阳，地属阴，日属阳，月属阴，所以自然天体的运行也就有着一定的部位与秩序。具体每一昼夜：日行一度，月行十三度有余，故而大月、小月之和加起来就是365天而成为一年；又由于月份有着不足，节气也有盈余，于是便产生了闰月。再次，一旦确定了岁首、冬至并以此为开始，再用圭表的日影以推正中气的时间，那么随着日月的运行而推算节气的盈余，直到岁尾，则整个天度的变化就可以完全计算出来了。天象以六六为节制，地象以九九之数配合天道的准度！天有十干，代表十日。十干循环六次而成一个周甲，周甲重复六次而一年终了。这是三百六十日的计算方法。

《黄帝内经》独创了一种"五运六气历"，属于阴阳合历。《素问·六节藏象论》说："五日谓之候，三候谓之气，六气谓之时，四时谓之岁"，即五天多叫作一候，十五天叫作一气，九十天组成一时，即一季。这就是古代历法中传统的二十四节气和七十二候。四时气候的变化可用三阴三阳的六气分为六步来表示。六气分为两种，即主气和客气。主气的六步是气候变化的常令，大体上按风、温、热、雨、凉、寒六个季节的

一意九鼎任中醫

次序排列，每一步六十天八十七刻半，年年如此不变。客气也有同样的六步，但其顺序与主气稍有不同，按温、雨、热、凉、寒、风的次序，其第一步气随不同的年份变动，加临于主气之上，而客气的作用要大于主气。详情见下一章《从天气到人气》。

二、太阳历与中医

太阳历有两种。第一种是十月太阳历，另一种太阳历是十二月太阳历。

1. 天文历法是统治工具

古人掌握天体运动的手段有限，知晓神秘莫测天象运动的只能是极少数人，天文学知识在那个时期是最先进的知识。谁能够掌握天文学知识，谁就可以通过观象授时来实现他对整个氏族部落的统治。因为农业是看天吃饭。观象授时的正确与否会直接影响到一年的收成，错过一个季节，这一年就会颗粒无收。因此对于远古农业经济时代，历法是统治者的第一大法。《尧典》开篇就是叙述帝尧命令羲和"钦若昊天，历象日月星辰，敬授民时"。《论语》里说到帝尧当时禅位给舜时强调"天之历数在尔躬，允执其中"，意思就是天时和历法必须由你亲自来掌握。"允执其中"的"中"就是测量天象的圭表，把握了这个圭表，像圭表一样保持中正之道，就等于是有了权杖，有了统治权威。

因此，最早的天文学，实际是一种政治天文学，而天文学最早也是一种政治统治工具。我们在第一章里介绍了农历二月初二"龙抬头"的来历，正是因为龙星对确定农业上开春播种的时间具有重要的意义，它于是成为统治者重要的观测对象，进而统治者就和"龙"建立了联系，产生了"真龙天子"这样的认识。

所谓历法无非就是在时间坐标轴上的标记方法。历法是人类文明进程中最早出现的人文，久远又复杂。有名称可考的中国古代历法共计115种之多。由于历法既涉及农耕，又涉及政权，所以在远古文明中，历法的改革成为众多神话的题材。女娲补天、后羿射日、夸父逐日三则神话，其实具有共同的历法来源。单纯采用阳历或阴历都有不足之处，古人便将两种历法合起来构成阴阳合历，即农历。农历要用闰月的方法来补齐阴历少于阳历的天数，这便是补天。补天数讹误为补苍天，演化出女娲补天神话。补天也叫正日，即修正日子，由于同音讹误为"征日"，并演化出后羿射日与夸父逐日两个神话。神话主角"娲""羿""夸"具有共同的语源，都是从日月拟人化演变出的制历之人。这三则神话都保留有浓厚的历法元素，与补天、正日历法行为相呼应。

舜之前流行的历法以十八地支纪日，每月三十六天，一年有十月。由于当时民间历法混乱从而影响农事，造成"焦禾稼，杀草木，而民无所食"的严重后果，舜遂让自己的天文官后羿推行新的阴阳合历与天干地支纪年法。阴阳合历，就是既要考虑月相的符合，即新月在初一，满月在十五，又要让一年的平均长度仍然为365日多一点（和公历的年长接近）。这样历法中，就必须同时容纳阴历和阳历两种成分，将它们调和起来，所以比阳历和阴历都要更为复杂。历法改革中影响最深远的是十月太阳历的改革。

2. 太阳历改革与五行对应

运用阴阳五行，是先秦华夏文化的基本特征。但是，没有一部经典解释阴阳五行的来源。能够完整解释阴阳五行、天干地支的唯有彝族文化。彝族文化至今保留了一种十月太阳历[①]。周王朝之后，产生十月太阳历的中原大地，由于战乱和朝代更迭而丢失，但十月太阳历在偏远的彝族聚居区得以保留，这是至今还依然存活的最古老的中华文化火种和见证。这种历的基本结构如下：由年、季、月、旬、日与年节六大元素组成；一年

---

① 刘明武：《太阳与中医》，长沙：湖南科技出版社，2019年。

分五季，五季称五行。一行72天，五行五季360天。五行用木、火、土、金、水五行来表达；一年分10个月，一个月36天，10个月360天。十月太阳历分十个月，依次用甲、乙、丙、丁、戊、己、庚、辛、壬、癸十天干来表达，太阳历历法改革后，十月太阳历变为十二月太阳历，依次用子、丑、寅、卯、辰、巳、午、未、申、酉、戌、亥来表达，并由此产生了二十四节气，一直沿用到现在。

世界历史上出现过单纯的太阴历和太阳历，他们的构建原理完全不同。

月缺、月圆是自然界明显的变化之一，所以最早的历法大概都是阴历。从天文学的观点看，日夜变化是地球的自转引起的，月相变化是月球绕地球的转动引起的，一年四季的变化是地球绕太阳公转的结果。但是，这三者并不公约，他们的大小之比并不是整数。一个朔望月是29.5306日，一个太阳回归年是365.2422日。那么一年之中的月数就是12.368个。

太阴历在天文学上是根据月亮绕地球运动规律来制定的历法，却完全没有考虑地球绕太阳公转，太阴历能完全地展现月亮的阴晴圆缺等诸多月相规律，却不能体现四季寒暑，而太阳历正好相反。太阳历又称为阳历，是以地球绕太阳公转的运动周期为基础而制定的历法，一年12个月的这个"月"，实际上与朔望月无关。阳历的月份、日期都与太阳在黄道上的位置较好地符合。根据阳历的日期，在一年中可以明显看出四季寒暖变化，但在每个月份中，看不出月亮的朔、望、两弦。人们既要准确的月，又需要可以使用的准确的年，于是采取阴阳合历，这是东方人解决矛盾的智慧。他们用准确的月加上七年三闰、十九年七闰之类的闰月，凑出了平均意义上的年。凡是与月亮有关的习俗，人们就用月；凡是与气候、农业生产相关的事物，他们就用节气。与气候有关的所谓黄梅天、伏天等都固定在以太阳历为骨架的节气上。对于古代的农业生产，这样的历法基本上就完全够用了。

太阳历改革，改在了四个方面：一是十个月改革为十二个月；二是五季改革为四季，即金木水火土五行改革为春夏秋冬四时；三是月的时间长度改革，36天改革为30天；四是节气数的改革，二十节气改革为二十四节气。春夏秋冬四时，十二个月，二十四节气，这就是改革后的十二月太阳历。现在我们使用的世界通行公历（或阳历）即太阳历，平年365天，闰年366天，每四年一闰，每满百年少闰一次，到第四百年再闰，即每四百年中有97个闰年。阴阳合历，它兼顾了太阳、月亮与地球关系，它既与月相相符，也与地球绕太阳周期运动相符合。与中医相关联，影响最大的是十月太阳历。阴阳五行、天干地支的理论基础，均由十月太阳历所奠定。太阳历，是以太阳回归年为依据制定出来的。十月太阳历，就是太阳回归年份十个月的历。

《黄帝内经》里提出一个季节——"长（zhǎng）夏"，是指万物生长而"蕃秀"的季节。阴阳五行家邹衍在发表他的"宇宙五行"学说时，在对应"世间万物"发觉了一个很麻烦的问题，一年四季春夏秋冬跟五行中木火金水相对应时少了一个"土"行，于是他从每个季节的伯仲季里单挑了一个词语"季夏"作为春秋之间的一个季节，这样就把"五行"一年四季完美对应起来。后来那些学者们发现，原来《黄帝内经》里那个"长夏"原来就是邹衍所提的"季夏"。

这个回答依然没有彻底说服人们。五行之所以被人们称为伪科学，是因为《黄帝内经》提出了这个理论，却没有告诉我们它的出处。《汉书·艺文志》："仲尼有言，礼失而求诸野。"孔子是告诉我们，丢失了的传统礼节、道德、文化等可以去民间寻找。十月太阳历，汉族已经失传，但在彝族文化里还保存完整。在彝族文化里，十月太阳历用洛书表达。洛书又是用抽象符号实心圆与空心圆表达的，空心圆代表奇数，实心圆为偶数，一二三四五六七八九，这一组奇偶之数，就是一部完美的十月太阳历。"始于一，终于九"中的"一"与"九"，就出于十月太阳历，表示两个重要的节令：冬至与夏至。

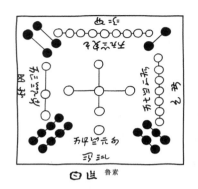

图2-3 彝族洛书图

冬至的一阳生，到夏至的九阳见顶，就是阳年的转折点，转入阴气生发的时点。这也是九为至大之数的天道所在。彝族太阳历原理就是按照十二天为一节，把全年360天平均分为30个等分，剩余五六天为过节之用，每3个等分即36天就一个月来对应，30个等分就变成十个月，单数月为公，双数月为母（公为阳，母为阴），一公月一母月成为一季，一年就等于五季。如果出现岁差，就按照"以太阳定冬夏，以北斗定寒暑"的原理进行修正。彝族文化里的洛书之形，与汉族洛书完全一致。十月太阳历有一个最大的特点，它十二天为一节是每天对应十二生肖中一个，这是符合国人习惯的，把一年分成十个月，就好比人的十个手指，每个手指代表一个月，五个月代表一个手掌，这是一种非常原始却非常有效的历法。如果把其中五个月对应为阴，另外五个月对应为阳，那么十月太阳历就与邹衍的阴阳五行学说完全对应起来了。这个五季正是对应春天之木、夏天之火、长夏之土、秋天之金、冬天之水的阴阳五行学说。而《黄帝内经》中的五季说法也能与五行完整对应结合起来。

3. 五行与五季和五气

十月太阳历由四大要素所构成——天、月、行、年。360天为一年，一年分五行十个月。十月太阳历论行不论季，实际上，行相似相通于季，五行即五季。一行两个月，一月36天，十个月360天。

五行又是什么？

> 行，运行也。五行，运行不息的五季也，五季即五种能量不同的气，或者说五行是气的五种运动状态。

这是五行的本来之义，是天地阴阳之气的运行，即五个季节的变化。《吕氏春秋》把五行直称为五气，五行即一年中的五个节气，或五个季节。十月太阳历之所以将一季称为一行，是指随着时序的前移，气候就会不断地推移。一年五季气候移行变化的规律正好体现了五行相生之序：春生、夏长、长（zhǎng）夏化、秋收、冬藏，所以五行以及五行相生之序是天道自然规律的体现。

五行理论里的"五方说""五星说""五材说"，都是后来在此基础上衍生出来的。现行所有高等中医药院校使用的《中医基础理论》类教材（包括相关院校自编的此类教材）中对"五行学说"发生源头仍有"五季说""五方说""五星说""五材说"诸种混乱的说辞，而其中"五材说"（金木水火土）最为常见，显得牵强附会。应当正本清源，五行学说的源头只能有一个，那就是"五季说"。

东汉郑玄注《尚书·洪范》云："一曰五行。"曰："行者，言顺天行气也。"

《管子·五行》云："作立五行，以正天气。"

《史记·历书》云："黄帝考定星历，建立五行。"

《素问·五运行大论》云："丹天之气经于牛女戊分，今天之气经于心尾己分，苍天之气经于危室柳鬼，素天之气经于亢氐昴毕，玄天之气经于张翼娄胃。"

在洛书之中，奇数分布于四方，偶数分布于四隅。阳奇阴偶，奇数为阳，偶数为阴。太阳历，就隐藏在分布在四方四隅的阴阳奇偶之数之中：

阳数9表达的是火行72天，阳数1表达的是水行72天，阳数3表达的是木行72天，阳数7表达的是金行72天。这里四个72天，分布在洛书的四方。阴数8表达的是冬春之间的18天，阴数2表达的是夏秋之间的18天，阴数6表达的是秋冬之间的18天，阴数4表达的是春夏之间的18天。这里四个18天（一共72天），分布在洛书的四隅。四个18天组成的72天，归中央统领，表达的金木水火土五行中的土一行。五行的顺序，依次是木火土金水。五行以木行为首，以水行为终。

这样我们就非常明确地知道阴阳五行学说来自十月太阳历。

五行是阴阳的展开。在第一章，我们已经知道将一个太阳回归年以日影长短变化为依据分为阴阳两半，前一半为阳年，后一半为阴年。太阳由南回归线到北回归线，日影由长变短，这半年为阳；太阳由北回归线到南回归线，日影由短变长，这半年为阴。上半年的阳主生主长，下半年的阴主收主藏。冬至夏至：阴阳两极。十月太阳历中有两个年节——大年与小年，冬至过大年，夏至过小年。冬至夏至，实际上是一岁之中的阴阳两极。冬至，太阳相交于南回归线；立竿测影，这一天的日影最长。夏至，太阳相交于北回归线；立竿测影，这一天的日影最短。冬至夏至，阴阳两极；冬至为阳极，夏至为阴极；阳极生阴，阴极生阳；一岁之中，天地之间的阴阳二气是在冬至与夏至这两天转换的。太阳历十个月，一三五七九为阳，二四六八十为阴。

冬至一阳生。冬至为阳旦，夏至为阴旦。阳旦，阳气初生第一天。阴旦，阴气初生第一天。一岁之中，阳气初生于冬至，阴气初生于夏至。从冬至这一天开始，地下阳气一步步上升。从夏至这一天开始，天上阴气一步步下降。天文历法合理地解释了《黄帝内经》里"阳极生阴，阴极生阳"的阴阳转换。只有明白了阴阳两极以及阴阳转换的宇宙大道，才能理解黄帝内经中的重要论断：

　　　　是故，冬至四十五日，阳气微上，阴气微下；夏至四十五日，阴

气微上，阳气微下。阴阳有时，与脉为期，期而相失，知脉所分，分之有期，故知死时。（《素问·阴阳应象大论》）

阴阳者，天地之道也，万物之纲纪，变化之父母，生杀之本始，神明之府也，治病必求于本。（《素问·阴阳应象大论》）

五季用金木水火土五行来表达阴阳在一年里不同的象，五行即五个连续运行的季节。十月太阳历之所以将一季称为一行，是指随着时序的运行，气候就会不断地出现有规律的变化：春温暖、夏炎热、长夏湿热、秋凉爽、冬寒冷。一年五季气候变化的规律正好体现了五行相生之序：春生、夏长、长夏化、秋收、冬藏，所以五行以及五行相生之序是天道自然规律的恒常循环。《黄帝内经》等医书中但凡涉及一年分为五季的原文、涉及长夏、七十二日等原文，都应以十月太阳历法的知识本义来识读。五行五季的时空划分，人类第一次将自己生存的宇宙世界放在一个有规律可认知的时空系统之中。

那么，为什么中医用金木水火土来代表五行（五季）呢？五行的金木水火土是宇宙生灭的表象和依次呈现，从五季的角度，春天万物生发，木的曲直生发之象最具有代表性，故春天属木，主万物之始；夏天是万物繁茂的季节，夏日炎炎似火烧，火的发散炎热之象最具有代表性，故夏天属火，主万物繁盛；秋天是万物成熟收获的季节，万物束敛为金色，秋天被称为"金秋"，人们以"金"伐"禾"，万物沉浸在肃杀之气中，金的肃杀收敛之象最具有代表性，故秋天属金，主万物之所终；冬天是万物潜藏的季节，是万物之寂灭，水不再泛滥涌流，甚至凝结为冰，水的寒凝之象最具代表性，故冬天属水，主万物于无形；而土的阴是承载这一切变化的母体，与太阳的阳构成阴阳大道，存在于一年四季，故五行的土季由一个"阳月"和一个"阴月"组成。"五行"之"行"，即季节气候年复一年运行不息之意。在太阳背景下的五季气候运行不息，万物也随之发生变化，事物的一切运动变化莫不遵循于此，这就是五行以及五行相生之序发生的天文历法背景。

简而言之，春天为木气最旺之时，故春季五行为木；夏季为火气最旺之时，故夏季五行为火；秋季为金气最旺之时，故秋季五行为金；冬季为水气最旺之时，故冬季五行为水。这就是五行即五季，五季即五气的表达。气有两个大的气化方向，一个是热化，一个寒化。当地球上半年，气温逐渐上升，由温热到火热，这就是阳年的半年；当地球下半年，气温逐渐凉降，直到寒冷，这就是阴年的半年。让气热化的能量叫阳，让气寒化的能量叫阴。

于是，五行五季五时依次为：木——春天，始于寅（立春），旺于卯（春分至极），接地气于辰（清明）；火——夏天，始于巳（立夏），旺于午（夏至至极），接地气于未（小暑）；金——秋天，始于申（立秋），旺于酉（秋分至极），接地气于戌（寒露）；水——冬天，始于亥（立冬），旺于子（冬至至极），接地气于丑（小寒）；土——代表四季，旺于四季，四季之末月辰、未、戌、丑，皆为土。这种节气的变化是一种能量的变化，物质可见，能量却不可见。物质是一种可以见到的象，金木水火土就是气在不同季节五种代表性的象。

表2-1　五行与五气、五脏的对应关系

木	春天生发	风（五气）	肝（五脏）	疏泄
火	夏天炎热	暑（五气）	心（五脏）	阳煦
土	长夏水湿	湿（五气）	脾（五脏）	生化
金	秋日干燥	燥（五气）	肺（五脏）	清肃
水	冬季寒冷	寒（五气）	肾（五脏）	藏精

《尚书·洪范》对水、火、木、金、土五行的认识，为现存最早的有关五行学说的文献记载，它认为："水曰润下，火曰炎上，木曰曲直，金曰从革，土爰稼穑。"这里五行概念已经从具体事物中抽象出来，作为分类归纳繁杂客观事物的标准，具有润下功能的都称为"水"，具有炎上功

能的都可称为"火"，具有曲直功能的可称为"木"，具有从革功能都可称为"金"，具有稼穑功能的都可称为"土"。

　　五行，中医文化继阴阳之后的第二个元概念就此诞生了。以五行论五脏，肝木、心火、脾土、肺金、肾水。不用十月太阳历，就无法完整解释中医文化的五行之说。《素问·刺要论》："脾动则七十二日四季之月。"这里的七十二日四季之月，指的是春、夏、秋、冬每季后18天，从洛书图中可以得知。《素问·阴阳类论》："春甲乙青，中主肝，治七十二日。"以此类推，心、脾、肺、肾四脏都是各主七十二日。不懂十月太阳历，就读不懂为什么一脏主七十二日之说。行的这种循环往复的阴阳五季特性，上升到道的层面就变成了哲学的概念，《道德经》得出一个重要的论述："反者道之动。"于是人们对五行观念认识由表时节气候运行变化的意义，被方法论的作用取而代之，演化为哲学层面的认识论和思维方法，五行的特性被抽象，用作分析、归纳、标记各种事物和现象的属性特征，以此作为研究各类事物内部联系的依据，五行不再是金木水火土等自然事物的本体原型，而是具有普遍属性或功能的概括，自然界万物的演化都是在阴阳五行规律作用下发生的。因此，《黄帝内经》将初始表达时序的五行观念予以延伸，以木火土金水五种物象之间的相生为坐标，进一步确立了五行的相克关系，认为"木得金而伐，火得水而灭，土得木而达，金得火而缺，水得土而绝。万物尽然，不可胜竭"（《素问·宝命全形论》），从而提炼出五行生化制克规律，上升为系统的、整体的、相互联系的五行理论，并用以解释宇宙万物的发生、发展、变化，成为中国传统的世界观和方法论。

　　《中医学·绪论》说《黄帝内经》"至今仍有效地指导着中医的临床实践"。《素问·脏气法时论》说："五行者，金、木、水、火、土也。更贵更贱，以知死生，以决成败，而定五脏之气，间甚之时，死生之期也。""贵"即五行的旺；"贱"即五行的衰；"甚"即五行的太过或不及。所以知道了五行之气的旺衰，也就知道了五脏之气的旺衰和人体所患之疾是重是轻，是可治是不可治。《史记·扁鹊仓公列传》说："黄帝、扁鹊之脉书、五色诊病，知人死生、决嫌疑，定可治及药论甚精。""五色"即五行。人的面色由望诊而知，"五色诊病"，就是人的面上气色衰弱时，就可"知人死生，决嫌疑"。人体面上气色衰是指：春忌黄，夏忌白，长夏忌黑，秋忌青，冬忌红。若是人体面上气色在季节中出现了所忌之色，则表示人体疾病到了严重的地步。中医以望诊来分析五行旺衰而"知人死生"。

三、太阴历、北斗历与中医

太阳历并不是中医理论建构的唯一的时间坐标，古人还建构了太阴历（农历）、黄道十二宫太阳历、以北斗星座为参照的九宫八风系统等。下面再简要介绍其他几种历与中医的关系。

1. 阴历与中医月亮盈亏理论

太阴历又名阴历，系以月球绕行地球一周为一月，再配合地球绕日一周之时数为一年。以月地关系建构的太阴历，定月的依据是月亮的运动规律：月球运行的轨道，名曰白道，白道与黄道同为天体上之两大圆，月球绕地球一周，出没于黄道者两次，历27.32天，为月球公转一周所需的时间，谓之"恒星月"。当月球绕地球之时，地球因公转而位置亦有变动，绕地球一周，复至合朔，需要平均29.53天，谓之"朔望月"，习俗所谓一个月，即指朔望月。

人们通过观察月亮阴晴圆缺的变化，编制了太阴历，规定七天一星期，每天各有一位星神值班，从星期天到星期六分别：太阳神、月神、火星神、水星神、木星神、金星神、土星神。我们使用的七天一星期的制度就是由此演变过来的。在《黄帝内经》中可以找到200多个以"月"字构成的重要论述。《素问·阴阳离合论》中"日为阳，月为阴，大小月三百六十日成一岁，人亦应之"；《素问·移精变气论》中"色以应日，脉以应月，常求其要，则其要也"；《素问·八正神明论》中"月生无写，月满无补，月郭空无治，是谓得时而调之"。可见，日—月—地（人）关系是中医基础理论的重要元命题。《素问·八正神明论》中所谓"星辰者，所以制日月之行也。八正者，所以候八风之虚邪以时至者也"，这种包含有昼夜、旬、月、季、年和60年甲子等多元的时间坐标，为中医观察、记录和分析生命和疾病变化提供了丰富而方便的尺度。

《素问·八正神明论》曰："月始生，则血气始精，卫气始行；月廓满，则血气实，肌肉坚；月廓空，则肌肉减，经络虚，卫气去。"大概意思是，月圆时气血比较旺盛，月缺时气血较虚。朔日（阴历三十、初一、初二）月缺时，白天阳气渐弱，夜晚阴气渐虚，机体抵抗力下降，是肺心病、冠心病、心绞痛、心肌梗死、脑梗死等容易发病或病情加重的时期。弦日（阴历初六、初七、初八和二十二至二十四）这六天是支气管炎、肺炎、传染性肝炎、慢性胆囊炎等疾病的易发和加重期。望日（阴历十四、十五、十六）月圆时，容易血气上浮而出现头晕头痛、面红目赤、急躁易怒等症状，是高血压、上消化道和脑部出血的易发期和加重期。《灵枢·阴阳系日月》提到："寅者，正月之生阳也，主左足之少阳；未者，六月，主右足之少阳……九月，主右足之厥阴。"《素问·八正神明论》："凡刺之法，必候日月星辰，四时八正之气，气定乃刺之。""是以天寒无刺，天温无疑，月生无泻，月满无补，月廓空无治，是谓得时而调之。""月生而泻，是谓脏虚；月满而补，血气扬溢，络有留血，命曰重实；月廓空而治，是谓乱经，阴阳相错，真邪不别，沈以留止，外虚内乱，淫邪乃起。"

2.北斗历与中医九宫八风

北斗历法是将一个太阳回归年（366日）分为八个时段，用以度量一年四时八节的历法定制，是《黄帝内经》构建生命科学知识体系时所应用的历法之一，用以预测一年不同时段的气候、物候，以及可能发生的疫情

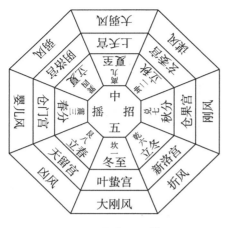

图2-4 九宫八风模型

和疫病，并以此为背景创立了诸如八正、八极、八风、八动、八溪、八节、八虚、八髎、八纪、八达等与医学知识相关的专用术语，足见该历法在中医药理论建构中的作用及其意义。

北斗七星是"九宫八风"思维模型建构的天文学基础。"九宫八风"模型有严格的天空区间规定，将天宫以井字划分九个空间区位，便于晚间从地上观天的七曜与星宿移动，可知方向及季节等资讯。

有了九宫空间区位，可以对北斗七星昼夜、一年不同时段运行轨迹予以度量，也对北极星（北辰）、二十八宿所在方位做了规定，对五星、日月在不同季节循行轨迹予以标记。"九宫八风"模型也由此严格规定了地面区间（即九野）。地面有九野的规定与天空之九宫对应，天空有北斗斗柄旋转指向一定方位，地面则以观测者所在之处为中央，地之各分野对应着天空各宫，不同空间区位之相关天象于地面也有相应的气象、物象。同时规定了八方空间，对四时八节时间意涵进行严格的界定。冬至日既是节令变化之起点，也是八节、二十四节气之起始点，太阳回归循行自此为起点。北斗历法一年一循环，是以北斗星的斗柄循环一周确定的。当北斗星的斗柄指向北天极（北极星）时，既是上一年的结束（时间节点为冬至），也是新一年的开始，当斗柄在此指向北天极时就是北斗历的一年。所以，北斗历法的岁首是冬至日，也是全年中午日影最长的一天。

北斗历法划分的八个时段（即八节），在《灵枢·九宫八风》有明确表述："太一常以冬至之日，居叶蛰之宫四十六日第一季……明日复居叶蛰之宫，曰冬至矣。"（篇中之"太一"指北斗七星）斗柄在周天每移动15度（大约15天）就是一个节气，所以斗柄移徙周天360度就历经二十四个节气，若按北斗历法将一年分为八个时段，那么每个时段间隔45度，《黄帝内经》有此应用，"是故，冬至四十五日，阳气微上，阴气微下；夏至四十五日，阴气微上，阳气微下"。（《素问·脉要精微论》）这里的"四十五日"，就是斗柄在周天移动了45度（即三个节气）。这段原文就是北斗历法在《黄帝内经》中的具体应用。本篇有"二分""二至""四立"八个节气的记载，但凡涉及二十四节气的内容，均是北斗星确定时空区位的具体应用。《淮南子·天文训》有明确计量，"日行一度，十五日为一节，以生二十四时之变。斗指子则冬至……加十五日指癸则小寒……加十五日指丑是大寒……故曰距日冬至四十六日而立春，阳气冻解……阳生于子，故十一月日冬至，鹊始加巢，人气钟首。阴生于午，故五月为小刑，荠麦亭苈枯，冬生草木必死"。可见，《灵枢·九宫八风》关于北斗历法知识的应用决非空穴来风，而是有据的。八风，由八方八节所决定；八方八节，由北斗星八个指向所决定。具体如下：斗柄东指，春分；春分，风从东方来；斗柄西指，秋分；秋分，风从西方来；斗柄南指，夏至；夏至，风从南方来；斗柄北指，冬至；冬至，风从北方来；斗柄指东北，立春；立春，风从东北方向来；斗柄指东南，立夏；立夏，风从东南方向来；斗柄指西南，立秋；立秋，风从西南方向来；斗柄指西北，立秋；立秋，风从西北方向来。

风有正邪之分，从斗柄指向而来的风为正，顺斗柄而来的风为邪。正风有八种，邪风也有八种。邪风又名虚风，贼风。正风养人养万物，邪风伤人伤万物。在广东如果立夏、夏至刮北风，菜园里的菜、鱼塘里的鱼都会死去。所以广东有民谣："立夏吹北风，十个鱼塘九个空。""夏至西北风，菜园一扫空。"

《黄帝内经》强调，正气内存，邪不可干，邪之所凑，其气必虚。一种邪风一种病，八种邪风八种病。邪风引起的病，属于外邪与内虚结合的疫病。疾病病在个人，疫病病在天下；疾病病一家一户，疫病病千家万户。非典疫情、新冠病毒感染等大面积的疫病，原因在非时之风。

H5N1、H7N1、H9N2和H7N9亚型等各种禽流感，是发生在鸡鸭猫狗中间的疫病，也是虚邪之风所致。疫病的根源，不在鸡鸭猫狗这里，而在异常的邪风里。中医对此有专门的五运六气理论来解释。因此，北斗历对于中医的意义在于分别区分出了八节、八风和邪风。

综上，太阳历是以太阳为坐标制定出来的历。太阳视运动在南北回归线之间一来一往为一岁。岁的时间长度为365.25天。太阴历，是以月亮为坐标制定出来的，十二个月为一年，一年354天。北斗历，以北斗星指向东西南北为依据，确定出了春夏秋冬四季。阴阳合历，以太阳回归年论岁，岁长365—366日。以月亮圆缺论月，月长29.53。以北斗星四个指向论四季，以北斗星指向12地支寅位时定正月。太阳历论岁，太阴历论年。阴阳合历，是太阳历、太阴历合二而一的融合体。阴阳合历，岁的时间长度用太阳（365.25天），月的时间长度用月亮（29.53天）。

四、天干地支与中医

天干地支是阴阳、五行之后中医的第三块文化基石。

弄不懂天干地支，也是读不懂《周易》和《黄帝内经》的。六十甲子的科学原理衍生出来的《黄帝内经》之五运六气理论及四柱命理学理论之所以能数千年不衰，是因为这些理论是探索人体奥秘，预测、诊断、治疗人体疾病的学问。

天干地支从何而来？《周易》与《尚书》中都没有答案。最早出现于何时？也始终是一个谜。大约在战国末年，依据各国史官长期积累下来的材料编成的史书《世本》说："容成作历，大桡作甲子""二人皆黄帝之臣，盖自黄帝以来，始用甲子纪日，每六十日而甲子一周"。看来干支是大桡创制的，大桡"采五行之情，占斗机所建，始作甲乙以名日，谓之干；作子丑以名月，谓之枝。有事于天则用日，有事于地则用月，阴阳之别，故有枝干名也"。

天干地支其实是在十月太阳历的月序日序中出现的。十个月的月序，依次用甲乙丙丁戊己庚辛壬癸来表达。每月36天分上中下三旬，每旬12天。12天依次用子丑寅卯辰巳午未申酉戌亥来表达。在阴阳合历中，干支功能发生了改变，十天天干用于记日，十二地支用于记月。文学作品中经常出现的36与72这两个数字，也是由十月太阳历而来。一月天数36，一季天数72。这两个数字，被文学家采用，就有了《西游记》中孙悟空72变、猪八戒36变，《水浒传》中36天罡、72地煞之说，36加72是108，也就是好汉108将的出处。孙悟空、贾宝玉的出身都关乎一块石头，两块石头都有数据，而这些数据全来源于天文历法。所以，不懂天文历法，看《红楼梦》，看《西游记》《水浒传》，就很难说你真正看懂了。

1. 天干地支与万物之象

干支的次第先后，并不是随便排列的，也不是止于一个数字符号。根据《说文解字》《史记·律书》的解释，它内含生机，寓有生物的生、长、化、收、藏、再生长的周期性次第相生相灭的内涵与意象，应用到中医上，就和季节、地域方位、脏腑功能、治疗方法等紧密结合起来了。

　　甲是荚的意思，指万物剖符甲而出也。是阳在内而被阴包裹，像草木破土、嫩芽破荚而出的初生之象。为天干第一位。

　　乙是屈的意思，指万物初生，逐渐抽轧而出之象。像草木初生，枝叶柔软屈曲。为天干第二位。

　　丙是炳的意思，指万物炳然著见。炳者，光明也，如赫赫太阳，炎炎火光，万物皆炳燃着，阳气充盈明显之象。为天干第三位。

　　丁是强壮的意思，指万物丁壮。草木成长变得壮实，好比人的成丁。为天干第四位。

　　戊是茂的意思，指万物茂盛。大地草木茂盛繁荣之象。为天干第五位。

己是纪的意思，指万物有形可纪识。纪，万物抑屈而起，草木成熟，有形可纪。为天干第六位。

庚是更的意思，指万物开始收敛有果实。更，秋收而待来春。为天干第七位。

辛是新的意思，指万物初新皆收成。金味辛，物成而后有味，辛者，新也，万物肃然更改，秀实新成，酝酿新的生机。为天干第八位。

壬是任的意思，指阳气任养万物之下。妊也，阳气潜伏地中，万物怀妊，新的生机生命开始孕育。为天干第九位。

癸是揆的意思，指万物可揆度。揆，万物闭藏，怀妊地下，揆然萌芽，新的生命又开始了。为天干第十位。

由此可见，十天干与太阳圆周规律性出没有关，而太阳的循环往复周期，对万物产生着直接的影响。

十二地支的含义如下：

子是兹的意思，指万物兹萌于既动之阳气下。兹，子嗣也，阳气始萌。为地支第一位。

丑是纽的意思，阳气在上未降，地下寒气自屈曲回升也。为地支第二位。

寅是引、移的意思，指万物始生寅然也。寒土中屈曲的草木，迎着春阳从地面伸展。"寅"字是天地的结合体，把天看成一、地看成二，那么"寅"便是"三"。为地支第三位。

卯是茂的意思，言万物茂也。日照东方，万物滋茂。为地支第四位。

辰是振、震、动的意思，物经震动而长。万物震起而生，阳气生发已经过半。为地支第五位。

巳是起的意思，指阳气之盛极，子在包中之象，"生已定也"。为地支第六位。

午是交错的意思，指万物盛大枝柯密布。阴阳相交为午，阳气充盛，阴气开始萌生。为地支第七位。

未是味的意思，万物皆成，有滋味也。日中则昃，阳向幽也。为地支第八位。

申是伸的意思，指伸束以成，伸张、扩大，万物之体皆成也。为地支第九位。

酉是就的意思，指万物已老，成熟成就。为地支第十位。

戌是灭的意思，万物尽灭。为地支第十一位。

亥是核的意思，万物收藏，皆坚核也，阳气藏于地下。为地支第十二位。

2. 天干地支与时空属性

天干是十进位系统，是大自然在制造人类十个手指头时，就设计好的自然数。天是圆的（视运动），太阳东升一次就是一日。天干最初用来纪日，后来也纪年，其顺序为：甲乙丙丁戊己庚辛壬癸。与天圆相对，在地上最重要的概念是方位，方位的基础是日影，即立竿见影，竿通于干。

十月太阳历就是夏历，就是上古的十天干，它是用来描述太阳运动周期的。阴历就是十二月太阳历，就是上古的十二地支，是用来描述月亮运行周期的。太阳历是天文学在农耕时代的产物。太阴历源于上古每月一次的祭祀活动。太阳历和太阴历合成天干地支。

在中国古代的历法中，甲、乙、丙、丁、戊、己、庚、辛、壬、癸被称为十天干，子、丑、寅、卯、辰、巳、午、未、申、酉、戌、亥叫作十二地支。

天干地支简称干支。《辞源》里说，干支取义于树木的干枝。夫干犹木之干，强而为阳；支犹木之枝，弱而为阴。可见称为干支的原始用意。

十天干：甲、丙、戊、庚、壬为阳干，乙、丁、己、辛、癸为阴干。

地支是在竿影所支持下的方位划分：东西南北中。五方正位确立之后，再细分为八方来准确描述风向。一年中月亮圆缺十二次，故以地支记月；一日可划分为十二时，地支又用来记时辰。地支是十二进制，其顺序为：子、丑、寅、卯、辰、巳、午、未、申、酉、戌、亥。子、寅、辰、午、申、戌为阳支，丑、卯、巳、未、酉、亥为阴支。十二地支对应十二生肖分别是：子–鼠，丑–牛，寅–虎，卯–兔，辰–龙，巳–蛇，午–马，未–羊，申–猴，酉–鸡，戌–狗，亥–猪。

天干地支这共二十二个的符号错综有序，充满圆融性与规律性。它显示了大自然运行的规律，即时（时间）空（方位）互动，阴与阳相互作用以及结果。中国历法包含了阴阳五行的思想和自然回圈运化的规律。

以十干和十二支依次相配，组成六十个基本单位叫作六十甲子。六十甲子的用途是纪年、纪月、纪日、纪时，叫"干支纪法"。纪年为60年一个周期，纪月为5年一个周期，纪日为60天一个周期，纪时为5天一个周期。规律为阳干配阳支，阴干配阴支，从甲子开始，到癸亥为止，共合为六十数，之后再从甲子开始循环。天干的运行周期为十，以十个时辰、十天、十个月以及十年为一个个不同时段的周期，并不断地有序地反复循环，形成稳定的周期律。地支的运行周期为十二，以十二个时辰、十二天、十二个月以及十二年为一个个不同时段的周期，并不断地有序地反复循环，形成稳定的周期律。天干地支的配合，制造出一个以六十个时辰、六十天、六十个月以及六十年为一周的运行周期，并不断地有序地反复循环，形成稳定的周期律。古人利用六十甲子头尾循环，解决了日、月、北斗相会及节气分划问题。六十甲子这个时间周期的变化规律，从古至今，我国一直沿用且从来也没有修正过，反映了它可以反复验证的真理性。

《黄帝内经》中有一段话，其内容与六十甲子循环有关。在二千多年前，古人就注意到六十甲子循环中的节气奥妙。

帝曰："上下周纪，其有数乎？"鬼臾区曰："七百二十气为一纪，凡三十岁；千四百四十气，凡六十岁，而为一周，不及太过，斯皆见矣。"

古人把一昼夜划分成十二个时段，每一个时段叫一个时辰。十二时辰是古人根据一日间太阳出没的自然规律、天色的变化以及自己日常的活动、生活习惯而归纳总结、独创于世的。

子时：夜半，又名子夜、中夜。十二时辰的第一个时辰。即23点—1点。

丑时：鸡鸣，又名荒鸡。十二时辰的第二个时辰。即1点—3点。

寅时：平旦，又称黎明、日旦等。时是夜与日的交替之际。即3点—5点。

卯时：日出，又名日始、破晓、旭日等。指太阳刚刚露脸，冉冉初升的那段时间。即5点—7点。

辰时：食时，又名早食等。古人"朝食"之时是吃早饭时间。即7点—9点。

巳时：隅中，又名日禺等。临近中午的时候称为隅中。即9点—11点。

午时：日中，又名日正、中午等。即11点—13点。

未时：日昳，又名日跌、日央等。太阳偏西为日跌。即13点—15点。

申时：哺时，又名日铺、夕食等。即15点—17点。

酉时：日入，又名日落、傍晚。意为太阳落山的时候。即17点—19点。

戌时：黄昏，又名日夕、日暮、日晚等。此时太阳已经落山，天将黑未黑。天地昏黄，万物朦胧，故称黄昏。即19点—21点。

亥时：人定，又名定昏等。此时夜色已深，人们也已经停止活动，安歇睡眠了。人定也就是人静。即21点—23点。

天干与五行属性相配分别如下：甲、乙为木，代表东方；丙、丁为火，代表南方；戊、己为土，代表中央；庚、辛为金，代表西方；壬、癸为水，代表北方。

3. 干支术数与中医理论

中医讲求研究人与自然、人与时空、人与宇宙中阴阳五行之万物的生、老、病、死规律。中医离不开天文历法，离不开天干地支。古人以天干地支记年月日时，并表示天地阳气的旺衰变化，人之生命健康亦由天地阳气所左右。善医者察年之天干地支即可知某年某地的疾病谱，察其人的生辰可预知其一生的健康状况，推算年月日时即可预测病人的预后与转归。这并非迷信，而是有着深厚的天文历法背景。由于干支纪历法中突出体现了太阳的周年视运动和周日视运动，而太阳的周年视运动与地球上气候、季节的变化有着十分密切的关系，从而与生物体的生命过程建立了非常紧密的联系。太阳的周日视运动又与指定地区的光照、气温等条件的变化密切相关，从而与生物体生命活动的短周期节律存在着极为重要的因果关系。作为阴历月的基础——朔望月周期，可以影响地面、海面及大气的潮汐效应，从而对太阳、宇宙转向地面的电磁辐射以及地面、地下的水循环产生重要的影响，进而影响生物体生命活动的过程。因此，中国古代的干支纪历法与生命活动有着息息相关的联系。

干支实际上是宇宙天象的代名词。干支的演绎，就是天体复合运动过程中时空记录和象数显示。干支系统也是自然界的物理学符号，干支能验证天、人气化信息，其理至微，故古人云："燕不识字，而知避戊己，非避其名，避其气也；蝙蝠遇庚申则伏而不出，亦伏其气也。足见干支确有其气之可验，非徒纪数而已。"

由于干支排列次序本身是对宇宙规律的一种特殊反映，因而干支纪时方法中，能反映宇宙间万事万物运动发展的规律，主要体现在时间全息守恒和时间与空间全息对应两个方面。一天分十二时辰，一年分十二月，一天从子时到亥时为一循环周期，反映了一天的气温高低、光线明暗等变化规律。一年从子月到亥月为一循环周期，反映了一年的气候寒暑、阳光强弱等变化规律。一天的子时与一年的子月，一天的午时与一年的午月，皆有着惊人的相似之处。日复一日，年复一年，这种变化规律没有任何改变，组成时间的全息守恒规律。把人体干支组合结构中所用的天干和地支，都分别赋予以季节、昼夜及方位等阴阳五行的属性之后，干支也就具有了时间和空间的双重属性，即时空特性。

中医基本理论框架本于阴阳、八卦、五行、四时、五运、六气，演绎阴阳、五行、五运、六气等数的符号就是干支。中医认为天的规律是五，天干反映了日地关系；地的规律是六，12个月，12个时辰，24小时，60分钟，都是六的倍数，这个节律反映了月地关系。中医针灸采用依时开穴的子午流注针法，必须使用60个时辰周期，灵龟八法使用60日周期。中医用干支作为理论模型，就是取干支具有记录时空序数和物理作用的这个特点，认为人的生理活动与自然界时间过程具有同步节律变化，节律失调以及空间环境的变化，均会导致疾病。记录时空序数和物理作用的干支可以描述人身"经脉流行不止，与天同度，与地合纪"（《灵枢·痈疽》），成为表示手足三阴三阳合成的五脏六腑和十二经脉的术数工具。比如，干支与人体脏腑经络表里阴阳关系配属后，足厥阴为肝所主，足少阳为胆所主，肝为阴，胆为阳，则其日之阳甲配胆，日之阴乙配肝。手少阴为心所主，手太阳为小肠所主，心为阴，小肠为阳，则其日之阳丙配小肠，日之阴丁配心。足太阴为脾所主，足阳明为胃所主，脾为阴，胃为阳，则日之阳戊配胃，日之阴己配脾。手太阴为肺所主，手阳明为大肠所主，肺为阴，大肠为阳，则日之阳庚配大肠，日之阴辛配肺。足少阴为肾所主，足太阳为膀胱所主，肾为阴，膀胱为阳，则日之阳壬配膀胱，日之阴癸配肾。另外，对于阳气之父的三焦和阴血之母的心包，则分别配之丙丁。其

一宽九宽□中医

表2-2 干支五行属性与象

天干地支	五行	天象	空间	农历时间	病位	疾病	归经
甲、寅	阳木;青、绿;酸、涩	雷、温、风	东方,寅又为东北方	正月(立春—惊蛰)	胆、头	胆经之疾、头部病、伤、神经痛证	胆经
乙、卯	阴木;青、绿、碧;酸、涩	风、温	东方	卯为二月(惊蛰—清明)	肝、肩、筋	肝经之疾、肩部疼痛、筋痛病、中风等	肝经
丙、午	阳火;红、赤;苦	太阳、火、暑、热	南方	五月(芒种—小暑)	小肠、目	小肠经之疾、目疾、热证、高血压	小肠经
丁、巳	阴火;红、紫;苦	星、热	南方	四月(立夏—芒种)	心、目、血、舌	心经之疾、血之疾、舌疾、声疾	心经
戊、辰、戌	阳土;黄;甘;淡	霞、湿	中央土,辰又为东南方,戌又为西北方	长夏,辰又为三月(清明—立夏)、戌又为九月(寒露—立冬)	胃、鼻、面	胃经之疾、鼻面之疾、肿块、结石、皮肤病、湿疹、疮毒等	胃经
己、丑、未	阴土;黄;甘;淡	云、湿	中央土,丑又为东北方,未又为西南方	长夏,未又为六月(小暑—立秋)、丑又为十二月(小寒—立春)	脾、鼻、肌肉	脾经之疾、鼻面之疾、疮毒、肌肉湿痛、疼痛、皮肤病等	脾经
庚、申	阳金;白;辛	月、燥	西方,申为西南方	七月(立秋—白露)	大肠、筋骨	大肠经之疾、筋骨疼痛之症等	大肠经
辛、酉	阴金;白;辛	霜、凉	西方	八月(白露—寒露)	肺、胸	肺经之疾、胸部之疾、气管炎等	肺经
壬、子	阳水;黑、蓝、咸	雨、寒冷	北方	十一月(大雪—小寒)	膀胱、三焦、骨	膀胱经、三焦经之疾、腿部之疾、骨痛、血疾等	膀胱、三焦经
癸、亥	阴水;黑、蓝、咸	雨、冰雪、寒冷	北方,亥又为西北方	十月(立冬—大雪)	肾、心包、足	肾经、心包经之疾、耳、血、足疾	肾、心包经

154

因就是三焦为相火，心包亦为相火，故同属火之丙丁，分其阴阳，各归其司。《素问·藏气法时论》中指出："肝主春，足厥阴少阳主治，其日甲乙。""心主夏，手少阴太阳主治，其日丙丁。""脾主长夏，足太阴阳明主治，其日庚辛。""肾主冬，足少阴太阳主治，其日壬癸。"

六十甲子中的每一个组合，都是一个有机整体，代表天、地、人的有机组合。因为天干象天，地支象地，地支所藏象是人。阴阳天干地支之象，是解开人体奥秘的代数和密码。干支的五行属性，是指在十个天干和十二个地支中，不同名称的干支，各具有不同的木、火、土、金、水五行的属性。干支的象，是指不同的干支除了有各自的阴阳五行之象，同时还有各自的事物之象、时间之象、空间之象、人体之象、疾病之象等。比如，天干甲与地支寅：五行属阳，属木；五色为青、绿；五味为酸、涩；天象为雷、温、风；空间是甲、寅为东方，寅又为东北方；时间是寅，为春季的农历正月（即立春之日起至惊蛰节之时止）；身体病位在胆、头、神经；疾病可能是胆经之疾，头部病、伤，神经痛症等；中药归胆经。中医具体运用干支的旺衰原理，研究人体疾病的病理变化及治疗，《素问·脏气法时论》说："病在肝，愈于夏，夏不愈，甚于秋，秋不死，持于冬，起于春，当禁风。肝病者，愈在丙丁，丙丁不愈，加于庚辛，庚辛不死，持于壬癸，起于甲乙。肝病者……急食辛以散之，用辛补之，酸泻之。"这就是因木旺而导致肝病的原因和治疗方法，反映了干支旺衰的规律所在。

链接：天干地支的天文学背景

阴阳五行、天干地支、六十甲子等是中华文化的基本思维基因，但长期以来学术界并未能说清它。郭沫若认为，十天干来源于"基数观念进化至十"，十二地支来源于黄道周天的十二辰星；郑文光认为，十二地支与十二个朔望月有关，但说明不了干支纪历等问题。

湖南大学靳九成教授等人2001年发现：水、金、火、木、土五曜视运动分别具有10、5、2、12、30年轮回准周期，太阳和五曜周年视运动具有60年轮回准周期。当地球公转1周或太阳循黄道运行1周历时1（回归）年时，水星历经4.1周、金星历经1.6周、火星历经0.5周、木星历经1/12周、土星历经1/30周，这些称为运动状态1。当地球公转n周或太阳循黄道运行n周历经n年时，水星历经4.1周×n、金星历经1.6周×n、火星历经0.5周×n、木星历经周1/12×n、土星历经周1/30×n，这些称为运动状态n（n=1，2，……60，61）。这表示当太阳绕地周转时，水、金、火、木、土五曜每经10、5、2、12、30年各转41、8、1、1、1周回到原点，太阳、水、金、火、木、土六曜对地、对人视运动有1年、10年、5年、2年、12年、30年轮回准周期；当太阳视运动周转60周、历经60年回到原点时，水、金、火、木、土星各周转246、96、30、5、2周回到原点，太阳和五曜周年视运动具有60年轮回准周期性。

1. 干支的天文学背景。天干：水星历经10种不同的等时状态回到始点，水星这10种不同运动状态及其对地、对人体的影响，中华先哲们借用甲、乙、丙、丁、戊、己、庚、辛、壬、癸分别表之，称为十天干。类似地在第2个周期内又重复十天干状态，依此往复下去。这样十天干的天文学背景就是水星周10年视运动。火星属地外行星，1个周期（2年）内只有两种状态：第1年沿其轨道前半周运动，次年沿后半周运动，对地球所施加的作用机制方向正相反，因而这两个状态可用阳（＋）、阴（—）表示，叠加在水星的影响上，使天干具有阴阳性，甲、丙、戊、庚、壬为阳干，乙、丁、己、辛、癸为阴干。地支：木星属地外行星，1周期12年内历经12种不同的等时状态回到始点。木星这12种状态当然不同于水星，中华先哲们借用子、丑、寅、卯、辰、巳、午、未、申、酉、戌、亥分别表述，称为十二地支。木星这12种运动状态对地、对人体的影响是十二地支的天文学背景。火星的影响叠加在木星影响上，使子、寅、辰、午、申、戌为阳支，丑、卯、巳、未、酉、亥为阴支。

2. 六十甲子及干支纪年的天文学背景。十天干和十二地支数学上本有120种干支关系（如甲子、甲丑、乙子、乙丑……），而七曜运行的同时性使干支匹配只有60种（没甲丑、乙子……），叫六十甲子。用它来纪年，既表年序，又能依年干支表征该年七曜对地球气象、物候和对人体生命过程影响的特征，因而具有深刻的生命历法意义。这就破解了干支纪（回归）年的天文学背景，是"天人合一"的第1规律。

3. 干支纪日的天文学背景——"天人合一"第2规律的发现。太阳周日视运动及五曜视运动的精确共同会合周期为60年，称为天人合一第2规律，用六十甲子纪年。60年＝360×60日，与日甲子有公约数，因此每连续60日之间的差别可用日甲子表征。日甲子滚动360次就把60年轮回周期正好纪完并周转，其不同日甲子相同干支日间之差别可结合所在月甲子、年甲子区分开来。日甲子能体现太阳、水、金、火、木、土六曜周日、周年运动对地、对人体影响的日间变化，结合月甲子、年甲子能兼顾月球影响，体现七曜运动对地、对人体影响的日间变化。可见干支纪日的天文学背景为天人合一第2规律。《黄帝内经》载："天以六六为节，地以九九制会，天有十日，日竟而周甲，甲六复而终岁，三百六十法也。"这种1年＝360日的历法，中医学界称之为六十干支历法，其谜一直待破，现可解读。

4. 干支纪月的天文学背景。七曜影响使日间有区别，干支纪日把连续60日间区分开来。60年有365.2422个不同的日甲子，它们是有区别的，需要366种标记。60甲子纪年只能给出60种不同标记，引入干支月又可给出12种标记。这样，年甲子结合月甲子就可给出60×12＝720种标记，足以用来区分60年内的不同日甲子。干支纪月演绎于干支纪年，因此，干支纪月的天文学背景与干支纪年相同，是天人合一第1规律。60年＝12×60月，与月甲子有公约数，因此每连续60

间差别可用月甲子表征；月甲子滚动12次就把60年正好纪完并周转，其不同月甲子相同干支月间差别可结合所在年甲子区分开来，月甲子能体现七曜运动对地、对人体影响的月间变化。太阳、金星视运动，它们会合周期为5年，1个月甲子也是5年，这表明干支纪月的直接天文学背景是太阳、金星周5年视运动。（来源：靳九成《破解干支纪年千古之谜》，《科学研究月刊》，2009年5期）

五、阴阳十二律与中医

《礼记·乐记》云："大乐与天地同和，大礼与天地同节。"

1. 律吕纪月

十二律即古乐的十二调，即用三分损益法将一个八度分为十二个不完全相同的半音的一种定音方法。各律从低到高依次为：黄钟、大吕、太簇、夹钟、姑洗、仲吕、蕤宾、林钟、夷则、南吕、无射、应钟。十二律又分为阴阳两类，凡属奇数的六种律称"阳律"，属偶数的六种律称"阴律"。另外，奇数各律称"律"，偶数各律称"吕"，故十二律又简称"律吕"。先秦以前曾一度流行过一种律吕纪月法。《吕氏春秋·季夏纪·音律》中记载有：

> 黄钟之月，土事无作，慎无发盖，以固天闭地，阳气且泄。大吕之月，数将几终，岁且更起，而农民，无有所使……

《吕氏春秋·孟夏纪·诬徒》里说：

> 音乐之所由来者远矣，生于度量，本于太一。太一出两仪，两仪出阴阳。阴阳变化，一上一下，合而成章。浑浑沌沌，离则复合，

合则复离，是谓天常。天地车轮，终则复始，极则复反，莫不咸当。日月星辰，或疾或徐，日月不同，以尽其行。四时代兴，或暑或寒，或短或长，或柔或刚。万物所出，造于太一，化于阴阳。萌芽始震，凝寒以形。形体有处，莫不有声。声出于和，和出于适。和适先王定乐，由此而生。

大意是：音乐的由来是相当久远的。它产生于音律度数的增减，以自然之道为本源。道产生天地，天地产生阴阳二气。阴阳的变化，一上一下，会合而构成文采。天地最初形成时是混混沌沌的，它们分离了又会合，会合了又分离，这就叫作自然的永恒规律。天地就像转动的车轮一样，转完了一周又重复开始，到了一定的限度又返回，无不处处正常。日、月、星、辰的运动，有快有慢，太阳与月亮虽然不一样，但它们都在各自的轨道上尽力运动。春、夏、秋、冬四季交替运动，寒来暑往，有短有长，有的季节阴柔，有的季节阳刚。万物的产生，是作为自然之道的"太一"所创造的，是阴阳二气所化育的。阳气变化则萌芽发动，阴气变化则凝冻成形。凡有形体的地方，莫不有声音产生。声音产生于和谐，和谐来源于合度。

这里提出"形体有处，莫不有声"，这是怎么实现的？

孟春之月，律中太簇；仲春之月，律中夹钟；季春之月，律中姑洗；孟夏之月，律中仲吕；仲夏之月，律中蕤宾；季夏之月，律中林钟；孟秋之月，律中夷则；仲秋之月，律中南吕；季秋之月，律中无射；孟冬之月，律中应钟；仲冬之月，律中黄钟；季冬之月，律中大吕。

它们对应的现代音名是：C、#C、D、#D、E、F、#F、G、#G、A、#A、B。

值得注意的是，十二律中最基本的是黄钟，而中国历法最基本的则是含有冬至的月份。《月令》中所列出的，正是以黄钟对应冬至所在的仲冬月份——子月（十一月）。黄钟，是六种阳律的第一律，大吕，是六种阴律的第一律。后人遂以"黄钟大吕",形容音乐或言辞庄严、正大、高妙、和谐。与地支及月份对应关系是:黄钟(子,十一月)、大吕(丑,十二月)、太簇(寅,正月)、夹钟(卯,二月)、姑洗(辰,三月)、仲吕(巳,四月)、蕤宾(午,五月)、林钟(未,六月)、夷则(申,七月)、南吕(酉,八月)、无射(戌,九月)、应钟(亥,十月)。

2. 吹灰候气

十二律的十二个音对应着十二根律管,最长的律管发出的音最低,最短的律管发出的音最高。每根律管的长度是固定的,十二根律管之间的长度按照比例,对应十二个音高。所谓"律中"就是音律的对应,征验的方法是"吹灰",将律管填入葭莩的灰,到了某个月份,相对应的那一只律管中的灰就会自动地飞扬出来,这便是"吹灰候气""夷则为七月之律"等词汇的典故。裴次元《律中应钟》:"律穷方数寸,室暗在三重。伶管灰先动,秦正节已逢。"杜甫《小至》:"吹葭六琯动飞灰"。古人在文学作品中描写某个季节时,会连带到与这个季节相对应的方位、音名、月份。欧阳修在《秋声赋》中所写的"商声主西方之音",是因为秋季与商音和西方是对应的;《秋声赋》中还写到"夷则为七月之律",是因为七月为孟秋季节,对应的音名是夷则。如果不懂得律吕纪月法,这些诗词你也是读不懂的。

《吕氏春秋·季夏纪·音律》:"大圣至理之世,天地之气,合而生风。日至则月钟其风,以生十二律。"古人认为"风生于地","候风"来源于"候气"。

"候气"是一种判定节候到来的测定方式。《续汉书》是这样记载的:

> 候气之法,於密室中,以木为案,置十二律琯,各如其方,实以葭灰,覆以缇縠,气至则一律飞灰。

候气之法为室三重，户闭，涂隙必周密，布缇缦室中……以葭灰实其端，覆以缇素，按历而候之，气至则吹灰动……在冬至，则黄钟九寸。

十二根律管的粗细、孔径、周长固定不变，孔径3分，周长9分。但长短不同，而且有着严格的比例规定。律管长的则音低，短的则音高。最长的管是黄钟，长9寸。将黄钟管长减1/3，就得到林钟的管长6寸；将林钟管长增1/3，就得到太簇的管长8寸；将太簇管长减1/3，就得到南吕的管长5又1/3寸；将南吕管长增1/3，就得到姑洗的管长7又1/9寸……如此重复，得到12个音。这便是中国古代音乐史上制定音律的著名法则："三分损益"法。就是"先三分减一，后三分加一"。比如：黄钟的管长九寸，其数为九。先进三，就是九的三倍（三次方）得数为729，再减一倍，得数是364.5（729÷2=364.5）。这就是阴历年加闰以后的天数，用律历对应节气勘定出来的调整数，与太阳历的365只差半天。对于农耕文明来讲，半天的误差是可以忽略的。

这些看起来是和音乐相关的东西，怎么就成了节气的由来呢？这便关系到了"律吕调阳"中的阳了。这里的阳是指地下的阴阳二气，会随着气

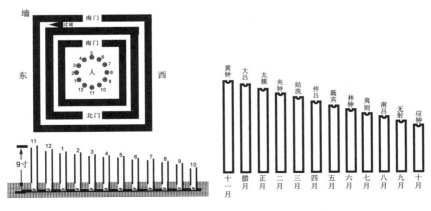

图2-5　缇室飞灰律吕调阳——律历一体与候气模型图

候的变化而变化。冬至一般被认为是人同时也是自然界阳气初动的时候，阳气从地心升上来，催动了那根九寸长（至阳）的竹管发出声响。那竹管名为黄钟，发出来的声调则是现代规定的C（也有称是F），而发出这个声音的日子则被规定为冬至。

候气的环境是在三重墙壁的密室中，门户紧密，将所有的缝隙涂密实，并在密室中挂上缇缦……律管的埋置位置是在密闭的条件下，十二支空管按照子、丑、寅、卯、辰、巳、午、未、申、酉、戌、亥十二辰的方位分别埋好，代表十二个月，然后在管腔内填充葭莩灰，所谓葭莩灰，是一种芦苇茎中的薄膜烧成的灰，最后把管口用芦苇膜盖住。下一步是等候每月中气的到来，即"候气"。

据说，到了冬至日交节时刻，其中最长的9寸黄钟律管中的灰，就会受到天地聚集的阳气吹动，冲破芦苇膜喷出而"灰飞"，发出"嗡"的声音，这个声音，就被确定为乐音中的黄钟。这一现象就是到了大寒这一天，则是大吕这根管子"灰飞"，发出的则是大吕之音，以此类推，通过这十二根律管来确定节气中的十二气：冬至、大寒、雨水、春分、谷雨、小满、夏至、大暑、处暑、秋分、霜降、小雪，从而产生了十二律对应十二节气，这就是律吕纪月法的工作原理。为什么叫节气？二十四节气分为十二节、十二气，节是每个月的起点，气是每个月的中心点（俗称中气）。以后每到一个中气交节时刻，对应的律管就会有同样的现象发生，12个中气过完，12支律管也顺次飞一次灰。明白了这套实验装置和程序，我们对前引诗句中的"三重""缇室""吹葭""伶管""地中葭管"就好理解了。

重温一个典故：诸葛亮借东风。坤卦，亥月，节气立冬小雪。这是全阴之卦，天地之间的放射能，此时已全部吸收入地，但阴极则阳生，所以在十月立冬后，必会有小阳春，有一两天风转东南。诸葛亮借东风，就是通晓《周易》气象的道理，知道十月立冬之后，西北风一定不会天天吹，根据气象的推算，有一两日必会刮起一阵东南风，所以故作玄虚，筑坛祭风，反正一日借不到的话，二日三日下去，早晚可以等到东风。果然被他等到，大破曹操五十万军。曹操大败之后，闭门读《易》，研究到《周易》蛊卦的"先甲三日，后甲三日"和立冬时，正值坤卦当令，其中有一阳来复的道理，哈哈大笑，悟出了东南风的道理。

音乐出自时令。《周髀算经·陈子模型》有云："冬至夏至，观律之数，听钟之音。"音律之律，黄钟之声，与时令相关。冬至夏至，是太阳回归年的起点与转折点。以太阳视运动为依据，文明祖先创造出了历法，也创造出了音律。冬至，黄钟之声。夏至，蕤宾之声。《周礼·春官》曰："大师掌六律、六同以合阴阳之声。阳声：黄钟、大簇、姑洗、蕤宾、夷则、无射。阴声：大吕、应钟、南吕、函钟、小吕、夹钟。皆文之以五声：宫、商、角、徵、羽；皆播之以八音：金、石、土、革、丝、木、匏、竹。"阴阳十二律和于宫、商、角、徵、羽五个音阶，可以用八种乐器来演奏。1987年，在河南李岗文化遗址中，发现了八千多年前的16只完整的、鹤类长骨制成的骨笛。七孔的骨笛已经具备了七声音阶，这一发现改变了音乐史界曾经认为的中国传统音乐以五声为主的看法。宫、商、角、徵、羽相当于简谱中的1、2、3、5、6，缺4与7二音。骨笛七声音阶，1、2、3、4、5、6、7七音齐全，一个音也不少。

从现代的角度来看，律吕是中国的一种音律体系，由六律（六阳律）和六吕（六阴律）组成。而在律吕调阳中，律吕一开始便是为了划分农时而发明的，在之后的过程中它发展成了古代校正乐律的器具，多由竹制或金属制成。说得再通俗一点，律吕最后变成了古代的定音器。我们引进西方优美的音乐，西方引进我们的音律标准。律吕是古代用竹管等制成的校正乐律的器具，以管的长短不同来确定音的不同高度，后来引申为音律的统称。

十二律吕产生依据是"三分损益，隔八相生"法则。所谓"三分损益"者就是以黄钟律管为最基本最低的音；以黄钟律管"三分损一"，就是三分去掉一分。例如黄钟律管为九寸，损去三分之一，剩下三分之二是六寸，此六寸管吹出来的声音又是一个律了，这个律名字叫做"林钟"。以外各律，都是如此方法，以黄钟为基本，用三分的法则，一损一益，遂次生出十二个音阶来，便是十二律吕。

3. 五音疗疾

五音疗法，就是根据中医传统的阴阳五行理论和五音对应，用角、徵、宫、商、羽五种不同的音调特性与五脏五行的关系来选择曲目，以调和情志，调理脏腑，平衡阴阳，达到保持机体气机动态平衡、维护人体健康的目的。音乐可以感染、调理情志，进而影响身心。在聆听中让曲调、情志、脏器共鸣互动，从而使人的情绪发生变化，达到动荡血脉、通畅气血、振奋精神的作用。生理学上，当音乐振动与人体内的生理振动（心率、心律、呼吸、血压、脉搏等）相吻合时，就会产生生理共振、共鸣。这就是"五音疗疾"的原理与基础。

音乐疗法由来已久，《说苑》记载的5000年前原始部落苗父用竹管乐器为患者治疗疾病，应该是我国最早的音乐疗法的文献记录。随着以《礼记》和《黄帝内经》为代表的关于音乐治疗理论的出现，五音疗法开始形成基本完善的体系。《乐记》确定了角、徵、宫、商、羽五音。其中"乐者乐也，琴瑟乐心；感物后动，审乐修德；乐以治心，血气以平"等提法，是古代音乐体系的医学价值，是对音乐的高度评价。我们从中药"药"字的演变就可以知道音乐在中医中的作用。中药"药"字的繁体字是"藥"，不就是从乐（繁体字"樂"）字演化来的吗？中草药的药性之所以能够治病，就是因为草药里所含的能量与音乐振动的能量一样，可以与我们的五脏六腑"同气相求""同声相应"。

五音又称五声，"五声"一词最早出现于《周礼·春官》："皆文之以五声，宫商角徵羽。"《灵枢·邪客》中把宫、商、角、徵、羽五音，与五脏相配：脾应宫，其声漫而缓；肺应商，其声促以清；肝应角，其声呼以长；心应徵，其声雄以明；肾应羽，其声沉以细，此为五脏正音。中医认为，五音对应五行，并与人的五脏和五种情志相连。如宫调式乐曲，悠扬沉静、淳厚庄重，有如"土"般宽厚结实，可入脾；商调式乐曲，高亢悲壮、铿锵雄伟，具有"金"之特性，可入肺；角调式乐曲，朝气蓬勃，生机盎然，具有"木"之特性，可入肝；徵调式乐曲，热烈欢快、活泼轻松，具有"火"之特性，可入心；羽调式音乐，凄切哀怨，苍凉柔润，如行云流水，具有"水"之特性，可入肾。

音乐能养生、治病，已被中外公认，尤其是中国古典音乐，曲调温柔，音色平和，旋律优美动听，能使人忘却烦恼，从而开阔胸襟，促进身心健康。《黄帝内经》提出了"五音疗疾"的理论，就是根据中医传统的阴阳五行理论和五音对应，用角、徵、宫、商、羽五种不同的音调的音乐来治疗疾病。五音分属五行木、火、金、土、水，分别通肝、心、肺、脾、肾五脏，并与人的五种情志相连。百病生于气，止于音。针对病症发生的脏腑、经络结合阴阳五行之间的相生相克关系，选择相应的音乐对病人进行治疗。一般用来治疗由于社会心理因素所致的身心疾病。

"宫"音为五音之主、五音之君，统帅众音。《国语·周语下》曰："夫宫，音之主也，第以及羽。"宫调式音乐可达到调神、稳定心理的作用，亦可调和脾胃、平和气血。

"商"音为五音第二级，居"宫"之次。古人认为，"商，属金，臣之象"，"臣而和之"。商为秋音，属金主收。正商调式能促进气机的内收，调范肺气的宣发和肃降，兼有保肾抑肝的作用。

"角"为五音之第三级，居"商"之次。古人以为，"角属木，民之象"。有以角音为主音、结声构成的调（式）名。角为春音，属木主生。正角调式能促进全身气机的展放，主要调节神经系统，对内分泌系统、消化系统也有调节作用，调节肝胆的疏泄，兼有助心、疏脾、和胃的作用。

"徵"为五音之第四级，居"角"之次。古人以为，"徵属火，事之象"。有以徵音为主音、结声构成的调（式）名。徵为夏音，属火主长。徵调式能促进全身气机的升提，调节心脏功能，有助脾胃、利肺气的作用。

"羽"为五音之第五级，居"徵"之次。古人以为，"羽属水，物之象"。有以羽音为主音、结声构成的调（式）名。羽为冬音，属水主藏，具有"水"之特性，可入肾。主要对泌尿与生殖系统有调节作用，正羽调式能促进全身气机的下降，调节肾与膀胱的功能，兼有助肝阴制心火的功效。

现代医学证明，音乐能减轻患者的心理负担，使患者以良好的心态接受治疗。比如，脑中风患者多有恐惧、激动、悲伤、焦虑、痛苦、压抑、空虚、自卑、厌世等不良情绪反应，而音乐对于中风患者有较好疗效。1890年，奥地利医生厉希腾达尔提出了"音乐医生"的概念。1944年和1946年，在美国密西根州立大学和堪萨斯大学先后建立了音乐治疗课程来训练专业音乐治疗师。1950年，美国率先成立了音乐疗法协会（NAMT）标志着音乐治疗学作为一门新兴的学科诞生了。音乐疗法是新兴的综合性学科，它集心理学、医学、音乐学为一体，以心理治疗的理论和方法为基础，运用音乐特有的生理、心理效应，使患者在医生的帮助下，通过辩证分析，选择合适的旋律、节奏、音量、频率等，达到消除身心障碍、恢复或增进身心健康的目的。

第三章

天气与人气

天有五行御五位，以生寒暑燥湿风；人有五脏化五气，以生喜怒思忧恐。《论》言五运相袭而皆治之，终期之日，周而复始。

——《素问·天元纪大论》

天之在我者德也，地之在我者气（炁）也，德流气（炁）薄而生者也。

——《灵枢·本神》

中医运气学说是在古代天文科学达到顶峰基础上，用看得见的气候周期性变化规律，解释看不见的人体生命密码。人一生的健康、寿数与疾病发生的规律就隐含在其中。中医之所以被人攻击为"不科学"，正是因为现代中医脱离了"天"的科学基础，只从"人"的病症而论疾病的结果。中医如果孤立地看待"人"的征象，如病象、舌象、脉象等，怎么比得上西医化验检查的指标更据客观性、科学性？殊不知，被现代中医丢掉的"天"——五运六气学说，是更高层次的医学。如同一盏灯塔，在茫茫海洋里照亮现代DNA生命科学的航向，也是引领西医走出预防医学的瓶颈，打开人体遗传规律、疾病发生规律、中医药作用原理的金钥匙。

——毛小妹《医易时空学》

中医的整体观分为两种。一是天、地、人为一个整体，二是人体自身是一个整体。从天、地、人而言，都是从气这个角度来阐述的。中医有很多关于气和风的论述。比如，"治痰先治气，气畅痰自消""气有余便是火，气不足便是寒""风盛则痒""治风先治血，血行风自灭"等。虚弱的人最怕"歪风邪气"，歪风又叫贼风，善行善变，是一种你很难察觉的细微之风，比如穿堂风、门缝窗缝之风，无孔不入，故为"百病之长"。它引来诸如风寒、风热、风湿、风燥等风邪之气，一旦触碰人体，就溜进人体的经络，与人体里的正气相遇相搏，正气胜则无病，否则，诸病丛生。

在《黄帝内经·六节藏象论》里，有一段黄帝与岐伯的对话。帝曰："余已闻六六、九九之会也，夫子言积气盈闰，愿闻何谓气？请夫子发蒙解惑焉！"岐伯曰："此上帝所秘，先师传之也。"帝曰："请遂闻之。"岐伯曰："五日谓之候，三候谓之气，六气谓之时，四时谓之岁，而各从其主治焉。五运相袭，而皆治之，终期之日，周而复始，时立气布，如环无端，候亦同法。故曰：不知年之所加，气之盛衰，虚实之所起，不可以为工矣。"

这段对话很重要，也很有趣味。黄帝问什么是气？这个问题让岐伯有些为难，这是天机，不方便说出来，因为是"上帝所秘"，遇到黄帝问起，只好如实回答。原来这个气就是指的节气。这个我们人人都知道的东西，看似简单，却是老天的节律和奥秘。岐伯这话也说得很重，认为如果不深刻理解气的奥秘，就不可以为医工。

因此，中医最重要的整体观是天人合一，就是外部环境和人体内在环境息息相关，构成一个天衣无缝的整体。"太极一气产阴阳，阴阳化合生五行，五行既萌，遂含万物。"（《河洛原理》）人体生命活动与宽广无垠的大气等自然外界息息相通，是通过气的作用来实现的。五运六气理论认为天气决定地气，天地合气又决定人的健康和疾病特征。气周流于全身，无所不在，内则温养脏腑，外则统摄营卫，入于经隧，则出入内外，以行血气。故曰：人气与天气相通相应。人因为外感生病，主因是时令致病。天以气资地，地以气载生，人以地为基。故，人生在天地之间，对人体的外气系统，不可不知。

　　中医学不仅是时间医学，也是空间医学、气象医学，五运六气医学是这方面的核心。在中医学中早有气候对人体疾病影响的记载，如"孟春之月天气下降，地气上腾，天地和同，草木萌动"（《礼记·月令》），"故春气者病在头，夏气者病在脏，秋气者病在肩背，冬气者病在四肢。凡上下之升降，寒热之往来，晦明之变易，风水之留行，无不因气以为动静，而人之于气，亦由是也"（《景岳全书》）。古人把自然界运动变化的气候分为阴阳两个方面的气化。《内经》分析认为一日十二时辰中的子、午、卯、酉四个时辰，一年二十四节气中的二分（春分、秋分）与二至（冬至、夏至）四个节气，是阴阳交替的枢机。子午与二至正是阴阳转折时期，卯酉与二分则是阴阳平衡之际。中医学认为人体的生理活动是随着阴阳消长过程发生相应的变化。例如皮肤腠理的开合，脉象的变化（春浮、夏洪、秋毛、冬石）；十二经脉气血的运行，也随着阴阳消长存在有规律的涨退，经穴也相应地出现定期的开合。在摄生方面，提出"春夏养阳、秋冬养阴"。人体的病理变化也无不受到阴阳消长的影响，因昼夜阴阳交替，疾病也有旦慧、昼安、夕加、夜甚的变化。在阴阳变化之际，阳盛的病能冬不能夏，阴盛的病能夏不能冬。在治疗上强调"必先发气，毋伐天和"，即是要注意阴阳气化、四时节气的特点，用药要遵循"四时药法"。

　　顺其自然，这个话大家都会说，做到确是一件很不容易的事情。你若不懂天地之气交，如何顺其自然呢？《黄帝内经》的《素问·本病论》里有一个对话。

　　　　黄帝曰："人气不足，天气如虚，人神失守，神光不聚，邪鬼干人，致有夭亡，可得闻乎？"岐伯曰："人之五脏，一脏不足，又会天虚，感邪之至也。人忧愁思虑即伤心，又或遇少阴司天，天数不及，太阴作接间至，即谓天虚也，此即人气天气同虚也。又遇惊而夺精，汗出于心，因而三虚，神明失守。心为群主之官，神明出焉，神失守位，即神游上丹田，在太乙帝君泥丸宫下。神既失守，神光不聚，却遇火不及之岁，有黑尸鬼见之，令人暴亡[①]。”

黄帝问：人的正气不足，天气如不正常，则神志失守，神光不得聚敛，邪气伤人，导致暴亡，我可以听听这是什么道理吗？岐伯回答说：人的五脏，只要有一脏不足，又遇上岁气不及，就要感受邪气。人若过度忧愁思虑就要伤心，又或遇少阴司天之年，天气不及，则间气太阴接之而至，这就是所谓天虚，也就是人气与天气同虚。又遇因惊而劫夺精气，汗出而伤心之液，因而形成三虚，则神明失守。心为一身之君主，神明由此而出，神明失守其位，则游离于丹田，也就是泥丸宫下。神既失守而不得聚敛，却又遇到火运不及之年，必有水疫之邪气发病，使人突然死亡。

《素问·本病论》主要论述的是气交失守反常的问题。如出现气交失守反常的情况，四季就会失去正常的秩序，万物生化失常，而人体本身存有虚弱，某脏不及，受天气影响，感受到邪气，人就要生病。天气、地气和人气是互相影响的。天、地、人三气的和谐，就是顺乎自然。

古代医家很早就认识到气候的异常变化是导致人体疾病的一个重要因素。《左传》中记春秋时代名医和关于人体气候系统研究方面的认识："天有六气，降生五味，发为五色，征为五声，淫生六疾。六气阴、阳、风、雨、晦、明也，分为四时，序为五节，过则为疾：阴淫寒疾，阳淫热疾，风淫末疾，雨淫腹疾，晦淫惑疾，明淫心疾。"《灵枢·口问》中说："夫百病之始生也，皆生于风、雨、寒、暑、阴、阳……"《灵枢·顺气一日为四时》中也说："夫百病之所始生者，必起于操、湿、

---

① 道家炼丹术语，把脑称为泥丸宫，"太乙帝君"指神明的最高管理者——元神，可见元神在人脑。

寒、暑、风、雨、阴、阳、喜怒，饮食居处。"《素问·金匮真言论》更是详细论述了天气变化对人体的种种影响。"黄帝问曰：'天有八风，经有五风，何谓？'岐伯对曰：'八风发邪，以为经风，触五藏，邪气发病。所谓得四时之胜者，春胜长夏，长夏胜冬，冬胜夏，夏胜秋，秋胜春，所谓四时之胜也。东风生于春，病在肝，俞在颈项；南风生于夏，病在心，俞在胸胁；西风生于秋，病在肺，俞在肩背；北风生于冬，病在肾，俞在腰股；中央为土，病在脾，俞在脊。故春气者病在头，夏气者病在藏，秋气者病在肩背，冬气者病在四支。故春善病鼽衄，仲夏善病胸胁，长夏善病洞泄寒中，秋善病风疟，冬善病痹厥。故冬不按跷，春不鼽衄，春不病颈项，仲夏不病胸胁，长夏不病洞泄寒中，秋不病风疟，冬不病痹厥，飧泄而汗出也。'"

我国大部分地区四季气候分明。地气上升，见不到阳气，累积多了就会变成阴气。地气离不开人气，地气与人气相接，才能产生化学作用。人体与外界交换的气息，虽然看不见、摸不着，但影响却很大。古代医家在季节气候变化影响人体的认识基础上，将人体纳入地球对流层的大气环流系统范围内考察研究，在《黄帝内经》以后逐步形成了风、寒、暑、湿、燥、火的固定模型，称为外感六淫。地气分为直接地气和间接地气。直接地气跟着二十四节气走，人在不同的节气，都会"招惹"不同的地气。比如，春季风大则肝风内动，人们容易发脾气；夏季暑热则心火上炎，人们容易口舌生疮；秋季天燥则易伤津液，人们容易肺燥咳嗽；冬季阴寒则阳虚肾寒，人们容易感冒发烧。间接地气就是地上各种植物的果实，具有寒、热、温、凉四气（四性）以及酸、苦、甘、辛、咸五味，通过性味归经，会分别进入我们人体肝、心、脾、肺、肾五脏，成为我们人体脏腑的人气。总之，天气按照季节轮换，周而复始影响着我们人体，我们需要认清这种规律，用地气里药物和食物的"四性五味"来保护和恢复人体的正气。

一、新冠疫情与"运气"

新冠病毒肆虐，是对人类政治、经济、科技、文化、社会、伦理等诸多方面的一次挑战和考验，其影响极其深远，疫情防控也是对中医和西医的一次考验。

1. 新冠疫情的预测与"运气"话题

我们先来读一则旧闻，引出本节的话题。2019年网上就流传王永炎院士在内部学术会议上的一个视频，准确预测了2019年末到2020年初会有瘟疫发生。具体情况是，2019年6月27日，在中国中医科学院组织召开技术体系岗位科学家候选人答辩评审会上，在会后总结时，王永炎院士讲道：

> 要观天地之象，观万物生灵之象，观疾病健康之象。所以，今年大江以南，暴雨成灾。厥阴风木司天，已经描述了太虚元象。上半年，是比较和缓的。下半年，特别是在冬至前后，也就是连续到明年的春季，要有瘟疫发生……

质疑这段原话真伪的朋友可以自己去搜索视频来看。

网上有人对王院士的这个预测嗤之以鼻，认为是靠运气蒙的。王院士的这个预测真是靠"运气"！运气这个词来自中国传统的运气学说，核心是五运六气，简称运气，是古人研究气候变化与疾病关系的一门学问。运气学说涵盖古代天文学、气象学、物候学、地理学，属于医学气象学和时间医学的范畴。五运六气学说是在阴阳五行学说基础上发展而来，它是一套完整的气候、物候与疾病流行的预测体系。古人认为，宇宙间的一切事物变化都是由于气化的不断运行，引起自然界能量的变化形成的；五运六气就是研究这种变化规律的。具体方法是应用阴阳五行生克制化的理论，以干支系统进行演绎，总结人在宇宙中的生理、病理变化。

人类生存在地球表面大气中，大气中所发生的一系列物理变化，形成了气温、气压、气湿、降水、日照等气象因素，必然成为影响人体健康的主要因素。故《内经》中有"上下之位，气交之中人之居也"的论述。太阳每时每刻都以电磁波的形式向地球辐射太阳能，这就是太阳辐射。太阳是大气唯一热源，太阳辐射量的多少，一般是随着纬度的改变而改变，纬度的高低决定了太阳角度的大小和昼夜长短。

太阳辐射量的变化，使地球上大气不停地运动，形成大气环流。《素问·六微旨大论》曰："气之升降，天地之更用也"，"升已而降，降者谓天；降已而升，升者谓地。天气下降，气流于地；地气上升，气腾于天。故高下相召，升降相因，而变作矣"，大气的上升运动与下降运动互为因果，六气的"寒湿相遘，燥热相临，风火相值"，形成各种不同的大气。这也就是现代气象学中的"锋面学说"。

2. 五运六气的基本概念

五运六气理论是中医运气学说的核心，它是在当时历法、天文、气候物候等科学的基础上发展起来的，以阴阳五行学说为支架，用以说明气候运动的一个基本规律——动态平衡。五运是探讨不同的年度、不同的气象特征及不同的季节气象变化规律的，六气是从我国的气候区划、气候特征来研究气旋活动的规律。四时、六气、二十四节气是一年中气候变迁的"常律"，但是各年四时气候常中有变、变中有常，时令气候有太过不及之变，即使同一节气，各年之间气温有高低，雨水量有多少。从整个年运来说，各年也不尽相同，各年的农作物成熟有早迟、多少，色、味有厚薄之分。五运六气学说通过太阳系星体对地球节律性变化的天文考察，进行人类群体疾病变化趋向预测，并对应相应的模型。五运六气学说的六十年运气周期，来源于朔望月、近点月413.32天相似周期与回归年的会合周期，是以冬至点为参考系的日月地三体运动生物最小相似周期。周天气六岁一周，来源于对点月与回归年的会合周期；终地纪五岁一周来源于临点月与回归年的会合周期；客气运动的天文背景是钱德勒极移周期。五运六气的六十年准周期以及他嵌套的426–438天、五年、六年、三十年等周期结构，都有深刻的天体运动背景和依据①。

第一个概念：五运与六气。

"五运"也是五行，是木运、火运、土运、金运、水运的简称。运是运动的意思。五运是根据天干来区分：甲己之年为土运；乙庚之年为金运；丙辛之年为水运；丁壬之年为木运；戊癸之年为火运；这个五运，也就和"木火土金水"五行相对应了。而且，五运是亘古不变的，永远按照这个规律来区分。相当于我们现在所说的"定律公式"。

在天为五运，在地为五行。"五运"五个阶段相互推移：木、火、土、金、水。五运利用五行的相生相克理论，再配合天干的阴阳情况来分析气候变化，得出了风、热、湿、燥、寒五种不同的气候类型。

中国古人建立的天干地支，意义很多。天干地支、五运六气配五行，简单说来如下：第一，天干配五行：甲、乙—木；丙、丁—火；戊、己—土；庚、辛—金；壬、癸—水。第二，地支配五行：寅、卯—木；巳、午—火；申、酉—金；亥、子—水；辰、戌、丑、未—土。第三，天干化五运：甲、己—土运；乙、庚—金运；丙、辛—水运；丁、壬—木运；戊、癸—火运。其中单数（甲、丙、戊、庚、壬）为中运太过之年，双数（乙、丁、己、辛、癸）为中运不及之年。

六气时候根据地支来分区分的。所谓六气，名字和经络学说里的术语一致，也就是：厥阴风木，少阴君火，少阳相火，太阴湿土，阳明燥金，太阳寒水。这个顺序也是千古不易的。和一年四季的交替一样，每"一气"各主管大概60多天。为了便于和五行生克对应，初学者可以将少阴君火和少阳相火视同为火。于是，六气也和五行一样，具有了生克的逻辑关

---

① 付立勤《干支纪年和五运六气的天文背景》，《中国医药学报》1986年第1期。

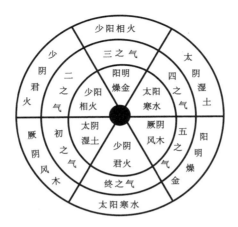

图3-1　阴阳六气对应图

系。地支化六气：六气指厥阴风木、少阴君火、少阳相火、太阴湿土、阳明燥金、太阳寒水六种气候的转变。

第二个概念：主气与客气。

在运气学说里，一年的"六气"，又有"主气"和"客气"之分。关于天干和地支的配合，甲子乙丑这样的配合，十天干和十二地支可以有60个不重复的组合，决定了60年才重复一次纪年。这60年不重复的过程里，又分为"十年"一叠与"十二年"一叠两种关系。

主气：按"厥阴风木，少阴君火，少阳相火，太阴湿土，阳明燥金，太阳寒水"的顺序，分主农历的二十四节气，叫作主气，每个"主气"各影响四个节气。这个顺序千古不易，永远从厥阴风木开始，到太阳寒水结束。六气的意思：少阴君火——热气；阳明燥金——燥气；太阳寒水——寒气；厥阴风木——风气；少阳相火——暑气；太阴湿土——湿气。

客气：按"厥阴风木，少阴君火，太阴湿土，少阳相火，阳明燥金，太阳寒水"的顺序，分主农历的二十四节气，叫"客气"。客气的开始是不固定的，根据年支的变化而变化，如辰戌之年太阳寒水"司天"，太阴湿土"在泉"。

客气分为三阴三阳：（阴阳"数"从小到大排列：1阴—2阴—3阴—1

阳—2阳—3阳）。三阴：一阴—厥阴—风木，二阴—少阴—君火，三阴—太阴—湿土。三阳：一阳—少阳—相火，二阳—阳明—燥金，三阳—太阳—寒水。

六主气是用三阴三阳六气（把一年分为六季）表示从大寒中气开始的一个回归年六个平均时段大气环流、发病状况及生态共性模型。六主气的序列是：初主气自大寒至春分，为厥阴风木之气（季）；二主气自春分至小满，为少阴君火之气（季）；三主气自小满至大暑，为少阳相火之气（季）；四主气自大暑至秋分，为太阴湿土之气（季）；五主气自秋分至小雪，为阳明燥金之气（季）；六主气自小雪至大寒，为太阳寒水之气（季）。主者，定也。六主气模型实际上是六个季节，岁岁如此，年年不变，故谓六主气。

六客气是用三阴三阳六气表示的从大寒中气开始的一回归年内六个平均时段大气环流、疾病状况及生态盛衰变化的模型。其序列是由年支限定而又按厥阴、少阴、太阴、少阳、阳明、太阳的次序推定的。配合三阴三阳来理解，就可以推出：客气是一阴的厥阴风气司天、二阴的少阴热气司天、三阴的太阴湿气司天、一阳的少阳火气司天、二阳的阳明燥气司天，三阳的太阳寒气司天这样的阴阳次序，逐年轮转，运行不息。这是客气的变而不动的常变性。

不管客气的值年地支是什么，都跑不开三阴三阳的这种123（阴），456（阳）这样的变化规律。变的是从什么位置开始而已。主气的次序，每年固定不变：厥阴风气为初气，少阴热气为二气，少阳火气为三气，太阴湿气为四气，阳叫燥气为五气，太阳寒气为终气。

六客气中第三个客气谓司天之气，第六个客气谓在泉之气，均由年支限定。即凡子午之年则为少阴司天，阳明在泉；凡丑未之年则为太阴司天，太阳在泉；凡寅申之年则为少阳司天，厥阴在泉；凡卯酉之年则为阳明司天，少阴在泉；凡辰戌之年则为太阳司天，太阴在泉；凡巳亥之年则为厥阴司天，少阳在泉。如以子年为例，该年属少阴司天，故按上述三明三阳排列次序便可推定初客气为太阳寒水,二客气为厥阴风木,三客气为少阴君火,四客气为太阴湿土,五客气为少阳相火,六客气为阳明燥金。余年皆可以此法类推。

第三个概念:司天和在泉。

古代医家运用司天、在泉来预测每年的岁气变化并推断所患疾病。

司天这个词的本来意思是掌管有关天象的事务。在五运六气学说里,是一个与在泉相对的概念,意为掌握天上的气候变化。司天与在泉,作为运气术语,在《黄帝内经》中,从实际情况来看,司天是一年中客气处于上升趋势的顶点,地气上升为天,故上升之气又称为天气,古代人将它简称为"上",三之气正是在掌管着客气上升的最高指标,用以体现上半年(阳年、暖半年)大气环流趋势及群体发病趋势的干支模型,故将三之气称为司天之气(谓天气)。

五运六气学说中用以体现下半年(阴半年、寒半年)大气环流及发病趋势的干支模型叫在泉(又谓地气)。在泉象征在下,定居于客气第六步气位,值管下半年气候变化的总趋向。在泉的字义内涵,在表示到位,泉表示为地下的水位,综合起来,在泉就是已经达到地下低位的意思。从实际情况来看,在泉是一年中客气处于下降趋势的谷点,天气下降为地,故下降之气又称为地气,古代人将它简称为"下",终之气标志着地气下降的最低指标,故将终之气称为在泉之气。

表3-1 年支与司天在泉对应表

年支	司天	在泉
子、午	少阴君火司天	阳明燥金在泉
丑、未	太阴湿土司天	太阳寒水在泉
寅、申	少阳相火司天	厥阴风木在泉
卯、酉	阳明燥金司天	少阴君火在泉
辰、戌	太阳寒水司天	太阴湿土在泉
巳、亥	厥阴风木司天	少阳相火在泉

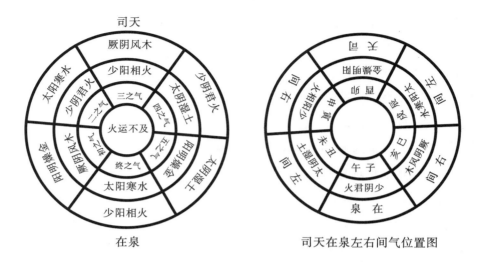

图3-2　五运六气、司天在泉、主气客气间气示意图

　　司天象征在上，主上半年的气运情况；在泉象征在下，主下半年的气运情况。司天确定了，在泉也就确定了，三阳司天必定三阴在泉，三阴司天必定三阳在泉。其中三阴三阳的次序，《黄帝内经》做了明确的序号规定，即：一阳为少阳，二阳为阳明，三阳为太阳，一阴为厥阴，二阴为少阴，三阴为太阴。而司天与在泉的关系就是一对一、二对二、三对三。即一阴（厥阴）司天，必定一阳（少阳）在泉；一阳（少阳）司天，必定一阴（厥阴）在泉。依此类推。

　　司天的确定是根据干支纪年中的地支来确定的。即：子午之年少阴君火司天，丑未之年太阴湿土司天，寅申之年少阳相火司天，卯酉之年阳明燥金司天，辰戌之年太阳寒水司天，巳亥之年厥阴风木司天。

　　司天确定后在泉就很容易推算出来了，根据阴阳相对的原理。司天为阳，在泉必定为阴。司天为阴，在泉必定为阳。即一阴（厥阴）司天，必定一阳（少阳）在泉；一阳（少阳）司天，必定一阴（厥阴）在泉。依此类推。

　　司天：客气里的司天之气，能影响全年，比如辰戌之年全年都会受到太阳寒水的影响；在泉：客气里的在泉之气，只影响下半年。比如辰戌之年下半年，才会出现太阴湿土的影响变化。

根据天干决定五运，根据年支决定六气；每一年都有固定的主气，按照相同的顺序轮番登台。与此同时，每年根据年支不同，还存在不固定出现、但有固定顺序的客气。无论是主气还是客气，都有司天和在泉之分。其实，在司天、在泉之外，还有一个"间（四声）气"的名词。所谓间气，也就是司天和在泉两者之外的四个气。它们只影响自己管辖的60天。

第四个概念：客主加临。

客主加临的"客"是客气，"主"是主气。每年值年的客气加在主气之上，也就是主气与客气同时发生影响、产生作用时，这种状态叫客主加临。客气的位置名称排列如下：在泉左间→司天右间→司天→司天左间→在泉右间→在泉。主气的六气排列如下：（五行相生顺序）厥阴→风木—少阴→君火—少阳→相火—太阴→湿土—阳明→燥金—太阳→寒水。以值年地支确定的司天之气又确定了当年客气的六气顺序，在主气头上是什么气，就是什么气加临主气。六种气排在六个位置上就形成36种排列组合。

为什么会出现这种情况？客气在天，主动。主气在地，主静，这一动一静，体现的是一阴一阳之谓道的规律。阴在阳之内不在阳之对，所以二者并非各自独立运行，他们是上下相交，寒热相遇，互为牵制的。《素问·五运行天论》中"上下相近，寒暑相临"讲的就是客主二气的运行交流模式。正因为二者的这种相近相临，才形成了气候上的常和变。动而不居者为变，变而不动者为常。客主加临是将动而不居的客气加临于静而守位的主气之上，即值年司天之客气固定地加在主气三气少阳火气之上，在泉之客气固定地加在主气终气太阳寒气之上，在泉左间之客气固定地加在主气初气厥阴风气之上，司天右间之客气固定地加在主气二气少阴热气之上，司天左间之客气固定地加在主气四气太阴湿气之上，在泉右问之客气固定地加在主气五气阳明燥气之上。在逐年气候中，主气的温、热、暑、湿、燥、寒依次相迭，每年固定不变，属于常变。由于客气相加临，就形成每年气候中出现：应温而不温、应热而不热、应湿而不湿、应燥而不燥、应寒而不寒和应温而反热、应热而反温、应湿而反燥、应燥而反湿、应寒而反温、应温而反寒以及一年中的寒热、风雨、阴晴不定等气候上的异变。这些异变以及变化的程度都和客气加临于主气之上有关。

客气主气如何加临？主气每年分为六步，年年固定不变。大寒日开始，厥阴风木→少阴君火→少阳相火→太阴湿土→阳明燥金→太阳寒水，按这六步推移，年年如此。

客气每年也分六步，它随着年支的递移，年年变异。按照三阴三阳的规律进行，即是：厥阴风木→少阴君火→太阴湿土→少阳相火→阳明燥金→太阳寒水。总体是这样，但这六气从哪个气开始（初气），就不是固定的了。客气的六步加临于主气的六步之上，就会产生气候寒者变温、热者变凉的结果，形成气候上的各年差异性。客气究竟是怎么逐年轮转，客气又怎么加临于主气呢？总的来说，客气是按照十二支化气的规律来逐年轮转的。子午年客气为少阴君火（热气）；丑未年客气为太阴湿土（湿气）；寅申年客气为少阳相火（火气）；卯酉年客气为阳明燥金（燥气）；辰戌年客气为太阳寒水（寒气）；己亥年客气为厥阴风木（风气）。

无论司天之气、在泉之气还是间气，都是遇到厥阴风木而化风，遇到少阴君火而化火，遇到太阴湿土而化湿，遇到少阳相火而化火，遇到阳明燥金而化燥，遇到太阳寒水而化寒。从而形成自然界里的"风寒暑湿燥火"六种气候变化，或轻或重地影响到人的生命。

一般来说，客气里的"司天之气"与"在泉之气"都是按部就班地出现的，每六年轮回一次。但也有如下两种例外的情况：一是应至不至：比如，轮到"厥阴风木"司天了，可实际气候状态并没有出现风木化风之像。二是应去不去：也就是该走的不走，继续滞留。如厥阴司天之后，少阴君火该"当值"了。而厥阴风木并不主动退去，依然还存在着"化风"的气候。无论是"应至不至"还是"应去不去"，都会引起气候的异常。

体现在人身上，可能就意味着疾病的多发。更为严重的是，因为"不守规矩"，会引起后面客气的报复，从而发生一系列复杂而捉摸不定的气候变化。

在推测每年气候的异变时，不仅要考虑客主加临上的六气本身属性的相互影响，而且还要考虑客主加临中的相得与不相得和顺与逆的情况。相得则和，就是随客主加临之后，客气生主气的相生关系或客气与主气为同气，都叫相得。还有一种情况，客气与主气相克，如果客气克主气，也是相得，而主气克客气，就是不相得。相得则和就是随客主加临之后，客气与主气是相生关系（谁生谁都一样）或客气与主气为同气，都叫相得。还有一种情况，客气与主气相克中，如果客气克主气，也是相得，而主气克客气，就是不相得。除了有相得不相得的关系之外，中间还有一个顺和逆的关系，顺逆关系是判断相得和不相得的细节关系，主气生客气，叫子临母上，叫逆，忤逆不孝的逆的意思，不相得。客气生主气，叫子顺母下，叫顺，子顺母意的顺的意思，叫相得。

第五个概念：中运。

凡十天干所统之运的通称。因天气在上，地气在下，运居于天地之中，气分之分，统司一岁之气，故名中运。《周髀算经》界定为："日复星，为一岁。外衡冬至，内衡夏至。六气反复，皆谓中气。"

中运是根据年天干这个历法信息以分析每年大气运环流状态、生态趋势及群体发病状况的模型，又可称为中运分析模型，其推算原则依然是阴阳五行学说。一般来说，根据中运分析模型可得出如下特征：

表3-2　中运气候模型

天干年份	中运年称	气候特征
甲年	土运太过之年（习称敦阜年）	一般为水湿流行，雨水较多
乙年	金远不及之年（习称从革年）	一般为火气较盛，气温偏高
丙年	水运太过之年（习称流行年）	一般为寒气流行，气候趋寒

续表

天干年份	中运年称	气候特征
丁年	木运不及之年（习称委和年）	一般为燥气较盛，气趋燥
戊年	火运太过之年（习称赫曦年）	一般为火气旺盛，气温趋高
己年	土运不及之年（习称卑监年）	一般为风气较盛，气候变化较多
庚年	金运太过之年（习称坚成年）	一般为燥气较盛，气候趋燥
辛年	水运不及之年（习称涸流年）	一般为湿气较盛，雨水偏多
壬年	木运太过之年（习称发生年）	一般为风气旺盛，气候变化剧烈。
癸年	火运不及之年（习称伏阴年）	一般为寒气较盛，气候偏寒

中运气候模型中还有一种平气之年。所谓平气之年，就是每十年中那些既非太过又非不及而五行之气相对平和的年岁，黄帝内经中又分别称之为和年、备化年、审平年升明和静顺年，这些年岁在干支模型上的特点是中运太过而往往被年支或司天之气所抑，中运不及而往往为年支或司天之气所助，从而构成平气之年。平气之年多见风调雨顺，气候正常。

一般来说，司天由年支限定，定式如下：

子午二年则为少阴君火司天，一般主气候炎热，热证频见；

凡丑未二年则为太阴湿土司天，一般主气候潮湿，湿证频见；

凡寅申二年则为少阳相火司天，一般主气候炎热，火证频见；

凡卯西二年则为阳明燥金司天，一般主气候干燥，燥证频见；

凡辰成二年则为太阳寒水司天，一般主气候寒冷，寒证频见；

凡己亥二年则为厥阴风木司天，一般主气多变而风盛，风证多见。

五运六气学说中用以体现下半年（阴半年、寒半年）大气环流及发病趋势的干支模型叫在泉（又谓地气），定式如下：

凡子午之年为阳明燥金在泉；凡丑未之年为太阳寒水在泉；

凡寅申之年为厥阴风水在泉；凡卯酉之年为少阴君火在泉；

凡辰戌之年为太阴湿土在泉；凡己亥之年为少阳相火在泉。

182

3. 五运六气理论解释新冠感染

《黄帝内经·六元正纪大论》曰：

> 凡此厥阴司天之政……终之气，畏火司令，阳乃大化，蛰虫出现，流水不冰，地气大发，草乃生，人乃舒。其病温疠。

这段话的意思是：当厥阴风木司天的时候，小雪节气到大寒节气这一段时间，冬天不冷，冬眠的小动物们都醒了，蚊子苍蝇也出来了，河里的水也不结冰，草提前开始发芽，人也感到很舒适，但这时容易暴发瘟疫。

那什么是"厥阴司天之政"呢？干支纪年的六十年中，凡是蛇年和猪年都是厥阴风木司天当政。由于司天之气不及不足，所以当年的气候现象显示出迟于正常年份的特点。厥阴风木之气司天，少阳在泉，司天的风气扰动，在泉的火气正化，司天风气生于高处远处，炎热之气顺从，云气就归于雨府，湿气流行。司天之气与在泉之气相互交合，夜空中的木星与火星特别明显。风气、燥气、火气、热气互为胜复，流水不结冰，蛰虫容易出现。人体上部容易受风生病，下部容易受火生病。风气与燥气互为胜复，容易影响到人体中部不适。

按照黄帝内经的经文，己亥年，天干为己土，己为阴，甲己合化土，大运（中运）为土运不及年，主全年气候湿气不足，比较燥。地支为亥，己亥之年为厥阴风木司天，天干运为土，地支气为木，气盛运衰，气克运为天刑年，为不相得之岁。气候会有剧烈的变化，会出现大灾大难。

表3-3　己亥年表

四季	月建	节气	五运				六气			
							客气	主气	客主加临	交司时刻
孟春	正月丙寅	立春	中运	中运	主运	交司时刻				
		雨水					司天		初气	
仲春	二月丁卯	惊蛰					厥阴风木	厥阴风木	主气厥阴风木客气大阳寒水	自上年大寒日亥初，至本年春分日酉初
		春分								
季春	三月丁	清明	少宫	少角	戊戌年大寒日亥时初初刻起		左间		二气	
		谷雨					少阴君火	少阴君火	主气少阴君火客气厥阴风木	自春分日酉正，至小满日未正
孟夏	四月己巳	立夏								
		小满								
仲夏	五月庚午	芒种	大商	大徵	春分后十三日亥时正一刻钟		右间		二气	
		夏至					大阳寒水	少阳相火	主气少阳相火客气少阴君火	自小满日申初，至大暑日午初
季夏	六月辛未	小暑								
		大暑								
孟秋	七月壬申	立秋	少羽	少宫	芒种后十日子时初二刻起		在泉		四气	
		处暑					少阳相火	大阴湿土	主气大阴湿土客气大阴湿土	自大暑日午正，至秋分日辰正
仲秋	八月癸酉	白露								
		秋分								
季秋	九月甲戌	寒露	大角	大商	处暑后七日子时正三刻起		左间		五气	
		霜降					阳明燥金	阳明燥金	主气阳明燥金客气少阳相火	自秋分日巳初，至小雪日卯初
孟冬	十月乙酉	立冬								
		小雪								
仲冬	11月丙子	大雪	少微	少羽	立冬后四日丑时初四刻起		右间		终气	
		冬至					大阳湿土	大阳寒水	主气大阳寒水客气阳明燥金	自小雪日卯正，至大寒日丑正
季冬	12月丁丑	小寒								
		大寒								

注：五运中运首列为"土运不及"（贯通全表）。

　　己亥年（2019年）主气阳明燥金，客气少阳相火。客气克主气，火克金，加之己亥年土不及，是天刑年，冬季不寒，天气燥，地气热，必生温病（具体见表3-3己亥年表）。具体到这一年的六气客主加临情况如下：

表3-4　六气客主加临情况表

六气次序	所辖时间（约）	气候特点	发病特征
初之气	1月20日—3月21日	春行秋令，气温升不起来，气候偏凉，植物生发较晚。	人体容易感受寒邪而发生寒证。
二之气	3月20日—5月21日	春行冬令，有倒春寒发生。	外寒里热，容易热郁于里而发病。
三之气	5月21日—7月23日	司天风木布政，主气少阳相火，风火相煽，气候转热。	容易引发肝气偏胜的疾病，例如耳鸣、眩晕、抽搐等。
四之气	7月23日—9月23日	总体气候偏热、偏湿。	易发黄疸，浮肿等湿热引起的疾病。
五之气	9月23日—11月22日	时而凉燥出现，时而又转变为湿热，雨湿增多。	多发寒湿困表或外感湿热而发病。
终之气	11月22日—1月20日	冬行夏令，草木晚凋，气候反常，冬季应收藏，气候反而偏温热。	应藏不藏，多发温病，必然有急性传染性温病发生。

　　巳年、亥年就是属蛇或者属猪的年份。而2019年正是己亥年，猪年。直白一点就是：2019年猪年的冬天（小雪至大寒期间）有瘟疫。

　　2011年由中国地球物理协会举办的全国天灾预测研讨学术会议论文集，收录了中国地球物理学会天灾预测专业委员会委员陈国生先生的一篇论文，题目为《实证化中医基础理论及运用》，就是运用中医理论及美国航天局提供的150年间的天文数据，准确预测了2003年和2020年的肺炎瘟疫。

　　2014年，南京医科大学附属医院的尤虎先生在《2015年（乙未年）至2025年（乙巳年）瘟疫预测与中医预防》①一文中，对2019—2020年这次疫情做了准确预测。表格中"温"就是"瘟疫"的意思，因古无

———————————
① 　《中医药导报》，2015年5期。

"瘟"字。

4.历史上发生疫情的规律

《黄帝内经》中的《六元正纪大论篇》提示瘟疫易发时间规律的原文如下:

> 凡此太阳司天之政……初之气,地气迁,气乃大温,草乃早荣,民乃厉,温病乃作,身热、头痛、呕吐、肌腠疮疡。凡此阳明司天之政……二之气,阳乃布,民乃舒,物乃生荣。厉大至,民善暴死。……终之气,阳气布,候反温,蛰虫来见,流水不冰。民乃康平,其病温。凡此少阳司天之政……初之气,地气迁,风胜乃摇,寒乃去,候乃大温,草木早荣。寒来不杀,温病乃起,其病气怫于上,血溢目赤,咳逆头痛、血崩、胁满、肤腠中疮。凡此太阴司天之政……二之气,大火正,物承化,民乃和。其病温厉大行,远近咸若,湿蒸相薄,雨乃时降。凡此少阴司天之政……五之气,畏火临,暑反至,阳乃化,万物乃生,乃长荣,民乃康,其病温。凡此厥阴司天之政,……终之气,畏火司令,阳乃大化,蛰虫出现,流水不冰,地气大发,草乃生,人乃舒,其病温厉。

根据以上所述,瘟疫的发生大多在上半年的初之气,大寒日,二之气,春分日,或下半年的五之气,秋分日,终之气,小雪日,而三之气、四之气等时间段一般不会发生大的瘟疫。

同样,2003年非典也这样。我们再翻开《黄帝内经》对照一下。

2003年是癸未年,未年,也就是属羊的年,这一年太阴湿土司天,当时非典是春天3月至5月左右。属于六气中的二气。《黄帝内经·六元正纪大论》对于太阴湿土司天的二之气是这样描述的:

　　二之气，大火正，物承化，民乃和，其病温疠大行，远近咸若，湿蒸相搏，雨乃时降。

翻译过来就是2003年春末有瘟疫大流行。

癸未年司天之气是太阴湿土，在泉之气是太阳寒水，3月至5月（二之气）的主客气都是少阴君火，正是湿气为主兼有寒热二气。中医认为天人相应，湿、寒、热三气并存，正为疫病的发生提供了最根本的条件。尽管作为传染源的病毒各式各样，尽管它不断发生人们难以料想的变异，但只要具备条件，就必然形成疫病。《黄帝内经》说在这种气运下是"其病温疠大行，远近咸若"。吴又可在《温疫论》中指出："疫者，感天地之疠气，在岁运有多寡，在方隅有厚薄，在四时有盛衰，此气之来，无论老少强弱，触之者即病。"（《温疫论·原病》）当五月下旬进入三之气，主气变为少阳相火，火旺携风，风能克湿，当湿的条件不存在了，疫情就会结束。

　　那么黄帝内经总结的这个太阴湿土司天的二之气有没有规律性？或者说是否可以验证？如果我们对历史上癸未年有记录的发生疫情的情况一个总结，就会发现其中的规律性：癸未年典型特征是年运主雨多、夏热、冬寒，易灾害流行，而且是以60年为一个流行周期。

　　1643年（癸未），"自二月至九月，京师大疫，传染甚剧"。（《明史》卷二十八《五行志》）。

　　60年后的1703年（癸未）春天，"灵州、琼州大疫。五月，景州大疫，人死无算。六月，曲阜、巨野大疫，东昌疫。八月，文登大疫，民死几半"。（第二年［甲申］，"春，南乐疫。河间、献县大疫，人死无算。六月，菏泽疫。秋，章邱、东昌、清州大疫；福山大疫，人死无算；昌乐疫，羌州、宁海、潍县大疫"。《清史稿》卷四十《灾异志》）。

　　60年后的1763年（癸未），"嘉兴、湖州、松江、太仓、苏州诸州府，月内小儿，有口噤不乳，两腮肿硬，名谓螳螂子"。第二年，"益都

天花流行"。（唐千顷《大生要旨》卷五）

60年后的1823年（癸未），"春，泰州大疫，秋，临榆大疫"（《清史稿》卷四十《灾异志》），同年白喉流行。

对于癸未年运气特征应该如何处置？《黄帝内经素问·六元正纪大论》：

> 上太阴土，中少微火运，下太阳水，寒化雨化胜复同，邪气化度也，灾九宫，雨化五，火化二，寒化一，正化度也。

即，这一年上半年为太阴湿土司天，下半年为太阳寒水在泉，中运为少征火运，其灾祸发生在南方（灾九宫，九为南方之数）；洪水泛滥在中原（雨化五，五是中央之数）；酷热发生在西南、东南（火化二，二为西南之数）；石家庄以北以寒凉（寒化一，一为北方之数）。因为这一年疾病表现主要为寒湿，《黄帝内经》指出这种情况的治疗原则当为：上半年用苦温之剂以化湿，用咸温之剂以化火，下半年用甘热之剂以化寒。

2003年的非典，当时指导广东省中医院防治"非典"的邓铁涛老先生认为防治此病，重在祛湿。事实证明，只要人体内环境改变，没有了湿、寒、热三气并存的条件，人就不会染病，就可以和病毒和平共处。广东省中医院接治非典患者五十多人，应用了这一理念，全部治愈，无一例死亡，无一例有后遗症。当时治疗方案中有一个是"甘露消毒丹"，这个中医方剂，是由飞滑石、淡黄芩、绵茵陈、石菖蒲、川贝母、木通、藿香、连翘、白蔻仁、薄荷、射干等组成的，功效就是利湿化浊，清热解毒，主治湿温时疫，邪在气分，湿热并重证。

再讲两个案例：1956年（丙申年）全国爆发乙型脑炎，老中医蒲辅周认为治疗急性热病必须顺应五运六气"六季"这个客观规律，根据当年年运属火运太过，是少阳相火司天、厥阴风木在泉的岁气特点，证偏于热，应用清热解毒法，拟出重用性味辛寒的石膏，以解肌清热为主的处方，在全国推广使用，疫情很快得到控制，死亡率下降，后遗症减少。1958年（戊戌年）全国再度发生乙脑流行，大家再度使用蒲老当年的处方却收效甚微，请教蒲老，他指出1956年年运以火为主，1958年却是年运属土以湿为主，是太阳寒水司天、太阴湿土在泉，属寒湿岁气，证偏于湿，用原方不效，应采用清热透湿法，必须重用性味苦燥的苍术，重在散寒燥湿，蒲老据此调整处方后，再次取得了神奇的疗效，显示了中医的威力。通过以上几个案例，我们认识到五运六气的科学性。

西方医学对流行病的认识基于细菌学和免疫学。它把研究对象进行分解、分析，然后寻找致病源和抗体，发明疫苗，这样做确实客观而有成效。20世纪60年代，西方科学家骄傲地宣布："现在该是合上传染病书本的时候了。"可是到20世纪末，世界卫生组织报告说，近20年来，新出现的和卷土重来的传染病至少有30种。

从HIV到SARS，再到这次的COVID-19，我们看到病毒具有极强的进化优势，人类无法根除它的存在，人类面临的将是一场无休无止的战役和没有终点的马拉松。人从出生到死，一直是在各种各样数不清的细菌、病毒包围中生活着，人并不是靠每天吃药杀死病毒细菌活下来的。药物的作用只是助人体正气一臂之力，消灭病毒细菌等，是生理机能恢复正常后由人体自身机能自行进行的，这也就是几千年来中医没有细菌学却能治疗传染病的原因。林中鹏教授解释说："人体基因有3亿多条，SARS病毒目前可知的只有上万个，这些基因自身产生的抗体，足可以摧毁病毒。"

以《黄帝内经》为代表的中医五运六气理论对瘟疫生的认识是从天地人的生态大系统出发，对疫病流行的时间、气象规律进行探讨和总结。它是世界历史上最早的天文气象医学。它认为天文、地理、气象、节候等自然生态环境变化有一定的规律，且会影响人体生命，造成疾病，并告诉医生如何认识、利用这些规律预防和治愈疾病。

一言九鼎话中医

二、五运六气与五行生克

五运六气学说，在很多医者或者是外行人看来像是风水学，其实那是没接触过五运六气理论的说法。五运六气不是玄学，更不是迷信，它也是来源于古天文学，历代不少中医发出这样的感慨："不懂五运六气，检遍方书何济"，可见五运六气学说应该是中医学者基础学习的必修课。

古人以太阳在南北回归线之间运动为依据，制定出的十二月太阳历，把一年划分为阴阳各六个月，即六个月阴，六个月阳；一个月一气，阴阳各六气，分为阴六气、阳六气。这就是六气的来历。《周髀算经》界定为："日复星，为一岁。外衡冬至，内衡夏至。六气反复，皆谓中气。"

1. 五运六气是五行的深化

简而言之，五运是指木、火、土、金、水五行的属性，古人用十天干的阴阳推算木风、火热、土湿、金燥、水寒的运行规律，用十二地支的阴阳推算风、热、火、湿、燥、寒等六气的相继运行规律，通过运与气之间，观察其生治与承制的关系，以判断该年气候的变化与疾病的发生。这就是五运六气的基本内容。

五行即五运，"运"和"行"都是运动变化的意思。把一年分作五个时段，就会依次出现木、火、土、金、水五运，也就产生了五行。春天入夜以后，北斗七星的斗柄指向东方，二十八宿的苍龙七宿出现在东方的天空，东风频吹，气候转温，大地复苏，万象更新，草木开始发芽、长出新叶，呈现一片青绿之色，自然界充满了生机。把春天、东方、温风、青色、生气等联系在一起，用"木"作为代表符号，五运六气该时段的主运称为"太角"或"少角"，主气是"厥阴风木"，在五行就是"木"行。医家将"木"的概念取象比类于人体功能，于是有了《黄帝内经》这样的论述："东方生风，风生木，木生酸，酸生肝，肝生筋，筋生心，肝主

190

目。其在天为玄，在人为道，在地为化，化生五味，道生智，玄生神。神在天为风在地为木，在体为筋，在藏为肝，在色为苍，在音为角，在声为呼，在变动为握，在窍为目，在味为酸，在志为怒。"。

随后斗柄逐渐南指，苍龙七宿行进到南天，时序进入夏季，天气转热，自然界红色增多，万物生长茂盛，因而夏天、南方、热、赤色、"长气"等组成了以"火"为代表符号的一类自然气息。五运六气的主运变为"太徵"或"少徵"，主气进入"少阴君火"和"少阳相火"，在五行就是"火"行。联系到人体就是"南方生热，热生火，火生苦，苦生心，心生血，血生脾，心主舌。其在天为热，在地为火，在体为脉，在藏为心，在色为赤，在音为徵，在声为笑，在变动为忧，在窍为舌，在味为苦，在志为喜"（以下长夏、秋、冬以此类推）。时令顺序是春→夏→长夏→秋→冬，所以五行相生的顺序是木→火→土→金→水。可见，五行首先是一年中的五运，是对天体运行在不同时空方位的五类气息的概括和表达。

现在有的教科书讲五行学说是"木、火、土、金、水五种物质的运动"明显是牵强附会的。天人相应是中医阴阳五行学说的灵魂，五运六气是这一思想的集中体现。《素问·五运行大论》曰："候之所始，道之所生。""道"是阴阳五行，"候"是气候、物候，"候"变化的规律就是五运六气。也就是说，阴阳五行之道，是始于五运六气之候的。《史记·天官书》云："斗为帝车，运于中央，临制四乡，分阴阳，建四时，均五行，移节度，定诸纪，皆系于斗。""皆系于斗"就是皆依据天文历法，讲浅一点是四时季节，深一点就是五运六气。撇开了五运六气，阴阳五行就成为抽象的哲学概念了。阴阳五行和五运六气是古代的自然科学模型，在中医学中是具体的医学理论，是有具体的事物可指的，是可以实验、可以量化的。

六气就是风、热（暑）、火、湿、燥、寒六种不同气候的总称，它是由天地的阴阳消长和五行迭生而产生的。六气的排列顺序一般习惯上叫风、寒、暑、湿、燥、火，而此处六气的顺序是按五行相生规律排列的。

五行与六气属同类，但六气在天为无形，五行在地为有形。

五行为五，六气有六，二者在相配中，为风生木、热生火、湿生土、燥生金、寒生水。然五行之火有二化，一化君火，一化相火；而六气中之暑与火为同类。在运用上此二者又分称为君火与相火。君火在心，相火在肾。人体的肾脏有二，一个主导生殖，一个主导相火。中医治疗上有引火归元法，即将上越之火引导回到肾脏命门之中①。

表3-5　五运所主时段和次序

五运次序	五运名称	起运日期	止运日期	主运天数	所主气候
初运	木	大寒节当日起	春分后13日	73日5刻	风温
二运	火	春分后13日	芒种后10日	73日5刻	火热
三运	土	芒种后10日	处暑后7日	73日5刻	暑湿
四运	金	处暑后7日	立冬后4日	73日5刻	凉燥
终运	水	立冬后4日	小寒节末日	73日5刻	寒冷

因此，五行与六气合而为五，分而为六，六者为天，五者为地，六五相合，则万物生生不息。六气在天为无形之气，为人们所能感觉而不易察觉。但它们对自然界（包括一切生物在内）的作用及其所反映的现象，则容易为人们所体察到，这种所反映出来的现象，古人以三阴三阳（厥阴、少阴、太阴，少阳、阳阴、太阳）来代表，以表明风、热、火、湿、燥、寒六元之气的以虚化实。故，三阴三阳为六气所化（风化厥阴、热化少阴、火化少阳、湿化太阴、燥化阳明、寒化太阳），六气为本，三阴三阳为标。六气的内容有主气、客气和客主加临三种。主气用以述常，客

① 中医认为肾藏精，肾中真阳包含着命门之火，即所谓肾阳，是性机能和生殖能力的根本，能温养五脏六腑，与人身的生长、发育、衰老有密切关系。脏腑有命门火的温养，才能正常发挥功能。"引火归元"是治疗肾火上升的一种方法。肾火上升又称为"肾火上浮""虚阳上浮"，如果肾阴亏竭，就会虚阳上越，上热下寒，面色浮红，头晕耳鸣，口舌糜烂，牙齿痛，腰酸腿软，两足发凉，舌质嫩红、脉虚等。

气用以测变，客主加临用以分析气候的异常和复杂变化。五运出地，静而少变；六气出天，动而多变。所以，影响人类健康的因素以六气的变化为主。主气是主时之气，用来说明一年中二十四节气气候的正常规律，每年都固定不变。主气是指每年分六个间区（从大寒节始至小寒节中）中的不变的气。也就是不管哪一年，六气的分布次序都一样。其中六气次序是：一阴（厥阴）、二阴（少阴），之后是一阳（少阳），之后再接三阴（太阴），之后再接二阳（阳明）、三阳（太阳）。

六气每一气所主的时间区域如下：

表3-6　六气所主时间区域

六气次序	六气名称	起始日期	终止日期	所主日期
初之气	厥阴风木	大寒节	春分节60日	从1月21日至3月21日
二之气	少阴君火	春分节	小满节60日	从3月21日至5月21日
三之气	少阳相火	小满节	大暑节60日	从5月21日至7月22日
四之气	太阴湿土	大暑节	秋分节60日	从7月22日至9月22日
五之气	阳明燥金	秋分节	小雪节60日	从9月22日至11月22日
六之气	太阳寒水	小雪节	大寒节60日	从11月22日至次年1月21日

六气分配到春、夏、秋、冬四时，简称四季。四时共有二十四节气，每一时所行的气各有不同。即大寒、立春、雨水、惊蛰四节风气主令；春分、清明、谷雨、立夏四节火气主令；小满、芒种、夏至、小暑四节热气主令；大暑、立秋、处暑、白露四节燥气主令；小雪、大雪、冬至、小寒四节寒气主令等。

2. 五运六气与五行生克

"五行"一词，最早见于《洪范·九畴》。"五"指木、火、土、金、水五种不同的气的属性，"行"是有运行、运动的意思。本书前面已经指出，最原始的来源和本义就是天文上的春、夏、长夏、秋、冬五个季节节气以及对应的生、长、化、收、藏五个生长阶段。

这里需要强调的是，五行也可理解为气的五种不同能量运动状态。就好比是水在不能能量作用下的三种形态一样。为了形象直观，我们假设气就是水分子，我们就会发现这样的现象：给烧杯里的水加热，就会看到水受热后发生的连续的变化：产生气泡、沸腾、蒸发；当停止加热，水慢慢冷却回原来的温度，水会经历反向的连续变化。这个过程就是阳和阴的变化状态。如果把地球的四季轮回往复，比着这个烧杯，我们同样就看到了五行的变化过程：木行、火行、土行、金行、水行。木行是春天由冷到温暖的状态，万物开始萌芽；火行是夏天升温的状态，万物进入生长而"蕃秀"；长夏是湿热高温的季节，也是温度进入一个稳定的状态不再升高也不再下降的状态，植物停止生长，能量开始转化，使得果实饱满；接下来是金行，温度开始下降，气温开始凉爽，一片金秋景象；最后是水行，温度降到最低，水潜藏进入地下，水面开始寒凝结冰，即将进入第二年的木行状态（冬至一阳生）。这个过程就是生、长、化、收、藏。

链接：五行是气的五种运动方式

"行"是什么意思？《说文解字》说，行，人之步趋也。《伤寒论》序言中说，天布五行，以运万类，人秉五常，以有五脏。大自然输布了气的五种不同的运动方式，才使万事万物，有生长收藏的生命节律。人体秉受了这五种气的运动方式，才有了以五脏为核心的五大生理系统。在《黄帝内经》里，多次提到天有四时五行，大自然有四季，有五行，以生长收藏，才使植物有了生长收藏的生命阶段，才有了寒暑湿燥风这样一些不同的气候变化。可见，同是木、火、土、金、水这五个字，五行和五材不是一回事。五行，是指自然界的气的运动规律，它支配着自然界万事万物的生长壮老已。

什么样的气的运动，在春季支配着动植物的生长啊?是一种展放的气，而古人就借用这个"木"字来代表这种展放的气。夏季是气的上升运动为主导支配着自然界。古人用"火"字来代表，因为火性炎上。秋季气候凉爽，树木根须和枝条干枯了，这是一种气的内收运动。用什么字来表示呢?"金"字。当北斗七星的斗柄，指着北方的时候，俯察地理，地面是冬季，这时气候寒冷，万物深藏，种子埋在土里千万不要发芽，发芽就会被冻死。古人认为这是气的下降和潜藏运动支配着自然界和一切生物的生命活动，用什么字来代表呢?"水"字。随着天空的斗转星移，以及地面上季节的更替，气的展放运动和气的上升运动，气的内收运动和气的下降运动，周而复始地交替变化，最初只有四行。气的展放运动和上升运动，是气的阳性运动。气的内收运动和下降运动，是气的阴性运动。气的运动由阳性转为阴性的时候，它会有一段平稳的过渡，发生在夏末秋初。也就是夏季的最后18天，在这个季节，阴雨连绵，暑热未退，秋风未到，是气候闷热潮湿的桑拿天。这个时候，植物已经结果，果实正在长大。动物已经怀孕，胎儿正在孕育。自然界处在一个相当平衡的化育过程，气的上升和下降、展放和内收也相对稳定的平衡状态。古人就用"土"字来代表这种气的运动方式。五行是指不同季节气的不同的运动方式，五行之间的关系，包括了相生和相克。（根据《郝万山〈伤寒论〉讲稿》，人民卫生出版社，2008年）

在五行的相生次序里，我们就会发现一个规律，生长之气，不会让你无限地生长下去，生的气会受到一种能量平衡的抑制。这就是所谓的"克"。于是古人发现，五行生克是有规律的。生中有克，克中有生，生克制化，从而保证了一年之中气机变化的稳定状态。只有这样周而复始稳定的气化状态，经过几十亿年的氤氲衍化，才化育了万紫千红的生命世界，所以，所有的生命都被打上了五行的烙印（自然基因密码）。因此，五行不是有的教科书上写的五材。清代医家黄元御在《四圣心源》里说得十分明白："其相生相克，皆以气而不以质也，成质则不能生克矣。"他所说的"气"，即指气的运动；"质"则指具体的材料或物质。他进一步说："相克者，制其太过也。木性发散敛之以金气，则木不过散；火性升炎，伏之以水气，则火不过炎；土性濡湿，疏之以木气，则土不过湿；金气收敛，温之以火气，则金不过收；水性降润，掺之以土气，则水不过润。皆气化自然之妙也。"

五行之间，以季节为序，相资生、相养助、相促进，这叫五行的相生，也就是《春秋繁露》所说的"比相生"。春季木气的展放，为夏季火气的上升创造了条件，叫木生火；秋季金气的内收为冬季水气的潜降提供了前提，叫金生水；火气升至极点，必将停止上升而转为稳定，叫火生土；长夏土气的平稳，随着秋季的到来，则将转为金气的内收，叫土生金；而冬季水气潜降，生机闭藏，则为来年春季木气的疏泄展放蓄积保存了能量，这就是水生木。

相生有相互资生和促进之意，相克有相互制约和克胜之意。事物的生、长、壮、衰、已的过程不是孤立进行的，而是既相互资生和促进，又相互制约和克胜。没有相生就没有存在，没有存在就无相克可言；没有相克，则亢而为害。比如，春天的木，由幼苗生长为夏天"蕃秀葳蕤"的树，但是大自然不会让它无限制地生长下去，到了秋天，阳气下降阴气上升，生长的因素收到制约，阳气在冬天沉潜到地下，成为明年春天生长的力量。

这种生克规律是：相生为木生火，火生土，土生金，金生水，水生木；相克为金克木，土克水，水克火，火克金。生者为母，被生者为子，如木生火，木为火之母，火为木之子；克者为我克，被克者为克我，如木

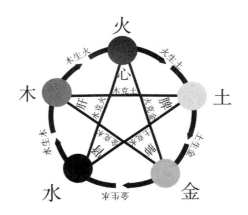

图3-3 五行生克与五脏对应图

克土，木为我克，土为克我，木为土之所不胜，土为木之所胜。这种生克关系既表现在自然界，同样也表现在人体方面。

木生火：木为春令，火为夏令。春令阳气量初生，初生为少阳，其气温；夏令阳气正隆，正隆为太阳，其气热，热则生火。阳气量由小到大，少阳之次为太阳，故曰木生火。肝为木脏，心为火脏，木性升发，火性炎上，升发有助于炎上；肝藏血，心主血，心血之运行有赖于肝之调节，故曰肝生心。

火生土：火为夏令，土为长夏。夏令气热，长（zhǎng）夏气湿，土湿之气生长万物须赖阳热之火以煦之，则生化无穷，故曰火生土。心为火脏，脾为土脏，脾之运化有赖于心火的呵护；心主血，脾统血，心的主血有助于脾的统血，故曰心生脾。

土生金：土为长夏，金为秋令。土性柔和象地，金性坚刚象天，地气上升为云，天气下降为雨，而云出天气，雨出地气，故曰土生金。脾为土脏，肺为金脏，肺主一身之气，而脾为气血生化之源，故曰脾生肺。

金生水：金为秋令，水为冬令。秋气凉，冬气寒，凉为寒之渐，阴凉之气转寒，则凝而为水，故曰金生水。肺为金脏居上焦，肾为水脏居下焦，上焦开发如雾露之溉，肾者主水，肺气下降为水，则肾有水可主，故曰肺生肾。

水生木：水为冬令，木为春令。木为少阳之气，少阳之气生于微阳，而水中有微阳之气，阳气鼓动，水津上济以涵木，故曰水生木。肾为水脏，肝为木脏，木之生发有赖于水之涵养；肾藏精，肝藏血，精可变化为血，使肝有血可藏，肝之阴血充足，则肝阳不致亢害，故曰肾生肝。

金克木：金为秋令，其气清凉而下降；木为春令，其气温和而上升，下降可以抑制上升之太过，故曰金克木。肺为金脏，其性肃降；肝为木脏，其性升发，肺的肃降可以抑制肝阳上亢，故曰肺克肝。

木克土：风木为春令，风气散发；湿土为长夏，湿气壅盛。土湿之气能生长万物而不致壅结，有赖于风木之气散发，故曰木克土。肝为木脏，其性条达；脾为土脏，其性湿润，湿盛则郁，肝之条达可以疏泄脾湿太过，故曰肝克脾。

土克水：土为地，其性敦厚；水在地中，其性衍流，水流地中雨不外溢，有赖于土之围堵，故曰土克水。脾为土脏，主运化水谷而生气血；肾者主水，气行则水行，而气根源泉于脾，脾气健旺，则水液流动而不为害，故曰脾克肾。

水克火：水为冬令，其气寒；火为夏令，其气热，寒能胜热，故曰水克火。肾为水脏，其性就下；心为火脏，其性炎上，肾水中藏有真阳，真阳鼓动肾水而上济于心，以抑制心火上炎太过，故曰肾克心。

火克金：火为夏令，其气升；金为秋令，其气降，上升之气可抑制下降之太过，故曰火克金。心为火脏，其性炎上；肺为金脏，其性肃降，炎上之心火可抑制肺金的肃降太过，故曰心克肺[1]。

五行乘侮即五行相乘和五行相侮，是五行相克关系中因外界因素影响所产生的反常状态，是五行间不正常的相克，乘，就是乘虚袭击。又称"倍克"。

---

[1] 权依经，李民听：《五运六气详解与应用》，兰州：甘肃科学技术出版社，2008年4月。

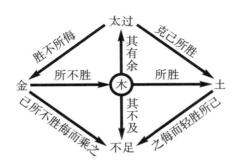

图3-4 五行乘侮示意图

生与克大家容易理解，对乘和侮相对陌生。乘就是克大了，侮就是反客为主了。相乘相侮就是病态。相乘是中医认为疾病传染的方向，就是沿着克的方向，中医不说传染，而说传变。比如张仲景的名言："见肝之病，知肝传脾，必先实脾。"这里就是指五行木可以克土，肝木有病就是乘脾土。"实"就是要把脾这个后天之本的基础先弄扎实，就可以让肝病恢复。

作为人体，则是病理上的相互传变。五行相乘的次序与相克相同，即木乘土，土乘水，水乘火，火乘金，金乘木。致五行相乘的原因有太过和不及两种情况。太过导致的相乘，是指五行中的某一行过于亢盛，对其所胜行进行超过正常限度的克制，引起其所胜行的虚弱，从而导致五行之间的协调关系失常。如以木克土为例：正常情况下，木能克土，土为木之所胜。若木气过于亢盛，对土克制太过，可致土的不足。这种由于木的亢盛而引起的相乘，称为"木旺乘土"。不及所致的相乘，是指五行中某一行过于虚弱，难以抵御其所不胜行正常限度的克制，使其本身更显虚弱。

仍以木克土为例，正常情况下，木能制约土，若土气不足，木虽然处于正常水平，土仍难以承受木的克制，因而造成木乘虚侵袭，使土更加虚弱。这种由于土的不足而引起的相乘，称为"土虚木乘"。相乘与相克虽然在次序上相同，但本质上是有区别的。相克是正常情况下五行之间的制约关系，相乘则是五行之间的异常制约现象。在人体，相克表示生理现象，相乘表示病理变化。

五行相侮，是指五行中一行，对其所不胜的反向制约和克制。又称
"反克"。五行相侮的次序是：木侮金，金侮火，火侮水，水侮土，土侮
木。导致五行相侮的原因，亦有太过和不及两种情况。

古人认为人自身是一个整体，人和自然界是一个整体，人以群分，物
以类聚，取象比类，以此类推，把时空、万事万物都归属进去，得出以下
对应关系：比如，五行和人体五脏一一对应，肝属木、心属火、脾属土、
肺属金、肾属水。五脏中的一脏和其他四脏的关系，就如同五行中的一行
与其他四行的关系。例如肝和心、脾、肺、肾之间的关系，是以木和火、
土、金、水之间的关系来比拟的。

表3-7　五行对应表

五行	木	火	土	金	水
五脏	肝	心	脾	肺	肾
五腑	胆	小肠	胃	大肠	膀胱
五季	春	夏	长夏	秋	冬
五体	筋	脉	肉	皮	骨
五窍	目	舌	口	鼻	耳
五华	爪	面	唇	毛	发
五色	青	赤	黄	白	黑
五味	酸	苦	甘	辛	咸
五方	东	南	中	西	北
五志	怒	喜	思	悲	恐
五藏	魂	神	意	魄	志
五常	仁	礼	信	义	智
五劳	行	视	坐	卧	立
五候	风	火	温	燥	寒
五液	泪	汗	涎	涕	唾

续表

五嗅	臊	焦	香	腥	腐
五声	呼	笑	歌	哭	呻
取数	三、八	二、七	五、十	四、九	一、六
八卦	震、巽	离	艮、坤	乾、兑	坎
天干	甲、乙	丙、丁	戊、己	庚、辛	壬、癸
地支	寅、卯	巳、午	辰、戌、丑、未	申、酉	亥、子

同时，我们知道，五行之间有相互促进的"相生关系"和相互制约的"相克关系"。运用这种关系，在说明人体脏器的联系时，当正常的生理状况下，便是有规律的活动；在病理的状况下，便是正常规律的破坏。比方说，假如我们的肝火太盛的话，（肝）木生（心）火，那么我们的心就会烦乱，做事就会很急躁；如果肾精不足的话，我们思维就混乱。事物相互感应，但过度则害，范进中举就是"过喜伤心"的典型例子。再比如，适当的甘味是补脾的，但味过于甘，又会呆胃滞脾。

五脏之间的相生关系如下：肝生心，就是木生火，肝藏血以济心。心生脾，就是火生土，心之阳气可以温脾。脾生肺，就是土生金，脾运化水谷之精气可以益肺。肺生肾，就是金生水，肺气清肃则津气下行以资肾。肾生肝，就是水生木，肾藏精以滋养肝的阴血。五脏之间的相克关系如下：肺（金）的清肃下降，可抑制肝（木）阳的上亢，即金克木。肝（木）的条达，可以疏泄脾（土）的壅滞，即木克土。脾（土）的运化，可以防止肾（水）水的泛滥，即土克水。肾（水）阴的上济，可以制约心（火）阳亢烈，即水克火。心（火）的阳热，可以制约肺（金）的清肃太过，即火克金。

中医认为，人体的五脏构成了五个系统，五脏控制着气的五行气化，五脏之间就是相互滋生、相互制约的，共同维持整体的内环境稳定状态。五脏六腑的气化状态如大自然一样，是总体稳定的，是动态平衡的，人才是健康的。当正常的生克制化调节受到破坏，就会出现相应病理状态。临床用生、克、乘、侮规律来说明疾变，调理脏腑功能，做出相应诊断和治疗。五脏病变简单来说就是：母脏先病，然后累及子脏；或者，子脏先病，然后累及母脏。以肝病为例：肝病可以传脾，是木乘土；脾病也可以影响肝，是土侮木；肝病还可以影响心，为母病及子；肝病影响肺，为木侮金；肝病影响肾，为子病及母。其他脏腑病变也是如此，都可以用五行关系来说明疾病的相互影响。

　　这就是中医的五行诊疗模型。不管哪一个脏器具体细节的变化，都是从脏腑气机的变化是否平衡稳定以及脏腑之间相互关联影响，做出诊疗方案，所以可以同病异治，也可以异病同治。《素问·天元纪大论》云："夫五运阴阳者，天地之道也，万物之纲纪，变化之父母，生杀之本始，神明之府也，可不通乎！"把五运也就是五行和阴阳并列起来，都看成是化育生命的本源。《伤寒卒病论》说："夫天布五行，以运万类，人禀五常以有五脏，经络府俞，阴阳会通，玄冥幽微，变化难极……"中医把五行看成是化育和支配万事万物的气的运动规律。

3. 五运六气与天干地支

　　我国历法上以干支作为纪年、月、日、时的岁时表号，形成六十年的周期变化，和现在实测是完全一致的。六十这个自然数是天体岁月中的一个常数，如一年360天（阴历），为六个六十；一年12个月为六十的五分之一；每季三个月90天为六十的1.5倍；每月30天（朔望日）为六十的二分之一；每年二十四节气每天24小时，为六的四倍；每小时60分，每分钟60秒，六十是十天干的六倍，十二地支的五倍；三阴三阳合为六经，十二经脉为六的二倍。竺可桢所著《物候学》中的引证说明：物候是有周期性波动的，其平均周期为十年；物候的迟早与太阳黑子活动周期有关。太阳表面上的黑子的数目以十一年半为一个盛衰的周期，这个规律是德国天文学家施瓦贝在1843年首先发现的。而运气学说的气候六十年周期变化又恰为太阳黑子活动周期的五倍，而地支本身又恰为十二年周期。

天干以甲为首，地支以子为首，天干在上，地支在下，故天干和地支配合起来，就叫甲子。正如《素问·六微旨大论》说："天气始于甲，地气始于子，子甲相合，命曰岁立。谨候其时，气可与期。"其配的方法是天干从甲开始，地支从子开始，依次相配，结果形成阳干配阳支、阴干配阴支。但由于天干为十，地支为十二，故在相配中天干须往复六次、地支须往复五次，才能使天干的末干癸与地支的末支亥相会而配成六十对，此即谓甲子一周，或称一个甲子。

干支相配可以用来纪年，也可以用来纪月、纪日、纪时。同时，根据所配干支的属性，可以用来分析这一年、月、日、时的气候变化及其与人体发病关系的大致情况，故可作为临床治疗用药时的参考。

《黄帝内经》曰：

> 岁半之前，天气主之；岁半之后，地气主之。

这是说，司天之气主管上半年的气候运行变化，在泉之气主管下半年的气候运行变化。司天是"天道自然"的意思，司天就是掌管着这个天道自然的意思，厥阴风木司天就是厥阴风木掌管着这个天道自然，或者说厥阴风木就是自然。譬如今年是少阳相火司天，那么就是少阳相火掌管着天道自然，它就是道，就大行其道。如果我们不能顺应少阳相火之道，就会出现问题，就会生病。

在泉又是何意呢？泉字通原，所以"九泉之下"一般也叫作"九原之下"，泉就是根本的意思。在泉的意思，就是要放任其根本，让根本能够得到很好的发展，这样才不会生病。

司天实质上就是客气六个时段中的三之气，在泉实质上就是客气六个时段中的终之气，客气中的风、寒、暑、湿、燥、火在运行过程中，无论谁轮值到三之气这个时段位置上时，谁就是司天之气。谁在运行中轮值到终之气这个时段位置上时，谁就是在泉之气。

因此，司天与在泉永远是一对一对出现的，少阳相火司天，那么就会有对应的厥阴风木在泉，这是风火之间的变换，如果人做不到，就会出问题。少阴君火司天就必定有阳明燥金在泉，君火在外而动就有燥金在人体内部被引动。太阳寒水在外主令就有太阴湿土的内在应变。这样，司天与在泉之间呈现了一一对应

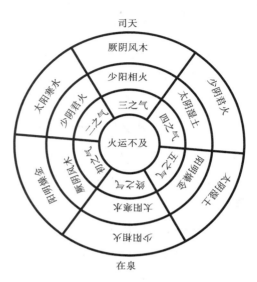

图3-5　六气运行示意图

的关系，他们之间其实是互相制衡的关系，但是这种制衡又相互促进。比如少阳相火与厥阴风木之间，有在外的相火炽盛，就会引动内在的厥阴风木飘摇，相火炽盛必然容易出现出血的诸多疾病，相火刑金，出现肺部的不适，相火引起出血就会促使肝藏血的功能出问题，自然风木就开始出现问题了。以此类推，其余司天在泉其实都一样。

在子与午两年的客气运行之中，六气中的少阴君火位于三之气位置上，阳明燥金位于终之气的位置上，故子午年中，君火为司天之气，燥金为在泉之气；在丑与未两年的客气运行之中，六气中的太阴湿土位于三之气位置上，太阳寒水位于终之气位置上，故丑未年中，湿土为司天之气，寒水为在泉之气；在寅与申两年的客气运行之中，六气中的少阳相火位于三之气的位置上，厥阴风木位于终之气位置上，故寅申年中，相火为司天之气，风木为在泉之气；在卯与酉两年的客气运行之中，六气中的阳明燥金位于三之气位置上，少阴君火位于终之气位置上，故卯酉年中，燥金为司天之气，君火为在泉之气；在辰与戌两年客气运行之中，六气中的太阳寒水位于三之气的位置上，太阴湿土位于终之气位置上，故辰戌年中，

寒水为司天之气，湿土为在泉之气；在巳与亥两年客气运行之中，六气中的厥阴风木位于三之气的位置上，少阳相火位于终之气位置上，故巳亥年中，风木为司天之气，相火为在泉之气。

司天之气始终在六步中的第三步，即固定在主气的三之气上：司天之气确定了，在泉之气以及左右间也就知道了。司天之气的对面就是在泉之气，这就是为什么太阳寒水，司天太阴湿土在泉的原因。而司天和在泉的左右方，便是司天的左间右间和在泉的左间右间。如此每年一次转换，六年中就有六个不同的司天在泉之气了。"上者右行，下者左行，左右周天，余而复会。"司天之气不断地右转，自上而右，以降于地；在泉之气不断地左转，自下而左，以升于天，从而构成每年气候的不断变化。

古代人设立司天在泉的原因在于四时阴阳的消长变化，太阳的光照长短决定了地球上生物的生长，阳气的盛衰以及一年之中阴阳之气的转换，都在节气中体现出来。根据太阳历，冬至就是一年上半年的开始，夏至就是一年下半年的开始。从冬至到夏至的上半年是阳年，下半年是阴年，就是从夏至到冬至。

在十二月支中，有两个非常重要的月份，一个是冬至所在的子月，一个是夏至所在的午月。这两个月份起到一个对阴阳量变质变定位的作用。

午月为一年中阴消阳长过程的最盛顶点，也即是重阳极盛状态。这个极盛状态既是一个质变点，也是一个量变点，自此极点以后，主导天气运行趋势的阴阳性质发生转换，由原来的阳气为主导力量，从此改变为由阴气为主导力量，阴消阳长开始转变为阳消阴长，阳气由原来的不断上升趋势开始转变为不断的下降趋势。子月为一年中阳消阴长过程的最盛顶点，也即是重阴极盛状态，自此极点后，主导地位发生转换，阳消阴长开始转变为阴消阳长，阳气由原来的不断下降趋势开始转变为不断的上升趋势。子月与午月，一个为阳气上升的最高转折点，一个为阳气下降的最低转折点。

三、五运六气与中医理论

1. 五运六气与《黄帝内经》

纵观《黄帝内经》一书，多为黄帝请教各位老师学习中医知识，其中专为黄帝讲述五运六气的老师名为鬼臾区。

《史记·封禅书》记载："黄帝得宝鼎，宛朐问于鬼臾区。"又曰："鬼臾区号大鸿，死葬雍，故鸿冢是也。"《汉书·艺文志·兵阴阳》有《鬼容区》三篇，颜师古注曰："即鬼臾区也。"鬼臾区可以称之为运气学之祖，学术地位仅次于岐伯。《素问·天元记大论》中记载："鬼臾区曰：臣稽考《太始天元册》文曰：太虚廖廓，肇基化元，万物资始，五运终天，布气真灵，总统坤元，九星悬朗，七曜周旋。曰阴曰阳，曰柔曰刚，幽显既位，寒暑弛张，生生化化，品物咸章，臣斯十世，此之谓也。"从以上文字可以看出，鬼臾区为黄帝的大臣，他们家十世研究五运六气。如果他们家每一代人都在20岁生子，则到鬼臾区这一代至少研究了200年。鬼臾区认为："天以六为节，地以五为……凡六十岁，而为一周，不及太过，斯皆见矣。"五运六气之说按60年为一个循环，即一个甲子循环，指导人们防治因气候、物候变化导致的疾病。

因为当深入了解运气学说之后，你就会明白，运气学说讲的是一种规律，其本质在于告诉你"当其时，当其位"。比如暖冬为什么容易发生瘟疫，因为冬天应该冷，应该下雪，应该收藏，而你不冷反热，不收藏反发散，那这就如同六月飞雪，背道而驰，必有祸殃！这个问题，黄帝和岐伯在《素问·本病论》中有一个对话：

黄帝曰："人气不足，天气如虚，人神失守，神光不聚，邪鬼干人，致有夭亡，可得闻乎？"岐伯曰："……人饮食劳倦即伤脾，又或遇太阴司天，天数不及，即少阳作接间至，即谓之虚也，此即人气虚而天气虚也。……人或恚怒，气逆上而不下，即伤肝也。又遇厥阴司天，天数不及，即少阴作接间至，是谓天虚也，此谓天虚人虚也。又遇疾走恐惧，汗出于肝。肝为将军之官，谋虑出焉。神位失守，神光不聚，又遇木不及年，或丁年不符，或壬年失守，或厥阴司天虚也，有白尸鬼见之，令人暴亡也。已上五失守者，天虚而人虚也，神游失守其位，即有五尸鬼干人，令人暴亡也，谓之曰尸厥。人犯五神易位，即神光不圆也。非但尸鬼，即一切邪犯者，皆是神失守位故也。此谓得守者生，失守者死。得神者昌，失神者亡。"

本节论述的是人气与天气的问题，人的五脏，只要有一脏不足，又遇上岁气不及，就要感受邪气。人若过度忧愁思虑就要伤心，又或遇少阴司天之年，天气不及，则间气太阴接之而至，这就是所谓天虚，也就是人气与天气同虚。上述五种失守其位，乃是由于天气虚与人气虚，致使神志游离失守其位，便会有五疫之邪伤人，使人突然死亡。

风、火、暑、湿、燥、寒六气是太阳对地球的能量影响形成的客观循环节律。地球自转形成昼夜循环，每日也有六气循环节律。地球公转时赤道面与黄道面的交角不变，地球斜着身子围绕太阳公转。地球上每一个固定位置，在一年中每一天受到太阳能量的影响都是不同的，从而形成了风、火、暑、湿、燥、寒的六气循环规律，也就是阴阳开阖枢的六种具体象态：厥阴风木、少阳相火、少阴君火、太阴湿土、阳明燥金、太阳寒水。中医辨证论治里的"证"，当然不是西医里症状的症，而是病机，"谨守病机，各司其属，有者求之，无者求之，盛者责之，虚者责之"。（《素问·至真要大论》）然而病机只是个果，而因呢？为何一个病好多人会同时有？这些"证"为什么会有明显的季节规律？只有用五运六气理论才能进一步找到病机之因，才能审证求因，逐标达本。

链接：天人合一与"肺主气，肺主治节"

"肺主气"在《中基》教材里，这个气指的是一身之气和呼吸之气。肺所主的这个气究竟是不是指的一身之气和呼吸之气呢？从《内经》里知道，肺主气实际上说的是"肺者，气之本"。什么是气呢？五日为一候，三候为一气，这个十五天的周期就叫作气。中医讲整体观念，天人合一。天人怎么合一呢？说白了就是天地在变化，人也要跟着变化，与这个变化的节律同步。在人体内，是哪个部门负责基本节律层次上与天人同步变化呢？就是肺。再一个就是"肺主治节"……一个月两个气，（开始）一个叫节气，（中间）一个叫中气，统称为二十四节气。治节是治的是这个"节"。肺处胸中，其外包以肋骨，一共是二十四根，合二十四节气这个数，这是巧合还是必然呢？节与关节也有关联，人的四肢大关节一共有多少？一共有十二个，每一个关节由两个关节面组成，合起来还是二十四个面，一个面与节气相应，一个面与中气相应。四肢应四时，每一肢有六个关节面，正好应"六气为一时"。关节与节气相关，与天气变化有关，这是平常老百姓都知道的，一些关节有毛病的人，他们对天气变化的敏感程度往往超过气象仪器。因为他的关节有反应，所以可以把关节看作是人体对天气变化的一个感应器。而这个感应器是由肺来掌管的。

（刘力红《思考中医》，广西师范大学出版社，2006年）

2.五运六气与发病规律

《黄帝内经》将一个太阳回归年的风、暑、火、湿、燥、寒六个气候性季节简称"六气季"。春生本于冬气之藏；夏长本于春气之生；长夏之化，本于夏气之长；秋收本于长夏之化；冬藏本于秋气之收。若冬气不藏，无以奉春生；春气不生，无以奉夏长。不明天时，则不知养藏养生之道。若逆四时生、长化、收、藏之气，必有率意而失之处。故《素问·四气调神大论》进而告诫人们注意：

> 逆春气，则少阳不生，肝气内变；逆夏气，则太阳不长，心气内洞；逆秋气，则太阴不收，肺气焦满；逆冬气，则少阴不藏，肾气独沉。

不同季节的气候变化各不相同，人体的发病也因此不同，治疗和保养之道也不一样。

从五运来说，木为初运，相当于每年的春季。由于木在天为风，在脏为肝，故每年春季气候变化以风气变化较大，在人体以肝气变化为著，肝病较多为其特点。火为二运，相当于每年的夏季，由于火在天为热，在脏为心，故每年夏季气候变化以火热变化较大，在人体以心气变化为著，心病较多为其特点。土为三运，相当于每年夏秋之季，由于土在天为湿，在脏为脾，故每年夏秋之间，在气候变化上雨水较多，湿气较重，在人体以脾气变化为著，脾病较多为其特点。金为四运，相当于每年的秋季，由于金在天为燥，在脏为肺，故每年秋季气候变化以燥气变化较大，在人体以肺气变化为著，肺病较多为其特点。水为五运，相当于每年的冬季，由于水在天为寒，在脏为肾，故每年冬季气候比较寒冷，在人体肾气变化为著，肾病、关节疾病较多为其特点。

五运有平气与太过、不及之分。一般地说，平气影响较小。木运太过，则风气流行；火运太过，则炎暑流行；土运太过，则雨湿流行；金运太过，则燥气流行；水运太过，则寒气流行。太过者则气胜，胜若无制，则伤害甚；不及者则气衰，衰若无复，则心败乱。如木胜肝强，必伤脾土，肝胜不已，燥必复之，则肝伤亦自病；如木衰肝弱，必有燥胜伤肝，燥胜不已，火必复之，则肺受邪而反自病。其他脏腑之强弱胜复及所病亦然，此发病规律以发运而言，年的分步的运太过不及亦然。例如：土湿太过，则影响本脏脾的功能而发为本脏湿盛腹泻等症；土湿过盛，土克水，土湿伤肾阳而发为肾阳不足的小便不利、水湿泛滥等症。但水之子为木，木能克土，故在一定条件下水之子木又来复，对所胜之土湿进行报复而加以克制，从而又可发生脾的病证（如肝阳上亢之脾不健运等）。又如运的寒水太过，寒水袭表而发为表寒证，进而发为太阳经脉病变，进而由经脉传入本腑而发为膀胱蓄水、蓄血之腑证，进而脏腑表里相传，即由太阳膀胱传入少阴肾而发为少阴寒化证等病变。

气有司天在泉及其阴阳属性的不同，而且它们逐年轮转，形成了气候上的偏盛偏衰，从而也影响人体，可发为某些疾病。其致病规律仍是以五行生克理论为基础，其发病类型主要取决于六气的司天、在泉、客胜、主胜、胜气、复气和运气相合等不同情况。

但是，运气发病是比较复杂的，因为五运有太过、不及，其发病有本脏之病、他脏之病和复气之病，六气有客气、主气和左右问气，其发病有司天之气的发病、有在泉之气的发病、有分步的客胜之病和主胜之病，还有客主相合的客主加临之病，又有间气所临方位之病症等。同时，还有不同地域的区别，地有高下、气有温凉，高者气寒、下者气热，以及各个人的体质不同，故上述运气病症则各有相异，在一个地区或在一个人身上表现就各不相同。由于十干有阴阳之分，而阳为太过，阴为不及，故十干所化之运就有太过和不及之别。

从六气来说，与五运基本相似。在正常情况下，六气是无害的。若四时六气发生太过或不及，或非其时而有其气的反常情况，就会直接或间接地影响人体正常的生理活动，引起疾病的发生。主气的为厥阴风木，相当于每年的初春，气候变化多风，疾病流行以肝病居多。为少阴君火，相当于每年的暮春初夏，气候逐渐转热，疾病流行以肝心病居多。为少阳相火，相当于每年的夏季，气候炎热，疾病流行以心病、暑病居多。为太阴湿土，相当于每年的暮夏初秋，气候变化以湿气为重，疾病流行以脾病居多。为阳明燥金，相当于每年秋冬之间，气候变化以燥气较重，疾病流行以肺病居多。为太阳寒水，相当于每年严冬，气候严寒，疾病流行以关节病和感冒居多。故六气（也叫六淫）为病，每与季节有关，春多风病，夏多暑病，长夏多湿病，秋多燥病，冬多寒病。当代著名医家恽铁樵就是根据《内经》的四时定名法则，确立"冬之热病谓之伤寒，春之热病谓之风温，夏至前之热病谓之温病，夏至后之热病谓之暑温，夏秋之交其时以湿胜，当此之时患热病则为湿温；八、九月燥气主令，其时热病，多半源于夏日受凉，反更之长气无以应秋之收气，因而热病，如此则为伏暑"。此为根据四时以定名热病之大纲。

链接：运用五运六气法医案

患者张某，男，1955年10月25日生人。职业：司机，体壮实，身魁梧，是全家的主心骨。办事踏实认真、为人严谨，是单位优秀工作者，掌管家中经济，曾下过乡，平素很少生病。2003年4月24日，由家人陪同来就诊（北京非典期间）。自述：从3月底4月初非典刚开始时，就感到极度的恐惧、惶惶不可终日。遂把家中财产移交妻子，因女儿常从大学坐车回家，又为其购车一辆，后事安排停妥，稍觉心安。整个过程，既无发烧，也无咳嗽，未见任何非典疑似征象。就诊前一周，因见一学生确诊非典被送走，心中恐惧又起，觉得自己已被传染。4月20日凌晨，因极度惶恐而醒，不能再度入睡，并把自己手腕咬伤，产生自杀念头。就诊前，每至凌晨3—5时，惶恐加重，焦虑不安。运用五运六气法分析：1955年是乙未年，金运不足之年；乙未年上半年太阴湿土司天，下半年太阳寒水在泉；患者出生于10月，处于五之气，主客气都是阳明燥金。金主杀戾，肃整，不飘逸。出生时象印证了患者性格符合五行中"金"的特点：办事踏实，严谨，善于理财。2003年，癸未年（火运不足之年）。上半年太阴湿土司天，下半年太阳寒水在泉。发病时间3月到5月是二之气，主客气都是少阴君火。而2003年3月到5月的运气对于这位患者脏腑之气正好形成了火克金的局面。人身脏腑中肺属金，肺主魄，而患者刚好是一种失魂落魄的表现。火刑金之时，魄气难藏，故见失魂落魄之状。凌晨3—5时正好是肺经主时，因此这个时间段病情加重。樊正伦教授认为此证是：痰迷心窍，痰火扰心。用涤痰汤加小陷胸加味治疗，4剂而安。随访至今未见异常。（樊正伦《临床中治疗的经典案例》，中医药出版社，2019年）

清代医家雷丰就是根据《黄帝内经》"冬伤于寒，春必温病；春伤于风，夏生飧泄；夏伤于暑，秋必痎疟；秋伤于湿，冬生咳嗽"八句经文按四季发生的时病，著《时病论》四卷问世。病疫之由，魏晋著名医学家王叔和说过："凡时行者，春时应暖而反大寒，夏时应热而反大凉，秋时应凉而反大热，冬时应寒而反大温，非其时而有其气，是以一岁之中，长幼之病多相似者，此时行之气，皆以为疫。"但疾病之起，也有与四时之气不相应的，这是因为"不应四时之气，脏独主其病者，是必以脏气之所不胜者甚，以其所胜时者起也"，就是说，病若不与四时阴阳升降相应的，是属于五脏的病变，发病的脏气受到相胜时气的克制。如脾病不能胜旦之木，肺病不能胜昼之火，肝病不能胜夕之金，心病不能胜夜之水，故病必然加剧。若人之脏气能胜时之气如肺气能胜旦之木，肾气能胜昼之火，心气能胜夕之金，脾气能胜夜之水，就可以好些。因此治疗疾病时，应"顺天之时，而病可与期"。

清代医家余霖在《疫疹一得》书中，根据他的亲身体验，指出时疫疹的流行与运气的关系："乾隆戊子年，吾邑疫疹流行，一人得病，传染一家。轻者十生八九，重者十存合境之内，大率如斯如天行之疠气，入境无可避者也。原夫致此之由，总不外乎人身一小天地，天地有如是之疠气，人即有如是之疠疾。缘成子岁，少阴君火司天，大运主之，五、六月间，又少阴君火加少阳相火，小运主之之气与三之气合行其令，人身只有水，焉能胜烈火之亢哉。"意谓岁气与时气皆火热当值，必致疫疠发生。

当代医家彭子益就说过："二十四节气，节与节之间，是滑利的。

一到节上，便难过去。宇宙大气，交节必郁而后通。久病之人，交节前三日多死。大气郁人身亦郁。久病之人，腠理闭塞，交节不能通过，是以死也……可见，中医学是人身一小宇宙之学矣。"对于流行性疾病，他更直截了当云"时病者，因时令之大气变动所发生之病。如中暑、霍乱、痢疾、白喉、疟疾、时行感冒、燥气、痧症、湿热等是也。病虽因于时气，病实成于本气。自来论时病者，皆认为外来时邪，中入人身为病，于人身本气自病，全不重视"。多数疾病在早晨则轻，白天安静，太阳落时就渐渐加重，半夜以后就更加厉害，中医认为这是由于病邪的轻重与阳气的盛衰有关。人体的阳气不仅受四时不同气候的影响，而且一日之内，气温不同，阳气变化，疾病也有轻重的变化。故《灵枢》曰："以一日分为四时，朝则为春，日中为夏，日入为秋，夜半为冬。朝则人气始生，病气衰，故旦慧；日中人气长，长则胜邪，故安；夕则人气始衰，邪气始生，故加；夜半人气入脏，邪气独具于身，故甚。"也就是说按照一天的阴阳消长升降来分为四个时辰，以应四时之生、长、化、收、藏。一岁之中有温、热、凉、寒，一日也是如此。早晨阳气升长，人身阳气也应之而升长，阳气升则病气渐衰，故觉病轻爽；中午阳气大盛，人身阳气也应之而旺，阳气旺则能胜邪；日落则阳气下降，人身阳气亦随之渐衰，阳气衰则邪气渐胜，故病觉加重；夜半则阳气深藏，邪气独盛于身，所以病情转重。

　　链接：利用昼夜节律择时治疗医案

　　×，男，42岁，干部。1983年7月24日初诊：右上腹及两胁胀痛四月余。曾经胆囊造影及钡餐提示：胆石存在及十二指肠溃疡，住院治疗未愈，每天午后到晚七时，右上腹及两胁作痛，嗳气则稍缓，至夜半后方止。口干不饮，口苦便稀，舌黯，苔薄黄，脉弦数。证属肝气滞挟湿。因黄昏金气旺，肝木之气衰，邪热弛张而痛作，夜半后至平旦肝木之气渐旺，阳渐升，邪退则痛止。清·王孟英《回春录新诠·虚劳》里曾以不同药物"早服温肾水以清肝","午后培中土以消疾",清·叶桂《种福堂公选良方》里亦用"午后服健中运湿方"之法。遂以晨起投药赖肝旺之气,与药力相合驱邪于外,拟疏肝理气运脾之法,处方:柴胡10克,白芍24克,枳实9克,丹参15克,砂仁、玄胡、川楝子、吴茱萸各10克,檀香6克,甘草3克,四剂。早晨五时服头煎,晚六时再服,以挫邪势。7月31日复诊:自述一剂后疼痛大减,节律消失。四剂后仅留口干,舌黯红,苔薄腻。守上方去砂仁、丹参,加黄柏10克,丹皮9克,香附10克,檀香3克。另作化石汤嘱其常用,服法同前,一月后信访,疼痛未再发。本案发作于金旺木衰之时,金克木则肝木郁而横伤脾土。故服药法取早晨寅肝木旺时,扶之及晚上西肺金旺时抑之。四逆散为治金旺木郁的主方,故用之多效。(《利用昼夜节律择时治疗二例》,《四川中医》1985年6期)

3. 五运六气与中医理论

人与自然界是一个动态变化着的整体。中医学认为,一年四季的气候变化经历着春温、夏热、秋凉、冬寒的规律,它对人体的脏腑、经络、气血、阴阳均有一定的影响。运气运行所形成的正常气候是人类赖以生存的必备条件。人体各组织器官的生命活动,一刻也不能脱离自然条件。人们只有顺从自然的变化,及时地做出适应性的调节,才能保持健康。因此,五运六气是中医的理论基础,是天人合一思想的最集中地体现,它使中医理论对人类疾病的认识达到了空前的高度。五运六气理论在《黄帝内经》中的七篇大论共计五万二千多字,篇幅约占《素问》的三分之一,内容上及天文,下涉地理,中傍人事,系统论述了天体运行的规律对气候、物候变化的影响,以及气候、物候变化对人体的生理、病理影响,不仅仅是疾病预测的问题,中医基础理论的许多原理到处都涉及五运六气,需要用五运六气来认识和理解。过去中医界认为,运气学说的七篇大论为

214

唐代王冰所补入，非《黄帝内经》所原有，是一相对独立的学说，故现行中医教科书《内经选读》中，只是把运气学说以附录形式略作介绍，不作为《黄帝内经》的主要内容。已故著名中医学家邹云翔先生说："不讲五运六气学说，就是不了解祖国医学。"著名中医学家、岐黄学者方药中、许家松、高思华等都一再强调："运气学说是中医学基本理论的基础和渊源。"2003年发生的SARS和2020年的COVID-19，显示了疫病发生与五运六气的密切相关性，再一次引起了中医界对五运六气学说的重新关注。

五运六气在《黄帝内经》中称为"运气七篇"。即，《天元纪大论五运行大论》《六微旨大论》《气交变大论》《五常正大论》《六元正纪大论》《至真要大论》七篇大论。五运六气理论作为中医理论的基础，来自古人对自然规律的认识，从自然现象——"候"的认识中，找出了气候、物候和病候的关系和规律：气候是天气变化之象，是气化形成风寒暑湿燥火六气的原因；物候是气候作用下，万物呈现出来的生、长、化、收、藏的相应变化；病候是反常气候对生命作用的结果。概括起来，五运六气的基本原理有四：第一，运气气化原理。气化既是运气理论的核心，也是中医理论的核心。所谓气化就是气的运动变化，阴阳二气的对立统一和消长转化是气化的总纲，万事万物的物化都统一于气化，气化是物化产生的基础。第二，运气升降出入原理。升降运动是运气的普遍规律，无时无刻无处不在，"高下相召，升降相因，而变作也。"（《素问·六微旨大论》）对于人体而言，升降是内环境里气之间的升降运动，出入是内环境和外环境之间的气交运动。"上下之位，气交之中，人之居也。……气交之分，人气从之，万物由之。"（《素问·六微旨大论》）生命在于运动，实质就是气化的升降出入运动，没有这一条生命就停止了，"出入废则神机化灭，升降息则气立孤危。故非出入，则无以生长壮老已，非升降，则无以生长化收藏。"（《素问·六微旨大论》）第三，运气平衡原理。气化运动具有调节机制，也就是阴阳平衡机制，阴阳之间阴极必阳，阳极必阴，大自然总是不断地平衡被打破继而产生新的平衡。五运六气的平衡机制是通过五行生克制约来实现的，有一个专门的词汇叫"亢害承制"，《素问·六微旨大论》曰："亢则害，承乃制。"事物有生化的一面，也有克制的一面，若有生而无克，势必亢盛之极而为害，因此应该抵御这种过亢之气，令其节制，才能维持阴阳气血的正常生发与协调。第四，运气周期原理。本章主要阐述了这一原理，不再赘述。由上述可以看出，五运六气对中医理论的气化学说、藏象学说、病机学说等作出了重要贡献。尤其值得强调的是，

《黄帝内经》以阴阳五行为框架，运气之学把阴阳五行拓展为五运六气。离开了运气学说，阴阳就只有对立统一的两个方面了。故运气学说是中医阴阳学说的精髓和深化。阴阳的一分为二演为一分为三的三阴三阳，五行又有五运太过不及之化和相胜等，突破了生克认知。五运和六气交叉联系，五运六气及其太过、不及的气候模式，比按时序的五季就更为丰富，而且因于对运与气交叉的"与天地同和"的观察中，人们认识到更复杂的自然现象，特别是生命现象，其解释能力也远远超越了一般五行的相生、相克、离合等。五运六气发现了许多自然和生命的规律，例如气候和生命的周期现象，人在不同气候模式中的常见病多发病情况，自然和人的气化规律和病机问题等。每年干支的不同组合，就有不同的中运与司天之气的组合，不同的气候，易引发不同的病症。因此，可以运用运气学说来分析和推测气候的变化及其对疾病发病的影响，根据某一时期气候变化的特点，预测某些疾病发病和流行的可能性，参考其历史上发病规律采用防治措施。

国家中医药管理局"运用五运六气理论预测疫病流行的研究"课题组组长顾植山教授，分别就阴阳五行与五运六气、六经辨证与五运六气、藏象经络与五运六气、中医各家学说与五运六气诸课题做了深入研究。他认为"六气"说是中医阴阳学说的精髓。阴阳的六分系统就是三阴三阳，三阴三阳说是中医阴阳学说的一大特色。中医学对三阴三阳的论述，始见于《素问·阴阳离合论》，说明三阴三阳表述的是阴阳离合的六种状态。

《史记·历书》说："以至子日当冬至，阴阳离合之道行焉。"可见三阴三阳的划分以一年中阴阳气的盛衰变化为依据，这正是五运六气中的六气学说。

《素问·阴阳离合论》云：

> 圣人南面而立，前曰广明，后曰太冲。太冲之地，名曰少阴；少阴之上，名曰太阳。太阳根起于至阴，结于命门，名曰阴中之阳。中身而上，名曰广明；广明之下，名曰太阴；太阴之前，名曰阳明。阳明根起于厉兑，名曰阴中之阳。厥阴之表，名曰少阳。少阳根起于窍阴，名曰阴中之少阳。是故三阳之离合也：太阳为开，阳明为阖，少阳为枢。三经者，不得相失也，搏而勿浮，命曰一阳。

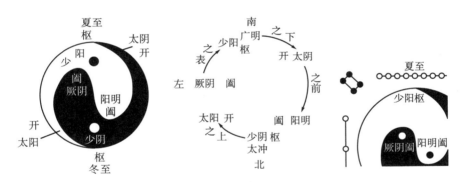

图3-6 三阴三阳太极时相图

这段黄帝与岐伯的对话翻译过来就是：圣人面朝南方而立，前方叫广明，后方称为太冲。分布在太冲部位的经脉命名为少阴；分布在少阴经上面的经脉，被称为太阳。太阳经下端的起点是足小趾外侧的至阴穴，上端的终结点是睛明穴，因为太阳经与少阴经是表里关系，所以太阳经被称为是阴中之阳。如果以人的身体上部和下部来说，上半身属阳，称为广明；下半身属阴，广明的下面称为太阴；太阴前面的经脉叫作阳明。阳明经的下端起点是足大趾侧次趾末端的厉兑穴，因为阳明经与太阴经是表里的关系，所以阳明经被称为是阴中之阳。厥阴是阴气已尽，重新回阳的意思，因此与厥阴成为表里关系的是少阳经，少阳经的下端起点是窍阴穴，同时，少阳经被称为是阴中之少阳。因此，三条阳经的离合情况分别是：太阳经主开，阳明经主合，而少阳因为处在表里之间，所以起着一个交通枢纽的作用。但是这三条阳经是相互依赖的，相互牵制，缺一不可，统称为是阳经。

图3-6表达了"六气"的时空方位，也可以认为是中医阴阳学说的基本图式。顾植山教授认为，"六气"思想是形成中医阴阳学说的重要源头。例如，三阳之开、阖、枢，为什么太阳为开，少阳为枢，阳明为阖？太阳在东北方，冬至过后，正是阳气渐开之时，故为阳之"开"；阳明在西北方，阳气渐收，藏合于阴，故为阳之"阖"；少阳在东南方，夏至太阳回归，阴阳转枢于此，故为阳之"枢"。三阴之开、阖、枢同理：太阴在西南，夏至以后，阴气渐长，故为阴之"开"；厥阴居东向南，阴气渐消，并合于阳，故为阴之"阖"；少阴在正北方，冬至阴极而一阳生，故为阴之"枢"。

三阴三阳的开、阖、枢是个非常重要的中医概念，是人体阴阳之气升降出入的主要依据，关系到中医基础理论的方方面面。王冰对《阴阳离合论》的注文云："离，谓别离应用；合，谓配合于阴。别离则正位于三阳，配合则表里而为藏府矣。开合枢者，言三阳之气多少不等，动用殊也。夫开者所以司动静之基，合者所以执禁固之权，枢者所以主动转之微。由斯殊气之用，故此三变之也。"《黄帝内经素问·阴阳应象大论》中"天不足西北，故西北方阴也"，"地不满东南，故东南方阳也"一段话，据上列三阴三阳开阖枢图，天（阳）气至，三阴三阳与六气的配应：太阳居东北寒水之位，时序正月太阳寅，故配寒水；太阴居西南坤土之位，时序长夏主湿，故配湿土；阳明居西北乾金之位，时序秋燥，故配燥金；厥阴居正东风木之位，时序属春，故配风木；少阳居东南巽风生火之位，时序初夏，故配相火；少阴居太冲之地，虽正北寒水，但与正南君火子午相应，标阴而本火，故配君火。人体经络的名称包括两个部分的含义：前半为六气的名称，后半是脏腑的名称，它传达的是五运六气的天人感应信息：手厥阴心包经，足厥阴肝经；手少阴心经，足少阴肾经；手太阴肺经，足太阴脾经；手少阳三焦经，足少阳胆经；手阳明大肠经，足阳明胃经；手太阳小肠经，足太阳膀胱经。即手足"三阴三阳"。

千百年来，医家们都在经方的辨证论治上下功夫，而对于方论原理则众说纷纭。《伤寒论方解》云："读《伤寒论》者，只喜读方，最怕读文。文无理路可寻，方有病证可按也。虽有病证可按，仍无理路可寻。"其实《伤寒论》很多地方都运用了五运六气理论，《伤寒论序》说："天布五行，以运万类；人禀五常，以有五藏。"而《天元纪大论》开篇即言："天有五行御五位，以生寒暑燥湿风。人有五脏化五气，以生喜怒思忧恐。"

张仲景把五运六气的思想融入了《伤寒论》里。《伤寒论》的太阳、阳明、少阳、太阴、少阴、厥阴六经次序，即源于《素问·六元正纪大论》六经司政次序，是讲天道五运六气客气的。还有六经欲解时的少阳、太阳、阳明、太阴、少阴、厥阴次序，是讲人体应时主气的。《伤寒论》之六经是以五脏四时阴阳为核心的理论。比如太阳寒水之为病，应有以下六类病情：一是气为寒邪的头痛、恶寒等症状；二是寒伤阳气，水气不化，导致水气为邪的水饮、心下悸、气扰心神等症状；三是寒邪伤阳阴气的阳虚症状；四是寒水克心火的火郁症状；五是寒水胜而侮湿土的肠胃下利腹满等症状；六是蓄水证、蓄血证。掌握了寒邪所致的六类病情，其余风、火、燥、暑、湿等五气对太阳的伤害及五运对太阳的伤害，就可以建立起一个太阳病的辨证体系，其余五经也可以用这个方法推演建立起来。

总之，我们可以根据运气中五运六气的变化规律来推测疾病发生的大致情况。五运六气和阴阳五行都起源于古人对天地自然运动变化规律的理解，时间和空间是人类社会实践活动和领会世界的基本依据。天文定五方，历法分四时，古代原始的天文学和历法制度是中医阴阳五行和五运六气学说共同的文化源头和知识原型。在中医学中，阴阳五行和五运六气是一个完整体系。五运六气学说偏重于自然变化周期性规律的演绎，阴阳五行学说则多从哲理阐述。有了五运六气，才可以更好地理解中医阴阳五行学说的天人合一的思想；没有了五运六气，就难以真正掌握中医阴阳五行学说的精神实质。

第四章
天体与人体

天地之间，六合之内，其气九州、九窍、五藏、十二节，皆通乎天气。其生五，其气三，数犯此者，则邪气伤人，此寿命之本也。

——《素问·生气通天论》

中医重视人体的外气系统，是因为人体与天候的变化密切相关，而天候的变化，又离不开地气的升降沉浮。现今科学的谬误在于，认为夏天气温高，是因为与太阳相对接近的缘故[①]。若依此理，请问：夏天高山上为什么还是那么冷？而且越高越冷？它不是更接近太阳吗？殊不知天气会热，是太阳引动地热上升。所以，高山上冷，是地气无法提升到那么高的缘故。地气的春发、夏升、秋敛、冬藏，人体必须配合并随同升发敛藏，否则身体就会失衡而生病。

《素问·六节藏象论》有云："夫自古通天者，生之本，本于阴阳。其气九州九窍，皆通乎天气。"自古以来精通天道运行的人，都知道生命的根本，而这个根本不外天之阴阳，无论是地上的九州万物，还是人身的

---

① 　冬天太阳其实距离地球比较近。由于地球自转轴与公转平面倾斜了23.5度，夏天时太阳光直射，冬天时太阳斜射，才有春夏秋冬四季温度的不同。距离的远近虽有影响，但相当轻微，温度变化主因是地球自转轴倾斜，不是距离太阳的远近。（作者）

九窍百骸，都与天地阴阳之气息息相通，自然万物都是以通于天气为生命的根本！

《素问·脉要精微论》一开头就提出："诊法常以平旦"，强调诊脉应在清晨为宜，因为此时"阴气未动，阳气未散，饮食未进，经脉未盛，络脉调匀，气血未乱，故乃可诊有过之脉"。所谓"阴气未动，阳气未散"，是根据阳入于阴则寐、阳出于阴则寤、阳动而阴应之的常人寐寤的生理规律，说明清晨人刚醒来，尚未动作，阳气初出而未散，阴气因此也未被扰动。所谓"饮食未进，经脉未盛，络脉调匀"则是根据"食气入胃，浊气归心，淫精于脉"（《素问·经脉别论》）这一饮食精微通过经脉输布的生理现象，指出清晨人未进食，全身经脉因而未充盛，络脉也很调匀。"不似日中之温暖，不同夜半之清凉。营卫会于脉口，气色见于明堂。有证皆显，无隐弗彰。"（《望诊遵经》）正是在清晨特有的这两种条件下，人身的气血除受疾病本身的影响外，没有受到其他外在因素的干扰。所以，在这时诊脉，就容易诊断出有病的脉象来。

如上所说，清晨诊脉虽属理想，但在临床实践中，如果对每个患者都要求这个时间去诊脉，事实上很难做到，只要病人气血没有受到外在因素干扰，也是可以的。这里强调的是在"天人合一"理念下，中医特别注重人与大自然的关系。

人生活在地球上，和地球上所有的生物一起，随地球运转，与地球变化同步。地球在轨道上运行，受到日月星辰的影响，尤其是日地、月地以及行星之间的摄动力影响，其运动发生空间变化，导致地球在轨道上的运行不稳定，其能量场也会变化，这种变化是天体之间综合作用后的结果，地球上所有生物自然都会随之变化，所以阴阳五行就是讲天体运动，与天文物理学密切相关。中医只有从天文物理学的角度才能找到答案，是科学，不是玄学。中医作为天人合一的医学，首先是天文物理学，之后是哲学，然后才是医学。

天人感应就是天体信息对人体的影响，人体对天体运动的各种信息的感应，也是天地阴阳五行相生相克相制相化的根本关系。出生的时空不同，人体储存天体运动的信息不同，人的命运规律就不同。所谓时空，指的是生辰的时间和空间，也就是在一定时段里，某一空间中出现的各种电子学、力学、化学等组合，包括光照的强弱、电磁辐射的大小、磁场的扰动、大气层的变化、引力以及空气湿度的大小、周围生物状态等此空间的一切。时间不同，空间的物质和信息也不同。

一、日月星辰对地球生物的影响

宇宙星体，都处在万有引力作用下。星体之间的引力磁场会影响和形成地球上春夏秋冬的物候现象和生死壮老已。天体通过万有引力、电磁力的相互作用对地球气压系统产生影响，进而影响地球天气。当日、月和行星三者对应作用地球某纬度或地区时，使其形成不同的天气和能量环境，进而影响人体。其中太阳运行影响着一年中各个时段的常规气候变化，对于正常气候，人体能调节机体以适应环境，而对于异常气候，人体则难以适应从而产生疾病。

1.星体运行对地球物候环境的作用

天体运动是一种处于万有引力作用下的圆周运动。万有引力定律把地面上物体运动的规律和天体运动的规律统一了起来。自然界中四种力是相互作用的规律[①]。牛顿普适万有引力定律是指任意两个质点通过连心线方向上的力相互吸引，该引力大小与它们的质量乘积成正比，与它们距离的平方成反比，与两物体的化学本质或物理状态以及中介物质无关。万有引力定律公式为$F=GMm/(R^2)$。其中：F为M与m之间的万有引力；G为万有引力常量；M为某个天体的质量，m为研究对象的质量，R为两者的距离。万有引力定律的基础是开普勒行星运动三大定律。开普勒第一定律：所有行星都在椭圆轨道上运动，太阳则处在这些椭圆轨道的一个焦点上；开普勒第二定律：行星沿椭圆轨道运动的过程中，与太阳的连线在单位时间内扫过的面积相等；开普勒第三定律：行星轨道半长轴的立方与其周期的平方成正比。开普勒行星运动的定律是在丹麦天文学家弟答的大量观测数据的基础上概括出的，给出了行星运动的规律，而这些规律正是万有引力问世的前提。从万有引力与重力的关系上讲，一般的星球都在不停地自转，因此星球表面上的物体所受的万有引力F有两个作用效果：一个是重力G，一个是向心力fn。它们间的关系是：$F=G+fn$（F是G和fn的矢量和）。地球表面的物体所受到的向心力fn的大小不超过重力G的0.35%，因此在计算中往往认为万有引力和重力大小相等。

星体之间不同的引力磁场互相作用，对地球四时的影响是显而易见的。《素问·气交变大论》："岁运太过，则运星北越，运气相得，则各行以道。"正是由于周期运动的互相影响，增加和衰减对地球的影响，使

---

① 四种作用力分别是万有引力、电磁相互作用力、弱相互作用力、强相互作用力。四种作用力中，引力和电磁力是长程力，作用范围无限远。而强力和弱力是短程力，作用范围分别只有10^{-15}米和10^{-18}米。这样说来前两种力就是宏观力，作用于宏观事物；而后两种力只能是微观力，只作用于粒子之间。这四种基本力的强度排位是强力、电磁力、弱力和引力，可见引力是最弱的力。如果把强力的力度作为1，电磁力的力是1/137，弱力是10^{-13}，引力是10^{-39}。每一种力的力量都相差多少数量级。我们生活中常遇到或者感受到的是引力和电磁力，这些力无处不在，主宰着我们的生活。引力是质量的本质属性，只要有质量的物体，都有引力。但由于引力是四种作用力中最弱的力，因此很难感测到。

地球上的植被生长具有春夏秋冬四时交替往复的规律性。在宇宙中，整体呈现出的态势是膨胀性质的，对于单体星体而言，其膨胀无外乎受到两个方面的影响：一是自内而外的压力膨胀，二是受到外在磁力影响的拉动膨胀。在太阳系内，以太阳为中心的地球、月亮、七星之间由于运动周期差异，必然形成周期性的拉伸和周期性的压迫，进而产生了相互之间的磁力切割和电子磁力副效应。

在太阳系内，星体距离太阳不等，星体的温度也有差异性，受到温度影响形成物理推送张力，同时对引力场和磁力场也形成力学效应。水星和金星等地内行星运动到近地点的时候，相当于朔月的力学综合效应；火星、木星、土星等地外行星运动到近地点时，相当于望月的引力场效应。《度人经》①曰："日月五星，亦有亏盈，至圣神人，亦有休否。末学之夫，亦有疾伤。"木星古时称岁星，是行星中的巨人，它的质量是太阳系中其他行星总质量的2.5倍。现代科学家们发现宇宙中类似于地球这样的行星很多，地球上之所以有生命，是因为地球在太阳系中有一个守护神——木星。木星体积庞大，太阳系内其他行星加起来也没有木星大。木星是一颗气态行星，虽然距离地球很远，但是木星强大的引力和磁场，对地球生物影响很大。木星因为体积质量巨大，引力超强，在太阳系中的作用就相当于一个大扫帚，清扫着太阳系中的垃圾——游荡的小行星和彗星。如果没有木星，这些小行星撞击到地球上，就是灭绝之灾。

木星的引力磁场对地球生物影响，在于从远地点向近地点运动的过程中，木星对地球综合力学效应。当木星在地球东方升起，恰逢地球上的春天，在地球公转轨道上，太阳在地球的右侧，木星在地球的左侧，对地球形成类似于望月的引力综合效应。此时地内经过冬藏地热的聚集，受到太阳热力的感召，地球上天气下降，地气升腾，加上木星引力，助力地内热

---

① 《度人经》称为道教经典，全称《太上洞玄灵宝无量度人上品妙经》。其中有一类内容是根据阴阳、三才、五行之理论，说明宇宙生成、人类繁育之道。

量升腾，植物种子在引力和地热双重作用下生根发芽，形成春生的自然现象。春末夏初，木星逐渐远离地球的近地点，火星东出。而火星具有和木星相反的引力效应，也即木星引力大，而火星则斥力大。木星对地球的植物生长"上下拉动"，火星则是"上下压迫"，所以植被停止纵向生长，万物藩秀，果实灌浆，草木葳蕤。夏末秋初，地内行星金星运动到近地点，产生巨大斥力，给地表带来压力。由于太阳已经由夏至点逐渐向冬至点移动，太阳也由近及远，地球表面光照时间减少，因此植被停止纵向生长动力和横向生长的趋势，加之阳光光照逐渐减少，地表温度变凉，植被进入秋天的杀青、肃杀景象。秋末冬初，金星远离，冬季来临。水星是地内行星运动到近地点后，形成类似于朔月的斥力场综合效应，地表的热量不断被压到地面以下，地球进入收缩期，地面万物萧条收藏[①]。

人类及生物生存的地外环境统称为宇宙或天。与人类及生物最紧邻环境是太阳系，太阳系又处在更大的银河系中，银河系外还有许多河外星系，十分庞大，显然这个天需要简化。湖南大学靳九成教授长期研究天人合一理论，他研究的结果如下：

太阳质量占整个太阳系总质量的99%，在其引力作用下，八大行星绕太阳运动，从心向外依次为水、金、地、火、木、土、天王、海王等星，其公转方向都顺行（朝太阳自转方向），公转轨道运动近似以太阳为圆心、以不同公转半径匀速同心圆周运动，只是初位相和公转周期T不同。离地球最近的天体还有月球，距地平均28.4万km，质量为7.35×10^{22}kg，1朔望月=29.53059日，1近点月＝27.55455日。

人体生命过程决定于遗传基因和外部环境。依现代宇宙生物学和航天医学，天体的万有引力（引潮力）、宇宙射线（电磁波）和高能粒子流等严重地影响着人体的生命过程，毫无例外地给每个人体都打上天体影响的

---

① 宁晓玉：《〈新法算书〉中的日月五星运动理论及清初历算家的研究》，《自然科学史研究》2004年1期。

烙印，这三大作用就是天人合一的基本机制。对于地面上生活的人群和生物，由于地磁场和大气的保护，作用机制主要为天体的电磁波和万有引力（引潮力）。

依照现代天体物理学，各天体的影响强度与地球的距离平方（立方）成反比，且作用机制具有方向性。万有引力（引潮力）与天体质量成正比；电磁波和高能粒子流强度，随天体温度上升骤增。太阳中心温度高达1500万℃，表面也有6000℃，故太阳是决定地球气象、物候，影响人体生命过程的主要因素。

表4-1 太阳及其八大行星运动基本参数

星球	质量（10^2kg）	公转长半径（AU）	公转周期（T）	轨道偏心率	轨道面对黄道面的倾角	自转周期	自传编角
太阳	$1.98×10^6$	/	/	/	/	25.2天（赤道）	/
水星	0.3309	0.3871	87.969	0.20563	7° 00′ 15″	58.6天	3°
金星	4.869	0.7233	224.701天	0.00679	3° 23′ 49″	243天	177°
地球	5.971	1.0000	365.2422天	0.1672	/	23° 56′ 4.1″	23° 27′
火星	0.6421	1.5237	686.980天	0.09338	1° 51′ 00″	24° 37′ 22.6″	23° 59′
木星	$1.989×10^3$	5.2028	11.862年	0.04845	1° 18′ 17″	9′ 50.5″（赤道）	3° 06′
土星	568.4	9.5388	29.458年	0.05565	2° 29′ 22″	10° 14′（赤道）	26° 44′
天王星	86.86	19.182	84.014年	0.04724	0° 46′ 23″	11′ 36″	97° 55′
海王星	102.9	30.058	164.793年	0.00858	1° 46′ 22″	17′ 50″	28° 48′

★AU为天文单位，指日地平均距离，1AU=1.496×108km

表4-2　日、月、水、金、火、木、土七曜对地球最大引力和引潮力相对太阳的估算倍数

曜别	日	月	球	水	金	火	木	土
质量（10^{24}kg）	$1.98×10^6$	0.0735		0.3309	4.869	0.6421	1989	568.4
与地最近距离（AU）	1	0.002428（近地点）	0.002570（平均）	0.6129	0.2767	0.5237	4.2028	8.5388
最大引力相对日的倍数	1	$6.297×10^3$	$5.62×10^3$	$4.45×10^7$	$3.21×10^6$	$1.18×10^6$	$5.79×10^6$	$3.94×10^6$
远地点距与近地点距之比	1	1.14		2.28	6.23	4.82	1.48	1.23
近地点三大作用与远地点作用之比	1	1.3		5.11	38.8	23.2	2.20	1.51
近地点引潮力与远地点引潮力之比	1	1.48		11.54	241.8	112.0	3.24	1.66
最大引潮力相对太阳的倍数	1	2.6	2.1	$7.26×10^{-7}$	$1.16×10^{-4}$	$2.26×10^{-6}$	$1.35×10^{-5}$	$4.61×10^{-7}$

　　根据靳九成教授关于七曜对地、对人体最大引力和引潮力的估算（表4-1），月球虽小，但距地球最近，对人体的引潮力是太阳的2倍多，是影响人体生命过程的次要因素。水、金、火、木、土五曜引潮力、引力虽比月球小很多，但近地点引潮力、引力与远地点引潮力、引力之比很大，金、火星分别达241.8倍、112倍，其次为水、木、土，每年变化幅度也很大，所以五曜也是不可忽视的次要因素。

　　太阳系中其他像天王星、海王星、行星的卫星，或因遥远，或因质量太小，或因温度不高等，其影响几乎可以略去。太阳系的半径约50天文单位，银河系中其他恒星距地球十分遥远，可不予考虑，银河系以外的星云就更可忽略了，因此，天人合一模型可简化为七曜与地、与人的合一。

　　宇宙是个万物为一体的大系统，整体间各个局部相互关联，不仅体现在四时流转等宏观方面，也体现在每个单元和个体的细小方面。人是大自

然发展进化的产物，在其身上凝聚着生命物种起源和整个生态系统演化信息，人生活在大自然中必然受到大自然的制约，同时也会受到日、月、星辰等天体运动及变化的影响。

2. 太阳风暴对人体的影响

人体的神经系统对地磁的扰动是非常敏感的，在通常情况下，人体磁场与地球磁场处于相互融洽的状态，当太阳上发生强烈活动时，会打破人体电磁场的平衡，使人体机能发生紊乱，影响人的情绪并促使疾病的发生。

太阳风主要成分是电离氢（即质子）和自由电子，除来源于太阳场的电磁辐射外，主要来源是日冕膨胀，这些温度高达160000K的带电粒子，强烈影响地磁场和大气层，加剧地磁场的强度乃至改变方向，增加大气层的能量，产生风、云、雷、电的气象变化。由于地磁场的南北极与地球自转轴并不重合，其间相差11.5度，这就使同样斜向太阳的地球，早晚所受到的磁电影响和气象情况明显不同，也即每天十二时辰都不同，相差一二分钟也不同。

太阳的黑子活动，伴随着谱斑、日珥和耀斑产生强大的磁场，是太阳本身磁场的500—4000倍，势必更加强烈地冲击地磁场和大气层。耀斑是太阳活动最为壮观的现象，它是电磁辐射的猛烈爆发，温度高达两千万度，在极短时间里释放出巨大能量。耀斑的辐射和地磁场的扰动带来了地球的空间区域——大气层、电离层、磁层的扰动，使其热力学、化学过程强烈变化；磁层的扰动使罗盘的指针胡乱跳动。太阳磁场喷射出来的带电粒子，沿磁力线在空间以每小时约一百六十万公里的速度流动，当太阳风向地磁层冲击并穿过地磁层运动时，风中的感应电流会产生附加磁场并使地磁场增强，正对太阳一面为球形状，磁场边达10个地球半径的高度，背日面近似柱形，高度为地球半径的数十甚至上百倍。白天与黑夜，生物体所受到的磁和电有很大差异。当地球自转2个小时即一个时辰后，地球上某一点已转过30度，支配这个点的磁场发生了很大变化，哪怕在一二分钟后，地球也自转了15—30分的角度，并在公转的轨道上移动了几千公里，磁场也有变化，作用于人体的信息也相应发生变化。

太阳风暴大约每11.2年就会发生一次。每一次太阳黑子的剧烈活动都会影响地球上所有的生命体。在2000年那一次太阳风暴期间，世界上很多地区青光眼、皮肤病、传染病及各种恶性事故与往年同期相比剧增[①]。太阳风暴对人体健康造成的影响，既有直接影响，也有通过干扰地磁场对人体产生的间接影响，在磁暴发生期间或地磁高干扰日，使人类某些疾病发病率上升，恶性交通事故增加。

早在一千多年以前，古人就发现了太阳黑子活动对人体健康的影响。《易·丰卦》曰："日中见斗，往得疑疾。"俄罗斯科学院生物学家纳塔利娅·卡尔瑙霍娃经研究指出：太阳黑子活动能抑制人体内淋巴细胞抗体的产生，此时的流脑及疟疾等传染病就会大量增加，心血管疾病和心肌梗死发病率及因此引起的死亡率也会提高。俄罗斯科学院生物研究所的科学家还对1989年太阳风暴期间3000位老人进行了观察研究，他们发现此期间妇女皮肤细胞老化速度是平时的1.5倍，而免疫细胞的能力却降低了60%以上。

另外，太阳风暴还是造成臭氧空洞的元凶之一。当高能粒子流沿着磁力线集中在地球两极时，会与那里的臭氧合成为水，生成臭氧空洞.此时大量的紫外线射向地球致使过敏症、眼疾、皮肤癌患者猛增。美国和以色列的科学家研究还发现，太阳风暴会缩短我们人类的寿命。因为在白天人体会有大量的细胞老化或损坏，而在夜晚休息时大脑能分泌出一种叫年轻态的大脑因子来修补被损伤的细胞，但在太阳风暴期间，大量的宇宙射线会阻止它的分泌。

---

① 高桂玲、李文、苏云普：《浅论太阳风暴对人体的影响》，《河南中医学院学报》2009年24期。

3. 月亮周期与月经节律

月球是我们最近的一颗天体，它的引力对地球和生灵影响很大。现代医学认为，人体60%~70%是由液体组成，月球的引力能如同引起海潮汐那样对人体的液体发生作用，人体肺循环存在着潮汐现象，发现当月球引力增大时，可使肺循环的血液产生向上和向外的力量，导致了肺血管破裂而形成大量咯血。

古代医家长期结合月相变化观察人体生命变化。《素问·八正神明论》中说："月始生，则气血始精，卫气始行；月廓满，则气血实、肌肉坚；月廓空，则肌肉减、经络虚、卫气去、形独居。是以因天时而调血气也。"《灵枢·岁露论》中也指出："月满则海水西盛，人血气积，肌肉充，皮肤致，毛发坚，腠理郄，烟垢著，当是之时，虽遇贼风，其入浅不深。至其月郭空，则海水东盛，人气血虚，其卫气去，形独居，肌肉减，皮肤纵，腠理开，毛发残，膲理薄，烟垢落，当是之时，遇贼风则其入深，其病人也卒暴。"

由于月亮绕地球运行的轨道面与地球公转的轨道面有5度的交角，地球自转轴与地球公转轨道面有23度27分的交角，这就使大潮和小潮的时间、地点和大小，每月每天都在变化。还有地球和月亮都不在正圆的轨道上运转，地月和地日的距离每月每天都在变化，引力也跟着变化，日食中的全食和环食就是这种较大距离变化引起的。

这几种星球运动的关系，使人体所受的引力，每个时辰都有变化。月亮运行形成盈亏，潮汐交换。潮汐力同两个天体间的距离的3次方成反比。月亮的引力虽然比太阳的引力小得多，但地月的距离远远小于地日的距离，所以月亮对地球的潮汐力却是太阳的2倍多，是影响人体生命除太阳外的次要因素。月亮运行影响女子月经的时间，并且这种运动是周期性的，受此影响，人体经脉气血的运行也有盛衰周期变化。

月亮运行还会影响女子月经的时间，月经来潮时间也与人体在月经周期中气血盛衰相一致。古人是如何认识月经的呢？月亮的运行周期平均二十八天左右。女子月经周期也是二十八天，月亮的周期天数与月经周期相同，因此所谓月经，是月亮所经过的地方，月经不单是出血的那几天，而是月经周期的二十八天。月亮运行周期分为四期，新月（农历初一日），上弦（农历初八左右），满月（农历十五日左右），下弦（农历二十三左右），每期平均七天。

西医也把月经周期也分为四期，月经来潮为第1—5天，卵泡期为第5—13天，排卵在第14天，黄体期为第15—26，缺血期为第27—28天，平均每期7天，而排卵的时间与月经来潮的时间正好相对。排卵期阴精最盛，与满月相对应，月经四期可与月亮的其他四期一一对应。

女性会有这样的体验：在月经来临前几天胸部会有胀满甚至胀痛感，伴随月经周期，月经一开始这种感觉就消失了。女性的冲脉在月经之前开始充盈，血管压力增加，就像潮汐时的海水高涨。即使因为生病月经不来，月经期间的烦躁依然存在，这表明子宫的经络堵塞，血液无法排除。尽管月经发生在子宫里，但它与月亮运转基本合拍。女性子宫与大宇宙的周期变化息息相通基于与月亮的关系，那么在对月经病进行治疗时就应考虑到这一自然因素，应以"月生无泻，月满无补，月廓空无治"为治疗原则，尤其是在以"调气血"为原则治疗月经病中。当月生之际，人的血气处于由衰弱到旺盛的阶段，故应以培补充盈为主；当月满之际，人的血气正处于旺盛阶段，若患者无明显的血虚表现时，不可盲目使用"补法"；当月廓全空之际，人的血气由盛渐衰，在运用攻下、破积药物时更应小心从事。

除了月节律，还有年节律。古代中医家对此已达到了相当的认识水平。《素问·金匮真言论》指出："冬病在阴，夏病在阳，春病在阴，秋病在阳，皆视其所在，为施针石也。"我们在生活中有一个常识性体验就是时令病、季节病，它具有明显的年节律，到了某个季节就犯"老毛病"。《内经》中有"春善病鼻衄，仲夏善病胸胁，长夏善病洞泄寒中，秋善病风症，冬善病寒厥"的时令病记载。清代唐容川在其《血证论》中论述了时复这种具有天时节律的病理现象："时复者，谓血家春夏得病，至次年春夏复发，秋冬得病，至次年秋冬，其病复发，值其时而仍病，故时复。夫人身五脏六腑，与天之气运呼吸相通，原是一体。故天之阴阳能构人之疾病。其实非天病人也，乃人身气血先有偏盛，故感天气之偏盛而遂作焉。"

二、天体圆运动与人体圆运动

众所周知，大至天体运行、小至电子绕行，由于各种引力和斥力的相互作用，无不时刻进行着圆运动，人为天地化生长养之物，亦应遵循此道。取象比类是中医最重要的一种思维方式。清代著名医家、乾隆皇帝的御医黄元御解说《黄帝内经》、伤寒理论，归纳起来就是：人是一个小宇宙，它的循环运行就是一个圆圈。他的代表著作是《四圣心源》。清朝太医院医师彭子益受黄元御影响很大，著有《圆运动的古中医学》，学界认为他的圆运动中医理论是对黄元御医学思想的实践和总结[1]。彭子益认为欲学中医，须先认识十二经名词的所以然。欲认识名词，须先认识阴阳五行六气的所以然。欲认识阴阳五行六气，须先认识二十四节气地面上所受太阳射到的热降沉升浮的圆运动。他在这部书的导言是这么说的："中医学，乃人身一小宇宙之学，只因得不着宇宙遂得不着中医。倘因不知之故，遂将中医学的本身，改变一个方法去研究它，只有愈走愈远者。只需寻出一个实在的研究方法，一研究，便将宇宙得着，得着宇宙，自然得着中医。"

宇宙运动的基本规律是圆运动规律。天道乃循环往复，天体运动呈周

---

[1]　黄元御（1705-1758），清代著名医学家；乾隆皇帝的御医，被誉为"黄药师""一代宗师"，他医术精湛，著有医书11种，计98卷。彭子益是清末至民国年间著名白族医学家，他的医学理论主要来源于黄元御的《四圣心源》，著有16种医书，影响最大的是《圆运动的古中医学》。（作者）

期性，一切事物都呈现着周期性、动态圆运动。由于日、地、月三者的运动呈圆的循环、旋转，因此自然界产生了阴阳消长、昼夜寒暑的周期性循环。于物则为萌、长、茂、枯、死，于人则为生、长、壮、老、已的动态往复。

中医讲究天人合一，把人视为宇宙的一个组成部分。天道如此，人道岂能例外。圆道对中医影响较大，中医理论中阴阳学说、五行学说、五脏气机升降运动、经络循行无不以圆运动规律出现。

1. 阴阳与圆运动

阴阳互推，阴阳相互拥抱，说明阴阳之间存在着引力，同时阴阳两极不重合，说明了阴阳之间存在着斥力。我们把这种变化，放到大自然中来直观地加以观察和印证。

"万物生长靠太阳"，生物的生命，有赖于太阳照射到地面的热量。植物果实是太阳热量的一种储存方式，我们人类从食物中获得太阳的能量。太阳射到地面的光热就是阳，背离光热照射的就是阴。阳性能量往上膨胀，形成直升，阴性能量下压，形成直降。阴阳彼此互根和交合，遂成

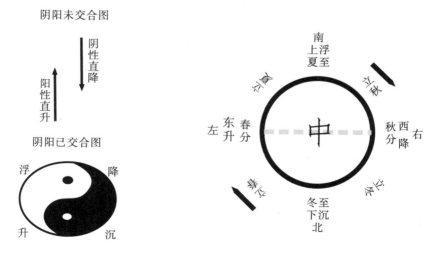

图4-1　圆运动模型图

一个圆运动（图4-1左图）。

今夏太阳射到地面的火热，即是来年生物的生命之根。这一阳性的能量，必须经过秋时降入土中，在冬天藏于土下的水中，然后才能成为孕育生物的能量来源。阳性能量特性是升浮，不能降沉，全依赖秋气收敛之力。热降（夏天太阳射到地面的热能降入土中和土下的水中），为生物有生之始，热不降，为生物致死之因。到了冬至一阳生的时候，沉入水中的热能才会慢慢"升"出土上，开始升降沉浮的循环。

立秋为降之起点，立冬为沉之起点，立春为升之起点，立夏为浮之起点。这就是一年四季重要的四个时间节点。在大自然中，上半年为阳年（冬至到夏至），下半年为阴年（夏至到冬至），阴阳运动表现为沉浮升降，依次为二十四节气，从而形成一个圆运动闭环。

下面就按照二十四节气圆运动顺序进行说明[①]。

小暑大暑二节。太阳直射地面的热，称之曰暑。大暑者，一年的地面的热此时最大也。立秋处暑二节。这是一年圆运动的起点，立秋时，天气肃降的压力开始。降到处暑，压力增多，将降到地面而未入土之热，压入土内。处者，归也，入也。言地面的热，经秋金之降，归入土内也。此时三伏天开始。伏者，就是指金气之降，将地面之热，降伏而入于土内。初伏前，地面虽热，不觉有热气熏鼻；中伏之日，人行地面上，热气由地面上蒸，即是暑气入地的前驱；末伏在处暑前后。一过处暑，地面上便觉清凉，便是暑气入地已多之现象。

白露秋分二节。热降液生，此时地面，早晚便有露气，秋分以前，地面上的热多，地面下的热少。到秋气下降，暑气入地，地面上有了露时，地面上的热，与地面下的热，多少一样，上下平分，故曰秋分。

寒露霜降二节。过了秋分，地面上的热，降入地面下者多，天空的压力，压入地面下者亦多。地面上遂寒冷起来。白露时的露，但觉得凉，

---

① 详见《圆运动的古中医学》一书原文，北京：中国中医药出版社，2007年。

此时的露，便觉得寒。西北方居住土窑洞的人，秋后感觉与南方屋内有热气。此时地面上觉得凉，地面下已感觉到温暖了。

立冬小雪二节。一年的大气，秋降冬沉，春升夏浮。名是大气在降沉升浮，其实是大暑小暑的阳热，在降沉升浮。立冬者，降下的阳热，开始在沉也。倘或今年小暑大暑之时的阳热不降沉下去，或降沉者少，明年春夏，便无阳气升浮上来。不仅庄稼无收，人身且多虚寒死病。阳热由降而沉入土下的水中，地面上由凉而寒，地面下由温而热。寒则收敛力大，雨便成雪也。煤矿工人，夏着棉衣，冬则赤体，地面下夏寒冬热之故。没有煤窑体验的人，可以在城市的防空洞感受一下什么是冬暖夏凉。

大雪冬至二节。大雪之时，阳热下沉愈深。地面上的雪愈大。见地面上的雪大，则知地下的阳热沉得愈深。气体的圆运动，阳热降极则升，冬至者，阳热降极而升之位也。此时若天暖不冷，或闻雷，或起雾，阳气外泄，便起上热下寒人死最速的温病，来年春夏病更大。

小寒大寒二节。降极则升，这升降直上直下的，不能生育万物。生物大气的升降，是圆的，阳热之性，原是动的，动则直上，自然之理。唯其冬至后，继以小寒，再经大寒。寒能封藏，阳热经寒的封藏，便不能任性直升。小寒大寒者，封藏又封藏也。沉于地下水中的阳热，为万物发生的生命根本。冬至后，寒藏得足，根本深厚，生长乃足。故冬至后寒冷，明年乃能丰收，乃无危险的病。向来无冰雪之地，冬季亦须寒冷，乃能少病。地下水中封藏的阳热，升出地面，则成雾。冬季阳热应当封藏，而反升泄，根本拔起。这就是"瑞雪兆丰年"的原因，人亦此理。

立春雨水二节。冬寒之后，春气转温，温者冬时封藏于地下水中的阳热，升出地面，火从水出，其气温和也。立春者，大气的阳热，由沉而升也，雨水者，阳热秋降，地面气冷，露则成霜。阳热春升，地面气温，雨则成水也。此时阳根动摇小儿，即多虚病。

惊蛰春分二节。冬时阳热，收藏于地下水中，万物即随阳热之下沉，而蛰藏。春天到来，鸟兽交尾，蛇虫启蛰，草木萌动，万物随封藏的阳气升发起来。秋分节前，地面上阳热多，地面下阳热少。秋分节后地面下阳热多，地面上阳热少。春分节前，地面下阳热多，地面上阳热少。春分节后，地面上阳热多，地而下阳热少。地面下阳热减少，故春分后的时令病，多是下虚。

清明谷雨二节。阳热初升于地面，阳气弥漫，地面不明。经春分节后，再升于地面之天空，则地面清明也。此时阳热升出地面者多，雨水亦多，好种谷也。阳热升出于地面者多，地下阳根则少矣。所以此时外感发热，食凉散药多坏事。

立夏小满二节。地下封藏的阳热，由升而浮，则成夏季。立夏以后地面阳热较多。满者，地面上阳热满也。曰小满者，比较大暑而言也。地面阳热小满，地面之下阳热已大虚矣。故小满节后，多下寒之时病也。

芒种夏至二节。地面之际，阳热小满，雨水又足，麦穗生芒，将成熟也。冬至为阳热降极而升之时，夏至为阳热升极而降之时。夏至之后，经小暑大暑，于是立秋。冬至之后，经小寒大寒，于是立春。立春则阳升，立秋则阳降。夏至阳降，必经小暑大暑之热，然后降。冬至阳升，必经小寒大寒之寒，然后升。升降的范围大，则由升降而生的圆运动的中气足。所以夏极热、冬极冷的地方的人，特别聪明。冬至以后，交立春而后阳升。夏至以后，却未交立秋，先有初伏，中伏，而阳已先降。造化之道，唯恐阳气不降。因阳性本升，所难得者，阳之降也。所以内经曰，夫虚者，阳气出也。夫实者，阳气入也。阳升则出，阳降则入，所以人身交春夏则倦怠，交秋冬则健康也。

二十四节气，简言之，就是夏季太阳射到地面的热，经秋降入土下，经冬藏于土下的水中，经春由土下的水中，升出地面，经夏浮于地面之天空，再同夏季太阳射到地面的热，降入土下。升降一周，则生中气。图4-1中之太极图，表示中气之所在。中气者，万物之生命也。秋收冬藏，秋降冬沉，春生夏长，春升夏浮。升者阳热升也。浮者，阳热浮也。降者，阳热降也。沉者，阳热沉也。藏者，藏阳热也。收者，收阳热也。长者，长阳热也。生者，生阳热也。

所以学中医学，必先学知大气，学知二十四节气。一年中的大气，春升，夏浮，秋降，冬沉。故春气属木，夏气属火，秋气属金，冬气属水。升浮降沉，运动一周，而为一岁。夏秋之间，为圆运动的中气。地面的土气，居升浮降沉之中，为大气升降的交合，故中气属土气。升浮降沉一周，就是大自然的圆运动。

人体的阴阳运动，随着时间变化可以直观地表现为周期性、持续性，即日节律、月节律、年节律、超年节律、女子月经周期、小儿变蒸节律等。

图4-1右图的虚线，在宇宙为地面之际，在人身为胸下脐上之间，在脐上二寸。人体表里层叠、交错、平行的圆，在上下前后内外细密地交织分布，共同完成彼此间无时无刻不在持续的信息和物质交流，即阴阳间的气交。如果停止，即若《素问·六微旨大论》中所陈之理："出入废则神机化灭，升降息则气立孤危。"《素问·六微旨大论》指出了阴阳在人体的运动方式是："升降出入。""升降"指阴阳在人体内部的循环往复运动的圆。《素问·太阴阳明论》云："阴气从足上行至头，而下行循臂至指端；阳气从手上行至头，而下行至足。""出入"指阴阳同外界环境之间的交换，即包含了人生命活动中所需的饮食和排泄，人体同环境所构成运动的圆。《素问·阴阳应象大论》曰："清阳出上窍，浊阴出下窍；清阳发腠理，浊阴走五藏；清阳实四支，浊阴归六府。"用阴阳运动来描述生命，是中医最为独特和本质的生命模式。人的一生阴阳互相作用、阴阳交合，随着年龄的变化，形成一个个大小不同运动的圆的集合。

2. 五行与圆运动

世界的构成不仅仅有物质和空间，还有我们所看不见摸不着的时间和能量，以及它们变化的规则。五行循环相生相克的关系解释了人体各个脏象的相互联系和相互制约，此乃同阴阳之理同等重要的五行之理。

五行系统是一个独立的系统，相生的顺序是：木生火，火生土，土生金，金生水，水生木。这是一个系统中一浪推一浪式的推动性规则，这样的规则也是自然界春夏秋冬依次衍生变化的规则。一个人是什么虚了就补什么吗？肺气虚就要直接补肺吗？肾虚了就补肾水吗？不是的，中医治疗中一个重要的治则就是："虚则补其母，实则泻其子。"意思是说生我者为母，我生的为子，在这个相生关系里就蕴含了圆运动的规律，虚了之后不是直接去补这一行，而是去补生它的那一行，这是治疗的一个原则，也是和西医的重要区别。

3. 六气与圆运动

太阳的热，经秋由地面降入地面之下，经冬则沉而藏于地下的水中。次年交春，由水中与水化合，升出地面之际。交夏浮于地面上的天空，再经秋偕地面新到之热，降入地下的水中。此宇宙一年的圆运动也。

一年大气的圆运动。春木主生，夏火主长，秋金主收，冬水主藏，中土主化。生长收藏化，五行圆运动之成功也。六气是指风、热、暑、湿、燥、寒，实质是五行运动不圆，作用偏见之气。五行各一，惟火有二（君火和相火），故曰六气。君火运行，重在上升；相火运行，重在下降。相火由秋降入水中，再由春升上，乃为君火。而君火又随相火下降。名曰五

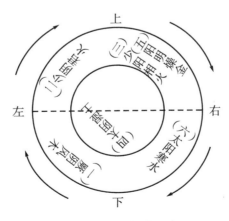

图4-2　六气与圆运动

行，其实六行。因六气各有事实，故又曰六行六气。

六行六气，是完整分拆不开的不偏不倚的圆运动。如果气过或者不及，就是偏。木气偏见，则病风。君火之气偏见，则病热。相火偏见，则病暑。金气偏见，则病燥。水气偏见，则病寒。土气偏见，则病湿。故六气名目，而有厥阴风木、少阴君火、少阳相火、太阴湿土、阳明燥金、太阳寒水之称也。

五行六气，其实六行六气。阳升阴降，自然之事。阴性本降，三阴之升，阴中有阳也。阳性本升，三阳之降，阳中有阴也。金木水火，分主四维四方。相火土气，同主中土。中土在地面，四维距地面较远。六气的圆运动，满四节为一气。大寒、立春、雨水，惊蛰属初之气。春分、清明、谷雨、立夏属二之气。小满、芒种、夏至、小暑属三之气。大暑、立秋、处暑、白露属四之气。秋分、寒露、霜降、立冬属五之气。小雪、大雪、冬至、小寒属六之气。

此时令病发生之根源也。圆运动的天人一气，时令病，最为显著。内伤杂病，亦属六气。

厥阴风木：地面上属阳，地面下属阴。初气之时，大气由寒而温。地下水中所封藏经秋收来的阳热，动而上升。此阳热与水化合，是为木气。木气者，一年之阳根也。大寒节气，当阴极之时，故称厥阴。厥者，极也。木气主动，动而不通，则成风，故称风木。

少阴君火：二气之时，亦从地下阴位升出地面，即木气上升之气也。此时大气较热，不似厥阴之阴极，故称少阴。木气上升之气，即水中所藏上年秋时下降的阳气。此阳气，由地下升至地上，照临大宇，光明四达，上升之象，有如君位，故称君火。此时大气由温而热，又称热火。

少阳相火：三气之时，地面上阳热盛满。经暮夜大气之凉降，降入地面下之水中，然当暑热上腾之时，旋降旋升。地面上阳热盛满，地面下所得阳热不多，故称少阳，此阳热降入地下水中，以生中气。中气旋转，则上下交合，有如相臣之职，故称相火。此火不降，暑热熏蒸，又称暑火。

太阴湿土：四气之时，地面上阳热盛满，地面下旧有的阳气，亦升上来，地面上非常之热，地面下非常之寒。热属阳，寒属阴。大气阴多，故称太阴。火在水下则生气，火在水上则生湿。此时地面上阳热盛满，尚未降入土下。寒热相逼，湿气濡滋。土气在升降之交，故称湿土。

阳明燥金：五气之时，地面上为阳位，盛满的阳热，经秋气之收敛，正当下降。中土之下，阳气充足。湿气已收，阳盛而明，故称阳明。金气当旺，湿气收，则燥气结。此时地面上空的金气，压力极大，故称燥金。

太阳寒水：六气之时，地面上的阳热，经秋气之收敛，全行降入土下的水中。中下阳多量足，故称太阳。此阳热降入水中，水即将其封藏不泄。此时大气降压，水外即寒。水外已寒，则水内阳藏，故称寒水。这就是大自然里的温泉现象，也是泉水冬暖夏凉的原因。

五行的运动圆，合成一气。木升金降，木不病风，金不病燥。水升火降，火不病热，不病暑，水不病寒。土运于中，土不病湿。运动不圆，升降不交，各现各气，则病风、热、暑、湿、燥、寒。病者，大气病也。人身之气，亦如是也。初气之时，宜养木气。二气之时，宜养火气。三气之时，宜补相火之气。四气之时，宜养土气。五气之时，宜养金气。六气之时，宜补水气。相火下降于水中，为君火之始气。君火者，相火之终气，君火又随相火下降也。

4. 气机与圆运动

黄元御在《四圣心源·阴阳变化》中论及阴阳的升降运动，生成了五行，他特别提出"清浊之间，是谓中气，中气者，阴阳升降之枢轴，所谓土也""枢轴运动，清气左旋，升而化火，浊气右转，降而为水，化火则热，化水则寒。方其半升，未成火也，名之曰木。木之气温，升而不已，积温成热，而化火矣。方其半降，未成水也，名之曰金。金之凉，降而不已，积凉成寒，而化水矣"。其核心思想可以简化为："木火升，金水降，土在中间转。"彭子益亦云："五行之病，皆运动不圆，作用分离，不能融合所致也。"

彭子益云："中气如轴，四维如轮，轴运轮行，轮滞轴停，轴则旋转于内，轮则升降于外。中医的生理、医理，只是运动轴的旋转去运动轮的升降，与运动轮的升降来运动轴的旋转而已。"圆运动的滞滑徐疾状态取决于居中的枢轴状态。以三焦上下而言，则脾胃居中；以表里层次而言，则少阳半表半里居中；以人的纵向而言，则任脉督脉居中。肾水上承，温暖了脾土，润了肝木；接着，脾气开始上升，肝气开始升发，这就叫"肝随脾升"；当肝脾之气上升到顶部之时，遇上心火和肺气，心火本来是向上的，但由于肺气的收敛和肃降作用，心火会随着肺气下降，一直降入肾水；与此同时，胃气也随着肺气和心火一起下降；胃气下降，胆气便会随着胃气一起下降，这就叫"胆随胃降"。

肝脾之气从左边升，胃胆之气从右边降，一升一降，一左一右，便构成了人体之气的圆运动。要维持这个圆运动正常升降，一是有赖于脾胃，一是有赖于肝胆。脾升胃降，一上一下，一左一右，它们升降正常，圆运动就正常。如果它们的升降不正常了，人体内的圆运动就会受到影响。人体内五脏六腑之气按照这个圆来运行，身体就会健康；人体之气违背了这个圆，人就会生病。影响这个圆运动的因素主要有两种：一是外在的风、暑、湿、寒、燥、火；二是内在的喜、怒、忧、思、悲、恐、惊。

《素问·刺禁论》曰："脏有要害，不可不察。肝生于左，肺藏于右，心部于表，肾治于里，脾为之使，胃为之市。"从气机运行的角度，阐述了人体五脏的生理功能特征，从而揭示了五脏气机的圆运动规律中的重要作用及相互关系。

居于下焦的肝之气主升，于人身左侧向上升腾。居于上焦肺之气主降，人身右侧为其气机下降之通路。肝肺气机之升降，整体气机运动之左右两翼，影响着各脏腑气机活动。肝性升发，辅助脾气清升；肺气肃降，协调胃气浊降。肾水上升有赖于肝木升发，心火下降得依赖肺金凉降。故临床上，肾水下寒，不可温肾气，可宜升肝脾以助生长，心火上炎之症，

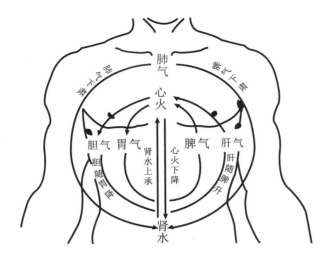

图4-3　五脏六腑圆运动图

不可只滋心液，可宜降肺胃以助收藏，从而达到事半功倍的效果。心部于表，肾治于里，则是指心肾的气机升降规律。心居膈上，属阳而主火，心火要不断地下降，温煦于肾；而肾居下焦，属阴而主水，故肾阴、肾水要不断地上升，滋润于心，从而维持心肾之间的阴阳水火互济的协调关系。脾为之使，胃为之市，这是指人体消化活动是在脾的主管指派作用下，胃肠不断地接纳新食物，消化吸收精华，转运至全身利用，同时将不能利用的残渣清除体外。此过程中，脾对其之精华升布全身，胃肠对其之糟粕向下传送排出。脾胃居于中焦，上焦之气的下降和下焦之气的上升，皆由中焦脾胃升降的斡旋。脾气以升影响整体气机上升运动，胃气以降参与整体气机下降运动。因而脾胃为一身脏腑气机升降的枢纽，调节着全身的气机升降运动。这个格局恰为"中枢旋转，水木因之左升，火金因之右降"。

　　由此可以看出，五脏表里左右相使，突出了五脏在气机运行中的相互配合，突出了五脏相关的整体观念。于气机升降失常是脏腑病变的基本病理之一，由此辨证论治中，须在辨明病位的同时明辨气机失调，以正确指导治疗。

　　五脏气机升降的圆运动实质是：心肾是升降的根本，肝肺是升降的辅佐，脾胃是升降的枢纽。

链接：圆运动法的总则（内容由彭子益第二代弟子牛忻群传抄）

中气如轴经气轮，旋转升降是平人。胃胆包心膀肺降，脾肝三小肾肠升。五行生克原一化，六气和合病则分。温清补泻复升降，圆运动法说与君。

胃经不降呕吐呃，嗳痞胀眩惊不寐，血衄痰热与咳烦，浊带遗利益眩辈，实则发狂与食停，其他皆是虚之类，胃是诸经降之门。

肺胆不降胃受累，脾经不升利清谷，满眩带浊脐下寻，便血后重腰腿酸，关节淫疼冷手足，身重口干不用肢，黄疸疟症皆虚目。

脾是诸经升之关，肾肝不升脾反覆，胆经不降呕渴胀，耳目额腮口齿项，消冲浅肾又践中，危哉寒下而热上，协热下痢与入室，往来也非实邪状，此经能决十一经，不独肝经升不畅。

肝经不升痛遗淋，痢痔血胆寒疝瘕，便气阴寒诸下热，带目症半漏吹崩，目舌消虫躁厥缩，诸风百病尽虚证，陷而忽冲呈阳亢，欲乎阳亢降胆经。

肺经不降咳痰短，汗百瘘痛烦寒喘，声泪涕喉肿晕鸣，胃胆肾膀狭非浅，大肠不升痔漏胆，泻痢此经不尽管，便难肺胃痛肾寒，实热肠痈与外感。

膀胱不降恶寒甚，项背强直荣卫病，小便病热非膀胱，不纳病寒肾责任，肾经不升遗利寒，尻疼不寐坐不定，口淡面灰冷命门，寒水克火阳之论。

心里不降神明惑，舌红非常并非热，小肠不升分水难，腹疼尿赤大便白，心包不降觉心烧，肾水增寒中土绝，三焦不升水土寒，少腹干热乃木邪。

肺胆胃与肝脾肾，陷逆诸病六经任，逆不病寒陷不热，逆寒火虚热木性，右虚左实上下根，升降四维中央问，总括外感与内伤，再求营卫六经尽。

5. 经络与圆运动

经络系统将人体的组织器官、四肢百骸联络成一个有机的整体，并通过经气的活动，调节全身各部的机能，运行气血，协调阴阳，从而使整个机体保持协调和相对平衡。经络系统的主体是十二经脉，称为"正经"，具有表里经脉相合，与相应脏腑络属的主要特征。

十二经脉气血运行流注顺序：十二经脉的流注是从手太阴肺经开始，逐经相传，到肝经为止一周，再与手太阴肺经相接，从而构成如环无休的流注系统。一个圆运动将气血周流全身，起到濡养作用。手三阳从手走头，足三阳从头走足，足三阴从足走胸腹，而手三阴又从胸腹走手，这就完成了在人体上下内外的阳气输注和营卫流行的一个大圆运动。

人体表里脏腑经各自的相互络属组成了若干个环路，手阳明大肠经左之右、右之左，完成了左右为轴的圆运动，任督二脉同出而会于头，完成了前后为轴的圆运动，阳维维络一身之表，而阴维维络一身之里，带脉的出现："起于季胁，回身一周，环腰如带，诸经之约也。"

《四圣心源卷一·天人解·营气运行》中云：

> 营气之行也，常于平旦寅时，从手太阴之寸口始……终于两蹻、督、任，是谓一周也。二十八脉，周而复始，阴阳相贯，如环无端。五十周毕，明日寅时，又会于寸口。此营气之度也。
>
> 卫气之行也，常于平旦寅时从足太阳之精明始……自阴蹻而复合于目，交于足太阳之精明，是谓一周。如此二十五周……脾复注于肾，是谓一周。如此者二十五周……而复合于目。卫气入于阴则寐，出于阳则寤。一日百刻，周身五十。此卫气之度也。

第一，肺与大肠互为表里，肺经与大肠经形成一组圆运动。肺经金气的收敛作用，由上而下，大肠经金气的收敛作用，由下而上，以成一圆运动。第二，肾与膀胱互为表里，肾经与膀胱经形成一组圆运动。足太阳膀胱经壬水，足少阴肾经癸水。肾为阴脏，膀胱为阳腑，同秉大气中水气而生。膀胱经水气的封藏作用，由上而下，肾经水气的封藏作用，自下而上，形成一圆运动。第三，肝与胆互为表里，肝经与胆经形成一组圆运动。足少阳胆经甲木，足厥阴胆经乙木。肝为阴脏，胆为阳腑，同秉大气中木气而生。木气有疏泄作用，胆经木气的疏泄作用，由上而下，肝经木气的疏泄作用，由下而上，形成一圆运动。第四，心与小肠互为表里，心经与小肠经形成一组圆运动。手少阴心经丁火，手太阳小肠经丙火。心为阴脏，小肠为阳腑，同秉大气中火气而生。丙丁者，分别火气的阳性、阴性之称。火气有宣通作用，心经火气的宣通作用，由上而下，小肠经火气的宣通作用，由下而上，形成一圆运动。第五，心包与三焦互为表里，心包经与三焦经形成一组圆运动。手厥阴心包相火，手少阳三焦经相火。心包为阴脏，三焦为阳腑，同秉大气中相火之气而生。心包经相火的燔灼作用，由上而下，三焦经相火的燔灼作用自下而上，形成一圆运动。第六，脾胃互为表里，脾经与胃经形成一组圆运动。足阳明胃经戊土，足太阴脾经己土。脾为阴脏，胃为阳腑，同秉大气中土气而生。土气有运化作用，胃经土气的运化作用，由上而下，脾经土气的运化作用，由下而上，形成一圆运动。

三、全息理论与中医医学

人是宇宙自然之子，所以人体具有自然属性是天然的事情。庄子在《南华经》中曰："天地与我并生，而万物与我为一。"人是宇宙创造的，宇宙间所有的生命个体都是运动中的开放系统，都与大自然保持着紧密的联系。每一个生命都存在于一个与自然无限交感的统一体中。

生命是地球演变而成的，根据生命全息论的观点，所有天体运动都会不同程度地作用于地球生体，从而在地球生命体上留下其全部信息。据此有人提出了"宇宙全息律"的假说。所有能量波会经过宇宙中任一质点（零维），故宇宙中任一质点具有宇宙中一切信息及它们的相互关系。即：任一质点俱足宇宙一切智慧。这就是"宇宙全息律"。

1. 宇宙全息

宇宙全息律是20世纪80年代中期由中国学者提出[①]。在西方物理学界，宇宙全息论这一新概念，由当代著名量子物理学家戴维·玻姆（David Joseph Bohm）在《整体性与隐缠序——卷展中的宇宙与意识》[②]一书中提及，由诺贝尔得主、荷兰乌得勒支大学的G.霍夫特于1993年正式提出，并得到了雷纳德·萨斯金的进一步阐述。

他们认为宇宙间的有限局限时空和物质包含着整个宇宙的信息。其基本内容包括：一切事物乃至宇宙都具有四维立体全息性；同一个体的部分与整体之间，同一层次的事物之间，不同层次与系统中的事物之间，事物的开端与结果，事物发展的大过程与小过程、时间与空间，都存在着相互全息的关系；每一部分中都包含了其他部分，同时它又被包含在其他部分之中；全息是有差别的全息等。

宇宙是一个各部分之间全息关联的统一整体。在宇宙整体中，各子系与系统、系统与宇宙之间全息对应。凡相互对应的部位较之非相互对应的部位，在物质、结构、能量、信息、精神与功能等宇宙要素上相似程度较大。在潜态信息上，子系包含着系统的全部信息，系统包含着宇宙的全部信息。在显态信息上，子系是系统的缩影，系统是宇宙的缩影。

---

① 张颖清教授首创，1980年后发表专著，讨论宇宙全息律在20世纪80—90年代很活跃（金炳华：《哲学大辞典》，上海：上海辞书出版社，2007年）。

② 戴维·玻姆：《整体性与隐缠序——卷展中的宇宙语意识》，上海：上海科技教育出版社，2004年。

宇宙全息律表现在：宇宙中的物质具有一级高过一级的物质层次，不同物质层次在结构上，具有一系列的相似性。宇宙间物质的发展过程即时间进程上具有共性，宇宙间所有物质都无例外地有着发生、发展和消亡的过程，不同层次物质都具有周期性的演变规律。某些物质的发展过程是较高一级或较低一级物质层次发展过程的重演。地球上所有的生命在宇宙整体中都充当了"全息元"的角色。据科学家测定，人体血液中的60多种化学元素含量比例，同地壳中化学元素的含量比例十分相似。

道家认为，在整个宇宙环境中，天地本乎阴阳，人身亦一阴阳也。天体是个大太极，人体是个小天体，而在人体各部位的组织中同样存在无数个小太极①。生物具有的全息性，一个精子、一个卵子、一个细胞，都全息着一个完整的生命体。全息不仅存在于生物界，而且在整个宇宙的构成中都有类似的系统对应现象——在时间上存在着重演律，在空间上存在着相似性，宇宙也和生物一样存在着经络系统，存在着隐性和显性基因。

2. 光学全息

全息一词，现代最早用在激光照片里，是光学的一种应用。在理论物理有更高应用。这和中医的天人合一整体观一脉相承。1982年，科学家发现在特定的情况下，如果我们把基本粒子，比如说把电子，同时向相反的方向发射，它们在运动的时候能够彼此互通信息。不管彼此之间的距离多么遥远，不管它们是相隔10厘米还是10亿公里远，它们似乎总是知道相对一方的同伴的运动方式，这体现在当一方受到干扰而改变运动方向时，其同伴也会同时改变方向。这个现象的古怪之处在于，它们之间的通讯联系几乎不需要时间间隔，这违反了爱因斯坦的理论：没有任何通讯速度能够超过光速，因为一旦超过了光速，就等于是能够打破时间的界限。这就是爱因斯坦提出"幽灵远距鬼魅效应"。这种诡异特性，一如双胞胎所谓的

①　段晓鹏：《太极图与中医全息论》，《中医药学报》2012年第3期。

"心灵感应"。

美国量子物理学家和科学思想家戴维·玻姆①认为，这一发现意味着客观现实并不存在，尽管宇宙看起来具体而坚实，但其实它只是一个幻象。宇宙中的物体运动无不涉及显序和隐序的相互作用。在可以观察到的显序世界中，物质粒子的运动不断地受到隐序的引导。这种引导通过量子潜能的"引导波"发生，这种量子潜能就像引力常数一样充满整个时空，甚至超越了时空，能够同时作用于过去和未来。因为时间作为一个维，它的序同样也来自隐序，也是被注定了的。由此玻姆提出了全息宇宙的理论，其核心思想是，宇宙是一个不可分割的、各部分之间紧密关联的整体，任何一个部分都包含整体的信息。全息理论很好地解释了量子纠缠的超距作用原理。所有的东西都在隐序中产生，所以在自然界中就不存在偶然事件；显序中发生的每一件事都是隐序王国中序的表现。银河系、有机体、原子和夸克永远都是包含于观察和经验世界中序的组成部分，它们的过去、现在和未来都被隐序所指引，而隐序背后还有隐序，无法穷尽。全息论的核心思想是，世界不是物质的，而是信息的；宇宙是一个不可分割的、各部分之间紧密关联的整体，任何一个部分都包含整体的信息。全息宇宙论并没有主张精神、意志的第一性，不是唯心主义。

民间哲学人士全兴洲提出一种宇宙循环结构假想，可以推导出宇宙全息理论。这个假设是，在空间和时间结构上，宇宙是循环的。在空间结构循环上，无限大的某处和无限小的某处，两者对接，形成封闭的一个圆环结构。从顺时针方向看，原子包含了总星系，因为顺时针是变小的方向。因此，在空间结构上，圆环上任何一点都包含任何一点，它们都代表全宇宙。在时间结构上也是循环的，过去、现在和未来共同存在于一个环

---

① 戴维·玻姆（David Joseph Bohm，1917—1992）是饮誉当代的量子物理学家和科学思想家。他对玻尔创立的量子力学正统观点提出了挑战，致力于量子理论的新解释。他关于物质与精神本性的隐缠序观念，超越了传统科学与传统哲学的疆域，对于科学和人类文明的未来具有潜在的深远影响力。（作者）

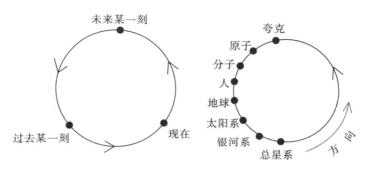

图4-4 宇宙循环结构模型图

形结构上，时间按照逆时针方向前进，任何一个时刻点，都来自它的上一时刻，并导致下一时刻，他们在总信息量上是相同的。这意味着每一个即时时刻，它都代表了全宇宙的信息总量，因此宇宙在时间上是全息的。而时间循环包含了空间结构，因此，宇宙是全息的。以上两个推论可以总结为：一、宇宙在空间上是全息的，每一个物体，不管大小，它都代表全宇宙；二、宇宙在时间上是全息的，每一刻都代表全宇宙。

量子物理学家还揭示了一个不可思议的现象：将任一物体逐步打碎到小至电子、质子的地步，它们就不再具有物体的特性。举例来说，我们都以为电子是一个很小的小圆球，但这个观念一点也不正确，虽然当我们注视电子时，它的行为像一种极小的粒子，但是它们更多的时候就像是一团能量云，以类似波的方式分散在空间中。这一点与全息图像非常相似——当你观察全息图像时，它栩栩如生地呈现在你面前，可是当你试着用手摸它时，你才发现手可以穿过它。就好像我们在很远的地方看到海市蜃楼，但我们走近时，却能很随意地穿过它——海市蜃楼只是个幻影！这一点，可以用来理解中医"气一元论"。

科学正在一步一步地将我们推到一个思维的悬崖：一切归结为无。就像《摩诃般若波罗蜜多心经》说的：色不异空，空不异色，色即是空，空即是色。宇宙岂能没有一点实实在在的东西？有，包含在宇宙当中的信息是确实存在的，无论是反映了宇宙背后的深层结构，还是这个幻影宇宙本身，描述整个宇宙都需要信息。在宇宙中，从生命体到非生命体，时时处处都包含着整个宇宙的信息。古罗马时代的著名哲学家圣·奥古斯丁有一句名言："奇迹的发生，并不违反大自然的定律，只不过是违反了我们目前所知的大自然。"

人们运用全息理论，研发激光技术用于照相，在底片上记录下物体的全部光信息，而不像普通照相仅仅是记录物体的某一面投影，从而诞生全息照相。

全息照相是利用激光的相干特性。传统照相记录的是物体表面上光线反射强度的分布，不能记录物体的纵深情况，因而没有立体感。但激光不仅记录物波（被物体反射到底片上的光波）的振幅，而且记录物波的位相，从而反映物体的纵深情况。拍摄全息照片时，不用照相镜头，而是把一束发出平面波的激光和小颗粒反射出的球面波一起照到照相底片上。整个底片都受到光照，它记录下的不是个亮点，而是一组同心圆，当同心圆间隔很小时，看起来，就像是用刀把一个圆萝卜切成一片片薄片，叠在一起，成为一组同心环那样。底片经冲洗后，放到原来的位置，再用拍摄时那束发出平面波的激光，以拍摄时的角度照到底片上，我们可以看到原来放置微小颗粒的位置上有一个亮点。这个亮点在空间，而不是在底片上，我们看到的光就像是从这个亮点发出来的。所以，全息照片记录下来的不仅是一个亮点，还包含亮点的空间位置，或者说记下从亮点发出的整个光波。也就是说，全息照片不仅记录了物体各点的明暗，还记下了各点的空间位置。因此，如果我们把一张照片切成两半，从任何一半中我们都能看到原先完整的人像；如果我们再把它撕成许多的碎片，我们仍能从每块小碎片中看到完整的影像。这样的照片就叫全息照片。

3.生物全息

按照生物全息理论，可对生物全息律表述如下，在功能和结构上与其周围的部分有相对明显边界的系统，我们称之为相对独立的部分。多细胞生物体的任一相对独立部分的每一位点相，对于这一部分的其他位点，在病理、生理、生化、遗传、形态等生物学特性上，都和其在整体上所相关的部位相似程度较大，相对独立的部分上各相关点的分布规律，与各相关部位在整体上的分布规律相同。在每相连的两个相对独立的部分，生物学特性相似程度最大的两个端点——相同的两极，总是处于相隔最远的位置，而对立的两极总是连在一起的。整个多细胞生物体，这样相对独立的部分首尾相接或取同一走向，恰像众多小磁针在磁场中NS极相接或取同一走向的排布一样。

全息理论为我们观察世界引出了一个新的视角：世界的每个局部似乎都包含了整个世界。你将一根磁棒折成几段，每个棒段的南北极特性依然不变，每个小段是它原来整根棒的全息缩影，是整根棒的成比例缩小。一面镜子碎了以后，每一面小的镜片仍然能够被当成镜子使用，每一块镜子的碎片也可以看成整面镜子的全息缩影。而我们身体里面的每一个细胞都是整个身体的全息，所以克隆技术才可以利用一个细胞复制出一个人来。

生物全息论就是基于以小窥大的中医整体观，嫁接全息照相的全息概念，来说明生物体每一相对独立的部分，为整体比例缩小这一全息现象。山东大学教授张颖清在《全息生物学》一书中，从生物胚胎发育的角度探讨了生物具有全息现象的原因。他认为，生物体上任何一个细胞、器官或部分，都有着与真正胚胎相同的发育原因，都含有与真正胚胎相同的基因，于是也就可以体现出是整体缩影的胚胎性质。生物体上这样一个个相对独立的部分，叫作"全息胚"，头、耳、鼻、眼、手、足等皆是全息胚。

人的个体生命是从受精卵开始的，受精的实质是父母细胞核的融合。在细胞分裂前期，由于染色体的高度螺旋化和折叠，使几厘米长的脱氧核糖核酸（DNA）分子形成只有几微米长的染色体。这样携带遗传信息的DNA能在细胞有丝分裂过程中保证平均分配给子细胞。DNA为双螺旋结构，蜷曲的DNA是长长的分子链，安全地待在细胞核里，它精致而巧妙地盘在这狭小的空间里；每当细胞分裂时，重要指令都会被复制。DNA是遗传信息复制和编码的结构基础，遗传信息的功能单位——基因就编码于其上。它们严格有规律地呈线性排列，这就是全息医学原理的遗传学原理[①]。

神经系统的结构、功能最能说明医学全息现象。神经细胞轴突和树突在物质结构上把人体全身内外联络起来。神经系统内的信息传导不仅有神经递质的化学性突触传递，还有两相邻神经细胞体间的电传导，而且还有少量双向交互性突触传导。这种联系说明了为什么人体表面的局部（如眼、耳、面、头、手、足等）与整体部位有密切联系，是因为这其中存在着全息反射联系。

有学者将生物全息论进一步归纳为生物演化规律：同源演化的生命，生命体内任何相对独立部分的生命结构或功能单位，彼此具有全息对应性。这里的全息，是生物学特性分布的一一对应，它是信息层次上的全等，而不是物质层面上的全等。全息元是生物体基本结构单位，如细胞、每一块子骨，耳、舌等，都是全息元。全息元是生命体的构造单位，同时又是一个相对独立的生命个体。它有两个自我，一个是自己的本我，是自恰的、具有自己一定独立性的我；一个是生命体它我，是组织中的，为完成整体生命而必须成为构件的我。本我，它有演化成新生命体的潜能与现实；它我，它只是生命体中的一分子，牺牲放弃形成独立生命的机会，服从于整体。生命体是最大全息元。在生命体内，各个全息元都执行着各自的功能，表达着生命一部分功能。生命体作为一个整体，它整合了所有生命体内的全息元的功能，产生出最大生命运动。各个全息元，都是它的一个配件。

从胚胎学观点看，由于在受精卵通过有丝分裂分化为体细胞的过程中，DNA经历半保留复制过程，所以体细胞获得了与受精卵相同的一套基因，它也有发育成一个新机体的潜能。这在植物界表现得十分明显，如在吊兰长出软藤的末端或节枝处，可以萌发出一棵棵完整的植株。又如切下一块长芽的马铃薯，便可培育出一棵马铃薯，而更有力的证据是用胡萝卜

---

① 田道正、姜瑞兰等：《全息医学原理再探》，《山东医科大学学报》1995年2月13日。

的一个分离细胞或细胞团成功地培养成一棵胡萝卜植株。全息胚犹如整体的缩影。

4. 全息医学

人体基因是以全息互通、共存和遗传的形式存在的。全息医学中的全息胚包括两个方面的含义，一指人体上有自己独特功能而又包含整体信息的部分，如一个耳朵、一只鼻子、一个舌头等；一个全息胚既有表现整体所赋予的某一特有形态和生理功能的特性，如眼能看、耳能听、手能拿、足能行等，又具有整体各部分的全部信息，如手的中指腹面有反映头顶、耳朵、血压变化的穴区，足按摩法反射区中足拇趾上有表现脑垂体、三叉神经变化的穴区。全息医学就是运用全息胚这一特性，在某一全息胚穴区上诊断和治疗全身不同部分的疾病。

全息胚还具有精神心理的含义。人类的精神心理同样存在着全息相关特性。单纯一个人来说，精神应分别在其思想、感情、意识、意念、气质、记忆、思维、联想、能力、表象、知觉等多种精神全息胚中表现出来，所有这些精神全息胚整合协同作用的结果就构成了精神整体。每一精神全息胚都包含了人类精神整体，反映出人类精神心理全息共振关系，这就是所谓人性的一致性。

中医认为，脏器的病变会在耳、手、脚的突出部位的对应穴位上得到反映，耳、手、脚是人的缩影，包含了人的全部生物信息和遗传信息。人体的肢体和五官都是调理或者治疗的全息胚，在全息胚上有人体五脏六腑的全息反射区，通过刺激反射区可以达到调理五脏六腑的目的。全息就是全部信息的缩写，与中医的整体论有天然的血缘关系。把全息理论运用到医学中，就可以通过足部、耳部等了解和治疗全身的疾病，比如足疗和耳针。全息论与中国古代"天人合一"的概念高度契合。中医认为，人体是一个有机整体，内脏有病可以反映到体表。《灵枢·本脏》云："有诸内者，必形诸外。"故曰："视其外应，以知其内脏，则知所病矣。"

中医这一法则是全息理论在中医望诊中的应用。"首为诸阳之会，百脉之宗。"中医认为面部能比较灵敏地反映全身的健康状况。

《灵枢·邪气脏腑病形》曰："十二经脉，三百六十五络，其气血皆上于面而走空窍。"中医将面部划分为若干区域。中医面部与脏腑分属关系——"脏属于内，象属于外"恰与全息理论中"相对独立的部分能够不同程度的反映整体的变化信息"之论相似，也正是全息理论在中医望诊中的体现之一。眼诊全息以"五轮学说"最为著名。目为肝之转，心之使，为肾精之所藏，为血之宗，"五脏六腑之精气皆上注于目而为之精"。故眼与五脏六腑密切相连。古人将眼的不同部位分属于五脏，《灵枢·大惑论》曰："精之窠为眼，骨之精为瞳子，筋之精为黑睛，血之精为络，其窠气之精为白精，肌肉之精为约束。"后世医家据此而归纳"五轮学说"，即瞳仁属肾，称水轮；黑睛属肝，称风轮；两眦血络属心，称血轮；白睛属肺，称气轮；眼睑属脾，称肉轮。古代医家认为，观察五轮的变化，可以诊察相应脏腑的疾病，这种以目诊而知脏腑的诊断观是全息理论的体现。

因此，把全息理论应用到中医望诊的诊断中，对疾病的早期预测、防治均有重要临床意义，能使医者做到"望而知之"，成为"治未病"的"上工"。

链接：人体五大全息反射区

人体不仅存在解剖系统和经络系统这两套系统的连接，还存在第三套生命连接系统，即人体全息系统。人体的每一节段都是一个全息反射区，每一个反射区都是人体的缩影，结构与功能都相对完整，每个器官、部位的神经末梢，在手、足、耳等部位都有一个固定的反射区，它们相互呼应，互为阴阳。

一是面部反射区。（如图4-5）

二是耳部反射区。主要有头面部、心肺、腹部等，头面部的反

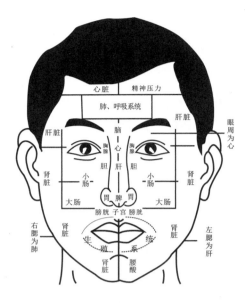

图4-5　面部脏腑对应图

射区位于人耳的耳垂处，从下向上依次为咽喉区、眼区、内耳区、下颌区、舌区、牙区、枕区、颞区与额区。与外耳道相连的下耳窝处为心肺反射区。上耳窝处从下向上依次为胃区、脾区、肝区、胆区、胰区、肾区、小肠区、大肠区、膀胱区。

三是手部反射区。从整体上看，手部是一个倒置的人体缩影，从手掌根部至整个手掌，相当于人体的颈部和躯干，反映了胸、腹腔中各个脏腑、器官的健康状况；拇指、小指则代表上肢；食指、无名指则代表下肢；中指代表了头面、五官。手背部则代表人体的背侧面以及四肢的关节。

四是背部反射区。背部是以脊椎为中心的人体全息缩影，人体的五脏六腑均可在背部找到相应的对应区，从颈下二寸开始，以手掌大小为一个反射区，向下依次顺序为肺区、心区、肝区、脾区、肾区、排泄区、生殖区，共为七个反射区。

五是脚部反射区。人体颈项以上组织器官在足部的反射区左右交叉分布，即左侧的额窦、三叉神经、小脑及脑干、鼻、大脑半球、颈项、眼、耳等反射区分布于右足上，而右侧头颈部的同名反射区分布在左足上。有少数反射区只分布于左足或右足上，如心、脾、降结肠、乙状结肠及直肠、肛门反射区只分布在左足上，而肝、胆囊、盲肠及阑尾、回盲瓣和升结肠反射区只分布于右足上。少数反射区在同一足部有两个或两个以上的位置，如眼、耳、生殖腺、肛门和直肠、肋骨、尾骨、髋关节坐骨神经、扁桃体、额窦等反射区有多个位置。

天纪

五帝

第二篇

经络宽窄

——灵枢经脉与人体内气系统

一合气经

中医认为，经络是运行气血、联系脏腑和体表及全身各部的通道，是人体功能的调控系统，是内气系统的重要组成部分。这个通道，是人体表里内外大大小小气血江河、溪流组成的能量网络，有宽有窄，有深有浅，有起有落，有曲有直。但是，它到底有多宽有多窄，解剖不可见，却又客观存在，而且是一个谜一样的存在。看不见摸不着的东西和没有实质性结构的东西就一定不存在吗？在自然界里，风，就是看不见摸不着的东西，树枝被风刮歪了，你看见的是树枝而不是"风"，风本身就是没有实质性结构却又客观存在的事物。经络和气的关系，有点类似树木和风的关系，是经气合一的。现代医学，只见形，不见气；传统中医，多见气，少见形。中医认为，阳化气，阴成形，天下万物，皆出阴阳。不识气者，为下工；只识气者，为中工；形气相得者，方为上工。宇宙法则，可见的物质，少，为窄；不可见的暗物质，多，为宽。

经络系统是中医里特有的医学观察和实践，"内属于脏腑，外络于肢节"，经络的重要功能范围主要体现在肌表，脏腑的主要功能主要在体腔之内，由此引申出中医的"表里"认识范畴和表证、里证的病理认识。"岐伯曰：'经脉十二，络脉十五，凡二十七气，以上下。所出为井，所溜为荥，所注为俞，所行为经，所入为合，二十七气所行，皆在五俞也。

节之交，三百六十五会，知其要者，一言而终，不知其要，流散无穷。所言节者，神气之所游行出入也。非皮肉筋骨也。'"（《灵枢·九针十二原第一》）经络系统由经脉和络脉等组成，通过它与外气系统的天时系统耦合成天时相应，是人体生物钟的直接体现。经络系统主要由十二经脉、奇经八脉、十五络脉、孙脉浮脉、十二经筋、十二经别等不同走向、不同层次的子系统构成，纵横交错，入里出表，通上达下，将人体内外联系成一个有机的整体，其中十二经脉是经络系统的主干，是后天气血传化的通道。经络是气的通道，气是经络最主要的功能，以此实现人体整体的物质能量交换，使脏腑组织得以营养，筋骨得以濡润，关节得以通利。人一旦"咽气"了，这个通道自然就没有了，这就是从解剖上找不到它的原因。经络作为气的通道，就好比是一个城市的道路，好人可以走，坏人也可以走；正气可以运行，邪气病气也可以在经络上传变，哪个部位的经络和穴位不通了，哪个部位就会生病，所谓"通则不痛，痛则不通"。如果经络不通则气血供应不及，将淤堵引起五脏六腑受损直至功能瘫痪，导致人体机能死亡。这里涉及气与血的关系问题。中医里的气和血，不是西医意义上的气体和血液。中医里人体之气有五大主要功能：推动、固摄、气化、温煦、护卫。气化是中医特有的术语，是指让血变成气，气化描述的是人体精气在三焦中形成气、血、津、液等各种物态变化，气化是人体内气化与流化两种形态的转化过程，犹如水的三态转化。温煦是让血中的养分，以气的形式笼罩营养全身的细胞组织。中医认为，气为阳，血为阴，阳主动，阴主静；气无形而血有质，气为阳主卫护于外，血为阴主营运于内，因而血有维持人体阴阳平衡的重要作用。如果血虚则阴亏，阴亏则不能制阳而易见热象，同样血盛则易见实象。气为血之帅，气能生血、行血、摄血；血为气之母，血能养气，血能载气。血盛则气旺，血少则气衰，如果血虚，那么气也会失去依附，所以临床上大出血时会出现气脱症状。气与血是相辅相成的关系，血的循行靠气推动，气的能量来源于血。所以，经络和气血是不可分割的一个整体。这是中医的结论。

从人体气系统的角度看，中医人体的内气系统是相对于人体的外气系统而言，指人体的内部空间，它与人体的外气系统共同构成中医人体的整体观。

西医把人体分为八大系统：运动系统、神经系统、内分泌系统、循环系统、呼吸系统、消化系统、泌尿系统、生殖系统。这些系统协调配合，使人体内各种复杂的生命活动能够正常进行。中医的内气系统主要由以下几部分组成：精气神系统、先天禀赋系统、后天脾胃系统、气血营卫系统、三焦系统、藏象系统、经络系统和五体系统。这个划分和西医有很大的区别。

一是精气神系统。精气神是一个统一的整体，被中医称为三宝。精是人体维持生命的有机物质的总称，人体的内脏、血脉、津液等有形的物质机体都是精的范畴。气又称为精气、元气，是赖精所生的功能状态。气与精是一个统一的整体，不能分割。神是与心和大脑有关的感觉、思维、意识、情志等心理状态和精神活动功能，它本质也是属于气的范畴，因此在针灸学上气与神的概念经常互用。而神是一种特殊的气，特殊在于能够体现精与气的存在，按照易学的理念，它是象征人的天地交泰之象。没有神就没有气；没有气，则神进入虚无之乡。气功里的"意到气到"就是神对气的导引功能。用油灯来打一个比方，油就是物质属性的精，火是能量属性的气，光是二者关联后产生的神。

二是先天禀赋系统。先天禀赋系统就是与遗传有关的系统。西医里强调先天体质如何。这个系统和精气神密切相关。中医认为"肾为先天之本"，讲人体的元气主要储存在肾气系统里，和人的精气神一脉相承。一方面是指与人生育状况相关，具有因果关系。《素问·上古天真论》云："帝曰：'有其年已老而有子者何也。'岐伯曰：'此其天寿过度，气脉常通，而肾气有余也。此虽有子，男不过尽八八，女不过尽七七，而天地之精气皆竭矣。'"故，中国人常有补肾壮阳的观念。另一方面是指与长寿之间的关系。中医认为一个人先天带来的元气是有定数的，百姓经常说

"油尽则灯枯"。元气具有消耗性的特点，神是精气耗散状态的体现，《黄帝内经》里有"壮火食气"的论述。中医秉持道家"持满"的观念，《素问·上古天真论》云："不知持满，不时御神。"是指轻用而纵欲，中医的养生告诫要避免"房劳"，注意节制欲望。所以，中医把具有精气神消耗、人体盛衰的机体结构与功能都纳入养生研究、疾病诊疗的对象。

三是后天脾胃系统。这是与先天系统对应而言的，是人体的新陈代谢系统。这个系统是以"升降出入"为命题来展开的，《素问·六微旨大论》云："出入废则神机化灭，升降息则气立孤危。故非出入，则无以生长壮老已；非升降，则无以生长化收藏。"在中医临床上，认为是"脾主升，胃主降"，《黄帝内经》把这个系统的模型概括为："饮入于胃，游溢精气，上输于脾。脾气散精，上归于肺，通调水道，下输膀胱。水精四布，五经并行，合于四时五藏阴阳，揆度以为常也。"这个后天系统，医家和五行对应常用脾土的概念，认为包括消化系统在内的新陈代谢系统是人体的生化之源，像大地的土的属性一样，是万物之母。如果和西医的系统划分对应，这个后天系统大致包括了消化系统（包括消化液和酶的分泌功能）、水分的吸收和排泄（尿液和排液排泄）、大气的吸收利用排泄以及蛋白质等营养要素的合成分解等复杂的功能状态。

四是气血营卫系统。这是基于对血液的认识总结出来的内气系统，属于后天系统的一个部分，是人体完成新陈代谢的物质基础。《灵枢·营卫生会》云："人受气于谷，谷入于胃，以传与肺，五脏六腑，皆以受气，其清者为营，浊者为卫，营在脉中，卫在脉外，营周不休，五十而复大会，阴阳相贯，如环无端。"这个描述大体对应西医的血液动力学说和血液流变学说。中医认为，气血营卫旺盛则新陈代谢快，反之则慢。凡是体内因为动脉硬化而导致血管供血不足，即为气虚，它是造成全身或者局部供血储血减少形成气虚血亏的主要因素。血象降低也会导致血液性气虚血亏，但是与动脉硬化或者血管变窄引起的血管性气虚血亏有所不同，前者属于阴虚，后者属于阳虚。气血营卫系统是中医脉象诊断技术的内气依据。

　　五是藏象系统。作为后天系统的一部分，是与人体气血营卫属于同一层次的内气系统，它与三焦系统等一起，协同完成人体的新陈代谢过程。它是古代医家在一定人体解剖及内观等医学实践基础上，运用阴阳五行学说对人体五脏六腑从功能方面归纳总结出来的内气系统。它和西医的解剖系统有很大的不同，藏象虽然也有一定解剖方面的依据，但主要是脏腑功能方面的归纳。明代张景岳在《类经·藏象篇》中指出："脏，藏也……象，现象也。脏属于内，形见于外，故曰脏象。"藏象系统中的脏和腑，都属于人体功能状态的描述。西德学者曼福瑞德·波克特（Manfred Porkert）认为："如果仔细查阅中医学中有关藏象的章节，就会注意到几乎所有的陈述都是关于错综复杂、相互依存的生命机能及其循环运转的模型。我们可以把这模型称之为机能环，它相当于核物理中所应用的图解模型。这不是描述解剖室内所观察到的东西，而是系统化了的运动规律。"中医将这些紧密关联、相互协同的藏象组织，类比于一个有组织、有等级和职能分工的国家组织和社会系统。《素问·灵兰秘典论》曰："心者君主之官也，神明出焉。肺者相傅之官，治节出焉。肝者，将军之官，谋虑出焉。胆者，中正之官，决断出焉。膻中者，臣使之官，喜乐出焉。脾胃者，食廪之官，变化出焉。小肠者，受盛之官，化物出焉。肾者，作强之官，使巧出焉。三焦者，决渎之官，水道出焉。膀胱者，州都之官，津液藏焉，气化则能出矣。此十二官者，不得相失。"心藏的主要功能体现在推动血液（心主脉）和控制精神状态（心藏神）方面。心者，生之本，"其华在面，其充在血脉，为阳中之太阳，通于夏气"。肺者，气之本，肺藏的主要功能在于通过呼吸以协同它藏完成人体新陈代谢过程，"其华在毛，其充在皮，为阳中之太阴，通于秋气"。肾者，封藏之本，肾藏的主要功能在于通过调节大小便，控制精液排泄以协同它藏完成人体新陈代谢过程，"其华在发，其充在骨，为阴中之少阴，通于冬气。"肝者，罢极之本，肝藏的主要功能在于通过机体运动和调节血液状态以协同它藏完成人体新陈代谢过程，"其华在爪，其充在筋，以生血气。其味酸，其色苍，此为阳中之少阳，通于春气"。"肝血，心行之，人动则血运于诸经，人静则血归于肝脏。"脾主运化，脾藏的主要功能在于与它藏协同进行水谷之运化（营养物质的消化和吸收）以促进人体新陈代谢。中精之府是胆的别名，其功能主要是储存和分泌胆汁以帮助营养物质的消化，从而促进人体新陈代谢。胆与肝互为表里，组合成一个"肝胆系统"。水谷之海是胃的别名，其功能主要是腐熟水谷，与它藏协同消化食物以完成人体新陈代谢过程，与脾互为表里，构成"脾胃系统"。小肠是"受盛之官，化物出焉"。其主要功能是分清泌浊，吸收营养物质，传导食物残渣，与它藏协同完成人体同化和异化过程。"大肠者，传导之官，变化出焉。"大肠的主要功能是接受小肠下注的食物残渣，并传导这些糟粕从肛门排出，大肠与肺互为表里，相互组合成"肺大肠系统"。膀胱的主要功能在于贮存和排泄尿液以协同它藏共同完成人体新陈代谢过程，是人体水液代谢方面的藏象系统。膀胱与肾互为表里，相互组合成"肾膀胱系统"。奇恒之腑是指胆、脑、髓、骨、脉和女子胞六种机体功能，它们的共性特点是兼藏精气，同时各有其特殊功能，以维持人体新陈代机能。

六是五体系统。五体是人体内的脉管、肌肉、筋腱、骨骼、皮肤毛发五种协同藏象、气血、经络等内气系统参与人体新陈代新的机体组织。中医按照五行学说将五体与五藏类比组合成为五体系统，筋对应肝，脉对应心，肌肉对应脾，毛发对应肺，骨骼对应肾。

七是三焦系统。三焦是人体津液的功能系统，津液是人体新陈代谢不可缺少的物质，也是体内体液（水液）的总称，与人体的气血营卫处于同一个层次，中医认为津血同源。"三焦者，决渎之官，水道出焉。"（《素问·灵兰秘典论》）说明三焦是人体水液运行的主要通道。《素问·营卫生会》曰："上焦如雾，中焦如沤，下焦如渎。"三焦是气的升降出入通道，怎么又是水的通道呢？因为我们体内的水液不仅仅是水的形态还有水的气化，水和气两都并非各自独立而行，独自而化，而是相互融化成若雾露状而发挥功能。上焦如雾，就是下焦的水被气化上升到心、肺与水谷精气融合而成雾，再通过三焦通道布泽全身。上焦敷布气血，雾露一般弥漫，灌溉滋润全身脏腑、组织、器官；中焦腐熟运化水谷，转化为人体需要的气血；下焦排泄水液，就像疏通沟渠以利水通行，使得水液的代谢与排泄。凡是人体发生痰饮、浮肿等病变都是三焦系统在津液代谢方面出现异常的体现，称为"三焦不通"。

上述七大系统在一般的中医基础理论书籍里都有系统详细介绍。本书定位文化导读，对于现代人能够理解，而且没有争议的内容，限于篇幅原因本书略过。本篇重点介绍争议较大、不易理解的经络和气两部分。对于精气神有关心神、神明的内容，放到第三篇心神系统去介绍，有关中医解剖的论述放在本书最后一篇中西医对照里面进行介绍。

第五章

人体交通　灵枢辉光

夫十二经脉者，人之所以生，病之所以成，人之所以治，病之所以起，学之所始，工之所止也，粗之所易，上之所难也。

——《灵枢·经别》

学医不懂经络，开口动手便错……经络不明，何以知阴阳之交接，脏腑之递更？疾病情因从何审察？经络为识病之要道。

——宋·窦材《扁鹊心书》

物质形式的存在无非都是一种复杂的、编织在一起的波动形式，也包括我们所说的基本粒子和基本粒子的振动；而我们所有的思想、感觉和行动等，也不过只是复杂振动的表现形式。

——德国锡根大学教授哈特姆特-卡普太纳

解剖所看到的东西是阳刚的实体，而蜿蜒若幻的经络却是阴柔的网络，两者刚柔并济，使生命既保有准稳态，也展现极大的可变性。至于古人如何将不对称的脏腑与颇对称的经络逐一关联起来，成为条理井然的经络系统，还是我百思不得其解的谜题。由于受过多年的物理训练，我学会暂时撇开唯物主义的思维，采用整体和波动的观点研究经络。从电性来看，经络颇像大海中的洋流，在人体内传输物质、能量和信息，不停地循序流动着。

——台湾东吴大学物理系教授陈国镇

现代中医学界有一部分人以"中医科学化"为己任，利用生物化学、分子生物学等现代生物科技手段研究中药的有效成分及其治疗疾病的机制，这是"以西律中"，是误入歧途。中医药方剂治病的疾病分经和药物归经的原理与临床实践，不能用现代的生物、化学治病来替代。以调节经络——藏象能量（气）来治病，是中医学的核心奥秘，只有回到经络——藏象能量的医学实质，才可能揭开中医学的神秘面纱。

人体经络是具有运行气血、联络脏腑肢节、沟通上下内外、感应传导、调节平衡等作用的一个网络系统，由经脉（包括十二正经、奇经八脉、十二经别）、络脉（包括大络、浮络、孙络、阴络、阳络）、经筋和皮部组成。十二正经是人体运行气血的主要通道，也是经络系统的主体；奇经八脉与十二正经不同，既不直属脏腑，又无表里配合关系，其功能是沟通十二经脉之间的联系，又对十二经气血有蓄积渗灌等调节作用；络脉是由经脉分出网络全身各个部位的分支，它们纵横交贯，遍布全身，将人体内外、脏腑、肢节联成一个有机的整体。这就是教科书里对经络系统通常的概括。

人体的经络外应天地自然，内联脏腑肢节，气血通过经络运行于全身，就如同大地上的水流。经络和气是山川河流的一体关系，合成为脉，中医四诊的"切"就是切脉。经络不是一条直线，而是一条有深有浅、有宽有窄的河道，一些重要的"码头"节点就是穴位，气流在经络里流动，在穴位的地方能量最大。经络及其穴位，联通脏腑，为气机的升降出入提供基础设施，经络脏腑与气形成人体的内气系统，构成生命的乐章，完成生命的合唱。

医学巨著《黄帝内经》分成《素问》和《灵枢》两大部分，贯穿于全书一个重要的概念就是经络。《素问》主要讲的是养生以及医理问题，《灵枢》重点讲的是经络与针灸问题，讨论经络和气血循行等。中医的诊断治疗，药物方剂的归经，针灸临床诊断治疗的辨证、循经取穴、针刺补泻等，皆以经络理论为依据。

《灵枢·本脏》曰："人之血气精神者，所以奉生而周于性命者也。经脉者，所以行血气而营阴阳，濡筋骨，利关节者也。"中医认为人体生命活动的物质基础是气与血，经络是人体气血运行的通道，也是人体功能的调控系统。明朝医家李梴在《医学入门》里指出："医而不知经络，犹人夜行无烛，业者不可不熟。"盖经络不明，无以识病证之根源，究阴阳之传变。所以，《灵枢·经别》曰："十二经脉者，人之所以生，病之所以成，人之所以治，病之所以起，学之所以始，工之所止也。粗之所易，上之所难。"中医的各种诊断治疗，包括药物方剂的归经、针灸的临床诊治等，无不是以经络理论为依据。学习中医、理解中医，必须从学习经络开始。

近200多年来，人类对人体结构增加了细胞、神经、血管、筋膜等新的认识，中国传统医学的经络、穴位、气血、脏腑等人体概念一度被质疑，用现代解剖学也无从找到经络，这又成为中医是"玄学"的一大证据。人们讲究眼见为实，可是我们人类眼睛可见的电磁波波长只有可怜的400—700纳米左右，其余我们生活中使用的无线电波、微波、红外光、紫外光、x射线、γ射线、远红外线等都是不可见的。经络和经气对于我们来说几乎就是暗物质一样的存在。为了寻找经络，无数中医专家和生物学家、物理学家，殚精竭虑，千方百计，希望找到那个可以感知却看不见的事实存在。人体最为复杂的血管系统、淋巴系统、神经系统，用现代生物学理论已经解剖到细胞、分子，甚至原子的精微程度了，仍然没有找到经络系统在哪里。经络的实质问题是生命科学的重大理论课题，是跨越物理、化学、生理、病理、中医和现代医学的多学科研究课题。

一、经络的灵枢特性

《黄帝内经》里为何不直接叫经络，而称为灵枢呢？这说明古人已经认识到，经络的不可捉摸性。从造字意义看，灵枢的灵，有效验、灵验、灵慧，有灵丹妙药的说法；枢是门上的转轴，起决定性作用的部分，有户枢不蠹的成语。灵枢合起来就是看不见、摸不着、很灵验的"幽灵""灵魂"一样的存在。灵枢讲的就是这种神奇的存在和运行规律。

经络有多种神奇的特性，比如经穴全息、循经感传等。20世纪70年代以来，一大批科学家进行经络现代科学研究和探索，在此，要向他们表示诚挚的敬意。他们中的主要代表有：李定忠教授、胡翔龙教授、张仁骥教授、祝总骧教授、李志超教授、孟昭威教授、孟竟壁教授、孙忠仁教授、张长琳教授、张维波教授、张秉武教授、高也陶教授、王唯工教授等科学家。本章节内容运用了他们的研究成果，让我们得以一窥经络的神秘面目和主要特性。

1. 经络的感传特性

20世纪50年代，人们在针刺中发现了一种奇怪的现象：有些人接受针刺治疗时，会产生一种沿经脉路线移动的感觉。这一现象被命名为循经感传现象。教科书上的定义是：针刺、电脉冲及其他方法刺激穴位时，人体出现酸、胀、麻等特殊感觉，从受刺激的穴位开始，循《灵枢·经脉》篇所描述的经脉循行路线传导的现象。

在针灸古书中，这种感觉称为"气感"或者是"得气""气至""针感"。《素问·离合真邪论》云："吸则内针，无令气忤，静以久留，无令邪布，吸则转针，以得气为故。"《针灸甲乙经》云："热病刺陷谷，足先寒，寒上至膝乃出针"，形象地描述了寒感循经从足传至膝部的现象。当医生将毫针刺入穴位施以行针手法，使针刺部位产生经气感应而"得气"时，不但病人有酸、胀、麻等感觉沿着经络路线爬行，医生也会感到针很"涩"甚至被"吸住"了。这种现象不仅在某些人身上因针刺而产生，艾灸、通电、按压等刺激穴位或在气功练功的过程中也会产生。循经感传现象的发现，扭转了人们认为经络就是血管的观点。另外，人们还发现循经脉路线的皮肤电阻较低，这些现象为验证经络的客观存在奠定了一定的基础。

20世纪70年代，中国组织了一个史无前例的研究项目——"循经感传的研究"，国家卫生部颁布了测定循经感传现象的统一标准及方法，由福建中医研究所胡翔龙[①]大夫主持，全国30个单位对总计约20万人进行了循经感传的调查。包括不同的民族和人种，除了国人，还有非洲黑人、英美德法等国白人。虽然找不到对应于经络的解剖"结构"，但经络的"功能"不但被上千年临床的成功经验所证明，也被"循经感传现象"研究的大量结果所证明[②]。研究结果是感传出现率差异大，从5.6%到45.2%不等，同时大量科学研究表明感传线与古代经络线路图一致，证明了经络客观存在。不同的刺激源产生不同性质的感传感觉（因人而异地），双向传导，传感速度为10厘米/秒左右，感传可阻断的压力为500克/平方厘米（可阻断），感传能回流（双向），感传有停顿点（穴位有半导体性），感传有趋病性（向低电位传），有隐性感传，说明经络是导电的。

毕业于北京大学医学院的李定忠教授是中医世家第七代传人，也是国家"七五""八五"经络研究项目课题负责人之一，先后在国内外出版《经络现象》和《中医经络探秘（上、下）》等多部经络专著。1991年，他的《循经感传现象和经络可见现象研究》被国家中医药管理局评为一等奖。他认为经络具有量子"波""粒"二重特性，它按照固有程序遵循量子守恒定律运动，既有规律又有变化。从许多循经感传现象的观察结果来看，在人体的四肢，感传线基本上与经络线一致；但是在躯干部，就可以观察到感传线与经络线之间的不一致（图5-1左）；而在头部，两者之间

---

① 胡翔龙曾任福建省中医药研究院经络研究室主任，国家攀登计划经络研究项目的第一任首席科学家，兼任中国针灸学会经络研究会副理事长等职务。

② 本节内容参考了张长琳教授《看不见的彩虹：人体的耗散结构》一书（浙江科学技术出版社，2013年）。张长琳，浙江大学生命科学学院原生物物理教授，现为德国锡根大学客座教授、美国Temple大学尖端科学中心顾问、国际学术刊物《物理治疗和生命物理学国际学报》主编。

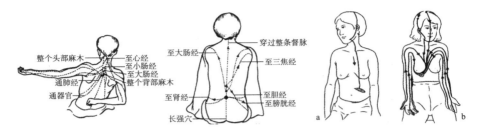

图5-1 左：感传线路的大幅度变化图；右：循经传感直奔病灶

的差别比较大。只有86.7%的感传线路与教科书上的经络图一致，而其他人或其他情况下，即使在同一人身上，重复刺激同一穴位，一般都有1—2厘米的漂移。

有些人生病时，循经感传的线路会出现大幅度的变化。有时感传会完全离开平时的线路，直奔病灶所在的地方（图5-1右）。这种现象早就被记载在古代医书上了，并称为"气至病所"，很容易在临床上观察到。气至病所实质是指针刺时的经络感传至病所的生理现象。《灵枢·九针十二原》云："刺之要，气至而有效。""气至病所"现象也表明，要想通过解剖学的方法，找到像血管或神经纤维那样固定的实体性的管道系统，是一种错误的想法。

观察结果表明，腧穴的中心是电导值最高点，经络的中间线也是电导最高线。从图5-2右可以看出，掌心中的"劳宫穴"电导值很高，手指肚

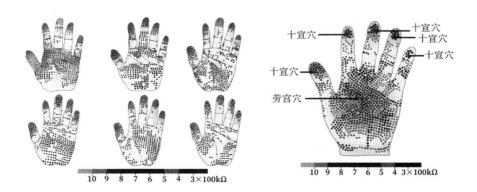

图5-2 手掌十指电导值

上的"十宣穴"，电导值也很高。而图5-2左则是在各种病理或异常生理状态下，手掌上的电导分布图。从中我们可以看出，只有"十宣穴"是比较稳定的，而其他的穴位，可变性都很大。

对大多数人来说，想象中的感传线路就是经络图上画的那样是一条细细的线，古籍中也没有记载经络线的宽度和深度。通过这个项目研究，发现经络是一条有中间部和边缘部的宽带，中间部是比较窄的，为1—2毫米；而边缘部则比较宽，为2—5毫米。感传路线所处的深度则随部位而有所不同。在肌肉丰厚的地方位置较深，在肌肉浅的地方似乎就在皮下。另一个可观察到的有趣现象是：当把毫针离开穴位中心点刺激时，感传线路也会作相应的平行漂移。所以内经称为"灵枢"——灵异的交通枢纽。

中国科学院生物物理所祝总骧教授[①]，是中国管理科学院终身教授，并被美国国际针灸医学院聘为教授。1972年，一批生物物理学家、生化学家和医学方面的专家被召集起来讨论经络是否存在。不同时期的不同国家科学家们一直在寻找经络：法国同位素示踪法、美国声波检测法、日本电特性检测法、匈牙利红外热像仪检测法、闪冻测试法、苏联克里安照相术。祝教授后来接受采访时说，他对中医不了解，内心也不认同中医的理论，他是做过多年解剖学和生理学的教授，当时心想，经络？哪里有这个东西呀？解剖学和生理学中都没有见到。既然组织调我去研究经络，我就用生物物理学的方法去证伪，证明经络并不存在。可令他意外的是，研究结果表明，不仅没有能够证明经络不存在，反而证明了经络的客观存在，病人不仅有酸麻胀痛的针感沿着经脉传导，还有少数人即使把针拔掉了，针感还可以继续传导，以至传遍十二经脉，人们把这类的人称作经络敏感人。有接近40%左右的人，多次接受针刺治疗或者加用电针刺激以后，

---

① 祝总骧，江苏吴县人，生于1923年，中国著名经络学家。1943年毕业于北平中国大学化学系，1947年转入北京大学医学院后任生理学讲师，1956年到中国协和医科大学任教并在心脏生理和高血压发病原理研究等方面做出了重要贡献，为首次科学实验证明人体经络存在的经络学家。

可以诱发传感。对于经脉不敏感人群，并不影响针刺治病的疗效。在用冰块把皮温降低到25℃或者把经脉温度降低到21℃左右的时候，传感也被阻断。移除冰块，随着皮温和经脉温度的上升，传感随之恢复。

他和他的团队，经过二十年长期艰苦攻关，发表论文110篇，写成专著《针灸经络生物物理学——中国第一大发明的科学验证》（北京出版社，1989年）。他们运用电子学、生物化学、生物物理、声学和形态及动植物等多种学科检测和独特的实验法，准确地揭示人体经络线的分布位置，几十年来测试了几万人，都能够准确地找到14经脉的循行线，而且和《黄帝内经》所记述的经脉循行线基本一致，证实了古典经络图谱的高度科学性和客观存在。后来他又提出"经络是多层次、多功能、多形态立体结构的调控系统"理论，获得国家科委首届"星火杯"创造发明特等奖。这一研究成果运用于临床之中，取得神奇效果。

他发明的"312"经络锻炼法，根据《黄帝内经》经络学说，通过穴位按摩、腹式呼吸和以两腿下蹲为主的运动来激发人体经络功效，被推荐为科学健身法，2006年《人民日报》也推广了"312"经络锻炼法。这套方法还受到剑桥大学前校长、中国科技史权威李约瑟等的推荐："我坚持经络必有其物质基础，现在果然得到了你们的证实，这是中国人的荣誉，人类的幸福。"

1983年，中国生理学家孟昭威指出，"循经感传现象"中最值得注意的是感传的速度。这个速度在每秒2.7厘米到每秒8厘米之间。《灵枢·九针十二原》用"若行若止，如蚊虻止"来形容针感似蚊虻爬行速度的循经感传现象。《灵枢·五十营》有"人一呼，脉再动，气行三寸，一吸，脉亦再动，气行三寸，呼吸定息，气行六寸"的记载，描述了循经感传的速度，较已知的植物神经的传导速度至少要慢十余倍，而且也不是血液的速度。因此经络不同于目前任何已知的调节系统，是一个未知的体内调节系统。

科学家们发现动物的身体上也有经络穴位。现代兽医针灸学包含使用针刺、艾灸、穴道注射、低量激光、磁石和其他多种技术测试或刺激动物身体上的穴位，进而诊断和治疗动物的多种疾病。在临床上，针灸成功地应用于动物肌肉骨骼性疾病、神经性疾病、皮肤性疾病、心血管疾病、生殖系统疾病及镇痛。人类利用针灸治疗动物疾病已有悠久的历史，较早记录兽医针灸的书是西晋葛洪的《肘后备急方》，他利用针灸刺络术来治疗马病。现在科学界测出，动物和人有相同或相似的经脉循行线，这也证明了经络存在的普遍性。但是人毕竟受到了自然界的偏爱，人体内的手三阳经，包括大肠经、三焦经与小肠经，都是其他动物没有的。老鼠只有7条经络，青蛙只有5条经络，越高等的动物经络数就越多。而动物还有跟人类似的感传现象存在，前面说的皮肤低电阻现象，动物身上也有。所以经络理论同样适用于动物。

2. 经络的全息特性

在本书第四章对全息现象有比较详细的讨论。与全息照片的概念类似，局部包含着整体的全部信息的现象，在经络中也存在，原理不详。

法国医生诺吉尔于1956年提出了42个耳穴点，以及形如胚胎倒影的耳穴图。1958年传入我国，1993年制定了国家标准《耳穴名称与部位》。除了耳朵之外，手足、上臂、前臂，大腿、小腿均被专家们发现了类似的规律。加上古人早已发现的鼻针、面针、耳针、足针以及头皮针等微针系统，都被包括在这一总规律之中。《素问·阴阳应象大论》云："肾主耳，……在窍为耳。"《灵枢·脉度篇》说："肾气通于耳，肾和则耳能闻五音矣。"《灵枢·口问篇》说："耳者，宗脉之所聚也。"

《黄帝内经》以上这些关于耳与五脏六腑的关系记载，从生理和病理上，揭示了耳与肾、心、肝、胆、脾、肺、小肠、膀胱、三焦等脏腑的关系，其中与肾、心、肝、胆、脾、肺的关系涉及最多，通过经络与五脏六腑、四肢百骸构成统一有机整体。中医有头痛医脚的传统，原来道理在这里。

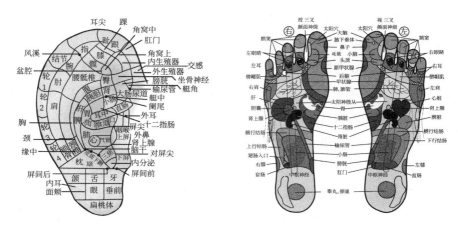

图5-3 耳、足全息穴位名称与部位

穴位全息律表明与经络规律对等的另一种穴位有序分布规律，它揭示了同样的全息穴位分布形式在机体不同部分的重复。把穴位全息理论运用到医学中，就可以通过足部了解和治疗全身的疾病。比如，足部存在着与人体各组织器官相对应的同名反射区。中医很早就认识到足部的许多敏感反应点（足三阴经及足三阳经在足部的腧穴）与人体脏腑的关系。如足厥阴肝经的大敦、行间、太冲、中封；足太阴脾经的隐白、大都、太白、公孙、商丘；足少阴肾经的涌泉、然谷、太溪、大钟、水泉、照海；足太阳膀胱经的昆仑、仆参、申脉、金门、京骨、通骨、至阴；足少阳胆经的丘墟、足临泣、地王会、侠溪、窍阴；足阳明胃经的解溪、冲阳、陷谷、内庭、厉兑等腧穴。刺激这些腧穴可起到治疗保健作用。用足部反射区疗法养生调理的优点是：准确反映疾病摸反射区就能知道身体的毛病，用足部反射区来调理身体比药物更加安全可靠，不会扰乱我们身体内部器官的机能，不会加重脏腑的负担。

链接：足反射疗法治愈顽固失眠

患者刘×，女，46岁，城市居民。2002年4月10日来我处治疗失眠症，自述患失眠已14年，跑遍大小医院吃了无数中西药无济于事，每晚小寐一会，白天精神恍惚，烦躁不安。患者表情呆滞，面色焦黄，说话有气无力。查双足反射区：神经系统、心、肾上腺、肾、输尿管、膀胱，直肠肛门、生殖系统。其中前额反射区（双侧）有砂粒，特别靠近趾甲盖处压痛，小脑脑干有大米粒似的一个结节（右侧）。我找出《双足与保健》杂志上"失眠新区的探讨和治疗失眠的疗效观察"一文让她看，鼓励她建立战胜疾病的信心。我用文中介绍的办法给予按摩，又用水电疗法等多管齐下治疗。第一次治疗后，她出了一身大汗，当时就喝了2大杯白开水。第二天她一早就跑过来，见面就说：昨天晚上我睡了4个小时，这是十几年来第一次睡安稳。一个疗程后，精神与体力都大见好转，每晚能睡到6~7小时，为了巩固疗效，又按摩了5天，并教会她自己回去坚持按摩。（王方：《双足与保健》2002年第6期）

3. 经络的通道特性

祝总骧教授用声学的方法研究发现，经脉循行线具有高振动音特性。把听诊器的声筒按在前臂的任何一个地方，用一个尖尖的橡胶叩诊锤，轻轻叩击前臂，就可以听到叩击的声音；当叩击到经脉线上的时候，就会听到比叩击非经脉线更加高亢的声音，这就叫经脉循行线的高振动音特性。为什么经脉循行线会具有高振动音特性呢？解剖研究发现，在经脉循行线的深肌层有一条纤细的结缔组织束，贯穿经脉全程，但是这条神秘纤细的结缔组织束到底有什么功能，现在还是一个谜。他后来用电学的方法测定，经脉循行线具有低阻抗特性，为什么呢？解剖研究发现经脉循行线的表皮，角质层薄。角质层是不良导体，角质层越厚导电性能越差，角质层越薄，导电性能越好，于是就使经脉具有低阻抗特性，但是这样的结构对经脉来说，生理意义是什么，又是一个谜。

许多科学家围绕这些谜团，从不同的方向苦苦求索，发现经络不但是中医经典上说的气血通道，而且还是电通道、声通道、光通道、微波通道、化学通道等。

1947年，德国科隆大夫发现了在穴位和经络表面上测到的低电阻现象。1950年，日本的中谷义雄大夫也发现了低电阻现象。1953年起，德国的福尔大夫进行了40多年的系统临床研究，从而在针灸这一纯"治疗手段"的基础上，发展出一种全新的"诊断系统"。而这种"诊断系统"，完全是基于"经穴"上电导（低电阻）能力的变化。这种新的经穴"诊断系统"不但传遍了全世界，并且被重新引回中国——针灸的故乡，被中国人称为"福尔电针（EAV）"。

20世纪90年代，黑龙江中医药大学校长、国家临床重点中医脑病专科带头人孙忠人发现：经络不但是某种电通道，也是某种声通道。比如声音从大肠经的商阳穴输入，信号可以传递至迎香穴。声音是一种能够打通经穴的能量。声波是一种能够以物理能量的方式直接影响人体内部的气机运动。这就是音乐疗法的原理。美国著名声音治疗师詹姆斯·丹吉洛在《用声音打通经络》一书里，从一个独特的角度揭示了人体的秘密。人体内存

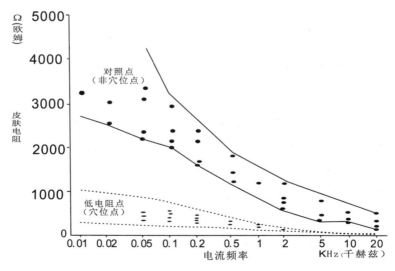

图5-4 电流频率与皮肤电阻关系图

在着无数微妙的能量运行通道，一旦这些能量通道受到阻碍，我们就会疾病缠身，而特殊的发声方法则可以通过声波频率的振动，打通能量通道，治愈这些疾病。尤为令人惊奇的是，特殊的发声方法还可以针对人体的脏器直接发声治疗。因为，人体以五脏为中心，通过经络与身体的各个部位相连，从而形成一个有机整体；如果我们将声音的振动频率引导进经络，声音的振动就可以通过经络传入脏器，脏器内外的经脉一通，疾病也就自然消失了。

　　人们可以通过发出"嘶、噢、呼、嘻、噢"的声音，分别打通肺脏、心脏、脾脏、肝脏、肾脏的经络。《素问·阴阳应象大论》中有更为详细的论述："肝，在音为角，在声为呼；心，在音为徵，在声为笑；脾，在音为宫，在声为歌；肺，在音为商，在声为哭；肾，在音为羽，在声为呻。"这就说明了五脏与五音的对应关系。道家《云笈七签》卷三十二中说："吐气六者，谓吹、呼、嘻、呵、嘘、呬，皆出气也……吹以去热，呼以去风，嘘以去烦，呵以下气，嘘以散滞，呬以解极（即肝嘘、肺呬、

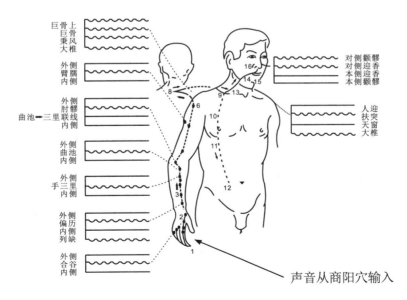

图5-5　声音信号沿着经络传导

心呵、肾吹、脾呼、胰嘻）。"

　　科学家们曾在实验室条件下研究了频率在经络中的作用。韩国学者Y.C.Kim发现，当对受试者播放不同音符时，不管是对耳朵还是身体，经络都会以对应频率的特殊方式进行响应。

　　图5-6展示了具体器官对五个音符C、D、E、G和A（分别对应宫、商、角、徵、羽）频率的响应。每个音符对应的器官会产生最强的反应：对于C音符（宫），反应最强的是脾经。对于D音符（商），反应最强的是肺经。因此，该实验证实了针灸理论的预测。

　　中国医科大学附属盛京医院的郑东明博士等人系统地对比了不同穴位之间的电导率，并且与非穴位的电导率进行了对比。他们发现任意两个穴位之间存在发送电流脉冲的"最佳频率"，在这个频率下，阻抗最低。人体胳膊上存在曲池穴和合谷穴，从曲池穴到合谷穴流动的"最佳频率"为0.24赫兹，反向的最佳频率是0.42赫兹。因此，具有调谐频率的半导体模型能够作为经络反应最合理的模型。

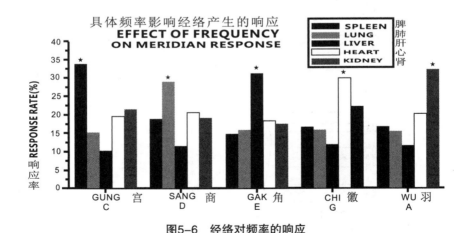

图5-6　经络对频率的响应

表5-1　经络的共振频率（Y.C.Kim，2004）

经络	穴位	器官	频率	备注
宫	Sp-1,Sp-6	脾	261.6	C
商	Lu-5,Lu-7	肺	293.7	D
角	Li-4,Li-6	肝	329.6	E
徵	He-3,He-7	心	392.0	G
羽	Ki-2,Ki-8	肾	440.0	A

这些结果说明，在具体机制中，经络分别具有各自的优先频率，如果频率过高或过低，就会发生其他共振。传输信号的不同方式会产生特有的频率共振。经络长度有限，从而可以产生驻波，其频率与信号的传播速度差异相关。经络具有一种特质，如果一个信号植入到一种频率，那么其他频率通常也会激活。所以不同频率上的信号会产生相互耦合，并且有可能对高频段的缺失进行补偿：所以可以通过用低频信号来刺激经络。

青岛医学院张秉武教授创立的经络波导说，他认为经络是一个微波通道。他认为中医理论中的"内气"就是人体内的电磁波，经络和腧穴的关系、腧穴和对应脏器的关系，都可以用波导现象来解释。1982年，乌克兰谢尔盖·西吉科教授发现，毫米波电磁能量在经络系统中存在着相干毫米微波循环。西吉科教授发现，每个人都有自己独特的频率，介于40—70千兆赫（1千兆赫简写GHz，每秒十亿个周期）之间，与特殊的DNA结构有关。后来在东西方广泛使用的激光针灸，最早是2000年由格拉茨大学（奥地利）和帕德伯恩大学（德国）发展起来的，它是许多欧洲诊所的中心疗法。我国自1978年开始用激光针灸穴位麻醉进行手术，并先后应用于甲状腺、胃、妇产科、口腔等手术，效果显著。激光针灸的原理[1]是，激

---

① 黄贞，李成伟：《激光针灸治疗仪器的研究历史与现状》，《现代生物医学》2008年第5期。

光聚焦后照射人体穴位，获得针灸效果，可促进血液循环，加速止痛物质的产生，促进神经组织再生等。科学家们还发明了一种激光针灸治疗仪。这种新型的激光治疗仪器，能输出30毫瓦或60毫瓦的半导体激光，波长830纳米。临床实践证明，它在神经学、皮肤学、风湿学、运动创伤学等领域有许多重要应用。

经络还是化学物质通道。20世纪90年代，西安交大医学院赵晏教授，对外周神经末梢之间传递的递质和受体类型进行了一系列的深入研究，证明除了P物质和组织胺之外，还有多种递质参与了针刺信号的循经传递，这种传递发生在突触之外，可跨越多个神经节段。可见，循经感传确实有化学物质的传递。

中国中医科学院针灸研究所张维波教授在《经络是水通道》一书中指出，最古老的脉是指组织间隙，营卫之气指人体中的组织液。他运用生物流体力学原理，提出了经络是组织间质中具有低流阻特性的多孔介质通道，其中存在向经脉和沿经脉的两种组织液运动及流体性约束，化学物质和物理信号可沿此通道传递。通过测量流阻／组织液压波传播和同位素示踪验证了本假说。

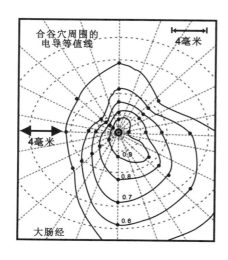 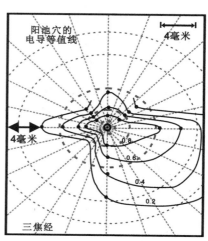

图5-7　穴位电测定记录

　　中医认为，经络是人体组织结构的重要组成部分，是气化结构，即由气演化的结构。气的升降出入都是通过经络来实现的。经络既是气升降出入的通道，也是与外界交换能量的通道，具有联络脏腑肢节、沟通上下内外的作用。

　　在人体四大网络系统中，血管有粗细，神经有粗细，淋巴结有大小，神经元有大小，那么这个经络通道呢？20世纪50年代，纽约大学的贝克教授设计了专用仪器来寻找这个问题的答案。贝克测了两个穴位的电导分布，一个是合谷穴，一个是阳池穴[①]。经络电测量显示，经络就像一座肉眼看不见的小山脉，而腧穴就像一座座山峰，穴位中心就是小山峰的山顶。图5-7右图是三焦经上的阳池穴电测定记录。每张记录纸有一个中心点，也就是穴位的中心，它的相对电导值定为100%，也就是定为1.0。围绕这个中心，可以看到圈圈的电导等值线，分别标为0.9、0.8、0.7、0.6……也就是说，穴位的正中心电导最大，越远离穴位中心电导越小。原来，穴位的大小不是一个固定值。那么这个经络通道有多宽？纽约大学的贝克教授和北京大学的张仁骧教授不约而同回答了这个问题。经络并不是针灸铜人身上或古书上画的一条细线；也不像现代解剖学家和生理学家曾经想象过的那样，是像血管、淋巴管或神经纤维那样边界清晰的管道；而是边界模糊的一个条状区域，中轴线上的电导最好，从中轴线走向边缘时电导逐步下降。循经感传的研究也表明，感传线也不是一条边界清晰的细线，而是有2—5毫米的中间部和2—5厘米的边缘部。

　　人、动物、植物都生存在天地之间，所以肯定有些东西是共有的，人有经络，动物与植物是不是也有呢？科学家把这种研究方法，用在了植物和动物上，结果表明，电通道和声通道不但存在于人体的经络中，也存在于动物、植物中。新疆森林研究所的中国科学家和匈牙利生物物理研究所的科学家在树上测出了低电阻点，之后再把毫针捻入低电阻点中，就如给

----

① 　张长琳：《人体的彩虹：见证科学底下的经络秘密》，台湾橡实文化出版社，2010年。

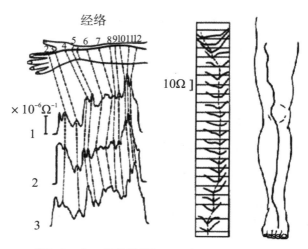

图5-8　左：经络的纵切面；右：经络横切面

人扎针一样，再用红外线摄像仪测定该树的温度，10分钟后，这棵树的温度升高了0.3—0.4℃，两个星期之后，这棵树的生长速度明显快于对照的树木。这个实验表明，植物表面的低电阻点，也有穴位点功能。科研人员还测得瓜类也有经络和纵行于体表的两种线路，宽约一毫米。英国盎格鲁大学的威尔顿教授、巴西针灸协会主席医生埃瓦尔多·莱特、加拿大学者罗伯特，用针刺植物穴位的方法，也证实起到了如人体针灸那样的效果，使植物的物质、能量、信息传导相通，产生电信号，能分泌出活性物质，有催花结果的奇效。

4.经络的辉光特性

人们经常在古今中外的宗教绘画中，看见神或佛的头上都有光环。其实，在现实世界中，任何一个平凡的人，他们身上同样都有一道光环，只是这种光很微弱，不为人的肉眼所见。

丹麦著名医生巴尔宁早在1669年就发现一个身体会发光的意大利女子。为了证明人体光环是否存在，1911年，英国医生华尔德·基尔纳医生做了一个实验，他采用双花青素染料涂刷玻璃屏时，发现裸体病人的体表出现了一圈1.5厘米厚的光晕，忽明忽暗，给人神秘莫测之感。人体辉光就这样被首次发现。1930年，俄罗斯科学家Semyon Davidovich Kirlian发现了一种摄影现象，一次偶然的给高电压机器拍照时，拍摄到了用肉眼无法看到的无形能量场，并以不同颜色反映在成像过程中。

苏联物理学家克里安于1976年左右发明了一种相机，通过一种电磁技术能拍出人体的辉光来，在人的头部明显有一个像火焰似的光环。在20世纪80年代以后，美、日等国的许多科学家在对人体辉光的研究中大量使用了高科技仪器。日本的科学家就成功得到了人体辉光的图像显示。佛教认为，人有七轮，但一直没法通过验证。如今科学家用这种相机拍摄，就能得出这个验证。并且拍摄时发现人体脉轮是在不停地旋转。通过卡尔良相机拍摄的物体、人体光晕（静态及动态）全解析，验证了爱因斯坦的先见之言：物质不过是波动着的光。

印度医学中七轮跟中医的三个丹田是完全对应的，中医所说的三个丹田就是七个光轮里边的最大最亮的三个。有关光轮在印度医学里要说得更具体，它认为每一个光轮都有不同的颜色，还在转动，然后它的颜色的变化和它的转动的变化，就会反映出人的身体状态甚至疾病。

从物理学角度来看，丹田就是各种波的聚焦点。其实印度医学里边光轮不止七个，包括我们肩、肘、掌等地方还有更小的光轮。这是丹田间或者光轮间的各种波相互干涉的结果。两个驻波的高峰碰在一起它就更高；两个波一个高一个是正好相反的，碰在一起就抵消掉了。这样波和波之间相互干涉，它就会形成干涉图[①]。

近年来，许多科学家都参与人体辉光研究。实验表明，人体辉光的颜

① 波的叠加原理包含了两点：一是各波源所激发的波可以在同一介质中独立地传播，它们相遇后再分开，其传播情况（频率、波长、传播方向、周相等）与未遇时相同，互不干扰，就好像其他波不存在一样；二是在相遇区域里各点的振动是各个波在该点所引起的振动的矢量和。一切波都能发生干涉，包括水波、声波、光波，等等。干涉是波特有的现象。

色和形状会根据人的健康状况、生理和心理活动等发生变化。也与人的年龄密切相关。一般来说，青壮年时期的辉光比老人和婴儿明亮，身体健康者比体弱多病者明亮。人在生病时辉光会变得模糊暗淡，灰暗色说明病情严重。人体辉光还会随着大脑活动的变化而发出程度不同的辉光。如平静时为浅蓝色，发怒时为橙黄色，恐惧时为橘红色，说谎时多种色彩交替闪烁。人体辉光具有多种周期，会随着时间增强或减弱，包括7天、14天、32天、80天和270天的生理节律以及昼、夜、周、月等生理节律。最低的光强出现在上午10点，最高的光强出现在下午4点，之后光强逐渐减弱。

男女在相恋时，辉光会变得更加艳丽，发现女性指尖上的辉光会在双方挽手时特别亮，并向男方的指尖延伸，男方指尖光圈相应后缩。当恋人在接吻时，彼此的辉光会变得格外明亮。当单恋的人与对方在一起时，两人的辉光完全相反，一明一暗，一强一弱。科学家们进一步发现，人体辉光中光晕明亮闪光之处，正好与中国古代针灸图上标出的针灸穴位吻合。人体的辉光现象就是人体经络的外在显现，辉光现象并不是人类所独有的，植物、动物、微生物等都有辉光现象，说明经络并不是人体所独有，人体、动物、植物，甚至微生物都有经络存在。

二、经络的"哥德巴赫猜想"

那么，经络到底是什么呢？

现代经络研究数十年，各种解释经络现象和阐述经络实质的假说很多，大体可以归纳为三大类：一是神经论。主张经络现象是神经系统的一种功能表现，并无独立的经络结构。二是体液论。认为经络就是已知的脉管或间隙性结构，包括早期的血脉论、淋巴管论、间隙体液论等，以细胞内液为介质的细胞缝隙连接假说也可包括其中。三是能量论。认为经络是某种电磁波或电子能量的优势传递渠道。以上三类观点涵盖了人体信息传递的三种基本形式：神经传递、体液传递和能量传递。

1. "阴脉为动脉，阳脉似神经"假说

这个假说是李永明教授提出的，他是免疫学博士，美国中医药针灸学会前会长，曾获世界针联首届"天圣铜人奖"。马王堆汉墓医书记载人体有11条经脉，而后来成书的《黄帝内经》增加了手厥阴经，形成了中医十二经脉理论并沿用至今。对于这一转变，学术界虽然有十几种不同的说法，但尚没有以解剖结构为证据的答案[①]。

2020年10月，澳大利亚解剖学者在英国《解剖学杂志》报告中指出，发现人类上臂有一条"遗留正中动脉"还在不断进化中。正中动脉是人类胎儿时期的正常动脉，在出生前开始退化，只有10%—30%的成年人有遗留，被称为变异动脉。李永明研究发现，手厥阴经脉循行与人体"遗留正

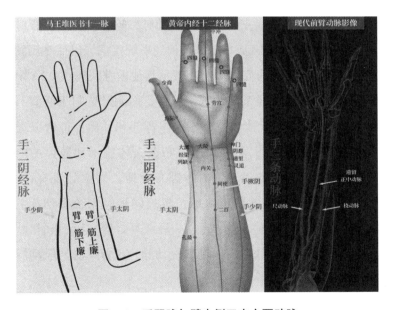

图5-9　手阴脉与臂内侧三支主要动脉

① 李永明：《汉代十一脉到十二经脉转变的解剖依据》，英国《解剖学杂志》2021年
第1期。

中动脉"非常相似。汉代早期的医家通过脉诊等发现了尺桡动脉搏动，并命名为手厥阴心包经，形成了手三阴脉理论。人类的解剖结构是相对稳定的，但也常有些正常解剖变异结构。比如，正常人前臂有尺神经、正中神经及桡神经，但大多人只有尺动脉和桡动脉，并无正中动脉。经大量尸体解剖和临床检查证实，在部分成年人前臂中，仍然有正中动脉，通常位于正中神经旁（图5-9）。

上肢三阴脉与三条动脉的起止和脉搏完全吻合。据此，上肢三条动脉与手三阴脉的对应关系是手三阴与上肢动脉：手少阴—尺动脉；手厥阴—正中动脉；手太阴—桡动脉。按照上肢的规律，下肢踝足部位也应该能找到三条主要动脉搏动的触点，以对应足三阴经脉。按照矢状面位置，三支下肢动脉及其与三阴脉的对应关系可能是：足三阴与下肢动脉；足少阴—胫后动脉；足厥阴—胫前动脉；足太阴—腓动脉。

在"十一脉文献"中，支持"阴脉为动脉，阳脉似神经"假说的主要证据有：（1）阳脉的所生病基本上都是神经系统疾病，包括疼痛和骨骼肌肉病症，阴脉所生病主要为心绞痛、疝气及其他内脏疾病；（2）阳脉全部与头颈相连，符合中枢神经系统的解剖位置，而阴脉皆归于胸腹，是心血管的中枢的位置；（3）阳脉多分布在人体背部和外侧，符合以脊柱为中心的周围神经分布的特征，而阴脉多分布在人体躯干和肢体的内侧，符合大血管的周围分布特征；（4）阴脉都有脉搏，而阳脉没有；（5）现代针灸镇痛常选用阳脉的穴位或区域，机理同神经系统密切相关，如合谷、足三里、水沟、背俞穴、夹脊穴、头针及耳针等，而心脏和血管疾病的诊断，多选用阴脉上的脉搏，如腕部桡动脉、足背动脉、股动脉、心前区搏动等。

2.穴体—穴区—穴点假说

王天寿先生认为，经络系统是包括神经系统、血管系统、淋巴系统、皮肤、结缔组织、各种器官、组织、组织间隙及其运行其中的相应信息、物质、能量的编组网络，经络是人体结构编组网络与功能编组网络的复合编组网络。它是由数学计算机制决定形成的躯体—中枢—内脏结构编组与功能编组网络。他在《经络—躯体—中枢—内脏编组网络及其数学机制研究》[①]一文中提出"穴体—穴区—穴点"的概念，即穴位的本质是立体的穴体，可以简化视为平面即穴区，为了便于标图又简化为平面上的点即穴点。穴位犹如某个行政区域的区政府所在地一样，在地图上某个行政区域为一个面，而区政府驻地则简化为一个点（圈或多层同心圆圈，与整个区域的面相比，这些圈可视为点）。穴体—穴区—穴点的提出，阐明了穴位相对特异性问题，即在临床中取穴越准，疗效越好。但是，即使偏离传统的穴点的一侧，或在沿经脉线的上下游有些出入，依然是有效的。用某行政区域同该行政区政府驻地的关系作比喻，说明通常所说的穴位即穴区与穴点的包含关系与主点作用，是帮助人们理解穴位点与旁开区的相对特异性。他认为这是由躯体编组网络、中枢编组网络、内脏编组网络、整体编组网络及其这些编组网络的相互关系决定的。即不同穴位对应不同器官的不同部位（局部），这就是穴位的靶标。

3. 中枢兴奋扩散假说

薛崇成教授提出了中枢兴奋扩散说[②]，认为循经感传是神经兴奋在大脑皮层的扩散。中枢兴奋扩散论的主要依据是存在幻经络感传现象和气至病所，虽然这些现象多是主观描述，但多人次的报告应该说明了一种客观事实。神经论中的另一类观点涉及运动神经和肌肉。谢益宽认为，循经感传产生于脊髓中 α 运动神经元之间的某种联系，它是产生循经跨节段肌电发放的物质基础，同时也是循经感传的机理。支持这一假说的实验包括：

---

① 《美中医学》2007年第4期。
② 胡翔龙：《循经感传形成机理的一个假说——以外周循经过程为主导的外周中枢统一论》，《针刺研究》1993年第2期。

测量出针刺中存在跨节段的肌电发放，观察到脊髓前角 α 神经元树突之间存在密集交叉的现象。神经兴奋按时间总和的叠加应随距离迅速衰减，由此形成的感觉传导应为迅速地放射样传导，而且肌肉兴奋产生的感觉为深部感觉，定位性较差，感觉形式单一，与PSC较清楚的定义、强度基本均匀和多种感觉形式的特点相差较大。快速的循经放射样针感在针刺中是常见的，肌电的实验主要在动物上进行，难以证明麻醉的动物身上会出现循经感传。最新研究发现，麻醉动物针刺时有循经肌肉蠕动，被认为是循经感传存在的证明[①]。从经络的角度看，本假说把气血经络搬到了大脑中，实在是有违"气血由水谷所化生，通过经络濡养全身"的基本经络理论。

4. 远祖神经进化遗迹假说

吕承福先生在《经络是人类远祖神经进化的遗迹》[②]一文中引用薛崇成教授等根据"幻肢感"现象，得出经络现象发生在神经中枢内部的结论："发现动物神经系统的进化大致经历了网状神经系、梯形神经系、链状神经系、板状神经系、管状神经系和中枢神经系等漫长过程。""梯形神经系结构与古人对经络结构的描述十分相似，梯形神经系中的纵行神经索与经络中的'经'相一致；各种经索间相互连接的横神经则相当于经络中的'络'。""动物神经系统的进化，其中枢部分是在保持原有结构不被破坏的基础上，以逐渐集中、合并的方式进化的。例如虾的神经中枢的形成就是这样，虾脑是由胚胎时头部前三对神经节愈合而成；腹神经索是由两条神经干并合而成，在胸部特别是胸直动脉穿过处，能清楚地看出两条神经干。像这样的例子还可以举出许多。这一发现似乎可以使我们认定：存在于人类中枢中的所谓'循经感传躯体图案模式'，就是人类远祖神经系统经历梯形神经系结构的遗迹。"

---

① 李学玉，刘新才：《经络现象和阐述综述》，《中医药动态》1991年第2期。
② 吕承福：《健康报》1991年4月20日。

5. 轴索反射接力联动假说

张保真等人认为，穴位中的感觉神经末梢，受到各种形式的刺激产生兴奋，神经冲动即传导到该轴索分支的分岔处，然后返转逆向，沿其另一分支传向皮肤，在分支的终末处释放出扩张血管的或其他效应的物质，使皮肤小动脉扩张，使微血管的通透性提高，使接近此分支终末的肥大细胞活跃，形成皮肤潮红和风团。由穴位直接刺激引起的和由轴索反射引起的肥大细胞活动改变了中间物质的成分和含量（包括P物质等），进而通过下一神经元的轴索终末，再传递给下一神经元的轴索终末，如此接力联动形成循经感觉。有不少实验也证明，针刺或直接刺激神经可引起一些化学物质的释放。本假说可以合理地解释循经感传的速度、可阻断性和效应性。

6. 气的电磁波与电子激发能假说

这一假说可以归入能量论学派，现在形成的能量医学，说明这个学派的影响日益增强。这里的能量，主要指电磁波、声波等物理性能量，而非细胞能量代谢中的化学能。张秉武教授早在50年代就提出了经络的波导管假说。他的一个著名实验是在猪的胃里放置一个微型无线电发射机，在胃经的位置上检测到较强的信号。电子激发能是电子处于较高能级轨道时所具有的一种电磁势能，而共振转移就是这种能量以非辐射的形式从一个电子转移到另一个电子。由于这种转移允许的距离很短，故衰减很快。与此假说相似的是张维波教授提出的经络电子激发能共振转移假说[1]，他认为气是生物大分子中某些电子处于激发态时所具有的激发能，气的传导是激发能按偶极—偶极相互作用机制在生物大分子之间进行的非辐射共振转移的传递过程，经络是一种能使电子激发能发生高效率共振转移的组织结构体。由于激发能的传导是随距离衰减的，因此传导速度是激发能波不断叠

---

① 张维波：《经络是什么》，北京：军事医学出版社，2009年4月。

加达到阈值的结果。当只有隐性循经感传时，井穴刺激产生的激发能只使神经末梢去极化，但未达到阈值，在叠加了局部刺激后，才达到阈值，引起隐性感传。

7.结缔组织假说和体液假说

结缔组织假说是体液假说的一个分支。结缔组织是人和高等动物的基本组织之一，细胞散居于细胞间质内，分布无极性，具有连接、支持、营养、保护等多种功能。谢浩然教授认为，经络的结构是结缔组织构成的间隙性通道[①]，从经络遍布全身的大小通道来看，与结缔组织的几何分布形式最为接近。本假说得到两个重要实验现象的支持，一是同位素循经迁移现象，二是PSC及针刺效应可被机械压迫所阻断的现象。与此接近的假说是细胞缝隙连接假说。缝隙连接，又称通讯连接，是除血细胞和骨骼肌细胞间外广泛存在于其他组织细胞间的一种细胞连接形式，呈斑状的分散局部连接。电镜下，连接处相邻细胞膜高度平行，细胞间隙很窄，仅有 2nm—3nm，内有许多间隔大致相等的观察点。缝隙连接的功能是通过中央小管进行细胞间离子和小分子物质（如氨基酸、葡萄糖、核苷酸、维生素、激素、生长因子、cAMP等）的相互交换，传递化学信息，协调细胞的代谢活动，调控细胞的生长和分化，使组织细胞成为一个功能性统一体。2021年11月，北京医院宣布，该院心血管内科主任医师李宏义联合院内外多学科团队，历经16年研究发现人体组织液存在长程流动，打破了传统生理学对组织液只能局部扩散的认识。从2006年起，他在同位素经络示踪成像研究的基础上，采用医学磁共振示踪成像技术和高分辨率生物成像技术，在健康受试者、遗体标本和动物模型中进行了大量实验，研究发现，组织液流动网络广泛分布在人体的静脉和动脉外膜、神经和皮肤等部位的纤维结缔组织中，并与人体四肢远端的穴位相连接，这意味着在已

----

① 谢浩然：《经络结构探索》，河北省中医研究所编辑，1984年5月。

知的血液循环系统、淋巴循环系统之外，很可能还存在第三种体液循环系统：组织液循环网络系统，虽然不完全等同于传统意义上的"经络"，但是该网络系统与穴位的关系密切。

8. 电磁共振网络假说

张长琳教授经过几十年的研究得出结论：经络并不是像人们原来所想象的那样是一种类似于血管、淋巴管、神经纤维的静态结构，而是一种动态的驻波结构，也就是耗散结构，或一种能量的场强分布。经络就像体内主要的无线通信网络运作，不仅维系着五脏六腑本身的机能，同时也把它们整合成和谐的有机体。生命体的经络系统宛如乐曲动人的旋律，既能将许多音符整合起来，也能感应环境的变动。人体可以人为地分成"化学身体"和"电磁场身体"两大部分。"化学身体"由实实在在的细胞组成，而细胞又是由蛋白质、DNA等以及许多小分子和离子组成，它们又是由更小的原子组成。"电磁场身体"要比"化学身体"复杂，并且高度动态，是看不见的，是不可分割的。人体为电磁共振腔，穴位即为共振中的节点，针刺作用可以改变全身的电磁平衡状态。共振是宇宙间最为普通的物理现象。在共振现象中，先振动的物体被叫作共振母体，随之而动的物体被叫作共振子体。共振效应的结果是，共振子体没有发生任何变化而自发地得到了能量。共振可分为两种：同种类物质间的共振和不同种类物质间的共振。电磁波与分子、原子等高频物质所发生的共振效应，就属后种。电磁波的固有频率就是其振荡频率，可以说是任何高频物质（如分子、原子，以及基本粒子）的共振母体。这种共振的结果，在高频物质表面的各个方面生成高频环形电流。原子、分子就是在其作用下，相互吸附而组成宏观物体。现代医学得不到经络的存在实体，只是因为经络与神经一体化，神经的机能显而易见，而经络的整体机能，却被神经所掩盖[①]。经络

[①]　胡羽泰：《研究与探讨：经络的共振效应》。

没有特殊的形态组织结构，是未知的特殊的功能系统，这个功能系统可分两个层面，第一个层面是以大脑为主导的经络信息网络调控系统，主要表现在经脉循经感传方面；第二个层面是以心血管为主导的脏腑谐波共振调控系统，主要表现在脉动和脉象两个方面。经络信息网络调控系统通过经气调控心血管脏腑的生理功能，心血管脏腑共振调控系统通过共振调控的方式，保障人脑及脏腑组织器官的血液供给，以维持人脑及脏腑组织器官的正常生理功能[①]。

三、经络的共振效应

综上，我们看到科学家们进行各种各样的实验，获得大批互相之间似乎毫无联系的结果。我们知道，自有生命的物体开始出现时，它们就一直存在于与宇宙大自然交通交泰的生命活动中。动物原始胃出现之前，经络非常简单，只有两条经络：阴阳二经，也就是我们人类的任督二脉。这是最早的经络，百会穴和会阴穴的位置就在生物体的头和尾。由于百会穴与会阴穴的作用，使得循经感传现象只在头尾两极之间进行着，形成任督二脉的纵向分布，后来演化出来的十二条经络都是纵向分布着。那么，其他十二条经络是如何演化出来的？

在写作本书参阅各种学说的过程中，作者认为台湾学者王唯工教授[②]的《气的乐章》一书的研究结果，值得高度重视。他认为气就是一种能量共振，人体的经络以及经络上的穴位都是共振引起的。我们知道，在中医的众多疗法中，放血疗法是治疗络脉病证一种很简便实用的方法，我们

---

① 张柳青：《基于〈黄帝内经〉探讨经络本质》，《中医学报》2016年12期。

② 王唯工，台湾"清华大学"物理研究所硕士，美国约翰霍普金斯大学生物物理学博士。1988年首次制成脉诊仪，在医学工程领域多次获杰出贡献奖。经络专著《气的乐章》，北京：中国人民大学出版社，2006年。本书横跨物理、流体力学、生理、生物、中医与气功等多重领域。

在医院验血时抽取一些血液样本也会感觉眩晕，需要休息一下才能恢复。这是什么原因呢？我们总不至于因为失去那么一点血液就会发生眩晕吧？其实，这种现象《灵枢·血络》里面已经给出了解释："脉气盛而血虚者，刺之则脱气，脱气则仆。"说到底还是离不开那个具有能量概念的"气"。王唯工把中医的气血和经络这两大问题，用现代科学理论做了系统的逻辑自洽的解释。这是目前各种理论中，最符合传统中医核心思想，能够以现代科学的方法——物理、化学、生物学、电学去研究中医理论的全新论述。

王唯工认为，气事实上是一种"共振"，成为人体血液循环的动力。身上任何一个地方的肉，血本来是进不去的，但是如果这块肉与心脏一起搏动，血就很容易进去。以下主要是他的研究成果。

从数学的立场来看，经络一定是由基频再演变出高频谐波的；从演化的立场看，低等动物的循环只有一个基频，全身只有一个共振腔，可视为一个由简单弹性动脉腔与一条条较坚硬的血管所组成的压力腔的构造。越是高等动物，身体结构越复杂，血液循环也越复杂。从实验得知，老鼠只有7个经络，血压波的频谱上只有7个谐波，青蛙只有5个谐波，演化上越高等的动物谐波数就越多。生理学常识告诉我们，人类胚胎发育的过程重演了全部的演化过程：鱼期、乌龟期（两栖动物）、爬虫期、哺乳动物期，最后才是人。

心脏刚开始形成时也只连接一条主动脉，只有一个基频，是主动脉的天然频率，接着在适当的位置长出肝来了，跟着耦合出第2个谐波，在恰当的位置又接着长出肾来了。譬如说心脏一开始只有一个血管，这个血管只有1个共振频率，但是肝脏长出来后，它们两个耦合，就又会发生第2个频率，然后肾脏长出来，肾脏还是2，可是它又耦合产生3，脾经来又会耦合产生4。演化到形成一个胎儿时，全部12条经络依次长成。这整个过程不是全由基因决定的，心脏提供能量，基因物质决定生长的材料。

心脏跳到肝的共振频率，肝的细胞就凑过来，长成肝的样子，不能参

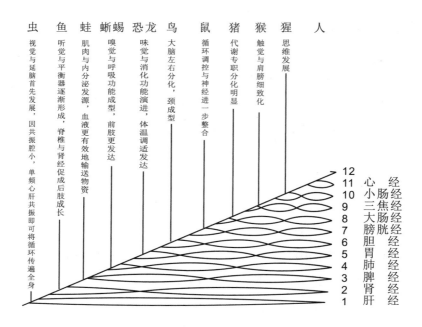

图5-10 生物演化与经络数目关系①

与共振的细胞就不是肝的部分，这些细胞就变成身体其他组织。其余以此类推。心脏在胚胎发育的成长过程中不断地跳动，促成血液的分配，同时决定器官的形状以及位置。心脏输出能量，共振频率由低向高的产生，器官和相应的经络也一次长出来，这也好比是音乐理论中谐波产生的现象。第1谐波肝的能量最大，第2谐波肾的能量第二。以此类推。

身体每个器官的供血量都会随其共振频率而不同。由于心在脏腑中居首要的君主地位，在演化和运作过程中，心脏就像一个电视台，向不同的用户发送出不同的频道频率，每个谐波震荡出来以后分到不同的经络和器官去。其他器官就像家里的电视机，设置有多个频道，调到跟某个频道的共振频率，就会收到那个频道的电波。脏腑经络也是如此。心脏制造出很多的波来，每个谐波震荡出来以后分到不同的经络及相应器官去。例如，

① 蔡志忠绘图。

胃经的共振频率是5，那胃腑的共振频率也是5。

所以中医治胃病就可以从胃经去治，便是因为这两者的能量都是源于第5个谐波。所以假如胃经堵塞的话，整个第5谐波的阻力就会变大，能量就不容易送进来。因此胃经生病的时候，胃也会跟着无力。经络跟脏腑器官会成为一根藤上的孪生兄弟，患难与共，唇齿相依。任何一个器官都有两个共振频率：分别是器官本身所在经络的频率与下一个（+1）谐波的频率。

所以每一个器官事实上除了有自己本身吸收血液的共振频率之外，还会产生一个新的频率，也就是可以产生下一个器官的频率。

按照中医五行生克理论，假如肝坏掉了，就一定会影响到肾[①]，肾坏掉一定影响脾，就是这个逻辑。这个逻辑在中医治病的时候是必须要把握的重要原则。比如肝的病，事实上是需要肝、肾、脾一起治的，尤其应将重点放在脾。《金匮要略》云："夫治未病者，见肝之病，知肝传脾，当先实脾，四季脾旺不受邪，即勿补之；中工不晓其传，见肝之病，不解实脾，惟治肝也。"

心脏把血输送出来之后，每一个器官都是输送此能量的共振腔（穴道也是）。如果心脏健康则能量就送得到四肢。心脏差，身体水肿、四肢萎缩、只长肚子，因为能量送不出去以达到四肢，所以越年老长得越像青蛙。通常缺氧的器官与经络，会要我们的心脏用力多输送一些血液进来，否则心脏不会有那么大的反应。高血压本质就是身上某个重要部位缺血（或缺氧）的自行补偿作用。

身体架构上所有穴道及器官都像共振的加压站，血液送达器官，但是因为这些器官的负载加压反而使共振更好。每一条经络和它的器官之间

---

① 《素问·五运行大论》云："北方生寒，寒生水，水生咸，咸生肾，肾生骨髓，髓生肝"，揭示了肝肾两脏之间相互联系的密切关系。张介宾《类经·藏象类》云："肝肾为子母，其气相通也。"中医里经常说肝肾同源，指肝肾的结构和功能虽有差异，但其起源相同，生理病理密切相关，可采用"肾肝同治"的治疗法则。很多纵欲者，会演变为肝肾皆阴虚。

还有一个共振的关系，假设有一个东西产生一个能量，而这个能量有1—7类，例如低等动物只有一种，振动出来的只有一个第1谐波，发散出去全身都是第1谐波，也等于一个舒张压一个收缩压。只有第1谐波，所有的地方就是只有"1"和"0"，"0"是舒张压，就是80毫米汞柱，"1"是收缩压，也就是120毫米汞柱。这个时候，它全身只有一种共振，这是最简单的现象。身体血压调度上精妙在于按照频谱来分配，第1谐波分配到一条经、第2谐波分配到另一条经等，如此在分配上、控制上最容易，在生理的血液循环调节机制上也是最容易。譬如说现在小肠经想要多一些血，就把第10谐波拉大一些，小肠经的血就会变多了。

我们身体上的经络并不只靠动脉网来传递谐波，中间还挂着器官。不同经络间有器官相连，振动就会经由器官在经络之间互传。譬如说一条肾经、一条脾经，肾脏是挂在这两条经络中间的。因此当心脏输送出血液的时候，是靠这些器官把全身连起来的。一条经络就相当于一条动脉带着一条静脉，把一个器官和许多穴道串联起来，组成一个完整的系统，形成一个经络系统，而这条经络会产生出一个特定的共振频率。不管是药物治病归经理论，还是通过经络腧穴进行针灸等治疗，都是出自这个原理。整个身体像是一个网络。这些经络、动脉、静脉、器官、穴道就形成一张相互联结的共振网，形成人体的经络系统。

经络上的穴道是以一定的距离来排列的，例如五腧穴①的划分，是因其相对位置影响决定的。其中"井"穴多位于手足之末端，喻作水的源头，是经气所出的部位，即"所出为井"。穴道事实上是动脉微循环的一部分，微循环最后会流到静脉去，成为静脉跟动脉中间一些微循环的体

---

① 五腧穴，即井、荥、输、经、合穴的总称，十二条正经每条经脉都有自己的五腧穴，合计60个穴位。《灵枢·九针十二原》："所出为井，所溜为荥，所注为输，所行为经，所入为合，二十七气所行，皆在五腧也。"古人把经气运行过程用自然界的水流由小到大，由浅入深的变化来形容，把五腧穴按井、荥、输、经、合的顺序，从四肢末端向肘、膝方向依次排列。

系。假如去看人体解剖的话，也就是动脉分支的微循环特别多的地方，再加上这个地方有很多的神经，这样的一个地方往往就是穴道。

一个穴道若是属于某条经络，这个穴道的共振频率也是这个经络的共振频率。穴道是振动最大的节点。压迫穴道，抑制振动，就会抑制动脉中传送的压力波。经络和穴道振动到哪里去就能将这个能量送到哪里。因此，经络是什么？经络就是这一组动脉、静脉、外加上中间像小弹簧一样的穴道，穴道不是乱生成的，必须在特定的地方，以特定的频率振动。神经大部分都是跟着动脉血管在走，距离颇近，所以经络不只与动脉有关，与神经也有关。动脉所得到的脉波，也就是中医在手腕上把到的脉，是人脑内数千个、心脏内数十个，以及全身其他各部分的神经节自动控制，调节循环以及振动状态的总结果。当一颗心脏自捐心者移植到受心者时，这颗心脏是以捐心者的心跳速度跳，还是以受心者的心跳速度跳？通常捐心者的心跳速度较慢，而受心者因为长期心功能不足，所以心跳速度较快。结果是刚装下去的心跟着受心者原来的心跳速度跳，而且会随受心者的健康状况变好而渐渐跳慢。另一个可证明心脏会自调共振状态的例子，曾经有人做过两颗心的移植，被移植的心脏虽然没有交感和副交感神经，但两颗心会规则地一起跳。当时医生依照流量理论的想法：两颗心就像两个水泵，应该会更有效率。但事实上并非如此。

在这个世界上，我们能够经常看得到的东西，严格说起来都是周期性的。人类在观察这个宇宙的时候，能描写的东西都是周期性的，包括中医理论更是周期性的，因为你的心跳一直在周期性的跳动着。对于周期性的东西，现代科学大多可以它的谐波成分来分析，这是数学的定律——只要这个东西是有周期性的，一定可以用它的谐波将它重组。

我们整个中医理论是架构在心脏周期跳动和谐波的基础上的，《内经》《难经》这些古籍里仔细描述心脏一息（呼吸一次）跳几次，血就在身上运行多少寸，然后又循环回来，是周期性的[①]。所有周期性的东西都可以用谐波分析。如果病症是循经络线性的传变[②]，这个病还不太重。等到病一旦变重，能量变化大，这个影响的能量大、比重变大，它就开始有两条路可走，第2谐波生成，就是说它会变成倍频，在光学、振荡、电路等领域中，都会看到这个现象。能量一大的时候，第1谐波就会跑成第2谐波，同时第2谐波就跑成了第4谐波。所以第3谐波就会跳到第6谐波，第6谐波就跟着跳第9谐波。因为它刚好是1、2、3倍的整数频率，所以是互相影响的，能量就在这3个谐波里面跑来跑去。"第2谐波生成"是中医理论中非常重要的问题。线性现象变成非线性现象的时候，它的频率会变成2倍，会出现中医里说的越传、直中、合病、并病等杂病。第1谐波能量增加，第2谐波能量也跟着上去，这在中医就叫"相生"。余下以此类推。

四、经络的耗散结构

由于经络的不可见，带来医学界的争论。看不见摸不着和没有实质性结构的东西就不存在吗？肯定不是的。在自然界和生活中比比皆是。有中医家拿"风"打比方，在风的作用下，树木随风而动，你看到的是树木而不是风，你明明知道树木是被"风"吹动的，那么你说"风"的结构是什么？它没有实质性结构，却是实实在在的存在。生活中的常见例子是有线

---

① 《灵枢五十营》云："人经脉上下左右前后二十八脉，周身十六丈二尺，以应二十八宿，漏水下百刻以分昼夜。故人一唿脉再动，气行三寸……"营气和卫气在人体中的运行，一个昼夜运行"五十营"，即50个周。我们可以计算一下，呼吸一个昼夜算下来是270息。一呼一吸在《内经》中叫"息"。270次呼吸，刚好人营气卫气在人体运行50周，一次呼吸应该是6.4秒。

② 疾病传变规律在六经病症中，即病邪自外侵入，逐渐向里发展，由某一"经"病症转变为另一"经"病症，共分为五大类：循传、越传、直中、合病、并病。"循经传"，即按照伤寒论六经的顺序相传，太阳病→阳明病→少阳病→太阴病→少阴病→厥阴病。

电话和无线电话的常识。有线电话时代，电话没有看得见摸得着的线路连接是无法通话的，就好比西医说的神经系统一样，而移动电话出现后，这个看不见摸不着的"线"就是中医的经络系统。那么从现代物理学、生理学的角度，是否可以找到这后面的秘密呢？

经络没有现代生理意义上的解剖结构，它是以其他相关组织结构共同合成而为结构的①。这就像河流一样，是水流的结果，自己本身没有什么河道，碰到黄土，黄土就是河道的边界，遇见岩石，则岩石就是河道的边界。但共同组成经络结构的相关组织具有一定的要求，那就是网膜状组织。《内经》说经穴在"分肉之间"，其意非指皮肤与肌肉之间，而是特指肌肉与肌肉之间的组织，在解剖学的层面上，这些组织中医称作筋膜，而西医则谓之结缔组织，结缔组织在体内分布最广，由组织液、纤维、基质和细胞组成。这些就是构成经络结构的物质。

但是，我们却不能反过来说这些物质就是经络，因为经络的存在方式主要是属于能量层次的。经络与人体的关系，就像电能与计算机之间的关系。我们可以通过计算机上所显示的图像文字等来认识电的作用，但如果你单纯从解剖学的角度来将计算机分解，哪怕你用再高倍的显微镜也不可能看得到计算机里面的图像与文字。也就是说，经络具有明显的开放性结构。这就涉及一个现代物理学名词——耗散结构。教材上的定义是：耗散结构理论以开放系统为研究对象，着重阐明开放系统如何从无序走向有序的过程。一个远离平衡态的开放系统通过不断地与外界交换物质和能量，在外界条件变化达到一定阈值时，可以通过内部的作用产生自组织现象，使系统从原来的无序状态自发地转变为时空上和功能上的宏观有序状态，形成新的、稳定的有序结构。这种非平衡态下的新的有序结构就是耗散结

---

① 钟知霖：《经络的本质已被中国证明》。

构[1]。耗，是消耗，散是散掉，字面直译就是：消耗（能量）的会散掉的结构。在生活中瀑布是典型的耗散结构。瀑布是一种动态结构，它只有当高水位的水不停地供应时才能存在，一旦水源断流，瀑布也随即消散。瀑布这种动态结构存在的前提条件就是不停地耗能，所以称为"耗散结构"。火焰是耗散结构，只有不停地燃烧耗能，火焰才能存在，一旦能量耗尽，火焰马上熄灭。再比如，闪电、喷泉、天空中的云、大海里的浪等都是耗散结构。与耗散结构的动态性相比，凡是结构是静态的，称之为"静态结构"。我们人体的肉身部分是静态结构，体内运行不息的能量看不见，是耗散结构，经络里运行的气以及神经里运行的信息是耗散结构。作为解剖，解剖的是静态的人体，不是"活"的动态的生命，所以不可见。

经络就是一种耗散结构。

耗散结构有几方面的基本特点。首先，产生耗散结构的系统都包含有大量的系统基元甚至多层次的组分。天空中的云包含由水分子组成的水汽、液滴、水晶和空气，是一个含有多组分多层次的系统。第二，产生耗散结构的系统必须是开放系统，随时同外界进行着物质与能量的交换。天上的云一定会和周围的大气和云进行物质交并和外界进行能量交换。开放系统可以从外界引入足够的负熵流来抵消系统本身的熵产生而使系统总熵减少或不变，从而使系统维持相对有序的状态。第三，产生耗散结构的系统必须处于远离平衡的状态，一旦处于绝对的平衡就是静态结构了。比如喷泉，一旦关掉水源，喷泉的耗散结构就不存在了。因此，耗散结构只能存在于开放系统中。本章上一节，我们讲到驻波。驻波就是一种耗散结构。驻波是振幅、频率、传播速度都相同的两列相干波，在同一直线上沿相反方向传播时叠加而形成的一种特殊的干涉现象。

---

[1] 本节内容参考了张长琳：《看不见的彩虹：人体的耗散结构》，杭州：浙江科学技术出版社，2013年。

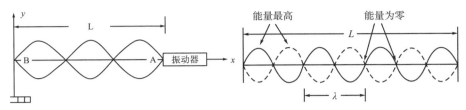

图5-11　一维驻波示意图

先说一维驻波。在一根弹性弦上的机械"驻波"（见图5-11左），就是最简单的一种驻波。弦的两端被固定时，从A端的机械波就会在弦的端头上被反射回来，向着相反的方向前进。这向后行进的波与向前行进的波会"叠加"在一起，产生"驻波"。两个波的"叠加"，在物理学上有个专有名词，叫作两个波的"相干"，即"相互干涉"的意思。这是由一根弦上下振动形成的一种动态结构。这个结构是在不断地消耗能量，所以叫"耗散结构"。如果振动器停滞，驻波就消失，波幅的高低与能量直接相关。驻波，就是一种很特殊的耗散结构。

同样的原理，驻波也可以在二维的情况下产生，也就是在一个平面上产生驻波。比如我们常见的水波。当我们在水中丢下一块石头，那么水面

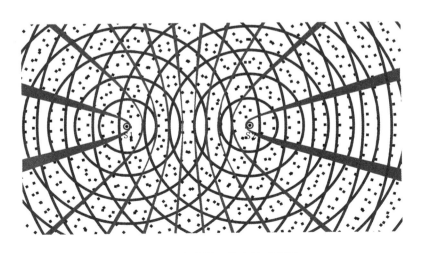

图5-12　水波的二维驻波示意图

就会产生波纹，如果同时丢下两块石头，两个水波之间就能够出现交叉的干涉条纹（见图5-12）。这就是波互相干涉形成一种特殊的驻波。三维驻波或干涉图案就更复杂了，是更多能量源注入形成的驻波，是一种三维的、动态的、立体的耗散结构。

物理学常识告诉我们，静态结构下的物质比如两个粒子不能同时占据同一个位置。然而波却不一样，两个波不仅可以，还可以叠加在一起，形成一个新的波；或者两相抵消，两者一起消失，叫相互干涉，形成新的"干涉波"。图5-13左是表示两个同波长、同相位的波的叠加。这样叠加的结果是产生一个新的波，这个新的波与原来两个波的波长及相位都一样，但是振幅却是两者之和（图5-13左的第三行）。称为典型的"建设性相干"。

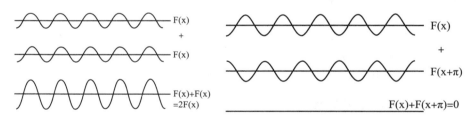

**图5-13 左：两个通相位正弦波叠加的"建设性相干"
右：两个相位相反的正弦波叠加的"破坏性相干"**

如果是同波长但相位相反、振幅一样的两个波叠加（图5-13右），结果就是相互抵消，出现一个根本就没有振幅的波——成为一条直线。称为典型的"破坏性相干"。多数情况下，两个波叠加后，双缝干涉实验，有时两个波相互增强，出现亮带，这时就是"建设性相干"；而有时则相互抵消，出现暗带，这时就是"破坏性相干"。同时，还有许多中间的过渡情况。

链接：双缝实验

英国物理学家托马斯·杨最先在1801年得到两列相干的光波，确立了光波叠加原理，用光的波动性解释了干涉现象。我们现在知道光其实就是波，一种电磁波，之前认为光是一种粒子。光波形成驻波，停掉光源，条纹会消失。波有一个特性，就是当两列相干波相遇叠加的时候，叠加区域的某些点的振动就增强了，有的区域就减弱了，这就导致干涉区域内振动的强度产生了空间分布。如果一束光透过一个小孔，光会从点放射出去投射在幕布上；如果有两个小孔，光波会相互干涉出现波纹。但是如果把小孔换成细缝，把光换成电子，会发生什么呢？如果我们把电子想象成玻璃小球的话，那么小球通过缝投射到幕布上应该也是两条缝的形状，但是电子和波一样，产生了干涉行为，也就是电子将自己一分为二进入两个缝中相互干涉，这本来就已经很难理解了。然后，当加入一个观察者时，电子竟然就不干涉了，结果就是两条缝。双缝干涉实验既在一个光源前放置一个开了两条缝隙的不透明挡板，挡板后面再放置一个能够观测到的背景。当我们打开光源，会看到背景上出现明暗相间的条纹，这就是简单的双缝干涉实验。这个实验证明了光是一种波！因为光在穿过两条缝隙后产生只有波特有的干涉，相反的波被抵消，相向的波被增强，导致背景上明暗相间的条纹。日常生活中主动降噪耳机就是利用了这个原理，用相反的声波抵消了噪音。

生活中，一般都是二维波或者三维波的叠加。如果是许多波叠加在一起，会出现什么情况呢？会产生新的周期性函数或者非周期性函数，如图5-14左三条正弦波叠加成为一条复杂F1+F2+F3曲线。

我们人体内部的能量实际上是非均匀分布，是一幅复杂的立体多维的电磁驻波。人体中有三大闭合回路传输体系，分别为神经系统、循环系统和经络系统。这三大系统分别对应物质的信息、质量和能量。具有化学

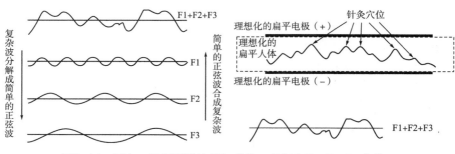

图5-14 图左：三条正弦波叠加成为一条复杂F1+F2+F3曲线；
图右：毫针刺入改变驻波干涉图纹

解剖结构的物质实体主要由循环系统传输，而信息由神经系统传输。能量主要由经络系统传输，能量即物质的振动波。物理学中，两个本征振动频率相同的物体，其中一个发生振动，另一个会在一定时间后产生相同的振动，也就是共振现象，这是一种能量传输形式，并且在能量传输的同时，伴随着信息与质量的传输。

经络并不是像人们所想象的那样是一种类似于血管、淋巴管、神经纤维的静态结构，而是一种动态的驻波结构——耗散结构，是一种能量的场强分布。经络不是一种物质形态，而是一种能量形态。穴位是人体内电场强度最高的一些点，穴位并无固定大小，经络也没有固定宽度。如图5-14右所示，毫针刺入改变驻波干涉图纹，实质是改变体内能量的分布，从而帮助病人恢复健康。毫针的刺入，强行干扰电磁驻波的干涉图纹，形成新的驻波曲线。

这里除了明白共振效应，还需要引入谐振腔的概念。谐振腔是用以使高频电磁场在其内持续振荡的金属空腔。在谐振腔内，电磁场可以在一系列频率下进行振荡，其频率大小与谐振腔的形状、几何尺寸及谐振的波形有关。最简单的例子就是：一个大钟上，只要有一条微小的裂缝，大钟的声音就会变嘶哑。这就是轻微改变带来整体的改变。在物理学上叫改变谐振腔的边界条件。

有480多年历史的德国马堡大学，在物理系内有一个"量子混沌"实验室。他们在振动平板上右边的两块平板分别戳了小洞，洞口虽然很小，但是实验结果发现对驻波干涉图案的影响却很大。这就是谐振腔效应。同样，毫针进入经络穴位就能有效地改变人体谐振腔的边界条件，从而改变体内电磁驻波干涉图纹。

　　早在1959年，张秉武教授就提出人体循经感传速度可能是由电磁波的"群速度"决定的。李克学教授在进行生物电磁信息研究时，发现经络系统的背景是人体内一个连续分布的电磁驻波叠加而形成的三维干涉图，即大多数经络和腧穴就是这一电磁驻波干涉图中的"脊线"和"结点"。简言之，人体可以看成一个准谐振腔，谐振腔内的电磁驻波产生的干涉图决定了腔内电场分布，腔内电场分布就决定了腔体的电导分布。"脊线"和"结点"就是电导能力好的地方，也是电磁振荡强度最大的地方。在这些局域的组织细胞内，荷电化学物质（尤其是钙离子）进行着复杂的线性振荡或远平衡振荡态，引发电化学振荡非线性的混沌喷发，形成新的有序振荡模式以"驻波群"的形式沿"脊线"传输出去。

　　1987—1988年，李定忠教授等人等在甲亢患者（感传显著者的人体模型）和正常自愿受试者的内关穴注射核素示踪剂131碘马尿酸钠，观察化学物沿心包经扩散的情况时发现，无论是正常人或是甲亢患者该化学物沿

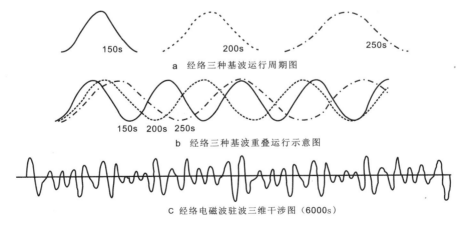

a　经络三种基波运行周期图

b　经络三种基波重叠运行示意图

c　经络电磁波驻波三维干涉图（6000s）

图5-15　经络电磁驻波构成分析图

经扩散都呈现波动状态，振荡周期为150s、200s和250s的三个主波相互交织而形成驻波群。这一实验结果与李克学、张长琳两位教授研究的结果是相吻合的[①]。

李定忠教授认为，人体是一个开放巨系统，总有足够的能量维持电磁波源不停地发射电磁波。经络线是一个电磁驻波形成的肉眼不可见的高度动态的耗散结构。当针灸的毫针刺入人体，虽然看似创口小到可以忽略，针尖刺入后，这一微小的改变却能够大大地影响整体，有效地改变谐振腔的边界条件，从而有效地改变电磁驻波干涉图纹。人体内的电磁驻波干涉图纹的改变，实际上就是改变了体内的电场分布和能量分布，从而调节整个生理功能运行。

针灸产生酸、胀、麻、热、冷、痛、电击感等循经传感现象，实质是在影响能量代谢或者分布。从本章前面分析的经络的通道效应得知，经络通道是非均匀的管状结构和片状结构，这些结构在可见光的反射、折射系数，偏振能力方面都是不均匀的，所以就可能在人体内形成电磁波的波导系统。中医理论中的内气，用现代物理学来解释，就是人体内的电磁波、经络和腧穴的关系，腧穴和对应脏器的关系等都可用波导现象来解释。当人生病时，经络已经自动改变了正常的线路，当然腧穴的位置也不得不相应改变。所谓的阿是穴[②]，就是在某些病理状态下临时出现的腧穴。

人身体内部的这种能量分布结构，就是我们前面分析和描述的耗散结构。这是一种动态的结构，依靠不断的能量供应才能存在，而人体内的这种能量分布是由电磁波形成的耗散结构。了解和掌握这种结构认知，可以让我们本章前面花费大量篇幅描述的全息现象、循经传感现象、经穴低电阻现象，以及经络是光通道、波通道、声通道，同位素通道，等等，得出

---

① 李定忠，傅松涛，李秀章：《关于经络实质的探讨》，《中国针灸》2005年1月。

② 阿是穴又名不定穴、压痛点。这类穴位一般都随病而定，多位于病变的附近，没有固定的位置和名称。"阿是"是医生取穴时压痛引起病人叫声的谐音，以痛为腧，即人们常说的"有痛便是穴"。

一个综合性的整体的全新认识。经络现代科学研究结果，不仅仅是对中医经络理论进行诠释，实际上已经开辟了生理学的新篇章，可能使整个生理学、生物学和医学都进入了一个新的时代。

我们现在知道了身体内的能量非均匀分布，主要是由电磁驻波决定的。人体就是一个谐振腔，身体里面运行着许多电磁驻波，这些电磁驻波彼此交互作用，形成复杂的驻波干涉图纹。这些驻波在生理的恒定方面扮演着关键角色，与生命体各个器官特有的频率与构造形式息息相关。因此，若身体失衡或脏器出现毛病，可以利用金属的毫针来改变谐振腔的边界条件，有效改变电磁驻波干涉图纹，从而改变体内的电场分布和能力分布，以调节整个生理功能的运行。

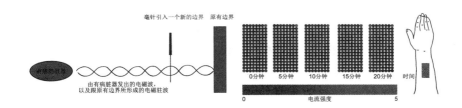

图5-16 左：针刺与驻波变化；右：针刺穴位与皮肤电阻变化

穴位具有组织发育中心和电场奇点的特性。美国学者商成[1]等对经络研究和发育生物学研究结果进行比较，发现针灸中的穴位和发育中的组织中心有共性：第一，多数穴位有相对的低电阻特性，低电阻特性也是组织形成中心应有的属性。经络是体表低电阻区，也是体表电流的主要通道。麻省理工学院科恩等用超导量子干涉仪测出督脉是头皮电流的汇集主干，百会穴是头皮电流从体表流入体内的主要交汇点。第二，相当多的穴位处于体表几何曲率的极值点，凸出点如乳中、隐白、冲阳、血海；凹陷点如

---

[1] 商成等：《生物电化学振荡：可能对探索中医机理有重要意义的研究》，《科技导报》1991年3月。

曲池、水沟、涌泉、风池。曲率极值点也是组织中心的应有属性。由于穴位和组织中心的低电阻性，在体表这些点成为体表电场的奇点，穴位和组织中心在体表电场中可以为电势极值点或电流密度极值点，两者都对非特异刺激敏感，符合奇点特性。图5-16右边的图片，是毫针刺入足三里穴位后，在手外关穴区域观察到的皮肤电阻的情况变化。一次针灸一般需要四十分钟的原因就在于体内众多电磁波叠加的影响，不可能让干涉波一蹴而就。电磁波传导速度本来非常快，最快可到每秒30万公里，但循经感传的速度却每秒不到十厘米，而干涉图纹从一个状态变到另一个状态则要花上几十分钟，我们要怎么来理解这个奇怪的现象呢？在波导管内或谐振腔内，许许多多的波相互干涉，产生了因重叠和干涉而形成的信号，其传播速度比单个波要慢得多，而且波越多，传播速度就越慢。在人体内，电磁波的数目成千上万，所以信号的传播速度就变得非常之慢了。

事实上，现在很流行的许多所谓"理疗技术"：如热疗、红外线治疗、频谱治疗、电针治疗、软激光针灸治疗、微波针灸治疗等，也都是把一些不同波长的电磁波引入人体内，改变能量分布，帮助病人恢复健康。

五、经络的网络机制

中医认为经穴是与外界交通以及调节体内阴阳平衡的重要部位。自从有了生物体就有了经络。哪怕只是一种单细胞植物，也必须与自然界进行交通并要调节自身能量的阴阳平衡。经络里面运行的"经气"，是一种以复杂的能量波的形式，变成人体功能的调控系统。人体的五脏六腑、五官九窍、四肢百骸、皮肉筋骨等器官和组织，虽各有不同的生理功能，但又都是互相联系的。这种联系使人体内外、上下、前后、左右构成一个有机的整体。这种相互联系与有机配合主要依靠经络系统的联络沟通作用来实现。

1.经络能量的等级划分

十二经脉是经络的主体，与五脏六腑紧密相连。它通过手足阴阳表里的连接而逐经相传，构成了一个周而复始、如环无端的传注系统。包括：手三阴经（手太阴肺经、手厥阴心包经、手少阴心经）、手三阳经（手阳明大肠经、手少阳三焦经、手太阳小肠经）、足三阳经（足阳明胃经、足少阳胆经、足太阳膀胱经）、足三阴经（足太阴脾经、足厥阴肝经、足少阴肾经）；奇经八脉与十五络脉散布全身，循环于人体内外，将人体所有器官组成一个有机的整体。

为什么要这样命名呢？

按阴阳分是告诉你手臂的内侧、腿的内侧各有三条阴经；手臂的外侧、腿的外侧也各有三条阳经。按手足分是告诉你手及手臂上有六条经络，足、腿上有六条经络。因为这十二条经络分别连接人体十二个脏器，所以这些经络都是用相连的脏器命名。其中，三焦是指人的整个胸腹，心包是保护心脏的一块区域，是心的屏障，其余的都比较容易理解。

中医对经络的命名体现了阴阳的思想。经络的作用就是调节阴阳。中医认为，脏为阴，腑为阳；内属阴，外属阳。中医将经络中属脏的、跟脏相连、关系最密切的称为阴经，它与脏相对应的腑，又有紧密的联系，中医称这种关系为络。将内属腑的，跟脏直接相连，关系最密切的经，称为阳经，简单地说就是属腑并在肢体外侧的经脉统称之为"阳经"。阳经在外，阴经在内；阳经为表，阴经为里，形成一阳一阴相表里的关系。

《素问·天元纪大论》曰："阴阳之气，各有多少，故曰三阴三阳也。"阴阳之气的盛衰消长，常用三阴三阳来表大小、盛衰、多少、极尽。五运六气在一个节气的头五天开始升降的时候，只分气有多少，不分五行，用气有多少，区别气的盛衰、大小。把阳气多少的不同，分成三阳，太阳为正阳，其次为阳明，再其次为少阳。把阴气多少的不同，分成三阴，太阴为正阴，其次为少阴，再其次为厥阴。天地之阳气由太阳经

309

入，此为"关"，以防邪气。经由少阳而入阳明经。少阳为"枢"，阳明为"合"。天地之阴气由太阴经入，此为"关"，以防邪气，经由少阴而入厥阴，少阴为"枢"，厥阴为"合"。

少阴、厥阴、太阴、太阳、少阳、阳明又是代表什么呢？

它们是代表阴气的重与轻，阳气的足与弱。少阴阴气最重，所以它就排在手臂和腿内侧的最里面。厥阴的阴气比少阴轻，但又比太阴重，所以它就排在中间。太阴的阴气最轻，就排在最外面。太阳是阳气最足的，就像中午的阳光，所以它排在手臂、腿外侧的最外面。少阳比太阳的阳气要弱一些，就像早晨八九点钟的太阳，所以排在外侧的中间。阳明又比少阳的阳气要弱，就像黎明初现的阳光，就排在了外侧最里面了。

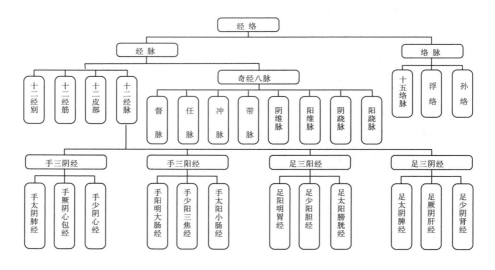

图5-17　经络结构图

我们的祖先为什么将阴、阳细分到这样的程度呢？就是让你在使用经络时随时注意阴阳的平衡。这个阴阳的平衡既包括经络与经络之间的阴阳平衡，也包括身体与经络的阴阳平衡，还包括经络与大自然的阴阳平衡。身体与经络的阴阳平衡是要你根据身体的强弱去选择经络。比如身体弱的，最好先选择阳经按摩以补足正气为主，阴经要等正气补上了，再去碰它；身体好的，则阴经、阳经都可以按摩。经络与大自然的阴阳平衡，与四季的温度有关。夏天阳气最旺盛，就是身体虚弱的人，在这个时候也可以去疏通阴经了。阴阳平衡的理论还可以用在按摩时的手法上，如阴经的按摩最好是用补法，阳经的按摩可以用泻法。

2.经络网络的分布规律

人体脉络分明，正如每片叶子都有主脉和细小的支脉一样，人也有主要的经脉和经脉细小的分支——浮络和孙络。所谓脉，就是脉搏跳动。脉搏跳动，一是要靠血液，二是要靠脉管约束，三是要靠气的推动。这些活动都是由心脏主宰的，所以中医学称"心主血脉"。粗大的脉道被称为经，细小的脉则称为络。它们很有规律地排列，并且形成首尾相连的闭合系统，既联系体表，也联系内在的脏腑，使全身形成了一个整体网络。除了分布于四肢的十二经脉系统，还有主要分布于身体躯干的奇经八脉。其中对人身体具有重要影响的是身体前正中线上的任脉、后正中线上的督脉和腰部一圈的带脉。此外，还有前正中线两侧的冲脉。

如果把人体比作一个国家，那么经脉就相当于国道，络脉就相当于省道，浮络和孙络就相当于县道、乡道。经络沟通表里上下，联系脏腑器官，通行气血，濡养脏腑组织，感应传导。经络上的穴位具有调节作用，就好似各公路上的站点，想要去某个地方，只要找对车站就可以了。用上一章节讲到的驻波和谐振腔的概念，就是要找到各自不同的波的频率。

十二经脉的走向规律是：手三阴经循行的起点是从胸部始，经臑（上臂内侧肌肉）臂走向手指端；手三阳经从手指端循臂指（经穴名）而上行于头面部；足三阳经，从头面部下行，经躯干和下肢而止于足趾间；足三阴经脉，从足趾间上行而止于胸腹部。"手之三阴，从胸走手；手之三阳，从手走头；足之三阳，从头走足；足之三阴，从足走腹。"这是对十二经脉走向规律的高度概括。

表5-2　十二正经的分布走向及交接规律表

名称	起点—止点	四肢部位分布	络属脏腑	时辰	联系脏腑
手太阴肺经	中焦—手食指端	上肢内侧前缘	属肺，络大肠	寅时3—5点	胃、肾
手阳明大肠经	手食指端—鼻翼端	上肢外侧前缘	络肺，属大肠	卯时5—7点	胃
足阳明胃经	鼻翼旁—足大趾端	下肢外侧前缘	属胃，络脾	辰时7—9点	
足太阴脾经	足大趾—心中	下肢内侧前缘	属脾，络胃	巳时9—11点	心、肺
手少阴心经	心中—手小指端	上肢内侧后缘	属心，络小肠	午时11—13点	肺、脾、肝、肾
手太阳小肠经	手小指端—目内眦	上肢外侧后缘	络心，属小肠	未时13—15点	胃
足太阳膀胱经	目内眦—目内眦	下肢外侧后缘	络肾，属膀胱	申时15—17点	心、脑
足少阴肾经	足小趾—胸中	下肢内侧后缘	属肾，络膀胱	酉时17—19点	肺、肝、心
手厥阴心包经	胸中—手无名指端	上肢内侧中线	属心包，络三焦	戌时19—21点	
手少阳三焦经	手无名指—目外眦	上肢外侧中线	络心包，属三焦	亥时21—23点	
足少阳胆经	目外眦—足大趾端	下肢外侧中线	络肝属胆	子时23—1点	心
足厥阴肝经	足大趾—肺中	下肢内侧中线	属肝络胆	丑时1—3点	肺、胃、肾、脑

　　十二经脉对称地分布于人体的两侧，并分别循行于上肢或下肢的内侧或外侧。每一条经脉分别归属于一个脏或一个腑。故十二经脉的名称包括三部分，即手或足经、阴或阳经、脏或腑经。如手太阴肺经等。一般来说，手经行于上肢，足经行于下肢；阴经行于四肢内侧而属脏，阳经行于四肢外侧而属腑。

　　十二经脉的分布规律是在四肢部位：阴经分布在内侧面，阳经分布在外侧面。内侧分三阴，外侧分三阳，其前后顺序是太阴、阳明在前线，少阴、太阳在后线，厥阴、少阳在中线。头面部位：则阳明经行于面部、额部；太阳经行于面颊、头顶及后头部；少阳经行于头侧部。躯干部位：手三阳经行于肩胛部。足三阳经：足阳明经行于前（即胸腹面），足太阳经行于后背，足少阳经行于身侧面；于三阴经均从腋下走出；足三阴经则均行于腹面。循行于腹面的经脉，其排列顺序，自内向外为足少阴经、足阳明经、足太阴经、足厥阴经。

3.经络流注的交接规律

经络是流动的而且是有固定方向、固定脏腑搭配地流动的，如同人的心理周期和生理周期，是不以人的意志为转移的。气血从夜里23点开始，流注胆经，然后是肝经、肺经、大肠经、胃经、脾经、心经、小肠经、膀胱经、肾经、心包经，最后于21点流注三焦经，每两小时换一条经络，一个脏接着一个腑，一个腑接着一个脏，从不乱套，如环无端，永不停息。这就是我们熟悉的"子午流注"。为了便于记忆，有一个歌诀："肺大胃脾心小肠，膀肾包焦肝胆藏。"

十二经脉的交接规律如下：阴经与阳经交接：即阴经与阳经在四肢部衔接。如手太阴肺经在食指端与手阳明大肠经相交接；手少阴心经在小指与手太阳小肠经相交接；手厥阴心包经由掌中至无名指端与手少阳三焦经相交接；足阳明胃经从跗（即足背部）上至大趾与足太阴脾经相交接；足太阳膀胱经从足小趾斜走足心与足少阴肾经相交接；足少阳胆经从跗上分出，至大趾与足厥阴肝经相交接。

十二经是循环交接的，接表里关系分为三组：太阴、阳明为一组，少阴、太阳为一组，厥阴、少阳为一组。三阳经的手经与足经直接相连，三阴经的手经与足经不直接相连。中间隔有与之表里的阳经。这三组之间是阴经相连，是三阴、二阴、一阴的次序。而且都是用一条并不重要的支脉相连。在人体内循环的三组大经络就已经很清楚了，而这三组大经络又是谁先谁后呢？第一组：走在外侧，是肺经→大肠经→胃经→脾经；第二组：走在内侧，是心经→小肠经→膀胱经→肾经；第三组：走在中间，是心包经→三焦经→胆经→肝经。

另外，用经络治病要选择好时辰。中医认为人与宇宙是息息相关的统一整体，人体实际上是宇宙的一个缩影，自然界的一切变化如昼夜交替都与人的生命活动紧密相关。人们把一天24小时分为12个时辰，而中医学则把每个时辰都与12条经络相对应，这就是中医理论里的子午流注。那么，这12个时辰与12条经络相对应的意义又是什么呢？"气血迎时而至为盛，气血过时而去为衰，泻时乘其盛，补则随其去，逢时为升，过时为阖"，原来这12条经络是按时间的顺序，就如潮汐一样，流动到哪儿，哪条经络就"涨潮"了，这时这条经络里的气血最为旺盛。所以如果在特定的时辰，去疏通在这个时辰气血最旺盛的经络或在此时辰服下调理该脏器的药物，这样能收到事半功倍的效果。这就是经络、脏腑与时辰的关系。

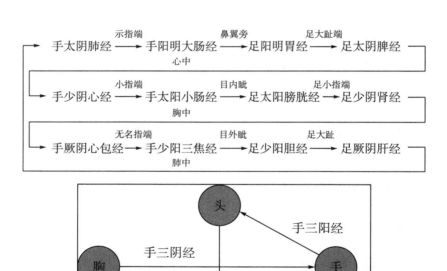

图5-18　手足阴阳经脉走向交接图

身体内的经络有两套系统。一个是大周天，一个是小周天。大周天就是前面说的十二条经络的循环，大周天十二条经络其实只是三条长经络的循环，都是从小腹内的丹田出发，上行至胸，由胸再行走到手臂内侧→手→手臂外侧→头→躯干→下肢外侧→脚→下肢内侧→再进入小腹。

小周天就是任督二脉的循环，走在人体的正中线，是身体最重要的经络，任督二脉畅通，百病不生。经络系统是机体最先形成的系统，经络的实质由是体外的宇宙能量及内在的体液循环共同构成。经络在后来的演化中不断与神经系统以及心血系统产生关系，又或者说这些系统都是由经络系统那里演变过来的。经络的中枢在督脉，这里恰恰也是神经的中枢。

链接：八总穴、五腧穴、原穴、下合穴和交会穴

人体14条经脉上有361个穴位。作为普通人熟悉准确掌握人体的常用穴，就可以减缓身体大部分不适。

一是八总穴。分别是足三里穴、委中穴、合谷穴、内关穴、三阴交穴、环跳穴和阳陵泉穴。为了便于记忆，医家把它编成歌诀："肚腹三里留，腰背委中求，头项寻列缺，面口合谷收，心胸取内关，小腹三阴谋，坐骨刺环跳，腿疼阳陵透。"意思是，胃痛就按足三里穴；腰部不适就按委中穴；头与脖子不适，就按列缺穴；脸部包括牙齿不适，就按合谷穴；心与胸部不适，就按内关穴；小腹以及肚脐以下不适，如女子子宫，就按三阴交穴；坐骨神经痛，就按环跳穴；腿部（还有胸肋）不适，就按阳陵泉穴。

二是五腧穴。古人将五行观念用于经络，在人体十二经上每条经络上都有五腧穴：井、荥、输、经、合，分别代表木、火、土、金、水。中医把人体经络之气比作大地上流动的河流，井穴代表水的源头，多位于手足之端；荥穴代表迂回的溪流，多位于手指、足趾的关节；输穴取灌注之义，如山泉倾注，多位于腕踝关节部位；经穴是主干道，如河流一样，多位于腕踝关节之上；合穴犹如江河入海，多位

于肘膝关节附近。五腧穴是用来说明经络之气由四肢末端向心脏方向汇入脏腑由浅入深的过程。

三是原穴。原穴的本意是本源，肾间元气之意，是人体生命活动的原动力，因此原穴在经络中的作用最大。肝经的原穴是太冲穴，心经的原穴是神门穴，脾经的原穴是太白穴，肺经的原穴是太渊穴，肾经的原穴是太溪穴。

四是下合穴。下合穴表示几条经络在人体下身汇合的一个共同穴位。胆经的下合穴是阳陵泉穴，小肠经的下合穴是下巨虚穴，胃经的下合穴是足三里穴，大肠经的下合穴是上巨虚穴，膀胱经的下合穴是委中穴，三焦经的下合穴是委阳穴。

五是交会穴。交会穴是人体几条经脉通过同一个腧穴，其作用仅次于原穴和下合穴。下合穴和交会穴犹如地铁的换乘站，使得经络网络变得四通八达。一般阳经与阳经相交，阴经与阴经相交。经脉之间的交叉会合，可使脉气互通，故交叉穴的治疗作用较广，常为临床选用，如三阴交为脾、肝、肾三经所交，能治疗脾经、肝经和肾经的病证。大家熟悉的是八脉交会穴：脾经的公孙穴（通冲脉）、心包经的内关穴（通阴维脉）、小肠经的后溪穴（通督脉）、膀胱经的申脉穴（通阳跷脉）、胆经的足临泣穴（通带脉）、三焦经的外关穴（通阳维脉）、肺经的列缺穴（通任脉）、肾经的照海穴（通阴跷脉）。医家总结为："公孙冲脉胃心胸，内关阴维下总同。临泣胆经连带脉，阳维目锐外关逢。后溪督脉内眦颈，申脉阳跷络亦通。列缺任脉行肺系，阴跷照海膈喉咙。"

六、经络的瓜藤联结

藏象学说作为中医理论的核心，是以五脏为中心的生命整体观，是一种以功能为主的学说，建构始于古代解剖学，其形成又来对人体生理、病理现象的长期观察与临床实践的不断积累。藏象学说也是关于人体脏器与阴阳五行形象化的学说。比如说肝有病了，要考虑肾；因为肝的象是木，肾的象是水，而水生木。

"藏象"二字，首见于《素问·六节藏象论》。所谓"藏"，是深藏在身体内部的器官。"象"就是现象，是表现于外的形象，包括表现于外的生理、病理现象，象也有形象的意思，是解剖的形态之象。还有一个大家不常见的叫应象，《阴阳应象大论》里指的是内脏与自然界相应的事物和现象。藏和象是相通的，有藏的功能改变，才会有象的变化。藏是象的内在本质，象是藏的外在反映。《灵枢·本脏》说"视其外应，以知其内脏"，藏象学的目的是以象测藏，以外来治内，通过外面的解剖形态之象、生理病理之象、应象来推测身体里面发生的改变。一句话概括，"有诸内者，必形诸外"，通过对人体外部形态上的观察，"司外揣内"，掌握内部脏器的状态。

由于本书篇幅的原因，把它放到经络问题里简要讨论。因为，经络和脏腑的关系就像是瓜和藤的关系，就像电线与电器的联系。它回答了一个涉及中西医分野的问题：器官组织之间是联网运作还是独立运作？对于气的认识问题，形成了中西医在人体认识上的重要区别。中医将身体的所有功能和气建立联系，经络成为气运行流动的通道，而各个脏器就成为生产、分配、控制气的主宰，腑就成为摄取能量和排泄杂物的通道。经络是全身的联系纽带，气通过经络成为贯通全身的能量，支撑生命运行。中医五脏六腑的配对，在西医看来是不可理喻的，这种配对是人体气道经络循行的结果。比如，作为脏的心脏与作为腑的小肠，在解剖上没有任何联系，但是人体的气道经络把它们连接在一起，互为表里，有时候中医不好处理心脏病，就从治疗小肠入手。

在古代，医家没有仪器设备来透视身体内部的情况，只能通过"司外揣内"来判断。古人确曾想从解剖学的角度了解人体，但是面对如此繁杂的人体结构和系统，现在有庞大的技术体系支撑尚且困难，所以古人采取了思辨的方法，即"黑箱法"。这里所有的"脏器"，虽然似乎是解剖学概念，却都是虚拟的，只是用某些解剖所见为其命名，故称为"虚指"。虚拟并不是存在，它是一种更高级的存在。这种虚拟的器官、物质其功能只能在正常或异常的活动中反映出来，而没有具体的形态结构，是不能通过现在的解剖方法来发现的，但是能够用对活体的生理实验方法来证实或证伪。这种判断可靠吗？中医不把物质与功能分开，不是说某种物质具有某种功能，而是某种物质的名称就是其功能的名称。比如中医的"肺"，其功能包括了西医心脏的一部分功能，肺使脉搏动，实为心搏，因为是虚拟，所以不需要解释为什么呼吸一次脉搏动4—5次，而不是一次。另外，肺"通调水道"的功能，可能与心脏分泌有强大利尿功能的"心钠素"有关。但肺所主的"皮毛"则是虚指，是人体的防卫功能。肺司呼吸，直接与外界相通，因此必有防卫，这个防卫功能就被称为"皮毛"（虚指）。肺之所以主皮毛，也是由其主气，是"气之本"而来的。所以肺脏有病，伤魄则狂，意不存人；伤气，则出现咳喘等吸收症状，肺气虚则防卫功能降低。

只要出现了外在的表现，就一定有内在的规律可以把握。这就像人们挑西瓜，尽管可以切开看看，但是多数情况下，经过反复验证，可以在不打开西瓜的情况下，根据外在现象正确判断出西瓜的质量。我们平时说"表里如一"，在中医里表述为"有诸内必形诸外，有诸外必根诸内"，脏腑有什么问题，会通过经络与脏腑的关系在体表反映出来，而且表里相互影响。正如《内经》所说："气合而有形，因变以正名。"形与名是统一的，而不是分割。抓住了外在的形，也就是抓住了内在的实质。中医脏腑学说是通过观察人体外在现象、征象，来研究人体内在脏腑的生理功能、病理变化及其相互关系的学说。包括构成人体的基本机制——五脏、六腑、奇恒之腑、经络等全身组织器官的生理、病理及其相互关系。心、肝、脾、肺、肾为五脏，胃、胆、三焦、膀胱、大肠、小肠为六腑。此外还有一个心包络，它是心的外卫，在功能和病态上，都与心脏相互一致，因此，它也是属于脏。

六腑的基本功能是：胆——贮存、排泄胆汁，促进脂肪的消化吸收；主决断；胃——主受纳、腐熟水谷，主通降、降浊；小肠——主受盛、化物，分清泌浊；大肠——主传化糟粕；膀胱——贮存和排泄尿液；三焦——主持诸气，通调水道。

中医的藏象学说是一个以五脏为中心而建立起来的具有广泛联系的体系。需要强调的是，藏象学说是一种独特的生理病理学理论体系，中医的脏腑与现代西医意义上的脏腑有很大的不同，其中脏腑不单纯是一个解剖学的概念，更重要的是概括了人体某一系统的生理和病理学概念。

表5-3　五脏系统生理功能与系统联系简表

名称	生理特性和生理功能及五行属性	在体	其华	开窍	在志	在液
肝系统	肝为魂之处，血之藏，筋之宗。五行属木，主升主动。生疏泄；主藏血。与胆相表里。	筋	爪	目	怒	泪
心系统	心为神之居，血之主，脉之宗。五行属火，主血脉；主神志。与小肠为表里。	脉	面	舌	喜	汗
脾系统	脾为气血生化之源、后天之本，五行属土。主运化；主升清。主统血。与胃相表里。	肉	唇	口	思	涎
肺系统	肺为魄之处，气之主，五行属金。主气，司呼吸；主宣发肃降；通调水道；朝百脉主治节；辅心调节气血运行。与大肠相表里。	皮	毛	鼻	悲忧	涕
肾系统	肾为先天之本，藏志，五行属水。藏精，主生长发育与生殖；主水；主纳气。与膀胱相表里。	骨生髓	发	耳二阴	恐	唾

心、肺、脾、肝、肾等脏腑名称，虽与现代人体解剖学的脏器名称相同，但在生理或病理的含义中，却不完全相同。一般来讲，中医藏象学说中一个脏腑的生理功能，可能包含着现代解剖生理学中几个脏器的生理功能；而现代解剖生理学中一个脏器的生理功能，亦可能分散在藏象学说的某几个脏腑的生理功能之中。

链接：中医的"脾"跟西医的脾脏是两个不同的概念

中医讲五脏六腑，往往不是单纯解剖学的概念，而是包括了多个脏器，是概括了一系列生理和病理的结合体。例如中医的"脾"与西医的脏器脾没有一一对应关系，中医的脾包含了胃、小肠、大肠、胰腺，还有一部分胆的功能。西医的脾脏位于腹腔左上方，是人体最大的免疫器官，占全身淋巴组织总量的25%，是人体细胞免疫和体液免疫的中心。脾脏有滤血的功能。脾内大量巨噬细胞可以清除衰老的血细胞（比如红细胞）、抗原和异物。侵入人体血内的抗原，可在脾内激发免疫反应。此外，脾还能够储藏血液，有一定的自我输血功能。

中医里的"脾"位于中焦，在五行学说中属土，在八卦中属坤卦，在九宫属中宫，《难经》中是这样描述脾的："脾重二斤三两，扁广三寸，长五寸，有散膏半斤。"这里的散膏指的应该是胰腺，中医把胰统称在脾的功能里面。脾的解剖位置位于腹腔上部，膈膜下面，在左季胁的深部，附于胃的背侧左上方，"脾与胃以膜相连"（《素问·太阴阳明论》）。脾的形态结构是一个形如刀镰，扁平椭圆弯曲状器官，其色紫赤。在中医文献中，脾的形象是"扁似马蹄"（《医学入门·脏腑》），"其色如马肝紫赤，其形如刀镰"（《医贯》），"形如犬舌，状如鸡冠，生于胃下，横贴胃底，与第一腰骨相齐，头大向右至小肠，尾尖向左连脾肉边，中有一管斜入肠，名曰珑管"（《医纲总枢》）。"扁似马蹄"是指脾而言，"形如刀镰""犬舌""鸡冠"是指胰而言。总之，从脾的位置、形态看，可知藏象学说中的"脾"作为解剖学单位就是现代解剖学中的脾和胰。但其生理功能又远非脾和胰所能囊括。中医的脾主运化功能，涵盖了现代生理解剖的胃、小肠、胰腺、肝胆的分泌吸收合成功能，主管糖原、蛋白质、脂肪、维生素等水谷精微合成吸收。人体的一切功能活动，都需要脾来协助完成。脾在中医里称为后天之本，为气血生化之源，为谏议之官，恶湿喜燥，主统血，主运化，主升清，诸湿肿满皆属于脾。主升，也就是负责输送食物中的营养，并防止内脏下垂。主统血，也就是约束和控制血液运行，防止出血，维持正常的血液循环。

中医将五行与人体脏腑一一对应起来，经络中的对应关系为：木对应肝经，火对阴心经，土对应脾经，金对应肺经，水对应肾经。其生理功能和病理表现都是一致的。不同的是它们之间的关系不再是通过营卫、津液、气血等互相联系，而是通过"五行"的时间机制重新配置，反映出时间对人体生理、病理的作用。我们在本书第一部分里强调，五行的本义不是"五材"，而是一年中的五个季节（春、夏、长夏、秋、冬），木、火、土、金、水的实质就是生、长、化、收、藏五个阶段。这是一个事物在整个时间周期里的分阶段不同的"象"的呈现。在五行藏象论中，经络与穴位也同形体器官一样，分别隶属于五脏之下。

经络与五行一样，只是一种联系机制，其具体的生理功能和病理表现还是通过脏器表现出来。经络本身只有通与不通。经络是通过调整形体器官的阴阳强度来调整其功能的。不从五行的角度划分，五脏的作用则是储藏精气津液，六腑是主出纳转输。六腑以"传化物"为其生理特点，六腑之间主要体现于饮食物的消化、吸收和排泄过程中的相互联系与密切配合。六腑以"通"为用，六腑以"通"为补。脏与腑之间的关系是阴阳表里关系，脏为阴，腑为阳，阴阳互为表里。

脏腑与经络之间的联系，一种情况是五脏六腑之间有经络直接相通，另一种情况是通过中间环节的脏腑与经络相连。五脏六腑的功能，并不是各自为政，而是通过经络的联系，相互依存，互相制约，各负其责，构成一个完整的机体。体表之病可以循经络内传脏腑，而脏腑的病变也能循经络反映到体表。在人体患病时，经络系统有抗御病邪、反映证候的作用。当内脏和经络出现问题时，会在皮肤上有所反映，比如皮肤会变暗、没有光泽、有色斑或者长痘。所以，治疗这些病症仅表面治疗皮肤是不够的，关键是要调整内脏和经络。

七、经络的同气相求

经络的同气相求本质是同频共振。汉语成语"同声相应、同气相求"是对物理学上"共振"现象的精辟概括。

频谱，又称振动谱。把光振动分解成的频谱称为光谱，把电磁振动分解成的频谱称为电磁波谱。我们的手机能够打电话、上网，是因为手机能够发射或接收看不见的电磁波。你的手机将只接受你的频率分配给它的信号。所有其他频率信号将被设备的滤波电路拒绝。

按照超弦理论，生命就是一定频率振动的大合唱。共振即共同的声波。振动体的频率在周期性变化的外力作用下，与外力的频率接近或相等时，振幅便急剧增大而产生共振，产生共振的频率称为共振频率。这种共振的原理和琴弦上的八度音或泛音的原理一样。当一条琴弦被敲击，共振会引起其他几条琴弦一起振动，只是每一条琴弦的振动频率不同。王唯工教授在《气的乐章》一书中，把人体的生理现象比喻为一曲乐章，"气"就是其中的主旋律，气就是"共振"，与经络、穴道、器官形成共振体系；气是血液循环的原动力，每个器官除了本身吸收血的共振频率外，还会产生新的频率。共振是气的源头，气就是在血管及血液中传送的声波。这个声波与各器官的共振，是在胎儿发育时逐个形成的。在胎儿发育时，必须有心的动，而且心脏在所有器官、手、脚都没分化之前就开始跳动，并引导血管的形成，进而形成器官。此时，胎儿的心跳与血流并没有输送任何重要物质，不论氧气或营养都依靠母体输送。为何心跳是胚胎发育一定要有的要素？这个胚胎时期的循环所提供的是"气"，此时胎儿血管中的血，不必携带氧气营养，不必开口把血送到组织中去。此时可以是闭口的，而且有很强的反射，以形成驻波，这个驻波就成为"气"的蓝图，在各个谐波的波腹产生各个器官，并发育出各种循环系统。此时是以气来引领组织的生成，以形成一个完整的身体。一旦出生之后，婴儿的肺要打开并开始氧气的交换。这时，原来由胎盘供应的氧气要由自己的肺来供应。出生时的大哭，就是帮助肺叶的扩张，肠胃也同时需要吸收营养，由母亲及时哺乳。

在电子显微镜下，原子是由原子核（质子和中子构成）和绕核高速运转的电子组成。当几个原子结合在一起时，就会形成分子，再由各分子形成细胞，细胞由长螺旋状的分子链组成，而在这分子链里，整组的原子沿着轨道旋转。而细胞正是人体主要的构成成分，进一步形成各种器官。原子无时无刻做着振荡运动，大约1015赫兹的频率振动，而一个原子核是以大约1022赫兹的频率振动。当原子结合起来变成分子时，振动速率会减低，而质量会增加。原子在分子里就像舞蹈者，高速运转引起了振动。分子是以大约109赫兹的速度振动。借由各种分子，一个个活细胞便形成了，而不同的细胞则构成了生物体。就像所有物质一样，身体组织、器官和细胞，都维持着一定的振动频率。

共振是一种能量现象，存在于人类的身、心、灵之间。而经络只是充当了其中的通道作用，相似于钢琴的琴弦，当振动频率形成共振后，就可以把能量从一个物体传递到另外一个物体。人体是一台非常复杂的机体，以一颗仅仅1.7瓦功率的心脏是如何将血送到全身每一个组织和细胞呢？人体的每一个组织和机体都有自己的能动性，它们会主动的和心脏保持一致的振动频率，主动将血液吸收到自己的机体里，并非静止地等待心脏将血液挤进来。这种和心脏协同振动的现象与能量就是中医的"气"，用现代物理学解释就是共振。这一现象就解开了西医科学里血液循环的谜题。心脏每次跳动，都会将血液打进主动脉，大大小小的器官都挂在动脉血管上。经络上的穴位，在解剖学上正好处于动脉血管与静脉血管之间的位置。人体不仅心脏在跳动，每个器官都在以固有频率振动，心脏与各个器官之间，正是通过共振的方式来完成血液传输。身体不同组织、器官、淋巴、血管、经络在一起和谐共振。血管内无时无刻不叠加着全部器官的振动频率，中医的脉象包含着丰富的频率信息。

这就是中医经络的同气相求原理。人体经络系统是动脉、器官与穴道的共振网，气的共振是给器官提供血分和氧分，人体是靠共振（气）将血运送到身体的各个部位，这对应的是中医"气血"理论，一旦出现通道堵塞，就会缺血缺氧，出现疾病。经络以振动的方式完成整体的和谐统一，而一旦生病，就是振动频率出现了不和谐的杂音。中医认为，"气为血之帅，血为气之母"，气乃血液循环的原动力，血液的供给又是气（能量）的源泉。共振理论找出了脉搏与生理现象的逻辑联系。

但是身体全部组织不可能只有一种共振频率。现代生物物理学证实，躯体的分子、细胞、组织器官都有固定振动频率，如蛋白质、核酸分子会产生电偶极矩振荡，其振动频率为1011Hz，细胞核、核膜、胞原浆、细胞器、细胞膜等均能产生1010—1012Hz的电磁波；人体各个器官都有固定的振动频率，如躯体7—13Hz、头部8—12Hz、胸腔4—6Hz、内脏4—8Hz、心脏5Hz、腹腔6—9Hz、盆腔6Hz、脊柱10—12Hz等。现代针灸实验证实，在针刺穴位过程中能够产生2—15Hz的次声波，沿经络通道双向传播，与人体大脑、躯体内脏组织器官产生共振[1]。现代研究表明，按照频率和波段的不同，人体恰好可以划分成12个不同的共振波段，与中医的12经络的学说是一致的。在经络循环体系里，心脏不是唯一的循环中心，每一条经络都对应相应的脏腑，脏腑才是各个经络循环里的核心。为了协调身体各部位的运作，还有派出机构——穴道，穴道就是共振的分支节点。有了脏腑、经络、穴道，再加上终端机构——器官，从而形成人体完整的循环系统。经络是大循环，穴位和每一个器官和组织，都有自主性的共振源和共振网络的局部循环系统，组合形成一个个微循环系统。

现代生物物理学试验证明，人体的分子、细胞、组织器官在其新陈代

---

① 张柳青：《"共振"是人体大脑信息控制系统传递信息和能量的基本方式之一》，《中外健康文摘》2012年2月第6期。

谢的过程中，同时对应产生声、光、电、磁、热、电磁波、振动等各种生物物理能量的变化，比如脑电、肌电、心电等，细胞核、核膜、胞原浆、细胞器、细胞膜等均能产生电磁波。这些人体"生物波"（能量波）并不是孤立的，而是通过"共振"方式相互联系和相互作用。当人体内组织在以某种频率振动，以及神经脉冲在传递时，都会发出大量的电磁波，就如心电图和脑电图所记录下来的波。当组织、细胞、分子等振动时，也会产生相应的电磁波，并在人体这个谐振腔中，形成驻波和驻波叠加而成的干涉图案。这是一种我们肉眼看不到的空间结构，它决定了身体内和身体周围能量的空间分布，从而反过来影响身体的生理、生化功能。这就是经络系统功能的实质。人体的不同经络，就是不同等级的能量线或者不同的振动频率。经络系统作为身体内能量的非均匀分布，就是一组不同的振动频率。

　　中医的药物也好，针灸也好，就是改变频率，中医专业名词叫归经。"归"是指药物作用归属，即指药物作用的部位。"经"是指经络及其所属脏腑。归经，即药物作用的定位。就是把药物的作用与人体的脏腑经络密切联系起来，以说明药物作用对机体某部分的选择性。中药学教材里记载：中药药性理论的现代研究表明，对429种常用中药的药理作用与归经进行分析，认为两者之间存在着明显的规律性联系。如具有抗惊厥作用的22种中药（如：钩藤、天麻、羚羊角、地龙、牛黄、全蝎、蜈蚣等）均入肝经，入肝经率达100%，符合中医理论，显著高于不具有抗惊厥作用中药入肝经率（42.9%）。具有止血作用的仙鹤草、白芨、大蓟入肝经率85.3%，符合"肝藏血"；53种壮阳药全部入肾经，符合"肾病用肾药"的理论；具有泻下作用的（大黄、芒硝、番泻叶）等18种中药入大肠经，符合大肠是传导之腑的理论；具有止咳作用（杏仁、百部、贝母）等中药，祛痰作用的（桔梗、前胡、远志），具有平喘的（麻黄、地龙、款冬花）等中药，入肺经率分别为100%、100%和95.5%，符合"肺主呼吸""肺为贮痰之器"的理论。对单味药的归经和药理作用的关系进行分析，认为当归对血液循环系统、子宫平滑肌、机体免疫功能的作用，与当归入心、肝、脾经的关系密切。河南中冠健业生物研发部曾通过对23种药物的归经与有效成分在体内的分布进行比较，发现杜鹃花叶（杜鹃素）、鱼腥草（鱼腥草提取物）、丹参（隐丹参酮）、冰片等14味药归经所属的脏腑与有效成分分布最多的脏腑基本一致，占61%；大致相符的占26%，有鸦胆子（油酸）、莪术（莪术醇）等6味药；仅3味药的归经所属脏腑与有效成分分布无直接关系，占13%。所以，中药的有效成分在体内的分布是归经的重要依据。应用放射自显影技术，观察到川芎的活性成分之一3H-川芎嗪主要分布在肝脏和胆囊，与川芎归肝、胆经的传统观点相符。

这一组数据证明了传统药物归经理论的正确性。这其中的道理是什么？

古代医家在长期的临床实践中发现药效的所在，归经理论就是从疗效观察中总结出来的，每种药物治病都有一定的范围，药物对于机体某部分的作用具有选择性——主要对某经（脏腑及其经络）或某几经发生明显的作用，而对其他经则作用较小，或没有作用。当某经络发生病变出现病证，选用某药能减轻或消除这些病证，即认为该药归此经。如足太阳膀胱经主表，为一身之藩篱，风寒邪气客引膀胱经后，可引发头颈痛、身痛、肢体关节酸楚等症，用羌活（散风寒湿止痛）能消除或减轻这些症状，那么归经理论上就说羌活归膀胱经。如苏子、白前能治疗咳喘，而咳喘为肺脏功能失调所致，故归肺经；茯神、柏子仁能治疗心悸、失眠，而心悸、失眠为心脏功能失调所致，故归心经，以此类推。

从传统中医理论来讲，这就是一种天人相应，中药取自天地之气和味道应于人体的气和味。《素问·阴阳应象大论》云："味归形，形归气。"人以饮食为本，饮食入胃后，其五味各归其所喜入的脏腑，以养其脏。《素问·宣明五气》篇有："五味所入：酸入肝，辛入肺，苦入心，咸入肾，甘入脾，是谓五入。"《灵枢·五味》亦曰："五味各走其所喜：谷味酸，先走肝；谷味苦，先走心；谷味甘，先走脾；谷味辛，先走肺；谷味咸，先走肾。"

药性就是指药物的寒热性质，或使人热，或使人冷。大自然和人都有"寒、凉、温、热"四种气的属性，又称四气，这是一种无形的能量。人是一种恒温动物，人体需要通过产热和散热之间的平衡来保持体温的恒定，否则就会生病。生病后人体的产热和散热的平衡会被破坏，产热大于散热，就会出现发热、功能亢进等热症；散热多于产热，则会出现畏寒、功能衰退等寒症。中医对寒、凉、温、热"四气"所造成的寒症和热症，治疗原则是"热症凉之，寒症温之，热病寒之，寒病热之"。而中药吸收大自然的能量也具有寒凉温热"四气"属性，这正好可以用来纠正疾病状态下人体的寒凉温热的失衡。热性的食物有鸡肉、羊肉、狗肉；辣椒、花椒、芥末、白酒；热性的药物有乌头、附子、细辛、麻黄、人参、当归、大小茴香、吴茱萸、硫黄、荜茇、高良姜、桂皮。寒性的药物有龙胆草、黄连、苦参、木通、石膏和大黄等。温热的药走表，影响腑以及循行在人体阳侧的经脉，比如头面、项背、手背、大腿外侧，背侧；寒凉的药入里，影响脏以及在人体阴面的经脉，比如胸腹、手足掌、腋窝、肘窝，大腿内侧、阴部。

这就是一种同气相求。

张景岳注《内经》时曾云："盖阴阳之道，同气相求。"同气相求也是指人体内的某种因素与外界的致病因素相对应而形成一定类型的疾病。人以类聚，物以群分，是同气相求最形象的注解。气息相同则相互吸引，同气相求常用来解释中医的病因病机。那么用现代物理理论来说，归根结底同气就是同频共振。不同的事物有不同的振动频率，相同的频率会产生共振效应。药物的归经本质是一种同频共振。只有掌握了中药的归经原理和规律，才能如同有了精确制导的导弹，可以收到简便廉验的效果。

气在经络里以不同的频率在运行。在下一章节，我们会讲到气的运行机制是升、降、沉、浮。每条经络的振动频率不一样，在人体里运行的方式也不一样，从而表现出不同的功能。人是一种气机动物，五脏六腑在气机所引导下处于动态平衡中，中医认为肾虽然是水脏，但是水中有火，就是负阴而抱阳，就像汽车电瓶，有正负电一样。你可以把肾经理解为它同时具有两种振动频率。水性一面的振动频率表现为肾阴，火性一面的振动频率表现为肾阳，火性向上，肾火向上走去温煦脾土，脾经才能发挥运化功能把胃腐熟的食物，去粗取精，运化为精微物质。脾经的振动频率特性是向上的，有一部分精微物质要送到肺脏，与吸入空气中的精微物质结合，再由肺向全身输布。肾经中水性的一面，按照五行相生的规律，水生木，肝之木气在水的滋养下得到滋生，肝木之气随脾土之气上升（"肝随脾升，胆随胃降"）。其余以此类推。

同时，中药具有的寒、热、温、凉四气，也有上述相应的升降沉浮特性。热性的药物，振动频率表现为带动药物之气向上运动，因此温热药作用于人体，带动经络之气产生向上、向外的运动，从而表现出升浮的性能；同理，寒凉药作用于人体，则会带动经络之气产生向下、向内的运动，从而表现出沉降的性能。

这就是中药四气和与人体升降沉浮之间的关系。因此，中药不是药，而是通过同气相求的原理，所谓治疗过程，实际是运用气、味的振动频率对病理部位杂乱失常的经络振动频率进行纠偏的过程。如果按某些所谓现代科学的方法对中药进行研究，有些人甚至用西医的标准衡量中药，化验中药成分，那就会南辕北辙。

第六章

其小无内　　其大无外

出入废则神机化灭，升降息则气立孤危。故非出入，则无以生长壮老已；非升降，则无以生长化收藏。是以升降出入，无器不有。

——《素问·六微旨大论篇》

你们都知道，所有的物质都是由基本粒子组成的。而每一颗粒子都按它的本征频率在振动。然后请你们用上想象力，那么原子每一个本征频率就是一种声音。然而许多原子又组成了分子，于是，这许多声音又组成了一个小小的合唱团。而许多分子又组成了细胞，于是，这些小小的合唱团又组成了一个大合唱。而许多细胞又形成了组织、器官等，这一来，所有的原子、分子、细胞、组织、器官，等等，又组成了一个庞大的乐团，演奏着极为复杂的交响乐。而人的精神、感觉、欲望、野心和抱负等，又形成了不同的力量，从而来维持这种音乐的和谐以及不同旋律之间的合作。

——张长琳《看不见的彩虹》

《素问·气交变大论》云："善言气者，必彰于物。"如何用现代科学的成果和语言，解读中医的经络和气，是一件很困难的工作。

我们人体的本质究竟是什么？现代科技如此发达，却依然回答不了这个问题。我们每个人生命的开始——受精卵，在35亿年以前，都来自同一团物质，一个处于复杂的量子纠缠的体系。科学发展到今天，我们看世界依然像盲人摸象，我们看到的世界是有形的，认为它就是客观的世界。其实已知的物质的质量在宇宙中只占4%，其余96%的物质的存在形式是我们还不知道的暗物质和暗能量。

人类的认知极限和困境在于，我们是一堆原子，我们处在宏观世界，但我们希望隔着两个世界去看超微观世界。我们原来认为世界统统都是物质的，意识和物质是相对立的另一种存在。把意识放到量子态去分析，意识其实也是一种物质。我们现在所有的物理学理论，都以光速不可超越为基础。2016年1月17日，清华大学副校长、中国科学院院士施一公教授在"未来论坛"年会上发表题为《生命科学认知的极限》的演讲。他在演讲中指出，据测定，量子纠缠的传导速度，至少4倍于光速。于是，现代科技理论坍塌了经典的物理世界和我们的内心世界。我们用五官，就是视觉、嗅觉、听觉、味觉、触觉理解这个世界是不是客观的？肯定不是的。我们的五官感受世界以后，把信息全部集中到大脑，但是我们不知道大脑是如何工作的，所以不能叫客观。

中医是从"气"的角度和认识来理解世界和生命的。以宽窄论气，它是一种至宽至窄、亦宽亦窄、无宽无窄、宽是无垠、窄即精微的哲学存在。它其小无内而又其大无外，远到九天之外，近到方寸之内，无形无象而又无处不在，但是它造就了宇宙中的一切！东方哲学认为，万物归一，这个"一"，哲学称它是道，中医一元论称它是气。

一、"气"是理解中医的钥匙

"气"是中医理论的核心。在中医的概念里，最难于理解、最容易被曲解的，除阴阳五行外，就是气和经络。中医认为，气是理解生命的钥匙，也是理解中医文化的钥匙。"气"究竟为何物，众说纷纭，没有一个严密而确切的定义，教科书概括为两个含义：一是指构成人体和维持人体活动的精微物质，如水谷之气、呼吸之气；二是指脏腑组织的生理功能，如脏腑之气、经脉之气，等等。两者又是互相联系的，前者是后者的物质基础，后者是前者功能表现，简称为"物质之气"和"功能之气"。生命的基本物质，除气之外，尚有血、津、液、精等，但是，它们都是由气所化生的。无论是气血运行，还是经络脏腑，以及中药的"四性五味"，说的都是"气"，离开气，就没有中医。

我们日常所说的气，大致有这三种形态，即"气、汽、氣"，我们都统称为气。其实它们各自的含义是不一样的。由于气是极为细微的物质，我们感觉得到，却不易看到，至多能觉察其混沌的云雾状态（如水汽等），只有通过它的运动，才能表现出气的存在。

气态的有空气、天气、地气、清气、浊气、吸气、呼气。液态的气有蒸汽、水汽，是看得见的汽，它是气的另一种形式。第三是氣态，这个气，下面一个米字，泛指五谷之气（水谷精微）。古人在造字的时候，是很有讲究的。气为何和谷物稻米有关系？因为我们人体之气是一个大类，来自于我们所食用的食物后化生出来的精微之气，所以单独使用一个字。

在百度里，可以查到用气字组成的信息多达500万。在生活中又处处可见，人人都在用：我们生活中最常见的词就是"气"，如：阴气、阳气、寒气、热气、生气、死气、春气、夏气、秋气、冬气、怒气、血气、元气、气功、气胀、气郁、气滞、生气、空气、香气、力气、气象、人气、正气、名气、才气、闭气、运气、叹气、客气、气压、骨气、洋气、吸气、景气、丧气、气馁、气魄、傲气、气概、气息、神气、气节、气质、锐气……气色很好、神气活现、气定神闲、神清气爽、心平气和……

《黄帝内经》中，"气"字的使用达2800次左右，其中《素问》出现"气"字1700次左右，《灵枢》出现1100次左右，给天地万物和人体以大量气的命名。如自然之气的天气、云气、清气、浊气、寒气、热气、火气、水气、金气、木气、土气、食气、谷气、酒气；病因病机类的药气、邪气、毒气、恶气、乱气、厥气、郁气、积气、聚气、痹气、疟气、痈气；生理类的人气、常气、正气、真气、精气、经气、动气、阴气、阳气、荣气、卫气、营气、形气、血气、脏气、心气、肺气、脾气、肝气、肾气、胃气、小肠之气、大肠之气、胞气、骨气、皮气、肌气、头气、胸气、腹气、胫气、口齿之气、耳目之气……其中，阴气、阳气、血气、邪气均出现百次以上。

　　"气"无疑在不同的语境里，其内涵和外延差异很大。因为不可见，难以把握，大家都将之视为虚无缥缈、玄而又玄的东西。

　　在中医文化里，气的概念有哲学属性和医学属性之分。

　　从哲学层面上讲，气是构成世界最基本的物质，是万物的本原，是万物生发之祖，天地造化之原，"气"至大而无外、至小而无内，充满宇宙万物之中，气的内涵揭示了气的物质性和普遍性、无限性和永恒性，"通天下一气耳"。（《庄子·知北游》）气不仅生成万物，而且充斥万物生长化收藏的整个过程当中，连贯而不间断。《素问·五常政大论》曰："气始而生化，气散而有形，气布而蕃育，气终而象变，其致一也。"也就是说，无论动植物的生育繁衍，还是无生命物体的生化聚散，万物的生成、发展和变更，无不是本原于气，无不是气的敷布和化散。

　　古人认为："精气"（也称为"元气"），是万物的本根。元气论是中国古人关于构成生命与自然的基本物质观念。始见于先秦哲学著作《鹖冠子》。"道始于虚霩，虚霩生宇宙，宇宙生气，气有涯垠，清阳者薄靡而为天，重浊者凝滞而为地。清妙之合专易，浊重之凝竭难，故天先成而地后定，天地之袭精为阴阳，阴阳之专精为四时，四时之散精为万物。""道始于一。一而不生，故分而为阴阳。阴阳合而万物生，故曰：一生二，二生三，三生万物。"（《淮南子·天文训》）"所谓无形者，一之谓也。所谓一者，无匹合于天下者也。卓然独立，块然独处，上通九天，下贯九野，员不中规，方不中矩，大浑而为一。"（《淮南子·原道训》）《淮南子》的"一"比"道"高一层，"一"分为阴阳就产生了万物。这实质上就是把气作为万物本原。

　　气是精微的物质，是构成天地万物的最基本元素，使物质世界具有了统一性，一气分为阴阳，阴阳统一于气，阴阳是气的两种固有属性，构成了气的矛盾统一体。物质世界在阴阳二气的相互作用下，不断地运动变化。气为阴阳之体，阴阳为气之用，阴阳合和化生五行，五行同一气，一气合五行，阴阳五行均是气之消息变化罢了。张景岳在《类经图翼》中说，"五行即阴阳之质，阴阳即五行之气，气非质不立，质非气不行，行也者，所以行阴阳之气也"。此一语道破天机也，五行是阴阳二气交互作用的产物，阴阳才是五行变化的原因，五行表现了气的特质，是气的个性化、是气的五种存在状态。阴阳之气和五行之气同样也是普遍存在的，天地万物皆涵阴阳五行之气，这是古人对自然生命现象的观察、实践和总结。这个模型广泛用于说明人体的生成、人体生命的功能结构、病理变化、疾病的诊断与治疗。

《黄帝内经》认为宇宙的初始元素、万事万物都是由气化生而成的，所以把气称为"元气"。由元气分化出金木水火土五运之气和阴阳二气，以及由阴阳二气演变成六元之气：太阴、少阴、厥阴、太阳、少阳、阳明之六气，再生成日月、星辰和人类生存的大地。在阴阳五运的作用之下，在大地有了阴阳消长、刚柔生杀、昼夜明暗、四时交替、寒暑相移，以及由此生发的无限多样、永无止息的事物品类。所说的气是一种无形、无状，变幻难测的精微物质，但不是虚无虚妄，而是可以被人们感知的天气、地气、风气、寒气、暑气、燥气、湿气、火气，以及人体脏腑之气……不胜枚举的气。

中医学在阐述生命运动的规律时，往往是抽象的哲学概念和具体的科学概念并用，注重整体生理功能的研究而忽视人体内部结构的探讨，具有整体性和模糊性。气的根本属性是运动，人体内气的运动称之为"气机"。整个宇宙就是一个永无休止的、由气化形和由形化气的运动过程。任何有形器物在气化作用下，与外界物质进行升降出入和能量交换，完成生长壮老已的过程后，再散而为气，重新回到宇宙太虚之中。一切有形器物，自始至终存在着升降出入的运动，只有当其分散为气之后，其自身的生化才会停息。但是回到太虚的气，又会发生新的聚合，转化为有形物体。如宋代张载《正蒙·太和》说："太虚不能无气，气不能不聚而为万物，万物不能不散而为太虚。循是出入，是皆不得已而然也。"形气转化问题在《庄子·知北游》中的表述是："昭昭生于冥冥，有伦生于无形。精神生于道，形本生于精，而万物以形相生。"有形是气聚集的状态，物散则复归于气，而且这种形气转化是自然而然的过程。

中医学将气一元论理论应用到医学方面，用气来阐明脏腑的生理功能，认为人是天地的产物，人体也是由气构成的，升降出入这四种运动是一切有形之器物都有的，人体也不例外，是一个不断发生着形气转化的有机体。遵循升降出入的气化运行规律，人体就能维持正常，延尽天年；否则就会生病遭灾。《黄帝内经》指出："气之升降，天地之更用也。……高下相召，升降相因，而变作矣。""出入废，则神机化灭；升降息，则气立孤危。故非出入，则无以生、长、壮、老、已；非升降，则无以生、长、化、收、藏"（《素问·六微旨大论》）。气聚而成形，散而为气，形和气的相互转化，而气化运动的升降出入是通过脏腑的功能活动来实现的，把摄入人体内的空气和水谷转化为气、血、津、液、精等，完成"味归形，形归气；气归精，精归化；精食气，形食味；化生精，气生形"的物质和能量的代谢过程。这种气（元气）、精（水谷精微）、味（营养物质）、形（形体结构）相互作用的关系，说明了人体的正常生理活动是建筑在物质（气）运动转换的基础之上的。脏腑气化功能升降正常，出入有序，方能维持"清阳出上窍，浊阴出下窍；清阳发腠理，浊阴走五脏；清阳实四肢，浊阴归六腑"的正常生理活动，使机体与外界环境不断地新陈代谢，保证了生命活动的物质基础——气的不断自我更新，包括气、精、血、津、液等物质的生成、转化、利用和排泄过程。

中医用气来阐明人体的病理变化。所谓"百病生于气也"（《素问·举痛论》）。五脏六腑皆赖气为之用，"人之有生，全赖此气"（《类经·摄生类》），气贵于和，"气和而生，津液相成，神乃自生"

（《素问·六节藏象论》），"气血冲和，万病不生，一有怫郁，诸病生焉"（《金匮钩玄》）。故"凡病之为虚为实，为寒为热，至其病变，莫可名状，欲求其本，则止一气足以尽之。盖气有不调之处，即病本所在之处也"（《景岳全书·诸气》）。疾病的发生发展都与气的生成和运行失常有关。

《黄帝内经》形成了气和形相互转化的气化运动理论。一切事物都经历着"生长壮老已（停止）"的过程。具体的事物是由气化生出，气和物是统一的，气和物之间只有形态的区别，而无实体性的差异。由气构成的自然界，永远处于生生不息的运动变化之中。万物的形态、特性和运动法则各不相同，但它们无一例外地都受气的推动，天气有向下沉降的作用，地气则具有向上升腾的能力，气的升降循环，成为天地之间的相互联系和影响，地气升至高空则变成了天气，天气降至地表又转化为地气，如此循环往复。气既是维持人体生命活动的基本物质形式之一，又是人体机能的动力来源。人体各脏腑器官的机能活动，也是靠气的推动。《难经·八难》说："气者，人之根本也。"人体的营气行于经脉之中，卫气行于经脉之外，营卫二气沿经脉循行周身，终而复始，如环无端。当邪气侵入人体时，卫气就会起而抗争，保卫机体的健康。营气营养五脏六腑四肢关节，使整个机体发挥生命的机能。气从能量推动角度分为阴阳二气。天地阴阳二气随四时而化为风、寒、暑、湿、燥、火六气；六气的运动，又化为温、热、寒、凉的气候变化，随时影响着人体内部之气的运动和功能，进而影响着人体内各脏腑组织器官的功能活动。人要使体内之气协调有序地升降出入，保障人体脏腑组织器官的稳定发挥作用，就必须与自然界之气的运动变化协调一致，达到天人合一。

对于世界的大本大原，不同的学说有不同的世界本原观。道人认为世界是道生万物，儒家认为是天生万象，佛家认为是空生万有，西方宗教认为神创万类，现代物理认为奇点爆炸生宇宙，中医认为是气生化万物。到目前为止，世界本原到底是什么，也许是能量的，也是关系的，谁也没有说服谁，但是虽然没有统一的说法，却并不妨碍我们中医的养生治病。

中国古代哲学气一元论学说是随着社会的发展而不断地完善、丰富和发展的。及至近代，鸦片战争之后，随着西学东渐，中国哲学气范畴的发展表现出与古代不同的特色，气范畴被赋予了近现代科学的说明与规定，视气为光、电、质点、原子、量子、场等，现代理论物理学界更趋向以"场""能量"来解释。因此，气由抽象的物质概念，越来越趋向于某种特定的具体存在。它既是物质的存在，也是能量的存在，是能量、物质、信息三者的打包，是三种状态的转化和统一，本质是一回事，犹如水的三态。我们只能通过气的运动变化所引起的种种生理现象，去把握气在人体的存在和规律。现代物理学不断追问，万物是由基本粒子夸克组成的吗？基本粒子下面是能量，能量造就了基本粒子，能量又是什么？原子里储存的能量释放出来就是原子弹。物理学认为，气是能量，能量产生波；波的震荡衍生出颜色和味道①。这和中医哲学的气一元论就契合在一起了。中医的"气"，从造字来说，不是气体的气字，它的本体是"炁"，是无中生有，本义是无形的能量，是水与火的阴阳对立运动。气的根本属性是运动，是物质与运动、结构与功能的辩证统一。气的阴阳（矛盾）对立统一，是物质世界运动变化的根源。气和形及其相互转化是万事万物存在和运动的基本形式。

气作为一种能量中介，以振动频率存在的形式，以经络为通道，在人体内通过升降出入来传递运行和感应接纳，形成人体内脏腑组织器官之

---

① 太阳发射电磁波，人眼能看见的只是其中极小的一部分，称之为可见光。颜色波长可区分颜色，即通常说的色调——光波的振幅。所谓气味：气味=气+味。气就是气体，通常是一种小分子物质。味是感官感知，相当于传感器，是分子作用在感官（传感器）表面后产生物理量的改变（物理量可以是电、磁、光、长度或体积、离子流、分子流，等等），产生的信号通过神经传到大脑。所以，气味不是指一种物质，而是物质之间相互作用的过程。但是气味是一种能量，是物质之间能量反应后所产生的剩余气化物质能量。各种剩余物质能量构成是不同的，能量含量也不同，所以产生不同的气味。

间的一体化信息联系。外在的信息感应和传递于内在的脏腑，内在脏腑的各种信息反映于体表，同时各个内在脏腑之间的各种信息，都是以无形之气为信息载体，以不同的频率振荡传递，以经络为通道，反映于体表相应的部位，故中医认为"有诸于内，必形诸于外"：心气通于舌、肝气通于目、脾气通于口、肺气通于鼻、肾气通于耳；脏腑精气的盛衰以及功能变化，经由经络通道把气的中介作用和能量变化反映于面部、舌部等机体面诊部位；脏腑之间的各种生命信息，以气为载体，以经络系统或三焦系统为通道，以不同的振动频率实现传递，以维护脏腑之间的功能协调。外部体表感受到的各种信息和刺激，也可由气来负载以向内在的脏腑传导。针刺、艾灸和按摩等中医技术的实质是通过影响经络中运行的经气振动频率，传导于脏腑而发挥整体调节作用。

既然"气"是物质、能量、信息三种形态不可分割的统一体，那么，从气是精微物质的角度，用现代科技理论追问，它到底是什么？从能量的角度它又是什么？从信息的角度它又是如何运行的？气的传统内涵是什么？

二、古典"气"的现代追问

现代科学证明人体的气是一种客观存在，是构成核糖核酸、DNA、蛋白质和细胞等生命基本物质的基础，是比分子、原子还小的精微物质。尽管"气"是无形而又有质，但因肉眼不易直接见到，我们所常看到的主要是气运动变化所引起的种种生理现象，所以，"气"的物质性就很容易被人们忽略。脏腑之气、经脉之气被称为"机能之气"，其症结恐怕就在这里。总之，尽管气的表现形式不同，但它的基本含义只有一个，即气是一种物质，是一种能够发挥功能作用的物质，而不是功能活动。我们首先需要从气是一种物质属性的角度来研究一番。

1. 精气的精微

那么精气是什么？在中医概念里认为是精气是精和气的合称或者别称，"精也者，气之精者也"。"凡物之精，比则为生，下生五谷，上为列星。流于天地之间，谓之鬼神。藏于胸中，谓之圣人。是故名气。"（《管子·内业》）。《素问·调经论》里说："人有精气津液，四支九窍，五脏十六部，三百六十五节，乃生百病。"进而认为精气是构成生命和维持生命的基本物质和功能体现，《素问·生气通天论》曰："阴平阳秘，精神乃治，阴阳离绝，精气乃绝。"人体分为先天之气和后天精气，后天精气来源于水谷之精微，《素问·奇病论》："夫五味入口，藏于胃，脾为之行其精气。"《素问·经脉别论》："饮入于胃，游溢精气，上输于脾。"

在中医的认识里，还有一个重要的观点是精气神是一体的，是可以相互转化化生的，认为精气也是精神。这一点倒是在现代物理学的粒子层面的量子纠缠现象得到印证。《灵枢·决气》云："余闻人有精、气、津、液、血、脉，余意以为一气耳。"若分而言之，则又可细分为精、气、津、液、血、脉等，诚如张介宾《类经》所说："盖精、气、津、液、血、脉，无非一气之所化也。"《素问·五藏别论篇》："所谓五藏者，藏精气而不泻也。"

而从宏观角度和人体的外气系统而言，精气也是指日月星辰传递的能量，《素问·五运行大论》云："虚者，所以列应天之精气也。"《庄子·秋水》说："夫精，小之微也。"精微到生命程度？又广大到什么程度？《道德经》开篇说："道可道，非常道；名可名，非常名。无名，天地之始；有名，万物之母。故，常无欲，以观其妙；常有欲，以观其徼。此两者，同出而异名，同谓之玄。玄之又玄，众妙之门。"不可言说，非要说出来，就不是道本来的那个东西了。

这种精微程度，古人只能用这样的形容词语来描述了。因为，我们的眼睛只能看到我们所能理解的那个世界，我们普通人的认知只能理解我们能看见的东西。

1953年，美国芝加哥大学尤里（Harold Urey）和米勒（Stanley Miller）最先提出而后由米勒进行大量的生命起源的实验探讨：尤里—米勒模拟实验。这个实验设计了还原性原始大气条件下的火花放电装置和水蒸气发生烧瓶组成。玻璃器事先抽真空，除去O_2，然后通入一定量的CH_4、NH_3、H_2和水蒸气（H_2O）给予火花放电，一周后发现水里已经"无中生有"了全新的化学物质，取样分析表明，水液色泽发生改变，内含5种氨基酸，还有少量脂肪酸及甲烷、甲醛、乙酸等。氨基酸分子是构成蛋白质分子的基本单位，而蛋白质便是构成生命的重要物质。这个实验试图模拟原始地球混沌时候的地理状态，然后看生命能不能从无到有地产生。生命到底是什么？1944年，量子力学的奠基人薛定谔出版了《生命是什么？》，在这本书中，他创造性地提出了生命密码和生命过程负熵的概念。什么是负熵？即物质系统有序化、组织化、复杂化状态的一种量度。这本书成为后来科学家发现DNA结构并导致分子生物学诞生的关键著作。

如果说气是一种精微物质，那么精微到什么程度？为了能够有助于大家理解"气"这个看不见摸不着的物质概念，我们只有借助现代物理学的一些概念来描述了。我们周围充斥着各种频率的电磁波即光线，光线通过瞳孔投射到眼底的视网膜上，即眼睛筛选出的部分真实世界的倒像投射在了视网膜上，然后由视神经传输给大脑处理，这就是我们看到和感知到的世界。

然而，人的耳朵听不到频率低于20Hz（次声波）和高于20000Hz（超声波）的机械波，但是其他动物可以感受到地震的次声波，还比如海豚可以发出超声波声呐。人的眼睛只能看见波长为400nm—780nm之间的电磁波。

实际中我们眼睛感知到的光线只有可见光波段，对于其他波段的电磁波我们只能通过仪器探测来了解。电磁波按波长从小到大的顺序分别对应着γ射线，X射线，紫外线，可见光，红外射线，微波，射电波段，等等。它们充斥在我们的宇宙中，经过地球大气层被吸收后只剩下了0.7μm—80.4μm的眼睛可见光，10μm附近的红外光以及1mm—10mm之间的射电波。

世界是由物质组成的。物质世界大致可以划分为三个维度。第一个维度，宏观世界。就是我们睁开眼睛就直接看到的东西或者通过我们的身体其他器官可以感知的物体。第二个维度，微观世界。我们眼睛看不到，但可以利用仪器测量到的。比如细胞、分子、原子、蛋白质等。第三个维度，超微观世界。我们无法用直觉理解和感知，只能用理论推测和实验证明的东西，包括电子、量子、光子等。尽管知道粒子可以有自旋和能级、能量，但是我们真的很难通过直觉理解，这就是超微观世界。

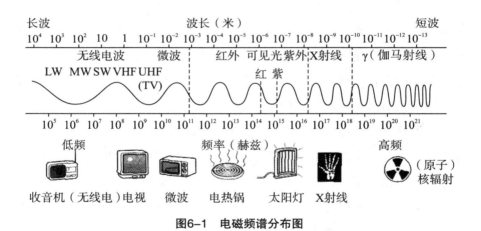

图6-1 电磁频谱分布图

我们所处的宇宙由三个空间维度和一个时间维度组成。然而，一些科学理论，如超弦理论，提出了宇宙有多个维度。这些额外的维度将帮助我们统一自然界四种基本力：强核力、弱核力、电磁力和重力。但是这些高维度存在吗？如果它们真的存在，我们有没有办法衡量它们的存在？或者我们将永远被困在我们的四维世界里？近两个世纪以来，生物学家从解剖学、组织学、细胞学，到分子生物学，一层又一层，沿着"还原论"的道路越走越精细，人体是由骨架、肌肉和器官组成的，而这个结构又是由血管、淋巴、神经等连接起来的。所有这些都由细胞构成的，而细胞又是由蛋白质、DNA、RNA、酶以及无数的分子、离子组成的。再往下，就是原子、电子、粒子直到夸克等各种各样的超微观的粒子组成。最后，到了"还原论"底部，也就是到了分子、原子以下水平，还是没有发现什么可以被称为"生命"的东西。

世界顶级高能物理学家、美国费米实验室学科权威之一的叶恭平博士认为："气是分子的释放，不仅人类有气，就连大理石和水泥也有气。只要有味道，就证明其中有气存在。我们身上的原子与行星上的原子一模一样，没有分别。人身上的原子就是宇宙中行星的尘埃，人死了又变成尘埃，将来可能跑到其他星球上托生成某种生物。抛开灵魂学说，从物理学角度看，天、地、人本来就是一个整体的。由原子构成的人生存在着轮回，只是不同的物质形式罢了。在高能加速器中，基本粒子夸克和电子都是极其微小的气态。气是空的。细胞也可以细分到近乎气体的基本粒子。这是真正的科学，无人能否定。"

现代物理学的观点认为，我们人体本质上是一堆原子或者再往细一点说是一堆粒子构成的，人体大约有6×10^{27}个原子，形成大约60种不同的元素。人体由粒子形成原子，原子共价键形成分子，分子形成聚集体，然后形成细胞器、细胞、组织、器官，最后形成整体。这就是由超微观世界的粒子决定了微观世界的分子，从而有了宏观世界的人。科学发展到今天，我们所能认知的世界其实只占宇宙很小的一部分，其余物质的存在形式是我们根本不知道的，我们叫它暗物质和暗能量。暗物质是组成宇宙中大部分空白的物质，但在现有的技术下它们既不能被观察也无法被检测到。科学家通过计算，要保持现在宇宙的运行秩序，暗物质的质量需5倍于我们现在看到的物质。看不见的物质还有很多，比如，中微子的电荷是中性的，它们比基本粒子质量要轻，可以毫不妨碍地穿过几千公里，比如你正在阅读这段文字时，就会有一些穿过你的身体。

2. 原子的极点

先秦天下十豪之一，周朝大夫、大将军、哲学家关尹子（他就是拜请老子写《道德经》过函谷关的关令）在《八筹》里说："是道也，其来无今，其往无古，其高无盖，其低无载，其大无外，其小无内，其外无物，其内无人，其近无我，其远无彼。不可析，不可合，不可喻，不可思。惟其浑沦，所以为道。"庄周《庄子·天下》曰："至大无外，谓之大一；至小无内，谓之小一。"

两千多年前中国先哲对宇宙人生的认知，至今深刻影响着当今科学的发展。《庄子·天下篇》说："一尺之棰，日取其半，万世不竭。"先秦时期的一尺约等于现在的23.1厘米，一块23厘米长的木棍，每天砍下一半，永远都砍不完，形象地说明了物体细分是无穷尽的。

古希腊原子唯物论学说的创始人之一德谟克利特[①]认为，万物是由原子构成的，万物的本原或根本元素是原子和"虚空"，原子是一种最后的不可分的物质微粒，宇宙的一切事物都是由在虚空中运动着的原子构成。所"原子"在希腊文中是"不可分"的意思。原子是永恒的、不生不灭的；原子在数量上是无限的；原子处在不断的运动状态中，唯一的运动形式是"振动"；原子的体积微小，眼睛是看不见的，即不能为感官所知觉，只能通过理性才能认识。

随着人类认识的进步，原子逐渐从抽象的概念逐渐成为科学的理论。1897年英国物理学家约瑟夫·约翰·汤姆生在研究阴极射线时发现，一切原子都由一个带正电的原子核和围绕它运动的若干电子组成。电子是带负电的亚原子粒子。它可以是自由的（不属于任何原子），也可以被原子

[①] 德谟克利特（约前460—前370），古希腊伟大的唯物主义哲学家，他的著作涉及自然哲学、逻辑学、认识论、伦理学、心理学、政治、法律、天文、地理、生物和医学等许多方面，据说一共有52种之多。马克思和恩格斯赞誉他是古希腊人中"第一个百科全书式的学者"。

核束缚。原子核以及电子属于微观粒子，构成原子，而原子又可以构成分子。一个正原子包含一个致密的原子核及若干围绕在原子核周围带负电的电子。原子质量极小，一般为X^{-27}，质量主要集中在质子和中子上。以碳（C）原子为例，其直径约为140Pm（皮米），通常以半径记录，直径为1.4×10^{-7}mm，是由位于原子中心的原子核和一些微小的电子组成的，这些电子绕着原子核的中心运动，就像太阳系的行星绕着太阳运行一样。

1911年，原子核物理学之父欧内斯特·卢瑟福[①]根据α粒子散射实验现象提出原子核式结构模型，估算出原子核的半径上限为10^{-14}m，典型的原子直径的数量级大约是10^{10}m，所以原子核的直径大约是原子直径的万分之一，原子核的体积只相当于原子体积的万亿分之一。1918年，卢瑟福用发现原子核的α粒子轰击氮原子核，他发现了一种奇怪的现象，感光器件记录到了氢核的迹象，他意识到这个氢核的唯一来源是氮原子核，强大的α粒子撞击分裂了氮原子核，他将其命名为Proton，这就是质子的来历。

1932年，科学家发现中子，确认原子由电子、质子和中子组成，它们比起原子来是更为基本的物质组分，于是称之为基本粒子，人们认为基本粒子是构成一切物质实体的基本成分。质子的质量大约是电子的1840倍。电子是在原子核外距核由近及远、能量由低至高的不同电子层上分层排布。中子是由两个下夸克和一个上夸克组成。

1937年发现了μ子，1947年发现了K介子和介子……以后这类粒子发现越来越多，目前为止累计已超过400多种。这些粒子并不属于同一层次，因此基本粒子一词已成为历史。

粒子之间存在着四种基本力：电磁相互作用力、万有引力、强相互作用力及弱相互作用力，其中引力相互作用非常弱，可以忽略。通过这些相互作用，产生新粒子或发生粒子衰变等粒子转化现象。

[①]　欧内斯特·卢瑟福（1871—1937），英国著名物理学家，1908年诺贝尔化学奖获得者。

如果以不能再分解为任何组成部分的粒子作为基本粒子的定义的话，目前只有夸克和轻子两种基本粒子。如同抽丝剥茧，如同游戏通关，人类探寻物质终极秘密的位置终于到达了夸克的层级。1964年物理学家盖尔曼提出夸克模型，认为强子由更基本的成分组成，这种成分叫作夸克（quark）。夸克是一种参与强相互作用的基本粒子，夸克互相结合，形成一种复合粒子——强子。强子中最稳定的是质子和中子，它们是构成原子核的单元。目前已知的夸克有六种，也叫六种"味"，它们是上（u）、下（d）、奇（s）、粲（c）、底（b）及顶（t）。

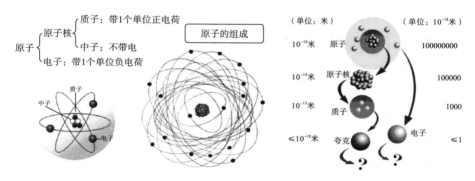

图6-2　原子模型图

在粒子物理的世界里，夸克是唯一一种能经受四种基本相互作用（电磁、引力、强相互作用及弱相互作用）的基本粒子。自旋是基本粒子的一种内禀特性，它的方向是一个重要的自由度①。夸克还有一个独特的性质，叫作"夸克禁闭"，指的是在强相互作用下，夸克之间的作用力不是随着距离的增加而减弱，反而是随着距离的增加而加强，这导致我们无法将某一个夸克单独分离出来。夸克每一种"味"都有一种对应的反粒

---

① 在量子力学中，自旋是微观粒子的一种性质，是由粒子内禀角动量引起的内禀运动，并因此产生一个磁场。自旋为0的粒子从各个方向看都一样，就像一个点。自旋为1的粒子在旋转360度后看起来一样。自旋为2的粒子旋转180度，自旋为1/2的粒子必须旋转2圈才会一样。自旋的应用包括：核磁共振谱、电子顺磁共振谱、质子密度的磁共振成像，以及巨磁电阻硬盘磁头。

子，叫反夸克，它跟夸克的不同之处，只在于它的一些特性跟夸克一样但正负不同。所以，科学家发现的"夸克"几乎同时出现一正一负的"对夸克"，"或阴或阳"，绝对静止状态下，它质量是0，它一动要么是+、要么是−。

说到这里，你是不是觉得，它自带阴阳的属性和我们祖先说"一阴一阳之谓道"很契合？《道德经》曰："万物负阴而抱阳，冲气以为和。"

在夸克之间传递强相互作用的粒子是胶子，静质量为0，自旋为1，具有色荷。带电粒子间的电磁相互作用是通过交换光子而实现的；具有色荷的夸克之间的强相互作用是通过交换胶子而实现的。所不同的是，光子不带电荷，光子本身不能放出或吸收光子；胶子具有色荷，胶子之间有强相互作用，胶子本身可放出或吸收胶子。它们把夸克黏合在一起，使之形成质子、中子及其他强子。

夸克理论把所有已知粒子分成两族。一族由夸克组成，能够"感知"只在夸克之间起作用的强力，叫作强子。另一族叫作轻子，它们不能感知强力，但参与以所谓弱力做媒介的相互作用（或称弱相互作用），比如，放射衰变过程就是弱相互作用引起的。强子既能参与强相互作用，也能感知弱力。轻子是名副其实的基本粒子，它们不由任何别的东西构成。典型的轻子就是电子，电子与另一种叫作中微子的轻子相伴生。

这就是原子的极限或者极点吗？

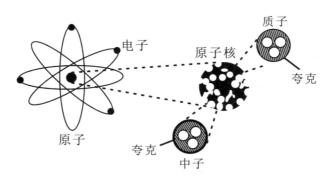

图6-3　夸克示意图

我们感知的物质形态是一定温度下的存在形态。物体内热能增加，分子和原子挣脱化学键，自由度越来越高，物体就会从固态变为液态，直到气态和不可思议的离子体态。0摄氏度是冰水混合物的温度，37摄氏度是人体正常的平均体温，100摄氏度是标准大气压下水沸腾的温度，1000摄氏度就会发出白色光，1538摄氏度铁就会融化。如果当温度达到大约5500开尔文，这个温度接近太阳表面的温度，分子就会被电离成单个原子。当温度被加到200亿K时，原子核被电离，质子和中子就会挣脱束缚，变为自由粒子。当温度升到2万亿K时，质子和中子就被分解为基本粒子：夸克和胶子。夸克—胶子结合的物态我们称其为等离子体，成为除去固、液、气外，物质存在的第四态。等离子体是宇宙中一种常见的物质，地球周围的电离层以及在太阳、恒星、闪电、极光中都存在等离子体，它占了整个宇宙的99%。夸克和胶子这是两个基本粒子，不可再分。

物理学告诉我们，理论上最低的温度是绝对零度，约为−273.15摄氏度，这是无法达到的低温极限。另一方面，理论上最高的温度是高达1.4×10^{32}K的普朗克温度[①]，这是宇宙大爆炸第一个瞬间的温度，这是宇宙的极限温度，里面包含着创世的能量，时间、空间、物质尽在其中。根据狭义相对论，组成物体的粒子如果被加速到无限趋于光速，粒子的动能将会趋于无穷大，这就意味着物体的温度会无限高。当温度高到一定程度之后，引力会强大到与另外三种基本力统一在一起，任何物质都无法存在，就连夸克等基本粒子也无法存在。一旦高于这个温度，广义相对论和量子力学全部失效。

如果我们加温到所有的粒子的动能不会再增加了，它们不会超过光速。但是它们会像光子那样，波长变得更短，携带更多的能量。这个时候所有的粒子碰撞就会产生我们目前未知的奇异粒子，如暗物质粒子。

如果在肌体上放一块磁铁或一个电场时，通过显微镜可以观察到，由

---

① 普朗克温度以德国物理学家马克斯·普朗克命名，称为普朗克温度，即1.4×10^{32}K。

于磁场影响了电子路线，原子的运动轨迹立刻发生变化。如果我们继续向微观层面深入看下去，会进一步看到神奇的现象。我们单独观察一个原子时，就像是在一片空旷无垠的空间里，出现了模糊而神秘的纠结，因为电子非常小，它震荡太快以至于轮廓消失于无形，形成一团电子云。如果把这个原子核放大到直径一英尺的大小，电子轨道的直径会变成大约一万英尺，一个1∶10000的比例。如果用超级显微镜来更加放大原子核，它是不是看起来好像消失了一样？在电子这个层级，不过是佛教所言的"空"，这个空当然不是彻底的"无"，而是充满了振动的能量场，并且彼此之间不断相互影响。也就是说，在生命的超微观层面上，所有东西都以振动方式存在，一点最细微的改变都会引起振动场里其他同时存在者的变化。它们全都以自己的振动频率振荡，然后和谐地一起形成共振。最终，我们发现，人为什么能听见声音，是耳朵与周围的声音发生了低频共振；为什么能看见物体，是眼睛与物体发射或反射出的光线发生了高频共振；人体就是一个复合电磁波、机械波等能量波的高级、复杂、精密、自控的物理共振体。人体内部大到五脏六腑、小到细胞时刻都处于特殊的振动状态，即共振态，"生"是共振态的开始，"老"即共振态的减弱，"病"是共振态的失谐，"死"是共振态的停止。

因此，普朗克研究到最后的结论是："世界上根本没有'物质'这个东西，物质是由快速振动的量子组成的。"在高能加速器中，"基本粒子"其实都是微乎其微的"气"态，气是空的，所以叫空气。"空即是色，色即是空"，不仅是佛家的禅语，也是物理学家看到物质极点的景象。

3. 量子的纠缠

哲学上物质的含义是：物质是在绝对空间中占有体积，具有质量、能量和信息，并为人的意识所反映，同时又能被意识反作用的客观存在。物质既不能被创生，又不能被消灭，只能从一种形式转化为另一种形式。从现代物理学的角度，说到原子这个层面，还远远不够。我们对物质的理解，还要往量子、波（能量）的层面深入下去，它也有助于我们理解"气"这个概念的玄妙和复杂性。

这个世界是超微观世界决定微观世界，微观世界决定宏观世界。我们不断分解物质粒子，是为了从微观层面去找到和理解宏观物质世界和精神现象的秘密。于是量子物理学作为研究微观粒子运动规律的学科诞生了，它是研究原子、分子以至原子核和基本粒子的结构和性质的基础学科。自1900年普朗克提出"量子"以来，量子物理学经过爱因斯坦、波尔、薛定谔、海森堡等科学家的发展，逐渐被认为是物质世界的基本理论之一。由于量子理论对物质的微观结构做出根本性解释，因而被广泛运用于关于宇宙天体的生成和演化研究，从而将宇观、宏观、微观和超微观世界统一起来。

我们人体的物质形态就是一堆由粒子构成的原子。我们的身体包含大约50万亿个细胞，一个细胞由大约由20万亿个原子组成，人体是由大约10^{28}个原子组成，它们的运动都遵循简单的物理定律，组成人体的这些原子能如此协调一致地行动，是与意识有关的信号在指挥。施一公认为，"意识从何而来呢？现在很多科学家认为，大脑是意识的生理基础，大脑中的千亿个简单的神经元以正确方式组合在一起，就能产生意识，意识就像大量水产生的波浪一样，是复杂体系在整体上涌现出的现象。然而，水能产生波浪，但是波浪是不能作用于水本身的。不管你做研究，都无法解释人的意识，这超越了我们能说出和能感知的层面。要解释意识，一定得超出前两个层次，到量子力学层面去考察"。

一个物理量如果存在最小的不可分割的基本单位，则这个物理量是量子化的，我们把这个最小单位称为量子。它最早是由德国物理学家、爱因斯坦的老师M.普朗克在1900年提出的。20世纪前的经典物理学只适于描述一般宏观条件下物质的运动，而对于超微观世界和一定条件下的某些宏观现象、物质属性及其微观结构则只有在量子力学的基础上才能说明。

物质到了量子这样超微观的层面，就会产生很多不可思议的神奇现象。假设一个零自旋粒子衰变为两个以相反方向移动分离的粒子。沿着某特定方向，对于其中一个粒子测量自旋，假若得到结果为上旋，则另外一个粒子的自旋必定为下旋，假若得到结果为下旋，则另外一个粒子的自旋必定为上旋；同时还会出现貌似悖谬般的现象：当对其中一个粒子做测量，另外一个粒子似乎知道测量动作的发生与结果，尽管尚未发现任何传递信息的机制，尽管两个粒子相隔无限远。爱因斯坦曾给它取了一个响亮的名号："鬼魅般的超距作用。"然而哪怕是最轻微的相互作用（比如与单个光子发生碰撞）都会破坏这种纠缠。在经典力学里，找不到类似的现象。纠缠是量子效应的关键：它以一种特殊的方式将两个或两个以上的物体连接在一起，使它们即便相隔很远，也能相互影响。发生量子纠缠的系统必须是两个粒子以上的量子系统，发生量子纠缠的粒子是一个整体。在量子世界里，物质和能量互为转换，因而"物质"不但包含传统意义上的物质，也包含能量。量子的特性很诡异，它不但存在"波粒二象性""量子纠缠""量子叠加""量子吸引""量子干扰"等特性，而且粒状的量子不遵循牛顿力学，波状的量子不遵循波函数。量子科学，已经触及了我们至今无法解释的世界：只有能量没有质量，只有数量没有大小，只有空间没有时间，只有形态没有形状……

　　人们认识到物质与能量、信息（意识）的本质是合三为一的。但是不知道具体的原理是什么。从17世纪初开始，西方进行了一场跨越300年的光是波、还是粒子的世纪大争论，笛卡儿、牛顿、托马斯·杨、惠更斯、菲涅尔、傅科、麦克斯韦、爱因斯坦等一群牛人纷纷加入论战。1887年，物理学家赫兹发现了神奇的"光电效应"，即光生电。光电效应，便是太阳能发电的基础。赫兹不得其解，直到爱因斯坦对"光电效应"进行了解释：光是由不连续微小的粒子（"光子"）组成的波，即光同时具有波与粒子两种属性，俗称波粒二象性。光是光子流，也是电磁波！当我们从量子的视角来看待这个物质世界的时候，就会明白物质间的粒子是可以相互转化的，电子可以在不同物质间游走，量子可以形成夸克、中微子、电子。物质的物理属性在量子层级不再稳定，一种物质量子态可以在外环境的影响下变成任何物质相近的量子态。在量子层级中，电磁波、引力波、电场、磁场、光都同在一个能量级和粒子级，而且可以交互和转化。

传统物理和量子物理之间最大的分歧就是"确定"和"不确定"，简单来说就是组成万物的基本粒子有两种状态，也就是"波"和"粒子"，这些粒子可以像球体一样运动，也可以像电波一样传播。爱因斯坦描述道："好像有时我们必须用一套理论，有时候又必须用另一套理论来描述（这些粒子的行为），有时候又必须两者都用。我们遇到了一类新的困难，这种困难迫使我们要借助两种互相矛盾的观点来描述现实，两种观点单独是无法完全解释光的现象的，但是合在一起便可以。"说到底，粒和波就是能量的聚和散，著名的质能关系式$E=mc^2$，前面是能量，后面是粒子的质量乘以光速的平方。任何一个小小的粒子，一点儿质量，里面都蕴藏着巨大能量，因为它是乘以光速的平方。把能量浓缩起来就表现为粒子，把能量释放出去，就是波。物质有多大质量就能转化为多大的能量，能量被物质吸收后总能找到对应的质量，物质损耗质量时总能找到对应的能量。天地万物通过不断地交换能量和聚散能量，使静止变运动，运动变静止，有形化无形，无形变有形，所以我们的古代哲学家说"聚则成形，散则成气"。

科学家试图从量子纠缠的角度来寻找自然界的最后奥秘，正在想办法模拟宇宙大爆炸的原理。比如粒子对撞实验、国际热核聚变实验堆计划。当温度达到2000万亿K，粒子的碰撞已经足以产生任何标准模型中已知的粒子和反粒子。这时，所有带质量的粒子都会变得跟光子的性质一样，不再受到质量的约束，不管是正粒子还是反粒子，它们都开始以光速运行，并且有了"波"的性质——神奇的波粒二象性。波粒二象性是微观粒子的基本属性之一。量子纠缠在量子力学与经典力学之间做了一个完全的切割。

1640年，比利时科学家海尔蒙特做了一个非常有名的实验，那就是"柳树实验"。在这个实验之前，人们一直认为植物的全部营养来自土壤，而"柳树实验"结论否定了这个观点。他首先称重了花盆及花盆中泥土，重量是90公斤。然后，称了一下准备栽到盆里的柳树，是2.3公斤。五年过去了，柳树重量达到75公斤，比五年前增重了72.7公斤，而泥土的重量并没有明显地减少。那么，柳树重量增长了30倍以上，树木究竟是靠什么长大的？我们现在知道植物的鲜重主要成分是水，烘干水分后的植物干重主要是由碳、氢、氧合成的有机物以及灰分组成。碳、氢、氧来源与水和空气中的二氧化碳，灰分来源于土壤。

　　到了1804年，现代植物生理学索秀尔才证明了植物体内的碳素来自于大气中的二氧化碳。上面这个实验中，土是实实在在的物质，是"有"，"磁、波、场、电、气"等为看不见的物质，是"无"，树从小长到大，并非靠"有"，而恰恰是靠以"无"，这个说明什么道理呢？我们怎么样理解"有、无"之间的关系呢？《道德经》曰："有物混成，先天地生。"这个物是什么？就是"炁"，就是"道"的同义词，其内涵包括了物质与非物质，所以它是"心物一元"的混合体，是"一气含三"[1]有无虚实结合体。第十四章又说："视之不见名曰夷，听之不闻名曰希，搏之不得名曰微。此三者不可致诘，故混而为一"，认为一化为三，三合为一。物理学告诉我们，原子"空"的空间占据了原子99.9999999999999%。打一个比方，如果你的拳头与原子核一样大，那么整个原子就像一个城市一样大。如果碰巧是氢原子，那么唯一的一个电子就像一只飞蛾在空荡荡的市区飞舞。如果把70亿人类身体中所有的原子都压缩在一起，去掉原子核和电子之间的以及原子和原子之间空间，最后剩下的物质大概只有一个方糖块大小。这就是"有"与"无"合二为一的隐喻。

---

[1]　道教中有"一炁化三清"之说："道生一，一生二，二生三，三生万物。"意思是道化生为混沌元气，由混沌元气化生为阴、阳二气，再由阴阳二气衍化为天、地、人三才，由此产生天下的万事万物，一化为三，三即是一，因此，三清尊神就是"道"的人格神化。

综上所述，我们在量子层面感受到的不可思议的东西，彻底颠覆了我们的世界观。故，佛家曰：万物皆空！故，东方哲学认为气是一种至宽至窄的存在：其大无外，其小无内。我们古圣贤凭借超凡的真觉力和洞察力，内视体察到天地万物的原始物质是一种相对稳定却又不断变化着的精微物质，他们把它叫"炁"[①]。炁者，水上之无相物也，可以看着是一种意识流，是"磁场"的一种状态。"炁"字从字形上看，无中生有，有是什么？可以是看不见的"磁、波、场、电、气"。在中医中，"炁"与"气"通假。"炁"指的是先天之气，而"气"指的是后天之气。"炁"这种物质具有能量、包含信息，既有粒子特性又有波、场的特性，它存在于一切物质之中，又在一切物质之外。"炁"是宇宙时空中的基本物质，不断地和外界交换物质能量信息，同时依靠这种方式与外界保持着普遍联系，组成各种基本粒子，再通过这些基本粒子相互作用就产生了小至原子分子，大至天体星系的宏观物质。从阴阳理论的角度看，阳是能量，阴是物质，阳化气、阴成形，世间万物都有阴阳，因此《内经》说："阴阳者，数之可十，推之可百，数之可千，推之可万。"太极初开，阴阳合抱，阴中含阳，阳中含阴，阴阳和谐，相辅相成，这就是世界的本原，也是波粒二象性的本质。世界的本原与波粒二象性的本质是相通的。在波粒二象性中，波为阳，粒子为阴；阳化气，阴成形。所以，当我们看到中医讲气的时候，就一定要认识到，气既是能量，又是物质。所谓阳气，是推动事物向阳面转变的能量（物质）；所谓阴气，是推动事物向阴面转变的能量（物质）。

---

① 气功学中所言元气，多指先天之"炁"。此"炁"形成于受胎之先，生于无形，又谓"原始祖炁"，是推动胎儿内呼吸（潜气内转）的循环动力；在人出生后，即"炁落丹田"，成为启动脏腑经络功能活动的原动力，并司理后天呼吸之气、水谷之气、营卫之气、脏腑之气、经脉之气等。气功要求气贯丹田，即以后天之"气"接引先天之"炁"，发动任、督循环，以达到所谓"再立胎息"的效果。

三、中医"气"的主要内容

中国古代哲学认为"气"是一种无形无象、无所不在、充盈宇宙、具有生命力的细微物质。《周易·系辞》说："天地氤氲，万物化生。"《难经·八难》说："气者，人之根本也。"气是古人对世界本原的认识，从云气、水气到量子、场，无不涵盖其中，可谓"至大无外"，"至小无内"。中医学以气一元论为其宇宙观和方法论。在阐述生命运动规律时，抽象的哲学概念和具体的科学概念并用，注重整体生理功能，忽视人体内部结构。现在气范畴被赋予了近现代科学的说明与规定，视气为光、电、质点、原子、量子、场等，现代理论物理学界更趋向以"场"释气。

1. 气为何物

中医理论中的气，中医学的气学说，是研究人体之气的概念、生成、分布、功能及其与脏腑、精、血、津液之间关系的系统理论。中医里对气的定义有三个基本含义：

第一，气是构成宇宙万物最基本的精微无形物质。《易·系辞上》说："精气为物。"气是极其细微的物质，是宇宙万物化生的共同本原，天地宇宙都是由最细微的物质气组成的。《内经》继承和发展了气一元论学说，将其应用到医学中来，形成了中医的气学理论。现在科学常识表明，气体是物质的一个态。气态物质的原子或分子相互之间可以自由运动。中医认为宇宙万物间充满着无形无踪、运动不息的气。气不仅是构成万物的元素，而且还充当万物之间信息传递载体。万物之间以感应的方式相互联系，这种联系的使者就是精微物质——气。气是人体内活力很强、运行不息的极精微物质，是构成人体和维持人体生命活动的基本物质之一，推动和调控着人体内的新陈代谢，维系着人体的生命进程。《灵枢·决气第三十》曰："黄帝曰：'余闻人有精、气、津、液、血、脉，

余意以为一气耳，今乃辨为六名，余不知其所以然。'岐伯曰：'两神相
搏，合而成形，常先身生，是谓精。''何谓气？'岐伯曰：'上焦开发，
宣五谷味，熏肤、充身、泽毛，若雾露之溉，是谓气。''何谓津？'岐
伯曰：'腠理发泄，汗出溱溱，是谓津。''何谓液？'岐伯曰：'谷入气
满，淖泽注于骨，骨属屈伸，泄泽补益脑髓，皮肤润泽，是谓液。''何
谓血？'岐伯曰：'中焦受气，取汁变化而赤，是谓血。''何谓脉？'岐
伯曰：'壅遏营气，令无所避，是谓脉'。"《内经》把人体里运行的精、
气、津、液、血、脉六种物质都认为是"气"在不同部位、不同功能的反
映，它们实质都是"气"，它们之间可以相互转换。气为血之帅，血为气
之母，气能生血，血能载气，互为依存。

　　第二，气是一种无处不在的能量。它不是我们平时所得氧气，不是
仅仅体现在呼吸之上的气，而是在万事万物之中都能体现得出来的，是最
原始的宇宙能量，这个能量，生万物。只要有生命的地方，甚至没有生
命的地方，都有这种能量的存在。我们直观看到的气，就是一年四季的
"象"。比如，作为一种能量的运动，春天来了，阳性的能量向上生发，
自然界中这植物就开始生长了，植物之间互不同类，为什么约好了一块发
芽开花结果？大小动物也感知到了，它们就一起惊蛰了。中药本质是气某
种能量的承载。比如罗汉果是我国特有的一种植物，夏季开花，秋天结
果，很多人用罗汉果来泡水喝，做食疗药膳。它既能清肺，治肺热引起的
咳嗽；又能润肺，治肺燥咳嗽，特别适用于缓解秋天的燥咳。因为秋季是
肺的主气，秋燥之邪最容易伤及肺脏，常使人干咳少痰或无痰。中药讲究
"四气五味"，"四气"是指药物具有寒、热、温、凉四种不同的性质。
寒凉药物具有清热、泻火、解毒、滋阴作用；温热药物温中祛寒、温经通
络、温阳化气、活血化瘀、温化痰湿水饮等作用。"五味"是指药物具有
酸、苦、甘、辛、咸五种不同的味道。《黄帝内经·素问》云："天食人
以五气，地食人以五味。"所谓"地食人以五味"，即是指饮食营养之
"五味"。其中，"五味入口，藏于肠胃，味有所藏，以养五气，气合而

生，津液相成，神乃自生"。（《素问·六节藏象论》）《黄帝内经》提出了"气味学说"。如"气味和而服之"，"五脏六腑之气味，皆出于胃，变见于气口"（《素问·五脏别论》）。也就是说，不管是药物还是食物，我们都是在吸收一种能量。

第三，气是一种传递生命活动的信息中介。气贯通于天地万物之中，具有可入性、渗透性和感应性。气之阴阳两端相互感应而产生了事物之间的普遍联系。气充斥于人体各个脏腑组织器官之间，成为它们相互之间联系的中介。人体之气的中介作用，主要是指气能感应传导信息以维系机体的整体联系。人体内各种生命信息，都可以通过在体内升降出入运行的气来感应和传递，从而构建了人体各个部位之间的密切联系。外在信息感应和传递于内脏，内脏的各种信息反映于体表，以及内脏各种信息的相互传递，皆以人体内无形之气作为信息的载体来感应和传导。例如脏腑精气盛衰可以通过气的负载和传导而反映于体表相应的组织器官；内部脏腑之间可以通过经络或三焦等通道，以气为载体传递信息。

2. 气有何性

宇宙万事万物相互感应是一个基本规律。气作为宇宙万物的中介和原始物质，相互感应于阴阳两端和天地阴阳二气之间。《易传》云："同声相应，同气相求，水流湿，火就燥"，"二气感应以相与"，宇宙之中不论有形之万物还是无形的阴阳二气，都存在着同类属性事物之间的相互感应，相互联系，相互作用。

那么人体的气，又是如何感应的？"人与天地相应也"（《灵枢·邪客》），中医认为人体内的脏腑之气与气候变化相应。一天当中，人体内的阳气会与日升日落变化相通应。"故阳气者，一日而主内，平旦人气生，日中而阳气隆，日西而阳气已虚，气门乃闭。"（《素问·生气通天论》）一年当中，人体会受到四时气候变化的规律性影响。"正月二月，天气始方，地气始发，人气在肝；三月四月，天气正方，地气定发，人气在脾；五月六月，天气盛，地气高，人气在头；七月八月，阳气始杀，人气在肺；九月十月，阴气始冰，地气始闭，人气在心；十一月十二月，冰复，地气合，人气在肾。"（《素问·诊要经终论》）一气之内阴阳两端的相互作用，具体有三大基本规律。

一是气构规律。古人通过格物致知的方式认识到这个最细微的存在，认识到气是构成宇宙万物最基本的精微物质，进而认识到人体也是由气组成的，健康人体的气是平和的、和谐的、有序的，相反，人体生病就是阴阳失衡，导致气的无序化。

二是气化规律。气化是气的转化，一方面是形能化气，另一方面是气能化神。气和形及其相互转化是万事万物存在和运动的基本形式。气是物质与运动、结构与功能的辩证统一。气化是普遍联系的方式，因而具有统一性，人体内部气化与宇宙中的万事万物大化规律的统一性。物质、能量、信息，揭示了宇宙三种不同的存在形式，实际是三位一体的。中医的"精、气、神"，对应现代语境的物质（精）、能量（气）、信息（神）。这三者之间不是截然分开、一成不变的，而是紧密联系的、可以互相转化的。比如，有形的物质可以转化成无形的能量，有形汽油可以燃烧变成无形的能量做功推动汽车前进，无形的电能可以启动汽车的硬件和软件，而人的精神又能够指挥这两者的转化。从人体这个角度，人从有形的食物中获取无形的能量（气），然后由给神（思维、意识、情志）来运作，控制无形的能量（气），指挥有形的身体的活动。气化这种运动属性，也叫"气机"，表现为升、降、出、入四种形式。人体的脏腑、经络等组织，都是气升降出入的场所。如《素问·六微旨大论》说："升降出入，无器不有。"人体的生命活动，从根本上来说，也就是气机升降出入的运动。运动一旦止息，也就意味着生命活动停止而死亡。人活一口气，气行血行，气止血止。

三是同气相求规律。同气相求是一把理解中医学的金钥匙。《易·乾》曰："同声相应，同气相求。"张景岳注《内经》时曾云：

"盖阴阳之道，同气相求。"人以类聚，物以群分，是同气相求最形象的注解。同气相求常用来解释中医的病因病机。当病因性质与人体的体质表现同气时，机体就会遭受此病因的侵袭而患病。比如冬天，病因为寒邪，体质虚寒怕冷的人，容易受寒而得伤寒病。又如夏天，体质阴虚怕热或阳盛怕热的人，容易受热而中暑。这里寒者寒之得寒病，热者热之得热病，就是同气相求。《素问·八正神明论》："以身之虚而逢天之虚，两虚相感，其气至骨，人则伤五脏……故曰天机不可不知。"

3. 气从何来

从其本源看，来自先天之精气、后天水谷之精气和自然界的清气三者相结合而成的。

一是来自先天、禀受于父母的叫"先天之气"。这个气决定一个人的体质、智力等先天禀赋，是父母之精气相合而形成的胚胎发育的原始物质，"人始生，先成精，精成而脑髓生，骨为干，脉为营，筋为刚，肉为墙，皮肤坚而毛发长"。（《灵枢·经脉》）因先天之精封藏于肾，在胚胎组织发育过程中，肾最先发育成形，在中医中，肾被称为"先天之本"。

二是来自后天摄入的饮食物，也叫"后天之气"。先天之气与后天之气相合而为一身之气。生命在出生以后，生长发育所需的营养物质和能量，主要来源于摄入的饮食物，并通过脾胃运化功能而生成水谷之精气。《灵枢·五味》说："故谷不入半日则气衰，一日则气少矣。"因此，人体要保持旺盛的活力和生气，离不开水谷之精的滋养。只有脾的运化功能旺盛，机体的消化吸收功能才能健全，才能为化生精、气、血、津液提供足够的能量。因此，中医把脾胃作为"后天之本""气血生化之源"。

三是来自呼吸宇宙的自然之气。这是中医称为"清气"的精微物质，它随四时而化为风、寒、暑、湿、燥、火六气；六气的运动，又化为温、热、寒、凉的气候变化。生命要维持正常的新陈代谢和机体运转，必须要

357

一刻不停地吐故纳新。现代科学表明，空气中的氧是维持机体必不可少的物质，是人体生命活动的第一需要。按照中医"天人感应"或"天人合一"理论，自然四时气候的变化，影响着人体之气的运动和功能，因而影响着人体内各脏腑组织器官的功能活动。人要使体内之气升降、出入，运行协调有序，各脏腑组织器官的功能发挥稳定，就必须与自然界之气的运动变化统一协调，"法于阴阳，合于四时"，人与自然环境相统一。《素问·阴阳应象大论》说："天气通于肺。"肺是体内体外气体交换的场所，肺主呼吸之气，也主一身之气。人体内气的生成有赖于全身各脏腑组织的综合作用，主要是肺、脾胃和肾等脏腑的合作。脾胃为气血生化之源，胃司受纳，脾司运化，脾升胃降，把水谷精气上输于肺，再由肺通过经脉而布散全身。肾为生气之源，肾所藏之精，包括先天之精和后天之精，一方面不断地贮藏，另一方面又不断地供给，循环往复，生生不已。

4. 气分何类

气流行分布于全身各处，表现为各个脏腑、经络等不同组织的生理活动。由于气在人体所分布的部位不同，有不同的来源与功能特点，因此有各种不同的名称。在经络的为经络之气，在脏腑的为脏腑之气，在体表的为卫气，在血液的为营气，在胸中的宗气，在肾的为元气。

一是元气（先天之气）。它为人体生命活动的原动力，通过三焦而流行于全身。它来源于父母，为先天之精所化生，藏于肾，依靠后天之气的滋养和补充。它是推动人体的生长和发育，温煦与激发各个脏腑、经络等组织器官的生理活动。例如，它既能使心神兴奋，又能使心神宁静；既能发挥推动、兴奋、化气、温煦等属于"阳"的功能，又能发挥宁静、抑制、成形、凉润等属于"阴"的功能。因此元气可分为元阴、元阳，而且影响一身之阴阳。元气充沛，则人体健壮而少病，反之如先天禀赋不足，或后天失养，则元气不足，身体虚弱，易致各种疾病。

二是宗气。它是外界清气与脾胃化生的水谷精气结合而成，形成于肺，聚于胸中，其生理功能主要有行呼吸、行血气和资先天三个方面。宗气为后天之气，是由肺吸人之清气与脾运化之水谷精气结合而成，在胸中积聚，称为"气海"，亦称"膻中"。《灵枢·邪客》说："宗气积于胸中，出于喉咙，以贯心脉，而行呼吸。"宗气上走息道（呼吸道），循喉咙而走息道，推动呼吸，贯通心脉，推动和调节心脏的搏动，沿三焦下行的方式布散全身。宗气下注气街，沿三焦向下运行于脐下丹田，以资先天元气。

三是营气。它是血脉中的具有营养作用的气，运行于脉中者。营气是与血共行于脉中之气。《素问·痹论》说："营者，水谷之精气也。和调于五脏，洒陈于六腑，乃能入于脉也。故循脉上下，贯五脏，络六腑也。"它分布于脉管之中，主要生理功能是：化生血液，与血共行脉中，营养全身。由于营气在脉中，是血液的重要组成部分，营与血关系密切，可分不可离，故常常将"营血"并称。

四是卫气。它是行于脉外之气，因为有护卫肌表，防御外邪入侵的功用，故称为卫气。卫气与营气相对而言属于阳，故又称为"卫阳"。卫气亦由脾胃运化的水谷精微所化生。它的性质剽悍槽利，不受脉管的约束，而运行于脉外。它的主要生理功能是：在内散于胸腹，以温煦脏腑；在外循行于皮肤分肉之间，以调节腠理之开合，同时，护卫肌表，润泽皮毛，抗御外邪入侵等。卫气的三个功能之间是相互联系和协调一致的。《灵枢·本藏》所谓"卫气者，所以温分肉，充皮肤，肥腠理，司开阖者也"，是对卫气三个功能的概括。

人体的气，还可以划分为脏腑之气、经络之气等。它们都是元气分布于某一脏腑或某一经络，即成为某一脏腑或某一经络之气。如心气、肺气、脾气、胃气、肝气、肾气等。脏腑之气是各脏腑进行生理活动的主要物质基础，表现为各脏腑生理功能的一个主要方面。经络之气简称为经气，具有传导功能，即是经气运动的具体表现。脏腑之气虽与元气、宗气等不处于人体气理论结构的同一层次，但脏腑之气包含有元气、谷气及吸入清气的成分。由于所在脏腑和经络的不同，气的构成成分和功能发挥也就各具其相对特异性。

5. 气有何用

中医教材把气的功用概括为六种：推动作用、固摄作用、温煦作用、防御作用、气化作用、营养作用。这六大功用，相互促进，协调配合，共同维系着人的生命过程。

一是气的推动作用。是指气作为活力很强的精微物质，具有激发和促进人体生长发育以及各脏腑、经络等组织器官的生理功能，推动血液的生成、运行，以及津液的生成、输布和排泄等功能。如果气的推动、激活作用先天不足或者后天受到抑制，就要影响机体的生长、发育或生殖，或使血、津液的生成不足和运行迟缓，进而出现各种病理变化，如老年人的便秘，很多都是因为气虚，气的推动作用减弱而引起的。

二是气的固摄作用。是指气对血、津液、精液等液态物质的稳固、统摄，以防止其无故流失的作用。具体表现为：气能摄血是指能约束血，能使血循行脉中而不至于溢出脉外；气能摄津是指气能约束汗液、尿液、唾液等，调控其分泌量，防止异常丢失；气能固精是说气能固摄精液，使之不因妄动而频繁遗泄。

三是气的温煦作用。是指气具有温暖机体、脏腑、经络和四肢百骸的作用，故曰"气主煦之"（《难经·二十二难》）。人体的体温，就是依靠气的温煦作用来维持相对恒定的。血和津液等液态物质的循环运行，除了依靠气的推动作用，也同样离不开气的温煦作用，是故中医一直也有"血得温而行，遇寒则凝"的说法。如果气的温煦作用失常，则人体很可能会出现畏寒喜热、四肢不温、体温低下、血和津液运行迟缓等寒象。

四是气的防御作用。是指气护卫肌肤、抗御邪气的作用，具体体现在：抵御外协的入侵；驱邪外出，减轻和消除病邪对机体的损害；帮助机体康复。当气的防御功能减弱时，机体抵御邪气的能力就能减低，易于感邪发病。所以《素问·评热病论》云："邪之所凑，其气必虚。"

五是气化作用。是指通过气的运动而产生的各种变化，也就是精、气、血、津液各自的新陈代谢及其相互转化。没有气化就没有生命。人体气、血、津液的生成，都需要将饮食物转化成水谷精气，然后再化生成气、血、津液等，完成体内物质消化吸收的新陈代谢、物质转化和能量转化过程。

六是营养作用。指气为人体脏腑功能活动提供营养物质的作用。"上焦开发，宣五谷味，熏肤、充身、泽毛，若雾露之溉，是谓气。"（《灵枢·决气》）

6. 气机何如

运动是绝对的，静止是相对的。气的运动，中医叫气机。气的运动称为气机。气的运动形式，多种多样，归纳起来就是四个字：升、降、出、入。气的运动具有普遍性和极端重要性，其运动一旦止息，即意味着生命活动的终止。《素问·六微旨大论》曰："出入废则神机化灭，升降息则气立孤危。故非出入则无以生长壮老已；非升降则无以生长化收藏。是以升降出入，无器不有。"气机升降失常就会出现各种病理变化，主要有升降不及、升降太过、升降反常三类。气的运动形式是多种多样，运动出现异常变化，升降出入之间失去协调平衡时，概称为"气机失调"。气的运行受阻而不畅通时，称作"气机不畅"；受阻较甚，局部阻滞不通时，称作"气滞"；气的上升太过或下降不及时，称作"气逆"；气的上升不及或下降太过时，称作"气陷"；气的外出太过而不能内守时，称作"气脱"；气不能外达而郁结闭塞于内时，称作"气闭"。具体到五脏与胃腑之间，即：位置居上者降，处下者升，在中者为枢纽，有降有升。

第一，脾、胃与气之升降。中医认为，脾的主要生理功能是主运化、升清和统摄血液。通过脾胃的运化功能，能将饮食物转化为水谷精微之后天精气。而脾的运化功能，是以升清为主。升，是指脾气的运动特点以上升为主，清，指的就是水谷精微等营养物质，升清，就是指水谷精微的吸收和上输于心、肺、头目，通过心肺的作用得以化生气血，以营养全身，故有"脾以升为健"的说法。若脾气不能升清，则水谷不能运化，气血生化就失去源泉，可能就会出现神疲力乏、腹胀、脱肛、内脏下垂、泄泻等症状。脾的升清，是和胃的降浊相对而言的。胃为"水谷之海"，饮食物入胃，经胃的腐熟后，必须下行入小肠，进一步消化吸收，所以说胃主通降，并以降为和。胃的降浊是受纳的前提条件，所以胃失通降，不仅可以影响食欲，而且因为浊气在上而发生口臭、脘腹胀闷或疼痛以及大便秘结等症状。若胃气不仅失于通降，进而形成胃气上逆，则可能出现嗳气酸腐、恶心、呕吐、呃逆等症。

第二，肺与气之宣发肃降。在五脏之中，肺主气、司呼吸。同时，肺主治节，肺有节律地一呼一吸，对全身的气机也起着重要的调节作用。这种调节作用，主要体现为肺主宣发和肃降。所谓宣发，就是肺气向上的升宣和向外和四周的布散；所谓肃降，即是清肃和下降之意，肺气向下的通降和保持吐故纳新。肺主宣发的生理作用主要有：排出体内废气；将脾所转输的津液和水谷精微，布散至全身，外达于皮毛；宣发卫气，调节腠理之开合，以将代谢后的津液化为汗液，排出体外。肺主肃降的生理作用主要有：吸入自然之清气；将吸入的清气与脾胃运化的后天之精气、津液向下布散；肃清肺和呼吸道。肺的宣发和肃降功能，是一对相反相成的矛盾运动，直接反映了气之升降出入。只有宣发、肃降都正常，人体气机才能通畅，脏腑功能才能正常发挥。自古以来，养生、修行、练功之人，调息之法，均是秘不外宣的重要法门。

第三，肝、三焦与气之调畅。五脏之中，肝主疏泄。肝的疏泄功能集中反映了肝主动、主升的生理特点，是疏通、畅达、升发全身气机的一个重要环节。如果肝的疏泄功能正常，则全身气机调畅，气血和调，经络通利，脏腑、器官等的活动也就正常和调。如果肝的疏泄功能异常，则可能出现诸多病理现象。与气机调畅关系密切的另一个脏腑是三焦。中医认为，三焦是气的升降出入的通道，又是气化的场所，故有主持诸气，总司全身气机和气化的功能，它的一个重要生理功能就是通行元气。元气根于肾，通过三焦而充沛于全身，故《难经·三十一难》说："三焦者，气之所终始也。"《中藏经》之《论三焦虚实寒热生死顺逆脉证之法》认为，三焦"总领五脏六腑、营卫经络、内外左右上下之气也；三焦通，则内外左右上下皆通也，其于周身灌体，和内调外，荣左养右，导上宣下，莫大于此者也"。

第四，肾与气之闭藏。《素问·六节藏象论》云："肾者主蛰，封藏之本，精之处也。"藏精，是肾的主要生理功能。肾对于精气的闭藏，主要是为精气在体内能充分发挥其应有的生理效应，创造良好的条件，不使精气无故流失，影响机体的生长、发育和生殖能力。肾中所藏之精气，除了前面所说的先天之精和脾胃运化生成的水谷之精气，还包括其他所有脏腑生理活动中化生的精气通过代谢平衡后的剩余部分，故《素问·上古天真论》说："肾者主水，受五脏六腑之精而藏之。"肾除了闭藏精气之外，还主纳气。肾主纳气，是指肾有摄纳肺所吸入的清气防止呼吸表浅的作用，以保证体内外气体的正常交换。《类证治裁·喘症》说："肺为气之主，肾为气之根，肺主出气，肾主纳气，阴阳相交，呼吸乃和。"从某种角度来说，肾的纳气功能，实际上也就是肾的闭藏作用在呼吸运动中的具体体现。

7. 气患何疾

人体的气和血流行于全身，是人体全部生理活动的物质基础。如果气血失常，必然导致疾病的发生，"血气不和，百病乃变化而生"。（《素问·调经论》）单就气的疾病（失常）而言，主要有由于气的生化不足或耗散太过而致气的不足、气的某些功能减退、气的运动失常等。

一是气虚。是指元气耗损，能量不足，脏腑功能衰退，抗病能力下降的病理状态。形成的原因主要由于先天禀赋不足，或后天失养，或肺脾肾的功能失调而致气的生成不足，也可因劳倦内伤，久病等而致。就症状而言，肝气虚，主要表现为头目昏花、视物模糊（因"肝开窍于目"），无精打采，晨起筋骨僵硬（因"肝主筋"）；心气虚，主要表现为心悸，气短，多汗（因"汗为心之液"），劳则加重，神疲体倦（因"心主神明"）；脾气虚，主要表现为纳差、食后胃脘不舒（因"脾主运化"），四肢乏力（因"脾主四肢"），形体消瘦（因"脾主肉"），面色萎黄，大便不调（因"脾与胃相表里""胃主降浊"）；肺气虚，主要表现为短气自汗、声音低怯、咳嗽气喘、胸闷、易于感冒、大便不畅（因"肺主呼吸""肺主宣发肃降"）；肾气虚，主要表现为耳鸣（因"肾在窍为耳"），眩晕健忘（因"肾主藏精""精生髓"），腰膝酸软乏力（因"肾主骨"），小便数而清（因"肾主水液"），白带清稀（因"肾藏精，主生长、发育与生殖"），呼吸浅促（因"肾主纳气"）。除此之外，由于气和血、津液的关系极为密切，因而在气虚的情况下，必然也会影响到血和津液，导致血和津液生成不足，运行迟缓，或无故流失，从而引起血和津液的多种病变。

二是失调。气的升降出入运动正常，则脏腑经络、阴阳气血功能能维持相对的协调平衡；反之，如气的升降出入运动异常，则必将打乱人体自身的这种动态的协调平衡，导致五脏六腑、表里内外、四肢九窍等多方面的多种病变，出现"气机失调"，比如，气滞（气的流通障碍）、气逆（气的上升运动过强或下降运动不足）、气陷（气的上升力量不足或下降力量过强）、气闭（气的外出受阻）和气脱（气不内守而外脱）等。

三是气滞。主要是由于情志内郁，或痰、湿，食积、瘀血等阻滞，影响到气的流通，形成局部或全身的气机不畅或阻滞，从而导致某些脏腑、经络的功能障碍。气滞于身体某一局部的话，可以出现胀满、疼痛，甚至瘀血、痰饮等症。气滞不仅能使肺气壅滞、肝郁气滞、脾胃气滞，而且肺、肝、脾、胃等脏腑功能的障碍也能反过来形成气滞。

四是气逆。气机升降失常，脏腑之气上逆，多由情志所伤，或因饮食寒温不适，或因痰浊壅阻等所致。在肺，则肺失肃降，肺气上逆，发为咳逆上气；在胃，则胃失和降，胃气上逆，发为恶心、呕吐、呃逆；在肝，则肝气上逆，发为头痛头胀，面红、目赤、易怒、咯血、昏厥。

五是气陷。气陷实际也是气虚，如胃下垂、肾下垂、子宫脱垂等。由于"人受气于谷"，气生化于脾，脾主升，脾胃为气血生化之源，所以在脾胃气虚时，更易导致气陷，故气陷常称为中气（即脾胃之气的合称）下陷，常见伴随有腰腹胀满重坠，便意频频，以及短气乏力，语声低微，脉弱无力等症。

六是气闭和气脱。气闭和气脱，都是以气的出入异常为主的病理状态，临床多表现为厥、脱等重症。气闭，多由于浊邪外阻，或因气郁之极，致气的外出受阻从而出现突然闭厥的病理状态。气脱，多由于正不敌邪，或蒸汽的持续衰弱，以致气不内守而外脱，或因大出血、大汗等气随血脱或气随津脱而致气脱，从而出现功能突然衰竭的病理状态。

四、人体"气"的运动机制

气机是中医里一个很重要的术语。气的运动称作气机。气机是指人体内气外气的正常运行机制，包括脏腑、经络等各个方面的功能活动。人体气机活动的基本形式主要为升、降、出、入，若气机的升降出入失常，则可出现气逆、气郁、气滞、气陷、气闭甚至气机泄脱等病变。

中医认为人体是一个小天地，人体内的气，与天地之气相同，在人体内不断地升降出入运动，以维持机体的生命活动。天地之气的运动规律是：天气下降，地气上升，阳降阴升，交感合和。人气的运动规律也类同天地之气，在下之气升，在上之气降，即阴升阳降。如心火下降，肺气肃降，犹天气下降；肾水上济，肝气升发，犹地气上升。如此则维持了心肾水火协调共济，肺肝二气运行有度。而脾气主升，胃气主降，斡旋诸气于人体之中，是人体气机升降之枢。人体之气的运行协调有序，称为"气机调畅"，标志着人体的生命活动稳定有序。

至于在上者为何能降，在下者为何能升？中医认为，人体由阴阳组成，阳为动，阴为静，阳主生，阴主死，阳为升，阴为降，扶阳抑阴是中医的基本手段。心肺虽在上属阳，但其气中含有阴性成分，故心火、肺阳能在其心阴、肺阴的作用下下行温肾或制约肝气之升；肾肝虽在下属阴，但其气中寓有阳性成分，故肾水、肝阴能在其肾阳、肝阳的鼓动下上升济心或制约肺气之降。脾体阴用阳，喜燥恶湿，故脾阳升；胃虽属阳而以阴为用，喜润恶燥，故阴降。"清阳出上窍，浊阴出下窍；清阳发腠理，浊阴走五脏；清阳实四肢，浊阴归六腑"；"升降出入贵常守，反常则灾害至"。上下阴阳之气的升降机理存在于阴阳二气之本身：阴中寓阳故能升，阳中藏阴故能降，天人一理。

1. 外气与内气的交感

中医认为，人体内之气受自然界的大气和四时气候变化的影响而出现规律性的变化，人体内的脏腑之气与这些人体外气变化相通相应，伴随着近地天体运动而产生的"场"作用力，包括引力场、生物电场、磁场、电磁波以及生物光等，无处不在，无时无刻不发生着变化，并影响着地球上的气候，构成综合的复杂的影响生命的外气系统。

中医五运六气理论把一年平分为六季，每季60.875天，称为一个"之气"，六气即"风、火、暑、湿、燥、寒"。从立春（2月4日）起算，初之气由风气主之，二之气热气主之，三之气暑气主之，四之气湿气主之，五之气燥气主之，终之气寒气主之。如此每年相同，依次轮替的六气，称之为"主气"。五运六气理论里着重讨论另一种周期性的六气。它们不按照自然季节的顺序出现，而是如同定期到访的客人，故称为六"客气"。客气与主气的时段重叠，称为"加临"。受主客加临的影响，气候有时会变得异常，不仅伴随着自然灾害，往往还引发严重的瘟疫流行，例如，沙士病毒、新冠病毒。六客气呈六年为一周期，每年由一组客气表现最强，分别主司上下各半年。主管上半年的客气称为"司天"，主管下半年的客气称为"在泉"。顾名思义，天在"上"，最盛的时段在三之气（六、七两个月）；泉在"下"，最盛之时位于终之气（十二月、一月两个月）。

经络之气与脏腑之气是一脉相承的关系。脏腑之气是五脏之气和六腑之气的合称。五脏者，心肝脾肺肾也。六脏由于其结构和振动频率不同，其功能也各不相同，六脏经络之气各有所主的局面。经络之气是脏腑之气的外在延续部分，人体是以五脏为核心，以经络为纽带，外联枝节，内属脏腑的一个统一整体。内有五脏六腑，外有四肢百骸，而中间要靠经络来联络。经络好比大地上的沟渠和江湖，运行气血，人在经络在，人亡经络灭。

人体经络的名称，包括两个部分的含义：前半为六气的名称，后半是脏腑的名称，它传达的是天人感应的信息：手厥阴心包经，足厥阴肝经；手少阴心经，足少阴肾经；手太阴肺经，足太阴脾经；手少阳三焦经，足少阳胆经；手阳明大肠经，足阳明胃经；手太阳小肠经，足太阳膀胱经。即手足"三阴三阳"。

按照六客气所占的阴阳比例，把风寒暑湿燥火分为三阴三阳，并严格地固定了阴阳的对应关系：一阴为厥阴风木，必对一阳为少阳相火；二阴为少阴君火，必对二阳为阳明燥金，三阴为太阴湿土，必对三阳为太阳寒水。对应的双方彼此互为上下，我们一旦知道在"上"的司天，就可以知道"下"的在泉，也就知道了司天和在泉的左右间气。如《素问·天元纪大论》所说："子午之岁（鼠马之年），上（指司天）见少阴；丑未之岁，上见太阴；寅申之岁，上见少阳；卯酉之岁，上见阳明；辰戌之岁，上见太阳；己亥之岁，上见厥阴。"

肺部是人体最后一个运行的脏器，是长在体内而又直接和外界交换能量的脏器。新生儿"哇"的一声，吸入第一口外在的自然清气，肺泡鼓起的瞬间，就是《黄帝内经》里说的"天地合气，命之曰人"。大自然的能量振动，启动了肺循环的开始，也开启了气在经络通道里的振源。从这个时刻起，人体的外气和内气合为一体，升降出入，开始了人体生长壮老已这个生命历程。

2. 生物钟与子午流注

2000年12月新华社报道称，日内瓦大学生物系的专家们经研究确认，人体器官几乎所有的细胞都拥有生物钟。它们是按照太阳的升落来制造蛋白质，不管作息时间如何人为打乱，身体中的主要生物钟都会按最初的节律发挥作用。科学家们曾做过这样一个试验：让一些志愿者居住在一个与世隔绝的山洞中，他们不知道白天和黑夜，对时间观念完全模糊不清，但通过这些人的体温、脉搏、血压和脑电波测试表明，体内节律仍顽强地保持在一昼夜的周期之内，所有的数据都与自然界一同有规律的升降。

人体的生理机能会随着昼夜的流逝而呈现周期性和节律波动。某些疾病也会在24小时之内表现出缓解、好转、加重或死亡的规律，这就是生物钟现象。据研究生物钟科学四十多年的法国医学家海因柏教授介绍，人体器官除有味觉、听觉、触觉、嗅觉、视觉五大感觉功能外还有时觉，人的思想、精神、运动、睡眠及进食都会受到时觉的支配。一天中头脑最清醒时是在上午10时；对体育运动员来说最佳的时间在下午3时；皮肤的敏感性从下午1时开始增强，半夜时反应最强烈，以后逐渐下降，中午11时反应最迟钝；对重病患者来说，死亡率下半夜高于上半夜，下午高于上午，夜间高于白天；得脑血栓的病人，绝大部分也是发生在晚上。

人体的生物钟是生物周期节律的一种守时现象，也是生物在演化过程中逐渐形成的一种本能。《灵枢·顺气一日分为四时》中提出了中医史上最早的疾病时间节律模型："夫百病者，多以旦慧昼安，夕加夜甚……以一日分为四时，朝则为春，日中为夏，日入为秋，夜半为冬。朝则人气始生，病气衰，故旦慧，日中人气长，长则胜邪，故安；夕则人气始衰，邪气始生，故加夜半人气入藏，邪气独居于身故甚也……必以藏气之所不胜时者，以其所胜时者起也……顺天之时而病可与期。顺者为工，逆者为粗。"

"子午流注""灵龟八法"就是古人发现人体内部的气机运行与大自然的运行一致性规律的认识。自然界的阴阳升降、五行生克会在自然界节律作用下影响人体的阴阳升降、气血盛衰及脏气变化。医生根据人体一日中各脏腑所主之时和营卫之气在十二经脉运行的次序,就可推算出有关穴位的开合时间,以此对某些疾病施治可达到事半功倍之效。"子午流注"和"灵龟八法"是一种针灸时间医学疗法的古典针法,其特点在于依十二经脉经气盛衰开合的时间取穴。比如,在上午八点针刺内关穴位可改善冠心病人左心室的功能,并使胸闷、心悸等症状得到缓解,而在晚八点针刺同一穴位不但不能缓解症状,反而还会导致病情加重。人体一气周流是如环无端的,通过进行量化分析,分成五段,就对应五脏之气、天气的五运六气系统;分成十二段,就是十二经脉之气,对应十二时辰了,这就是子午流注了。

3.一气周流与气机圆转

一气周流理论体系是清代著名医家黄元御在《四圣心源》中提出来的。这个一气周流模型为:人体的气机循环是左升右降,中气斡旋;人体元气升则为阳,降则为阴,阴阳不过是一气周流的方向不同而已。在本书第四章讲到圆运动问题。本章的气机周流实际就是天道圆运动在人体的反映,简洁、形象、完美地阐释了天人合一的理念。"一气"即"元气","一气周流"就是元气在人体的运转方式,"一气周流"理论重要的价值在于,它揭示了元气在人体内的运行方式。发现了元气充足、衰弱与人体各种疾病具体关系,使得临症辨象、辨证施治,有了理论依据,使得"固本培元""治病治本""治未病"的理论有了坚实的理论基础。

彭子益先生认为,圆运动医学的源头,其实就是《四圣心源》。以著名中医郑钦安先生为首的火神派,也是深谙一气周流底蕴的学派,辨证治疗直接从阴阳上下功夫,人体元阳是自身一气周流的动力和源头,火

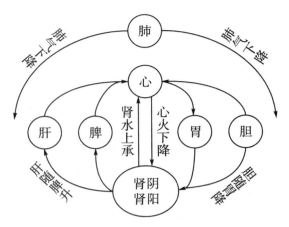

图6-4 黄元御人体气机升降示意图

神派善于从元阳的角度来治疗疾病。黄元御先生的"一气周流"理论，从人体一气周流的全局出发，准确判断一气周流发生郁滞的环节，灵活采取全局性的治疗方案，往往可以四两拨千斤，以普通寻常之药，取立竿见影之效。

气运动的基本形式是升、降、出、入。而气的升降出入过程主要是通过脏腑的功能活动及相互之间的协调来体现，并以圆转的升降来完成整个过程。人体气机升降调节中，心肾相交为一对，脾胃枢纽为一对，肝升肺降为一对，各显其功用，各得其平衡，人体气机升降之圆运动从而实现整体的和谐的旋转运动。在整个圆运动中，太极之轮是左阳右阴，左主升，右主降，中间为升降之枢轴。

对应到人体脏腑，脾胃居中，一升一降，为气机升降的枢纽。肝对应春天的木气，主疏泄，从左而升；肺对应秋天的金气，主肃降，从右而降，成为气机升降之圆的外翼。心火宜降，肾水宜升，水升火降，就是水火既济，相互为用，成为动力之源，水火之轮运转，升降启动。心的跳动、肺的呼吸、脾胃的消化吸收、肝的疏泄调达、肾的主生长生殖，这些脏腑共同完成人体的升降出入、新陈代谢等作用。

4. 以气论药与性味归经

为什么草根树皮能够治疗人的疾病，中药能治病到底是什么原因呢？中医认为，人和万物都得天地一气而生，但人得天地之全性，草木得天地之偏性，人得病就是人体气机出现了偏盛偏衰的情形，所以要借药物之偏性来调整人体的盛衰。

中药的偏性主要体现在两个方面，一个是药物的"气"，另一个是药物的"味"。所谓中药的"气"，是中药所具有的寒热温凉四种不同的特性，也称为"四性"。如薄荷给人清凉的感觉，它的气就是凉的；生姜给人温热的感觉，它的气就是温的。不同的药物都具有不同的气，其中寒和凉属于同一种性质，温和热属于同一种性质，只是在程度上有所差异而已。

人是一种恒温的动物，人体需要在产热和散热之间保持平衡，保持体温的恒定。当内外界因素扰乱了这种平衡，导致了疾病的发生后，人体的产热和散热的平衡也往往遭到破坏。如果产热多于散热，则会出现发热、功能亢进等症状，反之如果散热多于产热，则会出现畏寒、功能衰退等症状，所以这也意味着疾病可以分为两大类——热证和寒证。而中药的四气，就是用来纠正人体在生病状态下寒热失衡情况的。寒凉药可以抑制人体的新陈代谢，减慢器官脏腑的活动和血液循环，所以用来治疗热证。温热药可以增强人体的新陈代谢，加快脏腑器官的活动和血液循环，所以用来治疗寒证。中医最早的药物学专著《神农本草经》上说"疗寒以热药，疗热以寒药"，说的就是药物四气对寒热证的治疗作用。

链接：中药复杂成分意义的思考

中药是一个多种成分的复合体，一味中药就是这样，更何况一个方剂，它的成分就非常非常复杂。中药之所以几千年以来不被淘汰，就是因为它是复合成分，你把它提纯了，当时效果可能很好，但是它很快就会被淘汰。举例一：1958年，中国痢疾流行。中药黄连治疗痢疾是一味非常有效的药物。可黄连的生产周期需要六年，一时全国黄连脱销。国家要从其他的植物中提取黄连的有效成分。很快就有人研究出了从三棵针这种植物中提取小檗碱，就是今天所说的黄连素。黄连当时用于临床对治疗痢疾疗效很好，可是从两年以后，再用黄连素治疗痢疾，没有效了，这些痢疾杆菌产生了耐药性。对黄连素耐药的菌株，用黄连来治疗却仍然有效。举例二：国家好些单位联合攻关，从青蒿中提取了青蒿素，进一步研究它的分子结构，然后用人工合成的方法，制成了青蒿素。"青蒿素抗疟原虫的研究"获得了国家的科技奖。青蒿素到临床上没有几年，疟原虫就产生了耐药性，而且对已知的抗疟药都产生了耐药性，但是用青蒿煮水对疟原虫还是有效。

（《郝万山伤寒论讲稿》，人民卫生出版社，2008年）

下面从"气"的角度来认识一下几味常用的中药。

中药里有一种含有剧毒的药材，叫作附片。现在国家规定每服药方里附片的用量不得超过三克，超过就是违法，出事就得坐牢。可在清朝末年，川西有一个大医家，叫郑钦安，外号郑火神，此人特别喜欢用附片，一用就是好几两。可在他手上非但死不了人，治疗效果还特别好，用现代医学的理论怎么也解释不了，而用中医理论来说就很简单了：附片性热，可温命门之火，让阳气上升，主要功能是升腾阳气；所谓"性热"，并不是说附片的温度有多高，而是气的属性是"热性"。有一味治疗肺病用的药，叫"霜桑叶"。桑叶在"归经"上是入肺经，所以可治疗肺病。桑叶让霜打过之后，在治疗肺病时效果远胜普通桑叶。在西医上看来无法理解，因为即使让霜打过，其化学成分也没有变化。中医并不是从化学成分的角度来看的，而是从气的属性上来看这一问题：霜是什么时候降的？是深秋，秋天在五行中属金，带有金性之气；而肺在五行的划分里也属金，可以"同气相求"，所以霜桑叶的气容易进入肺。

再说一味叫作苍术的药。1955年，石家庄闹乙脑，苏联专家束手无策，周恩来总理急调四川名医蒲辅周亲临现场。蒲老先生没有从西医的角度去看待这个问题，而是从中医的理论去加以诊断，说这是温病，依中医之理，当用白虎汤治疗。药配发下去，疫情很快被解决。1956年，北京又闹乙脑了，医务人员也用白虎汤，结果效果不理想。蒲老先生再次赴疫区诊断，说这是温病加湿症，用白虎汤只能治疗温病，却治不了这个湿症，于是在白虎汤里加了一味"苍术"，结果瘟疫马上又被平息了。温病、湿症都是中医之理，并不是从化学成分、病菌的角度去认识问题；而白虎汤也是依中医之理开出的药方，并不是以化学成分为依据的。苍术这味药是用来治疗湿症的，这个"湿"并非指水蒸气，而是气的一种属性。苍术，性温，味辛。温是升阳之性，阳气一升，湿气就会被驱除。苍术的药性可以进入属于脾的经络，脾脏在中医里被称为"湿脏"，体内湿气一重，受害最严重的就是脾脏。苍术被人服下之后，具有辛温之属性的气进入属于脾脏的经络，自然就能把脾脏的湿气驱除，那么这湿症就得以解决了。

链接：叶天士三片梧桐叶救下两条命

叶天士是清朝著名医家，乾隆年间，有人前来求救请他出诊医治一个难产的妇人。听病人家属说，早先请了名医薛生白诊治过，但现在孕妇还是难产，焦急万分的家属转投叶天士医治。叶天士看到产妇精力耗尽，已经奄奄一息。她家人说，薛生白认为产妇气血双亏，无力运胎，处方多以补充气血、行滞活血、催生下胎的药为主。叶天士也认为薛氏的方子非常好，但为什么就不见效呢？他凝神思考后茅塞顿开，是因为缺乏同气之药。他随即将原方中的药引"竹叶三片"改为"桐叶三片"，产妇服药后，不久便神奇地产下一个胎儿，母子均报平安。中药之性有寒热温凉，有升降沉浮，不明药性，处方时只是按照药物功效一味叠加，则难获奇效。中药药性不同，归属经络脏腑也不同。如果药引不对，药性就不能到达经络，也就发挥不了作用。

叶天士诊病当天恰值秋分，正是暑热燥湿交替的时节，梧桐树叶纷纷落下。人和自然气息相感应，同气相求，他在薛氏药方中换掉"竹叶"，改用"桐叶"，以顺应天时之金气，所以药物产生了奇效。此事传到薛生白耳中，不以为然，认为巧立名目而已，叶天士闻之，当即修书一封与薛生白，诗谜为：有眼无珠腹中宝，荷花出水喜相逢。梧桐落叶分离别，恩爱夫妻不到冬。秋分之时，梧桐叶落，同气相求，胎儿立下……薛生白阅后，豁然贯通，大为叹服。这段传奇的医案在三百年中传遍了江南。（易宗夔：《新世说》，北京：东方出版社，1996年）

第三篇

神形宽窄

——中医摄生之道与人体心神系统

一合形神

天地之间，莫贵于人，贵于人类充满灵性的"心神"。它遵循量子纠缠定律，瞬息之间，精骛八极，心游万仞，其神奇神妙神明在于，宽可以神游八荒、思接千载，窄可以静守心舍、聚焦一点。雨果说，"世界上最宽广的是海洋，比海洋宽广的是天空，比天空更宽广的是人的胸怀"。胸怀者，精神格局宽窄也！人存于世，须臾不离两个时空：一个是物理时空，一个是精神时空。物理时空，窄；精神时空，宽。人们生活的当下属于物质生活，过去与未来属于精神生活。心神细分为意识、意念、精神三个层面：意识受物质的控制与影响，为客观意识；意念的主观性更强；精神处于物质的对立面，也能够控制与影响意识，为主观意识。人们的躯体属于物质，归于空间；意念属于精神，归于时间；意识处于精神与物质之间。

辩证唯物主义认为，"意识"是人脑对大脑内外表象的觉察。意识、意念、精神是由什么构成的？至今没有具体的解释。现代心理学在广义上对意识的理解是个人直接经验的主观现象，表现为知、情、意三者的统一。在这方面做出贡献的是弗洛伊德和荣格。荣格人格分析心理学主张把人格分为意识、个人无意识和集体无意识三个层面。佛教将意识分成九类：眼、耳、鼻、舌、身、意、末那、阿赖耶、阿莫罗识。前五类是感觉，第六类意类似意识，第七类末那识是意识的，类似弗洛伊德的潜意识，第八类阿赖耶识又称为藏识，含能藏、所藏、执藏三义，是本性与妄心的合体，永恒不灭。高也陶先生在《意识新论》一文中，综合古今东西方对意识的认识，归纳出十个特征：（1）意识是生命的重要组成。（2）在经典物理学领域，意识是生命的独特功能。在量子物理学领域，意识是宇宙万物的特性，以规则、意义和规律来表达。（3）意识包含精神与物质两种性状，但同时也是非物质非精神的。（4）意识可以穿越不同的时空。（5）意识能够产生能量，可以影响周边状态。（6）意识可以分成四大类。第一类意识，主要是指机体对外界的感觉，以及对这种感觉的接受分析、比较判断，并做出反应或不反应。第二类意识，机体内部结构的活动和变化，导致思维方式、思想和行为的变化。第三类意识不受任何内、外部影响的自在、自为的活动。第四类意识，对外部世界实施影响。（7）不同机体的意识可以相互交流。（8）意识可以遗传。（9）意识永恒存在。（10）意识可以因各种原因被重叠、掩盖或者忘记（意识非记忆），但是在一定情况下，可能重新被发掘出来。中医学提出"五藏"理论："心藏神，肝藏魂，肺藏魄，脾藏意，肾藏志。"五脏属于物质器官，五藏属于气与精神，"神、魂、魄、意、志"共同构成精神（心神）。

中医坚守"道器合一"的哲学观和"神形合一"的生命观。小时候听大人说，人死如灯灭。烛火之喻是形神关系最生动形象的比喻，点燃蜡烛才会有火产生，所以火不可离开蜡烛，正如精神是居住在形体之中，精神亦不能离开形体。蜡烛燃尽，火便消逝，人若死亡，形体朽坏，精神散尽，烛火俱灭。如果把人比作一台电脑，那么身体是硬件，神就是软件，而气就是电源驱动的能量。

范缜曾在《神灭论》中把"形"譬喻为刀之刃，把"神"譬喻为刀刃之利，两者是"质"与"用"的关系。"神即形也，形即神也。是以形存则神存，形谢则神灭也。""形者神之质，神者形之用。是则形称其质，神称其用。"故，"形神相即，形质神用，名殊体一"。人的生命体就是

"形"与"神"的统一，形体存在，精神才存在；形体衰亡，精神也就归于消灭。明代医学家张介宾的概括富有哲理，"形者神之体，神者形之用，无神则形不可活，无形则神无以生"。《素问·上古天真论》中，用形神统一论来概括人的生命结构："法于阴阳，和于术数，食欲有节，起居有常，不妄作劳，故能形与神俱，而尽终其天年，度百岁乃去。"这个观点成为中医养生学的基本理论基础。

一个正常的生命体除了需要和谐的内气系统和适宜的外气系统（天时、地理、人际等）外，还需要沟通交泰这两个系统的第三个系统——心神系统。心神系统的核心是意识和潜意识的对立统一，是元神与识神的默契配合，是心脏和大脑的体用相成，是五脏五神的分工协作。只有理解了人体内气与外气两个系统，以心神系统为纽带形成的人体太极模型，才能理解生命运动的实质。没有心神的交泰，人依然是尸体一具，或者是行尸走肉。形神失和则病，形神分离则亡。因此，《灵枢·天年》云："故能形与神俱，而尽终其天年""百岁，五藏皆虚，神气皆去，形骸独居而终矣"。《史记·太史公自序》云："凡人所生者，神也；所托者，形也。神大用则竭，形大劳则敝，形神离则死，死者不可复生。离者不可复反，故圣人重之。由是观之神者，生之本也。形者，生之具也。"

心神系统在《黄帝内经》里叫作神明，各篇中含义很多，归结起来不外两种，即自然之神明和人之神明。后者作为人体生命的一种体现，和气一样，必须有人体的物质背景存在。《黄帝内经》提出"形神合一，乃成为人"形神一体观，认为人的形体和人的思想精神都是气的产物，是结构与功能的统一；气是生命的本原，是构成生命的基本物质，以"精"为物质基础，"气"为能量来源，"神"为精神主宰，构成"形与神俱"的有机整体。袁了凡在《摄生三要》中强调，养生要聚精、养气、存神。人体最核心的五藏中，肝脾肺肾属于形而下的范畴，心是形而上的范畴。从造字就可以看出古人对人体形与神的深刻理解，肝脾肺肾四个脏器都是带月（肉）旁的，这个肉就是器——形而下的范畴，而心同样有血有肉的存在，然而心字却没有月（肉）旁的，因为中医里认为心是属于"神"——形而上的范畴。人体是一个精密的智慧的自组织，心神系统的功能活动除了思维、意识等精神活动，还涉及统筹协调语言、五官、内脏、肢体等全身各种生命活动的一致性。这个复杂的生命大合唱的总指挥就是由人体的心神系统来完成的。精为气之母，气为精之用，神为气之形。中医生命观的基本观点是心统率形、神，即生理性活动和心理性活动。我们必须用整体的医学观点去认识生命、健康和疾病的本质。

中医认为社会人际系统是影响个人心理、情绪、情感变化的重要因素，导致"五劳七伤"（心、肝、脾、肺、肾五脏劳损；喜、怒、悲、忧、恐、惊、思七情伤害）。比如人际交往中的酒色财气，比如个体在人生过程中的种种精神痛苦（生老病死、求不得、爱别离、贪嗔痴等），比如个人在人际关系中的五劳（久视、久卧、久坐、久立、久行）所伤以及生活变故等。这些外在因素都会带来心理情志上的变化，从而导致生理变化，当超出个体正常承受能力则成为致病因素。养心即是养神是中医的悠久传统观念，强调养心和养神之间的密切关联。清代孙德润《医学汇海·补益养生篇》，"养生以养心为主，故心不病则神不病，神不病则人不病，理故然也"。"养心又在凝神，神聚则气聚，气聚则形全。若日逐劳攘忧烦，神不守舍，则易衰老"。

1852年，德国医学家、哲学家洛采编写了历史上第一部以《医学心理学》命名的专著，它标志着现代医学分支心理学的兴起，此后，以原子论为理论基础的西方医学才逐渐承认了身心统一的认识。在物质极大丰富、竞争愈发激烈、人们越来越焦虑的现代社会，西医的心理问题即中医的神志问题，以失眠、抑郁为代表的疾病越来越普遍。人的精神问题不仅可以分析，可以驾驭，还可以有效调控。如何认识神志、神明、心神问题并遵循其产生和疗养的规律，是中医的重点课题，也是西医心理学未来有很大发展空间的领域。

第七章

形神相即

得神者昌，失神者亡。

——《素问·移精变气论》

一身所宝，惟精、气、神。神生于气，气生于精，精化气，气化神。故精者气之本，气者神之主，形者神之宅也。

——《类证治裁》

我们说一个人精神饱满，那一定是血足气旺之态，心明智敏之象；我们说一个人魂不守舍，那一定是精神恍惚之态，化神不足之象；我们说一个人没有气魄，那一定是唯唯诺诺之态，志气不坚之象。这里说的"神"等同于"道"的层面的概念，既包括"把握阴阳"，也包括"虚邪贼风，避之有时"的天人合一四时运气规律，还包括"起居有常，不妄作劳"的饮食作息准则，以及"恬淡虚无，宁神守气"的精神情志层面。最后还有一种狭义上的"神"，也就是精神思维层面的，比如"闭目养神"。只有各部分归纳统合，相互贯通，一个人才能做到《黄帝内经》开篇就指出的"形与神俱"。形神合一的观点是中医学的生命观，也是心身理论的本质，是对现代医学根深蒂固的心身分离观念和单纯生物医学模式的高维俯视，促使我们必须用整体的医学观点去认识生命、健康和疾病的本质。

一、何谓神明？

心神系统在《黄帝内经》里叫作神明。内经里出现神明的地方很多，概括起来主要是两类。一是自然（天）之神明，《素问·阴阳应象大论》指出："清阳上天，浊阴归地，是故天地之动静，神明为之纲纪，故能以生长收藏，终而复始。"《素问·气交变大论》曰："善言气者，必彰于物，善言应者，同天地之化，善言化言变者，通神明之理，非夫子孰能言至道欤。"二是人之神明。《灵枢·邪客》曰："心者，五脏六腑之大主也，精神之所舍也。"神明，在《现代汉语词典》解释为"神的总称"，即"宗教指天地万物的创造者和统治者，迷信的人指神仙或能力、德行高超的人物死后的精灵"。

1. 神明的本义

从神的字源来看，"申""电""神"本是同一个字，后来分化了。在4000年前的殷商时期，我们的先祖们的生活中最常见的大自然的天象不外乎：风、雨、雷、电、霜、雪，而其中最神圣的一个天象是"电"，因此在先祖们的甲骨文字中，"电"字同时也指代"神仙"的"神"字。申，甲骨文 ⅂ 像神秘的霹雳、不同方向开裂的闪电。古人认为打雷闪电是至高无上的天神在发怒。当"申"的"闪电"和"天神"本义消失后，引申泛指"伸展，舒展"，又引申指"延缓，延长""陈述，说明"，于是另造了一个我们现在看见的"神"字祁——示（示，祭祀之意）+ ⅂（申，闪电），表示祭拜时发出闪电的天公。因此"神"的本义是古人祭拜的天公，是万物的创造者和掌控者。

对于这个"玄之又玄"的问题，唯物主义和唯心主义为此一直在先有鸡还是先有蛋的无休止争论之中。我们中医学院的教材里把意识定义为物质的产物：意识是人脑对大脑内外表象的觉察，是对于客观物质世界的反映，是感觉、思维等各种心理过程的总和，其中的思维是人类特有的反映现实的高级形式，存在决定意识，意识又反作用于存在。

何为神？《易·系辞传上》曰："阴阳不测谓之神。"孔子曰："知变化之道者，其知神之可为乎？"由此可知，在事物阴阳运动固有规律的形式中起主导作用的是神，它不受人的意识所支配。神被引入中医学理论用来解释生命现象，则有"天地之大纪，人神之通应也"（《素问·天元纪大论》）。"根于中者，命曰神机，神去则机息。"（《素问·五常政大论》）"何谓神……神乎神，耳不闻，目明心开而志先，慧然独语，口弗能言，俱视独见，适若昏，昭然独明，若风吹云，故曰神。"（《素问·八正神明论》）

在中医学中，神的基本含义有二，即广义的神和狭义的神。广义之神，是整个人体生命活动的主宰和总体现，它可以通过人的眼神、表情、语言、动作、面色等反映于外，又称为"神气"，是中医望诊的重要内容。狭义之神，是指人的精神、意识、思维、情感活动及性格倾向等。本章节主要从狭义的角度说一说神的问题。

《淮南子·要略篇》对神解释云："精神者，所以原本人所由生，而晓悟其形骸九窍，取象于天，合同其气血与雷霆风雨，比类其喜怒与昼宵寒暑。"《广雅》曰："与，如也"，此古文通假字。《淮南子》扼要地点明了精神是一种"象"，生动形象地描述了血气之相从"如雷霆风雨"到喜怒之相反"如昼宵寒暑"之"神之变"的动态特征。故中医学上的"神"，是相对于形而言的"形神兼备"之神，是生命活力通过不同生理形态而体现的一种由内而外的精神气蕴，是精神、神气、神志、神采等同类概念的统称。它存在于诸如脉搏、色泽、声音、视听、感知、意识、思维、语言、动作等一系列生理形态的过程之中，但却又不是这些过程之本身[1]。它是包含这些生理过程的一种综合生命状态。

---

[1] 《"神"与"神明"究竟系何物？》，《中国中医药报》2003年7月21日。

"神明"，是神的概念的延伸。

《灵枢·邪客》曰："心者，五脏六腑之大主，精神之所舍也。"

《素问·灵兰秘典论》云："心者，君主之官，神明出焉。"

"五脏六腑之大主"与"君主之官"义同，然一"舍"一"出"，一静一动，"神"与"神明"，昭然各判。静者象也，"精神"也；动者态也，"神明"也。故"神明"者，精神之状态也，泛指生命表现之正常精神状态。

明者，日月之光辉，阴阳之有序；明亮、清晰之谓，彰明显示之义。"神明"一词，在《黄帝内经》中都有十分精确的阐述。《素问·阴阳应象大论》曰："阴阳者，天地之道也，万物之纲纪，变化之父母，生杀之本始，神明之府也，治病必求于本。"在这里，"神明"指的是生命运动变化（即状态）之规律，所以强调其"治病必求于本"。《素问·移精变气论》曰："色脉者，上帝之所贵也，先师之所传也。上古使僦贷季，理色脉而通神明，合之金木水火土四时八风六合，不离其常，变化相移，以知其要。欲知其要，则色脉是矣……夫色之变化，以应四时之脉。此上帝之所贵，以合于神明也，所以远死而近生。"这里内经提出了使生命运动如何处于正常状态的具体治疗方法，那就是"理色脉而通神明"。但是同时，《灵枢·本神第八》云："黄帝问于岐伯曰：'凡刺之法，必先本于神。……何谓德气生精、神、魂、魄、心、意、志、思、智、虑？'"这里又进一步指出神明在五藏不同脏器生理过程中表现出来不同的"象"和功能。

在中医观念中，"精"是生命能量的最高级形式，用以化血化气养神，精气有限，精竭人枯；"神"来自受孕时的父母"两精相搏"，是统领生命的天真魂灵，若不自觉持守，容易在后天耗散；"灵"是沟通天地万物的通神力量，比"神"更脆弱，要以静心与觉悟特别养护；"魂"是统领精神的神秘能量，也称"阳神"，主动，负责有意识状态下的情感、思想等心智活动；"魄"是统领肉体的神秘能量，也称"阴神"，主静，负责无意识状态下的感知、代谢等生理本能。

　　神明是人的本质特征之一。有神故有心，有心故有思维，然后才有生命活动；明，则是明白透彻。中医认为，人的神明分为不同的层次和状态。由于传统文化的散失和语境的改变，我们对于神明的理解，已经充满了不解、偏见和谬误。在中医界内部对神和神明的定义也有很多争议。本书认为神和神明是与形、器对应的一组概念，本质是形而上的范畴。《灵兰秘典论》中说："心者君主之官，神明出焉。""凡此十二官者，不得相失也。故主明则下安，以此养生则寿，殁世不殆，以为天下则大昌。主不明则十二官危，使道闭塞而不通，形乃大伤，以此养生则殃，以为天下者，其宗大危，戒之戒之！"从这个五藏的关系，从这个十二官的关系中，我们可以看到，传统文化、传统中医，虽然的确是道器合一的统一体，虽然它强调要形气相依，形神合一，但总的侧重却在道的一面，神的一面，气的一面。所以，它是一门以道御器，以神御形，以形而上御形而下的学问[1]。

　　　链接：精神的来源和本质

　　古希腊哲学家德谟克利特认为，万物是由原子构成。20世纪自然科学证明了世界万物都是由最基本元素——粒子组成的，从而得出了一个重要的结论："万物一系"或"万物同质"。美国物理学家、诺贝尔奖获得者盖尔曼作为夸克的发现者，他认为世界万物都是夸克和电子组成的。这与道家"道生一，一生二，二生三，三生万物"和中医的"气"理论有些近似。

　　19世纪达尔文提出生物进化论以后，人们认识到物种的演化是一个逐步发生的过程。到20世纪，人们发现在生物进化以前还有一个分子进化，即从无机小分子到有机大分子、乃至生物大分子的逐步进化

---

[1]　刘力红：《思考中医》，桂林：广西师范大学出版社，2006年。

过程。展现这个过程最有名的实验是1953年的奥巴林实验，他把一些很简单的无机分子和有机分子放在一个烧瓶中，模拟原始地球状态，结果这些无机分子和有机分子逐步衍生出蛋白质的长肽链。生命和分子间的界限终于被打破。生命归根结底不过是一系列分子编码而已。基因学说的出现使分子存在和生命存在之间的鸿沟被填平了。物理学家还发现，在分子进化之前是原子进化，一张化学元素周期表，从它的第1号元素——氢元素，到它的第92号元素——铀元素，它的整个发展过程在宇宙大爆炸理论里，也是一个逐步演化生成的过程。

最原始的物质存在是没有属性的，而没有属性就无可认识。在宇宙大爆炸以前，物理学家把它叫"奇点"。宇宙大爆炸的一瞬间产生3种基本粒子，即夸克、轻子和玻色子。然后这三种基本粒子导出92种天然元素，再往上分化为上千万种分子，分子继续分化，导出上亿万种生物。当细胞一旦分化，分化为神经细胞、肌肉细胞、骨骼细胞、上皮细胞、肝脏细胞，等等，其中的任何一个细胞就都无法单独生存了，它必须找到其他的分化产品，达成一个新的结构，衍生出许多新的属性，才能勉强苟活。因此，随着分化进程的发展，衍生条件与日俱增，同时为了占有越来越多的条件，感应的程度就必须越来越发展，从而由感应状态逐渐发展到感知状态。

"精神"是怎么来的？这是古典哲学家，包括笛卡儿、康德、休谟等一批哲学家一直在追究的，直到黑格尔提出精神是"绝对精神"，也从未说清楚精神的由来，根本不了解其规定性。"精神"这个概念过去被哲学家视为是人类独具的"灵性"，当代生物学证明，哲学家所说的精神，包括理性、知性、感性这些概念，并不是人类所独有的，而是在生物进化的过程中逐步发展起来的。王东岳在《物演通论》一书中明确地指出，精神来源于本体自身的存在性，也就是客观本体本身的存在性一步一步衍生出来的，精神不是凭空而来的：感应（理化阶段）→感性（原始低等生物阶段）→知性（脊椎动物阶段）→理性（人类文明符号化以后），且在任一后项之中都无例外地包含着各前项，并以全部前项作为自身的基础和支配项。在原始理化物质的"感应"阶段，比如氢原子，它的原子核是一个带正电荷的质子，外围有一个带负电荷的电子，质子以它的正电荷感应电子的负电荷，彼此属性耦合之后必然有所变塑的"电中性"——氢，这就是最原始的感应现象。感应现象表达着感知现象和后来一切精神现象的渊源。又如酸分子以它的酸根作为自身的感应属性去感知碱分子（化合感应），它之所得照例不会是那个作为可感属性的碱基本身，而是酸碱中和之后的叠加变态产物——盐。进入初级生物的"感性"阶段后（如单细胞生物鞭毛虫利用鞭毛感应来运动），感性是从原始感应状态中逐步发生出来的最早期的生物感知能力。在扁形动物的进化阶段以后，生物就开始有自己独立的感觉器官。不同层次的物类都有着不同的感应外物的方式，而这些感应方式背后都有自己的逻辑整顿系统，人类的精神就是这些物类感应属性的总和在人类的表达，只是因为符合同一原理，而形成自动化，就无法直接呈现。这就是精神的发生脉络，精神是前体物类感应属性一步一步叠加、整合、变异而成的结果。我们人类的感知过程，包括视觉、听觉、嗅觉、触觉、味觉以及知觉、理性、逻辑等共同构成了我们的信息来源和认知系统，其中如视觉，占据了我们获知外部信息总量的80%左右。然而，视觉实际上只是一种感光的生物属性。如果一个物体既不发光也不反光，它对于视觉就是不存在的，如暗物质。视觉感应的"光"不过是一束光量子而已，它打在我们的视网膜上，产生一个生物电冲动，视觉神经中枢反应为"亮"，"亮"并不是"光子"的本真状态。如果我们的眼睛直接就是一个光谱仪，我们的耳朵直接就是一个振频仪的话，那么这个世界就是无声无色的，所谓"有声有色"的庞然世界是不存在的。

总之，现在所说的"精神"是"感知的总和"，它最远的渊源来

自原始物理现象中的"感应"属性。精神只不过是物质载体的一种求
存代偿属性，是一个整顿外物可感属性的逻辑系统，也称为一切万物
感应属性的总称。人类所具有的精神和感知能力其实只不过是宇宙原
始物质所固有的某种物性的增益延展而已，它并不是人类所独具的超
自然品格，也不是人类所独具的一个突然出现的产物，它是在宇宙物
质演化过程中逐步展开的一系列属性分化和属性代偿的结果。（王东
岳：《物演通论》，北京：中信出版集团，2015年）

2. 精气神三宝

中医里的精气神被我们简称为精神，精神即精气与元神，在现代语
境下这个词的语义已经发生较大变化。清代林佩琴《类证治裁·内景综
要》云："一身所宝，唯精气神，神生于气，气生于精，精化为气，气化
为神。故精者身之本，气者神之主，形者神之宅也。"我们身体这所房子
里面散布着精气神。这个论断既说了三者的重要性，也说了三者的生化关
系。精、气、神三者在我们身体里是分而为三，合二为一，用现代人的语
汇勉强可以称为生命能量。

《内经》说："精者，身之本也""有气则生，无气则死"，神是
生命能量活动的集中体现。形为神之体，神以形为物质基础，"形具"才
能"神生"。范缜说："神即形也，形即神也。是以形存则神存，形谢则
神灭也。"所谓"形"是形体，"神"是精神，"即"就是密不可分。范
缜认为二者之间的关系是"形神不二"，不可分离，形体存在，精神才存
在；形体衰亡，精神也就归于消灭。中医强调精、气等精微物质组成形
体，是"神"活动的物质基础。精的盈亏关系到神的盛衰，精气足才能使
神的活动健全。反之，过度劳神，就会消耗亏损气血，日久也会反映到形
上来。同时，神为形之用，在形与神俱的统一整体中，只有在神的统率调
节下，五脏六腑的功能发挥才能体现出生命活动的整体性。

什么叫精？精是构成生命最基本的精微物质，包括肾精、血、津液等，泛指有形状态的精微物质，比如粒子状态的基本粒子。中医一般称精为"真阴"，精有两个来源，一个是先天之精，父母给的，与生俱来；一个是"后天之精"，出生后吃的食物、喝的水、呼吸的空气经过五脏六腑共同作用化生的。先天之精也叫"元精"。《古文参同契》说："元气之积厚而精英者，称为元精。"此谓元精乃元气之精华，实指先天无形之精气，是产生后天形质之精的母气。因此，元精虽是生命的起源物质，但又不等同于男女交媾的生殖之精。故《寿世传真》说："元精乃先天之精，非交媾之精。"《紫清指玄集》中也说："其精不是交感精"，而是"根于父母未生前"。正如《道德经》所说，"恍兮忽兮，其中有物；窈兮冥兮，其中有精，其精甚真，其中有信"。即指元精而言，因此元精又名"太极之精"等。《周易参同契》说："元精眇难睹。"此精为先天无形之精气，"抟之不得，视之不见，而能潜随化机，生成万物"，但必须含于形质之精中乃能存。当父母阴阳之精结合，在母体内形成胚胎、构成身形后，元精亦已藏之于肾，成为维持生命活动的主要物质。生命诞生以后，此精又必须依赖后天水谷之精的充养，才能发挥生长、发育的作用。古人发现生命能量主要分布在五脏六腑，也就是胸腹腔里面是生命能量储存的地方，所以五脏六腑是人体的根本。这就是《黄帝内经》讲的"五脏藏精气、六腑传水谷"，从而构成了生命能量运转的核心。什么叫藏精？就是所有的能量、精华藏在五脏六腑。

什么叫气？泛指无形状态的精微物质，是构成人体生命活动的基本无形元素，常呈气体状态。气实际是介于精（有形）和神（无形）之间的一种状态，它既是物质，也是能量，还是一种信息；既是运行于体内微小难见的物质，又是人体各脏腑器官活动的能力。气就是正在发挥特定功能的物质、能量与信息的总括。它的运行通道是经络。归纳起来，人体的气分为四种：秉承自父母的先天元气、后天的呼吸叫宗气、流行于血脉的营养之气和保护人体的卫气。

先天之气是存在于体内推动生命活动的本原物质。元气的盛衰聚散及运行正常与否，直接关系着人的生老病死。《内经》明言："人生于地，悬命于天，天地合气，命之曰人。"（《素问·宝命全形论》）它是人体原发性的气，故称"元气"，它体现了先天原火的推动，所以古时写作"炁"。《道德经》云："万物负阴而抱阳，冲炁以为和。"也就是说，"炁"，是介于阴阳之间的物质，无所谓阴，也无所谓阳，也就是阴阳未开的原始混沌状态，是宇宙最原始的能量。"炁"和"氣"是两种不同的概念。"炁"是人体最初的先天能源，"氣"则是指通过后天的呼吸以及饮食所产生的能量。"炁"字从字形上看，字上面是"无"，无中含有，它包含看不见的"磁、波、场、电、气"，字底下四点，表示火在下燃烧，这种"火"是生命的原动力，是中医说的阳气，阳性的、温煦的能量，在生理上主要是指肾阳之火。道家以"炁"来代表先天，以"氣"来代表后天。炁从宇宙形成之初即存在，不增不减，只是以形式的转化而存在，所谓物质不灭与能量守恒。因为炁的属性与道很接近，故有"道炁长存"一词在道教中广为流传。

先天之炁中阴阳二气相冲的和气，人体处于这个状态，生命力最强。比如胎婴200多天从两个细胞长成一个完整的人，如此快速生长，只有在母腹先天期才可能。阴阳混一，产生和气，才会生生不已。道家把先天的阴叫性，把阳叫命，性命混一，生机最强。人出生以后进入后天，在胎婴时期，阴阳性命浑化，幼年性命小偏，少年中偏，青年大偏，壮年分，老年离，死亡性命散。从普通人的人生路线看，先天之炁在人生路线中从混一到偏、分、离、散，在人的一生中是第一位的主宰。此"炁"形成于受胎之先，是推动胎儿内呼吸（潜气内转）的循环动力；在人出生后，"炁归丹田"，成为启动脏腑经络功能活动的原动力，并司理后天呼吸之气、水谷之气、营卫之气、脏腑之气、经脉之气等。这就是道家气功的原理所在。

先天之炁——元气藏之于肾而化生元精。其变化为用，一分为二而为元阴、元阳。人体是由父精母血，十月怀胎而成。父精母血是什么？是碳水化合物。那么人造的碳水化合物为什么不能生成人？《老子·六章》云："谷神不死，是谓玄牝。玄牝之门是谓天地根，绵绵若存，用之不勤。"由道质和道性所构成的大道，状态类似虚无，所以称其为谷，因其蕴藏妙用并因应无穷，所以称之为谷神。表面看人是由父精母血（碳水化合物）而生，其实你并不知其所以生。能看到的是碳水化合物，看不到的还存在着什么？所以，古人认为，天地交合，万物生；男女交合，人可成。所以人除了源于父精母血之外，还缺少不了"炁"的作用。

在第六章我们讲到的海尔蒙特的"柳树实验"，这在生物研究史上是一个里程碑。他在盆中装了200磅用炉子干燥过的土，在其中种了一棵5磅重的柳树，称量了土壤和加入已经没有微生物元素的蒸馏水重量。五年之后，他再次称量干燥后的土壤发现仍为200磅，而柳树的重量却增加了大约164磅，那么树木究竟是怎么长大的？现代科技理论告诉我们，树木成长时主要吸收的除了土壤中的养分，更主要的是自然中的微量物质，包含气以及看不到的磁、波、场、电等能量。所以道教中的炁，并不是空气的气，这个炁中涵盖了磁、波、场、电、气这些看不见的物质。所以道家说有无相生，"天下万物生于有，有生于无"。与自然界炁的交换是我们人体存活的最基本保障。炁中不但包含了空气，还有很多宇宙自然界的精微物质和能量与人体相互感应。

什么叫神？一般泛指精气的活力，是调整我们人体生命活动的自动控制系统，使之接近更加健康的境界。《灵枢·本神》曰："故生之来谓之精，两精相搏谓之神。"人的生命是父母阴阳两精相结合的产物，即精成而后神生，形神俱备乃成为人。中医认为，精气是构成人体的根本。来自父母的精也就是说精子和卵子结合的一瞬间，新生命的"神"就诞生了。如果没有"神"，忙什么胎教呢？婴儿在母体里等到身体和神发育到了一定阶段就出生了。西方以出生日期为生日和计算年龄。中国人以精卵结合瞬间为生命开始，人刚刚成为有形的那个状态，产生了神，就算是生命了，但是眼见为实眼不见为虚嘛，所以中国人把十月怀胎作为第一岁，又叫虚岁。虚岁的计龄方式为：出生时记为一岁，每到农历正月初一，便增龄一岁。

《灵枢·天年》曰："血气已知，荣卫已通，五藏已成，神气舍心，魂魄毕具，乃成为人。""血气已和"是指什么呢？是指母亲提供的阴血和父亲提供的阳气，"父精母血"合二为一，达到了"阴阳和"的状态。本来阴和阳是相互对立的，在这种特殊的状态下，"它们"阴和阳产生了"和"的那么个状态，阳气打破了阴血的壁垒（阴主静，阴主"闭藏""封固"），然后阴经给阳气提供包容和涵养，实现"和而不同"的融合结合，这就叫"和"。营卫已通是指在产生形的基础上，身体开始了两套气的运行：一是营气走血脉，胎儿开始有心脏搏动了；另一个是卫气——细胞间渗透的护卫自己的阳气能量也通了，行走运行在人体的经络里。

《灵枢·天年》云："以母为基，以父为盾，失神者死，得神者生。"也就是说以母亲的阴血为基础，以父亲的阳精为护卫，失去神气就会死亡，得到神气就能生存。神有天神和人神，道家认为二者互相感应，称天人合一。有了精气神，然后神形合一，才成为一个完整的真正的人。这是中医对于人如何成为人的定义和描述。

神也有先天、后天之分。我们面向内心自我感知一下，会发现有两个"我"在对话，有时会发生冲突。

这是怎么回事？把人的精神分成两种心理活动的话，神可以分为先天之炁的元神和后天的识神，元神是我们每个人天生的智慧，是"生而知之"；识神的知识是由我们后天所积累而来的，是"学而知之"。前者是本能之神，"生而不有，为而不恃，长而不宰，是谓玄德"。老子讲的玄德说的就是元神，"含德之厚，比于赤子"，这种"赤子之心"的无妄无私的精神活动就是出自本性元神，而为了功名利禄而做人做事，这种有妄有私的精神活动就是出于识神。识神是由外物引起的欲望，是由外向内运动的。当人所谓的成熟了，后天识神成为主宰，忘记了自然本性的真实需求。识神一起，元神退位，先天之性便深藏，先天之命便外散。识神主宰着眼耳口鼻舌身六根，他们一动就消耗内能，喜怒哀乐欲和六根都被骂成贼，喜则气缓，怒则气上，哀则气消，乐则气乱，欲则气丧。人体的五脏六腑是个大自然的天道系统，人为的没有节制的情志，就会破坏人体的天道。真正智慧的人都是元神主事，识神辅助。现代社会很多人只知道用识神，用过了不知道进入空杯状态，结果伤身伤神。其实你想一想豪车豪宅奢侈品，哪些是人体自然需求的？体内的神是需要道德能量滋养的，但是这个世界上多数人根本不认识自己的神，也从来不理不睬，人性的欲壑难填，还怎能活得有饱满的精气神？

综上，精、气、神三者之间相互滋生，人的生命起源是"精"，维持生命的动力是"气"，而生命的体现就是"神"的活动。形神合一的观点是中医学的生命观，也是中医学心身理论的本质。这是对现代医学根深蒂固的心身分离观念和单纯生物医学模式的一种挑战，促使人们用整体的医学观点去认识生命、健康和疾病的本质。

3. 三魂七魄

《灵枢·本神》云："随神往来者谓之魂；并精而出入者谓之魄。"中医把神细分后分为魂、魄，魂随着无形的神气运动，魄则伴随着有形的精出入，一阴一阳，一高一低。控制无形的能量、信息、思想、意识、情绪、情感、智慧的神叫作魂。控制有形的身体，影响人的知觉、饥渴、需要、冷暖、排泄等诸多本能的神叫作魄。魂是脑和心的功能，人的高级的神的活动；魄是不动心、不动脑的一种神经系统高级反射，也就是大家熟知的动物本能。人们说锻炼体魄，培养魄力，就是锻炼不过脑子的本能反应。魄力不够的人反应较迟钝，遇到突发状态会呆滞几秒，直到大脑运转反应过来。

很多人可能不相信人有灵魂。但是大家又习惯用到一些成语来表达我们对生命的很多不可言状的状态："失魂落魄""魂飞魄散""三魂七魄""勾魂摄魄""神魂颠倒""魂不附体""借尸还魂""惊心动魄"，等等。

我们不信，是因为我们坚信"眼见为实"。但是每个人生命活着除了五脏六腑四肢百骸等有形器官的协同作用之外，还要靠无形的能量来生存。现代科学已经证明了宇宙中能看到的东西只占5%，而看不到的东西占了95%，科学家把它称作暗物质和暗能量。就像一台电脑，如果只有硬件，无论配置再高，它也无法有效运行，必须安上软件才能使用，人体也有看不见的"软件"，中医把它们称之为"魂魄"。葛洪在《抱朴子》中说："人无贤愚，皆知己身有魂魄，魂魄分去则人病，尽去则人死。"

中医判断人生死的标准是什么？

现代医学在三十年前判断人生死的标准是看心脏，有没有心跳，有没有呼吸。但是后来发现好多没有心跳、呼吸的人过了很长时间又被抢救过来了，所以就把判断死亡的标准改成脑死亡。但是被他们判断为脑死亡、植物人的人又被很多中医给抢救过来，所以他们现在还在纳闷怎么判断人的生死。而中医认为，当一个人失神以后，尽管他的肉身还在动，还在吃，还在喝，但是他已经死了。2002年在英国出车祸的凤凰卫视著名主持人刘海若，遭受严重的脑外伤，在英国做完脑部手术后依然昏迷，医院认为脑死亡了，不可救药了，可家人不甘心接回北京，经过北京宣武医院治疗，在昏迷了三个月后苏醒。还有好多出了车祸被宣布为脑死亡的人，最后却被满怀爱心的亲人呼唤而醒。

袁枚《子不语·随园琐记》中曾自述，某日病重高烧，感觉到有六七人纵横杂卧一床，他不想呻吟，但他们呻吟；他想静卧，但他们却摇醒他。后来高烧退去，床上人也渐少，等到烧退尽，那些人皆不见了。原来，与他同卧之人，皆是他的三魂七魄。

道教认为，人的魂魄是人内在的管理者。人的元神由魂魄聚合而成。魂指能离开人体而存在的精神；而魄指依附形体而显现的精神。"控制无形的能量、信息、思想、意识、情绪、情感、智慧的神叫作魂；控制有形的身体，影响人的知觉、饥渴、需要、冷暖、排泄等诸多本能的神叫作魄。可以粗浅地说，魂是脑和心的功能，魄是脊髓功能。"[1]魂是阳气，构成人的思维才智，魄是粗粝重浊的阴气，构成人的感觉形体。健康的人魂魄是协调和谐的。人为什么会死，就是三魂七魄聚不住了，散掉了之后，这个人的生命就结束了。因此，《道德经》说："载营魄抱一，能无离乎。"

《左传·昭公七年》云："人生始化曰魄，即生魄，阳曰魂；用物精多，则魂魄强。"唐初经学家孔颖达疏："魂魄，神灵之名，本从形气而有；形气既殊，魂魄各异。附形之灵为魄，附气之神为魂也。附形之灵者，谓初生之时，耳目心识、手足运动、啼呼为声，此则魄之灵也；附所气之神者，谓精神性识渐有所知，此则附气之神也。"

在古人眼里，魂负责主管人的精神灵魂，而魄负责主管人的肉体生理。

三魂是神的三个组成部分。人若丢一个魂还可以，丢两个魂还活着，若丢三个魂人就成了行尸走肉了。

道家细分三魂：胎光、爽灵、幽精。第一魂为胎光，是上天清轻之气所化，常令人身心清静，能得长生；第二魂为爽灵，是世间五行之气所化，常令人深思熟虑，耗人精神，生诸灾害；第三魂为幽精，是地下阴浊之气所化，常令人好色嗜欲，嗜睡昏沉。魂若失胎光，就是所谓的行尸走肉，虽然身体仍然在活动，也有思想意识，但是在道家和中医眼里已经是死人一个。

三魂中最重要的是胎光。胎光就是生命之光，所以称为神明。胎光也是人生命力和自愈能力的源泉，医家判断可治不可治的标准也是看有神无神。胎光若有毛病，人就会痴呆。幽精若有毛病，人就会发疯，神经就会

---

① 徐文兵：《字里藏医》，合肥：安徽教育出版社，2007年。

散乱，不知道羞耻，容易有乱伦之行。爽灵若有毛病，人就容易生病。胎光就是生命之光，故称神明。所谓黯然神伤者，就是胎光晦暗，人就会出现抑郁，满眼灰色，了无生趣，甚至想死。丢魂若失胎光，就是所谓的行尸走肉，虽然身体仍然在活动，也有思想意识，但是在道家眼里已经是死人一个。胎光也是人生命力和自愈能力的源泉，医家判断可治不可治的标准也是看有神无神。胎光现象一般认为和现在的濒死体验有相似之处。胎光泯灭①，就是司命之所属，神医扁鹊、华佗也无能为力。

有一部小说叫《黄连·厚朴》写了这样一个故事：一位老中医给一位老总看病，号完脉以后说："你准备后事吧。"那人一听："你这中医，说你神，你也太神了。那你说我哪天死？"这位老中医就告诉了他死的具体日期。那人当场就说："到那天，王府饭店我摆几桌，请你吃饭。"这位老中医的儿媳妇是中医学院毕业出来的，忙跟这个老总解释说："我爸这人老派，说话您别介意，他这是胡说八道呢。"最后这个老总要给老中医钱，老头说："我不收死人的钱。"结果那老总真的就没活过老中医说的那天，由于心脏病发作，还没摆什么宴席就死掉了。老中医的女儿震惊了，老先生告诉她说："他呢，心火已经没了，就是心神已经灭了，而那天又是一个肾水特别旺的日子，所以他就活不过那天。"

中医对于疾病的理解，是分层次的。

最轻的第一个层次叫神病，不是神经病。比如跟家人、同事吵架生气了，或者因为某事受到突然的惊吓。这是神受病，这是疾病的第一个层次。成语"神不守舍"，就是当人生气、上火、受惊吓后，保护体的神会

---

① 胎光在现代濒死体验里有很多描述。濒死体验是指由某些遭受重创或处于潜在毁灭性境遇中预感即将死亡而又侥幸脱险的人所叙述的死亡威胁时刻的主观体验。它和人们临终心理一样，是人类走向死亡时的精神活动。俄罗斯著名科学家、世界著名的人脑研究所的维得罗夫斯基教授对媒体说："俄罗斯的科学家经长期观测发现，人体死亡以后，从尸体中散发出一种肉眼看不到的物质。"1989年［美］雷蒙德·穆迪著的《死后见闻》（黑龙江教育出版社），1999年逢尘主编的《天堂印象——100个死后生还者的口述故事》（外文出版社）等出版物均有大量研究和描述。

出窍，这时候外邪就容易侵入人体为害。

第二个层次是比神病更深一个层次的病——气病。比如熬夜不休息，第二天精力不济，精力不能集中，这也是神病。如果继续熬夜或者坚持工作，就会发展就变成气病，人就会出现心慌气短、疲劳不堪等症状。这两种情形都是无形的，但都是可以感知而仪器检测不出来。现在最常见的就是西医说的亚健康。现在真正健康的、精气神饱满的人越来越少，亚健康的人越来越多：这一类人经常感觉乏力、疲劳、肢体疼痛、头晕头痛，经常会出现抑郁、易怒、暴躁、焦虑不安、记忆力下降、反应迟钝以及注意力不集中等症状。

第三个层次，就是形病。形病就是西医用仪器可以检测出来的器质性病变了，疾病进入已经很深的阶段。癌症不是一朝一夕得的，有很长的隐伏期，也许就是从你生气开始的。为什么很多癌症一发现就是中晚期？就是已经从气的阶段转为形的阶段了。

接着说第二种魂。爽灵是人们常说的聪明、智慧，包括人们常说的直觉、第六感。有一种"白痴天才"，他也许在生活自理上接近白痴，但是在某一方面却天赋异禀，就是属于爽灵很好的人。自闭症的孩子和弱智的孩子就是丢了爽灵或者爽灵发育不良。中医经络学的腧穴中有灵台、灵道、青灵三穴，是提高智力的穴位。"灵"的繁体字是"靈"，是天人信息交互沟通的意思，这个字底下一个巫，意为通天地的人，三个口本意是通过念咒语来与天地沟通。这种仪式古代叫祝由。祝由一词最早见于《素问·移精变气论》："黄帝问曰：'余闻古之治病，唯其移精变气，可祝由而已……毒药不能治其内，针石不能治其外，故可移精祝由而已。'"这是借符咒禁禳来治疗疾病的一种方法。"祝"者咒也，"由"者病的缘由也。巫祝有知医者，"即符咒禁禳之法，用符咒以治病"，可愈疾活人。祝由科自元代起即列入太医院十三科。这种治病的原理在于，人食天地之气以生，内伤于喜怒忧思悲恐惊七情，外伤于风寒暑湿燥火六淫，所以生病。古人早就认识到，除了七情、六淫外，还有尚未被认识的致病因素，那就是"鬼神致病说"[①]，也就是所谓的心病，心病还需心药解，属于心理疾病和心理学的范畴。时常有媒体报道，有的癌症病人，放弃治疗，纵情山水，乐观豁达，结果不药而愈。这就是一种心理暗示，一种"祝由"疗法。

第三种魂是幽精。幽有幽深之意，属于人体的本能"软件控制系统"，包括生理本能和意识本能，它是控制人体生理、生殖、性欲方面的魂。小孩子生下来就知道吃奶、饿了就知道哭等生理本能是幽精的功用。女子十四岁、男子十六岁"天癸"至（男女性机能物质），来月经，出现遗精，是幽精的功用。男女一见钟情，"动人心魄"，两情相悦，也是幽精的功用。

以上就是中医里三魂的主要内容。接下来简单说说什么是七魄。

人死的时候魄也会离开人体，那魄从哪儿离开人体？中医认为人体有一个门叫魄门，魄门就是肛门，它是魄离开人体的门。因此，很多人死的时候会出现大小便失禁。所以古代人抢救快死的人，第一件事是塞住肛门。我想起小时候，亲自看见长辈们在抢救一个濒临死亡的孩子塞肛门的情形，结果这个孩子又多活了几天才去世的。

我们为什么要睡觉？因为可以"闭目养神"。当我们睡觉时，三魂中尤其是胎光，把光"调暗"了，让我们进入梦乡。睡觉时是魂在休息，而"魄"还在继续工作。沉睡之中，人知冷热，热蹬被子，冷加覆盖，都是魄在工作。不知冷暖，感受寒凉邪风，也是魄离职守。睡梦之中人有惊觉，随时觉醒，也是魄的功劳。睡死过去、梦魇不醒，或者警惕过度、睡眠浅显，都是魄的问题。据《云笈七签》记载，七魄是：尸狗、伏矢、雀阴、吞贼、非毒、除秽、臭肺，各主精神、气以及心、胃、肾、肠、胆、肝、肺等脏腑功能。人们为了便于记忆，编成了顺口溜："除非鸟吞臭狗矢。"

---

① 陈磊：《隋唐时期的"疫鬼"和"鬼神致病"》，《史林》2015年3期。

一是臭肺魄主宰呼吸系统，对应悲的情绪。人睡着了仍然在呼吸，那是肺魄在工作。打呼噜、咳喘、憋闷的人肺魄力有问题。睡着后觉得冷或者热，如果魄力强就会有感觉，很冷的话，会本能地在睡梦中盖上被子，如果这个魄力不足，第二天就会感冒。盗汗的人也属于这方面魄力有问题。二是非毒魄主宰人体肝胆排毒系统，对应怒的情绪。三是除秽魄主消化，对应人体的泌尿系统，对应惊的情绪。不健康的人肠胃消化功能出问题，经过一夜到早上仍是食积不化、嗳腐吞酸、口臭咽干。四是雀阴魄主宰生殖系统和性功能，对应恐的情绪。正常的人晚上有了性生活，睡一觉就恢复了，反之这方面魄力有问题的人则表现为腰酸腿疼起不来，说明这个魄用得过多或者恢复能力太差。这个魄力不强的人就容易起夜，或者做梦找厕所，小孩子表现为容易尿床，就是控制水液代谢的魄力有问题。五是伏矢魄主宰人体的大肠系统，对应思虑的情绪。六是吞贼魄主宰消化和免疫系统，对应忧虑的情绪。头天晚上吃完饭，第二天早晨有饥饿感，吃的食物被消化掉了，说明主宰消化功能的魄是正常的。反之早晨起来恶心口臭，肚子依然胀鼓鼓的不想吃饭，那是这个魄力有问题。七是尸狗魄主宰心脑血管循环，对应喜的情绪。睡眠中心跳心律不齐，就是这个魄力有问题。过与不及都不好，有一点风吹草动就紧张睡不着，或者睡得死死的，都是这方面魄力有问题。

4. 七情六欲

先说七情。七情属于情绪的心理范畴。我国早在大量先秦文献中就对人的情作了比较深入的研究，春秋时代孔子所编的《礼记·礼运》中就提出了七情这个心理学命题。"何谓七情？喜、怒、哀、惧、爱、恶、欲，七情弗学而能。"《三字经》云："曰喜怒，曰哀惧。爱恶欲，七情具。"七情是在人体外气环境触发下显意识和潜意识对立统一的表现形式之一。一方面它与人体外气环境状态的触发相关，另一方面与人的潜意识本能状态受到不同程度的抑制有关，同时与人的显意识对潜意识不同程度的控制有关。

古有"诗言志"之说。情绪能用形象思维表达出来，可用行为和语言来体现。《黄帝内经》创立了中医独到的情志学说，内经时代的中医家在当时阴阳五行家思想的影响下，将先秦诸子所讨论的情绪概括为五类，习称为五志：怒（属木）、喜（属火）、思（属土）、忧悲（属金）、惊恐（属水）。五志就是怒、思、喜、悲、恐五种情状态。它是由志苦和志乐二种基本情绪结合思维而组合出现的。喜是志乐所导致的愉快情绪状态，是人的本能需要获得满足的体现，《素问·举痛论》中指出了它对机体功能上的作用："喜则气和志达，荣卫通利，故气缓矣。""恐则精却，却则上焦闭，闭则气还，还则下焦胀，故气不行矣。""悲则心系急。肺布叶举，而上焦不通，荣卫不散，热气在中，故气消矣。""怒则气逆，甚则呕血及飧泄，故气上矣。""思则心有所存，神有所归，正气留而不行，故气结矣。"由此可见，五志实际上是形志苦乐二种极端情绪升降状态的动态模型。志苦是人的本能要不能获得满足所导致的情绪状态（所谓求不得苦），志苦的反面就是志乐[①]。

情志与人体内气相关。《素问·阴阳应象大论》中指出："肝在志为怒，心在志为喜，脾在志为思，肺在志为忧，肾在志为恐。"由此发展出五志相胜学说。这是《黄帝内经》中关于心理情志的治疗原则："怒胜思，思胜恐，恐胜喜，喜胜悲，悲胜怒。"通过五行归类可以看出，人体五志的五行归属为：怒属木、喜属火、思属土、悲属金、恐属水。那么五行相克的次序对应到五志中应为：怒克思、思克恐、恐克喜、喜克悲、悲克怒。

大家熟悉的《范进中举》是清代小说家吴敬梓《儒林外史》中的一篇讽刺小说，范进为科举考试中举喜极而疯，"捷报贵府老爷范进高中广东乡试第七名亚元。京报连登黄甲"。范进不看便罢，看了一遍，又念一

---

① 邹伟俊：《唯象中医学概论》，《金陵思维科学研究所唯象中医丛书》1988年6月。

遍，自己把两手拍了一下，笑了一声，道："噫！好了！我中了！"说着，往后一跤跌倒，牙关咬紧，不省人事。

范进中举，大喜过望，先是昏厥，苏醒后发疯。中医认为，情绪可以改变一个人的生理状态，所以无论是哪种情绪，正面的还是负面的，都应该有所节制，否则就会伤身体。范进多年考科举都没有考上，又不甘心放弃，心中处于一种抑郁状态，消息传来，突然高中，他心中大喜过望。这在中医看来属于"喜伤心"，高兴过度，对心是有损害的。而心主神明，也就是说心主管人的精神、思维活动，范进正是因为太高兴而导致精神、思维活动功能紊乱而发疯。

那么他又是怎么恢复正常的呢？小说原文描写道：胡屠户凶神似的走到跟前说道："该死的畜生！你中了甚么？"胡屠夫一巴掌打下去，范进昏倒在地。等再醒来时，人已经不疯了。为什么喜极而疯，打一巴掌就好了呢？这其中运用了五行相生相克的原理。范进平素就很害怕自己的老丈人，这次老丈人又"凶神似的"连骂带打，更加重了这种恐惧。而恐惧在中医里和肾是归为一类的，肾属水、心属火，水能克火，也就是说恐能克喜，于是恐惧的情绪克制了高兴的情绪，而由于高兴过度导致的发疯也被克制住了！这就是《范进中举》里的中医原理。五志相胜是利用情绪状态控制人体疾病的心理疗法原则，若因某种情而引起的疾病，则激发其所胜的情绪来控制这种疾病。其实生活中还有许多情形都是情志五行理论的完美诠释。比如为你经常听说一句口头禅"吓尿了"，为什么会吓得尿流呢？因为五行中肾属水，恐属水，恐伤肾，若遇到惊恐的事情，主宰恐惧这一情志的肾功能就收摄不住，于是"吓尿了"也就很正常了。

情志学说发展到了宋代，出现了陈无择的"内伤七情"病理学说。陈氏以内伤七情（喜、怒、忧、思、悲、恐、惊）贯穿在他的病理学著作《三因极一病证方论》中："内所因惟属七情交错，爱恶相胜为病。"它在阐述衄血、霍乱、咳嗽、腰痛、眼病、舌病、妇科杂病等病证中都作了七情病机的论证分析。

　　中医有句话叫"百病皆生于郁"。它是指因社会人际关系导致人的本能需要不能获得满足所出现的不良情绪。它是导致杂病形成的重要原因，故属心理病因。明代医家柯伯帝曾说："七不快，郁久成病，或为怯，或为噎隔，或为痞满或为腹胀，或为胁痛女子则经闭坠胎带下崩中。可见百病兼郁如此。"明代医家赵献可也说："凡病之起，多由于郁。郁者，郁而不通之义。"

　　但同时又说"百病皆生于痰"。从中医理论来分析，肝郁可以导致湿郁。也就是气机流通不畅，湿气分布不出去，郁结在一起，结果容易导致湿郁。所以，中医在治疗湿气病的时候，经常伴有理气、宣肺、行气的治法，有一个说法叫"气化则湿亦化"，气机畅通，自然有利于湿气的化解。气郁也可以导致痰郁。《医门法律》一书中有个专门治疗痰证的方子叫豁痰汤，"治一切痰疾，以小柴胡汤为主，合前胡、半、南、壳、陈、朴之属，出入加减"。为什么要以张仲景的小柴胡汤为基本方呢？因为小柴胡汤可以疏肝理气，调节气机，在这个基础上，又加了前胡、半夏、南星、枳壳、厚朴、陈皮等化痰药物，理气化痰，标本同治。气滞可以导致血瘀则更是被大家广泛熟知，合在一起叫气滞血瘀。清朝王清任在《医林改错》中创立了一个名方——血府逐瘀汤，是个活血祛瘀、行气止痛的方剂。气郁时间长了可以化火，就会出现很多肝火旺的表现，常见的症状有头热、头痛、面红、目赤、心烦易怒、夜寐不安、胁痛口苦，舌红苔薄，脉弦有力等。中医有个名方叫丹栀逍遥散，顾名思义就是通过疏肝理气，让人变得心情好一些，逍遥一些，因为气郁化火了，所以要用牡丹皮、栀子来清火。气郁其实就是肝郁，肝郁就容易侵犯脾胃，肝木克脾土，木克土以后常常导致脾胃疾患、胃肠疾患，也就是消化系统的疾患。

　　七情过极对人体所造成的损伤，中医上叫七伤。清代名医费伯雄在其《医醇义·自序》中阐述了七伤这个命题："盖七伤者，七情偏胜之伤也。夫喜、怒、思、悲、恐、惊，人人共有之境。当喜而喜，当怒而怒，当忧而忧，是即喜怒乐发而皆中节也，此天下之至和，尚可伤之？有未事

401

而先意将迎，既去而尚多留恋，则无时不在喜怒忧思之境中，而此心无复有坦荡之日，虽欲不伤，庸可得乎？"元代名医朱丹溪《丹溪心法》指出："气血冲和，百病不生；一经怫郁，诸病生焉。故人身诸病，多生于郁。"把情志抑郁作为百病之源来看待，足见古人对情志致病的重视程度。生气有害健康，七情调节不好容易导致身体生病，所以现在联合国提议生气不要超过5分钟，而且要想办法来调节。调节的方法第一是躲避，第二是转移。长时间的精神不舒畅又发泄不出来会得肝郁，就会得抑郁症。

接着来说六欲。六欲泛指人的喜、怒、哀、乐和嗜欲等人与生俱来的生理需求或欲望。《吕氏春秋·贵生》首先提出六欲的概念："所谓全生者，六欲皆得其宜者。"指由生、死、耳、目、口、鼻所生的欲望，一般指眼（见欲，贪美色奇物）、耳（听欲，贪美音赞言）、鼻（香欲，贪香味）、舌（味欲，贪美食口快）、身（触欲，贪舒适享受）、意（意欲，贪声色、名利、恩爱）。佛教认为是色欲、形貌欲、威仪姿态欲、言语声音欲、细滑欲、人相欲，也有说法是求生欲、求知欲、表达欲、表现欲、舒适欲、情欲。

5. 梦乡几重

梦也是一种特殊的神志活动。甲骨文的"梦"怎么写的？就是一个人躺在床上，是一个会意字。中医看病叫作临床，病字旁就是床的象形。现代科学研究人睡眠发现，脑电波有快波和慢波，当人的眼球在快速转动的时候，说明人在做梦，这是现代的科学发现。我们现代对梦的理解，常说："日有所思，夜有所梦"，基本理论是来自1900年弗洛伊德著名心理学理论著作《梦的解析》。他把梦的实质理解为梦"是一种愿望的达成，是一种清醒状态精神活动的延续"。

《黄帝内经》把梦的发生归结为阴阳正邪关系。《素问·宝命全形论》云："人身有形，不离阴阳。"人体的气血、脏腑贵在阴阳调和，气血失常、五脏六腑偏盛偏衰，失去平衡，均可能引起做梦。《灵枢·淫邪发梦》载："黄帝曰：'愿闻淫邪泮衍，奈何？'岐伯曰：'正邪从外入内，而未有定舍，反淫于脏，不得定处，与营卫俱行，而与魂魄飞扬，使人卧不得安而忧梦；气淫于腑，则有余于外，不足于内；气淫于脏，则有余于内，不足于外。'"大概意思是，人在日常生活中，受到各种内在、外在刺激时，这些刺激（压力）先进入体内，此时，没有固定的地方供其依附，就会在体内四处游走，故而干扰到脏腑，同时也会与人体内"营气""卫气"相偕而行，进而魂魄不宁，使人睡不安稳，进而产生梦。

对于阴气、阳气与梦境的关系，《灵枢·淫邪发梦》云："阴气盛则梦涉大水；阳盛则梦大火；阴阳俱盛，则梦相杀；上盛则梦飞；下盛则梦堕；甚饥则梦取；甚饱则梦予；肝气盛，则梦怒；肺气盛，则梦恐惧、哭泣、飞扬；心气盛，则梦喜笑恐畏；脾气盛，则梦欢乐，身体重不举；肾气盛，则梦腰、脊两解不属。凡此十二盛者，至而泻之，立已。"按上述阴阳学说解释梦境，大概意思是：阴气盛时，容易梦到过河涉水，渡过湍急河川，心生畏惧以及恐怖的事物；阳气盛时，容易梦见大火正在燃烧或是梦见火灾一类事件；阴气阳气都盛时，容易梦到与人斗争砍杀的事情；身体上半部气盛时，会梦到类似向上飞跃的事情；身体下半部气盛时，会梦到类似向下坠落的事情；非常饥饿时，会梦到拿取东西进来；非常饱时，会梦到把东西送出去；肝气盛时，会梦到自己生气；肺气盛时，会梦到自己很恐惧、害怕或哭泣，还会梦到自己飞起来；心气盛时，会梦到自己发笑，或害怕、恐惧；脾气盛时，会梦到自己在唱歌，或身体沉重，无法起来；肾气盛时，会梦到自己腰椎分裂一样，无法在一起。

中医学认为，阴主静，阳主动，白天阳气运行于外，推动人体的组织器官进行各种机能活动，夜晚阳气内敛，人体进入休息状态。白天的时候，活在神的照耀下，到晚上人卧血归于肝，魂藏于肝，魄还在工作，也就是脊髓神经反射还在工作，大脑的某些神经区域处于休息的状态。睡眠与觉醒的交替是人体适应自然界阴阳消长昼夜交替的结果。梦的产生与魂魄密切相关。魂藏于肝，魄舍于肺，皆归心神统率。"随神往来者谓之魂，并精而出入者谓之魄"（《灵枢·本神》），魂指梦幻活动，魄指本能感觉活动。神、魂、魄、意、志是人的五种高级精神意识活动，分属于五脏，其中心神是人体生命和精神活动的主司，魂、魄、意、志等精神意识活动，无不在心神的控制之下。睡眠时心神虽处于一定程度的静谧状态，但并非绝对的阴平阳秘，梦是发生于阳弱阴盛之时，尽管具有动的特点，但属于静中之动，阴中之阳，并不是一种独立于阴阳之外的状态。隋唐间医家编写《黄帝内经·太素》的杨上善结合临床实践及前人梦研究的成果，将梦分为三类，并明确提出了梦诊的概念。他在《黄帝内经·太素》中指出："凡梦有三种：人有吉凶，先见于梦，此为征梦也；思想情深，因之见梦，此为想梦也；因其所病，见之于梦，此为病梦也。"病梦即因病而梦，是人体阴阳不调或肌体对外界刺激的反映。想梦又称思梦，即日有所思，夜有所梦，是人体精神情志的反映或宣泄。至于征梦，即认为梦可以预示未来，是古人普遍存在的对梦特殊作用的迷信，也是现代梦研究的争论焦点之一。

梦是睡眠时心理活动的表现。病可以致梦，梦亦可以治病，对梦进行辨证论治正是中医解梦的目的。多梦、怪梦等梦证的出现，可对人体健康状况的判断提供重要的依据。在疾病进一步发展演变中，在全身其他症状出现并突显出来之前，梦是一个警报信号。以"水亏火旺"的性梦为例，性冲动的原因何在？中医认为，它不过是阴阳不能自和的一种体现。"男子遗精，女子梦交"，属于诸虚亡血失精之人，由于阴血精液的耗损，不能达到阴平阳秘的理想状态，阳失去固密封藏的能力，于是阴精流失与亏损。中医学认为，女子梦交是因脏腑气血衰少，阳气有余，阴气不足，心肾不交，水火不济，心肝火盛，欲火妄动而引起。偶发1—2次者是大脑未能安静入睡的正常生理现象，一周若频发2—3次则属病理现象，治疗宜滋阴清热，行气活血，涤痰开窍，安神定志。

有的人多梦，而且是一些离奇的梦，这种梦跟自己的生活没有关系，梦到的事情连自己都觉得莫名其妙，这种梦是"神游物外，魂不附体"，跟肝脏的功能有关系。"肝藏血，血摄魂"，这类人就是收不住血，也藏不住魂。中医面对这种情况一般用一些滋补肝血的方法，用"酸枣仁汤"或者人参、茯神、琥珀、龙骨、龙齿、龙眼肉一类的药帮助他收摄魂魄，定魂魄或养魂魄。还有的人老是做噩梦，梦见从高处摔下，或者被人追杀，或者是被狗咬、被蛇咬，或者梦见死去的人，或者梦到掉进粪坑等。这种情况中医认为是肾的问题，肾是人体主惊、恐的，如果人的肾气或是肾精受到伤害的话，往往会做一些比较惊恐的梦。中医会用一些龙骨、牡蛎、磁石、朱砂等矿物药来祛怯，同时用热性的药物祛除体内阴寒一类的寒痰和瘀血等，来解决做噩梦的问题。

二、神居何处？

现代医学认为人的精神、意识和思维活动，是大脑的生理功能，即大脑对外界客观事物的反映。而中医学把神志活动归属于心为主宰的五脏。大脑只是心支配的思维工具，而不是统御全部神明的主宰。

1. 神藏五脏

神志活动分属五脏，中医所谓"神明"虽由心所主，实与五脏相关。神、魂、魄、意、志各藏之于心、肝、肺、脾、肾，并分别与七情之喜、怒、悲、忧思、惊恐相关，故有"神藏五脏"之说。《素问·宣明五气篇》云："五脏所藏：心藏神，肺藏魄，肝藏魂，脾藏意，肾藏志。"内经这个论断奠定了中医神志理论的基础。

中医认为，五脏在心的统领下，协同主宰人的情志活动，以发挥其情志作用。五脏既藏精，精化气生神，故五脏又藏神，而称为五神脏。神能驭气控精，调节血液和津液的运行输布，而精藏于五脏之中而为五脏之精，五脏之精所化之气为五脏之气，五脏之气推动和调控五脏的功能。因此人的情志活动正常与否与五脏盛衰有密切关系。

这是中医与西医的重要区别之一。

将五神并列，这里的神就是指人的精神、思维等玄妙神奇、变化莫测的客观存在。魂主要指人的"潜意识"，魄主要指人的冷热等感知觉，意主要指人的思维、意念、灵感，志主要是指记忆力和意志力，它们都与心、脑功能有关。一个人心神清楚，那么精神活动正常，并且反应灵敏。否则神志不清，则为精神病或昏迷的患者。

《灵枢·本神》云："黄帝问于岐伯曰：'凡刺之法，必先本于神。血脉、营气、精神，此五脏之所藏也。至于其淫泆离脏则精失、魂魄飞扬、志气恍乱、智虑去身者，何因而然乎？天之罪，与人之过乎。何谓德气生精神、魂魄、心意志思智虑？请问其故。'岐伯答曰：'天之在我者德也，地之在我者气也。德流气薄而生者也。故生之来谓之精；两精相搏谓之神；随神往来者谓之魂；并精而出入者谓之魄；所以任物者谓之心；心有所忆谓之意；意之所存谓之志；因志而存变谓之思；因思而远慕谓之虑；因虑而处物谓之智。'"

这段话大意是：黄帝向岐伯问道："运用针刺的法则，必须以人的精神活动为诊断根据。因为血、脉、营、气、精、神，都属五脏所藏的维持生命活动的物质本原和精神动力。如果七情过度，任情放恣，它们就会与内脏分离，精气就会随之而散失，魂魄飞扬而飘荡不安，志意无主而恍乱昏乱，智慧和思考决断能力丧失，这是什么原因造成的呢？究竟是上天的责罚，还是人为的过失呢？什么叫作德、气、生、精、神、魂、魄、心、意、志、思、智、虑？请您告诉我其中的道理。"岐伯回答说："天所赋予人类的是德，地所赋予人类的是气。因此，天之德下行与地之气上交，阴阳相结合，使万物化生成形，人才能生存。人体生命的原始物质，叫作精；阴阳交媾，两精结合而成的生机，叫作神；随从神气往来的知觉机能，叫作魂；依附精气的运动机能，叫作魄；可以主宰支配外在事物的，叫作心；心里有所思忆而留下的印象，叫作意；主意已定，形成了认识，叫作志；根据认识而反复思考研究事物的变化，叫作思；思考范围由近及远的推想，叫作虑；通过考虑而确定出处理事物的方法，叫作智。"

那么，这五神分别是如何运行的？

2. 心藏神

心藏神，是指心统领和主宰精神、意识、思维、情志等活动。魂、魄、意、志四神以及喜、怒、思、忧、恐五志，均属心神所主。故曰："意志思虑之类皆神也，""神气为德，如光明爽朗，聪慧灵通之类皆是也。""是以心正则万神俱正，心邪则万神俱邪。"（《类经·藏象类》）

人的神志活动虽然归属于五脏，但与心的关系最为密切。这是因为心是君主之官，神明之府，是精神活动产生和依附的脏器。《灵枢·本神》云："所以任物者，谓之心。"任，是接受，担任之意。这是说明接受外界客观事物的信息并作出反应的是心。又云："心者，五脏六腑之大主也，精神之所舍也。"更加明确地指出了心是产生神志活动的场所。

心之所以称为"五脏六腑之大主"，还与其主血脉功能，即生血和运血功能有一定关系。人体各脏腑形体官窍的生理功能，包括神志活动，都离不开血气的充养，而血气通过脉管到达全身各处，是以心脏搏动为动力的。若心主血脉的功能发生障碍，就可影响到各脏腑形体官窍。心的主血脉与藏神功能是密切相关的。血是神志活动的物质基础之一，如《灵枢·营卫生会》说："血者，神气也。"心血，即在心脏与血脉中化生和运行的血液。心血充足则能化神养神而使心神灵敏不惑，而心神清明，则能驭气以调控心血的运行，濡养全身脏腑形体官窍及心脉自身。当颈动脉供血不足，大脑就无法思维。心主血脉，血液在脉管内循环运行，输送营养而达于周身，正因为心具有主血脉的生理功能，所以才具有主神志的功能，这亦是心主神志的重要理论依据，心主血脉的功能异常，必然会出现神志的改变。所以明代医学家张介宾在《类经》中指出："心为脏腑之主，而总统魂魄，并该意志，故忧动于心则肺应，思动于心则脾应，怒动于心则肝应，恐动于心则肾应，此所以五脏唯心所使也。"又说："情志之伤，虽五脏各有所属，然求其所由，则无不从心而发。"可见人的精神意识、思维活动，虽可分属五脏，但主要仍归属于心主神明的生理功能。

3.肝藏魂

肝主疏泄，主全身气机的疏泄，负责排毒，藏血和藏魂。《灵枢·本神》云："肝，悲哀动中则伤魂，魂伤则狂忘不精，不精则不正。"《素问·六节藏象论》云："肝者，罢极之本，魂之居也。"我们常常听到"魂不守舍""魂牵梦绕""吓得魂飞魄散"等词语，这里的魂主要有注意力、潜意识、谋虑判断等意思。中医认为"肝主藏血"，肝能保持我们的精神舒畅，被认为是"将军之官，谋虑出焉"。如肝不藏血，心肝血虚，可出现惊骇多梦，卧寐不安，或梦游、梦呓、幻觉等，习称为魂不守舍。魂，是人体心神活动的一部分，是神所派生的，《灵枢·本神》云："随神往来者，谓之魂。"魂和神一样，都以血为其主要物质基础。肝血充盈，则魂有所舍而不致妄行游离。故有"肝藏血，血舍魂"之说。因肝病神志不安，所谓"魂不藏"。"肝藏魂"体现了精神活动和内在脏器的联系。多梦、失眠，实质上都是肝有问题，因为魂为阳，血为阴，"阳入阴则寐"，阳不入阴就不寐，半入半不入就是似睡非睡、半睡半醒。失眠症古今医家多从心主神志失常立论，辨证主要分心脏阴血亏虚，心神失养和邪火扰心，心神受扰，虚实两大类。论治常分为心肾不交、心阴虚损、心脾两虚、心火与痰火扰心等证型。而对肝藏魂理论，在失眠症的产生方面的作用和意义，缺乏足够的认识。随着现代生活节奏的加快，人们来自工作与家庭等诸多方面的精神压力日益加大，失眠人群的数量也在不断地增加，因此重视从肝论治失眠症，就显得尤为重要。从肝论治主要有以下几种治法：柴胡加龙骨牡蛎汤法、血府逐瘀汤法、栀子豉汤法、酸枣仁汤法、温胆汤法。

链接：治失眠就是"收肝魂"——失眠从肝胆论治的医案

失眠之因，历代医家多归因于心肾，谓心火不下通于肾，肾水不能上济于心，阴阳失交水火不济，则彻夜不寐。但临证所及，失眠者每以情志、精神刺激为主因，与肝胆病变亦密切相关。故对一些顽固性失眠，病程缠绵，服安神药少效或罔效者，辄从肝胆论治而独效。肝主疏泄和条达，所有的焦虑、不满、压力，都是肝来承受。最后，自然就伤了肝魂，属于肝不藏魂的情况，半夜两三点醒来再难入睡，中医叫早醒。上海中医临床名家张云鹏有一个医案：患者张某，42岁，因为工作压力大，精神时常处于紧绷状态。睡眠多年以来半夜两三点醒来，入睡困难，经常只能睡三四个小时。见患者脉弦细，舌红苔薄黄，食欲不振，烦躁，头晕胸闷，开处方：柴胡9克，白芍12克，枳壳12克，生甘草6克，玫瑰花6克，莲子心9克，柏子仁20克，茯神15克，琥珀末3克（分吞）。水煎服。一共坚持服用近两个月，患者每天晚上能睡6小时以上，精神状态恢复正常。（严世芸：《上海名老中医医案精选》，上海：上海科学技术出版社，2010年）

4.肺藏魄

肺主气，朝百脉，司呼吸，为水之上源，负责通调水道（肺属金，肾属水，金生水，故肺为水之上源）。肺通过宣发功能，把水谷之精微疏布到全身，同时把废液宣发成为汗液或者肃降成为尿液。《灵枢·本神》中说："肺藏气，气舍魄。"魂魄合则为实，在心神主导下开展健全的精神活动；离则为虚，失去心神主导，为梦为幻。心神魂魄的相互作用，也体现了金、木、水、火、土之间的五行制化关系。《素问·宣明五气》曰："五脏所藏……肺藏魄。"中医认为，肺主气，助心行血，主全身皮毛，气血充足，布散全身，则感觉功能正常。《说文解字》曰："魄，阴神也。"中医认为，魄在阴阳之中属阴，魄为阴神。《医述》云："魂，阳也，肝主血而藏魂，阳入于阴也；魄，阴也，肺主气而藏魄，阴附于阳也。"在阴阳之中，魄为阴神，而藏于肺。

用俗话说，从字面上看，这个魄是什么东西，就是白天见鬼嘛！大家熟悉的肺的功能是肺主气、司呼吸。肺吸进来的气和脾生出来的气相结合，然后由肺推着气在人的身体里行走。所以肺一方面为人体提供了氧气，另一方面它推动气在人的身体里行走。徐文兵在讲解《黄帝内经》时说，我们的身体是由"神"和"意"两种能量控制的。"神"是父母先天给予的东西，比如我们的心在跳、胃肠在蠕动、血液在流动，这些都是由"神"来控制的。后天的想法是"意"，"意"是人能控制的东西。肺是"神"和"意"的桥梁。人在工作和学习的时候，肺在工作，这时候是"神"在控制肺。但是如果你想调整一下呼吸的频率，这时肺就受"意"的控制。也就是说，我们通过意识来调整肺的运动，会影响到我们的"神"。比如人激动了，就会加快自己的呼吸，人虽然控制不了自己的心跳，但是通过加快自己的呼吸，就可以让心跳加快起来，如果我们想放松，让心跳慢下来，可是心跳不听指挥，我们也可以通过调整呼吸，做深呼吸，让心跳放松下来。

因此，肺藏魄，是指精神活动中司感觉和支配动作的功能。

前面讲了肝藏魂。魄和魂是"神"的两种形态，魄相当于"神"的一种低级状态，魂是"神"的高级状态。《类经·藏象论》指出："魄之为用，能动能作，痛痒由之而觉也。"说明人体的知觉和动作是"魄"作用的结果，耳朵的听觉、眼睛的视觉、皮肤的冷热痛痒等这些我们与生俱来的、本能性的、较低级的感觉功能为魄。我们的智慧和智力存在于肝魂里，魄是人体的本能反应。比如你的手碰到很热的水，你会本能反应立刻拿开，人体的这种本能反应就是由魄主管的。如果你的魄很强，本能反应就很快，否则会迟钝。中医认为魄主安卧。肺藏魄生理功能正常，则魄有所藏，而人能安卧；如各种病理致肺不藏魄而不寐，其临床常见以夜寐轻浅、闻声则醒、易寤或频寤等为主诉。

5.脾藏意

脾主运化，负责全身水谷的运输消化。脾主统血（统领血的固摄）。另外，"脾胃后天之本""诸湿肿满皆属于脾""脾胃生痰之源，肺为储痰之器"。内经中有关脾的论述主要有："脾藏意。""中央生湿……在藏为脾……在志为思。""脾藏意与智。""脾为谏议之官，智周出焉。""其志为思，思伤脾。"

综合这些论述，就脏腑的神明功能而言，脾藏意、智，主管思考，如果竭力谏诤或思虑过度，就会伤脾气，影响脾的健运，从而出现食欲不振、胸腹痞满等病症。这就是为什么"发脾气"后没有胃口的原因。同时，心和脾共同维持正常的心理状态，心藏神在志为喜，脾藏意在志为思。张景岳在《类经》里说："思动于心则脾应。"他在《景岳全书》里说："思则气结，结于心而伤于脾也。""然思生于心，脾必应之，故思之不已，则劳伤在脾。"这就说清了思虑过度会伤脾的原因。

如何区分"思"和"意"呢？《黄帝内经》有一段对话进行了诠释："何谓德、气、生、精、神、魂、魄、心、意、志、思、智、虑？请问其故。岐伯曰：'天之在我者德也，地之在我者气也。德流气薄而生者也。故生之来谓之精；两精相搏谓之神；随神往来者谓之魂；并精而出入者谓之魄；所以任物者谓之心；心有所忆谓之意；意之所存谓之志；因志而存变谓之思；因思而远慕谓之虑；因虑而处物谓之智。'"可见，思即思考、思虑，为五志之一，是人体精神意识思维活动的一种状态；意，又称为意念、记忆，就是将从外界获得的知识经过思维取舍，保留下来形成的印象，是五脏精气所化生的情志活动之一，为脾所主。也就是说，脾脏主宰人的思考、记忆等意识活动。中医基础理论告诉我们，脾的主要功能是运化、升清和统血，那么这些功能又如何与"思"和"意"联系起来呢？

《灵枢本神》说："脾藏营，营含意。"这里的"营"通"荣"，《素问·痹论》解释说："荣者，水谷之精气也，和调于五脏，洒陈于六府，乃能入于脉也，故循脉上下，贯五脏络六腑也。"意思是说营气是水谷所化生的精气，它平和协调地运行于五脏，散布于六腑，然后汇入脉中，所以营卫气循着经脉上下运行，起到连贯五脏，联络六腑的作用。

气一般是指营气和卫气的总称。营气是在经、脉中运行的能量，营气也可以化生血液。卫气是在皮肤分肉间运行的一种能量。"营"即营气，乃脾胃运化之水谷精气，行于脉中，具有营养作用，所以说"藏营"。可是为什么说"意"含于"营"中呢？营与血的关系解释"营含意"，首先要从"血"入手。《灵枢·营卫生会》说："血者，神气也。"《灵枢·平人绝谷篇》也说："血脉和利，精神乃居。"这说明血是神志活动的主要载体，是维持思维意识的物质基础，血的生成和运行正常，精神意识思维活动才能正常。现代生物学表明，典型的学习记忆障碍性疾病——阿尔茨海默病患者血清中，异常表达的蛋白质在血虚证患者血清中也表达异常，这些蛋白质的功能涉及神经保护和再生、淀粉样蛋白的清除、免疫调节等，从而验证了"营含意"。

"意之所存谓之志"。"意"在古代中医的认识里就是一种思维状态，又称为意念。它是人体显意识的体现。中医历来有"医者意也"之说，其实也有指人的思维以及思维基础上的感悟。如果你是一个医生，希望病人跟你配合，你会怎么做？你告诉病人，放心，一定会好起来！以增强他求生心理和战胜疾病的意志。意永远保存着谓之志，这是志与意的差别。心字上面加个士，受过文武教育的人才叫作士，士的心叫作志，才能形成坚定的意志。

"因志而存变谓之思"，思和想这两个字我们现在连用，其实也有不同。想字的"相"，表示登高远眺，"心"是思念，造字本义是怀念或憧憬远方。因志而存变，有了坚定的意志，而且知道了自己内在的这种改变叫作思。由于意为脾所主，因此脾气盛衰直接影响意的活动正常与否，脾虚易引起健忘、注意力不集中、思维不敏捷、思想能力下降。

6.肾藏志

肾主水。肾为"先天之本"，肾主藏精纳气，主排水和生殖。无论男女，左肾为元阴，右肾为元阳。左右两个肾如同两口锅炉，左肾负责提供全身的阴液，右肾负责提供全身的阳气（精气），阴有形，阳无形，阳有热力，可以传递做功，故中医认为"肾为水火之脏，主一身之阴阳"。内经里多处讲到"肾藏志"。《素问·宣明五气》里说："五脏所藏：肾藏志。"《灵枢·本神》说："意之所存谓之志……肾盛怒而不止则伤志，志伤则喜忘前言……肾藏精，精舍志。"《素问·调经论篇》指出："夫心藏神，肺藏气，肝藏血，脾藏肉，肾藏志，而此成形。"

"心有所忆谓之意，意之所存谓之志"这一断语说得很清楚，"志"指意志和经验的存记。《说文》解释"志"为"意也"，生于心，发为言，音下加心，是心之所存，是为"意"，即内心的想法，存之于心，就是"志"。我们的神把我们灵魂的记忆告诉我们能干什么、该干什么，以此作为努力的方向，就是志。因此，志作为神志活动，相当于记忆力，与肾的藏精生髓通于脑的功能密切相关。

"夫精者，身之本也"（《素问·金匮真言论》）。肾中藏的精分为先天之精和后天之精。先天之精来自父母，后天之精来自脾胃。徐文兵用沙漏的模型来形象地说明人的一生就是在耗损精的过程。《素问·六节藏象论》曰："肾者，主蛰，封藏之本，精之处也。"这个肾精是化生髓的物质基础，所以说"肾主骨生髓通于脑"，骨髓、脊髓、脑髓皆由肾精所化生，储存于骨中，其中脑是髓最大的储存地。我们的生命过程就是一个生长、收藏、循环、往复的过程。生长、收藏在自然界的体现就是：春生、夏长、秋收、冬藏，和我们人体对应的关系就是肝主生，心主长、肺主收，肾主藏。老年人为什么总是出现骨痛，容易骨折，记忆力减退？因为肾主骨生髓通于脑，骨头的营养来源于骨髓，而骨髓是由肾精化生的，这就是肾主骨生髓。大脑是由脑髓组成的，而脑髓是由脊髓贯通而成，脊髓的根源是肾精。肾精充足，髓海得养，则记忆力强；若肾精亏虚，髓海不足，脑失所养，则记忆力减退。凡是与智力、记忆力相关的问题都是肾的问题，无论是儿童智障，还是老年痴呆，以及临床上记忆力减退的患者，病理上多与肾气不足有关。

"志"也与注意力有关。志是记忆的保持，也是心理活动的指向和集中，如清末中医学家唐容川说的："志者，专意而不移也。"其以精为产生基础，由肾所主，即"肾藏精，精舍志"。

"志"还有志向的意思。人们的志向、追求、抉择都属于精神活动的一部分。也可以说"志"是一个人的显意识，能够调节人体的潜意识，两种意识构成一个对立统一的精神整体。显意识除了与肾气相关，还与胆气相关，《内经》中提出"凡十一脏取决于胆"的命题，"胆"就是显意识。《内经》中还提出"志意者，所以御精神，收魂魄，适寒温，和喜怒者也"。"肾藏志，狂言者，志不守也。""若狂言不能食者，是失志也，为肾绝，不治。"这些论断表明，"志"是具有调节人的潜意识的意识状态。一个人肾气强则处于有为态。有为态是觉醒状态下活跃的行为状态，具有阳刚之气能加速人体的新陈代谢，消耗人体的精气神。反之是志闲态，是觉醒状态下不活跃的行为状态，它能延缓人体的新陈代谢。一个人有没有志向，其实很大程度上是决定于这个人的肾气是否充足。如果这个人肾气虚弱，记忆力衰退，整天丢三落四，他不会有什么志向。肾气虚弱的人则胸无大志，意志消沉。

三、谁主神明？

随着现代医学的进步，一些由生物因子（细菌、病毒、寄生虫）所致的疾病已被控制，而如心脑血管疾病、肿瘤、精神病等，已成为人类健康的主要危害，曾经为人类健康做出过重大贡献的生物医学模式，在这些疾病面前显得束手无策，只能控制，难以根治。因为这类疾病的发生原因主要不是生物学因素，而是社会因素或心理因素所致。于是，出现了综合生理、心理和社会因素对人类健康与疾病影响的医学观，这就是西医学的生物—心理—社会医学模式。何为心理？在西医看来，心理跟"心""心脏"无关，"心理学"应该叫作"脑理学"，心理是大脑和神经系统的机能。

心主神志是中医藏象理论的主要内容。《素问·六节藏象论》曰："心者，生之本，神之处也"；《素问·灵兰秘典论》曰："心者，君主之官，神明出焉"和"主明则下安，主不明则十二官危"。这些理论充分论述了心与神志的关系以及心为五脏中心的地位，心是神志活动的主宰者。

随着西方对于大脑认知功能认识的深入，心主神志的科学性受到越来越多的质疑。那么心神论和脑神论之间究竟是什么样的联系？到底是心主神志，还是脑主神志？这是中西医的重要分野。

1. 谁主神明的争论

人是心想，还是脑想？神明（意识）到底是哪个器官产生的？是心主神明还是脑主神明？这是一个千古之争。《黄帝内经》明确指出，"心者，君主之官，神明出焉"；而李时珍《本草纲目·辛荑条》则提出"脑为元神之府"，王清任的《医林改错》也指出"灵记性在脑不在心"。西方也同样存在过争论，与《黄帝内经》同时代的西医奠基之作《希波克拉底文集》，在论述心脏是智慧之源的同时，又主张思维等功能的器官在脑。

随着西方医学的传入及解剖学、生理学、病理学的迅猛发展，西医逐步确立了"脑主神明（意识）"的结论，认为认知、情绪、意志等高级神经活动的器官在脑，并划分出大脑皮质功能定位和分工。2016年7月，美国神经科学家、计算机专家及工程师组成的团队表示，他们已汇整出"可能是至今最准确的大脑分布图"。

人类对生命尤其是对大脑的认知总体来讲还处于很幼稚的阶段。但是也取得不少进步。在20世纪，脑科学取得辉煌的成就。主要有三大里程碑：神经元学说、离子通道理论、脑功能成像。

进入21世纪，又有一些新的突破。2009年美国南加州大学的Theodore Berger小组研制出能够模拟海马体功能的神经芯片。该小组的这种神经芯片植入大鼠脑内，成为第一种高级脑功能假体。这个实验是脑机接口医疗应用方向的重要实验。2012年巴西世界杯——机器战甲，身着机器战甲的截肢残疾者，这种脑电波控制机械假肢的技术凭借脑机接口和机械外骨骼开出了一球。这是当年脑机接口领域的大事件。

2016年7月，太空探索技术公司（SpaceX）以及特斯拉汽车公司（Tesla）的创办者伊隆·马斯克（Elon Musk）又创办了一家新的高科技企业——神经联结公司（Neuralink），开发可植入的脑机接口。

2017年，斯坦福大学电气工程教授Krishna Shenoy和神经外科教授Jaimie Henderson成功让三名受试瘫痪者通过简单的想象，精准地控制电脑屏幕的光标，表达了他们想说的话，其中一名患者可以在1分钟之内平均输入39个字母。

专家们预期21世纪脑科学将取得更大的飞跃，有可能在以下几个方面取得突破性进展：神经元功能成像、神经系统多基因病定位及老年性痴呆发病机理的阐明、神经系统信息编码、后基因组时代分子神经生物学及意识、思维与情绪本质的进一步探讨。

与现代人常说的"人用大脑思维"不同的是，中国古人一直认为，思维是由"心"产生的，正因如此，汉字中凡和思维有关的字大多都和"心"字联系在一起，在中医的观念里，心主神明，脑只是个工具。我们不难发现与精神、思维、情感有关的字，大多有个竖心旁或心字底。比如我们会用"心神不宁""心慌意乱"来形容心里很乱，用"心安理得"来描述做事自信、内心坦然，形容非常向往某个地方叫"心驰神往"，形容高兴为"心花怒放"，形容恐惧害怕叫"心惊肉跳""心有余悸"，等等。

在中医领域，人们对谁主神明也存在不同的看法。在中医界大致分为三派：一是"心主神明"派，二是"脑主神明"派，三是"心脑共主神明"派。

"心主神明"派当然是主流。印会河和邓铁涛主编的教材《中医基础理论》一书，明确指出"心主神明"是心脏的重要功能。心主神志的物质基础是血，若心病无力行血，脑失血养，其功能不能正常发挥，出现不同程度的神志病症，轻则眩晕、乏力、健忘和失眠，重则昏迷。因此，心主血脉的功能是维持大脑功能正常发挥的先决条件。现代医学研究表明，脑氧耗量占整个机体的20%，葡萄糖耗量占全身总耗量的17%，若脑缺血缺氧，即可发生精神紊乱，甚至丧失意识，由此可证"心主神明"。

"脑主神明"派认为中医学历史上将脑的生理与病理统属于心不妥，应将脑独立为脏，脑主藏神，为身之统帅，与之位相配，开窍于耳，其华在发。脑的生理特点为：中清之脏，纯阳之脏，喜静恶扰；具有主精神思维、感觉、运动、记忆和情志的功能。人体应是六脏六腑，脑主神志，调节言语运动，藏髓，开窍于五官，是控制和调节五脏六腑的决定性脏器①。

"心脑共主神明"派是近代医家张锡纯最先提出来的。纵观《内经》全篇，发现《内经》中"心主神明"和"脑主神明"两种理论共存，上述两种学说各有所长，各有所短，是一个问题的两个方面。"心主神明"是从脏腑功能调节立论。"脑主神明"是物质场所立论。引用现代神经生理学的研究成果和对心脏磁场、大脑磁场及"心激素"的研究成果，证明"心脑共主神明"，心调神，脑生神，心在神明的产生和变化中作用更重要②。

2.西方学者的发现

一些学者包括一些西医学者结合临床实践中遇到的当前脑科学理论解释不了的问题，逐渐对中医心主神志理论的科学性产生巨大兴趣，他们试

① 周文献：《脑为元神之府刍议》，《河南中医》1996年6期。
② 许国振：《心脑共主神明论》，《新中医》1991年10期。

图从现代生物学角度解释心主神志的现代生物学基础。

美国亚利桑那州大学心理学教授盖里·希瓦兹（Gary Schwartz）从20世纪80年代就开始，在长达20多年时间里，对至少70多例"性格转移"的器官移植案例进行了研究，发现至少10%的器官移植患者都"继承"了器官供应者的性格。

他把器官移植后的改变现象称为"细胞记忆"。他的理论是，由于细胞囊括了人体整套基因"材料"，因而接受器官移植的患者必将从器官捐献者身体上"继承"某些基因，类似于形成记忆的细胞条件反射，诸多事件证明细胞可能存在记忆现象。人体的所有主要器官都拥有某种细胞记忆。当它们被移植到其他人身上后，器官携带的记忆就从一个人身上转移到另一个人身上。

希瓦兹的理论也得到一些研究人员的支持。例如，美国加州心脏协会的专家发现一种具有长期记忆和短期记忆的神经细胞的确在心脏中工作，并且形成了一个微小但复杂的神经系统。神经系统的功能当然就是记忆和产生意识。

美国底特律"西奈"医院的生理学家波尔·皮尔索尔认为，人体细胞同基因代码一样，含有一个人的全部信息。达尔文就提出了情感生化特征的假说。我们的"性情"，或者说性格，不是像过去认为的那样储存在大脑中，而是藏身心脏里，正是在这里设计一个人的个性，所以说是它在思考、感觉，并同整个集体协同动作。这种性情"记忆细胞"，在心脏移植过程中转移到另外一个人身上。

美国新泽西州立罗格斯大学分子行为反应神经生物学研究中心肯迪斯·珀斯教授的研究成果也肯定了皮尔索尔的说法。她发现细胞的神经末梢不仅能往大脑传输信息，还能以一定频率将其传遍全身，使思想、感情和激情在分子级上变成行动。黎巴嫩学者那莫尔博士发现心脏分泌一种直接进入血液的激素，能减轻动脉血管压力，并命名此激素为ANF。

上述的结果均证明，心脏与人的精神情志等有密切相关。

3.心脏移植的佐证

打开网页搜索"换心人杨孟勇"，可以找到长达20余年的各种跟踪报道。患者杨孟勇心脏病史长达20年，2000年1月16日，哈尔滨医科大学附属第二医院的心外科专家经过对患有严重心肌扩张的57岁的杨孟勇检查后，做出了挽救他生命唯一办法的治疗方案：移植心脏。为杨孟勇提供心脏的人是一个26岁的脑死亡者。医院动用了100多名医护人员，经历了6小时10分钟，手术顺利完成，杨孟勇成为我国医学史上年龄最大的换心人。在接受心脏移植后，真的变回"小伙"了。原本就是文学编辑的杨孟勇诗意大发，术后一个礼拜就开始写诗，几乎是一天一首，三个月后他就完成了个人的第一部诗集《太阳传奇》，其中收录的99首都是康复期中完成的诗。换心之后，他身上出现了很多变化：不再穿深色衣服，而喜欢穿浅色衣服；以前头发很长了要别人催促着去理发，可手术后他半个月就主动去理一次发；原来斑白的头发居然全都变黑了；以前不敢看拳击的他，手术后迷上了世界拳王争霸赛；像小孩一样爱吃雪糕或虾条等小食品；无论是亲友还是邻居，大家都觉得手术后他说话的声音变得像女人一样。有一次，杨孟勇和满头白发的妻子坐火车出门，列车长竟把妻子当成他母亲，其实他比妻子还大3岁。这类报道，还可以找到很多类似案例。

链接：媒体报道心脏移植导致性格改变的医案

有报道称，在移植了原主人的心脏后，一些患者的性格、爱好与心脏原主人出现了惊人的相似之处。有生理学家认为，性格不是储存在大脑中而是藏身在心脏里。美国西尔万娜·佩斯卡把给她做心脏移植手术的医生告上了法庭。医生感到很震惊，因为手术做得相当成功，病人的感觉也不错，她还有什么不称心的呢？原来是这位妇女从护士那里听说了移植给她心脏的人是个殉情男子。西尔万娜顿开茅塞，终于弄清楚了为什么过去一直性格开朗和精力充沛的她，一下子变得如此郁郁寡欢。她越来越有一种想爬上自家住的那栋高楼往下跳的欲望，而那名男子就是这么了结了自己的一生。类似令人费解的例子还很多。美国底特律"西奈"医院的生理学家波尔·皮尔索尔一直在研究因植入别人的器官而性情变化的现象，最后得出结论：心脏里储存有大脑受其支配的信息。他在《心脏代码》一书中写道："在我给一个41岁的男子移植了被火车轧死的19岁姑娘的心脏之后，他好像换了个人似的。他本来是个慢性子、性格忧郁的人。可自从换了心脏之后，就像是注入了激情，萌生了对生活的强烈兴趣。""有个36岁的女患者，换了一颗20岁姑娘的心脏。姑娘是跑过马路去给未婚夫看结婚礼服时让汽车轧死的。患者几乎天天都梦见跟一个心爱的小伙子的幸福约会。她从早到晚都有一种幸福感。"（《北京科技报》，2005年12月31日）

我国古代早就有过这种记载。在《列子·汤问》里，记载了战国名医扁鹊曾在齐国遇到两位心脏病人鲁公扈和赵齐婴，诊断之后决定为他们做互换心脏手术的故事[①]。扁鹊让两人饮用"毒酒"即麻醉药，使之昏迷三日，随即"剖胸探心，易而置之"，也就是为他们做互换心脏的手术。接着"投以神药"，不久两人便康复"如初"，于是两人辞别归家，出乎意料的是，鲁公扈回到了赵齐婴家里，而赵齐婴却回到了鲁公扈家里。两人的妻子都不认识，感到大为惊讶，两家因而互相发生诉讼，直待找到扁鹊之后，才得以弄清事情的真相。

---

① 《列子·汤问》载：鲁公扈赵齐婴二人有疾，同请扁鹊求治。扁鹊治之。既同愈。谓公扈齐婴曰："汝曩之所疾，自外而干府藏者，固药石之所已。今有偕生之疾，与体偕长；今为汝攻之，何如？"二人曰："愿先闻其验。"扁鹊谓公扈曰："汝志强而气弱，故足于谋而寡于断。齐婴志弱而气强，故少于虑而伤于专。若换汝之心，则均于善矣。"扁鹊遂饮二人毒酒，迷死三日，剖胸探心，易而置之；投以神药，既悟如初。二人辞归。于是公扈反齐婴之室，而有其妻子，妻子弗识。齐婴亦反公扈之室，有其妻子，妻子亦弗识。二室因相与讼，求辨于扁鹊。扁鹊辨其所由，讼乃已。

以上这些心脏移植手术后的患者，其所有思维及行为都改变为捐出者的，这种现象用"心主神明"来解释，虽不算尽善尽美，但至少表明中医"心主神明"理论具有超时代的意义。

4.生物研究的证据

西方机械唯物论认为，人体解剖学与生理功能的关系是统一的、是一一对应的关系，解剖学结构决定生理学功能。中医五行理论认为，人体任何一个系统功能的实现都是与其他系统紧密关联、协同参与（生克关系）的结果。

美国医学家阿特拉斯博士指出，心脏实际是一种具有判断、思考能力的智慧器官。A. H.克罗默对人体生物磁场的测量结果证明，心脑磁场受地球和太阳磁场影响并与知觉、精神活动有关，而且心磁比脑磁大许多倍，心脏磁场可以干扰、调控脑磁场从而达到调控人的精神、意识和思维活动的目的。亦有研究成果表明，脑的生理活动有赖于心脏提供最佳的生物电耦合频率才能维持正常。即算在西医确立脑是心理器官的科学论断之后，以整体观念、辨证论治为特征的中医学以及现代医学实验对心在心理活动中影响的认识而言，主血脉之心脏及其他脏器在人体精神活动的调节和发病中仍具有不可替代的地位。心脏通过其分泌的生物活性物质，对脑功能起调节作用，为心脑之间功能上存在密切关系提供了有力证据，也为"心主神志"理论提供了间接的佐证。

一是心的内分泌功能。美国医学家的研究表明，心脏可分泌"心激素"作用于脑，帮助其思维并可将心脏指令传导全身，使人具有整体协调功能，因而心脏实际上是一种具有判断思考能力的智慧脏器[①]。现代生物学告诉我们，心脏不仅是血液循环的动力泵，而且具有重要的内分泌功能。心肌细胞能够产生和分泌心钠素、脑钠素、肾素—血管紧张素、内

---

① A.H.克罗默：《生命科学与物理学》，北京：人民卫生出版社，1980年。

源性类洋地黄素、抗心律失常肽、心肌生长因子等多种激素和生物活性物质，对心血管的功能起着调节作用。其中心脏分泌的心钠素和脑钠素，两种由心脏分泌但作用于脑的物质。心钠素又称心房利钠因子、心房利钠多肽或心房肽，是一种由28种氨基酸组成的心血管活性多肽，具有强大的利钠、利尿、舒张血管、降低血压和对抗肾素—血管紧张素系统和抗利尿激素作用，可以具有舒张血管、降低血压、调节心脏的功能，也可以舒张肺动脉和支气管，增加肺表面的活性物质而改善肺的通气和换气，还可以促进毛细血管内液体外渗，降低全身的血浆容量。脑钠素最初是从猪的大脑分离而来，随后被发现心脏的脑钠素浓度比大脑高。脑钠素是一种由32种氨基酸组成的心血管活性多肽，主要由心室合成。脑钠素与心钠素相同，具有利尿、利钠、舒张血管和降低血压的作用。现代医学研究表明，心脏除了是泵血器官外，还具有调控功能，既是内分泌器官，还是免疫器官，是运载激素、免疫物质、免疫细胞、各种介质的通道，如同周围神经一样，是调控系统的传导部分。心血管还有化学感受器、压力感受器等功能，终日不息地调控着全身的各种功能。上述研究结果就和中医认为心系统是"君主之官"、心主神志的功能认识有相似之处了。

现代研究证实，肺脏除了呼吸功能之外还有"非呼吸功能"，肺还是机体很多内分泌素产生、释放、激活及灭活的主要场所，是生理学上的新成就。中医理论早就指出肺除了主气，司呼吸作用之外，还有"主治节"的作用，即是说肺有协助"心"来调节整体的功能。肺正是通过对内分泌激素的调节来维持人体内环境的稳定的。中医虽然没有这些内分泌激素名词，但在临床治疗上，却知道运用理肺之药达到维持人体内稳态之目的。

英国生理学家哈里斯（G.HM）在1937年就提出，如果下丘脑不是通过神经来控制垂体的话，那就一定是通过化学信号来控制的假设。罗欣·吉耶曼（Rogerc L. Guiuemine）和安德鲁·沙利（Andre J. vachau）两个研究组用上万头猪和羊的下丘脑，进行了艰苦的研究。1955年，Kisch在电子显微镜下最先观察到豚鼠心肌细胞内含有一些特殊的颗粒，称为致密体。1969年，Hibb推测这种颗粒可能具有分泌作用。1970年，哈里斯的假说才被证明其正确性。1979年，D. Bold给正常大鼠静脉注射这种特殊的颗粒引起明显的利钠、排尿作用，从而第一次证明了心房内含有利钠因子。1984年，加拿大、美国、日本的科学家从大鼠和人心房组织中分离、提取、纯化了这种因子，证明它是一种由21—35种氨基酸组成的多肽，称为心房利尿多肽，又称心钠素。心钠素对心血管、肾脏和中枢神经系统具有广泛的生物学作用。许多研究也证实了在中枢及外周神经中有心钠素的存在。因此，心钠素不仅是一种循环激素，而且也是神经系统一种重要的神经递质或调质。心钠素在神经系统中所发挥的作用有：第一是对激素的作用。体内或离体的实验证明，心钠素可以直接抑制下丘脑神经垂体释放抗利尿激素，并且中枢神经系统内心钠素对垂体前叶激素的分泌亦有一定抑制作用；第二对自主神经的作用。Debinskitnl曾报告在自主神经系统内含有心钠素，注射心钠素可以抑制交感神经放电，降低多巴胺–p羟化酶的活性，使血浆去甲肾上腺素水平降低。

1983年3月24日外电报道，第一个植入人工心脏患者克拉克于3月23日死亡。为他植入人工心脏的外科医生德夫里斯说："虽然塑料心脏不断泵血，但克拉克的血管变得松弛无力，发生膨胀，他的循环系统不能保持把带氧的血推向全身器官所需要的压力，他的结肠功能丧失了，接着他的肾功能丧失了，然后大脑功能丧失了。"这是因为心脏被置换之后，心脏的分泌功能停止，当肺脏代替心的部分功能维持超过了一定的限度，"心激素"在体内的储存用尽之时，生命即终止了。克拉克病例说明，要使人工心脏能长期显效，必须寻找心脏的内分泌素。心脏是否有激素内泌？1984年，黎巴嫩学者那莫尔博士发现心脏分泌一种直接进入血液的激素，能减轻动脉血管压力，并命名此激素为ANF[①]。

二是磁场的研究结论。A.H.克罗默对人体生物磁场的测量结果证明，

① 刘小斌：《国医大师邓铁涛》，北京：中国医药科技出版社，2011年。

一章九意味中医

发现心脑磁场受地球和太阳磁场影响，并与知觉、精神活动有关，心脏可以利用其比脑大近百倍的生物磁场干扰，调控脑磁场而达到调整人的精神意识与思维的作用[1]。王德坊的研究发现，脑的生理活动有赖于心脏提供最佳生物电耦合频率才能维持正常。心脏的心房和心室肌肉的周期性收缩和舒张会伴随复杂的交变生物电流，此电流会产生强大的心磁场。在恒定磁场中，由于血管和血液的运动，对磁力线不断进行切割，就可产生微电流，在磁场作用下，生物电流（如心电、脑电、肌电及神经动作电位）会受到磁场的作用，导致有关组织器官的功能发生相应变化。另外，磁场还对生物体内氧化与还原反应中电子传递过程产生作用，通过对人体金属离子（如Ca^{2+}、Mn^{2+}或Zn^{2+}）和非金属离子（如$C1$等）的作用来影响酶的催化活性，从而对人体产生作用。神经和体液系统对磁场的作用最为敏感。神经系统以丘脑下部和大脑皮质最为敏感，而磁场对神经系统主要起抑制作用。心磁场要比脑磁场大上百倍，因此心磁场能影响脑磁场，从而对人的精神意识、思维活动起到调控作用。

三是心血管疾病与神志异常的临床观察。研究证实，急性心肌梗死病人有45%合并抑郁症；冠心病人40%合并抑郁症；高血压病人中20%合并抑郁症，其中轻度抑郁占30%，重度抑郁为15%。白求恩医科大学附属医院对98例冠心病患者情绪障碍调查发现，80%以上的患者有不同程度抑郁，对超过40000名健康志愿者进行13项独立的随访研究，历时10年发现抑郁症是冠心病发生和死亡的一个独立的、极其重要的危险因素[2]。

链接：人体第二大脑——腹脑

我们中国人的词语里有：打腹稿、心知肚明、满腹经纶、荡气回肠、古道热肠、倾诉衷肠、心知肚明、搜肠刮肚、脑满肠肥、牵肠挂

---

[1] A.H.克罗默：《生命科学与物理学》，北京：人民卫生出版社，1980年。
[2] 陈建平等：《冠心病患者情绪障碍调查》，《中国心理卫生杂志》1997年第3期。

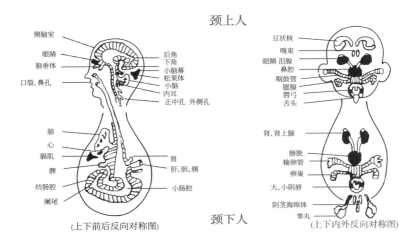

图7-1　王锡宁的腹脑图

肚、肝肠寸断、小肚鸡肠、愁肠百结、蛇蝎心肠……难道一个人的才智情感是藏在肠道里？现代解剖学认为，我们还有一个腹脑的存在。

　　"腹脑"也称"肠脑"或"第二中枢"。1907年，美国医学博士拜伦·罗宾逊在他的《腹部和盆腔脑》一书中认为："分布在人体腹部和盆腔内的自主神经系统是一种继发性脑，即腹脑，它负责调节内脏功能（吸收、分泌和营养）。腹脑能够在无颅脑的情况下生活（如无脑儿），相反颅脑却不能在没有腹脑的情况下生活。"拜伦罗宾逊认为：腹脑就在两肾之间，也就是位于腹腔内的游离神经网。这一点与中医的"命门"学说有一定的关联性。

　　1998年，美国哥伦比亚大学教授迈克尔·格肖恩出版了《第二大脑》一书。1993年，中国脑外科医生王锡宁在《医学理论与实践》专业杂志上连续发表两篇论文，解剖分析证实，人体是由两个对称的身体构成的。2006年，王锡宁正式出版《中医解剖学》理论专著。他认为，传统意义上的人其实是由两个上下、内外反向对称的身体构成的，以颈部为界，分别称为颈上人与颈下人。颈上人的身体构造为男、女双性体，颈下人的身体构造为男、女单性体。他用"第一中枢和颈上人"来描述头脑，用"第二中枢和颈下人"来描述腹脑。"腹脑"只是"第二中枢和颈下人"的神经组织学部分。这是人类第二次给"腹脑"画像。

迈克尔认为：第二个大脑它位于人的肚子里，负责消化食物、信息、外界刺激、声音和颜色等。后来的解剖学、生理学、细胞学、免疫学、病理学等研究证明，肠胃神经系统拥有大约1000亿个神经细胞，几乎接近大脑的神经细胞数量，几乎每一种有助于大脑运作和控制的物质，也都同样地发现于肠中。对腹脑，理论界有一种解释为物种进化。在生命进化的初始阶段，一些生物还没有形成大脑，其神经系统细胞就直接分布在消化管腔中，而这个"腹脑"就是管状生物的指挥中心。随着物种不断进化，生物需要更完备强大的信息处理系统，于是"大脑"便应运而生了，与"腹脑"一起分工合作，共同指挥，头脑掌管"智"，负责智商，腹脑分管"慧"，负责情商，它们之间通过一种叫迷走神经的神经组织联系在一起。"腹脑"更多担任对自我感知、心理反应、情绪信息、道德感及恐惧感的处理储存，并在需要时将信息调出上传给大脑，影响及协助大脑做出最终决策，同时负责消化系统、免疫系统以及情绪的调控。比如，控制人类以及某些哺乳动物情感的五羟色胺、多巴胺以及多种让人情绪愉快的激素，95%是在肠道里面合成的，而五羟色胺、乙酰胆碱、肾上腺素等都是参与调节胃肠道运动的十分重要的物质。

5. 心主神明的辨证

古人已经很早就认识到心与脑的紧密关系，人的脑和心不是各自独立不相关联的两个器官，而是紧密联系的，它们共同完成了人的意识、思维、决断的过程。"思"字从造字的本义已经告诉我们其中隐藏的答案。

《说文通训定声》释曰："思者心神通于脑"，心气上于脑则产生思维意识活动，心脑具有与神明相关的功能。思，会意兼形声字。在字形上，金文中的"思"字由上部的"囟"，由"脑袋"和"指示脑门所在之处的符号"组成，指囟脑门，婴儿头顶骨未长拢合缝的地方，下部的"心"也是象形字。小篆中的"思"字也是由上部的"囟"和下部的"心"组成，但"囟"发生了一点变化：因小篆书写时用笔的关系而在头盖上多了一点。金文和篆文的"思"字，既从"心"，又从"囟"，同时把思维和心、脑联系起来。"心"是心脏，"囟"是什么呢？《说文》曰："囟，头会堖（脑）盖也，象形。"段玉裁注："思，从囟从心。自囟至心，如思相贯不绝。"用现代话来说，"囟"是人脑壳的外形。中间的"×"，表示头盖骨上骨缝交叉的纹理，解剖学把这一块叫前囟，俗称"囟门"。上面那一小撇，是婴儿前囟上的头发。

婴儿前囟骨缝尚未弥合，质地较软，可以用肉眼看见它的跳动，正常情况下，囟应在小儿半岁至两岁内闭合，过迟过早闭合均属病态。人们从经验中知道，这里是一个很重要的部位，一旦受伤，就要影响到孩子将来的智力。朱骏声在《说文通训定声》中指出："思者，心神通于脑，故从囟。"近代谭嗣同《论全体学》曰："思固专在脑，而脑之所以能思者，全赖心能变血以养脑，是心与脑交相为用也。故思字从囟，从心。"这一观点把中国古代传统的心脑关系推进了一步。古代科学不发达，但是哲学很发达，在人与宇宙自然的终极问题上，比现代人高明。

下面我们就从中医经典的角度，捋一下心主神明和心脑的关系问题。我们先说脑与神的关系。各代医家都以"头"为脑的代称，并将脑与神联系起来。说明古医家非常清楚脑与神、心神都存有关系。东汉张仲景《金匮玉函经·证治总则上》所说："头者，身之元首，人神所注。"隋杨上善《太素·厥头痛》所言："头为心神所聚。"

唐孙思邈《千金方·灸法门》云："头者，人神所注，气血精明三百六十五络皆上归头。头者，诸阳之会也。"《类经·疫病类》指出：

"五脏六腑之精气皆上注于头，以成七窍之用，故头为精明之府。"《灵枢·海论》云："脑为髓海。"在这里，脑是"肾主骨，生髓"之"髓"的盛藏之所，"心主神明"之"神"的居处，故与骨、脉、胆、女子胞并称"奇恒之府"，并不是有人所说的是"在《内经》时代，古人不能测知脑有哪些功能，感到神奇，将其列入奇恒之府"。

人的精神既有先天的神志、动物的本能，又有后天的意识、思想。因此，人身之神分为先天之神和后天之神。先天之神又名元神，形成于母体内先天生命活动阶段；人出生后的后天生命活动，包括精神心理活动和生理活动，是后天之神。元字从甲骨文到小篆都是 𠇑，一个夸张了头部的人形，元神就是藏在脑袋里面的神明。父母生殖之精相搏而生成的元精藏于肾，是肾精、肾气的主体部分，元精化元气，元气生元神。与元神对应的是"欲神"或"识神"。如北宋时期著名道人张伯端说："夫神者，有元神焉，有欲神焉……欲神者气质之性也；元神者先天之性也。形而后有气质之性也。"（《玉清金笥青华秘方金宝烁丹诀》）

后天之神在胚胎时期即在元神激发下产生并逐步成熟，是后天生命活动的主宰力量。后天的生命活动主要有两大类：一是各脏腑组织器官的生理功能活动，如消化、呼吸、循环、运动以及精气血津液的生成、输布和排泄等新陈代谢；二是包括知觉、意识、思维、想象、记忆、情感等在内的精神心理活动。后天的生理活动与心理活动均由后天之神所管辖，主宰生理活动的是生理之神，主宰心理活动的是心理之神。

脑主先天元神之说，始于道家，如《道藏谷神·不死论》说，"头有九宫……乃元神所住之宫"，李时珍在《本草纲目》里由此提出脑为"元神之府"的说法。元神由元精元气所化生，自然脑为元神所藏之处。元精藏于肾，化髓而充脑，故称"脑为髓海"。《灵枢·经脉》云："人始生，先成精，精成而脑髓生。"肾中元精生成后，首先生成脑髓，元神也随之而生。肾中元精不断充养脑髓而为元神化生之源泉，如《医学衷中参西录》里说："脑为髓海……究其本源，实由肾中真阴真阳之气，氤酿化合而成，沿督脉上升而贯注于脑。"故肾精为脑髓之化生本源，脑髓为元神化生之本源，脑主元神而实为肾命作用的外延，脑为肾命之使而应归于肾之生理系统中①。宋张君房的《云笈七签·元气论》说得直接："脑实则神全，神全则气全，气全则形全，形全则百节调于内，八邪消于外。"

因此，脑主先天元神，和肾精直接关联。那么，为什么又说"心主神明"呢？

中医认为，心脏的功能，除了"心主血脉"之外，还认为"心主神明"，即是说除了是循环系统的主持者之外，还是精神活动的主持者。"心为脏腑之主，而总统魂魄，并赅意志"（张介宾《类经·藏象类》）。"心"这个符号在文化中一直是"神形合一"的代表，既是形体的心脏（血肉之心），又是无形的人体主宰及思维发生处（神明之心）的代称。血肉之心主血脉，其所运营的血，为神明之心的功能活动提供物质基础。所以《灵枢·营卫生会》曰："血者，神气也。"其次，神志、精神的改变，在外象上是心脑共见。比如，精神一紧张，心跳加快（血肉之心），脉率加快（心，在体合脉），面色改变（心，其华在面），出汗（心，在液为汗），中风心神不清可见舌謇语涩（心，开窍于舌）。

明代著名儒医李梴在《医学入门》中说："心者，一身之主，君主之官。有血肉之心，形如未开的莲花，居肺下肝上是也。有神明之心，神者，气血所化，生之本也。万物由之盛长，不著色象，谓有何有？谓无复存，主宰万事万物，虚灵不昧者是也。"这里，他所说的"血肉之心"是指解剖学上的心脏，"神明之心"是指主宰人体五脏六腑及精神意识思维活动之君主，不著色象，为（精）气血所化。为什么中医要把心主血脉与心主神明合一起来？心主血脉与心主神明这两者之间的关系特别密切，有不可分离的关系。神既无形，为精气血所化，精气血所养。而血肉之心主血脉，营运气血。则《内经》"心藏脉，脉舍神"其意即脉为神之居，其

---

① 刘兴仁：《试论心主神明与脑主神明》，《北京中医药大学学报》1988年第11期。

中气血为神提供生化及功能活动的物质基础就得以顺理而解。神既有主宰人体五脏六腑的功能，当然也包括主宰调控"血肉之心"的功能。这就是心主血脉与心藏神的关系问题。

一山不容二虎，一个身体不可能有两个指挥系统，否则我们的身体不知道应该听谁的。如果有两个指挥系统身体那不乱套了吗？也就是说，既然脑和心都与神明相关，那么脑和心谁主谁次？脑和心之间又是什么关系呢？先说答案，如果说脑为元神之府，那么心则为心神之脏，一个管先天之神，有个管后天之神。

中医认为，人体五脏六腑是以心为主导的，脑虽然具体主导思考、意识状态等，但它（思考、意识状态等）仍然隶属于心系统。要理解"心主神明说"，首先要理解中医的藏象学说，在人体心、肝、脾、肺、肾系统中，心脏是五大系统的核心，这一学说是中医通过几千年的治疗实践与预防疾病的反复验证而总结升华为理论的。如果硬要分开的话，就像肾系统主尿的生成，膀胱系统主尿的储存和排泄一样，大的方面就是肾系统主水，膀胱系统是隶属于肾系统的。

近代张锡纯溯源《黄帝内经》，明确提出心脑共主神明。他认为："人之神明，原在心与脑两处，神明之功用，原心与脑相辅而成。""脑中为元神，心中为识神。元神者无思无虑，自然虚灵也；识神者有思有虑，灵而不虚也。"神明又有体用之分，"盖脑中元神体也，心中识神用也。人欲用其神明，则自脑达心，不用其神明，则仍由心归脑"。心脑共主神明，各有侧重，脑重在记忆，心重在思虑，神明往来于心脑之间，主宰人体生命活动。"一处神明伤，则两处俱伤"，脑神明伤则累及于心，心神明伤则关联于脑，这与西医"脑心综合征""心脑综合征"①等理论不谋而合。

心主后天之神，为后天生命活动之统率和调控中心。人出生之后的正常生命进程，只有元神的本原动力调控作用已经远远不够，必须有后天之神的统率调节作用才能使各种生命活动协调统一，使各种生理活动与心理活动结合统一。这项任务便落到了心的身上。《灵枢·本神》说："所以任物者谓之心，心有所忆谓之意，意之所存谓之志，因志而存变谓之思，因思而远慕谓之虑，因虑而处物谓之智。"这是说心神的作用体现于从感性认识到理性认识的全过程：从认识的感应阶段到记忆印象阶段，再进入经验积累阶段和感性认识、理性认识阶段，最后到达创造性再思维阶段和理论指导实践阶段②。

心主心理之神的另一个方面，是对人体七情五志等情感活动过程的主宰。情志虽由五脏精气化生但由心所统领，调控各脏的情志活动。各种情志刺激作用于人体，首先激发心神，通过心神的调控作用，使五脏各产生相应的情志活动。如《医门法律》所言："忧动于心则肺应，思动于心则脾应，怒动于心则肝应，恐动于心则肾应，此所以五志随心所使也。"上述的意识、思维、心理过程、情感活动及个性心理等，中医学将其归纳为神、魂、魄、意、志（五神），病分属五脏，魂魄意志是人体各种精神心理活动的不同层次、不同侧面或不同阶段的体现，由肝脾肾肺四脏精气所

---

① 脑心综合征是因急性脑病主要为脑出血、蛛网膜下腔出血、急性颅脑外伤累及下丘脑、脑干，自主神经中枢所引起的心内膜下出血、心肌缺血，心律失常或心力衰竭的统称，当脑病渐趋平稳或好转时则心脏病症状及心电图（ECG）异常随之好转或消失。心脑综合征是因各类心脏疾病引起心排血量减少、系统血压下降导致突发性晕厥抽搐昏迷、局灶性神经征、精神智力障碍等脑症状。脑心综合征发生率约为61%，意识障碍患者发病率较高，心脏损害主要表现为心电图的ST-T改变、心律失常和假性心梗样图形，以及心肌酶谱的增高，91%的患者在起病后1周内发生。（曾红科等：《脑心综合征145例临床分析》，《广东医学》1999年第8期。）
② 王勇：《脑神与心神辨析》，《山东中医药大学学报》2002年第9期。

化生，但是由心神统领。

心所主的心神分为心理之神与生理之神，体现了精神活动与生理活动的统一，形成了人体精神、心理活动与脏腑形体官窍的形神合一、道器合一。所谓"一心二用"是也！因此，人体的中心并不是高高在上的大脑，而是以心脏为主的脏腑官窍系统。具体来讲，中医认为"肝藏血，血含魂""脾藏营，营含意""心藏脉，脉含神""肺藏气，气含魄""肾藏精，精含志"，这套藏象系统组成了中医所说"心"的全部的完整的内涵。这显然体现了中医独特的人体观——身心是有机的整体的统一体。

心主血脉与心主神明的统一，显然中医是把循环系统与高级神经活动结合起来部署于心，所以中医有心为君主之官的说法，也就是说心居于五脏之首。中医上一直强调心为人体之主，主明则下安，主不明则十二官危。人出生后心神受元神的推动及先天、后天之精的滋养逐渐成熟，而心之神明则能调节脏腑经络的生理功能，调节精气血津液的运行和代谢，实现后天养先天，使脑神化生有源，通过调节肾之精气的代谢而控制脑神的功能，使脑神得到反馈性调节。

中国的先人是从哲学角度入手来认识的，"整体决定局部"是大自然最普遍的规律，大脑虽然高高在上，但它也只是整体的一部分，它应该服从于整体，而不是凌驾在整体之上。按照现代脑科学的结论，如果意识产生在大脑当中，那它到底是如何产生的？西方科学到现在并不知道，所知道的就只有条件反射，但它并不是意识，意识是有统一目标的整体性活动，而条件反射只是一种局部活动。

综上，心神与脑神之间，相辅相成，相互为用，协同成为一身之神明。脑心以神明为用，神明以脑心为府，脑心的内在联系以神明为功能表现。张锡纯曰："心与脑神明贯通。"心俱脑之意，脑得心为用。十二经脉上连于脑，下络五脏六腑，脑心是一个经脉相连、气血相通、神明贯通的有机整体。"心主神志"与"脑为元神之府"两者从本质上讲是统一的，"心主神志"是指神志活动的本源，而"脑为元神之府"则是神志活动的功能体现。心的精气上入于脑，出神明而使脑支撑人体生命活动，并产生思维意识及其支配的相应行为，即心所藏之神可以支配脑之元神。《黄帝内经》强调："心者，五脏六腑之大主，精神之所舍也"，"心动则五脏六腑皆摇"；而脑神反过来又可影响心神，《灵枢·海论》云："髓海有余，则轻劲多力，自过其度；髓海不足，则脑转耳鸣，胫酸眩冒，目无所视，懈怠安卧。"在中医里，先天元神阴涵为本，藏于脑，本于肾，肾主骨生髓，脑为髓海，大脑的正常发挥作用，一定需要肾精的滋养；与后天识神阳用为标，舍于脉，发于心。按照黄元御人体气机升降原理，肾属水，心属火，心肾同属少阴经，肾水上承，心火下降，下焦的肾水靠上焦的心火下达引导，有心火在下位烘焙，才能使肾脏的肾阳能够温煦肾水，水火既济，才能上达脑部，滋养脑髓。心肾相交，二神交融，则神气乃成；心肾失调，神机失用，则发为神病。《医学衷中参西录》指出："心脑息息相通，其神明自湛然长醒。"心主神明，脑为元神之腑，心主血上供于脑，血足则脑髓充盈；故心与脑相通。

再进一步说，有医家把大脑比喻为冷冰冰的计算机，而指挥计算机的是心。西方解剖学只是发现大脑在外界环境变化时，有电信号的剧烈变化，由此推理大脑是思维中心。但这种电信号的变化是否就等于"思维"，并没有确凿的实验数据予以证明。大脑应该是一个信息接收中心，相当于现今电子设备的信号接收系统，而心脏应该是思维和复杂事件处理中心，好比是计算机的CPU。对外界信息真正做出处理的，是心脏作为CPU的相应反应，心脏将处理结果以血液流动的方式传遍全身，让全身各个部分对这个外界信息都有不同的协同反应，只有经过这样统一协调的处理，才使得人体对外界事物做出有效判断，最终做出情绪反应。因此，人体的心脏如果是一个CPU，那么脑子只是一个带有半处理能力的硬盘，科学家测出的脑电波不是思想的载体，而是思考所需要的能量，就像CPU处理数据时需要的电能。

生活中的常识告诉我们，遇到剧烈事件时血压会马上升高等。一个人只要肯动脑筋就可以掌握各种知识，但一个人想通晓人情世故，人生练达，从容淡定，仅仅有大脑思考是不够的，必须通过心灵的感悟来达到。我们可以模仿一个人的动作，却模仿不了一个人的气质。因为气质也是心神的一种外在表现，它只能用心去感受。心灵产生喜怒哀乐之时，大脑只是在冷眼旁观，等待心的下一步指示：行动还是不行动？这样的例子数不胜数。喝酒的人有一个体会，开心的时候酒量大增，酒逢知己千杯少嘛；而情绪低落的时候，沾酒就醉，借酒浇愁愁更愁。这是心的问题，因为五脏六腑由心在管理。人在高兴的时候肝脏会源源不断分泌脱氢酶，这种酶是专门分解酒精的，把酒精分解成二氧化碳，通过呼吸排出来，分解成水通过汗和尿排出来。但如果你心里忧愁，情绪低落，肝脏就很难分泌脱氢酶了，进入体内的酒精根本就没有分解，直接进入血液，所以很快就醉了。因为作为老大的"心"不开心了，肝就偷懒甚至罢工了。所以"哀莫大于心死"，心"死"了，包括大脑在内的肉体也就不作为了，五脏六腑也不工作了。

如果我们从现代生理学看，作为人体真正的中心，它有一个必要条件，那就是掌握了人体的主导性能量——血液，整体的管理就是靠血液的不对称供应来实现的，这是控制的根本。谁控制着血液呢？当然是"心"。什么因素影响着血液单位时间内的供氧量呢？当然首先是心脏，心功能强，血氧供应就充足；心功能弱，血氧供应就不足。其次是肺，它关系着血氧的交换，肺功能强，血氧交换就充分；肺功能弱，血氧交换就不足。再次就是肝脾，它们关系着血液的质量，影响着血液的载氧能力。有医家把五脏六腑比喻为人体的董事会，心才是董事长，它们通过血液的不对称供应控制着全身，也包括大脑的思维活动，大脑在这里只是按照董事长意志对来自全身的信息优胜劣汰的一个容器，如果得不到血液的支持，它就会迅速由强变弱成为主宰者的附庸。由于"心"主宰着血液对各组织的分配，因此，中医才得出了"心主神志"的思想。

心主神明的理论至今争议很大，但最终都要以实践作为验证。中医的效验是历经千年级别的时间尺度检验的。邓铁涛是当代中医理论和临床的大家，他说："我常用温胆汤加味以治疗冠心病，又用此方治疗失眠、神经官能症同样取得一定的效果，就是一个证明。因此，我认为心脏这个实质器官，不仅只有血泵的机械作用，它一定有能作用于大脑的分泌物。比如西医认识肺脏除了呼吸功能之外还有'非呼吸功能'（即肺还是机体很多内分泌产生、释放、激活，以及灭活的主要场所）是近年生理学上的新成就。中医理论早就指出肺除了主气，司呼吸作用之外，还有'主治节'的作用，即是说肺有协助心来调节整体的功能。肺正是通过对内分泌激素的调节来维持人体内环境稳定的。"[①]。这段话既说了心和脑与神志的问题，也回答了心脑关系的问题。

所以，脑萎缩、脑肿瘤、心脑血管疾病、老年痴呆也可以从心上找病因。事实上，中医临床所见神志、精神类疾病，多以脏腑辨证治之，而不是以脑论治。如神志昏迷，就以开心窍为第一要义。有清心开窍法之于热闭心包证，涤痰开窍法之于痰闭心包证，逐瘀开窍法之于瘀阻心窍证，釜底抽薪泻大肠以救肺法用于抢救肺性脑病之昏迷，清热祛湿泄浊解毒清心开窍法抢救肝昏迷，等等，这是就急症而言。在慢性病症方面运用更广，如治疗失眠，有治心的柏子养心丸、天王补心丹，治心脾两虚的归脾丸，治心肾不交的交泰丸，治肝血不足的二至丸，治脏燥的甘麦大枣汤，治百合病的百合地黄汤，治痰浊型心悸失眠的温胆汤，治心烦懊恼不安的栀子豉汤，等等，不胜枚举，都是从心论治，未有从脑论治的[②]。中医认为脑中风的病理是上实下虚，尤其是年纪大了，肾气虚，肾脏的气化功能减弱。

翻开古今中医书籍，从心主神明的生理、病理、药理到神志精神病的治法方药等，俯拾皆是，中医皆知，药房皆备。也就是说，从医者到患

① 邓铁涛：《邓铁涛医学文集》，北京：人民卫生出版社，1999年。
② 万兰清：《心主神明与脑主神明之争的实质是什么？》，《中医研究》2003年2期。

者，从医界到商界，从家庭到社会，从"心主神明"到一粒安宫牛黄丸、一盒天王补心丹，中国人用了几百上千年。

链接：治疗热闭心包引发的神昏谵语

热闭心包多由暑湿内陷心营发展而成，临床表现不仅热势亢盛，而且邪热炼血为淤，热淤交结，闭塞心包，故见有明显的神昏谵语等窍闭症状，皮肤黏膜出血斑，舌深降或紫晦。在治法上清心开窍，活血通络。在方剂上有著名的犀地清络饮。组方为：犀角汁、粉丹皮、青连翘、淡竹沥、鲜生地、生赤芍、原桃仁、生姜汁等。（俞根：《重订通俗伤寒论》，北京：中国中医药出版社，2011年）

第八章

以神御形

夫形者，生之舍也。气者，生之充也。神者，生之制也……一失位则三者伤矣，是故圣人使人各处其位，守其职而不得相干也。故夫形者，非其所安也而处之则废。气不当其所充而用之则泄，神非其所宜而行之则昧。此三者，不可不慎守也。

——《淮南子·原道训》

怒伤于心则肝应，思伤于心则脾应，忧伤于心则肺应，恐伤于心则肾应，喜伤于心则心应。

——张介宾《类经·疾病类》

人体有不同层次的构成。物质、能量、信息把我们联系起来。唯物主义教我们总是去探寻物质，但在物质上找不到的呢？我们忽视了能量和信息。什么是信息？物质与物质之间的联系；什么叫能量？物质与物质之间的反应。物质组成结构，能量、信息表现为功能；前者在中医叫形，后二者在中医称"神"。有物质才有生命，但并不是有物质就有生命。人活着的时候有物质有生命，但去世后，所有物质依旧存在，失去的是什么？失去的是生命，失去的是传递信息和产能耗能的能力。

——中国工程院副院长樊代明院士

现代科学的观念认为，人体生命是一种天然的自组织系统，利用从外界摄取的物质和能量组成极具复杂功能的有机体，并在一定程度上能自动修复缺损和排除故障，以恢复正常的结构和功能，自我调节达到与内外环境相适宜的稳定状态，实现结构与功能的有序统一。生命所有的脏腑器官功能，都建立在形态结构上，生物体的形成主要靠遗传基因，基因是至高无上的生命决定因素，男女两个细胞结合之后，按照程序逐渐生长成各种器官和组织，人体这些基本"结构"形成之后，就自然具备相应的"功能"。现代科学证实，身体的阑尾是人类在茹毛饮血时代为了消化毛发等物质而形成的，而现代人的阑尾则萎缩到多余的程度，是因为人类已经进入文明时代，由生食改为熟食，不再需要那么大的阑尾来消化毛发了。那么这个信息记录改写到哪个DNA上面呢？从这个角度看，并不存在一成不变的"结构"。

有些物质是能看到的，或用精密仪器能测到的，但多数物质是看不到也测不到的。看不到、测不到不等于不存在，暗物质占了世界的90%以上。信息和能量多数是看不到测不到的，而且一刻不停地发生变化。信息和能量才是生命的本质，医生抢救的是生命，而不是缝合几块器官组织。

西医认识人体主要有三个流派：第一个是结构学派。通过解剖看器官、系统，通过光学显微镜看细胞，通过电子显微镜看细胞的亚结构。第二个是功能学派。从宏观的系统、器官和微观的细胞、蛋白质水平，去了解人体的功能。第三个是信息学派，研究生物大分子。西医所研究的这三种东西，其本质分别是物质、能量和信息。其中结构学派主要研究物质基础；功能学派主要研究物质与能量转化；信息学派主要研究生物大分子与生物信息的关系。中医认识人体也是从三个角度：一个是形，一个是气，一个是神。中医讲的形、气、神，大体对应西医讲的物质、能量、信息。

一、形气神一体的生命观

中医认为，在人体生命这个自组织的稳态系统中，形、气、神是三位一体的，形、气、神各守其位并相互协调，保持生命活动的有序平衡稳定。"形"就是物质形态、形状、形体的东西，主要包括脏腑、血液、津液、四肢百骸、五官等；"气"是不可见的具有功能表现的能量形态的东西，包括五运六气、呼吸之气、脏腑之气、卫气、营气、寒气、热气、阴气、阳气，等等，是看不见摸不着的客观存在；"神"指神机，是思维、意识等精神活动，包括五脏之神（魂、魄、志、意、思）、七情（喜、怒、忧、思、悲、恐、惊），这些都属于神。

有学者统计，《黄帝内经》中有307处关于人体形态组织结构的描述，"气"字在《黄帝内经》中使用频率最高，共计2952次，"神"字共出现170处。《黄帝内经》中并未直接提到形气神三位一体生命观，而更多提到的是形神一体观。形、气、神三位一体的生命观最早出现在成书于西汉前期的学术典籍《淮南子·原道训》："夫形者，生之舍也。气者，生之充也。神者，生之制也。"《淮南子》吸收《黄帝内经》中有关学说，全面探讨了形气神三者的关系，把形气、神气、形神系统地结合统一起来。

1. 形气神乃是一个整体

形、气、神三者之间实际上是密不可分的同时存在的整体。《灵枢·天年》说："血气已和，荣卫已通，五脏已成，神气舍心，魂魄毕具，乃成为人。"《灵枢·本神》云："德流气薄而生者也。故生之来谓之精；两精相搏谓之神；随神往来者谓之魂；并精而出入者谓之魄；所以任物者谓之心；心有所忆谓之意；意之所存谓之志；因志而存变谓之思；因思而远慕谓之虑；因虑而处物谓之智。"这就说明了神产生的原因和条件，至少需要两精的参与，但是不是只要有两精就能产生神呢？随意将两精放在一起决不会产生生命。一个人的新生命诞生需要"两精相搏"——父之阳精与母之阴精经十月怀胎才能产生。

两精指阴阳，阴阳互抟，其运动纠结所产生的能量就是"神"。因其变化莫测，不可究诘，不可思议，故称为"神"。这里也强调了广义的

"神"包括："天地之合""生之来""任物者"三个层面，大到宇宙间的自然运动交合变化的规律，小到芸芸众生中人体的整体生命活动，具体到人体的思维活动都属于"神"的范畴。这里强调"所以任物者谓之心"，心乃神之用也，任知万物，必有所以，随后才有意、志、思、虑、智等精神心理活动，这是五个不同的档次，分属于五脏。"意志思虑智"都是在"心有所忆"（即感性认识加深）的基础上产生的，强调了完整全部的"神"的形成与外物刺激的关系，我们认知外物"感觉"过程。心是属于影响我们本质认知的"觉"的范畴，而不是浮于表面易被影响的"感"，在心的基础上我们有了"意""志""思""虑""智"等思维活动。

神是人之精气神三宝之一，是生命体与非生命的主要区别指标，神的产生在某种意义上表明生命的产生。"百岁，五脏皆虚，神气皆去，形骸独居而终矣。"（《素问·上古天真论》）《黄帝内经》把这种关系概括为"形与神俱"。如果说一个人的形体都没有了，自然他的气和神也没有了。如果说这人没气了，阴阳之气消失了，不呼吸了，生命也就不存在了。在生物圈里，物质、能量、信息合则为一，分则为三。物质在能量推动下产生运动，物质运动的外在表现就是现象，现象是信息的载体，信息及其调控在人体就是神。在生命系统中，精气神合则为一，分则为三，于现代生物学理论有一个大体对应关系：精—物质，气—能量，神—信息调控。精、气、神与物质、能量、信息是统一的。

2. 气是维系神形的枢纽

在形神关系中，先有形，后有神，神依附于形。人只有先具备了人的形体结构，才能产生精神活动。《黄帝内经》对形体与精神关系的论述，如《灵枢·本神》说："肝藏血，血舍魂""脾藏营，营舍意""心藏脉，脉舍神""肺藏气，气舍魄""肾藏精，精舍志"，不仅阐明了精、气、营、血、脉是"五神"的物质基础，而且说明了五脏的生理功能与

"五神"活动的关系。神是受先天之精与后天水谷之精的共同作用，且受外物的影响而成。《素问·六节藏象论》说："天食人以五气，地食人以五味。五气入鼻，藏于心肺，上使五色修明，音声能彰。五味入口，藏于肠胃，味有所藏，以养五气，气和而生，津液相成，神乃自生。"指出后天水谷精气营养五脏，五脏功能正常，气血津液和调，"神乃自生"，这也指出了我们修身养神的正确途径，而不是其他怪力乱神。

范缜在《神灭论》一书中提出："神即形也，形即神也。是以形存则神存，形谢则神灭也。"又称："形者神之质，神者形之用。"形体的产生、存在和变化决定精神的产生、存在和变化，认为形是物质实体，神是形体的一种功能或作用，从而坚持了形神合一的唯物主义一元论。他放弃了前人的精气说，提出了形质神用的观点，以"刃利之喻"代替"薪火之喻"，在理论上完成了一个飞跃。他说："神之于质，犹利之于刃；形之于用，犹刃之于利。利之名非刃也，刃之名非利也。然而舍利无刃，舍刃无利。未闻刃没而利存，岂容形亡而神在。"（《神灭论》）范缜关于形神关系的理论把对形神关系的认识提高到了一个新的水平。

神和气有什么关系？《素问·五常政大论》云："根于中者，命曰神机。"神机去则机息，根于外者，命曰起立，气止则化绝，机息指机体不发挥功能了，脏腑不再化生。上一章讲了，神有先天之神——元神，有后天之神——识神。植物人有神吗？有。植物人依然有先天的元神，如果元神没有了，呼吸就停止了，胃肠道就停止蠕动，心脏停止跳动，所以植物人依然是有神的。"根于外者，命曰气立"，是讲如果气不运行，气化就绝了，气化没有了人也会死，《素问·六微旨大论》上说："出入废神机化灭，升降息则气立孤危。故非出入，则无以生长壮老已；非升降，则无以生长化收藏。是以升降出入无器不有。故气者，生化之宇器散则分之，生化息矣。故无不出入，无不升降。"这里"器"指的就是形。人体精神活动与脏腑器官活动之间的沟通互动只有通过气才能实现，气在神与形双向发病过程中起着中介作用，气在摄心以安身，健身以和神过程中也发挥重要作用。《淮南子》说："气者生之充也，神者生之制也。"因此，无论是人的形体还是人的神都是靠人体之气来充养，离开了气的充养，必将神销形枯，人的生命就完结了。关于神和气的关系，《孟子·公孙丑》里的论述说得很清楚，"夫志，气之帅也；气，体之充也"。显然二者的关系是辩证的，气的运行由神来控制，神志运用得当，则气机能通达；意乱神迷，则气机紊乱。因此，《素问·举痛论》说："怒则气上，喜则气缓，悲则气消，恐则气下，惊则气乱，思则气结。"《三因极一病证方论·七气叙论》说："喜伤心，其气散；怒伤肝，其气出；忧伤肺，其气聚；思伤脾，其气结；悲伤心离，其气散；恐伤肾，其气怯；惊伤胆，其气乱。虽七诊自殊，无逾于气。"

《难经·八难》言："气者，人之根本也。"气是人体生命活动的物质基础，气的生成正常是其发挥生理功能的前提。人体之气主要源自先天之精所化生的先天之气、水谷之精所化生的水谷之气和自然界的清气，主要通过肺、脾胃和肾三个脏腑综合作用而成。气的生成，自上而下与肺、脾胃、肾关系最为密切，其根于元气，充沛于脾土，融自然界之清气，形成宗气，走息道以司呼吸，贯心脉行气血，气机升降出入周流全身，维持脏腑组织的正常生理功能。人体的血肉之躯，其生命活动全靠气的充盈才有生机，才能够产生"神"的外在表现。气是养形存神的必要条件，是形体的主宰和神的基础，气成为精神和肉体的共同基础和使这连接形神协调统一的媒介体。气的运行规律是升降出入。如果说气升降出入卡住了，不畅了，中医叫气郁。这个特点在形和神而言也是相应的。比如血液、体液这些可视、可感、可触的形，在人体内也有升降出入，血液如果不往头上走，脑部就缺血；津液不往皮肤走就不出汗，不往肾脏走就不出尿，不往肠道走，大便就不通。如果津液、血液不能正常升降出入了，那就会出现滞留，就会出现瘀血，因此说升降出入是神、气、形的运动形式。概括起来就是人的形气神，它的生理、病理的变化形式遵循的就是这个规律。各种干扰气机运行和谐的因素，例如内在七情（喜、怒、忧、思、悲、恐、惊）之伤、外在自然环境气候变化（风、寒、暑、湿、燥、火）太过或不及，都会产生形和神的疾病，所以，《黄帝内经》说："百病皆生于气。"

3.形气神之间相辅相成

形、气、神三者之间是相互影响和关联的，形伤可致神伤，伤神可致伤形。黄帝内经认为，神依形而存，神寓于形中，形盛则神旺，形衰则神去。身体好是神的基础，身体好精神头才足。

人的精神活动依附于五脏而存在，是五脏的一种生理功能，正如《素问·宣明五气》所说："五脏所藏：心藏神，肺藏魄，肝藏魂，脾藏意，肾藏志。是谓五脏所藏。"明确指出人的神魂魄意志等精神活动过程与五脏相关。《素问·阴阳应象大论》进一步指出：心"在志为喜"，肝"在志为怒"，肺"在志为悲"，脾"在志为思"，肾"在志为恐"。

在五脏与人的精神活动之间，还存在着精、气、血、津液等生命物质这一中间环节。《素问·阴阳应象大论》曰："人有五脏化五气，以生喜怒悲忧恐。"指出了形、气、神之间依次相生的关系。可见精神活动不仅是五脏的生理功能，而且还取决于气血津液等生命物质。正由于此，《黄帝内经》中有时也将"精"与"神"连用，以表示生命物质精气与精神活动之间的互用关系；有时则在把精神看作五脏功能的同时，又将其看作一种物质性的气而有"神气"之说。神与形可以结合得好，也可以结合得不好，甚至神形背离、貌合神离。我们经常用六神无主、魂不守舍或者魂飞魄散来形容一个人的形与神的配合状态。一个人的"形"坏掉了，心神也就散了，而如果心神散了，只留下躯体那就成了植物人。

"形气神"之间不仅是互相依存的而且是相互关联和转化的，形体产生精神，精神与形体有机结合，相伴相随，俱生俱灭。比如说一个人如果长时间不吃饭，就会通过消耗体内储存的脂肪等有形的东西来维持人的生命，实际就是一个从形态到转化成气来维持生命活动的行为。有形的东西转化成了无形的东西，形体就变瘦小了。如果我们吃进来的东西经过人体自身转化，使五脏六腑、肢体各方面可以壮大起来，像小孩可以逐渐逐渐成长起来，实际上它就是无形之气转化而来。如果说神乱了，那么这个形态上也会出现变化，像睡不香，整天烦，人就会消瘦。所以形神之间都是互相影响的。气和神之间，实际上比形和神之间的关系还直接，比如说氧气、空气没有了，那么人的意识立即就减弱消失，所以气可以转化成神。那么神是不是也可以化气？也可以。比如植物人，他不吃不喝，全靠人为的，甚至是呼吸都靠机器维持，这种实际上就是神不化气了，因为神不能够指导全身五脏六腑之间的协调配合，不能够指导这些有形的东西之间的协调配合，气自然也就没有了。所以说形、气、神之间也是可以互相转化的。

形气神这三样东西都遵循生、长、盛、衰、灭这样的过程规律。就像汉人戴圣所辑《礼记·曲记篇》中说的："人生十年曰幼，二十曰弱，三十曰壮，四十曰强，五十曰艾，六十曰耆，七十曰老，八十、九十曰耄，百年曰期。"一个小孩长大成人，我们可以看见这个"形"生长的过程。气由原来的气不足变成了气盛，实际上也是在长。神也是这样，七情六欲等各种神志也逐渐随之变化。长到极点就是盛，就是鼎盛了，之后就进入衰退下降阶段，形体开始衰退的同时可以明显感觉到气力上开始衰退（比如，气虚的人常常会导致四肢乏力，运动一下就气喘吁吁，汗流不止），精神的活动自然也随之衰退（比如，出现记忆力减退，追求欲望减少）。正所谓"三十而立，四十而不惑，五十而知天命"。因此孔子强调："君子有三戒：少之时，血气未定，戒之在色；及其壮也，血气方刚，戒之在斗；及其老也，血气既衰，戒之在得。"孔子智慧地指出了人生三个不同年龄段上之慎"戒"，这是依据人身在不同阶段的生理特征决定的。

二、上工守神的诊疗观

《淮南子·原道训》曰："形为生之舍，气为生之充，神为生之制。"中医治疗中，高明的医家，常常是"调形以调气，调气以调神"，从而"形正、气顺、神安"，把调神放到很重要的地位。"神安"主要是指"五脏藏神"的协调性和神志功能的顺畅发挥，而非奇恒之腑脑的中枢系统的正常性。中医学认为形神统一，形病神必病，心神为形体的主导。故，《灵枢·本脏》说："志意者，所以御精神，收魂魄，适寒温，和喜怒者也。"《灵枢·百病始生》曰："喜怒不节则伤脏，脏伤则病起于阴也。"《素问·阴阳应象大论》说："暴怒伤阴，暴喜伤阳。"

1. 中医误区的"失魂落魄"

发育完全的正常动物，不需经过学习、练习，就可以表现出某种协调一致的复杂固定性行为。如蜘蛛织网、蜜蜂跳舞和鸟类迁徙等，都是本能行为。以蜘蛛织网为例，绝大多数年幼的蜘蛛在破壳之后不大与它们的双亲接触，而且总是尽可能回避父母，以免成为其腹中之物。它们孤独地成长，没有任何向父母学习的机会，但是它们照样会织网。蜘蛛先将一根丝固定在一棵树上，然后把另一端牵到邻近的树上，再从中点拉一根丝固定在地面，形成字母"Y"的形状，产生的结点为网的中心，接着以中心为基准，沿着一个不变的角度顺时针逐步展开，形成一个螺旋网。为了拉好网的"Y"形支架，蜘蛛必须进行一系列的测定：角度、距离、不同粗细的丝线的拉力……研究人员认为，要解释这种现象，只能承认内在因素的存在，你得承认一种非物质的形态东西的存在，它与所有生物的神经产生"谐振"，并控制生物的行为。由于我们无法解释这之中的原理，只能统称为本能。鸭嘴兽具有"电子接收"功能，只要你的肌肉在动，鸭嘴兽就可以确定你的方位！地震时动物反应比人强，家禽高飞不吃食，家畜不进圈，猫狗狂叫不安，鱼会成群漂浮狂游跳出水面，连缸养的鱼也一样乱跳、头尾碰出血，老鼠会白天成群出洞，像醉酒似的发呆、不怕人、惊恐乱窜、叼着小鼠搬家等。

这个非物质形态存在的东西，是不是动物的感应外界的"神志"呢？或者所谓天赋异禀？人类正逐渐失去的本能其中之一是心照不宣（通俗说法就是心灵感应），也就是与自然的沟通能力，与动物的交流能力。

由于人类的退化，成了凡夫俗子。按照马斯洛的理论，人类只剩下五种本能，求生存的本能、求平安的本能、求爱的本能、求尊重的本能、求价值实现的本能。如果说本能是人类经年累月进化进程中总结出的利于过去和当下环境生存的行为机制和思维逻辑，那么潜能就是基于本能对未来的突破和探索。在本能漫长的进化中，有着明显的阶段性印记。例如某一历史时期人类的思考方式、对待自然的态度、对于未知的恐惧等，这是由自然环境、社会环境和人体构造等多方维度共同决定的。也正因为如此，人类进化的进程中催生出很多附属品，如宗教、文学、哲学、音乐等。"失去人性，失去很多；失去兽性，失去一切"。这句话出自《三体Ⅲ》中托马斯·维德口中。这里的"兽性"可以理解为人类为了生存所进化出来的一切不含主观判断，无须推理思考的及时反应，就是动物的本能。

链接：动物本能寻药与人类药物的发现

哈佛大学人类学家理查德·兰厄姆在坦桑尼亚贡贝国家公园观察到，黑猩猩有时去一个特殊的地方找寻一种向日葵属的植物，把嫩叶囫囵吞咽下肚。但在平时，黑猩猩从来不吃这种植物。调查表明，当地居民用这种植物叶子来驱虫。原来它里面含有一种含硫的红油，可以治疗细菌和寄生虫引起的疾病，现在这种药被命名为硫胺红迪菌素。黑猩猩整片吞吃后在消化过程中分离出硫胺红迪菌素发挥抗菌和抗寄生虫作用。在乌干达基巴拉森林中，黑猩猩有时会去吃平时不吃的茜草叶子，而当地人常用茜草叶子治胃病。日本京都大学的迈克尔·霍夫曼等人发现，那些患病而嗜睡、食欲不振、大便不畅的黑猩猩会去嚼吃平时不会吃的苦扁树枝叶，吸取苦汁后把渣吐掉，大约一天以后，黑猩猩就会恢复健康。当地的坦桑尼亚人正是用这种植物来治疗肠胃不适和食欲不振的。……在远古时代，人类正是通过观察动物，学会了应用某些天然药物的。现代药物中，有25%来自野生植物。[①]

万物本能，人性本我。人有三种意识形态：显意识、潜意识、超意识。理智是显意识，本能是潜意识，直觉是超意识。人作为最具灵性的高等动物，其意识（神志）是由直觉、理智和本能三者组成。目前主流只承认两种意识形态，即是潜意识和显意识，这是人类被物化的一种特征，只相信眼睛看得到的东西，看不到的一律被归为胡说八道。人类超意识，实际上就是人体的一种脑电波，脑电波载有人类生活过程的全息状态。超意识就是意识的场，你可以把它想象成是一个网络，就像我们每一台手机都通过Wifi连到网络里，然后就可以搜索到所有的数据，人类的智慧都已经被同步弥散在这个生命信息场中——全息生命信息系统。常态下的人体脑电波强度是较弱的，其磁波场的辐射距离不会太远，必须通过长时间的静修和锻炼才能达到较远距离的辐射场强度。它形同于无线电的微波辐射，微波源的强度越大其波辐射的距离就会越远。人体大脑的微波辐射取决于大脑的生物电场强度，这是科学上的定论[②]。人体大脑产生的生物电微波载有大量的人体生存信息的全部过程，它可以改变接受者脑电波的信息结构，这是人类的潜意识功能。超感应能力、超直觉力、第六感觉、灵光乍现、似曾相识、镜反射触觉、灵魂出窍、濒死体验等，都是超意识的分支。我们每个人都曾有过超意识的经验，只是绝大部分的人只把它当成是

---

① 李增琳，高中彦：《动物寻药与人类药物的发现》，《科学之友》2002年2期。

② 菲尔图：《超意识》，长沙：湖南文艺出版社，2013年。

一种"巧合"。

意识通过灵性感应客观，联系物性和灵性的中介是感觉器官、神经系统和大脑（心），这些中介既具有物性，更有灵性，人通过它们感觉环境，其第一个意识就是本我，没有本我又是谁在感知呢？"我思故我在"。有些人有时会产生这样的诡异感觉：感到有人在背后盯着自己，可是自己明明是单独待在一个房间里。瑞士洛桑联邦理工学院（EPFL）的神经学家在研究一名癫痫病人时发现，如果刺激这名女病人的大脑左颞顶交界区，她就会突然感到背后有人在盯着她，而背后的这个"人"有时候是默默地坐在一旁，有时却是将手臂伸向她。此女病人没有精神病记录。因此，科学家推断，这种诡异感觉是出于脑部左颞顶交界区受电极刺激的影响所致。颞顶交界区是个关于自我意识的部位，整合听觉、视觉、触觉等身体各感官的信息，从而综合出自己身在何处、在做什么。当电极电流干扰了这些身体信息整合，令女病人产生身后有"人"的错觉。这一研究成果可以用于解释精神分裂症患者为何总是产生莫名的幻觉，例如妄想狂、被迫害狂等精神病症状。

医本源于上古时期的巫，《群经平议》[1]曰："是巫、医古得通称，盖医之先亦巫也。"《吕氏春秋》载齐桓公说："常之巫审于死生，能去苛病。"故有"古者巫彭初作医"之说，"医"从"巫"，古作"毉"。何为巫？"巫"字上面一横代表天，下面一横代表地，中间的"丨"代表通天达地者，上通天意，下达地旨；左右两"人"，则为阴阳，亦为鬼神，阴为鬼，阳为神。所以巫即是通天地鬼神的天人合一者。因为中国"天人合一"哲学认为天是一个大宇宙，人体是一个小宇宙，"人法地，地法天，天法道，道法自然"，人体与大宇宙同根连焘，都是本然的"命运共同体"。远古以来，中医经历了四次嬗变，即毉—殹—醫—医。毉，

---

[1] 《群经平议》为校勘训诂书，共计35卷，作者是清代末年著名文献学家俞樾（1821—1907）。

即是上文所说通天地鬼神之巫医，为神医。他们无药而医，心到病消。第二个阶段是殹，他们知天地鬼神的存在，但是因为不是天人合一者，不能通天地鬼神，就退化为装神弄鬼的黑巫，他们会祭天请神，司祝由符咒之术。第三次是抛弃了灵魂的醫，以针灸草药，通经络脏腑，除百病。而现在人们只相信现代医疗，不相信有经络穴位，只针对病症，消除表面症状。

是否把"神志"放到医疗重要的地位，是中西医的重要分野。西医是从尸体解剖来认识人体和生命的，在诊疗过程中不会把"神志"因素纳入考察范围，即使当代医学认识到精神、意识、思维和心理的重要性，也是把精神病作为一个科目独立出来，而不是在疾病诊治中都要考虑"神志"的必要因素。中医不是这样的，认为没有神就没有人，神主导着人体的生命存在，是生命的核心。《礼记·礼运》曰："故人者，其天地之德，阴阳之交，鬼神之会，五行之秀气也。"神即是心，故曰心神，是意识的总称。神又分为阴神阳神，阴神为魄，阳神为魂。附精者为魄，附气者为魂。在人体，神即是魂魄，人体有三魂七魄。神色、神气、神情、神魄、神魂等神的外显和变化，是人体生命健康与否在整体宏观层面的无形无声的"相"，是中医形气神三位一体把握生命本质进行诊疗的重点，也是难点，也是争论焦点。

首都医大中医药学院王鸿谟教授[1]尖锐地指出："高等中医药院校规划教材中缺乏关于神志、魂魄理论的内容，自20世纪70年代以来，从教材中彻底删除，至今未能恢复，致使许多青年中医不知神志、魂魄为何物，或对其存在很大误解。"可见，中医教材中关于神志魂魄的部分已被删除，仅存的说明也将神物质化、神经化，而神经是人体物质层面的系统，而神志魂魄则是控制物质层面的多维空间的系统。因此，中医进入了"失魂落魄"的误区。

---

① 王鸿谟：《中医神魂魄理论及其科学性》，《北京中医》2004年12月第6期。

近年来，在民政部、国家中医药管理局部门的大力扶持下，在众多专家、学者的共同努力下，中医神志病学学术体系及学术基地建设已经进入了快速发展阶段。2009年上海中医药大学出版社出版赵永厚与蔡定芳主编的教材《中医神志病学》，研究内容包括神志病的症状学、证候学、病因病机、四诊要点与治法治则等，论述临床常见的30种神志疾病发展源流、病因病机、诊断及鉴别、辨证论治、预防与调护、转归与预后等。

众多的中医院里设立神志科，治疗范围包括：各种睡眠障碍——失眠、嗜睡、睡行、夜惊、梦魇、磨牙、睡眠无呼吸征候群；焦虑症、恐惧症、抑郁症、强迫症、疑病症、癔症、神经衰弱、心脏/肠泌尿系神经症等各种神经症躁狂症、抑郁症、双相情感性精神障碍、精神分裂症、其他精神病性障碍；各种进食障碍——厌食症、贪食症、异食癖、神经性呕吐等；头痛、眩晕、癫痫、植物神经功能紊乱、面神经麻痹等；儿童多动症、孤独症、抽动症、情绪障碍、行为障碍、精神发育迟滞、口吃等；老年痴呆、帕金森病、脑血管病性痴呆等所致精神障碍等。

最近的一则消息是，2021年1月，由上海交通大学医学院和上海中医药大学共建"中医西医汇聚创新研究院"，并成立了"神志病研究所"。

这些努力正在进行一场对神志领域片面甚至错误的认识纠偏。

2. 何谓"望而知之谓之神"

《医学心悟》有云："药补不如食补，食补不如神补。"是说调神在治疗中的地位。一说起中医的诊疗，人们首先就会想到望、闻、问、切，可是很少人知道望闻的真正含意。

神医葛洪《抱朴子》中表明了他的生命观和疾病观："人无贤愚皆知己身之有魂魄，魂魄分去则人病，尽去则人死。故分去则术家有拘录之法，尽去礼典有招呼之义。"这里说得非常明白，人体的疾病皆因失魂落魄而生，现在有一句俗语叫"百病皆是心病"，要想治病，皆有拘录之法，要能够招魂复魄。神魂魄乃意识的聚合体，是一个多维的存在，魂魄即是神；阳神为魂，阴神为魄，神为心，心为灵，灵为魂。所以说，神是三魂七魄的总称。

人体是由精气神三部分有机组成的，神乃生之制也，神是身体生命的主宰，所以才说得神者生，失神者死。不知魂魄，不可为医。一个没有灵魂之人还是人吗？研究死人，怎么可能为有灵魂的活人看病？当你真正了解了什么是中医，什么是中医的生命观，什么是形气神，就能够明白为什么今天医不治病的原因。正如程杏轩在《医述》中说："古之神圣之医，能疗人之心，预使不致于有病；今之医者，惟知疗人之疾，而不知疗人之心，是犹舍本逐末。不穷其源而攻其流，欲求疾愈，不亦愚乎？虽一时侥幸而安之，此则世俗之庸医，不足取也。"

《难经》里描述中医四诊，"望而知之谓之神；闻而知之谓之圣；问而知之谓之工；切而知之谓之工巧"，对此向来有不同的理解。

第一种理解：中医看病的境界。认为是看一眼就知道你有什么病的，可以称为神医；听你声音就知道你有什么病的，可以称为圣医；需要问才能把病机问出来的，可以称为能医；需要切脉把病瞧出来的，可以成为巧医。此谓望闻问切，神圣工巧，是对医家等级的划分。实际上《黄帝内经》绝对没有在诊断上说四诊时的哪个好坏哪个优劣；诊脉就是低手吗？这样去理解，就成为谬误了，也是对脉诊的看低。但是，我们后世的绝大多数人都是这样把"一望便知"作为高手。

　　链接：扁鹊望神断生死的故事
　　一直以来，各种民间传说给中医诊法涂上了浓重的神秘色彩。许多"江湖大师"喜欢展示自己有"一望便知"的超常诊病能力：有病没病，摸一下、看一眼就知道。病人笃信不疑，毕恭毕敬地拜在"大师"膝下。"一望便知"的典故源于扁鹊。扁鹊善用脉诊和望诊诊断疾病，但那是医术而非神技。《史记·扁鹊仓公列传》中记述了两个医案：第一个案例，扁鹊有一次到了晋国，得知晋国卿相赵简子突然昏倒，已五天不省人事。扁鹊诊脉后说："病人的脉搏照常跳动，不必大惊小怪！不出三日，他就会康复。"果然过了两天半，赵简子就醒了。准确地用切脉诊病是扁鹊的首创。司马迁赞扬说："至今天下言脉者，由扁鹊也。"近代历史学家范文澜说，扁鹊"是切脉治病的创始人"。但这是从实践中总结的诊法，并非神异之术。第二个案例，扁鹊路过齐国都城临淄时，见到齐国国君齐桓侯。他看齐桓侯气色不好，就断定他生病了，直言不讳地说："你有病在肤表，如不快治，就会加重……"结果齐桓侯不听信谏议而死掉。将"望诊"列为四诊之首，是认为望诊很重要。这叫"以神会神"。

第二种理解："神"的本体是病人。这个本体不是指医者，而是指是病者，即病者之神，病者之圣，病者之工，病者之巧（官窍）。神者，言病者之外在的意（神志：三魂七魄）；圣者，病者外在所表现的气；工者，是病者整体的意与气的结合；巧者，病者五脏六腑所有官窍之形气精微变动也。神和圣是指医家要首先感知和弄清病人形而上的部分，也是整体的部分。如此而言，这既是对医者的要求，也是病人诊断时的方法顺序。如果仅有神圣工而无巧，你这个为医者就没有精微之辨察的能力。如果仅有精微诊察的能力而没有整体的诊断的能力也不是好医生。这是一个既说整体，又说局部，既有宏观又有微观，既有无形之神，也有有形之质的诊断的论述。神圣工巧四个方面从内容而言是讲其整体的，忽视了哪一个也不对。

第三种理解：以医生的"神"会病人的"神"。望闻不是现在人们粗俗理解的看面色、看舌诊和听患者的病情陈述，望闻不是你理解的是医生望患者的物质肉身，闻患者的声音气味，两者相差甚远。古人认为，真正的望闻是指医家可以望见病人的神鬼魂魄之无形，可听鬼神魂魄之无声。天人合一才能得神，得大道大本者才能谓之圣，可听无声，可看无形，这才是上工。所以《黄帝内经》强调说："上工守神，下工守形，上医治未病，下医治已病。"会望者得其神，会闻者得其圣，神圣者心领神会。不会望者不知其神，不会闻者不知其圣，不会问者不能称之为工，不会切者不能称之为巧。望而知之是指可视无形，魂魄又是形而上的存在，所以才有望可视无形，闻可听无声，靠上工守神。上医治未病而成名于天下，是说真正的中医可视无形，可听无声，可以与多维空间进行交流、感知、感悟，是神是圣才能做到的，不是以人们所认知的问切、针灸、推拿、按摩、草药而成名。还有中医的治未病思想，原本是说肉体为病之相，心为未病，即病之因，所以上工上医疗人之心，所以叫上工守神，上医治未病，而不是现在理解的治未病为预防、保健、养生。现在中医的望，换成了B超、CT、核磁共振等仪器，中医的闻，直接删除了。医疗抛弃了神、心，只在物质的肉体上研究疾病，研究健康，如同刻舟求剑，南辕北辙。

3. 七情内伤与"病由心生"

我们通过这一章的讨论，已经明白，"形神合一"构成了人的生命，神是生命的主宰，神以形为物质基础，"形具"才能"神生"。神生于形，神又主宰形，形与神的对立统一，便形成了人体生命这一有机统一的整体。

《伤寒论》讲让人生病的病因有三条：内因、外因、不内外因。外因包括六淫和疬气，六淫是风、寒、暑、湿、躁、火，疬气是传染病。内因包括七情内伤，饮食和劳逸。不内外因，主要指跌仆损伤，金刃、虫兽所伤。

中医强调七情（心理、情志）因素对疾病的影响，并认为七情过激或失疏，皆可导致生理功能的紊乱而发病。因此，神若病了，身体就乱套了。七情（喜、怒、忧、思、悲、惊、恐），可归纳为喜、怒、忧、思、恐五志。这里我们要首先明白五行与五藏、五情的生克关系。从五行对应关系来看，木—肝，主怒；土—脾，主思；水—肾，主恐；火—心，主喜；金—肺，主悲（忧）。从五行相生关系来看，即怒可以生喜（木生火），喜生思（火生土），思生悲（土生金），悲生恐（金生水），恐生怒（水生木）。从五行相克关系来看，木克土，怒可以克思；土克水，所以思克恐；水克火，即恐克喜；火克金，也就是喜克忧，或喜克悲；金克木，即悲克怒。有了这几个基本概念，才能明白关于神志病的病机和治疗原则。

《素问·灵兰秘典论》曰："凡此十二官者，不得相失也。故主明则下安……主不明则十二官危，使道闭塞而不通，形乃大伤。"《素问·疏五过论》曰："离绝菀结，忧恐喜怒，五脏空虚，血气离守，工不能知，何术之语。"人生情志，多伤于"离绝菀结，忧恐喜怒"这八个字。离，指远离亲爱，故魂飘荡。绝，指离绝所怀，心灰意冷。菀，指思虑郁积，劳神劳意。结，指不解余怨，伤肾伤心。再者，多忧伤肺，多恐伤肾，多喜伤心，多怒伤肝，如此五藏空虚，血气分离，医工不知情志伤人，谈何医人治病？

比如，有一种病叫"领导病"。现代健康领域里有个"62—63现象"：往往原先是一个单位的大小领导，工作时像上足了发条似的很充实；但一退下来闲适了轻松了反倒不适应了，退休前是呼风唤雨，退休后无人问津，总感觉"人走茶凉"，心理落差很大，导致两三年里患上各种病的比例非常高。为什么很多当领导的退休下台后容易生病？《素问·疏五过论篇》曰："尝贵后贱，虽不中邪，病从内生，名曰脱营；尝富后贫，名曰失精。"以前很有社会地位，一下落魄了，叫作脱营。以前很富有变成贫穷了，叫作失精。又云："封君败伤，及欲侯王，故贵脱势，虽不中邪，精神内伤，身必败亡。"虽然没有感受任何外邪，但是你从以前一个很好的社会地位一下子变成一个平民百姓，故贵脱势，你的势力没有了，人就会生很重的病。

人体与外界环境（自然、社会）的密切联系，也是靠"神"来协调的，神动则气行，神注则气往，以意领气，驱邪防病，这就是气功健身的道理所在。《灵枢·本脏》曰，"志意者，所以御精神，收魂魄，适寒温，和喜怒者也。志意和则精神专直，魂魄不散，悔怒不起，五脏不受邪矣。寒温和则六腑化谷，风痹不作，经脉通利，肢节得安矣"，神在机体卫外抗邪中起着主导作用。

一个人保持愉悦的心情，有益于健康。美国著名心理咨询大师、莫诺心理诊所创办人约翰·辛德勒，在风靡美国的健康运动中，他率先倡导"情绪健康"这一理念，并通过自己的临床咨询，研究和总结出一系列预防和医治"情绪诱发病（EII病）"的实用方法。他在《情绪是健康的良药》一书中提出了12大保持情绪健康的方法：保持生活简单、说话令人愉快、不要杞人忧天、学会反败为胜、学会热爱工作、遇事决定果断、具有良好嗜好、懂得珍惜今日、懂得知足常乐、学会计划行事、学会喜欢他人、远离生活烦恼。

中医对心理病机的论述是以情志学说为概括的。中医情志学说的核心是"五神藏"理论，五神分主五脏，七情分属五脏。按照五行生克理论，"喜伤心，恐胜喜；怒伤肝，悲胜怒；思伤脾，怒胜思；忧伤肺，喜胜忧；恐伤肾，思胜恐"。具体怎么理解这几段话？下面就具体展开一下中医七情内伤的医理和特点。

第一，"心藏神"，"心在志为喜"，"心在声为笑"。中医讲，喜为心志，喜乐这种情志是由五脏中的心来主管的。中医认为喜则气和志达。微笑是喜乐的外在表达，可以改善人际关系。但是过度的喜乐会伤心，也会误事。《淮南子·道应训》："夫物盛而衰，乐极则悲。"《史记·滑稽列传》记载："故曰酒极则乱，乐极则悲，万事尽然，言不可极，极之而衰。"前面第七章讲到的有名的"范进中举"就是最典型喜乐过度而伤心的例子。因为"喜则气缓"（《素问·举痛论》），喜能使人精神兴奋，心情舒畅，气机通利，过喜时反使人精神涣散，心气弛缓，出现心悸，失眠，甚至神志失常、心气暴脱而大汗淋漓、气息微弱、脉微欲绝等症。故《灵枢·本神》云："喜乐者，神惮散而不藏。"所以我们每临大事有静气，气定神闲，把你的气收敛回来，放在心里是很重要的。看体育节目，我们可以直观地看见举重运动员在举重的时候要做深呼吸，把气聚起来鼓动起来，才有力气托举，如果此时他分神一点点都可能举不起来。我们在生活中如果被人挠了痒痒而大笑不止，气就涣散了，可能笑得一点力气都没有。神志的变化、喜笑的失常则往往是心病的征兆，《素问·调经论》指出："神有余则笑不休，神不足则悲。"

链接：打麻将乐极生悲

2012年6月，重庆武隆县一五十多岁的女子在街上小茶馆上玩"倒倒和"，在自摸了一个杠上花后，突然倒地身亡。汉口71岁的黄大爷爱打麻将，2013年冬天，他曾中风入院，幸亏抢救及时。一年后，他再次因搓麻将而病危，一度失去心跳，幸运的是，他再次转危为安。2014年7月27日，芜湖市一位六旬老人在打麻将时，因为自摸清一色而太过激动顺着桌角倒地，被家人送去医院后，被诊断为中风。（《华西都市报》，2015年4月18日）

第二，"肝藏魂"，"肝在志为怒"，"肝在声为呼"。肝的情志功能"魂—怒—呼"出现异常，如神魂不定或性情变得急躁易怒和言语善呼，多提示肝病的开始。《素问·举痛论》讲："怒则气逆，甚则呕血及飧泄，故气上矣。"张景岳说："怒，肝志，怒动于肝，则气逆而上，气逼血升，故甚则呕血，肝木乘脾，故为飧泻，肝为阴中之阳，气发于下，故气上矣。""怒"是较为常见的一种情绪，怒证则是指由于过度发怒使人体气机失常而出现的以胸胁闷痛为主要表现的症候。《灵枢·邪气脏腑病形篇》云："有所大怒，气上而不下，积于胁下，则伤肝。"大怒会导致肝气上逆，肝藏血，血随气而上溢，故伤肝，证见耳鸣、面赤、气逆、头痛、眩晕、心悸、血压升高，甚则吐血或昏厥猝倒等，重症患者可能会出现急性脑梗死或者脑出血。中医认为，肝为将军之官，性喜顺畅豁达，肝柔则血和，肝郁则气逆。气是往上升的，怒伤肝，愤怒使肝气横逆上冲，血随气逆，并走于上。我们常说怒发冲冠，就是形容这个气一下子就往上冲的情形。生气后常感到胁痛或两肋下发闷而不舒服；或不想吃饭、腹痛，中医称其为"肝气横逆，克犯脾土"。在治法上宜治其致怒之源，再疏其气血，令其条达，用二仁绛覆汤①，加白芍、甘草以柔肝；灵脂、蒲黄以活血化瘀；加锈铁一块烧红，入黄连2克，淬以开水，宜小量多次兑药服，则气平而痛止矣。

　　现代医学认为，人处在极度精神紧张的情况下，可引起胃肠功能紊乱或形成消化性溃疡；亦有因血压升高而诱发冠心病导致猝死的。《三国演义》中周瑜因生气吐血而亡，自命不凡的周瑜一辈子活在诸葛亮的阴影下，到死也没有赢过诸葛亮，如果他的气量能够大一些，也许就不会被活活气死。这样的例子在现实生活中时有发生，这就是我们平时说"气到吐血"的来历。现代医学研究表明，愤怒会使人呼吸急促，血液内红细胞数剧增，血液比正常情况下凝结加快，心动过速，这样不仅会损伤心血管系统，更会影响肝脏健康，易怒的人患冠心病的可能性比一般人高6倍，患肝脏疾病的可能性比一般人高8倍。

　　大家都比较熟悉《红楼梦》里瘦弱的林黛玉，第五十七回里，"黛玉一听此言，哇的一声，将腹中之药一概呛出，抖肠搜肺、炽胃扇肝的痛声大咳了几阵，一时面红发乱，目肿筋浮，喘的抬不起头来"。按照中医的五行理论，本来应该是肺金克肝木，但本已肝血亏虚的她整天抑郁，肝气不得疏泄，郁而化火，导致肝阳过亢，以至肝气横逆犯肺，影响到了肺气的宣发和肃降，出现了咳嗽。第八十三回中贾府的"保健医生"王太医说："六脉皆弦，因平时郁结所致"，"这病时常应得头晕，减饮食，多

---

① 出自《重订通俗伤寒论》：该方功效主治温热伏邪夹瘀，瘀血不从呕泄而出，致变呃逆，甚发血厥。光桃仁7粒，柏子仁2钱，归须钱半，真新绛钱半，旋覆花3钱（包煎），青葱管5寸（冲）。

梦。每到五更，必醒个几次；即日间听见不干自己的事，也必要动气，且多疑多惧。不知者疑为性情乖诞，其实因肝阴亏损，心气衰耗，都是这个病在那里作怪。"随即，在红梅单帖上写道：六脉弦迟，素由积郁。左寸无力，心气已衰。关脉独洪，肝邪偏旺。木气不能疏达，势必上侵脾土，饮食无味；甚至胜所不胜，肺金定受其殃。气不流精，凝而为痰；血随气涌，自然咳吐。理宜疏肝保肺，涵养心脾。虽有补剂，未可骤施。王太医开出的处方是："黑逍遥散以开其先，复用归肺固金以继其后。"又将七味药与引子写了。贾琏拿来看时，问道："血势上冲，柴胡使得么？"王大夫笑道："二爷但知柴胡是升提之品，为吐衄所忌，岂知用鳖血拌炒，非柴胡不足宣少阳甲胆之气。以鳖血制之，使其不致升提，且能培养肝阴，制遏邪火。所以《内经》说：'通因通用，塞因塞用。'柴胡用鳖血拌炒，正是'假周勃以安刘'的法子。"

链接：黑逍遥散

王大夫这道方剂黑逍遥散出自《医略六书·女科指要》。具有疏肝健脾，养血调经之功效。主治肝郁脾虚，妇女崩漏，脉弦虚数者。临床常用于治疗肝郁脾虚，妇女崩漏，脉弦虚数者。药的组方是：柴胡、甘草各五分，白芍药、白术、茯苓各一钱五分，当归三钱，熟地黄五钱。此方去熟地，名逍遥散，治肝郁不舒之候；再加丹皮、栀子，名加味逍遥散，治肝火血热经早。与黑逍遥散均由逍遥散加味而成，皆可治疗肝郁血虚脾弱之证。

第三，"肺藏魄"，"肺在志为忧"，"肺在声为哭"。如果肺的情志功能"魄—忧—哭"出现异常，说明肺病征兆出现了，在临床上表现为失魂落魄，无故悲忧善哭。《难经·十六难》曰："假令得肺脉，其外证……悲愁不乐，欲哭……有是者肺也。"《素问·阴阳应象大论》："忧伤肺，喜胜忧。"肺为气主，忌抑郁。正如《灵枢·本神篇》所说：

"愁忧者，气闭塞而不行。"《素问·举痛论》云："悲则心系急，肺布叶举，而上焦不通，荣卫不散，热气在中，故气消矣。"这些论述都说明忧愁太过会影响气机不利，即是忧则气郁的一种病理表现。

中医认为，人在悲伤忧愁时，可使肺气抑郁，耗散气阴，出现感冒、咳嗽等症状。肺在志为悲、为忧，心情低落并伴有自卑的情绪状态。其包含的范围较广，既包括轻微的、暂时性的忧郁，也包括较严重的、难以自我恢复的忧郁状态，这种状态容易阻滞气机，影响气的运动，而肺主气，过度悲伤或者忧虑可以伤及肺气，所以日久容易损伤人体的肺脏。由于肺主皮毛，故忧愁会使人的面部皱纹增多，还可以导致荨麻疹、斑秃、牛皮癣等。过忧还会导致抑郁症、消化性溃疡、月经不调、不孕症、阳痿、癌症、消渴、脱发、头发早白、失眠、神经衰弱、精神病、神经官能症等多种疾患。

伍子胥过昭关是大家都熟悉的故事。伍子胥乃楚国大夫伍奢次子。楚平王即位，奢任太师。后平王听信少师费无忌谗言，奢被杀。子胥逃走。楚平王下令画影图形，到处捉拿子胥。他逃到安徽昭关，此处形势险要，有重兵把守，过关真是难于上青天，一夜急白了头便是此地。所以至今民间还流行"愁一愁，白了头"的谚语。中医认为肺主毛发，忧伤肺，所以伍子胥一夜白发。

以喜胜忧是中医情志相胜的治疗方法之一。中医认为，忧为肺志，喜为心志，因火能克金，而肺属金，心属火，所以可用心之志"喜"来治疗由肺之志"忧"引起的各种疾患。元代名医张子和，曾治疗一个因父亲被贼杀死，而悲哭过度引起心痛，日增不已，疼痛不止的病人，其他医生采用了许多药物治疗皆没有效果。张子和去时，正巧碰上一个巫婆在病人家中，张子和便学着巫婆的样子，以各种方法取笑巫婆，揭露其骗人的把戏，病人看后大笑不止。一两天之后，病人不药而愈。正所谓心病还需心药解。

链接：甘麦大枣汤方义

张仲景有一张千古名方：甘麦大枣汤，仅仅三味药——炙甘草、小麦、大枣，却对治疗失眠（抑郁症）有着神奇的疗效，具有养心安神，和中缓急之功效。《本事方》载有一个医案：许叔微治一妇，无故悲泣不止，或谓之有祟，祈禳不应，许学士曰《金匮》云："妇人脏躁悲伤欲哭，象如神灵所作，数伸欠者，甘麦大枣汤主之，用其方十四剂而愈。此方补脾之阴而能治肺之躁者，虚则补母之义也。"脏躁一证是指五脏功能失调所致。由于心阴不足，心失所养，则精神恍惚，睡眠不安，心中烦乱；肝气失和，疏泄失常，则悲伤欲哭，不能自主，或言行妄为。方中小麦为君药，养心阴，益心气，安心神，除烦热。甘草补益心气，和中缓急（肝），为臣药。大枣甘平质润，益气和中，润燥缓急，为佐使药。因其成方年代久远，组方简单，药不似药，有些人对其功效存疑。国医大师邓铁涛认为它是一张验、便、廉的好方子。根据临床经验，此方不仅治妇人脏躁，男女老少（如小孩夜啼）用之对证都有效。1968年他治一女干部，心悸惊恐，一天晚上，家人外出，她坐于走廊上，竟不敢返回房间去。诊其舌嫩苔白，脉虚。处方：甘草9克，大枣5枚，面粉1汤匙（冲熟服）。一剂而愈。

第四，"肾藏志"，"肾在志为恐"，"肾在声为呻"，故肾的情志功能"志—恐—呻"出现异常，在临床上则会出现脑力减退、意志削弱、无故恐惧善呻。《灵枢·经脉》曰："肾，足少阴之脉……气不足则善恐，心惕惕如人将捕之。"如果人肾气不足，人就容易多疑、犹豫，老是会出现恐惧的症状（如夜里做噩梦）。恐伤肾，肾一虚弱人就恐惧，同时越恐惧肾就越虚。《三国演义》里话说当初刘备在长坂坡被曹操所击溃，夺路而逃，行至当阳桥，由张飞负责断后。张飞在当阳桥上一声怒吼，"曹操身边夏侯杰，惊得肝胆碎裂，倒撞于马下。操便回马而走。于是诸军众将一齐往西逃走"。从中医角度讲，夏侯杰肯定肾气不足。

俗话说，"吓得他屁滚尿流"，为什么一恐惧就会大小便失禁呢？因为肾是司二便的。中医认为，恐则气下，人受到惊吓以后，气机是向下走的。过度恐惧，会致使肾气失固，气陷于下，导致大小便失禁，无法自我控制。《素问·举痛论》曰："恐则精却，却则上焦闭，闭则气还，还则下焦胀，故气不行矣。""惊则心无所倚，神无所归，虑无所定，故气乱矣。"（《素问·举痛论》）临床中主要表现为：惊悸不安，慌乱失措，甚则神志错乱，或二便失禁，癫痫等症状，猝然受惊致心神不定，气机逆乱，肾气不固。另外，"肾主志"，被恐惧所伤的人，会出现记忆力衰退、神志恍惚等症状。美国心理学家马丁·加拉德做过一个著名的"割腕实验"：一个死囚犯蒙着双眼，被绑在床上，身上被放上了各种探测仪器。法官来到床边宣布对他执行死刑，牧师也祝福他的灵魂早日升入天堂。这时，他被告知将用放血的方法致死。随着法官的一声令下，助手用一小木片在他的手腕上划了一下，接着打开事先准备好的水龙头，让它向床下一个铜盆中滴水，发出叮咚的声音。伴随着由快到慢的滴水节奏，他幻想自己的血正在持续流失，死囚被恐惧感笼罩和心理暗示，探测仪器显示囚犯出现典型的"失血"症状，最后那个死囚昏死了过去。

因此，恐惧是自己最大的敌人，我们恐惧的就是恐惧本身。坊间流传这样一句话，三分之一的癌症是被治死的，三分之一是被吓死的，剩下三分之一才是因病而去世，绝非空穴来风，很多肿瘤患者不是死于癌症，而是死于心理，死于癌症引起的恐惧，一纸医疗诊断书成为"死亡倒计时通知单"。上海中医药大学肿瘤专家何裕民教授讲过一个医案，一位五十岁出头男性患者，他一直有牙痛，一次因牙痛加剧找某街道医院诊治，发现牙龈有肿块，局部有溃疡，牙医随便说了一句："这看上去不是好东西，很可能生癌了。"结果这句话等于宣告了病人"死刑"，患者当场瘫倒在地，回家后不吃不喝，妻子只能每天逼着喂他吃点儿东西。44天后，这位患者死于全身器官功能衰竭。他不是死于疾病本身，而是死于急性心理危机——心理休克。

恐惧可以用心理和药物两种方法治疗。中医理论的五情相胜法认为，"思胜恐"。恐惧症是一种心理障碍，通过理性的思考、分析，可以告诉自己"所恐惧的事情是没有意义的"，也可以在医生的指导下，服用一些补益肾气的中药，通过改善体质状况，强壮脏腑之气。在五行之中，恐由肾主，肾属水，思由脾主，脾属土，土能够克水，所以可用脾之志思，来治疗肾之志恐所致的疾病。《素问·至真要大论》云："惊者平之"，金代张子和著述的《儒门事亲》载有治例，正说明经旨。他诊治过一个病人，病人家里曾在半夜盗抢，从此女主人夜里听到一点轻微的响声都很害怕，整夜睡不着。张子和在治疗时就用木棍敲她家窗户，第一次她害怕，反复敲打后，就不再恐惧了，病自然就好了。

　　链接：癔病医案一则

　　夏某，女，24岁。患者1976年8月中旬骑车上夜班路上被人撞倒，自此惊恐不安，夜不能寐，头晕痛，不思食，发呆，每欲痛哭一场方觉畅快。西医诊断为癔病，治疗月余无效。拟用甘麦大枣汤加味。方药：甘草9g，小麦30g，大枣5枚，夜交藤15g，白芍、石斛、麦冬、菊花、合欢花、夏枯草、建曲、谷芽、麦芽各9g，川续断、炒枣仁各12g，桑寄生、珍珠母（先煎）各30g。处方中以甘麦大枣柔养心脾；菊花、珍珠母、白芍、枯草平肝清脑；夜交藤、合欢花、枣仁、石斛、麦冬养心安神；续断、桑寄生强腰固肾。妇人脏躁由忧愁思虑损伤心脾所致，故以养神之甘麦大枣汤。本例由惊恐而致，故加清脑固肾之药，15剂而愈。（孙一民：《临证医案医方》，郑州：河南科学技术出版社，1981年）

　　第五，"脾藏意"，"脾在志为思"，"脾在声为歌"。故脾的情志功能"意—思—歌"出现异常，在临床上则表现为思维紊乱、记忆障碍、言语重复或无故而歌。《灵枢·本神》曰："脾，愁忧不解则伤意，意伤则悗乱，四肢不举。"正常的思虑、思考是建立在脾气旺盛，气血生化之源充足基础上的。"思"的活动处于正常范围，不会影响身体的健康，但过思则伤脾，气结不行，积聚于胸腹。《素问·举痛论》讲，"思则心有所存，神有所归，故气结也"。思为脾志，思则气结，结是不通的意思。

在生活中我们常常会见到很多刻苦钻研的人，大多都是消瘦的，这大多与"过思伤脾"有关。人体分为上焦、中焦、下焦，脾主中宫，脾胃是人体中焦的一个枢纽，上通上焦，下连下焦，思虑过度，脾气郁结，久则伤正，气血运化失常，气如果堵在胃口，不上不下，表现为胃肠功能的紊乱，就会出现心下痞塞、胃脘饱胀、纳呆厌食、打嗝呃逆、胸闷腹胀、大便稀溏、面容憔悴、头晕目眩等一系列症状。中医认为，脾主运化，运化水湿，如果水湿停滞，脾则运化不畅。脾是后天之本，后天的营养物质是来源于脾的运化，如果脾胃虚弱，整个肌体的营养状况就会差，会导致很多常见问题，比如经常感冒、咳嗽、厌食、汗多、大便干燥或腹泻。不仅如此，思虑过度，胃不和则寝不安，每到夜晚，入睡困难，易醒难眠，渐渐地神疲力乏就成了常态。现代医学还认为，思虑过度会引起肠胃的神经官能症、胃溃疡等。近代胃肠生理学在一个多世纪以前也开始认识到中枢神经系统对胃的分泌和运动有影响。1897年美国消化生理学家W.B.Cannon在一次胃运动功能的实验研究中观察到情绪对胃运动的影响，首先提出大脑与胃运动联系的概念。1931年美国的Von Euler 和Gaddum在实验中意外地发现，在脑和小肠提取物中都含有一种活性相同的物质，它能刺激兔离体空肠平滑肌收缩，并命名为P物质。近20年来，至少发现有20种胃肠多肽也同时存在于大脑组织中，人们把这种胃肠和神经系统双重分布的肽类称之为"脑肠肽"[①]。"思伤脾"完全符合"脑肠肽"理论，认为过度脑力劳动、精神紧张、精神过于集中就会影响胃肠道的功能，神经中枢是通过某些递质或肽类物质抑制机体的胃酸分泌和胃肠运动，这些也正是"思

---

① 张燕梅：《"思伤脾"与"脑肠肽"》，《中国中医基础医学杂志》2000年第1期。

伤脾"理论客观、可靠的依据。金代医学家李东垣是"脾胃学说"的创始人，被称为补脾派，他治所有的病都从脾胃治。他的理论核心是："脾胃内伤，百病由生。"这与《内经》中讲到的"有胃气则生，无胃气则死"的论点有异曲同工之妙，都十分强调胃气的作用。思伤脾在临床很常见，比如失恋，或者精神压力过大，或者胡思乱想，都会导致思伤脾。治疗的方向主要是以行气健脾为主，常规用药为健脾丸、归脾丸、逍遥丸。

链接：朱丹溪治疗相思病医案一则

一女新嫁后，其夫经商二年不归，因不食，困卧如痴，无他病，多向里床坐。（朱）丹溪诊之，肝脉弦出寸口，曰：此思男不得，气结于脾，药独难治，得喜可解。不然，令其怒。脾主思，过思则脾气结而不食，怒属肝木，木能克土，怒则气升发而冲，开脾气矣。其父掌其面，呵责之。号泣大怒，至三时许，令慰解之，与药一服，即索粥食矣。朱（丹溪）曰："思气虽解，必得喜，庶不再结。乃诈以夫有书，旦夕且归。后三月，夫男归而愈。"乃以怒胜之，以喜解之。（俞震：《古今医案按》，北京：人民卫生出版社，2007年）

三、神形共摄的养生观

养生一词，原出《管子》。我国的养生文化源远流长，内蕴深厚，和世界其他国家的养生文化相比，中国的养生理论与实践以古代哲学和中国传统医学理论为基础，显得尤为博大精深，融合了儒、道、释及诸子百家的思想精华，历久弥新，至今仍然有重要的指导意义。从老子的恬淡寡欲，到华佗的五禽戏、孙思邈的《千金方》，再到白居易的乐天随意、苏东坡的通透豁达，从古人的这些养生经验中，我们都可以随便予求予取。

　　中医养生治病的方法就是调关系，解决三件事：苦+堵+通。苦是身、心、灵有病的痛苦感受，包括身苦+心苦+灵苦。堵是疾病的直接原因，包括身体气血堵+心理堵+心灵堵。通是打通堵塞点[①]。堵在身体的，堵的形式很多，包括气积、血积、痰积、食积、水积等五积致病。堵在毛细血管，是微循环障碍；堵在心脏是心梗；堵在肝脏，是肿瘤；堵在子宫，是肌瘤；堵在乳腺，是增生；堵在甲状腺，是结节；堵在脸上，是痤疮；堵在皮肤，是疙瘩；堵在经脉，是曲张；堵在黏膜，是囊肿；堵在心理上的，有情绪堵，情感堵，情志堵；堵在心灵上的，表现为信仰病、格局病、气度病。中医解决的办法就是通过"补、泄、调"实现"三通"。对于气虚者发生的淤堵，用补法；对于气盛者发生的淤堵，用泄法；对于虚实间杂者，用调和法。

　　病由心生。大家注意看，堵的原因发生在心理和灵魂层面最多。恐惧、焦虑、内疚、压抑、愤怒、沮丧……每个人的身体里，都有一张关于情绪的地图。据世界卫生组织统计，目前与情绪有关的病已达到200多种，在所有患病人群中，70%以上都和负面情绪有关。不同的情绪对应着不同的身体疾病。比如恐惧、焦虑会导致腹部疼痛；批评、内疚引发关节炎；压抑导致哮喘；经常愤怒的人容易口臭，发生脓肿；恐惧会引发晕车和痛经。胃肠道被认为是最能表达情绪的器官，一遇到紧张焦虑的状况就会胃疼或腹泻，压力大的时候吃不下饭，司机、警察、记者、急诊科医生等患胃溃疡的比例最大。长期心理压抑的人，则容易免疫力低下，经常感冒生病。现代医学告诫人们，要远离伤身的五种情绪：第一，生气。闲气、怨气、闷气、赌气、怒气这五气，不仅让人心情变差，还会在身体里留下"不良记录"。第二，悲伤。"哀莫大于心死"，心血管科专家说，心脏危害最大的莫过于悲伤。"茶饭不思""借酒消愁"会让人体交感神经系统分泌出大量的压力激素，会使动脉收缩，容易导致心脏病发作。第

---

① 叶舟等：《中医的本质》，北京：中医古籍出版社，2021年。

三，恐惧。人面临威胁本能生出的恐惧，会派生出紧张、焦虑、害怕、不安等不良情绪。比如"害怕失去工作"是男人最恐惧的一件事情。如果一直处于恐惧状态下，就会心慌心跳、呼吸急促、思维混乱甚至晕厥。第四，忧郁。长期忧郁会导致过多的肾上腺素和皮质类胆固醇产生，加速人体衰老。第五，敌意。敌对情绪会转化为焦虑，长期积累可能破坏免疫系统，更严重的会导致心脏受损，引发心脏病、哮喘等。

心病还须心药医。人生最后都必须和自己和解。台湾高僧星云大师在广州的一次演讲中说，中国文化讲和谐，佛教也讲和谐，我们和尚的名字反过来就是"尚和"。他用佛教的合掌来比喻和谐：如果大拇指说我是老大，二拇指说我指挥一切，老三说我在中央，老四说我最富有（戴戒指），那就没有办法合掌，口念阿弥陀佛。小拇指老五什么也没有说，它却离佛心最近（中医的小指是心经所主）。

中医养生的最高境界是形神合一。人体是以"精"为基础，"气"为动力，"神"为主宰，构成"形与神俱"的有机整体。中医讲的形神共养分为两个方面："守神全形"和"保形全神"。前者是指通过修身养性使心理和形体都能保持健康；后者是指通过形体锻炼、饮食调解、起居调摄等方面保持健康。我们不仅要注意形体的保养，而且还要注意精神的摄养，使形体与精神协调发展，形体健壮，精神充沛，二者相辅相成，相得益彰。《类经》中云："形者神之质，神者形之用；无形则神无以生，无神则形不可活。"又说"人禀天地阴阳之气以生，借血肉以成其形，一气周流于其中以成其神，形神俱备，乃为全体"。也就是说，"神"不能脱离形体，但形体若无神，生命也就结束了。因此，中医认为，在形神关系中，"神"起着主导作用，"神明则形安"，未病为病之因，已病为病之相，肉体之病，病因在心神，身之主宰便是心神。所以真正的医者，知疗人之心，去疗肉体的病相，因为相由心生，心病才身病，身病乃心病之相，心病还需心药解。因此中医养生观是以"调神"为第一要义。下面介绍几种中医调神养生的内容。

1. 清静养神

《内经》指出："静则神藏，躁则消亡。"《淮南子》亦云："夫精神志意者，静而日充者以壮，躁而日耗者以老。"这都说明了以静养神的道理和必要性。中医之道也叫"黄老之术"。"黄"是指的《黄帝内经》，"老"是指的老子和他的《道德经》。他们都推崇无为而治，无为而无不为，提倡在精神情志上保持淡泊宁静状态，减少名利和物质欲望，和情畅志，使身体身心表里内外平和平衡。

《黄帝内经·上古天真论》云："夫上古圣人之教下也，皆谓之：虚邪贼风，避之有时，恬淡虚无，真气从之，精神内守，病安从来。""恬"就是形容人要像动物舔自己的伤口一样疗愈自己的内心。"淡"就是要自我满足和自我陪伴，淡泊名利，宁静致远，遇事则从容淡定，波澜不惊，"反求诸己"。"虚"就是要虚怀若谷，心怀坦荡，扫除杂念。"无"就是达到一个"空灵透净"的境界，全然感受内心的愉悦。所谓"精神内守"，主要是自我锻炼、自我控制、自我调节，使"精神"不要外泄，精气和神气与意念相融留存于五脏六腑之间，并与大自然一致，正气内存，邪不可干，病从哪里来呢？《黄帝内经》在谈到人为什么衰老时指出："不时御神，务快其心，逆于生乐，起居无节，故半百而衰也。"过早衰老的关键原因就在于"不时御神"，贪图一时快乐，违背起居规律，不能守持于内，自然会伤害身体，造成早衰。《黄帝内经》还有一句重要养生格言，要"美其食，任其服，乐其俗，高下不相慕"。说白一点就是不要攀比，不要虚荣，不要嫉妒，知足常乐，笑口常开，否则，心为物役，舍本逐末，丧失自我。《黄帝内经》还主张"志闲而少欲，心安而不惧"，不要端着碗里看着锅里，见异思迁，这山看着那山高，命比纸薄心比天高，内心惴惴不安，如此这般执着不改，迷失本性，必然烦恼自生，痛苦日盛，心灵疲惫，苦度人生，减损寿命。就像医圣张仲景哀叹当时的士人："但竞逐荣势，企踵权豪，孜孜汲汲，惟名利是务，崇饰其末，忽弃其本。华其外而悴其内，皮之不存，毛将安附焉？卒然遭邪风之气，婴非常之疾，患及祸至，而方震栗。"

老子既是著名的哲学家、思想家，同时，又不失为一位养生达人。他的养生主张主要有：第一，遵道循德。道不仅是宇宙之道、自然之道，也是个体修身养性之法。第二，无为而治。"道常无为而无不为"，"是以圣人处无为之事，行不言之教"。"为无为，则无不治。"人生在世，都要面临生老病死的自然之道，保养身体，只要遵循规律，顺其自然，不必刻意为之。第三，虚静守中。"天地之间，其犹橐迭乎？虚而不屈，动而愈出。多言数穷，不如守中。"天地之间，岂不像风箱一样，因为中虚无用，鼓动生风，生生不息。做人也要像风箱那样，保持虚静守中的状态。第四，少欲无争。"五色令人目盲，五音令人耳聋，五味令人口爽，驰骋田猎令人心发狂，难得之货令人行妨。是以圣人为腹不为目，故去彼取此。"只有远离声色犬马、灯红酒绿、酒色财气，才能"虚其心，实其腹，弱其志，强其骨"。从而宁静心志，强身健体。第五，上善若水。"江海之所以能为百谷王者，以其善下之，故能为百谷王。"他反复强调"生而不有、为而不恃、功成而弗居"，"企者不立、跨者不行、自见者不明、自是者不彰、自伐者无功、自矜者不长"。不要自高自满，不要自以为是。对待功名要"功成身退天之道"，对待利禄"知足不辱，知止不殆"，才能"圣人后其身而身先，外其身而身存"。第六，返璞归真。寿星们虽然有各自的保养之道，但如出一辙的是，他们都能时刻保持年轻的心态，拥有不老的童心。老子认为"如赤子状"，达到婴儿般无欲状态，就能聚结精气以致柔和温顺。"众人熙熙如享太牢、如春登台。我独泊兮其未兆，如婴儿之未孩。"老子认为柔和之气是人体最富生机之气，是有利于人体的真元之气，这一条被后世医家称为元气，用以指导养生，演化成以柔克刚，以静制动的道家气功基础。

"清静"的最佳方法是静坐。静坐可以澄心，让人们心情平静，让心灵得到净化和休息，完全是中医"心定则气和顺，气和顺则血道畅通，精气内充、正气强盛"的观点。另外，静坐对肺结核、心脏病、神经衰弱等疾病均有好处，还可以增强耐寒和消化力，亦可润泽肌肤，有美容功效。宁心养神的具体操作便是静听天籁。风声、雨声、鸟声、水流声，便都是天籁。静听天籁，就是洗脑静心、陶冶性情、调节神经、松弛心理。"糊涂养神"，俗话叫"少操心"。即在平时行为规范中，不搞无原则的争执和计较，不为鸡毛蒜皮的事去磨嘴皮，让脑筋和心情松弛安静下来，免受伤神之苦。所谓"难得糊涂"。

链接：《宽心谣》（也叫《糊涂歌》）

好也御寒，赖也御寒，新旧衣服不挑拣。粗也香甜，细也香甜，少荤多素日三餐。

多也喜欢，少也喜欢，每月领回养老钱。人也舒坦，心也舒坦，遇事不钻牛角尖。

愁也一天，喜也一天，日出东海落西山。不是神仙，胜似神仙，心宽体健养天年。

忙也乐观，闲也乐观，早晚操劳勤锻炼。贫也相安，富也相安，全家老少互慰勉。

儿也心欢，女也心欢，内孙外孙同样看。古也谈谈，今也谈谈，常与知己聊聊天。

2.四气调神

四气调神来自《黄帝内经》中《素问·四气调神大论》。这一章的中心意思是：人的神志要顺应自然界四时气候的变化，调摄精神活动，以适合自然界生、长、化、收、藏的规律，从而达到养生防病的目的。

一是春季调神。"春三月，此为发陈。天地俱生，万物以荣，夜卧早起，广步于庭，被发缓形，以使志生，生而勿杀，予而勿夺，赏而勿罚，

469

此春气之应，养生之道也；逆之则伤肝，夏为寒变，奉长者少。"这一段是说，在春天的三个月里，是自然界万物推陈出新的季节，此时自然界生机勃勃，万物欣欣向荣，人们也一定要使自己的情志生机盎然。在春天只能让情志生发，切不可扼杀；只能助其畅达，而不能剥夺；只能赏心怡情，绝不可抑制摧残，这样做才能使情志与"春生"之气相适应，否则会伤肝气。

二是夏季调神。"夏三月，此为蕃秀。天地气交，万物华实，夜卧早起，无厌于日，使志勿怒，使华英成秀，使气得泄，若所爱在外，此夏气之应，养长之道也；逆之则伤心，秋为痎疟，奉收者少，冬至重病。"这一段是说夏季的三个月，是万物繁荣秀丽的季节，天气与地气上下交合，万物成熟结果。此时，人们在精神上易厌倦，但夏主长气，人气不宜惰，应保持情志愉快不怒，应该像植物一样，向外开发，以使体内阳气宣泄，这样才能使情志与夏长之气相适应，否则会伤心气。

三是秋季调神。"秋三月，此谓容平。天气以急，地气以明，早卧早起，与鸡俱兴，使志安宁，以缓秋刑，收敛神气，使秋气平，无外其志，使肺气清，此秋气之应，养收之道也；逆之则伤肺，冬为飧泄，奉藏者少。"这一段指出，立秋后阴气开始占上风，阳气开始衰落，气候由热转凉，出现天气清凉劲急、万物肃杀的自然状态。此时，万物都已经成熟，人体阳气也开始收敛，此时在精神方面，要使神气内敛，志意安宁，不使志意外露，阳气外泄，避免秋天肃杀之气的伤害，即以缓秋刑。这就能使情志与秋收之气相适应，否则会伤肺气。

四是冬季调神。"冬三月，此为闭藏。水冰地坼，勿扰乎阳，早卧晚起，必待日光，使志若伏若匿，若有私意，若已有得，去寒就温，无泄皮肤，使气极夺，此冬气之应，养藏之道也；逆之则伤肾，春为痿厥，奉生者少。"本段强调冬天的三个月，阳气都藏匿起来，阴气最盛，大地千里冰封，万里雪飘，一派阴盛寒冷之景象。此时，在精神方面，要使志意内藏不宜外露，这样才能使情志与冬藏之气相应，符合冬季保养藏之机的道理，否则会伤肾气。

链接：什么是四气调神？

指挥人内心而不以人的意志为转移这套系统背后的那个（东西）称为神！中医穴位有很多带"神"的名字，肚脐叫神阙，后背有神道、神堂，头上有神庭，这些穴位可以调整人的经气运行，会影响到人的神。指挥宇宙万物变化背后的那个（东西）也叫神。调神的另外一个含义就是让人身这个小宇宙的"神"和主宰天地背后那个大的神和谐统一、和谐共振，这也叫调神。所以四气调神大论讲的不是怎么呼吸吐纳，而是怎么调整自己身体里的神跟天地的那个神变得同步（同频）。这个"四气调神大论"讲的四气不叫四季。那四气是什么？是寒、热、温、凉。我们中医说的食物和药物，有四气五味。什么叫四气？就是它有四种性质，是气这种能量的四个不同等级（属性）。天气的四气对我们居住环境的影响，也分成了温、热、凉、寒，对应春、夏、秋、冬四个明显季节的变化，所以叫四气。我们跟着四季寒热温凉的变化而改变自己的起居习惯、生活、身心、心理等，达到天神和人神合二为一的和谐共振，就叫"四气调神大论"。（《徐文兵梁冬对话黄帝内经》，南昌：江西科学技术出版社，2021年）

3.气功练神

儒、释、道三家在修身养性方面各有不同，但是最基本的都是三个方面：调身、调息与调心。有人说："儒为表、道为骨、佛为心。"其实，三者并不可以分开，不可厚此薄彼。所谓"调身"，主要是"调整身形，使之端正"。所谓"调息"，即"调整呼吸，使之深匀"。所谓"调意"，就是"调伏妄念，清净内心"。

"调身"就是自觉控制身体的姿势和动作，在意念引导下进行的全身规律性运动，通过启动身体感受器和内脏感觉构成的复杂反射活动，借助身体感受器就能感知每一动作中肌肉、肌腱、关节和韧带的缩短、放松和拉紧的不同状况，将身体保持在最佳生理状态。调身的总要求是宽衣解带，舒适自然。调身一般分行、立、坐、卧、做五种情况。"行"要平正不摇，气贯丹田，呼气提肛，吸气放松。"立"要两足平行与肩同宽，双膝微屈，躯干平直，含胸收腹，两臂向前半举，屈时屈腕如抱球状，两目半闭凝视鼻端，然后调息，意守丹田，此所谓"三圆式站桩"。"坐"分为自由式和盘膝式两种：自由式，双脚踏地而坐，双腿分开与肩同宽，双手仰掌叠放一起置于小腹前，目半睁，视鼻端；盘膝坐有单盘膝、双盘膝和自然盘膝之分。"卧"适于病弱或失眠者，一只手自然屈肘放枕前，手心向上，上面一只手自然放在大腿上、手心向下，或放丹田处，手心按腹。腿的姿势是，下面的自然伸直或略屈，上面的屈膝120°放另一腿上面。"做"，采取不易疲劳姿势，配合意守丹田和腹式呼吸，各家各派姿势动作不一。

"调息"就是自觉控制呼吸，其基本要求是"细、静、匀、长"，逐步达到无声无息，出入绵绵、若存若亡的境地，是有意识地进行腹式呼吸，通过深长呼吸和停闭呼吸，以意领气，打通经脉，意随气行，运行大小周天，这在古代也称"闭气""引气""行气""运气"等。若运气攻患处，给自己治病称"行气"；若运气外出，发气给他人治病，则称"布气"。我们的呼吸分为三种：肺式呼吸——呼吸不深，气只到达肺胸部位；腹式呼吸——能到达丹田的呼吸，叫作"气贯丹田"；体式呼吸——最高境界修行的人，好像是无呼吸的状态，呼吸遍及全身，自己不觉不知，上达天庭，下达脚踵。《庄子·大宗师》篇里讲道："古之真人，其寝不梦，其觉无忧，其食不甘，其息深深。真人之息以踵，众人之息以喉。"《胎息铭》曰："吐唯绵绵，纳唯绵绵，有意无意，绵绵若存"，这种调息的境界可以使机体达到最佳状态，使整个躯体内的副交感神经系统的功能增强，意、气、形三者融为一体。调息的意义在于提高呼吸效率，增加肺活量，同时通过缓慢的呼吸运动，有节奏地改变着胸腹腔的压力，对内脏起了柔和的按摩作用，从而改善了内脏的血液循环。

"调意"又称调神、调心，即使精神意识平和并减少其活动，在修行的人叫内观，心理学上叫觉察自己的内心，能间接支配自主神经系统的功能，进而影响到内脏的活动。《玄肤论·真息论》云："调心者，摄念归静，住坐卧行，常在腔子。"《丹经》又有"下手先凝神"之说。具体方法，则可通过元神内敛、耳目内视内听，以达神与精气合一。调意不在关注某个局部、环节，而在于他的整体性，这种整体性是让自己愉悦的一种"意境"，一种"冥想"，一种"无意识"的状态。调意的方法之一是静坐，同时配合调息，以腹式呼吸为主。调身和调息都是为调意做准备的，把意念守持在身体特定的部位，或体外特定的景物上，最常用的是意守丹田（气海穴）。另一种方法是站桩，作为一种以静调内的功夫，它对养生、健体，特别是一些慢性病、早中期的癌症以及神经类的、心脑血管类的疾病，消化系统、内分泌系统、免疫系统等疾病等有着奇特和显著的疗效。

4. 节欲全神

节欲分为狭义和广义。狭义的节欲是节制性欲。广义的节欲，还包括财欲、权欲、物欲、情欲、名利欲等。这一节重点说性欲。性欲乃阴阳自然之道，但过度则伤精耗神，节欲可保精全神。男女之欲是正常生理要求，既不要禁欲，但也不要纵欲，即是节欲的真正含义。明朝张景岳说："欲不可纵，纵则精竭，精不可竭，竭则真散，盖精能生气，气能生神。营卫一身，莫大乎此。故善养生者，必宝其精。精盈则气盛，气盛则神全；神全则身健，身健则少病。神气坚强，老而益壮，皆本乎精也。"元代李鹏飞在《三元延寿参赞书》中说，节欲才能养精，养精才能全神。肆意淫乐，沉迷不起，贪图声色则恰如"破骨之斧锯""流浪于生死之海"，最终弄得"目盲耳聋，肌肉消瘦，形同枯槁，命如朝露"。所谓"色字头上一把刀"是也。

　　《黄帝内经》认为如果不节制性欲，反而"以妄为常，醉以入房，以欲竭其精，以耗散其真，不知持满，不时御神，务快其心，逆于生乐，起居无常，故半百而衰也"，沉溺一时之乐，起居作息，毫无规律，则会严重损害身体健康，年仅半百就衰老了。明代医家龚廷贤撰著的《寿世保元》说："人有入房纵欲，不知葆涩，以致形体消瘦，面色萎黄，两足乏力，膝细腿摇，皮聚毛落，不能任劳，难起床第，盗汗淋漓，此损表而成痨也。"所以古代医家认为："甘脆肥酿是腐肠之药，蛾眉皓齿为伐性之坼。"曾经有人对我国封建帝王的寿命做过统计。从秦汉以来，我国历代共有334位帝王，在这些帝王中，年逾70岁的，仅有12人；超过80岁的只有5人。大多数都是不长寿的，很多到"而立之年"就夭折了。比如清朝咸丰皇帝，终日寄情声色，淫逸无度，年仅30便撒手归西了。这些短命帝王大都与恣情纵欲有关。

　　中医认为，心藏神而寓君火，神宁心安则阴精固秘。若心神为外物所扰，欲火内动，君火引动相火，相火妄动，则易致阴精耗散。朱丹溪《格致余论》说："主闭藏者肾也，司疏泄者肝也，二者皆有相火，而其系上属于心。心，君火也，为物所感则易动，心动则相火亦动，动则精自走，相火翕然而起，虽不交会，亦暗流而疏泄矣。所以，圣贤只是教人将心养心，其旨深矣。"节欲葆精也是优生优育的保证，就是大家平时酒桌上推辞不喝的理由："封山育林。"唐代孙思邈指出："胎产之道，始求于子，求子之法，男子贵在清心寡欲以养其精，女子应平心定志以养其血。"节欲保精养精要经常进行经络穴位的按摩。肾精是在人体下部的丹田，最怕寒冷。我们用手掌劳宫穴对准肚脐（神阙穴）和其下3寸的关元穴，顺时针和逆时针各按摩60次左右，就会有发热的感觉。然后还要同样地按揉命门穴，命门穴在人体后背和肚脐相对的正后方。命门，就是生命的大门嘛，主管生命精气的开阖，把这个门守住，不要让精气淤堵和外泄。

5. 修性怡神

人多一点雅兴，培养情趣爱好，也可以怡情养性，调神健身，守神全形。一是娱乐怡神，如下棋、垂钓、跳舞、听乐、观演等，充分调节各路心神的活跃度，愉悦心情。二是情趣怡神，如养花、养鱼、养鸟、绘画、书法、收藏等，寻找乐趣，寄托情感，颐养精神。

古人云："书画者多长寿。""寿从笔端来。"在人生七十古来稀的时代，唐初"四大书家"的欧阳询活到85岁，以"夫子庙碑"传世的虞世南86岁，写"玄秘塔"的柳公权88岁，明代大书画家文徵明90岁，清代的王时敏88岁。近代书法家及画家长寿者更多，如沈尹默89岁，吴昌硕85岁，李苦禅86岁，何香凝94岁，张大千87岁，齐白石97岁，启功92岁。人们都知历代帝王多短命，而活到80岁以上的四人中，梁武帝陈霸先86岁、女皇武则天82岁、宋高宗赵构81岁、清高宗乾隆89岁，他们长寿的原因之一就是爱好书法绘画。赵构对书法艺术情有独钟，自谓："顷自束发，即喜揽笔作字，虽屡易典型，而心所嗜者固有在矣。凡五十年间，非大利害相妨，未始一日舍笔墨。"其书法初学黄庭坚，继学米芾，后专意王羲之、智永，又辅以六朝风骨，遂自成家，著有《翰墨志》，传世墨迹有《草书洛神赋》等。

擅长书画者多能健康长寿，道理何在呢？何乔潘在《心术篇》中说："书者，抒也，散也。抒胸中之气，散心中郁也。故书家每得以无疾而寿。"唐代诗人韩愈在形容书法家张旭作书时说道："喜怒、窘穷、忧悲、愉快、怨恨、思慕、酣醉、无聊、不平，凡有动于心，必以草书发之。"周星莲在《临池管见》中说："作书能养气，以能助气，静坐作楷书数十字或数百字，便觉矜躁俱平；若行草，任意挥洒，至痛快淋漓尽之候，又觉灵心焕发。"同时，书画养生，与练气功异曲同工。练书法或绘画须有正确的姿势，做到头部端正、两脚安稳、胸张背直、双臂展开、腕平肘起、指实掌虚、五指齐力，运笔时更要思想集中，心平气和，摒除杂念，以求墨迹完美。而练气功时，贵在"调神"，静中求动，形神合一；

心静体松，以意引气；似刚非刚，似柔非柔，刚柔相济[1]。

> 链接：苏东坡的赏心乐事十六件
>
> 古人说，人生四大喜乐："久旱逢甘雨，他乡遇故知，洞房花烛夜，金榜题名时。"苏东坡则认为人生赏心乐事很多，不只有四件，而有十六件：清溪浅水行舟；微雨竹窗夜话；暑至临溪濯足；雨后登楼看山；柳荫堤畔闲行；花坞樽前微笑；隔江山寺闻钟；月下东邻吹箫；晨兴半炷茗香；午倦一方藤枕；开瓮勿逢陶谢；接客不着衣冠；乞得名花盛开；飞来家禽自语；客至汲泉烹茶；抚琴听者知音。

6.五音疗神

"乐"字的甲骨文是用丝与木组合在一起的。木头上配上丝弦，就是一张"琴"。到了小篆，在"丝"字中间增加了一个"白"字，演变成后来的繁体字"樂"字。增加的这个"白"是什么？是古时罚酒时用的杯子（语出《说苑·善说》："饮不缴者，浮以为大白。"）。乐字有yue四声、le四声两个读音。读yue时是当乐器、乐曲、音乐等名词用，读le时就是欢乐、快乐的意思。一边喝着酒一边听着优美的音乐，快乐就诞生了。药的繁体字"藥"，其本义是采天地之灵气、万物之精华，从而可以医治疾病、消除病痛，从而使人舒适快乐的草本植物。用现代物理学的弦理论来解释，组成所有物质的最基本单位是一小段"能量弦线"[2]，药是草与音乐的结合，就是植物里的能量能够像音律那样和人体的经气"同气相求""同频共振"，用和谐来纠偏，所以能够治病。

---

[1] 杨锋：《书画养生的奥妙在养神》，《当代健康报》2006年11月9日。

[2] 弦理论认为大至星际银河，小至电子、质子、夸克一类的基本粒子都是由这占有二维时空的"能量线"所组成。这些弦可以有端点，或者连接成一个闭合圈环。正如小提琴上的弦，弦理论中支持一定的振荡模式，或者共振频率，其波长准确地配合。

　　《黄帝内经》提出的"五音疗疾"认为，五音（角、徵、宫、商、羽），对应五行（木、火、土、金、水），并与人的五脏和五种情志相连。《黄帝内经》云："肝属木，在音为角，在志为怒；心属火，在音为徵，在志为喜；脾属土，在音为宫，在志为思；肺属金，在音为商，在志为忧；肾属水，在音为羽，在志为恐。"人们在聆听中曲调、情志、脏气共鸣互动，感染和调理情绪，达到鼓动血脉、通畅精神情志的效果。当音乐振动与人体内的生理振动（心率、心律、呼吸、血压、脉搏等）相吻合时，就会产生生理共振、共鸣。这就是五音疗疾的生理学原理。

　　20世纪初，音乐就被应用在临床医疗中，以缓解人的焦虑情绪。1924年，德国精神病学家贝格尔（H.Berger）从电鳗发出电气现象中获得启发，记录到人的脑电波。现代研究表明，人们在聆听通过采集人体生理信号而制成的脑波音乐时，音乐与脑波之间实现转化，大脑会产生共振与反馈，进而获得深度放松与催眠的理想效果，可以舒缓心情。

　　按照传统五音疗疾的方法，要运用五行的相生相克原理来治疗。比如以悲切的商调式来音乐治疗因怒极而致的神经亢奋、狂躁的病态；用恐惧的羽调式音乐来治疗因过度喜悦而致的心气涣散、神不守舍的疾病；用鲜明、舒畅的角调式音乐来治疗思虑过度而致的神情低落、沉闷的疾病；用热烈、明快、欢乐的徵调式音乐来治疗因为悲哀过度导致的精神萎靡不振，时时哀叹哭泣的疾病；用敦厚、庄重的宫调式音乐来安定极度恐惧引起的情绪不稳定，治疗其神志错乱的疾病。

　　属心的音阶是徵音，相当于简谱中的"5"，徵调式乐曲热烈欢快，活泼欢畅，具有"火"的特性，可入心。比如《紫竹调》这首曲子中，运用属于火的徵音和属于水的羽音配合，补水可以使心火不至于过旺，补火又可使水气不至于过凉，利于心脏的功能运转，对于常见的心慌、心胸憋闷、胸痛、烦躁等有疗效。浮躁亢奋在五行中属"火"，激昂欢快的乐曲符合这些人的性格，在情绪浮躁时，则应用水来克制，听些羽调式音乐，如《梁祝》《二泉映月》《汉宫秋月》等，可以缓和、制约、克制浮躁情绪。对于忧郁症患者还可选用《喜洋洋》《步步高》《金蛇狂舞》这样格调欢乐、兴奋、舒畅、节奏明快活泼的曲目，达到舒心解颐的目的。对于失眠、神经衰弱的患者可以在睡前收听《平沙落雁》《烛影摇红》这样一些温馨温存、节奏徐缓的音乐安神宁心。

属肝的音阶是角音，相当于简谱中的"3"，角调式乐曲犹如大地回春，万物萌生，生机盎然，曲调亲切爽朗，有"木"的特性，可入肝。比如《胡笳十八拍》这首曲子中属于金的商音元素稍重，可以克制过多的木气，配上了婉转如水的羽音，可以滋养木气使之柔顺，可以治疗抑郁、易怒、乳房胀痛、胆小易惊等症。愤怒在五行中属"木"，对于肝气郁结，怒伤肝等肝胆疾病还选择如《草木青青》《绿叶迎风》《春风得意》《江南好》等角调式曲目疏肝理气，在愤怒至极，大动肝火时，应听《自新大陆》《威风堂堂》等商调式乐曲，以佐金平木，用肺金的肃降制约肝火的上亢。

属脾的音阶是宫音，相当于简谱中的"1"，宫调式乐曲沉静淳厚，有如"土"的厚重结实，可入脾。比如《十面埋伏》这首曲子中的徵音和宫音能够刺激脾胃，有助于消化吸收，可以改善腹胀、便溏、溃疡、易疲劳、胃下垂等症。思伤脾致脾气虚脾胃不和者还可选《秋湖月夜》《鸟投林》《花好月圆》《青春舞曲》《雨打芭蕉》《春江花月夜》《姑苏行》《江南丝竹乐》等这样的宫调式曲目。压抑在五行中属"土"，这些人多思多虑，多愁善感。平时多听此类生机蓬勃的宫调式乐曲，能以肝木的朝气制约脾土的压抑。

属肺的音阶是商音，相当于简谱中的"2"，商调式乐曲高亢悲壮，铿锵有力，具有"金"的特性，可入肺，如《阳春白雪》这首曲子曲调高昂，包括属土的宫音和属火的徵音，有利于宣发肺气，对咽部溃疡疼痛、咳嗽、鼻塞、气喘等感冒症状有帮助。忧伤肺所致肺气虚，肺失宣降所致咳喘，还可选《阳关三叠》《黄河大合唱》《创世记》《第六交响曲D小调——悲怆》《第五交响C小调——命运》等商调式音乐。悲哀在五行中属"金"，悲痛时应听《第三交响曲》《嘎达梅林》《悲怆》等商调式乐曲，可发泄心头郁闷，摆脱悲痛，振奋精神。

属肾的音阶是羽音，相当于简谱中的"6"，羽调式乐曲风格带有哀怨苍凉般的行云流水，具有"水"的特性，可入肾，如《梅花三弄》这首曲子中舒缓合宜的五音搭配，对于面色发暗、腰酸尿频、性欲低下等症有疗效。肾气虚、肾不纳气所致的咳喘，还可选择《昭君怨》《塞上曲》这样羽调动式曲目。绝望在五行中属"水"，患者多因遇到挫折后精神遭受创伤而绝望，须以《轻骑兵进行曲》《喜洋洋》这样欢快明朗的徵调式乐曲，补火制水。

7. 食疗补神

中医素有"药食同源"之说，历来强调"药疗不如食疗"。《黄帝内经》云："大毒治病，十去其六；常毒治病，十去其七；小毒治病，十去其八；无毒治病，十去其九；谷肉果菜，食养尽之，无使过之，伤其正也"，这可称为最早的食疗原则。近代医家张锡纯在《医学衷中参西录》中指出："病人服之，不但疗病，并可充饥；不但充饥，更可适口，用之对症，病自渐愈，即不对症，亦无他患。"

合理的膳食是滋养精气神之本。尤其是夏季，心神烦躁不宁，只要吃得合理，就能达到补养神气的目的，如小麦红枣粥养血益心安神；绿豆粥清暑宁神；荷叶粥清热安神；竹叶粥、百合粥清心益神等。下面介绍一些安心养神的食物。

猪心，性味甘，咸，平。有安神定惊，养心补血之功效。其蛋白质含量是猪肉的两倍，而脂肪含量仅为猪肉的十分之一，同时含有较多的钙、磷、铁、维生素、烟酸等成分，可用来加强心肌营养，治疗惊悸、怔忡、自汗、失眠等症。

灵芝，性味甘，微苦，微温。有益气，养心安神，止咳平喘之功效。用于心气虚或气血不足的失眠、心悸、健忘等症。《中国药植图鉴》载，灵芝"治神经衰弱，失眠，消化不良等慢性疾患。"

蜂蜜，具有补中益气、安五脏、调和百药、清热解毒、安神养心等功效。

小麦，性味甘平，《本草纲目》记载："小麦秋种冬长，春生夏实，具四时中和之气，故为五谷之贵。"小麦具有调理脾胃、清热除烦、养心安神的功效，尤其是养心效果明显，在《黄帝内经·素问》云："麦属火，心之谷也"，可补益心气，如心烦失眠者可用小麦与大米、大枣一起煮粥服食。

小米，《本草纲目》描述小米为"煮粥食益丹田、补虚损、开肠胃"，有健脾、和胃、安眠等功效。现代研究发现小米中富含易消化的淀粉，进食后能使人产生温饱感，可促进人体胰岛素分泌，提高脑内色氨酸数量，故有养心安神之效。

莲子，甘、涩、平，归脾、肾、心经。《神农本草经》："主补中，养神，益气力，除百疾。久服轻身，耐老，不饥，延年。"对养心安神有独特的功效，凡因体衰、神经衰弱等引起的睡眠不安、易醒、多梦、易惊、易怒者，睡前饮用莲子汤有疗效。莲子心（莲子中的青嫩胚芽），味苦，性寒，能清心安神，主治热入心包引起的神昏谵语。

百合，味甘平，主治邪气腹胀心痛，情志不遂所致的虚烦惊悸、失眠多梦、精神恍惚，能够利大小便，补中益气，养阴润肺。百合对清心安神作用明显，可以用于治疗肺热、咳嗽引起的情绪反常、更年期综合征等症状。

山药，入脾、肺、肾三经，古代被叫作薯蓣。《神农本草经》记载："山药味甘温，补虚羸，除寒热邪气；补中，益气力，长肌肉；久服耳目聪明，轻身，不饥，延年。"能清心安神，补中益气等。现代医学研究表明，山药里含有多巴胺，帕金森病的患者，就是脑中多巴胺产生不足导致的。

茯苓，其味甘淡，性平，归心、肺、脾、胃诸经。《神农本草经》将茯苓列为中草药之上品，称之"久服可安魂养神，不饥，延年"。中医学认为茯苓具有益脾健胃、安神、渗湿、消肿、利尿等功效，主要是通过利水渗湿而健脾安神。

酸枣仁，味酸，性平。《神农本草经》记载，酸枣可以"安五脏，轻身延年"，主治心腹寒热诸证，邪气结聚，四肢酸痛，湿痹，以及因体虚而出现的自汗、盗汗等病症，有养肝，宁心，安神，镇静，催眠，敛汗的功效，专治虚烦不眠、惊悸怔忡、烦渴、虚汗等。

牡蛎肉，味咸平。主伤寒寒热，温疟洒洒，惊恚怒气，除拘缓鼠瘘，女子带下赤白。崔禹锡《食经》亦载："治夜不眠，志意不定。"即牡蛎肉能治疗失眠烦热、心神不安，尤其适合神经衰弱者食用。

龙眼，味甘平。《神农本草经》记载："主五脏邪气，安志厌食。久服，强魂聪明，轻身，不老，通神明。"早在汉朝时期，桂圆就已作为药用。《名医别录》称之为"益智"，言其功能养心益智，有滋补强体，补心安神、养血壮阳，益脾开胃，润肤美容的功效，治疗神经衰弱有效。

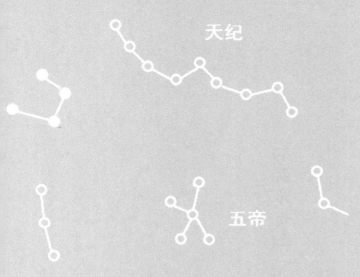

天纪

五帝

第四篇

阴阳宽窄

——中医道法术与人体诊疗系统

一合陽陰

本篇导读

"一阴一阳之谓道"，天地大道不过是阴阳相推，阴宽则阳窄，阳窄则阴宽。阴阳"范围天地"，"曲成万物"，阴阳二气在宽窄之间转换的运动变化，可以"效天下之动"，"通神明之德"，"类万物之情"。

中医是道法术的统一。道是树根，法是树干，术是树枝。《孙子兵法》云："道为术之灵，术为道之体；以道统术，以术得道。"中医的道法术简而言之就是辨证其阴阳寒热表里虚实，确定治法，组方遣药，方从法出，法随证立，知犯何逆，随证治之。一服中药，宽可以言天地之灵气，窄则区区几株本草而已；一根银针，宽可以说天地之感应，窄则经络上数个穴位而已。

中医之道乃阴阳之道，阴阳合德生变化，宽窄对立而统一。这就是《系辞传》说的："八卦成列，象在其中矣；因而重之，爻在其中矣；刚柔相推，变在其中矣；系辞焉而命之，动在其中矣。吉凶悔吝者，生乎动者也。"《系辞传》以阴阳推摩解说宇宙万物的变化，"六爻之动，三极之道也"，阴阳爻的相互推移不仅是昼夜交替的原因，而且是天道、地道、人道三极三才的变化规律，是宇宙的普遍法则。"是故刚柔相摩，八卦相荡。鼓之以雷霆，润之以风雨。日月运行，一寒一暑。"风雨、雷霆、日月、寒暑等宇宙一切自然现象都是由阴阳对立面的摩荡、消长造成的。"日中则昃，月盈则食，天地盈虚，与时消息，而况于人乎？况于鬼神乎？"因此，中医理论最核心的东西是阴阳。郑钦安《医理真传》自序云："医学一途，不难于用药，而难于识症。亦不难于识症，而难于识阴阳。"他在《医法圆通》自序亦说："以病参究，一病有一病之虚实，一病有一病之阴阳。知此始明仲景之六经，还是一经，人身之五气，还是一气，三焦还是一焦，万病总是在阴阳之中。"《素问·阴阳应象大论》开篇就把阴阳定义为万物之纲纪。阴阳既是抽象的，又是具体的；既是天地的，又是人体的；既是形质的，又是气化的。俗话说，"西医治标，中医治本"。治标是窄；治本得宽。治病必求于本，黄帝曰："夫自古通天者，生之本，本于阴阳。"

太极阴阳有分有合，而人们讲分的多，讲合的少。论分，太极有一分为二和一分为三之分，也叫二进制和三进制。"易有太极，是生两仪，两仪生四象，四象生八卦"，不断一分为二。一分为三就是老子的"道生一，一生二，二生三，三生万物"。太极之合也有合二为一和合三为一之别。"一阴一阳之谓道"，这是合二为一。"太极元气，涵三为一"，即天、地、人混合于一元，元一，指元气。这是合三为一。在中医的应用就是太阳、阳明、少阳合为一阳，太阴、少阴、厥阴合为一阴。西方思维是二分法，阴就是阴，阳就是阳，宽就是宽，窄就是窄，二者泾渭分明。而中医的思维却是阴阳为一体，阴尽生阳，阳尽生阴，阴阳共生，阴阳相生相克，宽窄相对相成。

中医之法是中医体系的一整套方法和规范，是以"阴阳之道"为基础制定的不可违背的原则，是一套规则体系和原理原则，是实现道的指导方针和思路。中医治病不外乎就是辨证施治的四诊、八纲、八法，通过望闻问切，因证立方，"论病之倚，则以寒、热、虚、实、表、里、阴、阳八字统之，而论病之方，则义以汗、吐、下、和、温、清、消、补八法尽之"。（程国彭《医学心悟》）中医有不同流派，比如伤寒学派、温病学派、补土派、火神派等，虽然用药和解释理论大相径庭，对人体发病规律认识各不相同，但是他们都是要通过治疗达到恢复人体阴阳相对平衡的目的。目前已知的最接近直线距离的还是《伤寒论》，张仲景是直接给出症状，辨明病证，然后组方遣药，疗效立竿见影。《伤寒论》里113方，针对各种不同的情况制定了不同的治疗法则，这是最核心的价值，是可以化裁出成百上千治法的基础方。比如《伤寒论》第58条："凡病，若发汗，若吐，若下，若亡血，亡津液。阴阳自和者，必自愈。"按这个法则，治疗初期的感冒，用可乐煮生姜水一样可以达到桂枝汤的目的和效果。

　　中医之术是以道为原则，在规则体系指导下的具体操作方法，可以用药，可以用针灸，还可以用导引、刮痧、拔罐、按摩、推拿、祝由、符禁、饮食调节，等等，只要指导原则不变，具体方法可以千变万化。中医之术在早期用得最多的是针灸，《黄帝内经》几乎只讲针灸，不讲汤液，针灸治病原理一言以蔽之——引导能量而已，可见在当时靠针灸就可以治好大部分病，而不必像现在这样逢病就吃药。后来和现在用得最多的是方药，是在辨证审因决定治法之后，选择合适的药物，酌情定量，按照组成原则配伍而成，是辨证论治的主要工具和主要方法之一。理、法、方、药是应用中医理论及相应的诊法治法。张仲景的《伤寒杂病论》是人类医药史上第一部融理法方药于一体的完备的医学典籍和完整完善的思维体系，以六经论伤寒、脏腑论杂病、三因类病因、辨证寓八纲、治则述八法，证因脉治，理法方药，环环相扣，垂法后世。辨证论治的思维里，理、法是方、药的依据，方、药是理、法的工具。比如桂枝汤，《伤寒论》第12条："太阳中风，阳浮而阴弱。阳浮者，热自发；阴弱者，汗自出。啬啬恶寒，淅淅恶风，翕翕发热，鼻鸣干呕者，桂枝汤主之。"第13条："太阳病，头痛发热，汗出恶风者，桂枝汤主之。"只要有脉浮、自汗、恶风、发热、头痛、鼻塞等症状用桂枝汤，就肯定有效。一种药有什么作用是有严格规范的，不能随人的意志而改变，按照药性的寒、热、温、凉，在君、臣、佐、使的配伍运用和加减变化上具有严谨的法度。不仅如此，后世中医遵循张仲景建立的辨证求因、审因立法、依法定方的原则组方用药。在药剂制备方面，中医除以汤剂为主要剂型外，还有丸剂、散剂、栓剂、灌肠剂、酒剂、醋剂、饮剂、煎膏剂、洗剂、浴剂、熏剂、滴剂、软膏剂等。

《黄帝内经》建构的是以"病、因（病因病机）、色、脉、证、症、治"为核心的诊疗体系。辨证论治占据中医临床主导地位，是一种公认的诊疗模式。但它并不是诊疗的唯一途径。历史地、整体地看，中医是通过辨症、辨证、辨病三个方面来认识疾病本质的，中医诊疗体系是病证症相结合的诊疗体系。"症"包括症状与体征，是机体患病时所表现的各个现象。"证"即病的证候，是对疾病发展过程中某阶段的病位与病性等本质的概括。"病"是对疾病全过程的特征与规律等本质的概括，包含着病位、病性、病势等内容。《伤寒杂病论》中如太阳病、阳明病、少阳病、太阴病、少阴病、厥阴病等，皆以病为纲，各自成章。病证症它们三者之间，症是辨证、辨病的主要依据，病代表疾病全过程的根本矛盾，证代表病变当前阶段的主要矛盾。病程中有不同的证，而同一证又可见于不同的病之中。病是证的外延，证是病的内含。一病可见多证，同病可以异治，此治即辨证论治，故证必专治，一证一方，方证对应，方从法立，治有专方。如《伤寒论》第5条："伤寒二三日，阳明、少阳证不见者，为不传也。"此所指的阳明证、少阳证，实指与伤寒病传变相关的阳明病、少阳病中的某些类证。

第一，作为主体的辨证论治体系，主要基于八纲辨证、脏腑辨证、六经辨证、卫气营血辨证等建立起统一的辨证体系，有自己辨证的基本内容，有规范的各种证候名称，以及证候的诊断标准，并确定与每一规范证候相对应的治法、方药、针灸等疗法。第二，关于辨病论治体系，主要是基于中医的疾病体系，确定和分化病种，建立中医系统内科、外科、小儿科等，制定各病的诊断标准（包括病因、主要表现、转归预后等），针对各病确定治疗专法、专方、专药等。第三，关于辨证论治体系，主要是基于常见症状的鉴别诊断学，对每一主症可见于那些病、证，明确其诊断与鉴别的依据，对各症与病、证间的诊断关系进行评估，运用中医诊断学建立起常用方、常用药、针灸、外治等治疗体系。重点难点是一症多名，或多症一名。

建立病证症相结合的中医诊疗体系需要从各自不同的角度对疾病本质作出判断。比如通过病名诊断，可以确定该病全过程的病理特点与规律；通过辨证诊断，可以确定疾病在某一阶段的病理性质。只有辨证与辨病相结合，才有利于对疾病本质的全面认识。在对病症诊疗时，或在辨病论治，确定专方、专药的基础上，根据疾病阶段性的不同，辨别证候的寒热虚实等性质，进行加减用药；或在辨证论治的基础上，将治疗疾病的有效专法、专药等运用始终。如瘅病类疾病的病理实质为热，故清热祛邪为其治疗大法，而不同的瘅病又各有相应的方药，如肺瘅（热病）之麻杏石甘汤、肝瘅（热病）之茵陈蒿汤、胆瘅之大柴胡汤、肾瘅之八正散等。

本书鉴于篇幅原因，只从阴阳纲领的角度，介绍中医的医道医理。学医必须懂医理，否则不会治病，即使治病也仅治标不治本。中医之医理，不仅要懂人体生命的运行法则，还要懂宇宙的运行法则，这就是本书第一篇花了四章篇幅的原因。中医的医理在《黄帝内经》以及《黄帝阴符经》等著作中，与老子《道德经》一起被称为黄老之学。学中医必须懂阴阳才能治病，治病必求于本，善诊者察色按脉先别阴阳，张仲景著《伤寒论》治病开方，从阴阳之道分出了太阳、阳明、少阳、少阴、太阴、厥阴，从而建立了六经辨证理论体系。道以医显。自古有"由医入道是捷径"的说法，古代中医成才有两个途径，一是家传师授，二是由儒从医、由道从医，诸如朱丹溪、王肯堂、傅青主等人。为何可以由儒入医、由道入医？通阴阳五行之理也。那么，我们就来看看中医阴阳的道理吧。

第九章
阴阳之道　一物两体

自然之道静，故天地万物生。天地之道浸，故阴阳胜。阴阳相推，而变化顺矣。

——《阴符经》

阴阳者，天地之道也，万物之纲纪，变化之父母，生杀之本始，神明之府也，治病必求于本。

——《素问·阴阳应象大论》

是故圣人法天顺情，不拘于俗，不诱于人；以天为父，以地为母；阴阳为纲，四时为纪；天静以清，地定以宁；万物失之者死，法之者生。

——《淮南子》

张载在《正蒙·参两》中说："一物两体，气也；一故神两故化，此天之所以参也。""两体"指阴阳两个对立面，"一"指对立面的统一；"神"指气化运动的潜能，"化"指阴阳相互作用引起的变化。他进一步指出："两体者，虚实也，动静也，聚散也，清浊也，其究一而已。"他"一物两体"思想来源于《易传》的"易有太极，是生两仪"。一切事物都是"一"与"两"的矛盾统一体，"两不立则一不可见，一不可见则两之用息"，对立和统一是不可分割的，统一体中具有对立面，对立面又存在统一体之中。《易经》告诉我们，阴阳运动是万事万物的运动规律。

太极图就是阴阳运动哲理的缩影。中医与太极，本正源清，同出一母。医理易理同源，是太极阴阳平衡之理，五行相生相克的变化之理。中医太极理论认为，宇宙原无一物，处于混沌无极状态。从无极逐渐凝集成元炁（气），这便是成为太极，再经过漫长的演变，轻清之阳升上即为天，浊阴之沉降在下即为地。阳清阴浊，阳升阴降，天地既成，分为阴阳。天地阴阳二气交流互感，衍生世间万物。人就是秉天地阴阳之气的演化生成物之一。阴阳用物质表示为"气"，用事物表示为"象"。用事物表示的阴阳之"象"，却是法无定法的，其大无外，其小无内，灵活变通，对天地来说，天为阳，地为阴；对日月来说，太阳为阳，月亮为阴；对疾病来说，热证、表证、实证为阳，寒证、里证、虚证为阴；对人体脏腑来说，六腑为阳，五脏为阴……《素问·阴阳离合论》说："阴阳者，数之可十，推之可百，数之可千，推之可万，万之大不可胜数，然其要一也。"可见阴阳真是"气""象"万千。但是不管怎么变化无常，只要紧紧扣住阴阳二字法则，就能够运用自如地用于任何实践，这就是"然其要一也"的道理。

一、阴阳与天地

《庄子》曰："易以道阴阳。"一部《易经》就是说阴阳变化的。《易经》里的阴阳有三个层面。一是乾元所表示的纯阳，直通无极，乾是天，元是始，乾元即是天道之始。乾元之气，是万物所赖以创始化生的动力资源，这种刚健有力、生生不息的动力资源统贯于天道运行全过程。二是乾坤所表示的阴阳，它是天地之根。三是后面六十二卦之阴阳，都为阴中之阳，它不纯，不全部是阴，也不全部是阳，每卦都由阴阳两个符号组成。只要搞懂乾坤两卦，其他六十二卦其实都可以触类旁通，万事万物之理都囊括在这六十二种情况中。中医强调人体整体性，然后将整体分为对立统一的两个属性——阴阳。

1.阴阳一体

理解"阴阳一体"是开启中国古典文化大门的一把钥匙。

红楼梦中的美女也是医道中人。《红楼梦》第三十一回，史湘云对翠缕说："天地间都赋阴阳二气所生，或正或邪，或奇或怪，千变万化，都是阴阳顺逆。"翠缕听了问："这么说起来，从古至今，开天辟地，都是些阴阳了？"湘云笑道："什么'都是些阴阳'，难道还有两个阴阳不成！阴阳两个字还只是一字，阳尽了就成阴，阴尽了就成阳，不是阴尽了又有个阳生出来，阳尽了又有个阴生出来。"翠缕说道："这糊涂死我了！什么是个阴阳，没影没形的。我只问姑娘，这阴阳是怎么个样儿？"湘云道："阴阳又有什么样儿？不过是个气，器物赋了成形。比如天是阳，地就是阴；水是阴，火就是阳；日是阳，月就是阴。"曹雪芹①几句话就道出阴阳的本质：阴阳本为一体，互相转化；开天辟地，就只有一个道字，这个道再划分，才能分出阴阳二字。而世间万物，皆有阴阳，二者不可割裂，相互依存，相互转化。如《童子问易》所说："乾坤一元，阴阳相倚，终始兴替；三才印心，德道同形，数理比翼。"乾坤一元是指乾与坤是构成宇宙本源的统一体；阴阳相倚是指阴与阳既相互对立又相互依存；终始兴替说的是事物发展的大过程具有连续性；三才印心的"三才"是指天、地、人，说的是人与自然的和谐统一；德道同形中的德指的是"用"，道指的是"体"，即体与用是不可分的；数理比翼是说易数与易理比翼齐飞。

《易经》系辞曰："乾，阳物也；坤，阴物也。"阳物表示正物质，阴物表示反物质，正物质和反物质是一体的，从来就没有分开过。乾坤不

---

①　曹雪芹不仅是一位杰出的文学家，同时也是一个极富特色的医学家。据统计，《红楼梦》中，涉及疾病与医药知识的描写，计有291处，约5万余字。书中使用各种医学术语161条，描述各种病症114种，方剂45个（含膏丹丸散方）、药物127种，描述完整和较完整的中医病案13个。

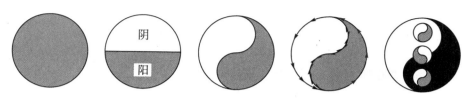

图9-1　无极—太极—阴阳演化：道生一，一生二，二生三示意图

分、乾坤一体也表示阴阳不分离，阴阳一体。太极生两仪，"两仪"就是"阴阳"，"阴"与"阳"皆由太极所"生"，因此阴阳同源。

阴阳一体观念的产生可以上溯到盘古开天的传说，当盘古用斧头劈开混沌的"鸡蛋"，使得轻清者上浮为天，重浊者下沉为地之时，"一分为二"分出了阴阳。无极和太极是人类认知中的第一对阴阳，而天地则是紧随其后的第二对阴阳。阴阳符号的产生可以追溯到伏羲的"一画开天"。《系辞传》云："古者包牺氏之王天下也，仰则观象于天，俯则观法于地，观鸟兽之文与地之宜，近取诸身，远取诸物，于是始作八卦，以通神明之德，以类万物之情。"

现代物理学的原子模型就是最基本的"阴阳一体"的模型。核内部分是由带正电的质子和中子构成，显示出阳性，核外部分是由带负电的电子组成，显示阴性。它们从来就是一体的，无法分离的。在阴阳模型里，是以阴性物质为核心，以阳性物质为核外物质的阴阳一体。这两种模型就是宇宙和宇宙间一切实体的共性。

阴阳一体作为哲学概念最早出现在《道德经》中："道生一、一生二、二生三、三生万物。万物负阴而抱阳，冲气以为和。"是说道生一元太极，太极一分为二（阴阳）后，阴阳交泰，衍生万物，而万物之中，阴中有阳，阳中有阴，道以"冲气"的规律（相抱、对流、圆转、混一、互涉、往复……），无形地分隔了阴阳，使其各居其位，又和谐一体。"冲气"是道的总摹。道的特性是，气之贯一与往复周流不息。所谓"反者道之动"是也。

《道德经》曰："道之为物，唯恍唯惚。惚兮恍，其中有象，恍兮惚，其中有物；杳兮冥，其中有精。其精甚真，其中有信。""天下万物生于有，有生于无。"这个"无"就是无形无象，无色无声，无臭无味，无热无寒，无左无右，无前无后，无内无外，无始无终，无边无际，无情无思，无善无恶，恍恍惚惚，杳杳冥冥，无征兆，无端倪，至虚至空，故称"无"。此"无"本来无名，老子勉强把它称为道。此"无"即道。道家的"无"即"0"，"0"并非没有，而是无所不在，无所不备，无所不涵，无所不包，无所不能，无所不至，它实际是"有"，是宇宙万有所从以出的唯一总门。无此则无一切。可以这样理解，道有两个属性，一个是阴，一个是阳。这里要特别强调，阴阳是道的属性，而不是道的组成。"无"即"0"，涵阴阳二气，是阴阳二气的合和与统一。阴阳二气，一正一负，互相吸引，相互补充，又抵消中和为"0"。因此，"0"似无非无，此虚无之体只是相对于有色有相事物而言的一种状态，一种形式，是假无真有，假虚真实，假空真物，它是含藏一切的最大的"有"，是物质的一种初始状态。道就是这样一种无形而又真实存在的东西。"道"的这些本性，被归纳为"虚无""自然""纯粹""素朴""恬淡""平易""清静""无为""柔弱""不争"十大特征[1]。

　　老子对二（阴阳）生三之前的描述是："视之不见名曰夷，听之不闻名曰希，博之不得名曰微。此三者不可致诘，故混而为一。"宇宙无边无际，"大象无形"，我们看都看不到它的全貌，就把这种无法言状的寰宇情形姑且叫它"夷"吧；"大音希声"，宇宙宏大的乐章，大到听都听不见，老子把它叫希（王弼注："听之不闻名曰希，不可得闻之音也。有声则有分，有分则不宫而商矣。分则不能统众，故有声者非大音也。"）宇宙的真实感受我们也感受不到，老子把它叫微。用眼睛看不到它这叫作"夷"，用耳朵听不到的叫作"希"，用手摸不到的叫作"微"，因为我们用眼睛、耳朵、身体、无法感觉到它，所以"道可道，非常道"，

---

[1]　任法融：《道德经释义》，北京：东方出版社，2009年。

"夷""希""微"，合起来就是对"道"的描述，这就是"三"，它们是"道"的组成。而"夷""希""微"均有阴和阳的属性。

总之，道是先天之炁，混元无极，是其大无外、其小无内、至简至易、至精至微、至玄至妙的自然之始祖、万殊之大宗、宇宙万物的源头根本。道是浑全之朴，是"众妙之门"。于是，道生成了万物，又内涵于万物之中，道在物中，物在道中，万事万物殊途而同归，都通向了道。道随顺万物，因应无方，惟变所适。"与时迁移，应物变化"，"虚无为本，因循为用"，"无成执，无常形"，"因时为业"，"时变是守"[①]。所以道没有统一的形态。道不只是有形的"物质"、思虑的"精神"、理性的"规律"，而是造就这一切的无形无象、至虚至灵的宇宙本根。"物质""精神""规律"皆是"道"的派生物。

老子又说，"执古之道，以御今之有。能知古始，是谓道纪"。然而如果能够把握住这亘古之道，就可以驾驭现在的一切，就能知晓到宇宙最原始的情况，"人法地，地法天，天法道，道法自然"，这即是道德规律，德是万物遵循道（即自然规律）的表现。"德"是"道"的人格化、伦理化，"道"体现于人谓之"德"。这就是《道德经》名字的释义。

为什么老子"天下第一"？因为他的思想穿越了古今。中医也被称为黄老之学，《黄帝内经》和老子的《道德经》是中医之根。当代医家多尊黄而忘老，认为研读《黄帝内经》是必修课，认为《道德经》是可有可无的辅修课。其实，《道德经》最大的功绩是告诉我们中医的哲学思想、思辨方式和宇宙观，不懂得《道德经》也难以深味内经真意。

由于道涵阴阳，是阴阳二气的中和、平衡与统一，因此，分而为阴阳，合而为道，阴阳冲和之气，生成万物。道是无极，阴阳则是太极；阴阳二气，互相吸引，演化衍生出自然万物。自然万物皆分阴阳，植物动物皆分雌雄，人则分男女。气、物、人皆分阴阳。阴阳并立，则为太极。因

---

① 司马迁：《史记·太史公自序（论六家要旨）》。

而，太极是相反的，对立的矛盾体。太极之阴阳是对立的、矛盾的，同时是统一的、互补的。

古老的老子的道与现代宇宙大爆炸理论联系起来，你会发现惊人的吻合。《尸子》曰："上下四方曰宇，往古来今曰宙。"人类对宇宙的探索和思考是很令人痴迷的。人类现在对宇宙的认识大致分为两种，一种认为，宇宙在137亿年左右被创造出来，永远不停地膨胀，星系相互远离，最后宇宙飘散成为一缕基本粒子的烟雾。另一种是振荡宇宙学说，大爆炸——扩张——冷却——塌陷——再次大爆炸中，宇宙这种周而复始的运动无始无终，我们处于宇宙死亡和再生的无限循环中，没有任何信息可以流过种振荡的临界点（大爆炸），宇宙前一化身中演化的星系和生命形式、文明无一能够跨越临界点。这种学说听上去很符合道家哲学"反者道之动"的看法。

我们既然都来自宇宙大爆炸，我们身体的基因里，自然也还留存了那些远古的信息。就像美国天文学家卡尔·萨根说的："我们DNA里的氮元素，我们牙齿里的钙元素，我们血液里的铁元素，还有我们吃掉的东西里的碳元素，都是大爆炸时千万星辰散落后组成的。这是宇宙的最有诗意的事情：我们，都是星尘。"我们这些宇宙星尘组成的生命，自然也全息了所有宇宙归宗的本源——道的阴阳属性。

链接：道家版的宇宙大爆炸

宇宙诞生之前一片虚无。这是无极。后来出现了基态真空，即虚空，蕴含诞生"有"的可能。这是太易。《列子》曰："阴阳未变，恢漠太虚，无光无象，无形无名。寂兮寥兮，是曰太易。"基态真空分裂为激发态量子真空和负真空，量子真空之中蕴含着无穷无尽的真空零点能，负真空之中蕴含着负真空能，两者之和为零。这是太初。"炁之始而未见形也。"真空在真空零点能的激发下发生量子涨落，无中生有，同时产生一对虚粒子，一正一反。在极短时间内，粒子碰撞湮灭，释放出的能量还归于真空，以遵守能量守恒定律。这是一个没有质量的粒子，此即为太始。"自一而生形，虽有形而未有质。"此时正粒子即为暴胀子，暴胀子在真空能的激发下迅速暴胀成暴胀场，即希格斯场。希格斯场赋予粒子质量，这是太素的概念。"形而有质，而未成体，是曰太素。"暴胀场指数级膨胀，在远远不到1微秒的时间内暴胀了1.6乘10的60次方倍，即从一个没有质量的粒子暴胀到一个鸡蛋大小，这是太极的概念。"炁形质混元一体，阴阳不分，而为混沌。混沌如鸡子，盘古生其中。"无极生太极，历经太易、太初、太始、太素、太极五个阶段，是谓先天五太。此后宇宙内十维空间分裂，形成三维空间，其他高维蜷缩至量子领域。庞大的真空零点能转换为正反物质粒子对，粒子对随生随灭。大统一力分解为四大基本力。这是"太极生两仪，两仪生四象"。鸡蛋大小的宇宙从激发态真空跌落到能级为0的基态真空之中，其势能转化为宇宙大爆炸的动能，在反斥引力的作用下，宇宙在没有零点能的基态真空之中继续疯狂膨胀，于是大爆炸开始。这是混沌开辟。在四大基本力的作用下，各基本粒子逐渐出现，即夸克、光子、电子、渺子、陶子、胶子、中微子、玻色子等。这是四象生八卦。由于电荷宇称不守恒，对称性破缺即CP破坏导致正反物质湮灭不彻底，没被完全湮灭的正物质构成了宇宙物质基础。暴胀之初发生的量子涨落在大爆炸时被放大到宇宙宏观尺度，成为天体结构的雏形。同时随着宇宙不断膨胀，温度逐渐降低，基本粒子逐步形成原子、分子，进而凝聚成星云，星云再形成各种天体。这是八卦生万物，至此宇宙形成。

阴阳一体两面，彼此互藏，相感替换，不可执一而定象。正如周敦颐《太极图说》所云："无极而太极。太极动而生阳，动极而静；静而生阴，静极复动。一动一静，互为其根；分阴分阳，两仪立焉。阳变阴合而生水火木金土，五气顺布，四时运焉。五行一阴阳也，阴阳一太极也，太极本无极也。五行之生也，各一其性。"无极至极就是太极。太极通过内部的自我运动，化生出阳；动到了极限就转化为静，静便产生阴；静到了极限，又再变成动。动和静，两者相互将对方作为自己的根基。太极分成阳和阴后，天与地便出现了。阴阳再变化结合，又产生出了水、火、木、金、土五气。这五行之气，顺其本性变化，产生了春、夏、秋、冬四时。五行统一于阴阳，阴阳统一于太极，太极原本就是指无极。五行的产生，各有各自的属性，世界可以分为有形之质和无形之气，根据其特性和运化规律归纳出组成世间万物的五个大类。如果说阴阳学说是古代的对立统一学说，五行学说就是原始的系统循环论。

2. 阴阳二气

中医文化中的"气"，是哲学上的本体论。宇宙是由阴阳二气所化生的，万事万物无不具有阴阳二气的特性，一切事物的形成变化和发展，完全在于阴阳二气的运动。所谓"阴阳不测之为神"（《易·系辞上》），《疏》云："天下万物皆有阴阳。"因此，阴阳是包含一切而又高于一切的。因此，阴阳是宇宙万物全息性和统一性的表达，"阴阳者，数之可十，推之可百，数之可千，推之可万，万之大不可胜数，然其要一也"。（《素问·阴阳离合论》）

太极阴阳全息论认为，太极阴阳是宇宙万物全部信息的奇点。高度抽象概括的太极阴阳，类似于全息基因或者宇宙种子。在老子那里，道生出的一，就是那个宇宙大爆炸的致密奇点，奇点由元气组成，元气又一分为二成为阴和阳。阴阳二气就好比我们现在说的正负两种能量，然后发生了宇宙大爆炸。物质由原子组成，原子由带正电荷的原子核和带负电荷的电子组成，电子绕着原子核运动，即"万物负阴而抱阳"。"冲气以为和"的气即是永恒的能量。

气本为一，一气之消长便分为阴阳二气，一气之阳发展到顶点就开始消退，转化为一气之阴，而不是说阳气尽了，另外有个阴气出来代替它。正如人的呼吸只是一气之呼吸，呼时为阳，吸时为阴。这是事物阴阳两方面的转化，而不是阴阳两个事物的更替。气是阴阳对立统一的矛盾体，阴阳二气相互作用而化生万物，生命的形成，就是阴阳二气气化的过程和结果。中医把气看成是万物运动的源泉和基础，具有现代物质意义上的属性。气分阴阳，阴阳二气的相互竞争、相互协同、相互转化决定了世间万事万物的发生、发展与演化。阴阳是蕴藏在自然规律背后的、推动自然规律发展变化的根本因素。阴，古作"㑊"，或加表示虚拟实体的"阜"作"阴"；阳，古作"昜"，或加表示虚拟实体的"阜"作"阳"。"㑊"字从今从云，意为"正在旋转团聚的雾气"；"昜"意为"发散的气体"。可见古人是从物质世界的本质——"气体"和气体的"运动"这两个角度定义"阴阳"的。《素问·阴阳应象大论》云："天地者，万物之上下也；阴阳者，血气之男女也；左右者，阴阳之道路也；水火者，阴阳之征兆也。"从这段话我们不难归纳出以下观点：水是阴的代表，它具有寒冷、阴暗的特点；火为阳的代表，它具有温暖、光明的特点。无论水火，它们都在运动，因为它们当中都有元气。有形、寒冷、阴暗即"阴"；无形、温暖、光明即"阳"。

这是我们从哲学层面抽象概括出来的阴阳二气。

中医基础理论将"精"定义为物质，"精"是"气"之母，有"精"才有"气"。我们说气是一种精微物质，也是一种能量，那个能量有多大？气的这种阴阳属性具体怎么样产生的呢？还是拿原子核来理解吧。原子核核内部分和核外部分所带的电量是平衡的，由这样的原子结构构成的物质不显示电的性质。这就是为什么地球表面上的物质是不带电的。原子的半径是多大？氢原子的原子核半径是 1.5×10^{-15}m，核外电子绕核旋转的轨道半径是 0.53×10^{-10}m。我们很难想象出来这到底是多大，如果把氢原子的半径放大为1mm，原子本体大约有350m，大体好比是在一个足球场中心放了一个乒乓球。核外电子围绕原子核高速旋转（有时会达到亚光速），自然会产生的巨大离心力，原子核靠什么束缚住电子？要知道，火箭只需7.9千米/秒的速度就可以脱离地球的引力。原子核内的静电量如果没有核外电子的千万倍，是无法形成常态平衡的。因此我们就理解了原子弹核裂变的威力释放出来后为什么那么巨大无比了。构成物质的原子，是一个阴阳一体的系统，在这个系统内，核心始终都是起着决定性作用，系统的阴阳属性由核心决定的。有正能量也一定会有暗能量，正物质是阳，暗物质就是阴，正能量是阳，暗能量是阴。又按照阴阳平衡原理，正物质得以存在和平衡，就一定是与暗物质的相互平衡作用。

现代物理学告诉我们，宇宙几乎完全由暗能量、暗物质和普通物质（仅占4.9%）组成，在超过3亿光年左右的尺度上均匀地分布在整个宇宙中。天地万物都是宇宙法则（道）的产物，无不是宇宙法则的具体反映，都打上了宇宙法则的烙印。阴阳即是对自然界相互关联的某些事物和现象对立双方属性的概括。阴阳首先是自然界存在的两种对立统一的能量，形成具有对立统一性质的两种粒子，这种具有对立统一性质的两种能量和粒子是促使自然界万有包括人类的生、长、收、藏变化规律的充要条件。

波色子和费米子是物质世界的两种存在，基本粒子中所有的物质粒子都是费米子，是构成物质的原材料（如轻子中的电子、组成质子和中子的夸克、中微子）；而传递作用力的粒子（光子、介子、胶子、W和Z波色子）都是波色子。按照泡利不相容原理，如果两个电子同时在一个轨道上，两个电子处于不同的状态，一个电子自旋是向上，另一个电子自旋向下，两个电子不可能处于同一个量子态中。电子是费米子的典型，光子是波色子的典型。波色子和费米子和阴阳太极思维一致，即阴物质是波色子，是物质存在的基础，阳物质是费米子，是物质存在的形式，我们现实世界存在就是以阴物质存在的基础而表现出阳物质形式。哲学家时效波指出：惯性维护平衡（阴）与作用造成变化（阳）是物质最基本的属性矛盾，是物质世界最基本的矛盾。

古人没有显微镜，无法深入到物质内部去看个究竟，但是古圣贤洞悉了天人合一的天机，可以在宏观层面通过取类比象找到世界的终极密码。"天地之气，合而为一，分为阴阳，判为四时，列为五行。"（《春秋繁露·卷十三》）天地之间的气是一个整体，分化为阴阳两极，又生出四时的变化，再表现为五行的演变。宇宙演化是一个由无到有，由简单到复杂，由死物到生物的过程。为什么"无"中生"有"（无极生太极）？因为"无"之中包含着能够推动其向"有"转化的能量，（阴阳）"二炁交感，化生万物"（周敦颐《太极图说》）。这里的"炁"不等于现在的气字，是介于阴阳之间的能量物质，无所谓阴，也无所谓阳，也就是阴阳未开的原始混沌状态和原始能量。宇宙的阴阳之气，在阴阳还未形成以前叫作一元，也叫元气。元气是混沌的，就像佛教里说的是四无相的，即无相、无形、无色、无感的。有人说它是宇宙中存在着的一种暗物质，只是我们的感官感觉不到。《周易》云："形而上者为之道，形而下者为之器。"朱熹对这句话的理解是："阴阳，气也，形而下者也。所以一阴一阳者，理也，形而上者也。道即理之谓也。"清代哲学家戴震的解释更加简单明了："形谓已成形质。形而上犹曰形以前，形而下犹曰形以后。阴阳之未成形质是为形而上者也，非形而下明矣。"戴震的意思：形而上，即形以前，万物没有化生出来以前的宇宙状态，也就是"道"；形而下，即形以后，万物化生出来以后，也就是"器"。综合两位哲学家的观点，元气就是"道"，是万物的起源，也是万物演变的动力，它是无形的，看不见的，只可以通过观察有形之"象"的运动演变来推测它的存在和性质。宇宙是运动的，运动是绝对的；静止是相对的。推动宇宙运动的动力源是元气，本来就包含在无极之中。万物的运动依靠元气，宇宙中万物都包含着元气，所以万物都在运动。当一个人去世了，我们常说"气绝身亡"，这里说的气指灵气，灵气离开人体，人体回复到有机物状态，进一步演化成无机物，进入物质循环链条中。

人的诞生是气交运动的结果，即阴阳二气的相互作用。《系辞传》曰："天地氤氲，万物化醇。男女媾精，万物化生。"人体是由阴性和阳性两种物质和能量构成，男女交合，阴阳合德而产生人。人体的阴阳二气，是来自先天的，父精的阴阳二气和母卵的阴阳二气的，受精卵在结合成功的一刹那，元气即转化为生气（生命之气）；当生命在母体出现的那一刻，生气即转化为灵气。这股灵气与受精卵一起成长的同时，在胚胎分化各个脏器过程中，分化出脏腑之气。元气、生气、灵气，一而三；三而一也。《素问·上古天真论》指出，女子二七十四岁"天癸至，任脉通，太冲脉盛，月事以时下，故有子"。这个"天癸"就是元阴，可以理解为是大脑分泌的荷尔蒙一类的特定物质。现代医学表明，下丘脑激素输送到与下丘脑邻近的垂体前叶，分别调节促甲状腺激素、促肾上腺皮质激素、促性腺激素、生长激素、催乳素等蛋白质和肽类激素的生成和释放。下丘脑—垂体—外周内分泌腺轴系的激素分泌是层层控制、相互制约，组合成一个严密的反馈系统，以此调节动物的生长和发育、性成熟和繁殖，以及新陈代谢等生命过程，包括调节脑垂体分泌促性腺激素，使之分泌性激素并合成生殖细胞，生殖器官分泌性激素又会反向影响脑垂体和下丘脑。雌性的卵子（元阴）与雄性的精子（元阳），都受大脑调控。元气产生了就开始顺着经络流通。元气又可再分为元阴和元阳，由于阴、阳二气互根互用的特性，不可全然分开（阴中有阳、阳中有阴），运行在经络之内的元气叫元阴，运行在经络之外的元气叫元阳，也叫卫气。卫气因在经络之外布散，所以能温养皮肤、肌肉、筋骨等，同时它也布散在三焦，所以也能协助元阴的功能温养脏腑组织。同时，因为它是气体，所以它有气的固摄作用，能职司皮肤汗孔的腠理开合，能开合膀胱和消化道的七冲门（唇、齿、会咽、贲门、幽门、阑门、魄门），能固定内脏的位置（不发生下陷或移位）。另外，在元神的交感下（脑和心交感）自主调节肺的呼吸节律。元阴和元阳主要的功能是激发气化功能，使被气化运行中的五脏六腑、奇恒之府及五脏所属的组织器官，各自产生各自的脏腑功能。

在自然界宏观层面，我们可以观察到阴阳二气交感产生了万事万物。天之阳气（炁）下降，地之阴气（炁）上升，阴阳二气（炁）交感，化生出万物，并形成雨雾、雷电、雨露、阳光、空气，相互交感，生命体方得以产生。没有阴阳二气（炁）的交感运动，就没有自然界，就没有生命。

阴阳交感又是生命活动产生的基本条件。对于人体而言，"炁"是人体最初的先天能源，就是元气，可以无中生有的气，"氣"则是指通过后天的呼吸以及饮食所产生的能量。

链接：易经十二辟卦演绎天地阴阳相推

阴阳的转化有一个量变到质变的过程，同时这种变化周而复始，如环无端。易经十二辟卦以十二卦代表十二个月的循环往复，以卦体内阴阳二气的升降变化来揭示宇宙间万物的盈虚盛衰、生灭变化的自然规律。自复至乾为息阴卦；自姤至坤为消阳卦。从卦图阳爻上升情况可看出，一元复始的复卦到六爻皆阳的乾卦，阳气升到极端。物极必反，五月姤卦，一阴回升，到十月坤卦六爻皆阴，阴气到达极端，则又一个轮回开始。按照十二地支划分，以"子"开始，阴历子月十一月的节气有冬至、大雪。其中大雪是节，冬至是气，这个时候就是复卦。

复卦是啥意思？从天文常识中，我们知道，太阳、月亮以及其他行星都有放射能量的功能，而地球一方面在吸收太阳等星球放射的功能，同时它本身也有放射功能，和其他星球的功能相互影响。地球吸

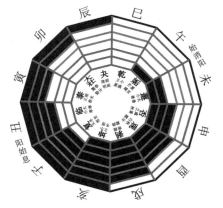

复	䷗	一阳息阴	子月	大雪、冬至
临	䷒	二阳息阴	丑月	大寒、小寒
泰	䷊	三阳息阴	寅月	立春、雨水
大壮	䷡	四阳息阴	卯月	惊蛰、春分
夬	䷪	五阳息阴	辰月	清明、谷雨
乾	䷀	六阳息阴	巳月	立夏、小满
姤	䷫	一阴消阳	午月	芒种、夏至
遁	䷠	二阴消阳	未月	小暑、大暑
否	䷋	三阴消阳	申月	立秋、处暑
观	䷓	四阴消阳	酉月	露水、秋分
剥	䷖	五阴消阳	戌月	寒露、霜降
坤	䷁	六阴消阳	亥月	立冬、小雪

图9-2　十二辟卦

502

收和释放太阳和宇宙能量的顺序是：夏至一阴生以后，开始慢慢吸收宇宙的能量，一直到冬至吸到地心，也就是阳气下降到地心，到了冬至才开始对外释放，释放高度可以达到电子层。地球冬天把阳气——太阳的辐射能量吸到地层深处。到了子月，阳气重新从地球内部生发释放出来，故"冬至一阳生"。卦象上这个时候就是复卦，上面都是阴爻，代表寒冷，一阳生，地下的阳气能量生发起来。夏天的井水是凉的，冬天的井水是温的，原因就在于地下阳气量的增减变化。生活中同样的例子还有防空洞、矿洞、地下通道"冬暖夏凉"现象，都是颠扑不破的自然之道。其中，子月一阳初生后，阳气量逐渐上升，到了寅月，是泰卦，所谓"三阳开泰"，就是升到了三个阳气量。这时节是立春，气是雨水。四月是乾卦，阳气量升到极点。夏至一阴生之后，地球进入下半年的阴年，开始吸收宇宙热量，于是梅雨季节开始，生病的人也多起来，就和夏至一阴生、阳气减少有关。六月三伏天，天人合一，体感很热是身上的阳能向外放射，而体内部是寒的，所以消化力反而不如冬天。亥月是农历的十月，阴极则阳生，故有十月小阳春。一年十二个月、二十四个节气，五天一候，一年七十二候，每逢五或六天，则有一个转变的现象，三候为一气，两气为一节。候代表动植物的变化，气代表天地之间的变化。这就是一年阴阳二气相推变化的情况。

3.阴阳三性

易经最核心的理论思维模型就是太极阴阳象数模型，它由太极、阴阳、八卦、五行、干支等多个子系统组成，各个子系统之间存在同质、同构关系，可以互换互通，从而形成一个大道至简的太极阴阳象数系统。中医就是采用《易经》这一整套思维模型，用取象比类的方法，将天文、地理、自然、人文等人体外的各种因素统统归纳进去，形成一个以人体为中心，涵盖万事万物的太极阴阳系统，把宏观与微观统一在一起，把宇宙和人统一在一起。

中医认为，阴阳二气变化具有整体性、消长性、交感性、和合性、对立统一性、升降流动性、互根互补性、量变质变性、相生相克性、无限可分性等特性。阴和阳的基本关系是互生互用，消长共存，正如《素问·阴阳应象大论》所说："阴在内，阳之守也；阳在外，阴之守也。"即阴阳是同一事物的两个方面、两种功能特点。《素问·阴阳应象大论》云："故清阳为天，浊阴为地；地气上升为云，天气下降为雨；雨出地气，云出天气。故清阳出上窍，浊阴出下窍；清阳发腠理，浊阴走五藏；清阳实四支，浊阴归六府。水为阴，火为阳，阳为气，阴为味。"《黄帝内经》形象地说明阴阳相互作用、分工协作、互为依存的相互关系。同时，阴阳也是平衡和协调的关系。

阴阳虽然和合，但是最为核心的就是对立统一、互存互根、消长转化三大特性。中医教科书里把这些阴阳变化概括为阴阳对立、阴阳互根、阴阳消长和阴阳转化四个方面。

第一，阴阳对立。自然界万事万物万象，皆有其"两面性"，都同时存在着对立的阴阳两个方面，非此即彼，二居其一，相互对立。

第二，阴阳互根。事物或现象中对立着的两个方面都必须以对立的那一个面作为自己存在的前提，互相依存，互为作用，都不能孤立的存在。就如身与影相随不离，没有天，就没有地。所谓"孤阴不生，独阳不长"，"阴"与"阳"谁也离不开谁，它们互为根基。

第三，阴阳消长。事物和现象中对立着的两个方面，是运动变化的。其运动形式始终是矛盾着的阴阳两个彼消此长，此进彼退的动态平衡进行着，从而保持事物的正常发展变化。如日月昼夜的交替，春夏秋冬气候冷热变更即是。

第四，阴阳转化。转化是消长的一种形式，所以可以归入第三个特性。"阳极变阴，阴极变阳"。白天到中午就是顶峰的时候，这时候阳气就开始下降，慢慢走向黑夜，而黑夜到了半夜子时为极限，不可逆转地开始走向白天。一天如此，一年也是如此，春去夏来，秋复冬往，循环不已。生命的尽头是死亡，死亡的反面是新生，这是自然界不可抗拒的法则。

　　但是，教材概括的这几点阴阳特性似乎让我们意犹未尽，也有疑惑未解。内经把阴阳提升到天地之道、万物纲纪的高度后，接着指出"阴静阳燥，阳生阴长，阳杀阴藏，阳化气，阴成形"。

　　为什么阳在生，阴也在长呢？前面不是说阴阳此消彼长吗？这是因为阴阳有双重性，阴阳有时间性、空间性两种不同的情况。我们先从时间性说起吧，前面附录的《易经十二辟卦演绎天地阴阳相推》，这是在太阳视运动下，一年中阳气量变化产生了春夏秋冬四个季节，这个过程实质是阳气在推动着万物春生、夏长、秋收、冬藏。在这个时序里，春天就是阳气处于生发的阶段，夏天就是阳气处于加速增长的阶段，秋天就是阳气处于收缩的阶段，冬天就是阳气处于藏伏的阶段。从图9-2左图中我们看到的直观景象是鲜明的对立消长关系：坤卦，也就是阴气量达到极点，是二十四节气中的冬至。冬至一过，阳气复苏，白色部分开始增多。当白色上升到正上方时，阴气消亡，阳气达到顶点，是乾卦，是二十四节气中的夏至。白色走到极点，黑色又开始增长。

　　但是，这样理解阴阳消长就解释不了《黄帝内经》"阳生长阴，阳杀阴藏"这个非常重要的论断。实际上，阳气的上升，并不是阴气的减少，而是上年地球内部所收藏阳气量释放的与日俱增，并不是随着阳气量的增加阴气量在减少。我们不能说过了复卦后，随着节气到达乾卦这个位置，卦象上全部是阳爻，阴爻为零，纯阳中就没有阴了，否则就无法解释"负阴抱阳""阳中有阴，阴中有阳"。四季相承的关系是"生、长、收、藏"，这也是阳气的相承关系，而阴精的相承关系是"收、藏、生、长"。相承表现为"阳化气，阴成形"，随着阳气的不断增长，属阴的万物也随之不断繁茂；相克则表现为"阳生阴长，阳杀阴藏"，开花结果，一派蕃秀，无形的阳气能量转化储存为有形属阴的果实。地球内部就是一个以年为节律呼吸的巨型能量库，在春夏这两季，能量是处在一个呼出释放的过程，地表的万物得到这个能量的滋养而生长。"阳杀阴藏"，是指时序相承进入秋冬的变化情况。"阳杀"不是杀灭，是与"阳生"相对的概念，是地球对太阳辐射来的能量进入吸入收藏阶段。物极必反的规律在制约阳生的转变，阳气不能老是生发释放，这样就不能持续。这就是为什么乡下泉水、山洞、矿洞、地下室、地道冬暖夏凉的道理[①]。冬天阳气能量进入收藏阶段后，地表万物得不到这个能量的滋养，万物的生长就趋于停止，渐渐凋零枯萎。但是阳气量并没有减少，而是储存起来而已，就好像人在白天是阳气的释放和消耗，晚上睡眠就是收藏储存的过程，对白天消耗的能量进行补充，才能为接下来的白天供给能量。冬天对阳气的收藏、封藏越好，来年的阳气更足。民谚云："雷打冬，十个牛栏九个空。"春雷只有在惊蛰节气才是正常的释放阳气。如果是在冬天里有"小阳春"，一些梨树之类春天开花的树木在冬天开花了，出现气候反常，来年的果木必然生长很差，收成也很差，因为泄了阳气。没有"阳化气"，哪来"阴成形"呢，我们都会说"瑞雪兆丰年"，道理也在这里，该寒冷要冷，才寒凝封藏得住阳气。因此，看似阴阳能量是两种能量，实际都是一种能量，是合二为一的。

如果阴阳是一台永不停息的发动机，那么"体"是发动机本身，而"用"是发动机输出的能量。阴阳是一个整体，"阳"表现在运动方面，是"用"，而"阴"表现为存在，是"体"。对于人来讲，"阳在外，阴之使也；阴在内，阳之守也"。阴为阳之体，阳为阴之用。

---

① 类似的如现在水源热泵，就是利用地球水所储藏的太阳能资源作为热源，进行能量转换的供暖空调系统。地球是一个巨大的动态能量平衡系统，地表土壤和水体自然地保持能量接受和发散的相对均衡。

链接：阴阳之道与摄生之道

一生中有阴阳，一年中有阴阳，一天中有阴阳。现在我们只说养生，不说养长、养收、养藏，其实是片面的。在一年里，春夏为阳，秋冬为阴，上半年是阳年，下半年是阴年，上半年主要就体现了阳气的作用，春夏温暖的阳光造就了繁荣的生机，下半年收藏是为了来年的生长。《素问·四气调神大论》首先讲春三月、夏三月、秋三月、冬三月的生、长、收、藏之道，提出"逆"四气的后果，最后得出结论："夫四时阴阳者，万物之根本也。"因此，"圣人春夏养阳，使少阳之气生，太阳之气长；秋冬养阴，使太阴之气收，少阴之气藏"。养阳就是顺应阳气的升发，养阴就是顺应阳气的收敛。

没有冬天的藏，哪来春天的生呢？所以冬季要进补。《灵枢·顺气一日分为四时》曰："春生、夏长、秋收、冬藏，是气之常也；人亦应之。"我们现在很多人不懂得这个道理，冬天在运动场大汗淋漓，看似痛快，轻则伤寒感冒，重则伤体阳。结果如《素问·阴阳应象大论》所说："冬伤于寒，春必温病。"所以春温夏暑易伤阴，秋凉冬寒易伤阳。正确的做法是"冬季养藏，无扰乎阳，无泄皮肤"，不能扰动阳气，否则"汗为心液，大汗必伤心"，大冬天还是少出汗为好。养生也要注意每天中的一阳生，也就是子时——晚上十一点。现代人喜欢熬夜，也是最伤阳气的。大家上一点岁数就有一个体会，一顿饭不吃没有什么关系，一夜觉不睡，第二天人就面如土灰。一天24小时之中，阴气中午11点开始生，到夜里11点达到峰顶。阴气主睡，阳气主醒。此时阴气最浓郁，人很容易犯困入眠。夜里11点，阴气到达峰值后，一份阳气始生，凌晨五点左右，阴阳二气达到平衡，所以人们最容易苏醒。一生中的阴阳，婴儿出生时，是纯阳体质，所以孩童和少年"火力旺"，不怕冷；随着年龄增长，阳气逐渐减弱，阴阳形成一个较为平衡的状态；年老之后，气血两衰，尤其是阳气不足，所以老年人普遍畏寒，四肢厥冷。

二、阴阳与人体

有的人把中医学仅仅视为哲学，忽视了阴阳是五藏之神的阴阳，是五藏之气的阴阳，是可以直接指导养生防病和辨证论治，不像西方哲学那种文化中的文化，和现实世界存在很远的文化距离。阴阳直接来自宇宙自然，能够直接运用于自然客观，不需要其他理论过渡。阴阳哲学可以直接由天地合于人体。我们简称这种思维和文化叫"道器合一"。

《素问·宝命全形论》云："人生有形，不离阴阳。"中医认为人体是一个有机整体，人体内部充满着阴阳对立统一的关系。人是阴阳的结合体，人体中处处体现着阴阳。《黄帝内经》可以说是研究人体阴阳的学说，健康的人就是阴阳平衡，病人就是阴阳失去了平衡。所以中医认为，抓住了阴阳，就等于抓住了打开自然之门和人体之门的钥匙。

《黄帝内经》给出了自然界阴阳的划分方法和标准。"阴中有阴，阳中有阳。平旦至日中，天之阳，阳中之阳也；日中至黄昏，天之阳，阳中之阴也；合夜至鸡鸣，天之阴，阴中之阴也；鸡鸣至平旦，天之阴，阴中之阳也。"（《素问·金匮真言论》）因此，一般来说，凡是运动的、外向的、上升的、温热的、明亮的，都属于阳；相对静止着的、内守的、下降的、寒冷、晦暗的，都属于阴。以天地而言，天气轻清为阳，地气重浊为阴；以水火而言，水性寒而润下属阴，火性热而炎上属阳。

1. 人体阴阳

落脚到人体阴阳的划分，人与大自然是相应的，人体组织结构的上下、内外、表里、前后各部分之间，以及内脏之间，无不包含阴阳的对立统一。《灵枢·岁露》云："人与天地相参也，与日月相应也。"《周易·文言传》云："与天地合其德，与日月合其名，与四时合其序，与鬼神合其吉凶。"

　　人体阴阳划分的大致原则正如《素问·金匮真言论》所云："夫言人之阴阳，则外为阳，内为阴。言人身之阴阳，则背为阳，腹为阴。言人身之藏腑中阴阳，则藏者为阴，腑者为阳。肝心脾肺肾五藏，皆为阴。胆胃大肠小肠膀胱三焦六腑，皆为阳。"

　　为什么背为阳、腹为阴？人是爬行动物进化来的，因此太阳直接照射到背部，为阳，而腹部就因为对着地面，为阴。为什么脏为阴、腑为阳？这是根据脏腑的不同功能属性决定的，因为五脏以藏为用，"脏"《黄帝内经》原本写作"藏"，藏而不泄，五脏主要是收藏，不能外泄，收藏属阴。五腑以通为用，以降为和，要保持通畅的状态，以大肠、膀胱为例，要排泄大便、小便，向外排泄为阳，因此五腑属阳。

　　从身体部位的阴阳属性划分，则外为阳，内为阴；背为阳，腹为阴；头部为阳，足部为阴；体表为阳，内脏为阴。体表中之皮肤为阳，肌肉筋骨为阴。从组织结构阴阳属性划分，人体各种组织结构、各脏腑之阴阳属性不是绝对的，而是相对的，它们常根据一定条件的改变而改变。如以胸背关系来说，则背属阳，胸属阴；若以胸腹上下关系来讲，则胸又属阳，腹则属阴。从方位来划分，左阳右阴，因为古人讲究坐北向南，太阳从左边的东方升起，右边的西方落下，故有左、升为阳，右、降为阴。

　　依照阴阳消长的规律，阳从少阳渐长至太阳，阳极则阴生；阴由少阴渐长至太阴，阴极则阳又生，循环不息。如果一阴一阳（两仪）是形而上的道，到了二阴二阳（四象）阴阳分出了多少，就已经进入了形而下"用"的范畴。但二阴二阳还不足以解释宇宙万物纷繁复杂的变化，所以就有了三阴三阳。

　　在《黄帝内经》里，天之三阴三阳是以风寒暑湿燥火六元为本，三阴三阳为标。人的三阴三阳是太阳、阳明、少阳、太阴、厥阴、少阴。三阴三阳之气存在于脏腑、经脉、经筋、皮部之中，各部也以三阴三阳命之，其离合出入，升降沉浮，数之可得，合于阴阳变化规律。

　　人体三阴三阳之名是依据《素问·至真要大论》来的，"帝曰：'愿

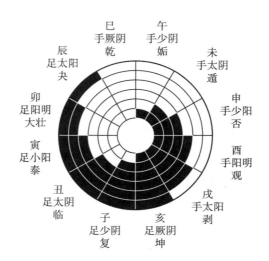

图9-3 阴阳消长与人体三阴三阳

闻阴阳之三也何谓？'岐伯曰：'气有多少？异用也'。帝曰：'阳明何谓也？'岐伯曰：'两阳合明也。'帝曰：'厥阴何也？'岐伯曰：'两阴交尽也。'""两阴（少阴、太阴）交尽"叫厥阴，两阴交相为用，渐渐力竭，是为厥阴，将尽之意。从气的数量上讲，阴气量渐少，阳气开始生长。"两阳（少阳、太阳）合明"叫阳明，合是闭合、合拢之意。把太阳、少阳两扇阳热之门慢慢闭合，比如春夏阳门渐开，则气候逐渐炎热；秋冬阳门渐合，则气候逐渐寒冷。

　　黄帝承上文问："阴阳止二，今曰少阳、太阳、阳明、少阴、太阴、厥阴，而皆列之为三者，何也？"岐伯曰："太阴为正阴，而次为少阴，又次为厥阴，太阳为正阳，而次为少阳，又次为阳明。以其气有多少异用，故各有三者之分耳。"按阴阳气由少而多排列，分别为厥阴（一阴）、少阴（二阴）与太阴（三阴），及少阳（一阳）、阳明（二阳）与太阳（三阳）。故《素问·天元纪大论》云："阴阳之气，各有多少，故曰三阴三阳。"从大自然来说，正是这样的。冬至一阳生，从冬至到夏至，气候由寒变热的过程：即少阳（一阳）、阳明（二阳）到太阳（三阳）；夏至一阴生，从夏至到冬至，气候由热变寒的过程：从厥阴（一阴）、少阴（二阴）到太阴（三阴）。

2. 脏腑阴阳

气分阴阳。拿阴阳的理论来归纳人体脏腑组织的属性，把人的内脏分成脏和腑两大类。脏腑的阴阳如何划分呢？《素问·金匮真言论》云："言人身之藏腑中阴阳，则藏为阴，腑为阳。肝、心、脾、肺、肾五藏皆为阴，胆、胃、大肠、小肠、膀胱、三焦六腑皆为阳。所以欲知阴中之阴、阳中之阳者，何也？为冬病在阴，夏病在阳，春病在阴，秋病在阳，皆视其所在，为施针石也。故背为阳，阳中之阳，心也；背为阳，阳中之阴，肺也；腹为阴，阴中之阴，肾也；腹为阴，阴中之阳，肝也；腹为阴，阴中之至阴，脾也。此皆阴阳表里内外雌雄上下相输应也，故以应天之阴阳也。"

因此，五脏按部位、功能又可分阴分阳，每一脏腑又分阴分阳，可层层划分。按照内经理论，以脏来分，五脏属里，藏精气而不泻，故为阴；六腑属表，传化物而不藏，故为阳。五脏之中，又各有阴阳所属，即心、肺居于上部（胸腔）属阳，肝、脾、肾位于下部（腹腔）属阴。在五脏之间，肝为阴中之阳，心为阳中之阳，脾为阴中之至阴，肺为阳中之阴，肾为阴中之阴。如具体到每一脏腑，则又有阴阳之分。即心有心阴、心阳；肾有肾阴、肾阳等等。"是故内有阴阳，外亦有阴阳。在内者，五脏为阴，六腑为阳；在外者，筋骨为阴，皮肤为阳。"（《灵枢·寿天刚柔》）

但是，脏腑的归纳划分，不等于脏腑的各自为政，它们无论在生理或病理方面，都有着不可分割的密切联系。这就由阴阳关系来描述它们的联系，即如五脏在里属阴，六腑在表为阳，阴阳表里相互配合。中医运用阴阳理论来阐释人体生理功能、人体病理变化、疾病的诊断辨证、治疗原则以及药物的性能等等。比如说，如果阴太盛的话，阳就要病了；阳太盛的话，阴就要病了。阳盛表现为一种热，阴盛表现为一种寒。同时还可以用阴阳理论来诊断病症的属性，看是属于寒症还是热症。诊断了病症以后，就要进行治疗，治疗也首先要分清阴阳，以确定治疗的方向。如果是寒症，那当然就要用热来加以补充。寒就是阴寒，阴寒就用阳补。如果是热症，就要用阴来补。总之，阳病要治阴，阴病要治阳。中医的治病原则，就是要维持阴阳的平衡。要维持阴阳的平衡，首先就要辨明阴阳的消长，看什么原因造成了阳的过盛，或者反过来，看是什么原因造成了阴的过盛。

3. 经络阴阳

阴阳模型是中医的最基本模型。在此基础上，进一步发展为三阴三阳。三阴三阳用以阐释经络，手足分别配以太阴、阳明、少阴、太阳、厥阴、少阳，共十二经脉，三阴三阳有开合枢的序次和功能。三阴三阳还指伤寒热病邪侵入经络以后的传变次第、地球公转形成的气候周期（主气）、日月星等天体运动变化形成的气候周期（客气）。

经络也具有阴阳属性，经属阴，络属阳，经、络又各分阴阳，因此有阴经、阳经，阴络、阳络。《素问·阴阳类论》记载："阴阳之类，经脉之道。"《灵枢·邪气藏府病形》记载："阴之与阳也，异名同类，上下相会，经络之相贯，如环无端。"经脉之根属于脏腑，脏腑之气应于天地之阴阳，而通过经脉与脏腑间的联系则可以使阴阳之气周流于全身，使五脏六腑之间相使而不相失。

《中医基础理论》教材在介绍十二经脉时，根据十二经脉在四肢的循行部位，指出"分布于四肢内侧面的经脉，属阴经；分布于四肢外侧面的经脉，属阳经"。内侧分三阴，外侧分三阳，则太阴、阳明在前缘；少阴、太阳在后缘；厥阴、少阳在中央。当经脉之三阴三阳确定之后，与经脉相关的脏腑就自然而然地随之而有同名。经络系统之中三阴三阳的分别，更多体现在手足三阳经对应六腑，手足三阴经对应五脏（加上心包是六脏）。由于十二经脉内属于腑脏，外络于肢节，所以当建立起脏腑所具有的三阴三阳属性之后，则属于脏腑之十二经脉亦必随所属之脏腑而具相应的三阴三阳之名。十二经脉有手、足经之分，故应于人身之三阴三阳亦有手、足之分，而各自形成其表里关系，即《素问·血气形志篇》所云：
"足太阳与少阴为表里，少阳与厥阴为表里，阳明与太阴为表里，是为足
阴阳也。手太阳与少阴为表里，少阳与心主为表里，阳明与太阴为表里，
是为手之阴阳也"。表里关系也是一种阴阳关系，表为阳，里为阴。经络
由于它与脏腑保持特定息息相关的联络关系，因此，经络分阴阳的总原则
是阴经主内，阳经主外。

4. 气血阴阳

人体阴阳关系里，还有一对重要的阴阳关系，那就是气血的阴阳。
《灵枢·本藏》云："经脉者，所以行血气而营阴阳，濡筋骨，利关节者
也。"通过经脉与脏腑间的联系而使阴阳之气周流于全身，手足相连而如
环无端。《灵枢·逆顺肥瘦》云："手之三阴，从藏走手。手之三阳，从
手走头。足之三阳，从头走足。足之三阴，从足走腹"，对经气流行的阴
阳脏腑线路进行了描述，从而呈现出相关的阴阳特性。气血营卫（精气）
的阴阳是具有物质、信息含义和功能表现的阴阳。营属阴，卫属阳；血属
阴，气属阳。气血营卫的阴阳关系就形成了阴阳物质相互作用、相互转
化、彼此消长的关系。此外，精神、津液也分阴阳，精相对于神属阴，而
神为阳；津相对于液属阳，而液为阴；精相对于气属阴，而气属阳等。

营卫不仅是具有阴阳属性的物质和能量，而且营卫阴阳运行属性也
遵循自然阴阳的运动变化规律。《灵枢·营卫生会》曰："人受气于
谷，谷入于胃，以传与肺，五藏六腑，皆以受气，其清者为营，浊者为
卫，营在脉中，卫在脉外，营周不休，五十而复大会，阴阳相贯，如环
无端。卫气行于阴二十五度，行于阳二十五度，分为昼夜，故气至阳而
起，至阴而止。故曰：日中而阳陇为重阳，夜半而阴陇为重阴。故太阴主
内，太阳主外，各行二十五度，分为昼夜。夜半为阴陇，夜半后而为阴
衰，平旦阴尽而阳受气矣。中为阳陇，日西而阳衰，日入阳尽而阴受气
矣。夜半而大会，万民皆卧，命日合阴，平旦阴尽而阳受气，如是无已，

与天地同纪。"

5. 体质阴阳

体质分阴阳是认识疾病性质阴阳的组成部分，是对人体禀赋阴阳多少的概括。《灵枢·通天》云："黄帝问于少师曰：'余尝闻人有阴阳，何谓阴人，何谓阳人？'少师曰：'盖有太阴之人，少阴之人，太阳之人，少阳之人，阴阳和平之人。凡五人者，其态不同，其筋骨气血各不等。'"内经将阴阳多少用于人的体质分类，其中涉及人格特征、外貌、行为倾向等，这是由于人体禀赋、阴阳的多少不同，因此在形体、生理功能等方面也有差别。比如在《灵枢·阴阳二十五人》中，将人体禀赋不同的各种体质，归纳为木、火、土、金、水五种类型，每一类型，又以五音的阴阳属性及左右上下等各分出五类，合为二十五种人。拿木形的人来说，属于木音中的上角，就像东方的苍帝一样。这样的人，皮肤呈现苍色，头小面长，肩背宽大，身直，手足小，多有才能，多劳心思虑，体力不强，经常被事务困扰。这样的人对于时令，能耐受春夏的温热，不能耐受秋冬的寒凉，在秋冬季节容易感邪而生病，属于足厥阴肝经，具有柔美而稳重的特征，是禀受木气最完全的人。另外还有四种禀受木气不全的人，分左右上下四种，在木音中属于大角一类的人，在左上方，属于左足少阳经之上，其特征是，有柔弱而畏缩不前的缺欠；在木音中属于左角一类的人，在右下方，属于右足少阳经之下，其特征是有过于随和顺从、唯唯诺诺的缺点；在木音中属于太角一类的人，在右上方，属于右足少阳经之上，其特征是，急功近利等等。这些分类法和不同体质的认识也反映出阴阳禀赋的多少及功能活动、疾病易感受性等的差异。体质既有禀赋的含义（先天阴阳），也有人个体受地理、气候环境影响的不同生理、病理特点（后天阴阳），以及对某些疾病的易感、易患趋势，疾病预后的不同倾向等。

三、阴阳与气机

气是天人合一的枢纽。阴阳二气在人体的运动方式是升降出入。《素问·六微旨大论》云："出入废则神机化灭，升降息则气立孤危。故非出入则无以生长壮老已；非升降则无以生长化收藏。是以升降出入，无器不有。""器者，生化之宇"，器是宇宙间万物的泛称，大至"太虚"，小至身形脏腑，皆可名器。"升降出入，无器不有"，阐明了物质（气）与运动的关系，它是古人对宇宙万物运动变化规律的总认识，运动是大千世界一切事物存在和发展变化的根本原因。

人体就是一个不断发生着升降出入气化作用的机体，人的生长壮老已就是气运动变化（气化）的结果。人体气机运动的升与降、出与入是对立统一的矛盾运动。升降是人体内脏之气的衔接；出入则是内外气的交换形式，是人体内气与大自然外气的联系。因此升降出入是气机运动的基本形式，亦是生命存在的根本保证，通过气的升降出入，使人体与大自然保持高度的统一。

1.气机的阴升阳降

阴阳是万物的基本属性，而阴阳的升降关系，又是阴阳的基本属性。五脏六腑之间是如何共同作用协同完成人体气机运转升降出入的呢？中医认为，人体的气机运行模式是如环无端的圆。上心下肾，左肝右肺，中间为脾胃，以脾胃为中心，上下左右则构成一个圆，运动模式是左边升，右边降。顺畅轮转不休，则是一个健康的人，如果圆圈转动偏颇，则气机失常而为病，如圆圈不转，则气机不动而人死亡。这个圆不是人体自己所规定的，而是天体的运动在人体上的反应，即气机循环上的圆运动。

在清代医家黄元御发明的"气机圆圈理论"里，心肺在上，宜降；肝肾在下，宜升；脾胃在中间，是脏腑气机升降的枢纽。上者右行，下者左行，即左升右降。以脾胃为轴心，脾气左升，肝肾之气随脾气上升；胃气右降，心肺胆气随胃气下降。从下往上看，肾阳蒸腾肾水上济心阴（心肾相交），不至于心火过亢；同时肾阳温煦脾土，使脾气上升，不至于脾虚湿困；肝随脾升，脾气升了，肝气随着脾气一起上升。肝脾肾之气升到上面，到了心和肺。在上者宜降，心火往下降温煦肾阴；胃气降，胆气也随着胃气一起降；肺在最上面，主肃降，肺气也得降，才能帮助心、胃、胆气往下降。

这里面包括了几对阴阳升降关系。第一对是：心肾相交，水火既济。

肾在三焦最下面，属水的脏器。中医讲肾是水中有火，水是肾阴，火是肾阳，火性向上，火能生土，肾火向上走，使脾土温暖，脾把胃吸收的营养研磨，去粗取精，把精微物质，发送到全身各处。脾的特性，也是向上的，有一部分营养要送到上面的肺脏，与吸入空气中的精微物质结合，再由肺向全身输布。脾气从左边向上升。肾中的水，水生木，肝的木气在水的滋养下得到营养，生发了，方向向上，肝之气也从左边往上升。

阳气就是身体里的一把火。我们可以把人体气机示意图看作是一个煮饭的场景：脾胃就像是腐熟谷物的那一口锅，需要生火来煮熟食物，食物在脾胃的锅里转化为能量之气，依靠肺的升腾、肃降输布到全身。那么能量之火对于人体具体有何功用？刘力红教授在《思考中医》里讲到少阴病时有一个归纳：其一，温热身体。人活着的时候都有体温，这个体温靠什么呢？就靠火的温热之性。所以，我们从身体的冷暖就能知道人体的阳气充不充足。其二，视物光明。人的眼睛为什么能看见这个世界呢？靠的也是这个火（阳气）。我们只知道肝开窍于目，目受血而能视，这还不够，我们更应该清楚肝是体阴而用阳。人的岁数一大，两眼就昏花，就易生诸障，这就是因为阳火虚衰的缘故。其三，人体的机能活动。人的精力靠什么呢？主要就是靠这个阳火。人到少阴病的时候，为什么会"但欲寐"？为什么一动也不想动？为什么心脏的搏动力渐渐减弱？就是因为火（阳气）在日渐地衰弱。其四，胃腐熟水谷的功能与火的熟物属性是很相应的。如果胃火（阳气）不足，那吃下去的东西拉出来的还是这些东西。如果胃火太过了，那就会消谷善饥，吃多少都不知道饱。其五，新陈代谢靠什么？还是火（阳气）。

那么人体的火是什么？为什么水火既济是动力之源？因为人体有两把火——君火和相火。"心属火，而位居于上，又纯阳而为一身之主，名曰君火；肾中之火，则与心相远，乃水中之火也，与心火不类，名为相火"。"心火为火中之火；肾火为水中之火，肾火守于下，心火守于上，而三焦火之道路，能引二火相交。心火动，而肾中之浮火亦随之"。（徐大椿，《医学源流论》）君火为阳，相火为阴。心属火，属阳，本居上，火性又炎上。肾属水，属阴，本居下，水性又润下。心肾两者何为原动力？基于火性炎上特性，当阳居下位，其气温升自能温煦其上的脏腑，且阳性主动，当为人体升降的原动力，下降的离火则为其最大助力。厥阴肝木得到温煦则肝气升，太阴脾土得温暖则脾阳升，启动人体气机太极左半圆的上升。

在人体十二经络划分中，三阴三阳中分别有两条同名的经络，其中足少阴肾经和手少阴心经就说的是水火关系问题。在五行对应中肾为水，心为火；水为阴，火为阳。从阴阳交感观念看，位于下者，以上升为顺；位于上者，以下降为和。所以，心火当下降于肾，肾水须上济于心，在中医里称为"心肾相交"，在《易经》里是水火既济卦。如果一个人的手脚温热，说明心脏的火力，能够输布到你的身体距离心脏的最远端。如果说你的手脚发冷，那么可能是心火不旺。心火能降而温肾水，肾阳得心火之助则蒸水上腾以制心火，心肾相交而和谐相生。水升需上达的动力，火降亦需下行之引力。藏于肾水中的火就是命门之火，能够让肾水升腾起来，温暖润泽所有脏腑骨骼经络肌肉，让液输布全身，人就不会出现皮肤干燥，或者是容易上火等问题。心肾相交的意义并不局限在两脏间的功能协调，更是全身气机升降的动力。朱丹溪《格致余论》云："人之有生，心为之火居上，肾为之水居下，水能升而火能降，一升一降，无有穷矣，故生意存也。"

链接：心肾不交型失眠

随着人们生活方式的改变，越来越多人患有"失眠症"。世界卫生组织调查，27%的人有睡眠问题。国际组织2001年开始将每年的3月21日定为"世界睡眠日"。中医认为失眠可以分为七大类：心肾不交型、阴虚阳亢虚烦不寐型、心脾两虚型、胆热或痰热内扰型、心肝火旺型失眠、心阴血亏虚型、肝肾阴虚型。其中比较普遍的是心肾不交型。中医认为，升降失常，水火不济，必然会产生心肾不交的病变，失眠就是其中之一。这种人在医号脉时会发现，左手的寸脉和尺脉比较弱，重按才得，寸脉代表心，尺脉代表肾，心肾脉都不太强，他的失眠症状就属于心肾不交型。治疗上应采用交通心肾的法则，有一个中成药叫作交泰丸。配方很简单：黄连和肉桂。前者药性凉，主降心火；后者药性热，主升肾水。心火与肾水在什么地方完美结合呢？在三焦。原来冷的地方变热，热的地方变冷，阴阳结合，身体康泰。

接着说第二对阴阳关系：脾升胃降，枢轴运转。气机升降运动体现在升其清阳、降其浊阴、摄取营养、排出所弃，各脏腑组织在这种运动中完成各自的生理功能活动，而各脏腑组织之间气机升降又相互配合、降中有升、升中有降，组成一个有机整体。升降出入失序导致阴阳气血失调和脏腑功能紊乱。

这一系列极其复杂的生理病理，物质代谢过程，虽在各脏器中进行，但脾胃升降牵动全局，所以称为"升降之枢纽"。因为脾胃居中焦，胃主受纳，脾主运化，要靠脾升胃降来完成。脾气上升，不仅可以帮助胃进一步消化，而且能吸收、转输水谷的精微和水液；同时，还能统摄、升提内脏，不使下陷，以保持诸脏各安其位。胃气下降，不仅能使饮食得以下行，而且能将初步消化后的水谷精微物质移交小肠，供给脾运化转输，上奉于心肺，布散周身。

因此，我们说胃气宜降不宜升，脾气宜升不宜降，这一过程既受纳又排泄，一升一降，升降相宜，互为因果，以取得相对的平衡与协调，使得人体气机生生不息。《临证指南医案》说："脾宜升则健，胃宜降则和。"所以，脾升胃降对于人体全身气机的调节起的是中轴枢转作用。黄元御于《四圣心源》曰："四维之病，悉因于中气，中气者，和济水火之机，升降金木之轴。"彭子益《圆运动的古中医学》曰："中气左旋则木火左升，

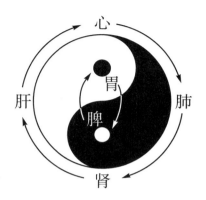

图9-4　人体气机以脾胃为枢机

中气右转则金水右降，转者由上而下，旋者由下而上。中气为轴，四维为轮。"也就是中土脾升胃降为一身太极的枢纽，在此枢纽的升降带动下，肝木、肺金、心火、肾水四维均绕其周而旋转，共同完成人体生命的气化圆运动。

　　"肾为先天之本，脾胃为后天之本"。清代的名医唐笠山如是说："治脾胃之法，莫精乎升降。"善治脾胃病的医生，都会注意脾胃升降气机的调治，升降通顺，疾病自然就能治愈了。李东垣[①]是著名的"补土派"。李东垣脾胃论的核心是："脾胃内伤，百病由生。"这与《内经》中讲到的"有胃气则生，无胃气则死"的论点异曲同工。他认为脾胃属土居中，与其他四脏关系密切，不论哪脏受邪或劳损内伤，都会伤及脾胃。同时，各脏器的疾病也都可以通过脾胃来调和濡养、协调解决。人体的病变就是体内不能正常有序地升浮降沉。脾属太阴，主升，主运化，胃属阳明，主降，主受纳。脾可使清阳之气上滋心肺，胃可使浊阴之气下达肝肾，"万物之中，人一也，呼吸升降，效象天地，准绳阴阳。盖胃为水谷

───────────

① 李东垣是"金元四大家"之一，脾胃学说创始人，强调脾胃在人体的重要作用，其著述有《内外伤辨惑论》《脾胃论》《兰室秘藏》《医学发明》《东垣试效方》《活法机要》等。

之海，饮食入胃，而精气先输脾归肺，上行春夏之令，以滋养周身，乃清气为天者也，升已而下输膀胱，行秋冬之令，为传化糟粕转味而出，乃浊阴之地也"。可见，李东垣是从脾胃阴阳升降与人体整体关系的角度来展开的。脾胃一虚，升降失司，则全身营卫失调，气血受阻，各脏均无所奉养，极易遭受病邪侵害，故调理脾胃的升降是治疗疾病的根本。"脾升则健，胃降则和"。脾胃的升降失常，常可引起清气下陷，即脾虚气陷，如胃下垂、脱肛、久泻、癃闭、子宫脱垂、带下崩漏、小儿囟陷等病。浊气上逆，胃气上逆，上干清道，出现眩晕、呕吐、食滞等，中土虚而浊阴得遏，清浊相干，湿浊痰饮，不能运化而中满痞塞腹胀；清浊相干，清气不得升，浊气不得降而呕吐、泄泻；土虚木乘，肝木克土，怒则气逆，呕吐腹痛飨泄；脾位中央交通上下，虚则精血不足，心肾不交，惊悸、不得卧、梦遗等症；痰饮中阻，胃不和则卧不安，呕吐脘胀，不得眠。在治法上要重视调理脾胃和培补元气，扶正以驱邪。

链接：《素灵微蕴》用圆理论解读和治疗齁喘病

《素灵微蕴》一书为清代黄元御研究《内经》的心得，他记录了一个医案。"赵彦威，病齁喘，秋冬病作，嚏喷涕流，壅嗽发喘，咽喉闭塞，呼吸不通，腹胀呕吐。得后泄失气，稍差胀微，则病发略减。少时素患鼻渊。二十余岁，初秋晚食后，偶因惊恐，遂成此病，自是不敢晚饭。嗣后凡夜被风寒，或昼逢阴雨，或日昃饱啖，其病即发。发则二三日，或八九日、二十余日方愈。病十二年矣。此其素禀肺气不清。肺旺于秋，主皮毛而司收敛，肺气清降，则皮毛致密，风寒不伤。肺气郁升，皮毛蒸泄，凉风一袭，腠理闭敛。……肺胃不降，病在上焦，而究其根本，则缘中气之虚。中气者，阴阳升降之枢轴也。盖太阴以湿土主令，阳明从燥金化气，中气在太阴阳明之间，和平无亏，则阴不偏盛而阳不偏衰，燥不偏虚而湿不偏长，故脾胃转运，升降无阻。中气虚损，阴旺湿滋，堙郁不运，则脾不上升而清气常陷，胃不下降而浊气常逆，自然之理也。饮食入胃，脾土温燥，而后能化。阴盛土湿，水谷不消，中焦壅满，是以作胀。雨降则湿动，日暮则阴隆，病所以发也。日昃阳衰，阴停不化，中气一郁，旧证立作，故不敢晚饭也。吐泄去其陈宿，中脘冲虚，升降续复，故病差也。是其虚在中气，而其起病之时，则因木邪。……己土侮于寒水，故脾气下陷，戊土贼于甲木，故胃气上逆。奇病论；惊则气上，举痛论：恐则气下，上下反常，故升降倒置，此致病之原委也。"

这位病人患的"齁喘"病，类似哮喘，犯病时张口抬肩上不来气，喉咙发出刺耳的声音。病人容易在秋冬季节和阴雨天多吃情况下犯病。这是肺气上逆不降的症状，其诱因是脾土被水湿困住，导致腹胀和胃气上逆呕吐。胃气不降，肺气也降不下来，所以会齁喘。他给出的方子是：茯苓、半夏、干姜、细辛、橘皮、桂枝、砂仁、甘草。其中茯苓祛湿；半夏燥湿，药性下行，降胃气；干姜温中散寒，温煦脾肾，帮助祛湿；细辛祛风散寒，药性燥烈；橘皮止咳降逆，行气健胃，燥湿化痰；桂枝疏肝温肝，升肝气；砂仁化湿温脾开胃，通胃气；甘草补脾气，调和诸药。这个方子，只有橘皮是止咳的，其他都是调理脾胃的，思路就是祛湿后让脾气上升，温肾疏肝也是帮助脾气上升降胃气，纾解肺气不降。此病人在服用了十几服药之后，就再也没发作过。

最后说第三对阴阳关系：肝升肺降，外翼旋转。

中医左肝右肺之说，常遭西医诟病。《灵枢·经水》篇曰："夫八尺之士，皮肉在此，外可度量切循而得之，其死可解剖而视之。其脏之坚脆，腑之大小，谷之多少，脉之长短，血之清浊……皆有大数。"《难经·四十二难》有"肝重四斤四两，左三叶右四叶，凡七叶……肺重三斤三两，六叶两耳，凡八叶……"的记载，说明古人是知道肺、肝的具体位置的。那么为什么说左肝右肺呢？这里其实非言肝、肺的解剖位置分列人体左右，而是肝气和肺气依太极之圆，以左右为路径，肝从左升、肺从右降，协合为人体外翼的升降，是中医功能气象定位的藏腑定位。中医"左肝右肺"之说，来源于先祖对天地宇宙的观察与思考。《周易·说卦》云："圣人南面而听天下，向明而治。"所以，自古以来从帝王到老百姓住的房子都以坐北向南为习惯。此时，南在前，北在后，东在左，西在右。同理，当我们以同样的方位观察对面的人体（乃至解剖）时，就会明白中医古籍中的"左肝右肺"是如何得来的。肝气主生发，应的是东方之象，东方在古代就是左边，中国古人是"左东右西"来看世界的。肺气主降，应的是西方之象，所以说"右肺"，肝和肺，一升一降，能够协调全身的气机。而东方（左）是太阳升起的方位，西边（右）是太阳下山的方位，左阳右阴、左升右降的观念由此产生。《素问·阴阳应象大论》曰："左右者，阴阳之道路也。"中医藏象学有着明显的重功能轻结构倾向。

三对关系说完了，我们明白了一个道理，中医所言的气机升降是太极圆转的升降。圆转，才有可能于旋转之中升极而降，降极而升，升降相因，相反相成，相互协调。在人体气机升降调节的功能配合中，肾、肝、脾，从左从阳而升，心、肺、胃，从右从阴而降，此同心之力。这就完成了一个完整的气机圆运动过程。有中医歌诀曰：

日从东方冉冉起，水在西边沥沥声；肾水养肝能涵木，随肝上达济心炎。

丽日如心照胃土，其温透胃暖寒泉；肾中潜龙为一阳，温脾如沤清阳升。

肺如华盖能肃降，化汽为水三焦经；三焦水道通州都，浊去精存再入肾。

外周气流逆向行，中央胃降脾气升；人体阴阳如两轮，右侧气分左侧阴。

链接：升降法时的医案

升降法时于临床如何把握？古人对升降法时理论多喜以年之春、夏、秋、冬。按照"春宜用升，以助生气；夏宜用浮，以助长气，秋时宜降，以顺收令；冬时宜沉，以顺封藏"的原则，变之为昼、夜、晨、昏更具实操性。曾接诊一男性患者，31岁，主诉是腰酸痛一年，余无明显不适，舌略淡，脉两尺略细，此肾虚无疑。患者无明显寒热表现，推断是肾气虚。过往所开处方大多为金匮肾气丸加减之类。方证应是合拍，为何一直未效？仔细询之，他说，"腰酸每发于早上5—7时，每因痛而醒"，卯时正当阳升之时，应于少阳。肾气不足，于阳升之时当升而无力升，故气憋郁而痛。于是以金匮肾气丸为底方加柴胡12克，葛根30克，七剂，嘱晨起5—6时服药。下周来复诊，诉仅服1剂，腰痛即愈，一直未再犯。本方所加柴胡、葛根两药，意在助其阳升。在太极图中，卯时、春天、少阳均在东方、左边，格局相同。《本经逢原》曰："柴胡能引清阳之气，从左上升，足少阳胆经之药。"是以柴胡之升，在于升少阳，可助郁而不升之肾气，于少阳之时借时而升。（潘毅：《寻回中医失落的元神》，广州：广东科技出版社，2013年）

2.气机的阴阳开合

《黄帝内经》论阴阳，不只言升降，还必言出入。升降直而出入横，气不能只有升降而无出入，出入废则升降息。左右俱有阴阳，俱有升降。荣气是随六阴、六阳之经循环往来，终而复始，即以经脉之升降为升降也。卫气不拘于经，行于手足六阳之部分则上升，行于手足六阴之部分则下降，是表升而里降。因此，有了开阖枢经络理论，《素问·阴阳离合论》云："三阳之离阖也，太阳为开，阳明为阖，少阳为枢。三经者，不得相失也，抟而勿浮，命曰一阳……三阴之离阖也，太阴为开，

523

厥阴为阖，少阴为枢。三经者，不得相失也，抟而勿沉，命曰一阴。"
《灵枢·根结》云："太阳根于至阴……太阳为开，阳明为阖，少阳为枢……"

中医学认为，万物之阴阳划分不是单一的、绝对的，而是灵活的、相对的。因为事物是有层次的，阴阳的划分也有层次，阳不是绝对的阳，阴也不是绝对的阴，阴阳两者互含互藏。明代医学家吴昆说："（阴阳）离则为三，合则为一，从三而十百千万，皆离也；三阳归于一阳，三阴归于一阴，皆合也。"三阴三阳亦贯穿着阴阳离合。

中医思维讲究取象比类，以门这个实物来比喻三阳三阴经的功能特点，"开（关）"指门闩，"阖"指门扇，"枢"指门轴。主"开"的经脉，分布部位较为浅表；主"合"的经脉，分布部位较为深层；主"枢"的经脉，分布部位在表里之间。"开"是开达、向外；"阖"是指内敛、向里的功能；"枢"指转换、变化的枢纽。六经开合枢，是一个完整六经之气周流循环全身说的过程，太阳、阳明、少阳、太阴、少阴、厥阴，各有所主，各有所司。开阖枢是指人体三阴三阳经脉的生理功能、病理特点及其相互关系的概括，是说明三阴三阳经脉离合、互根、转化以及脏腑经络升降出入转输的规律，有开必有阖，有出必有入，阴阳气化出入正常、升降调节有序，脏腑阴阳机能才能平衡。

六经皮部命名皆与关阖枢相关。一是三阳之离合。三阳经的离合，分开来说，太阳主表为开，阳明主里为阖，少阳介于表里之间为枢。但三者之间，不是各自为政，而是相互紧密联系着的，所以合起来称为一阳。太阳主三阳之表，乃为盛阳之气，从膀胱经气化上行外达，卫气宣发敷布，以抗衡外邪。阳明为三阳之里，内蓄阳气，内行下达，生化万物为气化之源。少阳乃阳气初生，阳气出入表里，其气行于中，使内外协调，表里气血枢转。三阳经脉通过气化作用，太阳上行外达，引动阳明之气内行上升；阳明经气内蓄，才能保证太阳经气外达，又由于少阳之气枢转，促使内外阴阳经气平衡协调。

　　二是三阴之离合。在外的为阳，在内的为阴，三阴经之离合，分开来说，太阴为三阴之表为开，厥阴为三阴之里为阖，少阴位于太、厥表里之间为枢。但三者之间，不是各自为政，也是相互协调紧密联系着的，所以合起来称为一阴。脾藏营，太阴者脾也；肾藏精，少阴者肾也；肝藏血，厥阴者肝也，三阴关阖枢各有所主，是为相离。而营、精与血互生互化，同为生命之基质，是为相合。所谓三阴离合，即寓有脾肾肝分工合作同主精液封藏之意。故《灵枢·根结》云："五藏六腑、折关、败枢、开阖而走，精气大失，不可复取。"皆言封藏不密之病。三阴经脉气化，有太阴经输转布达，厥阴经涵蓄内藏，少阴经畅达转输，共同作用才能使三阴经脉气通达，人体气化升降出入协调。正如《素问·阴阳离合论》云："三经者，不得相失也，搏而勿沉，合曰一阴"。

　　"开"，为阴、阳气盛大而发于外。阳开之位为三阳之表，为太阳，阳开则阳气运行方向向外、向上，布散在表。阴开之位为三阴之表，为太阴。阴气开则全身气机运行方向开始向内、向下。太阳号称"六经之藩篱"，为三阳之表，气化主上行外达，敷布阳气于外；肺主宣发敷布精微，脾为胃行其津液，运化转输精微，则津液的布达均为太阴所司，故太阳、太阴主开。太阳、太阴经脉在"开、阖、枢"中的"开"是人体脏腑经络气血运行敷布、转输、效应等功能的总和。太阳偏重布气，太阴则侧重运化水液。一旦"开"的功能失职，必然影响到人体机能气化的升降失常。太阳开机失职，卫外不固，则表证乃见，易罹暴病。太阳、太阴二者共同组成人体的开机，一旦失常，互为因果，相互传变。

　　"阖"，为阴、阳气之闭合。阳气之阖为阳明，阴气之阖为厥阴。"阳明为阖"，阳明为二阳，升降同体，以降为本，阳明阖则阳气闭合，阳气由盛转衰，由布散在外转降，降则生阴，如营、血、精之类。"厥阴为阖"，厥阴为一阴，两阴交尽，阴气闭合。阴气合则阴气由盛转衰，气机由降转升，由阴之内转出阴之外，阳气渐生。胃与大肠气化均主内行下达，心包为神明之守护，肝藏阴血，故阳明、厥阴主阖。阳明、厥阴为

"阖"也是指人体气血精微的吸收、贮藏和利用的整个气化过程。"阖"的机能失职，必然影响到人体的化生功能。阳明乃三阳之里，如阖机过度，则卫气不行，郁滞于内，易生变故。阳明为万物生化之源，阖之不当，气血运行不利，宗筋失养则生痿病。厥阴为阴之里，主涵藏诸阴，大凡属阴血不藏或神魂不守舍的疾病，皆可判断为厥阴失阖。阳明、厥阴二者组合成人体阖机，一旦一方失常致病，方可互为因果，相互传变，因有病理因果关系，临床应用则互为相治。

"枢"，联系两端枢转出入也。阳枢为少阳，阴枢为少阴；阳枢枢转阳气之开合；阴枢枢转阴气之开合。少阳、少阴皆属"枢"，少阳偏于枢气，少阴偏于枢血。少阳能使阳气出于表里之间，调节内外阳气之盛衰，枢转表里之气；少阴心肾为水火之脏，心主血脉外达，肾主水主纳气，水火上下交通互济，故少阳、少阴主枢。枢机是人体的调控功能，负担着阴阳气血的协调输转。临床上如果少阴枢机太过，阴气上冲干扰阳位，少阴枢机不及则少阴内陷，阴不出阳。所以少阳、少阴二者共同组成人体枢机，因此一旦一方失常，易导致疾病互相传变，因而治疗必须二者互治或共治。

三阳的开阖枢分别与三阴的开阖枢为阴阳表里关系。太阳、太阴皆属"开"，太阳偏重布阳气，太阴则侧重运化水液；阳明、厥阴皆属"阖"，阳明主受纳通降，厥阴司阴血潜藏；少阳、少阴皆属"枢"，少阳偏于枢气，少阴偏于枢血，它们在功能上协调呼应，一方发生失常时易导致向另一方的传变，互为病理因果关系。如太阳、太阴的关系不仅体现在气与水液的关系，而且肺司卫气主皮毛，太阳主表，在功能上具有协同性；在病机上可相互传变，太阳受邪会导致水液输布异常。阳明与厥阴、少阳与少阴与此相类。它们按照手经与足经为一组对应起来，就形成了脏腑别通的关系：

足太阴脾经——手太阳小肠经，手太阴肺经——足太阳膀胱经（开）；

足厥阴肝经——手阳明大肠经，手厥阴心包经——足阳明胃经（合）；

足少阴肾经——手少阳三焦经，手少阴心经——足少阳胆经（枢）。

链接：基于"开阖枢"理论图解小朱鸟汤证

"外感天行热病"初起时，正值酷暑炎热，太阳热势鸱张，"暑气通于心"，外热稍炽，未外袭人体，使"内生烦热"，若其人"心气不足"，暑热之阳邪外袭太阳表，阳热之邪性主开泄，使肌表毛孔舒张开放，来自肺脏阴液外输的肌表津液顺势外出欲作汗，但其汗必定随出随干而不易觉知，后期甚至无汗。而暑热阳邪烁津耗阴，一方面，肌表与肺脏津液被迅速大量耗损，天气得阴而降，今则阴耗而不得下降，清肃之令失司；另一方面，心火耗损心中阴血，心阴无法敛降心火，导致心火无法正常下行传交，不能按"十二经阳气运行图"下传手太阳小肠，则小肠阳气不足，阳气固摄作用失司，导致小肠出血，小肠虚寒则"时时下利"；小肠出血为"远端血"，其色必黯而不鲜，加之寒凝，则如"鸡鸭肝"。血液离经，妄动妄行，最终溢出

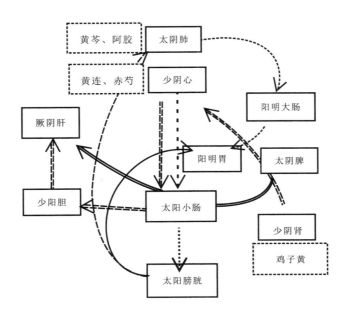

图9-5　小朱鸟汤作用于六经气机升降示意图

"魄门"呈"下利纯血"。

　　小朱鸟汤证选别号"朱鸟"的黄连为君，取其性味苦寒而色黄赤，入心经而清解心中亢盛不降之火，佐以赤芍滋补心中阴血，加强对"南方相火"的敛降作用；黄连又能"厚肠壁"而"坚金气"，"下利止"，而赤芍可防止厥阴木火借南方火势燃烧，所谓"治未病"。再用性味苦平之黄芩为臣，清解太阴肺气，天之阳气得以下降，减少从肺传至心的阳气，减弱"南方相火"热势。加入阿胶"血肉有情之品"为佐，入肺经而滋阴，与赤芍相伍，共奏养阴敛阳之功。心阴源于肾阴，鸡子黄具化育之基而合和坎（白）离（黄），滋养心君真阴，收敛心火。黄连、黄芩二者清解南方火气，赤芍、阿胶、鸡子黄三者敛降阳火。此五药分别作用于南方炽盛的正阳天气（天行之热和人体相火）、西方的太阴天气，以及北方的少阴之气，使人之一身之气复归周流，则万化皆安。（梁永林等：《基于开阖枢理论图解大小朱鸟汤》，《中医药信息杂志》2019年第7期）

3. 气机的阴平阳秘

　　人体内部以及人体与外界环境之间的阴阳平衡协调，是人体进行正常生理活动的基础。反之，阴阳失调，偏盛偏衰，则为疾病，阳盛则热，阴盛则寒，阳虚则寒，阴虚则热，这是中医病理学的基本观点，一直以来，阴平阳秘作为中医学判断人体健康态的标准而被广泛应用。"阳强不能密，阴气乃绝"，阳过强就不能在合理的限界内适度地作为，会引起阴气化阳，内阴受损，从而造成阴气断绝。阴阳的和合、平衡是万物的正常形态存在的前提，阳气耗散消失，物质就必须以阴化阳，以达成新的阴阳平衡，程度低时是逐渐消耗，程度高时则会引起大的病变。阴阳是万物之纲领，历来被中医用来解释人体的生理、病理、诊断、治疗。生理上，阴阳动态平衡是其常态，《素问·生气通天论》指出"阴平阳秘，精神乃治，阴阳离决，精气乃绝"；病理上，阴阳的偏胜偏衰是疾病产生的根源，《素问·阴阳应象大论》指出，"阴胜则阳病，阳胜则阴病"，被称之为"阴阳失调"；诊断上，如《素问·阴阳应象大论》所说，"善诊者，察色按脉，先别阴阳"；治疗上，如《素问·至真要大论》所说，"谨察阴阳所在而调之，以平为期"。

　　"阴平"即阴气平顺，"阳秘"即阳气固守，是阴阳两者互相调节而维持的动态平衡，要害在"动"。气的阴阳相互对抗、相互制约和相互排斥，以求其统一，取得阴阳之间的动态平衡。内经说"正气存内，邪不可干"，就是说只要把身体维持在一个阴阳平衡的状态下，身体就不会生病。气一直处于运动的某种状态，调理气机无非是让状态发生改变，改变某个脏腑经络之气能量的振动频率，影响气机运行。一个人情绪失常，气候影响或者劳倦内伤等都能引起气化气机紊乱而发病。中医认为，气分阴气、阳气，"阴者，藏精而起亟也；阳者，卫外而为固也。""阴藏精"和"阳化气"是人的气化运动的相反相成的两个方面，都是物质、能量、信息的流通和转化。"阴藏精"反映生命物质的合成和生命能量的储存过程，它为"阳化气"提供物质、能量来源。"阳化气"反映生命物质的分解和能量的释放过程，它为"阴藏精"提供动力源泉。中医气化学说和阴平阳秘观揭示了人体维持非平衡的耗散结构特征和有序稳定机制，是对人体深度复杂性的把握[①]。《素问·举痛论》云："百病皆生于气也，怒则气上，喜则气缓，悲则气消，恐则气下，寒则气收，炅则气泄，惊则气乱，劳则气耗，思则气结。"在整个气机升降循环中，核心依然是阴阳原理：阳气主升，阴液主降。因此，人体的气机升者，阳气之用也；降者，阴液之功也。

　　现代生物学认为，新陈代谢是生物体生命活动存在的基本方式。中

---

① 祝世讷等：《从有序性原理解读气化学说和阴平阳秘》，《中国中医药报》2022年5月12日。

医理论里包括气机在内的气化，表达的是人体这一复杂生命过程中物质和能量的代谢过程。气机是气化必须经历的过程和存在的状态，气的运动就是气机，是阴阳之气的各种运行变化，不是阳气独自所能完成的，所谓"孤阴不生，独阳不长"。阴阳相互对流运动，形成太极，太极的两仪相交处，也存在内部的升降对流。人体的心好比是宇宙中的太阳，肾好比是如大地的海洋，天地之间阴阳对流产生气生雨降，在人体内部则是气血对流，肝升肺降大对流，脾升胃降小对流。这个对流的方向，遵循太极阴阳原理。

余浩先生在《医间道》一书中说，人体生命的运行，如同两个轮子一样，某一个点卡壳了，轮子就无法前进，治疗疾病，就如同修复卡住的轮子，找到卡住的原因。他在书中画了一张人体阴阳脏腑能量循环图，来说明人身阴阳如两轮（图9-6）。人体的阴阳划分，即右侧为阳，左侧为阴。具体到脏腑，胃虽然归于左轮（阴），但胃腑属阳明，依然属于阳；脾虽然归为右轮（阳），但脾脏属太阴，为阴。心为火脏，属阳，在图中居左侧，是因为心代表血，血属于阴。肺代表肺脏的同时，也代表气。血属阴，气属阳；心血来源于肝，肺气来源于脾，这样就分出"上为阳，下为阴"。人体阴阳脏腑气机循环图中左边是心主血，血液循环系统；右边是肺主气，是经络系统；心肝脾肺肾以及胃、大肠、小肠、膀胱、胆等五脏六腑共同作用完成了人体的气机循环。

人体阴阳脏腑气机循环图中的线为什么是斜线？因为天人相应，地球的旋转是倾斜着的，倾斜了23.5度。正如《素问·阴阳应象大论》所云："天不足西北，故西北方阴也，而人右耳目不如左明也。地不满东南，故东南方阳也，而人左手足不如右强也。帝曰：何以然？岐伯曰：东方阳也，阳者其精并于上，并于上，则上明而下虚，故使耳目聪明，而手足不便也。西方阴也，阴者其精并于下，并于下，则下盛而上虚，故其耳目不聪明，而手足便也。故俱感于邪，其在上则右甚，在下则左甚，此天地阴阳所不能全也，故邪居之。"

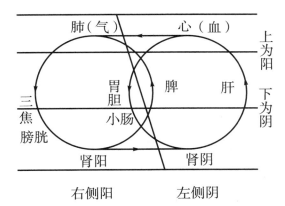

图9-6　人体阴阳脏腑气机循环图

　　阴阳平衡才是硬道理。但是阴阳平衡不是阴阳平等而分，阴平阳秘是一种阴阳的动态平衡，没有一个人的阴阳可以绝对平衡，因为阴阳互根，存在对立斗争，发生着消长转化。"阴平阳秘"应该理解为"无太过、无不及"，如果阳太过，则"阴不胜其阳"，人就会"失神"，故"弃衣而走，登高而歌"；若阴太过，则"阳不胜其阴"，即阳气不足，故"懒言少语，旦欲寐，四肢厥冷，阴寒集聚，脉流迟滞"。所谓"平人"，那就是无太过无不及的"阴阳和""一团和气"状态。阴在内，有阳作为它的卫外；阳在外，有阴作为它的辅佐。阳气太过，身体就会发热，腠里紧闭，喘息急迫，呼吸困难，身体就会俯仰摆动，如果手脚厥冷汗出不来，热不散，牙齿干燥，心里烦闷，若再有腹部胀满的感觉，就是死症。阴气太过，身体就会恶寒、出汗、身上时常觉得冷，屡屡寒颤，严重者会出现手足厥冷的现象，若再感腹部胀满，就是死症。这就是阴阳偏胜，失去平衡所引起的疾病症状。阴阳平衡也是养生的根本原则。心过劳的人，心疲肝旺，心过劳就是心太满，则不纳肝（木）生之火，心不纳肝生之火，则肝气必积而盛。肝木克土，脾胃受病，消化不良，营养不足，夜眠不安。土又克水，于是肾水大亏，水不足则火更旺，心肾相联，心气更弱，肺病即成。内部相互关联，一动全动，一病全病。人体中的气血也是一对阴阳，血为阴为体，气为阳为用。血为气之母，气为血之帅。气不足，易得淤积之病，如肿瘤、血栓等；气太过，易得脑出血之类的病。所以，只有气血平衡，人才能健康。

有中医歌诀云：

阴盛阳虚体发冷，热盛火大伤内津。心阳虚了则畏寒，心阴虚了神不宁。肝阳上亢易发怒，肝阴不足血亏少。脾阳不振胃虚寒，胃阴不足嘴唇干。肺气虚了不固表，肺阴虚了内发燥。肾阳不足易阳痿，肾阴不足精液耗。五脏属阴也有阳，六腑属阳也有阴。五脏六腑阴阳辨，辨清阴阳好看病，唯物辩证莫死板，一分为二才是真。

第十章

阴阳为纲　辨证论治

善诊者，察色按脉，先别阴阳。

——《素问·阴阳应象大论》

谨察阴阳所在而调之，以平为期，正者正治，反者反治。

——《素问·至真要大论》

　　通过前面各个篇章对中医文化的阐述，到这一章，我们可以清晰地看到，以《黄帝内经》为理论基础的中医学，是一个以气为根本、阴阳为纲纪、五藏为中心、经络气血为交通、生克制化为调节、升降出入为机制，因应天地人协调性为视野的理论体系。中医学是把生命活动和天地人（天文、地理、人事）的各种变量因素综合联系起来，形成了多维时空系统性、整体性的生命观、疾病观和医疗观。本章简要介绍在阴阳理论指导下，如何具体运用理、法、方、药治疗疾病。

　　中医治病不外乎就是清代程国彭《医学心悟》总结的辨证施治的四诊、八纲、八法，通过望闻问切，因证立方，"论病之倚，则以寒、热、虚、实、表、里、阴、阳八字统之，而论病之方，则以汗、吐、下、和、温、清、消、补八法尽之"。在八纲八法思想的指导下，可以用药，也可以用针灸、导引、刮痧、拔罐、按摩、推拿、祝由、符禁、饮食调节等，都是治病的手段，都要用到八纲八法。

　　辨证的过程，是以脏腑、经络、气血津液、病因等理论为依据，对通过望、闻、问、切四诊所搜集的病证信息，进行综合、归纳、分析、推理、判断、辨明其内在联系，以及各种病变相互之间的关系，从而找到病机，做出正确的诊断。辨证和论治，是中医理、法、方、药在临床上具体重要的两个环节，两者相互联系，不可分割。辨证是治疗的前提和依据，论治是辨证的目的和检验辨证正确与否的客观标准。症是指单个的症状，中西医认识是一致的，如头痛，发热，咳嗽，心慌，恶心等等。证，即求证的证据、证候的简称，它不单纯是症状或主观感觉，而是一组特定的临床症候群，包含着病因、病变部位、病变性质、正邪对比等方面的综合概念。中医辨证方法有多种，主要有八纲辨证、病因辨证、气血精津辨证、脏腑辨证、卫气营血辨证、三焦辨证、六经辨证等。其中八纲辨证是各种辨证的总纲，也是从各种辨证方法的个性中概括出的共性，在诊断疾病过程中，起到执简驭繁、提纲挈领作用。

　　为了对中医辨证论治有一个总体的了解，这里首先简要梳理一下中医常用辨证方法的发展历程。中医认为疾病主要可分为两大类：外感病、内伤病。治疗外感病的三大辨证方法——六经辨证、卫气营血辨证、三焦辨证。这几种方法的产生也有它特定的历史背景。

　　汉代张仲景家族有200多人，结果不到十年时间，死去三分之二，其中死于伤寒者就有十分之七，于是他"感往昔之沦丧，伤横夭之莫救，乃勤求古训，博采众方"，他根据汉代之前的中医理论和临床经验，把疾病发生、发展、转归、并病、合病、表里相传、阴阳转变等病理过程中不同的脉证，找出共同规律，做出系统归纳，高度概括为六个不同的证候类型，继承和发展了《素问·热论篇》，写出了《伤寒论》一书，完善了中医辨证论治体系，创立了六经辨证方法以治疗伤寒，他因之被后世推崇为医圣，他的方子被称为经方。张仲景按照一分为三方法论，六经辨证其实质就是把阴经、阳经各自一分为三：阳经分太阳、阳明、少阳；阴经分太阴、少阴、厥阴。在《伤寒论》中，伤寒初起的发热通常只有两种情况：

534

发热有汗为太阳表虚证，用桂枝汤；发热无汗为太阳表实证，用麻黄汤。这一治法在仲景之后成了不易之规。麻黄汤和桂枝汤中都有桂枝，后世医家发现一些外感发热的病人服了麻黄汤和桂枝汤后不仅没好，反而加重甚至死亡了，有的医家得出了"桂枝下咽，阳盛则毙"的结论，没有意识到有的病人感受的根本就不是风寒，本来就不应该用麻黄汤和桂枝汤。

　　这种方法一直延续到了隋唐时期。到了金元时期，由于连年战乱，瘟疫流行，多数医家仍误用麻桂诸方治外感发热，为何用医圣之经方却无效？在反复的实践和思考中，金元四大家应运而生。刘完素认为，当时的五运六气和东汉时代已有不同，用麻桂治不好的原因是"六气皆从火化"，外寒迅速化火或与内热结合。他创造了"防风通圣散"等表里双解名方来治疗外感发热，这些方子多是麻桂等辛温解表剂再加上清热泻火剂组成，所以对许多发热的病人产生了疗效，刘完素也因此被推崇为寒凉派的代表人物。这个突破后，紧接着产生了朱丹溪的滋阴派，他提出"阳常有余，阴常不足"的观点。滋阴也好，寒凉也好，客观上是对当时过用温燥药物和多服用丹石的补偏救弊。明代医家吴有性《温疫论》作为第一部传染病专著，提出外感致病邪气除风、寒、暑、湿、燥、火这六淫外，还有一种"疫疠之气"，提出了当时对传染病的称呼"疫病"的病因是"非其时而有其气"。这才第一次从理论上实现了突破，因为感受的邪气变了，再沿用伤寒麻桂诸方，当然无效了。清代温病大家叶天士，在长期的临床实践中观察到，温病与伤寒致病邪气不同，入侵途径和传变规律也不同，虽然都是由表入里，但伤寒是按六经传变，温病是按卫气营血传变，因此他在《温热论》中提出温病十二字纲领："温邪上受，首先犯肺，逆传心包"，指出在治疗上必须"在卫汗之可矣，到气才可清气，入营犹可透热转气，入血就恐耗血动血，直须凉血散血"，从而创立了卫气营血辨证。至此，中医从理论和实践上弄清了六经辨证方法不适宜于温病的问题。所以有医家认为，自仲景之后，真正读懂《伤寒论》而又能跳出《伤寒论》者，叶天士是第一人。实际上当年张仲景对温病也已有认识："太阳病，发热而渴，不恶寒者，为温病。若发汗已，身灼热者，为风温。"
他早就清晰地认识到了温病和伤寒不是同一类病，不可用麻桂发汗。这之后，清代著名温病学家吴鞠通进一步发现，湿邪有重浊下趋的特性，所有湿热类的温病除了按照卫气营血由表入里横向传变外，还按照上焦—中焦—下焦由上而下规律的传变，因此治疗原则应该是"治上焦如羽，非轻不举；治中焦如衡，非平不安；治下焦如权，非重不沉"，从而创立了三焦辨证的方法，写入了他的《温病条辨》。至此，中医的辨证论治理论体系日臻完善。

因此，中医的辩证思想中，八纲辨证是管总的，把千变万化的疾病，按照表与里、寒与热、虚与实、阴与阳这种简洁的两点论来加以分析，把病变中的主要矛盾揭示出来，从而抓住其在表在里、为寒为热、是虚是实、属阴属阳的矛盾，这就是八纲的基本精神。这之中，阴阳又是贯穿始终的，以阴阳统率表里、寒热、虚实；里、虚、寒属阴证，表、热、实属阳证。鉴于本书的立意主旨和篇幅限制，仅仅从阴阳角度进行介绍中医辨证施治的要义。

一、一条纲领定盘星：治则与阴阳

《易经》讲的是天地万物阴阳变化的数理和哲理，天人一理，阴阳代表一切事物的最基本对立面。阴，为寒，为暗，为聚，为实体化；阳，为热，为光，为化，为气化。定盘星是秤杆上的第一颗星，把秤砣挂在这里正好能与秤盘上重量平衡。找到了阴阳纲领，就找到了治病疗疾的"定盘星"。阴阳是八纲中的总纲，一切病证都可以归之为阴证或阳证的大原则中。《素问·宝命全形论》云："人生有形，不离阴阳"，说明人身具有阴阳划分、属性分类的规律。从治疗角度，张介宾在《景岳全书·阴阳篇》进一步指出阴阳纲领的落脚处："证有阴阳，脉有阴阳，药有阴阳。"

1.阴阳平衡才是硬道理

世间千道理万道理，阴阳平衡才是硬道理。《阴符经》说："自然之道静，故天地万物生。天地之道静，故阴阳生。阴阳相推而变化顺矣。"万物都是在阴阳运动的动态平衡中进行生命循环。阴阳动态平衡是阴阳双方的消长转化保持协调，既不过分也不偏衰，呈现着一种协调的状态。阴阳动态平衡是生命活力的根本。中医理论认为，人体生病是由于人体的阴阳失衡，治病的根本是帮助病人调节阴阳使其达到阴阳平衡的过程。一个阴阳平衡的健康人有两大基本特点：外在精力充沛、容光焕发，内在气血充足、五脏和顺。

现代医学也同样认为，人体内存在体液平衡、免疫平衡、代谢平衡、菌群平衡等各种平衡；各系统通过平衡调节，最终达到人体内部稳态。这个稳态，即是人体处于动态平衡而身体健康舒适的理想状态。《黄帝内经》以脏腑气血为切入点，描述了健康人体的气血津液状况是："五脏坚固，血脉和调，肌肉解利，皮肤致密，营卫之行，不失其常，呼吸微徐，气以广行，六腑化谷，津液布扬，各如其常，故能长久。"（《灵枢·天年》）在这一点上，中西医认识是一致的。"夫阳与阴，皆有俞会……阴阳匀平，以充其形，九候若一，命曰平人。"（《素问·调经论》），内经把健康的人称为"平人"。我们现在叫"平常人"，其实要做到"阴阳匀平"而"恒常"，并不是一件很容易的事情，因为肝、心、脾、肺、肾五个生理系统各有特性，互相生克制化而处于动态平衡，若一脏失常，则整体失和。

中医认为，正气存内，邪不可干，邪气所凑，其气必虚；百病生于气。何以养气？五脏六腑之气的平衡是第一要义的。五脏具有化生和贮藏精气以及藏神、主志的功效，五脏六腑之间的各种生理功能相互依存、相互制约，以保持着人体生理活动的协调平衡。中医用阴阳盛衰说明人体病理变化，疾病的发生发展与正气、邪气有关，正气分阴阳——阴气与阳气；邪气分阴阳——阴邪与阳邪；在六淫邪气中，寒、燥、湿为阴邪，风、暑、火为阳邪，以阴阳偏盛（胜）、阴阳偏衰来概括。按照五行理论，脏腑之间是整体的系统的关系，具有互相协同的能力，以保持全身阴阳协调，维持整体的健康状态。如肝主升发，它善于升发阳气，宣散郁滞，调畅气机、通利气血，所以能够促进脾胃升降；肝与肺的合作，肝属木主升，肺属金主降，他们的运作使得气机有升有降，有升有降才达到了平衡。如果其中一个功能失调，那么人体的气机升降就会失去平衡，导致阴阳不调、气血不周，清气不升、浊气不降，循环出现障碍，人体就会生病。

"阴阳平衡"的难度还在于，平衡不仅在于体内五脏六腑，还包括人与自我、人与社会、人与自然的协调、和谐和统一（参照第八章《以神御形》）。

中医治疗的基本原则是平衡和协调阴阳，当然也包括协调脏腑，扶正祛邪，救偏抑亢，这其中就包含许多阴阳相关关系。如《黄帝内经》亢害承制的理论、补阳救阴与固阴保阳、补气生血与养血壮气、里病治表与表病泻里、上病下取与下病上取、从阳引阴与从阴引阳等治疗思想。因此，阴阳不是简单的医学原则，而是具有特定功能的物质或信息系统，也是人体功能单位的基本表现形式，是脏腑功能偏盛偏衰、疾病病机趋势的系统反映。《黄帝内经》提出"治病必求于本，本于阴阳"，分辨阴阳属性是中医治疗疾病的基本依据，说明疾病是阴阳属性偏离平衡状态的结果。因此，辨识阴阳是诊断、治疗疾病的根本。

链接：药能证明左、右肾的功能不同——左归丸和右归丸

中医认为，肾为"先天之本"，肾位于腰部，左右各一，左属水，为肾阴，又叫"元阴""真阴"，是人体阴液的根本，对各脏腑组织起着濡润，滋养的作用；右属火，为肾阳，又叫"元阳""真阳"，是人体阳气的根本，对各脏腑组织起着温煦、生化的作用。

你知道六味地黄丸和金匮肾气丸的区别吗？六味地黄丸由熟地

黄、山茱萸、山药、泽泻、丹皮、茯苓组成，滋阴补肾，用于肾阴亏损、头晕耳鸣、腰膝酸软、骨蒸潮热、盗汗遗精、消渴。金匮肾气丸又名八味地黄丸、桂附地黄丸，由熟地黄、山茱萸、山药、泽泻、丹皮、茯苓、肉桂、制附子组成，温补肾阳，化气行水。用于肾虚水肿，腰膝酸软，小便不利，畏寒肢冷。通俗一点说，六味地黄丸治疗肾阴虚，金匮肾气丸治疗肾阳虚。

明代张景岳提出"善补阳者必于阴中求阳，则阳得阴助而生化无穷；善补阴者必于阳中求阴，则阴得阳升而泉源不竭"，"补阴不利水，利水不补阴，而补阴之法不宜渗"。（《景岳全书·新方八阵》）他根据脉学上的"肾中之元阴，当候于左尺；肾中之元阳，当修于右尺"，左手尺脉候肾阴（水）之征，右手尺脉候肾阳（火）之征，从金匮肾气丸与六味地黄丸中分别化裁出左归丸与右归丸两个方子，遂将补肾阴的方药定名为左归，补肾阳的方药定名为右归，包含有阴阳互根、连绵不止的生生之意。六味基本药物：熟地黄、山药、山萸肉滋阴补肾、固精敛汗，枸杞子补肝肾益精血，菟丝子补肝肾、强腰膝、健筋骨，鹿角胶助阳，甘温性味为重，是填精补肾之上品。左归丸加龟板胶补阴，二胶合用峻补精血、调补阴阳，川牛膝补肝肾、强腰膝、健筋骨，重在滋阴补肾，填精益髓。补阴药中佐以扶阳药，可起"阳中求阴"之效，主真阴不足。主治男子精少不育、阳痿、遗精早泄，女子月事不调，经枯不孕或男女性功能低下等生殖系统病变。左归丸还可用于治疗更年期综合征，是中药非激素药物疗法。右归丸加肉桂、熟附片温肾阳、暖下元，杜仲补肾阳、益精血，当归温补肾阳，填精补髓止遗。方中扶阳药中配以滋阴药——熟地、山药、山萸肉、当归、枸杞子滋肾阴，养肝血，可收"阴中求阳"之效。主治元阳不足，精血虚冷。表现为久病体虚疲乏，畏寒肢冷；或阳痿遗精，或阳衰无子；或腰膝软弱，下肢浮肿；或饮食少进，大便溏薄。

那六味地黄丸和左归丸、金匮肾气丸和右归丸该怎么区别使用呢？六味地黄丸与左归丸同为补肾阴亏虚方药，前者壮水治火，后者育阴而涵阳。凡肾阴虚证可见头晕目眩，腰膝酸软，耳鸣耳聋，健忘多梦等。若兼见盗汗梦遗，骨蒸劳热之虚火证者，宜用六味地黄丸治之；若无虚火偏旺证，而身体渐至虚弱，精神不振，两目无神，遗淋不禁者，则宜左归丸滋阴以填精。（胡品福：《中国医药报》2010年1月25日）

2. 阴阳失衡则生病

人体作为一个有机整体，体内充满着阴阳对立统一。《素问·五运行大论》说："阴阳不相得则病"。阴阳失衡，疾病就乘虚而入。

以脾胃为例。脾为脏，为里，属阴；胃为腑，为表，属阳。脾与胃，一脏一腑，一阴一阳，一里一表，不仅在生理上相互联系配合，在病理上也相互影响。脾胃一旦阴阳失衡，就会导致脾胃虚弱，出现以下两种情况：一是脾阳虚，阳气虚衰而阴气过盛，表现为畏寒怕冷。因为人体内水分的消耗与代谢，取决于脾阳的运化作用，如果脾阳虚则阳气衰微，水分蓄积体内，我们可以直接看到的现象就是舌体胖大，受牙齿挤压出现齿痕。同时完谷不化、便溏。医家自古有一个形象的比喻，食物的消化就好比要把生米煮成熟饭，胃好比是煮饭的锅，而脾的阳气就好比是煮饭的火，"火"不足，米就无法煮熟成"饭"。所以阳气不足，食物就无法"腐熟"。同时，如果阳气不足，我们的内环境就会处于一种阴寒状态。因此脾阳虚的人大都四肢不温，畏寒怕冷。另一种情况是脾阴虚，是脾脏阴液不足、濡养失职、运化无力的表现，临床症状上不思饮食、口淡乏味、食后腹胀。由于脾的运化失调，人体得不到足够的营养，就会气血不足，则疲乏无力；阴液亏虚，机体失养，则身体消瘦；津不上承，则涎少唇干；津不下润，则便秘尿赤；阴虚化燥生热，则五心烦热。当然，在实

540

际临床中，也有不少病人是阴虚阳虚都有的情况。由于脾胃是阴阳表里的关系，脾的阴阳失衡也会带来胃的阴阳失衡，一是会出现阳气不足、胃失温煦的胃阳虚症，出现胃脘冷痛、喜温喜按、泛吐清水、消化不良、口淡不渴、倦怠乏力、畏冷肢凉、舌淡胖嫩、脉沉迟无力等虚寒证候。二是胃阴虚证，又叫胃虚热证，临床上胃脘隐痛、饥不欲食、口燥咽干、大便干结、干呕见逆、舌红少津等证。

病邪侵袭人体时，阳邪侵袭人体可导致机体的阳气偏盛，阴邪侵袭人体可导致机体的阴气偏盛，由于阴和阳的相互制约，阳长则阴消，阴长则阳消，阳偏盛则会耗阴，从而导致阴液不足，阴偏盛也必然损阳，导致阳气虚损，从而"阳盛则阴病，阴盛则阳病"。导致阴阳不平衡、不协调的原因、条件和表现形式各不相同。病理的阴阳关系可以归纳为量——质变化的阳盛则热，阴盛则寒；阳虚生寒，阴虚生热；阴虚阳亢，阳虚阴盛；阳损及阴，阴损及阳；阳盛格阴，阴盛格阳；寒极生热，热极生寒等。层次——结构（空间）的阳病入阴，阴病出阳；阴阳相引；阳病及阴，阴病及阳等。先后——顺序（时间）的疾病新久、虚实，在腑与在脏等。阴阳失衡是对脏腑、经络、气血、营卫等相互关系失去协调和平衡，以及表里出入、上升下降等气机失常和人体各种功能性与器质性疾患等病理机转的高度概括。中医理论上把阴阳失衡归纳为以下几种情况：

一是阴阳偏盛。阴偏盛则阳虚，阳偏盛则阴虚。阳盛是阳邪亢盛的病变，比如，如暑热之邪侵入人体的阳气偏盛，出现高热、汗出、口渴、面赤、脉数等表现，其性质属热，多表现为阳盛而阴未虚的实热证，所以说"阳盛则热"。阴盛是阴邪亢盛的病变，如纳凉饮冷，出现腹痛、泄泻、形寒肢冷、舌淡苔白、脉沉等表现，其性质属寒，所以说"阴盛则寒"。阴盛则寒多由感受寒湿阴邪，或过食生冷，寒湿中阻，阳不制阴而致阴寒内盛之故。

二是阴阳偏衰。这是阴气或阳气的某一方减少或功能减退时，则不能制约对方而引起对方的相对亢盛，形成"阳虚则阴盛"、"阳虚则寒"

（虚寒）、"阴虚则阳亢""阴虚则热"（虚热）的病理变化。比如阳虚，阳气有温暖肢体、脏腑的作用，如果阳虚则机体功能减退，容易出现虚寒的征象。常见的有胃阳虚、脾阳虚、肾阳虚等，主证为精神委顿、畏寒肢冷、面色苍白、大便溏薄、小便清长、脉沉微无力等。再比如阴虚，由于机体阴液虚亏及其功能减退，因而阴不制阳，导致阳相对亢盛，其临床表现为阴液不足，失其滋润濡养之功，可见口干舌燥、咽干唇干、皮肤干燥、便干尿少、舌红少苔、形体消瘦、盗汗、脉细数等症，阴虚则阳亢虚热，虚火内生，可见午后潮热、五心烦热或颧红升火等症。

三是阴阳格拒。阴寒或阳热某一方盛极或壅遏，致使体内阴阳之气不相顺接和维系，进而相互排斥、格拒。比如，阳盛格阴，表现为热极似寒，本质属热，是一种假寒现象，是由于因邪热内盛，深藏于里，阳气被遏，郁闭于内，不能外透，格阴于外，表现为四肢厥冷，脉象沉伏或服寒药不纳等假寒症状。《医宗金鉴·伤寒心法要诀》曰："阳气太盛，阴气不得相荣也。不相荣者，不相入也，既不相入，则格阴于外故曰阳盛格阴也。"另一种情况是阴盛格阳，体内阳气极虚，导致阴寒之气偏盛，格拒阳气于外，是内真寒外假热的证候，临床表现为身热、面红、口渴、脉大等假热症状，身虽热但反欲盖衣被，口虽渴反欲热饮，脉虽大却按之无力，面虽红却浮如妆，同时可见四肢厥冷，下利清谷，小便清长，舌淡苔白等真寒症状。

链接：阴盛格阳——真寒假热医案

《伤寒论》第11条，"病人身大热，反欲得衣者，热在皮肤，寒在骨髓也；身大寒，反不欲近衣者，寒在皮肤，热在骨髓也"。发热和恶寒是外感病最常见到的一组症状，以发热为主要特征的是阳证，以恶寒为主要特征而不发热的是阴证。病人身上摸起来是热的，可是病人反而要加衣覆被，向温就火，这个热可能只是在皮肤的一种假象，这是真寒假热证，或者阴盛格阳证，阴盛阳浮证。

有一个小伙子得了再生障碍性贫血，长期住院。他的病已经到了晚期，因为血小板少，面色苍白，唇爪不华，畏寒蜷卧。即使天气已经很热，他也要盖着毛毯和棉被，外加棉大衣。由于白细胞很低，又合并感染，他发高烧到39度以上。医生使用了各种抗生素，可发烧就是不退。改用中药，如辛凉清解的、甘寒的、苦寒解毒的也无效，只好请老中医宋孝志老师来帮忙。宋老师老摸了脉，了解到他总是口干，想喝水，就问他想喝凉的还是热的。小伙子犹豫了半天，也没给出确切的回答。宋老师叫我给病人倒半杯热水，半杯凉水，看他到底想喝哪一种。小伙子慢慢伸出手，一碰到凉水杯，马上就缩回来了，然后拿起热水杯，慢慢喝了一口，过了半天才咽下去。

宋老师看明白了病情，就开了一个四逆加人参汤的药方：炮附子10克，干姜10克，红参10克，炙甘草6克。我当时一看就愣住了，病人出血，发烧，不能用热药。我们是用清热的银花、连翘、公英、地丁、石膏、知母。我和主管医师尝试性地使用了这个方子。用了三天，体温下降。一个星期完全退烧。事后，我再向宋老请教。宋老讲这个病人就是阴盛格阳，发热是虚阳浮于外。病人盖那么厚的被子，虽然发高烧，不就是"身大热，反欲得衣"吗？他想喝凉水，当摸到这个凉水杯的时候，觉得冷，马上就缩回来了，这不就是真寒吗？（郝万山：《郝万山〈伤寒论〉讲稿》，北京：人民卫生出版社，2008年）

四是阴阳更胜。是指在阴阳偏盛的同时，存在着使阳气或阴液不同程度耗伤的病理状态。阳盛必然耗阴，可见口舌干燥、口渴、便干尿赤而少、皮肤干燥等阴液不足之症；阴盛必然损阳，可见畏寒肢冷、面白溲清、便溏等症状，即为阴盛阳虚证候。

五是阴阳互损。一种情况是阳损及阴，多由于肾阳虚衰，封藏失司，自汗频出，临床多表现为虚寒证与虚热证并见，但以虚寒症状为主，虚热症状次之。另一种情况是阴损及阳，阴精亏耗大，累及阳气气化不足，形成阴阳两虚，多由久病遗精、盗汗、失血等慢性消耗性病证发展而成，临床表现亦为虚寒证与虚热证并见，但以虚热症状为主，虚寒症状次之。

六是阴阳亡失。这是机能衰竭的危重证候。亡阳者生命垂危，临床表现可见大汗淋漓、汗稀而凉、肌肤手足逆冷、畏寒踡卧、精神萎靡、神情淡漠，甚至昏迷、面色苍白、脉微欲绝等虚寒并伴衰竭危象的症状。亡阴者临床表现可见汗出如油、汗热而黏、手足温、喘渴烦躁，或昏迷谵妄、形瘦干瘪、皮肤皱褶、目眶深陷、唇舌干裂、舌红而干、脉虚数无力等虚热而见衰竭危象之症。这两种情况都是危险征兆，阴阳离决，精气乃绝，生命告终。

链接：伤寒论少阴证寒盛亡阳的判断依据

伤寒论原文："病人脉阴阳俱紧，反汗出者，亡阳也；此属少阴，法当咽痛而复吐、利。"这条讲的是少阴寒盛伤阳的脉象和症状。这是太阳的邪气传经到了少阴。反汗出是因为脾湿的阴寒挡在心和肾中间的时候，阳会往外跑。阳本来要进去，阳是心脏在不断的跳动，产生的热，这个热会往下走进入小肠（心和小肠互为表里）。现在因为脾的寒湿挡在心和肾中间，心热下不去，下焦寒掉了，阳会往外走，往外走的时候流汗，就是亡阳，心阳要衰竭了。咽痛是因为心脏热没办法下去，热就往上走，所以少阴经气不利就会有喉咙痛。吐利是由于湿很盛，湿往上走就会吐，往下走就会利。（《倪海厦注解〈伤寒论〉》）

3. 阴阳纲领定治则

一阴一阳之谓道，偏阴偏阳之谓疾。"凡阴阳之要，阳密乃固，二者不和，若春无秋，若冬无夏，因而和之是谓圣度！"（《黄帝内经素问·生气通天》）中医里表里、寒热、虚实都是疾病过程中所表现的一组组既对立而又统一的正反现象——阴阳。中医认为，疾病的表现尽管极其复杂，但基本都可以归纳于八纲之中。而阴阳两纲则是八纲中的总纲，在阴阳的整体病程中，有兴奋与抑制、亢进与减退、有余与不足，在阴证阳证之间，"阴中有阳""阳中有阴"，中医把复杂多变的证候，概括为阴证、阳证两大类型。病位的深浅，可分在表在里；阴阳的偏颇，阳盛或阴虚则为热证，阳虚或阴盛则为寒证；邪正的盛衰，邪气盛的叫实证，正气衰的叫虚证。表证、热证、实证可归属于阳证范畴，比如阳证：面红身热、神烦气粗、声大多言、口渴饮冷、尿赤便干、苔黄、脉数有力。里证、寒证、虚证可归属于阴证的范畴，比如阴证：面色暗淡、精神萎靡、身倦肢冷、气短懒言、口不渴、尿清便溏、舌淡、脉沉细无力。

第一，真阴真阳不足是辨别阴阳皆虚的纲领。这两种情况均是由于阳气和阴气偏虚，所表现的两种不同病情。清代程国彭在《医学心语》里指出："假如脉数无力，四肢倦怠，唇淡口合，肌冷便溏，饮食不化，此真阳不足也。""脉数无力，虚火时炎，口燥唇焦，内热便结，气逆上冲，此真阴不足也。"清代著名医家沈金鳌在《沈氏尊生书》里指出："阳虚阴虚皆属肾。""阳虚者，肾中真阳虚也，真阳即真火也；审是虚火，右尺必弱；阴虚者，肾中真阴虚也，真阴即肾水，审是水虚，脉必细数……"

第二，表里是辨别病位外内浅深的纲领。从病位上看，身体的皮毛、肌腠、经络相对为外，脏腑、骨髓相对为内。《内经》云："皮毛经络为外，外有病属表属轻；脏腑骨髓为内，内有病属里，属深属重。"对于病位的外内浅深，都不可作绝对地理解。程国彭说："假如发热恶寒，头痛鼻塞，舌上无苔，脉息浮，此表证也。""假如潮热恶热，腹痛口燥，舌苔黄黑，脉息沉，此里证也。"尤其要重视和辨别半表半里证，在六经辨证中通常称为少阳病证，是外感病邪由表入里的过程中，邪正分争，少阳枢机不利，病位处于表里进退变化之中所表现的证候，原因是表证未解，邪已入里，或病邪同侵表里，或旧病未愈复感外邪，以往来寒热、胸胁苦满等为主要特征。表里辨证重在掌握特征，尤为掌握表证特征，如发热恶寒、舌苔薄白、脉浮等。

第三，寒热是辨别疾病性质的纲领。寒热是阴阳偏盛、偏衰的具体表现。辨寒热就是辨阴阳之盛衰。"阳盛则热，阴盛则寒""阳虚则外寒，阴盛则内热"谓此意。寒证有外寒和内寒之分。外寒为由外界寒邪侵袭所引起的证候，临床表现为恶寒、发热、头痛、身痛、无汗、鼻塞、咳嗽、喘息、舌淡红、苔薄白、脉浮紧；或脘腹胀痛、肢冷神靡、呕吐、泄泻。内寒为机体阳虚阴盛所引起的证候，临床表现为恶寒喜暖、面色苍白、肢冷蜷卧、口淡不渴、脘腹等部位冷痛，痰、涎、涕清稀，小便清长、大便稀溏、舌淡苔白而润滑、脉迟或紧、或沉细。热证是人体的机能活动亢进所表现的证候，临床表现为身热烦躁、面目红赤、唇红而干、咽燥口渴、喜冷饮、大便秘结、小便短赤、舌红苔黄、脉数等。

第四，虚实是辨别邪正盛衰的纲领。虚证是正气衰减，生理功能减退的表现；实证是邪气亢盛，生理功能亢进的表现。弄不清虚证实证，最好不要碰补药和泻药。虚症是内因引起的，即阴阳失调造成的；实证是外因引起的，即六淫等。虚实一从体质区分，二从脏腑区分，《素问·通评虚实论》云："邪气盛则实，精气夺则虚。"要注意病期新久，体质强弱，壮年多实，年老多虚等。归根到底，虚症是体质虚弱引起的，治疗上"虚则补之"。要注意分清虚实夹杂：虚实在上、在下、在表、在里；是独见，夹杂互见，是脏、是腑，在气，在血，一脏独虚、还是脏虚腑实等。有否寒热，表里等参差互见。中医就是围绕虚症或者实证展开的，就是解决人体里"虚虚实实"的问题。秦伯末在《内经知要浅解》里说："表实里虚，表虚里实，表里俱实，表里俱虚，必须考虑邪正消长程度多少，决定缓急轻重措施。"

表10-1 阴阳八纲辨证简表

阴和阳	阴证：精神委顿，声音低微，面色暗晦、目光无神、动作迟缓、近衣喜暖、面向壁卧、闭目恶明、不欲见人、身寒肢蜷、呼吸微、欲得温、不渴身寒、手足冰冷、便溏、二便清白、脉沉或迟、苔白滑、脉沉迟无力等。
	阳证：精神兴奋，烦躁谵语，发热面赤、身热多言、身仰肢展、身轻神烦、去衣喜凉、气粗口渴、语音粗壮、开目望明、喜于见人、手足温口渴引饮、便秘溲赤、舌苔黄燥、脉浮或数、或脉数大有力等。
表和里	表证：外感六淫所致的疾病。温病时邪在卫属表，邪在太阳属表，表证多起病急，病程短，病位浅，发热恶寒或恶风，苔薄白，脉浮为主，或兼见头痛、鼻塞、咳嗽等。若邪入少阳，属半表半里证。症状为：疾病恶风，恶寒，发热，有汗或无汗，头痛脉浮，舌苔薄白者，为表证。应鉴别表寒、表热、表虚、表实、表邪入里证。（1）表寒：明显恶寒，发热轻，脉浮紧；（2）表热：恶寒轻，或不恶寒，发热重，脉浮数；（3）表寒和表热共有证：头痛、身热、脉浮；（4）表虚和表实共有证：恶寒、发热、脉浮；（5）表虚：有汗、脉浮缓；（6）表实：无汗、脉浮紧。
	里证：各脏腑病理变化为主的症状。邪入气、营、血，属里。邪入阳明、太阴、少阴、厥阴，属里。里证病程长，不恶风寒，脉象不浮，多舌质舌苔改变。（1）阳明里、实、热证症：高热、神昏、谵语、烦躁、口渴、胸满、腹胀、二便闭塞、舌苔黄腻、脉沉等为代表。还要结合脏腑辨证法，辨别病变部位，在何脏腑，及寒热虚实；（2）里寒：不渴、恶心、呕吐、腹泻、腹痛、四肢冷、苔白、脉沉迟；（3）里热：口渴、发热、烦躁、小便黄短、舌苔黄、舌质红、脉沉数；（4）里虚：食欲减少、疲倦懒言、心悸、头昏、苔淡白、脉沉弱；（5）里实：便秘、腹满、拒按、发热汗出，或谵妄发狂、苔黄厚、脉沉。
寒和热	寒证：症见面色苍白、四肢清凉、口不渴或渴饮不多、喜热饮手足厥冷、恶寒身冷、气冷息微、大便稀薄不臭、尿清长不燥、舌淡苔白润（滑）、脉迟等。
	热证：症见面色赤红、发热恶热、气热息粗、手足燥热、躁扰、唇干裂或红肿、口渴喜冷饮、大便闭、便秘便臭或自利灼肛、尿短赤尿燥。舌苔干糙、舌质红或干黄、脉数或浮洪有力。
虚和实	虚证：生理功能减退、身体虚弱饮食不佳、声低气短、精神萎靡、消瘦、听视力减退、舌净无苔、舌体胖嫩、脉细弱无力等。应分阴虚阳虚或阴阳俱虚，常见后天失调，或久病、重病后，正气不足，如常见气虚、血虚、阴虚、阳虚等。（1）血虚证：是指血液不足，不能濡养脏腑、经脉、组织、器官的证候。表现面色苍白或萎黄、唇色淡白、头晕眼花、心悸失眠、手足麻木、妇女月经量少、延期或闭经、舌质淡、脉细无力等。（2）气虚证：是指全身或某一脏腑机能减退出现的证候。表现面白无华、少气懒言、语声低微、疲倦乏力自汗、动则诸证加剧、舌淡脉虚弱。（3）阴虚证：是肌体阴液亏损的证候。表现午后潮热、盗汗、颧红、咽干、手足心热、小便短黄、舌红少苔、脉细数。（4）阳虚证：是肌体阳气不足的证候。表现形寒肢冷、面色虚白、乏力、自汗、口淡不渴、尿清长、大便稀薄、舌淡苔白、脉弱。

续表

虚和实	实证：病邪过盛、身体机能亢盛、体质壮实、精神兴奋、声高气粗、腹满疼痛拒按、小便赤短不利、大便干结或热痢下重、舌赤苔厚腻、脉实有力等。 （1）虚实错杂：症状上既有虚证，又有实证，实中有虚，虚中有实的证候，有以实证为主兼虚证，有以虚证为主兼实证，有虚实并重的，有表虚里实，有表实里虚，有上实下虚等。如肝硬化腹水病人，可见腹部膨隆，青筋暴露，二便不利的实象。但又有体形消瘦、气弱乏力、脉沉细弦的虚象。（2）虚实转化：病势发展，邪正相争，变化复杂，虚证实证相互转化。（3）实证转化为虚证：多由实证失治或误治或邪气过盛伤及正气而成。如高热、口渴、烦躁、脉洪大等实证，日久不愈，邪气久留，损伤正气，可出现消瘦、少气无力、面色苍白、脉细无力等虚证。（4）虚证转化为实证：多见先为虚证，后转化为虚实夹杂证。例脾虚食滞、食少纳呆、身倦乏力等脾虚证，脾失健运，继而出现脘腹痞满、嗳腐吞酸、大便秽臭、舌苔厚腻等，虚实夹杂证。（5）虚寒证：面白、畏寒、下利清谷、手足冷、脉沉迟无力；（6）寒实证：在表与表寒证相同，在里为寒与体内病邪结合。如食滞、痰湿、瘀血等。

　　中医认为疾病的发生、发展的根本原因是阴阳失调。阴阳为总纲，虚实反映疾病的正邪斗争，寒热反映疾病的性质，表里反映疾病的位置。寒、热、虚、实病机是阴阳理论临床的具体化。热是阳之盛，寒是阴之盛，阴阳不足则为虚，阴阳太过则为实，针对病人的具体状况，或热之，或寒之，或补之，或泻之，立法处方和诊病人的阴阳盛衰互补对应，阴阳就从理论落实到了临床之中。《道德经》曰："天之道，其犹张弓欤！高者抑之，下者举之，有余者损之，不足者与之，天之道损有余而补不足。"因此，调整阴阳，补不足，泻有余，恢复阴阳的相对平衡，就成为治疗的基本原则。

　　比如，阴阳偏胜的治疗原则——损其有余。阴或阳的一方偏盛有余的病证，为实证，如实火、燥屎、食滞、痰积、瘀血、水饮等实证，应当用"实则泻之"的方法来治疗，可用泻火、攻下、消导、豁痰、祛瘀、逐水等泻法。治则包括热者寒之和寒者热之两个方面。一是热者寒之。阳胜则热，属实热证，用寒凉药抑其阳盛，即"热者寒之"。应用清泻阳热，"治热以寒"的法则治疗。二是寒者热之。阴胜则寒，属实寒证，宜用温热药以制其阴，治寒以热，即"寒者热之"。

比如，阴阳偏衰的治疗原则——补其不足。对于阴阳偏衰的病证，采用"虚则补之"的方法予以治疗的原则。在阴阳偏盛病变中，如其相对一方有偏衰时，当兼顾其不足，配以扶阳或滋阴之法。阴阳偏衰，为虚证，故治疗原则为"补其不足"，又叫"虚则补之"。包括扶阳益火和滋阴壮水两个方面。病有阴虚、阳虚、阴阳两虚之分，其治则也有滋阴、补阳、阴阳双补之别。

关于扶阳益火。"阳虚则寒"所出现的虚寒证，采用"阴病治阳"的原则，阴虚者补阴，阳虚者补阳。若阳虚不能制阴而导致阴盛者，属虚寒证，不宜用辛温发散药以散阴寒，须用"益火之源，以消阴翳"的方法，即用扶阳益火之法，以消退阴盛。《素问·至真要大论》曰："诸热之而寒者取之阳"，就是用辛热药治寒证，但寒反而更严重，这不是属于外感寒邪的寒证，而是肾阳（真阳）不足的虚寒，所以应该温补肾阳药来补火之本，从而来消退阴寒偏盛，又叫阴病治阳，强调阳虚引起的虚寒证，其性质属阴而称为阴病，由于是阳气虚引起的，所以要治阳，要补阳。

关于滋阴壮水。阴虚不能制阳而致阳亢者，属虚热证，一般不能用苦寒药直折其热，须用滋阴壮水之法，以抑制阳亢火盛。《素问·至真要大论》曰："诸寒之而热者取之阴"，意即用苦寒药治疗热证，而热不退，反见增重，这不是有余的实热证，而是肾阴（真阴）不足的虚热，故治疗应滋阴补肾水之本，消退阳热偏盛。这是阴虚引起的虚热证，其性质属阳而称为阳病，所以要治阴，就是要补阴，在滋阴剂中适当佐以补阳药，阳中求阴。治疗阳虚证时，适当佐以滋阴药，阴中求阳。临床上治疗血虚证时，在补血剂中常佐以补气药；治疗气虚证时，在补气剂中也常佐以补血药。

关于阴阳并补。这是对阴阳两虚采用的治疗方法。阳损及阴，出现以阳虚为主的阴阳两虚，应在补阳的基础上辅以滋阴之品。阴损及阳，出现以阴虚为主的阴阳两虚，应在滋阴的基础上辅以补阳之品。采取阴阳双补是由于阴阳是互根的，所以阴虚可累及阳，阳虚可累及阴，从而出现阴阳两虚病证，治疗时当阴阳双补。

　　链接：郑钦安的阴阳观与"辨认阴虚阳虚要诀"

　　清末著名伤寒学家郑钦安无论辨病识症，还是解方论药，都以阴阳为准则。他认为，"天地一阴阳耳，分之为亿万阴阳，合之为一阴阳；于是以病参就，一病有一病之虚实、一病有一病之阴阳"，"万病一阴阳耳"，"发病损伤各有不同，总以阴阳二字为主，阴盛则阳必衰，阳盛则阴必弱，不易之理也"（《医理真传》）。他再三强调"务要将内外两形，阴阳实据，熟悉胸中，方不致误人性命也"（《医法圆通》）。既然要分阴阳两纲，那么前提就是要分清何为阴、何为阳。为了辨识阴阳，郑钦安总结了"辨认阴虚阳虚要诀"，亦即"阴阳辨诀"。他非常重视这个辨诀，临床认证，每次都强调以此为准，"总在考究阴阳实据为要"，"定阴阳实据治之，发无不中"。按照下表两相对比，确如郑钦安所说，"阴阳二症，判若眉列"。他为我们提供了明确的辨别阴阳的标准："阳虚证，其人必面色唇口青白，无神，目瞑，倦卧，声低，息短，少气，懒言，身重，畏寒，口吐清水，饮食无味，舌清滑或黑润青白色、淡黄润滑色，满口津液，不思水饮，即饮亦喜热汤，二便自利、脉浮空、细微无力，自汗肢冷，爪甲青，腹痛囊缩，种种病形，皆是阳虚的真面。""阴虚证，其人必面目、唇口红色，精神不倦，张目不眠，声高响亮，口臭气粗，身轻恶热，二便不利，口渴饮冷，舌苔干黄或黑黄，全无津液，芒刺满口，烦躁谵语或潮热盗汗，干渴无痰，饮水不休，六脉长大有力，种种病形皆是阴虚的真面目。"当然，这里的阳虚证里既包含了实寒证，也包含了虚寒证；同样，这里的阴虚证里既包含了实热证，也包含了虚热证。阳气为人体生命的动力，所以在《医法圆通》中谈道："真气存一日，人即活一日，真气立刻亡，人亦立亡。"他的两本专著《医理真传》《医法圆通》通篇都是在讲怎么对阴阳进行辨别。《医理真传》自序云："医学一途，不难于用药，而难于识症。亦不难于识症，而难于识阴阳。"《医法圆通》自序亦说："以病参究，一病有一病之虚实，一病有一病之阴阳。知此始明仲景之六经，还是一经，人身之五气，还是一气，三焦还是一焦，万病总是在阴阳之中"。郑氏抓住仲景以阴阳为总纲的核心思想，在全书中大加发挥。

4.《伤寒论》的阴阳观

张景岳说："伤寒纲领，惟阴阳为最，此而有误，必致杀人。"陈修园说得更明白："良医之救人，不过能辨认此阴阳而已；庸医之杀人，不过错认此阴阳而已。"良医和庸医的区别就在于能不能辨别阴阳两纲。中医的阴阳观从《黄帝内经》《难经》《脉经》到六经辨证的《伤寒论》都是一致的。阴阳定位从脉象考察，寸为阳、尺为阴，浮为阳、沉为阴，对应人体上下表里。阴与阳之间通过物质、能量、信息的相互转化，形成互根、互生、互化、互用的相互关系，表现出阴平阳秘以及阴阳失和的多种状态。

阴阳观是《伤寒论》辨证的基本思想。《伤寒论》创立的六经辨证，奠定了中医辨证论治的基础，六经病篇贯穿着阴阳表里寒热虚实的八纲辨证，其中以阴阳为辨证总纲，将伤寒发展过程中的临床表现分为六种类型，即：太阳病、阳明病、少阳病、太阴病、少阴病、厥阴病，称之为六经辨证。六经辨证对于确定疾病的部位、性质、病机以及表里发展变化规律，提供了比较客观而条理化的依据。通过脉象定位，寸脉分经以候阳；阳者气之统，尺脉分经以候阴，阴者血之注。阴阳失和则会引起全身气血分布发生变化，形成表里寒热虚实的不同证候。治疗上通过先表后里、先里后表、表里兼治、和解表里等治则调整气血分配，最终达到阴阳自和的治疗目的。只有掌握阴阳的内涵和阴阳引起寒热虚实的气血变化，才能真正理解《伤寒论》的临床思维。

仲景继承在《伤寒论》中将外感病执简驭繁地分为阴证和阳证两大

类。所谓"病有发热恶寒者,发于阳也,无热恶寒者,发于阴也"。发于阳者,乃阳气亢奋,正邪斗争较为剧烈,恶寒同时伴有发热;发于阴者,乃人体阳气相对低下,邪正斗争不明显,故多无热而恶寒。

"病有发热恶寒者,发于阳也;无热恶寒者,发于阴也。发于阳者七日愈,发于阴者六日愈,以阳数七,阴数六故也"。当代著名经方派刘渡舟教授认为,这一条是辨阴阳寒热的,又是《伤寒论》中六经辨证的总纲。《伤寒论》的六经辨证思想是在《内经·热论》六经分证方法的基础上发展起来的,是以三阴三阳的六经经络及其相互络属的脏腑的生理、病理变化作为物质基础的。离开六经经络及其相互络属的脏腑组织,则六经辨证就成了空中楼阁。六经辨证首先要解决的问题就是辨阴与阳,以三阴三阳的阴阳两纲统摄六经,然后进一步探求病位之表里,病情之寒热,病势之虚实。阴阳不是抽象的东西,反映在六经为病上就是寒热。因此,这一条简明扼要地抓住了六经的阴阳寒热纲领。

"病有发热恶寒者,发于阳也",这是病人既有发热,又有恶寒,属于阳证,是阳经的证候。发于阳就是发于太阳,因为太阳病的表证就是发热恶寒,恶寒是阳气被邪气所伤,发热反映阳气抗邪有力。在这两个证候中,一个代表邪气,一个代表正气,但正气处在一个积极的地位,阳气能抗邪才会发热。这就知道病发于阳而不是发于阴。所谓"发于阳",即发于三阳,由于寒邪侵犯三阳,体内阳气亢进,正气抗邪有力,正阳亢进则发热,寒邪收引则恶寒,故"发热恶寒"。依此类推,阳明证有"蒸蒸发热",少阳证有"往来寒热",三阳经证皆以发热为主证,所以才叫阳经证。属于太阳的多见头项背腰强痛,属于阳明的多见头额眉心连目眶胀痛,属于少阳的多见头角掣痛、昏眩胸胁苦满。

"无热恶寒者,发于阴也",阳虚而有寒邪,阳气不能积极地和邪气做斗争,所以就没有发热,只有恶寒,这个病发于阴经。少阴病有没有恶寒呢?也有的,"少阴病,恶寒身蜷",不但恶寒,而且本能地到了屈蜷的程度,以至于"手足厥逆"。所谓"发于阴",即发于三阴,由于寒邪侵犯三阴，体内阳气衰退，正气抗邪无力，正阳衰退则无热，寒邪收引则恶寒，故"无热恶寒"。属于太阴的多见腹满时痛、吐利不渴、食不下，属于少阴的多见脉微细、但欲寐，属于厥阴的多见寒厥昏痉或少腹痛引入阴筋或巅顶头痛[1]。

由于六经以脏腑为基础，而脏腑有阴阳之分，所以六经亦有阴阳之别。阳经之病发于腑，腑属阳，气血较盛，抗邪有力，故以翕翕发热、壮热、潮热、往来寒热等各种热象为特点。阴经之病发于脏，脏属阴，气血虚寒，抗邪无力，故以各种寒象为特点。正是因为阳证、阴证取决于阳气的亢奋与低下，张仲景依据阳气亢奋程度以及阴阳之气衰弱程度所致阴阳偏盛偏衰的数量，又分别将它们一分为三，合六病。所谓太阳病，乃病之初起，阳气最盛，处于初始亢奋状态；阳明病乃病之急剧阶段，阳气亢奋极盛，相对阴气不足；病至少阳则阳气相对虚少。三阴病乃阳气相对虚衰，阴气较盛；太阴为阳衰之初，阴气尚未受损；少阴则阳衰较甚，阴气亦不足。

张仲景论脉亦分阴阳。即寸为阳、尺为阴；浮为阳，沉为阴，阳主表，阴主里。如"太阳中风，阳浮而阴弱，阳浮者，热自发，阴弱者，汗自出……"，"伤寒，阳脉涩，阴脉弦，法当腹中急痛"。张仲景还认为阴阳是转化的，他继承《素问·阴阳应象大论》的思想："阴胜则阳病，阳胜则阴病。阳胜则热，阴盛则寒。"阴阳之偏胜或亏损，造成对立面的相对偏胜，从寒热的变化就可以观察到阴阳胜复的病理变化。邪在太阳，寒（阴）邪胜，阳气被郁，故恶寒重发热轻。寒郁阳渐次化热，阳渐胜而阴渐却，则表现出表寒重里热轻的大青龙汤证等和表寒轻里热重的麻杏甘石汤证等，太阳病可以内传阳明，也可内陷太阴或少阴，还可以留连在太阳。因此，在《伤寒论》里，阴阳是具体的，不是抽象的。《伤寒论》认为阴阳在一定范围内也是可以自行调节的，如第58条："凡病，若发汗，

---

[1]　刘渡舟：《刘渡舟〈伤寒论〉专题讲座》，北京：人民卫生出版社，2013年。

若吐，若下，若亡血，亡津液，阴阳自和者，必自愈。"

链接：中医辨证论治"七步法"

中医关于病机的阐述很多，但能示人以规矩者，首推《素问·至真要大论》的病机十九条。著名内科专家方药中著有《黄帝内经素问运气七篇讲解》《辨证论治研究七讲》等，在业界影响最大的是他把病机十九条概括为"七步法"，具有很强的操作性。

第一步，定位。定位的方法有五。一是根据症状出现的部位定位。如头痛、两额痛属胃，巅顶痛属肝，枕后痛属肾。二是根据脏腑功能特点定位，如肝主疏泄、藏血、主筋、易动，凡属上述功能失调者，如胁肋胀满、出血、运动障碍等，均可定位在肝。三是根据体征特点定位，如心其华在面，开窍于舌，在声为笑，在液为汗，因此凡属上述体征如面赤、舌短、精神反常以笑为主、自汗等，均可定位在心。四是根据病因定位，尤其发病诱因为情志因素时更要注意。五是根据发病时间定位，各个季节均有相应脏腑易于发病，如长夏发病，多定位于脾。一日当中12个时辰各司一个脏器，如子时属胆，寅时属肺等。第二步，定性。传统有八纲、六经、卫气营血等定性方法，他归纳出14字定性纲领：阴、阳、气、血、表、里、虚、实、风、火、湿、燥、寒、毒。第三步，定位与定性合参。根据患者各方面表现，在确定了疾病所在部位及其证候性质以后，再把二者结合起来。第四步，必先五胜。在分析各种发病机制时，要在错综复杂、变化万端的各种临床表现中，确定其属于哪一个脏腑、哪一种生理病理变化在其中起主导作用。首先分析其病变是否是单纯的本经或本气疾病，如果是单纯的本经本气疾病，则重点放在本经本气上。其次，由于五脏相关、相互影响，因此对同一临床表现要分析是不是由其他脏器病变影响所致。此时，重点应放在原发脏器上，而不在本经本气。第五步，各司其属。在治疗方法上的相应归类。第六步，治病求本。重点治疗原发病变。首先，治原发病。其次，急则治标，缓则治本，在治本的基础上治标，否则想治标也未必治得动。第七步，发于机先。五脏相关，一脏有病，必然涉及其他脏器。《素问·玉机真脏论》谓："五脏受气于其所生，传之于其所胜，气舍于其所生，死于其所不胜"。治本脏无效，可借助治疗它脏达到治疗本脏目的。以肝为例，肝所胜者为脾，所不胜者为肺，凡属肝病，除了考虑肝本脏外，还必须首先考虑肺和脾的问题。因此，对于各个脏器的疾病不能只局限在其本经本气而孤立地对待，必须考虑以全局的观点来判断转归，这就是发于机先。

以下是辨证论治七步法的临床运用医案。方某某，男，59岁，1976年3月11日初诊。眼睑下垂、复视三年，咀嚼、吞咽困难一年半，加重两个月。曾先后于1973年、1975年诊断为"重症肌无力—延髓肌型"。用药溴吡斯的明且逐渐加量治疗后，可暂时缓解症状，1976年起，药量已增加至360mg/日，但眼睑仍经常下垂，进餐需多次休息，喝水作呛，两臂不能上举，服药时间稍延迟，症状立即加重。

按辨证论治七步法分析：根据中医理论，眼睑属脾，脾主肌肉四肢，足太阴脾经"挟咽，连舌本，散舌下"，吞咽咀嚼亦归属于脾。因此，第一步应"定位"在脾。患者年已六旬，并呈现明显衰老外观。中医认为年六十则"气大衰"。从病史来看，病发于腹泻之后，复发于发热之后，腹泻则伤脾，发热则伤气。诊其脉沉细无力，舌嫩有齿痕，均为明显的气虚之征。从症状来看，以肌肉无力为主症，以活动后加重，休息后减轻，上午较轻，下午加重为特点。亦即上午自然界和人体阳气较盛时则缓，下午阳气较衰时则甚。因此，从患者年龄、发病诱因、症候特点、脉象舌象均支持气虚。第二步应"定性"为气虚。第三步"定位与定性合参"，考虑为脾气虚衰。第四步"必先五胜"，从目前来看，以脾气虚衰为主，其舌质稍红提示兼有阴虚，但气虚亦可导致阴虚，因此仍考虑以脾气虚衰为主。第五步为"各司其属"，即在前四步辨证的基础上，在治疗方面，应以补益脾气为治。第六步"治病求本"，补益脾气即为求本。第七步"治未病"，见脾之病，除脾本身外，还要考虑脾之所不胜的肝，所胜的肾。在补益脾气同时，防止肝乘肾侮，需辅以滋养肝肾。综合"七步"分析，本病诊断为脾气虚衰，治以补脾益气为主，辅以养肝益肾。方药：补中益气汤合生脉散加味：黄芪45克，苍白术各12克，陈皮9克，党参15克，柴胡12克，升麻6克，甘草6克，生姜3克，大枣12克，麦冬12克，五味子9克，熟地30克，仙灵脾15g。水煎服，每日一剂。服药三剂后即开始小量递减口服溴吡斯的明的剂量。服药十二剂后，患者症状明显好转，眼睑下垂基本消失，进食中间不需休息，肢体无力亦显著改善。以后以上方为主继续治疗。半年后痊愈，诸症全消。

二、一组指头探五脏：脉诊与阴阳

切脉是中医独创的诊法，它起源于2500年前，与中医学的发展历史一样悠久。脉学源于战国时期并以扁鹊为代表，专述于《黄帝内经》，提出独取寸口诊法的是《难经》，提倡脉证互参的是东汉张仲景，规范成为独立学问的是西晋王叔和撰写的《脉经》，广泛传播和普及的是宋代崔嘉彦所撰的《脉诀》和明代李时珍所著的《频湖脉学》。

"脉为医门之先"，医家根据脉象以了解疾病内在变化，知晓疾病性质、吉凶、病位，是中医辨证的一个重要依据，所谓"三指侯阴阳、一脉断生死"。脉为血之腑，心主血脉，气血在脉中流通所反映出的脉象，不仅与心的盛衰相关，而且与五脏六腑的生理病理相关。同时，脉中的水谷精气随血液流布经络，灌溉脏腑，灌注四肢百骸，通过脉诊可以测知身体内部气血运行情况。中医主流观点认为，人体大致有28种脉象。然而，"脉理精微，其体难辨"，"在心易了，指下难明"。现代脉象研究证实，脉象的形成，心脏是形成脉象的动力器官，主要取决于心脏的功能、血管的机能、血液的质和量，因此，脉象与心脏的波动、心气的盛衰、脉道的通利和气血的盈亏直接相关。同时，血液循行于脉道之中，流布全身，运行不息，除心脏的主导作用外，还必须有各脏器的协调配合：肺朝百脉，肺气敷布，血液方能布散；脾统血，为气血生化之源，血液靠脾气的充养和统摄得以运行；肝藏血，主疏泄以调节血量；肾藏精，精能生血，又能化气，肾气为各脏腑组织功能活动的原动力。故脉象能反映全身脏腑、气血、阴阳的综合信息。当脏腑、气血发生病变后，必然从脉搏上表现出来，呈现病理脉象，成为诊断疾病的重要依据。由于一病能现多脉，一脉能主多病，判断它是否是病脉，属何病理，并非易事。脉诊的方法学，基本核心是阴阳脉法。

　　链接：曹雪芹与中医脉诊
　　曹雪芹，不仅擅长写作，对中医脉诊也有很深的造诣。清朝中期，北京城里有一个官家夫人，两个月没来月经，精神倦怠，头目眩晕，不思饮食，四肢酸软，胁下胀痛，夜间失眠。官家大人先后请了京城的几位医生诊治，均不见效，听说曹雪芹是写书的，也精通医道，便派人相请，同时又另请一位名医来共同诊治，也好有个比较。名医把脉后，面带笑容，连声道喜，说夫人怀孕了，曹雪芹接着把脉后，却说："我看夫人不是怀孕，而是得了病。"名医听后一怔，问道："你说是病有何依据？"曹雪芹回答说："夫人左寸脉沉数，左关脉沉伏；右寸脉细而无力，右关脉虚而无神。其左寸沉数者，乃心气虚而生火；左关沉伏者，乃肝脏气滞血亏。右寸细而无力者，乃肺气太虚；右关虚而无神者，乃脾土被肝木克制。心气虚而生火，故见月经不调，夜间失眠；肝血亏气滞，故见胁下胀痛，月经过期，心中发热；肺气太虚，故见头目眩晕，如坐舟中，自汗。脾土被肝木所克，所以不思饮食，精神倦怠，四肢酸软。这些症状及脉象都说明，夫人是病不是孕。"名医听后却傲慢地说："我出生于医学世家，名声京城众人皆知，难道还不如你这个半路出家的?是孕是病，不久自可见分晓。"官家大人听信名医的诊断，不再给夫人服药治疗。然而3个月过去了，夫人的肚子不仅没有鼓起来，症状反而更加严重，以致病入膏肓，无可救药了。后来曹雪芹假借"张太医论病细穷源"，将这个病例写入《红楼梦》中。（李家强：《古今名中医治疗与养生绝技趣谈》，广州：广东科技出版社，2009年）

阴阳脉法的医理来自阴阳的对立统一哲理。阳脉主表、主动、主热、主升、主实；阴脉主里、主寒、主静、主降、主虚，这就是脉从阴阳的一般哲理。不偏不倚，阴阳平和的谓之平脉，而太过不及走向极端都是病脉，太过之脉属阳，不及之脉属阴。中医脉诊学是中医学产生和发展过程中的重要组成部分，其中的阴阳脉诊肇端于《黄帝内经》《难经》，经过历代医家不断完善和发展，去粗取精，去伪存真，渐臻完善。以《黄帝内经》《难经》《伤寒杂病论》《濒湖脉学》为代表的中医阴阳脉诊内涵极为丰富，有的按脉象的沉迟滑数等属性分阴阳，有的按脉位的浮沉深浅分阴阳，有的按寸关尺三部分阴阳，种类繁多。

中医认为，凡病之阴、阳、表、里、寒、热、虚、实以及生、死、缓、急等等，无不应之于脉。中医从脉的部位、深浅、动速、虚盈、体积、波形、来去、弹性、强弱等多方面状况，分理出寸与尺、浮与沉、数与迟、洪与细、大与小、长与短、滑与涩、弦与濡、来与去、实与虚等多种成对脉象。这些配偶的脉象，现象与性质都截然相反，但它们是同一事物的两个方面。由于阴阳互化，因此双方可以相互转化。

1.《黄帝内经》阴阳脉法

《黄帝内经》是中医脉学渊薮，它在分析脉理、阐述脉法、分类脉象时多征引阴阳。"阳"指阳和之胃气，"阴"指真脏之阴脉；寸脉为阳，尺脉为阴，浮取为阳，沉取为阴；左手为阳，右手为阴；太过为阳，不及为阴；阴阳为脉象分类纲领。在《素问·阴阳别论》里运用阴阳学说，讨论脉象及其主病，并根据所属经脉脏腑，论述病情和决断预后，是一篇关于阴阳论脉学的专论，指出四时正常脉象和十二经脉的变化，必须顺应四时十二月的自然变迁以及临证应根据阴阳学说来辨别脉象、诊断疾病、推测预后，并详论了三阴三阳六经发病的常见脉象、症状及其预后，强调指出，"脉有阴阳，知阳者知阴，知阴者知阳。……别于阳者，知病处也，别于阴者，知生死之期。"人的阳脉和阴脉与人的生死相关，不可不察。

因此，《黄帝内经》强调指出："善诊者，察色按脉，先别阴阳。"每一个脉中的阴血和推动血液运行的阳气是和合的关系，打个比方，阴血是河流中的流水，阳气就是河流上的风。《黄帝内经》划分了浮、沉、缓、急、大、小、滑、涩八脉，每一脉又分平、微、甚、悬绝四个量级，这样就划分出二十八种脉象，按照天人相应观念和脏腑学说，《黄帝内经》指出了人之脉与四时寒暑相应，如春弦、夏洪、秋毛、冬石；五脏平脉，也各有特征。如下表所示：

表10-2　四时五脏脉

季节	脉象	五行	主病
春	弦脉	木	善忘，目眩，胸头痛，两肋胀痛。
夏	钩脉	火	发热，骨痛，心烦，咳唾，矢气。
秋	浮脉	金	气逆，胸痛，咳嗽，喘息，出血。
冬	沉脉	水	倦怠，腹痛，胀满，心慌，脊骨痛。

四时五脏脉是建立在四时五脏阴阳理论基础上的，是指四时阴阳之气的变化，影响人体脏腑、气血、经脉活动，所呈现出来的四时不同节奏的脉象。比如，春季为肝气所主，脉象端直以长，若微弦；夏季为心气所主，脉来盛去衰，若微钩；秋季微肺气所主，脉象轻虚，若微浮；冬季为肾气所主，脉象沉坚，若微石；长夏季微脾气所主，脾属土，位居中央，

旺于四时，脾的脉象蕴于四脉之中，具有和缓的脉象。

四时脉就是春夏秋冬所相应的脉。春脉为弦，古人形容弦脉是"如按琴弦"，典型的弦脉在手下稍稍感到紧张，如果更进一步就成了紧脉。春天出现弦脉的原因，是春天来了阳气开始升发，但是阴寒还在，阳气要生发出来，就会受到阴寒的束缚阻挡。这种阴阳力量的互搏就形成了弦象，反映了春季的阴阳变化。这就是春天来临人体正常的脉象。如果脉无弦象，相反还很松弛，说明阳气还没有升起来，就是不及。如果在其他季节见到这种脉象，就是气血运行遇到了阻碍，在辨证的时候就应该找出这个弦象的原因。夏脉为洪脉，又叫钩脉。夏天出现洪脉，是因为阳气还在继续向上向外升发，阴寒已退，阻碍的力量没有，脉气就像奔流的洪水，这是夏季应该的时脉。如果其他时间也出现这个脉，这就是非时之脉。秋脉毛浮，是言其轻虚如毛浮之象，轻取即得，是阳气衰弱欲敛的一个脉象，这是应了秋季阳气减弱阴气上升的象。冬为石脉，这个好理解，石就是下沉水底又深又滑的脉象，因为冬天的阳气收藏到地下了，蛰伏起来了，不去鼓动阴血，不去阳加于阴，脉象自然反映的阳气入里的状况。以上就是五脏应四时的正常脉象的变化情况。

链接：不应时的脉象是疾病的预示

1982年冬天，我师父应朋友要求为她父亲诊脉，诊脉过后先师没说什么，朋友送他出门的时候，师父跟她讲：你父亲的身体要注意，不然明年夏天就会出大问题。朋友迫不及待地问有什么办法。先师当时开了一张处方，只有两味药：生石膏、苏木，熬水当茶饮。为什么开这两味药呢？当时是冬天，而冬天摸到的却是夏天的洪脉（冬见心而不治，心属火，应夏），此时阳气收藏，不应出现洪脉。在冬季处于收藏的时候，有天地的因素在束缚这个脉气。这时你出现这个脉，一旦到了夏天，这因素没有了那还不火山爆发？所以断定夏天会出问题。这个脉在伤寒里也叫阳明脉，阳明病可用白虎汤。我师父开的是白虎汤变方。送走师父后，她回到家就跟父亲说：李医生说您应该吃一些中药调理，对身体有好处。可她父亲是一位老干部，很固执，刚做过全面体检，什么问题也没有，吃什么药呢？所以没有理会。到了夏天，大概是七月份，突然脑溢血，送医院抢救，不到一个星期就死了。（刘力红：《思考中医》，桂林：广西师范大学出版社，2018年）

要知道四时五脏的病脉情况，就必须知道四时五脏的常脉。"黄帝问曰：平人何如？岐伯对曰：人一呼脉再动，一吸脉亦再动，呼吸定息脉五动，闰以太息，命曰平人。平人者不病也。常以不病调病人，医不病，故为病人平息以调之为法。"《素问·平人气象论》不仅定义了四时五脏的常脉，而且进一步细致地进行了形象化的描述："……平肺脉来，厌厌聂聂，如落榆荚，曰肺平，秋以胃气为本；病肺脉来，不上不下，如循鸡羽，曰肺病；死肺脉来，如物之浮，如风吹毛，曰肺死。平肝脉来，弱弱招招，如揭长竿末梢，曰肝平，春以胃气为本；病肝脉来，盈实而滑，如循长竿，曰肝病；死肝脉来，急益劲，如新张弓弦，曰肝死。平脾脉来，和柔相离，如鸡践地，曰脾平，长夏以胃气为本；病脾脉来，实而盈数，如鸡举足，曰脾病；死脾脉来，锐坚如鸟之喙，如鸟之距，如屋之漏，如水之流，曰脾死。平肾脉来，喘喘累累如钩，按之而坚，曰肾平，冬以胃气为本；病肾脉来，如引葛，按之益坚，曰肾病；死肾脉来，发如夺索，辟如弹石，曰肾死。"

《黄帝内经》非常重视脉象上胃气的表现，《素问·平人气象论》云："平人之常气禀于胃，胃者平人之常气也，人无胃气曰逆，逆者死。""五脏者，皆禀气于胃，胃者五脏之本也。"胃气在脉象中的表现是从容和缓。因此，四时五脏脉象的异常变化，重点是在于胃气的盛衰与有无，如果绝无胃气就称为"真脏脉"。按照《素问·平人气象论》和《素问·玉机真脏论》，可以以胃气为核心梳理出四时五脏脉的变化情况。如下表：

表10-3　胃气与四时五脏脉象

时藏（脏）	胃气有无		太过（邪气实）		不及（正气虚）	
	脉象	主病	脉象（太过）	主病（病在外）	脉象	主病（病在中）
肝（春）	盈实而长，如循长竿	弦多胃少曰肝病	其气来实而强	善忘，忽忽眩冒颠疾	其气来实而微	胸痛引背下侧两胁满
	急益动，如新张弓弦	但弦无胃曰死				
心（夏）	喘喘连属，其中微曲	钩多胃少曰心病	其气来盛去亦盛	身热而肤痛，为浸淫	其气来不盛去反盛	烦心，上见咳唾，下为气泄
	前曲后居，如操带钩	但钩无胃曰死				
脾（长夏）	实而盈数，如鸡举足	弱多胃少曰脾病	其来如水之流	四肢不举	其气来鸟之喙	九窍不通名曰重强
	锐坚如鸟之喙，如鸟之距，如屋之漏，如水之流	但代无胃曰病				
肺（秋）	不上不下，如循鸡羽	毛多胃少曰肺病	其气来毛而中央坚两旁虚	逆气而背痛愠愠然	其气来毛而微	令人喘，呼吸少气而咳，上气见血，下闻病音
	如物之浮，如风吹毛	但毛无胃曰死				
肾（冬）	如引葛，按之益坚	石多胃少益曰肾病	其气来如弹石	脊脉痛而少气不欲言	其去如数	心悬如病饥，眇中清，脊中痛，少腹满
	发如夺索，辟辟如弹石	但石无胃曰死				

2.《难经》的阴阳脉法

《难经》原名《黄帝八十一难经》，包括脉诊、经络、脏腑、阴阳、病因、病理学、营卫和俞点。扁鹊奠定了中医学的切脉诊断方法，开启了中医学的先河。《难经》脉法继承了《黄帝内经》中诸多的脉学理论，如寸口理论、五脏虚损的顺序、三阴三阳之脉、脉之阴阳、色脉相应、四季之脉象等。《难经》在继承基础上对脉法理论有不少的创新，比如，在诊脉部位上，首创"独取寸口"的诊脉方法，将各脏腑病变分候于寸口部位；在脉象浮沉、迟数与脏腑的关系上，认为数脉为腑病，迟脉为脏病；在脉象变化与阴阳的关系上，强调在诊脉时，要注重阴阳脉象的变化，进一步判断疾病的转归。《难经》中第四难中讲到脉有阴阳之说，它是以问答的形式论述的，摘录翻译如下：

　　问：脉象有区别阴阳的法则，是怎么说的？

　　答：人活着一口气，呼出为阳，以心肺相应，吸入为阴，与肝肾相应。在呼气与吸气的整个过程中间，是脾受水谷精微之气的时候，因此，它的脉气就居于呼吸之中；也就是在心肺与肝肾脉气中有着脾的脉气。浮象属阳脉，沉象为阴脉，所以说，脉象有阴阳的区别。

　　问：心肺都是属阳的浮脉，怎么分别呢？

　　答：浮脉兼有大或散之象的就是心脉；浮脉兼有短或涩之象的就是肺脉。

　　问：肝肾都是属阴的沉脉，怎么分别呢？

　　答：沉脉有力而直长的是肝脉，按之浮细极软，指上举轻按而脉来有力的是肾脉。脾居中焦，脉来从容和缓。这种从容和缓的脉象是寓于浮沉之中的，这就是区别脉象的阴阳之法。

　　问：脉象有一阴一阳，一阴二阳，一阴三阳，又有一阳一阴，一阳二阴，一阳三阴。照这样的说来，难道寸口有六种脉象一起搏动吗？

　　答：这样说，并不是六种脉象一起搏动，而是指脉有浮沉、长短、滑涩的六种脉象。浮是阳脉，滑是阳脉，长是阳脉，沉是阴脉，短是阴脉，涩是阴脉。一阴一阳，就是指脉来沉而兼滑；一阴二阳，是指脉来沉滑而长；一阴三阳，是指脉来在浮滑而长之中，有时又带一沉象。一阳一阴，就是指脉来浮而兼涩；一阳二阴，是指脉来长而沉涩；一阳三阴，是指脉来在沉涩而短之中有时又现一浮象。因此，在诊脉时，应分别根据各经（十二经）相应部位上的脉搏的变化，以说出病的逆与顺。

《难经》通过阴阳脉象的总结，揭示了各脏腑脉的阴阳属性，各经脏腑病变脉象的规律，医家在临床上就是按照这些规律来审病、辨病、预后转归，判别吉凶。在上面的对话里，所谓一阴一阳的脉象，是指有了病变，脉象出现沉中兼滑，沉是阳气虚，病在里，滑是热灼阴液痰湿内阻，说明脏器气虚热邪内蕴，痰湿内阻；一阴二阳的脉象，是指有了病变，脉象出现沉且兼滑兼长，沉是阳气虚，病在里，滑是热灼阴液痰湿内阻，长是正气来复，说明病情将要好转；一阴三阳的脉象，是指有了病变，脉象出现浮兼滑兼长，兼时一沉，浮为病在表，滑说明有痰湿，长说明正气来复，沉说明有寒邪和阳气做斗争，病情将要好转。所谓一阳一阴的脉象，是指有了病变，脉象出现浮而兼涩，浮为正气尚盛，涩为湿邪袭表，说明此病是太阳经伤湿证；一阳二阴的脉象，是指有了病变，脉象出现长中兼沉兼涩，长脉为正气来复，沉脉为阳气不足，病位在里，涩脉为湿邪阻滞，说明内伤阳气，寒湿阻滞，现正气来复，病情将要好转；一阳三阴的脉象，是指有了病变，脉象出现沉涩短时兼一浮，沉为阳虚，里证，涩为湿邪阻滞，短为正气虚衰，时一浮为正气衰弱，邪气旺盛，阴阳将要离决，说明病情转为危，预后不良。医家在临床上可以根据以上规律，依据各经及其所属脏腑相应部位的脉象，来判断疾病的性质和转归。

3.《伤寒论》以阴阳为辨脉总纲

张仲景《伤寒论》六经病总治法是"观其脉证，知犯何逆，随证治之"。这句话出自《伤寒论》第16条："太阳病三日，已发汗，若吐，若下，若温针，仍不解者，此为坏病，桂枝不中与之也。观其脉证，知犯何逆，随证治之。"本条指出太阳病变证发生的原因及其治则，太阳病经过数日，且发汗不解，或吐、下、温针等诸法治疗，不仅病症未愈，而且病情恶化，必因误治导致正虚邪陷，变生他证，此为坏病。此时已不可与桂枝汤解肌表，应根据误治后产生的脉证，查因定机，辨证论治，即所谓观其脉证，知犯何逆，随证治之。其思维方法特点是脉证合参，抓主证，定病机，随证治之。这一原则不仅对坏病的治疗有指导意义，而且贯穿《伤寒论》全书，确立了中医学辨证论治的基本理论，开辨证论治之先河，集理法方药于一体，中医以此为起点创立了个体化的治疗方法和诊治疾病的总原则，即辨证论治的治疗原则。这一思维方法和原则一直指导着历代医家的临床实践，不断促进和丰富了中医理论与临床的发展。在中医发展的历史长河中，不同的流派、不同的医家都受到了辨证论治思想的影响，只是侧重点不同，如易水学派、河间学派、伤寒学派、温病学派等均遵守"观其脉证，知犯何逆，随证治之"的诊治方法。张仲景把详观脉证作为辨证的前提，临床面对患者应四诊合参，以脉为先、善抓主症、动态观察，同时注重个别症状。审证求因是辨证论治的关键环节，应依脉证辨阴阳、辨病邪、辨病位、辨虚实、辨寒热。

　　张仲景的脉法很有代表性，他是以阴阳为辨脉总纲，包括从脉象分阴阳、从诊脉部位分阴阳、从气血营卫分阴阳、从浮沉分阴阳等。《素问·脉要精微论》曰："微妙在脉，不可不察，察之有纪，从阴阳始，始之有经，从五行生。"张仲景认为："凡诊病施治，必须先审阴阳，乃为医道之纲领。阴阳无谬，治焉有差？医道虽繁，而可以一言蔽之者，曰阴阳而已。"张仲景常以关前为阳、关后为阴的阴阳脉诊法来与八纲辨证相联系。比如他根据阴阳脉辨病因，如《伤寒论·辨脉法》云："寸口脉阴阳俱紧者，法当清邪中于上焦，浊邪中于下焦。"他根据阴阳脉辨病性，如《伤寒论·辨太阳病脉证并治中》云："风温为病，脉阴阳俱浮，自汗出，身重，多眠睡，鼻息必鼾，语言难出"，论述了风温病的阴阳脉象；

他根据阴阳脉辨病位，如《金匮要略·脏腑经络先后病脉证》云："病人脉浮者在前，其病在表；浮者在后，其病在里。"他根据阴阳脉判断病机，注重阳脉与阴脉之间的相互关系，如《金匮要略·胸痹心痛短气病脉证治》云："夫脉当取太过不及，阳微阴弦，即胸痹而痛，所以然者，责其极虚也。今阳虚知在上焦，所以胸痹、心痛者，以其阴弦故也。"他根据阴阳脉判断预后，如《伤寒论·辨少阴病脉证并治》中云："少阴中风，脉阳微阴浮者，为欲愈。"

第一，从脉象分阴阳。《伤寒论·辨脉法》曰："脉有阴阳，何谓也？答曰：凡脉大、浮、数、动、滑，此名阳也；脉沉、涩、弱、弦、微，此名阴也。凡阴病见阳脉者生，阳病见阴脉者死。"这是按照其脉形，脉势及流动速度等分类，大抵阳脉多代表脉位浅、脉率快、脉势强盛滑利的脉象；阴脉多代表脉位偏下、脉率慢、脉势无力涩滞的脉象。阳脉多有余，属阳证；阴脉常不足，属阴证。阳病而出现沉微弱等阴脉，反映正气衰败，抗邪无力，"阳去入阴"，病势逐渐加重。而阴病出现浮大滑数等阳脉，多为正气恢复，奋起抗邪，"从阴出阳"，病情逐渐好转。《伤寒论·辨太阳病脉证并治法下第七》中"脉来动而中止，更来小数，中有还者反动，名曰结，阴也。来动而中止，不能自还，因而复动者，名曰代，阴也"，指的是阴病之脉象，即阴脉。

第二，从诊脉部位分阴阳。《伤寒论·辨脉法》曰："阴脉不足，阳往从之，阳脉不足，阴往乘之。曰：'何谓阳不足？'答曰：'假令寸口脉微，名曰阳不足，阴气上入阳中，则洒淅恶寒也。'曰：'何谓阴不足？'答曰：'尺脉弱，名曰阴不足，阳气下陷入阴中，则发热也。'""问曰：'脉病欲知愈未愈者，何以别之？'答曰：'寸口、关上、尺中三处，大小浮沉迟数同等，虽有寒热不解者，此脉阴阳为和平，虽剧当愈。'问曰：'何谓阳不足？'答曰：'假令寸口脉微，名曰阳不足。'问曰：'何谓阴不足？'答曰：'尺脉弱，名曰阴不足。'"

第三，从浮沉分阴阳。这也是《难经》的方法之一，浮为阳，沉为阴，浮主表，当用汗法，沉主里，当用下法。以浮沉别脉之阴阳是《伤寒论》常见的分类方法。所在部位接近皮肤，轻按浮取即得者为阳脉；部位在肉下，重按沉取始得者为阴脉。《伤寒论》第94条中"但阳脉微者，先汗出而解，但阴脉微者，先下之而解"，以浮沉揭示了疾病部位的不同。《伤寒论》阳明病245条"脉阳微而汗出少者，为自和也，汗出多者，为太过。阳脉实，因发其汗，出多者，亦为太过"，这里脉阳微、阳脉实意为浮取脉微弱或充实有力。《诊家枢要》云："初持脉，轻手候之，脉见皮肤之间者，阳也，腑也，亦心肺之应也。重手及之，脉伏于肉下者，阴也，脏也，亦肝肾之应也。"表明轻取在皮肤属阳，重按在肉下属阴。

张仲景《伤寒论》临床技术路线是"脉诊为先，四诊合参"。比如，脉证合参，抓主证，定病机，随证治之，以六经辨证为代表；比如，脉证合参，病机定，抓兼证，随症治之，以小柴胡汤加减法、桂枝汤加附子汤等为代表；比如，脉证合参，病机定，抓变证，脏腑八纲治之，如太阳病变证篇栀子豉汤等为代表。

　　链接：仲景阴阳脉法应用口诀

　　脉候太过与不及，两者并见为独异。总体太过察太过，总体不及探不及。阴津血盛左太过，治用升法汗吐剂。右手太过阳气盛，苦寒降法下之宜。阴津血虚左不及，甘寒降法用补益。阳气不足右不及，甘温升法温阳齐。左手候得太过脉，统属阴盛升法医。太过突出见右手，均为阳盛降无疑。气血虚衰存邪气，不及中寻最有力；左用降法右用升，祛邪扶正并相宜。左见寸部右见尺，整体正常独不及；左升右降为定法，鼓舞津血敛阳气。（陈建国：《仲景阴阳脉法》，北京：中国中医药出版社，2020年）

三、一服中药解顽疾：药物与阴阳

中医的老祖宗们经过上千年的验证，以及根据各种病理和证据的记载，把治典型病证的标准药方配制出来传与后人，其中最具代表性的中药药方是张仲景《伤寒论》中的112个药方，被后世称为经方，只要与辨证论治后的症状符合，"对症下药"，一治一个准。中药方剂讲究配伍运用，讲究君、臣、佐、使，佐药的作用之一就是制约君药和臣药的毒性，使药的作用是调和诸药。在组方时，应该充分考虑药物的特性，方中既要有君药、臣药，还要有起协助作用的佐使之药。其比例可按照一君、二臣、三佐、五使或一君、三臣、九佐使的原则来处理。因此中药的毒副作用相比西药要小得多，不会形成顾此失彼的恶性循环。

中药为什么能够治病呢？

"人以天地之气生，四时之法成"。（《素问·宝命全形论》）"天食人以五气，地食人以五味"（《素问·六节藏象论》）。天地间万物都是以阳生阴长形式生成，天然药材自然也不例外，天之气为之生，地之味为之长。在自然状态下，天地之四气五味成就了药材之形态及性味。具有天地阴阳属性的气味，进入人体后，阴阳气味相互转化，从而发挥作用。中药治病之理按照中医归经理论，中药对人体某部分具有选择性治疗作用的特性。如《素问·宣明五气篇》就有"五味所入，酸入肝，辛入肺、苦入心、咸入肾、甘入脾，是谓五入"的记载。《本草备要·药性总义》云："凡药色青、味酸、气臊、性属木者，皆入足厥阴肝、足少阳胆经；色赤、味苦、气焦、性属火者，皆入手少阴心，手太阳小肠经；色黄、味甘、气香、性属土者，皆入足太阴脾、足阳明胃经；色白、味辛、气腥、性属金者，皆入手太阴肺、手阳明大肠经；色黑、味咸、气腐、性属水者，皆入足少阴肾、足太阳膀胱经。""十二经中，惟手厥阴心包、手少阳三焦经无所主，其经通于足厥阴、少阳。厥阴主血，诸药入肝经血分者，并入心包；少阳主气，诸药入胆经气分者，并入三焦。命门相火，散行于胆、三焦、心包络，故入命门者，并入三焦。此诸药入诸经之部分也。"现代药物动力学也观察中药中的药物成分在体内脏器分布的特点，不同的中药活性成分在体内的分布与中药归经又密切关系。按照微量元素"归经"假说，中药的微量元素在体内的迁移，选择性富集及微量元素络合物对疾病部位的特异亲和是中药归经的重要基础。比如，微量元素锌、锰是中药归肾经的物质基础，通过对常用的21味补肾助阳药进行微量元素的系统分析，提出了以微量元素Zn、Mn、Fe作为共同的物质基础，实施对神经—内分泌—免疫调节网络的控制而呈现整体效应。

"药者，毒也"。药物作用于人体，是以药物之偏性纠正人体之偏性的过程。人和万物都得天地一气而生，但人得天地之全性，草木得天地之偏性，人得病就是人体气机出现了偏盛偏衰的情形，因此可以借药物之偏性来调整人体的盛衰。人是一种恒温动物，人体需要通过产热和散热之间的平衡来保持体温的恒定，否则就会生病。当内外界因素扰乱人体内在平衡，导致疾病发生后，人体的产热和散热的平衡会遭到破坏，如果产热多于散热，那就会出现发热、功能亢进等热症，如果散热多于产热，那又会出现畏寒、功能衰退等寒症，对寒、凉、温、热"四气"所造成的寒证和热证，应对的原则就是"热症凉之，寒症温之，热病寒之，寒病热之"。中医认为，人与万物皆源于天地阴阳、五运六气，任何疾病的发生都是人体正邪交争，导致阴阳气血偏盛偏衰。本草治病的原理，就是借草木金石阴阳之偏性来纠正人体阴阳之偏性，从而重新恢复人体的阴阳平衡。

清代唐宗海在《本草问答》中写道："问曰：'药者，昆虫土石、草根树皮等物，与人异类，而能治人之病者，何也？'答曰：'天地只此阴阳二气，流行而成五运，金木水火土为五运，对待而为六气，风寒湿燥火热是也。人生本天亲地，即秉天地之五运六气以生五脏六腑。凡物虽与人异，然莫不本天地之一气以生，特物得一气之偏，人得天地之全耳。设人身之气偏胜偏衰则生疾病，又借药物一气之偏以调吾身之盛衰，而使归于和平则无病矣。盖假物之阴阳以变化人身之阴阳也，故神农以药治病'。"民国医家陆晋笙在《存粹医话》中指出："天地间金石草木鸟兽鱼虫，亦得四时阴阳之气以生，惟皆偏而不纯，故取以为药，乃偏以治偏之法。以寒气之药化病气之热，以热气之药化病气之寒……是药之所以能治病者，其原理本乎四时阴阳而来，乃贯彻天人一致之学。"

1. 药物气味与阴阳

气味归经，是中药理论的重点，用四气五味来划分中药的性质和滋味。《神农本草经》云："药有酸咸甘苦辛五味，又有寒热温凉四气。"药物都具有一定的性和味。酸、苦、甘、辛、咸五种不同的药味这个易于理解，药物的寒、热、温、凉四气就是四种不同的药性（四性）。如薄荷给人清凉的感觉，所以它的气就是凉，生姜给人温热的感觉，所以它的气就是温。不同的药物都具有不同的气，其中寒和凉属于同一性质，温和热属于同一性质，只是在程度上有差异。在这四气之外，有些中药性质平和，既不过热，也不过寒，这类药中医也称之为"平性"药。但每一种平性药，其实还是具有偏温或偏凉特性，中医对药性的描述还是习惯称为四气，而不称五气。中药所具有的四气就是用来纠正疾病状态下人体的寒热失衡情况的。寒凉药可以抑制人体的新陈代谢，减慢脏腑器官的活动和血液循环，所以用来治热证；温热药可以增强人体的新陈代谢，加快脏腑器官的活动和血液循环，所以用来治疗寒证。《神农本草经》曰："疗寒以热药，疗热以寒药"，说的就是药物"四气"对寒热证的治疗作用。

由于每一种药都具有气和味，气和味分别从不同角度说明药物的作用，有气同而味异、气异而味同的区别，二者合参才能较全面地认识药物的作用和性能。药物由两部分构成：一是气味，一是形质。进入人体后发挥治疗作用的是药物的气味而不是形质。气味，是指食物和药物入腹后所产生的精微物质。水谷之精微所以养人之正气，药物之精微所以去人之病气，其体内过程也和现代认识十分接近。沈括在《梦溪笔谈》中指出：

"人之饮食药饵，但自咽入肠胃，何尝能至五脏？凡人之肌骨、五脏、肠胃虽各别，其入肠之物，英精之气味，皆能洞达，但滓秽即入二肠。凡人饮食及服药，既入肠，为真气所蒸，英精之气味，以至金石之精者，如细研硫黄、朱砂、乳石之类，凡能飞走融结者，皆随真气洞达肌骨，犹如天地之气，贯穿金石土木，曾无留碍。自余顽石草木，则但气味洞达耳。及其势尽，则滓秽传入大肠，润湿渗入小肠，此皆败物，不复能变化，惟当退泄耳。凡所谓某物入肝，某物入肾之类，但气味到彼耳，凡质岂能至彼哉？此医不可不知也。"

清代医家徐灵胎总结说："凡药之用，或取其气，或取其味……各以其所偏胜而即资之疗疾，故能补偏救弊，调和脏腑，深求其理，可自得之。"中医认为，凡药酸者能涩能收、苦者能泻能燥能坚、甘者能补能和能缓、辛者能散能润能横行、咸者能下能软坚、淡者能利窍能渗泄，此五味之用也。比如酸枣仁、五味子、山茱萸等药物都具有酸味，所以能起到收敛止汗的功效，黄芪、黄连、黄柏等药物都具有苦味，所以能起到清热祛湿的功效；茯苓、薏苡仁这些药物都具有淡味，所以能起到利水渗湿的功效；党参、熟地等药物多具有甘味，所以有滋补和中、调和药性及止痛作用；麻黄、薄荷等药物都有辛味，有发散解表、行气行血作用；瓦楞子是咸味药物，所以具有软坚散结的作用，芒硝是咸味药物，所以有泻下通便的作用。

药物的"四气五味"一样也有阴阳属性。四气中的热、温属阳；寒、凉属阴。五味中的辛、甘、淡属阳；酸、苦、咸属阴。《素问·至真要大论》云："辛甘淡属阳，酸苦咸属阴，咸味涌泄为阴，淡味渗泄为阳。"《素问·阴阳应象论》曰："阳化气，阴成形。阳为气，阴为味。味归形，形归气，气归精，精归化，精食气，形食味，化生精，气生形。味伤形，气伤精，精化为气，气伤于味。阴味出下窍，阳气出上窍。"这是《黄帝内经》对药物阴阳归类的划分。由于气味阴阳属性及其再分属性不同，故其运动趋向及作用有所区别。大体"阴味出下窍"说明阴味有下行之趋向；"阳气出上窍"，阳气有上升之趋向。味厚者，由于其有下行之趋向，其力专，其作用为泻下，如承气之类；而味薄者，由于阴中有阳，降中微升，疏通气机，如木香、柴胡之类。气薄者，由于其气轻薄升散，故有发泄作用，如桂枝、麻黄、荆芥之类；气厚者，由于其气浓重，守而不散，故生热，如乌头、附子之类。其中气属阳，味属阴。药食当中，气厚者为阳中之阳，气薄者为阳中之阴；味厚的为阴中之阴，味薄的为阴中之阳。气厚者有助阳增热作用，如附子；气薄者有发汗解表的作用，如麻黄；味厚者有泄泻的作用，如大黄；味薄者有淡泄通利的作用，如茯苓。这是用阴阳理论指导分析药物性味的原理。

《本草备要·药性总义》就药物性味的阴阳属性作了如下的概括："凡药寒热温凉气也，酸苦甘辛咸味也。气为阳，味为阴。气厚者阳中之阳，薄者阳中之阴；味厚者阴中之阴，薄者阴中之阳。气薄则发泄（表散），厚则发热（温燥）；味厚则泄（降泻），薄则通（利窍渗湿）。辛甘发散为阳，酸苦涌泄为阴，咸味涌泄为阴，淡味渗泄为阳。轻清升浮为阳，重浊沉降为阴。阳气出上窍，阴味出下窍。清阳发腠理，浊阴走五脏。清阳实四肢，浊阴归六腑。此阴阳之义也。"

药物的这种阴阳属性是如何产生的？缪仲淳在《神农本草经疏》中有云："夫物之生也，必禀乎天，其成也，必资乎地。天布令，主发生，寒热温凉，四时之气行焉，阳也；地凝质，主成物，酸苦辛咸甘淡，五行之味滋焉，阴也。故知微寒微温者，春之气也；大温热者，夏之气也；大热者，长夏之气也；凉者，秋之气也；大寒者，冬之气也。凡言微寒者，禀春之气以生，春气升而生；言温热者，盛夏之气以生，夏气散而长；言大热者，感长夏之气以生，长夏之气化；言平者，感秋之气以生，平即凉也，秋气降而收；言大寒者，感冬之气以生，冬气沉而藏。此物之气得乎天者也……水曰润下，润下作咸；火曰炎上，炎上作苦；木曰曲直，曲直作酸；金曰从革，从革作辛；土爱稼穑，稼穑作甘。本乎天者亲上。本乎地者亲下。气味多少，各从其类也。凡言酸者，得木之气；言辛者，得金之气；言咸者，得水之气；言苦者，得火之气；言甘者，得土之气。惟土也，寄旺于四季，生成之气皆五，故其气平，其味甘而淡，其性和而无毒。土德冲和，感而类之，莫或不然，固万物之所出，亦万物之所入乎。此物之味，资乎地者也。"

简言之，寒热温凉四气，本质是天之阴阳，由天所生，因此随四季而变化；辛甘苦酸咸五味，本质是地之阴阳，由地所出，因此随五行所属而有别。四气五味即是阴阳五行在药物上的表现和表达。正如《汤液本草》所说："天有阴阳，风寒暑湿燥火，三阴三阳上奉之。温凉寒热，四气是也，皆象于天。温热者，天之阳也；凉寒者，天之阴也。此乃天之阴阳也。地有阴阳，金木水火土，生长化收藏下应之。辛甘淡酸苦咸，五味是也，皆象于地。辛甘淡者，地之阳也；酸苦咸者，地之阴也，此乃地之阴阳也。"

链接："桐叶催生"的故事

明代许浩《复斋日记》记载了元代名医滑寿"桐叶催生"的故事。有一年秋天，苏州官员们邀请他同游虎丘山。恰逢一个富家孕妇难产，想拉他回家诊治，同游官员不同意让他走。滑寿拾级而上，看到地上有新落的梧桐叶，他拾起来递给病家说："拿回去，赶快用水煎服吧。"游山的人们还没有坐下宴饮，病家回来说小儿已生下来了。大家对滑寿的用方惊疑不解，滑寿解释说："妇女怀孕已十月而不产，是气不肃降的缘故。梧桐叶得金秋肃降之气而落，现在我借梧桐叶的肃降之气来辅助产妇气机肃降，哪有不顺利生产的呢？"后人再用桐叶催产而不效，是因为脱离了特定的时间和环境，非其时无有其气也。

宋徽宗所作的《圣济经·药理篇》提出了"药物法象"的概念和药物功能的机理："天之所赋，不离阴阳。形色自然，皆有法象。毛羽之类，生于阳而属于阴；鳞介之类，生于阴而属于阳。空青法木，色青而主肝。丹砂法火，色赤而主心。云母法金，色白而主肺。磁石法水，色黑而主肾。黄石脂法土，色黄而主脾。触类长之，莫不有自然之理。"因为阴阳之气、寒热之气是不可见之物，而象（事物的偏性）是物生可见之象，人们要认识事物的本质，就可以"法象"而非"法气"，举凡物体之形、色、质、环境、食性、习性等都是象。

他的这个理论就很好地解释了为何西瓜解暑，附子助阳？大家都知道西瓜清热解暑，西瓜皮是一味中药材，有清透暑热，养胃津的功效。这和它的生长季节和环境有着密切的关系，夏天天气最热的时候，西瓜在太阳直射下成熟了，阳光越强烈，西瓜越甜，它在这样的环境和季节练就了耐热的特性，所以吃它就能够清热解暑、生津止渴。与西瓜炎热的环境相反，在极度寒冷环境中生长的中药——附子，大辛大热，有回阳救逆、温脾肾、散寒止痛的功效。因为附子经年累月在阴寒地方生长，练就了自己储存阳气的耐寒特性，所以当人体肾阳不足，脏腑和四肢畏寒厥冷，自然界中这种耐寒的植物就具有补阳的功能。推而广之，中药所用的药物，大多来自天然的动物、植物和矿物，它们在和自然界的气候、地理环境等综合因素对抗、适应的过程中，在体内形成了一种能对抗和适应外界因素的物质。比如芦荟、仙人掌这类生产在炎热地带的植物，往往会在体内产生具有清凉滋润特性的物质，用以对抗外界的炎热和干旱，作为药用，这种物质对人体内在平衡的影响就是抑制人体新陈代谢、减缓脏腑的活动，减慢血液循环等，可以治疗人体机能亢进而引起的热性病症。比如雪莲、人参这类长在高寒地带的植物，往往会产生具有温热特性的物质，用以对抗外界的寒冷。总之，在不同自然条件下的药物，其体内的物质特性自然也不同。不同的物质特性能对人体内在平衡产生不同影响，这就形成了中药千变万化的作用和功效。

《圣济经·药理》指出了如何体会药物的功用和药物治病的道理所在："物各有性，性各有材，材各有用。圣人穷天地之妙，通万物之量，其于命药，不特察草石之寒温，顺阴阳之常性而已。""况物具一性，性具一理。其常也资是以为食，其病也审此以为治。在人在物，初无彼此，随证致用，皆有成理，故气相同则相求"，事物的偏性都是由于气禀受不同之理而形成，事物的偏性可以相互取法，既可运用于饮食养生，也可用于治疗疾病。因此，药物能够治病无非是使用药物的偏性来治疗疾病的偏性，归根到底是"气相同则相求"。清代医学家唐宗海作为中西医汇通早期代表人物之一，他运用当时西方物理化学方面的新成果来解释药理："凡辨药，先须辨性。有如磁石，久则化成铁，是铁之母也。其引针者，同气相求，子来就母也，以药性论之，石属金而铁属水，磁石秉金水之性，而归于肾，故其主治能从肾中吸肺金之气，以归于根。琥珀乃松脂入地所化，松为阳木，其脂乃阳汁也，性能黏合，久则化为凝吸之性。……凡物中含阳电者，遇有阴电之物即吸；含阴电者，遇有阳电之物即吸。若阴电遇阴电之物即相推，阳电遇阳电之物亦相推，其论甚悉！"（唐宗海《本草问答》）

　　链接：《药品化义》的"辨药八法"

　　明代贾所学所撰，清初医家李延昰补订的《药品化义》，对前人药理学研究进行了一次总结，根据药物气味分阴阳，提出"辨药八法"。主要内容是：气属阳，气厚为纯阳，气薄为阳中之阴；味属阴，味厚为纯阴，味薄为阴中之阳；辛甘淡属阳，但其中甘淡二味其性有凉有寒者，又属阴；酸苦咸属阴；阳则升浮，清阳为天，出上窍，发腠理，实四肢；阴则沉降，浊阴为地，出下窍，走五脏，归六腑。在药物各论中，将162种药物分为气、血、肝、心、脾、肺、肾、痰、火、燥、风、湿、寒13类阐述，每种药物均概括其"体、色、气、味、形、性、能、力"八款。即：验其体——燥润轻重滑腻干；观其色——青绿黄白黑紫苍；嗅其气——膻臊香腥臭雄和；嚼其味——酸苦甘辛咸淡涩；推其形——阴阳木火土金水；察其性——寒热温凉清浊平；原其能——升降浮沉定走破；定其力——宣通补泻渗敛散。

表10-4　药物五味与五行对应关系

五色所主规律	青色主肝	红色主心	黄色主脾	白色主肺	黑色补肾	
五气所入脏器规律	膻气入肝	燥气入心	香气入脾	腥气入肺	臭气入肾	
五味所入脏腑规律	酸入肝	苦入心	甘入脾	辛入肺	咸入肾	淡入胃
五味所走部位规律	酸走筋	苦走血	甘走肉	辛走气	咸走骨	
五味所养五体规律	酸养筋膜	苦养血脉	甘养肌肉	辛养皮毛	咸养骨髓	
五味所主功用规律	辛主散：能散结、驱风、横行、利窍、润燥。	甘主缓：能缓急、上行、发生、润肠、补气、补阳。	咸主软：能软坚、凝结、沉下。	酸主收、涩主敛：能收缓、收湿、敛散、敛热、束表、活血、收脱。	苦主泄、滑主利：能坚脆、燥湿、直行、降下、涌泄、解毒、养血、补阴。	淡主渗：能渗泄、利窍、下行
五味所宜	肝宜食甘，宜少食酸之病：肝病、筋病，酸多则肉病。	心宜食酸，宜少食苦之病：心病、血病，苦多则皮病。	脾宜食咸，宜少食甘之病：脾病、肉病，甘多则骨病。	肺宜食苦宜少食辛之病：肺病、气病，辛多则筋病。	肾宜食辛，宜少食咸之病：肾病、骨病，咸多则脉病。	
五味所禁	肝病禁辛	心病禁咸	脾病禁酸	肺病禁苦	肾病禁甘	

2.药物治疗与阴阳

中药升浮沉降的特性寒热温凉四气直接相关，《本草备要·药性总义》指出："凡药轻虚者浮而升，重实者沉而降。味薄者升而生（象春），气薄者降而收（象秋），气浓者浮而长（象夏），味浓者沉而藏（象冬），味平者化而成（象土）。气浓味薄者浮而升，味浓气薄者沉而降，气味俱浓者能浮能沉，气味俱薄者可升可降。酸咸无升，辛甘无降，寒无浮，热无沉，此升降浮沉之义也。"现代物理学表明，加热使分子发生向上运动，温热特性的药作用于人体，会使人体物质分子产生阳性、向上向外的运动，从而表现出升浮的性能；相反，寒凉特性的药作用于人体，则会使人体物质分子产生阴性、向下向内的运动，从而表现出沉降的性能。具体而言，辛味的发散、甘味的补益、淡味的渗湿等，这类阳性的药物体现出来的特性就是升浮，所以能起到提升阳气、发表散寒、催吐等作用；阴性的药物对人体能起到抑制、减弱作用，酸味的收敛、苦味的泻火以及咸味的泻下软坚等，这类阴性的药物体现出来的特性就是沉降，所以能起到潜阳降逆、镇惊泻火、渗湿利尿、泻下通便等作用。所以，《本草纲目》云："酸咸无升，辛甘无降，寒无浮，热无沉"。中药的四气五味与人体的偏性相遇，就会产生中和以纠偏作用，从而使人体恢复阴阳平衡。

　　链接：补中益气汤和镇肝熄风汤与药物升降沉浮特性
　　有名的补中益气汤和镇肝熄风汤就是利用药物的升浮沉降特性为组方思路的，用以调节人体内部气血的升降失常。补中益气汤的主要成分是黄芪、党参、白术、甘草、当归、陈皮、升麻、柴胡，主治因为气不足而导致气虚下陷引起的食少纳差、大便稀溏、脏腑下垂、眩晕乏力、劳热神疲、脱肛等症。这个方子里的黄芪、党参、白术等是补气药，柴胡、升麻两味升浮药，使整个药方产生升浮动力，加强了气的上升动力，因此可以治疗气虚下陷引起的各种疾病。镇肝熄风汤的主要组成是生白芍、天冬、玄参、茵陈、甘草、川楝子、麦芽、龟板、代赭石、生龙骨、生牡蛎、牛膝，主治因为气的上升运动太强而导致的气血上逆头部，从而引起头目眩晕、目胀耳鸣、脑部热痛、心中烦热、口角歪斜、语言謇涩等症。这个方子主要组成是质地重坠的药物，如龟板、生龙骨、生牡蛎、代赭石等，能产生一种强烈的沉降效果，尤其是"牛膝能引诸药下行"（《本经逢原》），在这味特殊的沉降药引导下，进一步增强了镇肝熄风汤的沉降效果。

中医诊治疾病的纲领是"善诊者，察色按脉，先别阴阳"（《素问·阴阳应象大论》），辨证论治的"证"是对疾病发展过程中某一阶段的病理基本特征的概括，而"证"的本质是阴阳对立统一关系的失调，如阳盛则热，阴盛则寒，气有余便是火，气不足便是寒等。中医组方是在阴阳学说理论基础上发展起来的，证候有阴阳，药物有阴阳，所以在组方配伍中也处处反映阴阳的相互依存和相互制约的关系。中医治病的"方法"是在辨证清楚的基础上，"方从法出"，"法随证立"，"方即是法"。而中医处方在众多的配伍形式中，对阴阳立统一的配伍原则是最能反映配伍优势的，一般良好的中药配方都含有阴阳对立统一的用药配伍原则。经典药方都是辨证论治的产物，体现了组方的阴阳观思想，是中医辨证论治中理、法、方、药的高度统一。例如血府逐瘀汤，桃仁12克，红花9克，当归、生地各9克，枳壳、赤芍各6克，柴胡3克，甘草3克，桔梗4.5克，川芎4.5克，牛膝10克。方中桃仁破血行滞而润燥，红花活血祛瘀以止痛，共为君药。赤芍、川芎助君药活血祛瘀；牛膝活血通经，祛瘀止痛，引血下行，共为臣药。生地、当归养血益阴，清热活血；桔梗、枳壳，一升一降，宽胸行气；柴胡疏肝解郁，升达清阳，与桔梗、枳壳同用，尤善理气行滞，使气行则血行，以上均为佐药。桔梗并能载药上行，兼有使药之用；甘草调和诸药，亦为使药。它们共同完成活血化瘀、行气止痛的功效。在这个组方中，有升有降，既对立又统一。正如王冰说的："升无所不降，降无所不升，无出则不入，无入则不出。"因为疾病的基本病理是邪正相争、阴阳失调，所以遣方用药要兼顾对立双方。

中医治疗疾病，八纲辨证中的寒热辨证是很重要的一个方面。中医之所以要辨别病症的寒热，就是为了使用与病症相对的中药来纠正身体的寒热偏颇。寒凉药可以抑制人体的新陈代谢，减慢脏腑器官的活动和血液循环，所以用来治热证；温热药可以增强人体的新陈代谢，加快脏腑器官的活动和血液循环，所以用来治疗寒证。中药吸收大自然的能量具有寒凉温热之"四气"，用来纠正疾病状态下人体的寒凉温热的失衡，是医治人体寒热失调的内在依据。对寒、凉、温、热"四气"所造成的寒证和热证，对应的原则就是"寒则热之，热则寒之"，即热症凉之，寒症温之，热病寒之，寒病热之。这是指导、应用中药养生治病的重要原则，是中药药性理论的根本，也是阴阳对立统一原则的具体运用。

凡同气之物必有诸味，同味之物必有诸气。气味各有浓薄，故性用不同。《药鉴·药性阴阳论》云："药有气味浓薄不同，轻重不等，寒热相杂，阴阳相混，或气一而味殊，或味同而气异。清阳发腠理，实四肢，清之清者也。浊阴走五脏归六腑，浊之浊者也。清中清者，养荣于神，浊中浊者，坚强骨髓。气为阳、气浓为纯阳，气薄为阳中之阴，气薄则发泄，气浓则发热。味为阴、味浓为纯阴，味薄为阴中之阳，味薄则通，味浓则泄。辛甘发散为阳，酸苦涌泄为阴，淡味渗泄为阳，酸苦涌泄为阴。辛甘淡之热者，为阴中之阳，酸苦咸之寒者，为阳中之阴。"如茯苓味淡，为阳也，阳当上行，何为利水而泄下？气之薄者，乃阳中之阴，所以利水而泄下，然而泄下亦不离阴之体，故入太阴（经）。麻黄为在地之阴，阴当下行，何为发汗而上升？味之薄者，属阴中之阳，所以发汗而上升，然而升上亦不离乎阳之体，故入太阳（经）。正如《本草纲目》在气味阴阳章节里指出的："清之清者，发腠理；清之浊者，实四肢。浊之浊者，归六腑；浊之清者，走五脏。附子气浓，为阳中之阳；大黄味浓，为阴中之阴。茯苓气薄，为阳中之阴，所以利小便，入手太阳，不离阳之体也；麻黄味薄，为阴中之阳，所以发汗，入手太阴，不离阴之体也。"

用中药疗寒以热药、疗热以寒药是根本方法。人体的阴阳是看不见的、抽象的，但寒热属于阴阳，感受热或感到冷是我们人能主观感受到的。寒热表明了病邪的性质以及阴阳盛衰两方面。如果感受寒邪，因为寒为阴邪，则人体感觉恶寒；感受热邪，热为阳邪，则人感觉发热。如果病人表现为高热烦渴、面红目赤、咽喉肿痛、脉洪数，这属于阳热证，中医的实践证明，用石膏、知母、栀子等药物治疗后，就可以缓解或消除上述症状，也说明了石膏、知母、栀子等中药的药性是属于寒凉的；如果病人表现为四肢厥冷、面色苍白、脘腹冷痛、脉微欲绝，这属于阴寒证，临床中用附子、肉桂、干姜等药物治疗后，就可以缓解或消除上述症状，也说明附子、肉桂、干姜等药物的药性是温热的。一般来讲，寒凉药分别具有清热泻火、凉血解毒、滋阴除蒸、泻热通便、清热利水、清化热痰、清心开窍、凉肝息风等作用；而温热药则分别具有温里散寒、暖肝散结、补火助阳、温阳利水、温经通络、引火归源、回阳救逆等作用。温热药多用治中寒腹痛、寒疝作痛、阳痿不举、宫冷不孕、阴寒水肿、风寒痹证、血寒经闭、虚阳上越、亡阳虚脱等阴寒证；而寒凉药是主要用于实热烦渴、温毒发斑、血热吐衄、火毒疮疡、热结便秘、热淋涩痛、黄疸水肿、痰热喘咳、高热神昏、热极生风等阳热证。

　　中药组方里也有不少寒热混合配伍，这其中也体现了阴阳对立统一观。寒热并调典型的代表方是半夏泻心汤。半夏泻心汤出自张仲景《伤寒论》少阳病篇，由于小柴胡汤证误用下法，而损伤中阳、外邪乘虚入里致使寒热互结而成心下痞证。组方为半夏15克，黄芩、干姜、人参、炙甘草各9克，黄连3克，大枣4枚。主治寒热错杂之痞证，心下痞，但满而不痛，或呕吐，肠鸣下利，舌苔腻而微黄，此方用辛温之半夏、辛热之干姜伍苦寒之黄芩、黄连而成寒热平调，辛开苦降之功。心下即是胃脘，属脾胃病变。脾胃居中焦，为阴阳升降之枢纽，中气虚弱，寒热错杂，故为痞证。脾气主升，胃气主降，升降失常，故见呕吐，肠鸣下利。方中半夏散结消痞、降逆止呕，故为君药；干姜温中散邪，黄芩、黄连苦寒，泻热消痞，故为臣药；人参、大枣甘温益气，补脾气，为佐药；甘草调和诸药，为使药。这个组方里寒热配伍，具备了功效的多向性和适应证的广泛性，寒热药并投的阴阳对立统一用药方法开辟了新的组方路径，是对"寒者热之、热者寒之"用药法则的继承和创新。

总之，寒凉药用治阳盛热证，温热药用治阴盛寒证，这是中医临床必须遵循的用药原则。反之，如果阴寒证用寒凉药，阳热证用温热药必然导致病情进一步恶化，造成误治，正如《医宗必读》所云："寒热温凉，一匕之谬，覆水难收。"

链接：著名老中医李可重用大辛大热中药附子的医案

我们学《伤寒论》六经辨证知道，在太阳表证、少阳经、阳明经都看不到附子的影子。一到了三阴经：厥阴经、太阴经、少阴经，附子的使用频率就多了。尤其是在少阴，"脉微细，但欲寐"的时候用四逆汤。山西著名民间中医学家李可是《中医药研究》特邀编委，香港《中华医药报》医事顾问，被誉为"当代张仲景"。他创立的破格救心汤，脱胎于《伤寒论》四逆汤类方，合参附龙牡救逆汤及张锡纯氏来复汤，破格重用附子、山萸肉加麝香而成，经40年临证验证其效用。该方治疗心力衰竭重症，方中重用附子为君药。附子其性大热，有大毒，基本功效是回阳救逆、补火助阳，多用于亡阳证、寒凝诸痛等。国家药典载临床常用量为3—15克，一般医家之所以不敢重用附子是畏惧附子之毒性，但其毒性正是其起死回生的药效功用。当心力衰竭垂危，病人全身功能衰竭，五脏六腑表里三焦已被重重阴寒所困，生死存亡之际，阳回则生，阳去则死。破格重用附子的大辛大热之性，破阴回阳，挽救生命于垂绝。李可老先生一生所用附子超过五吨之多，这是一个非常惊人的数字，他经治病人万例以上，垂死病人有24小时用附子500克以上者，从无一例中毒。

灵石县教育局干部闫某，男，60岁。1995年3月24日凌晨4时病危邀诊，诊见患者昏迷不醒，吸氧。面如死灰，唇指、舌色青紫，头汗如油，痰声漉漉，口鼻气冷，手冷过肘，足冷过膝，双下肢烂肿如泥，二便失禁，测不到血压，气息奄奄。询知患阻塞性肺气肿、肺源性心脏病代偿期已达10年。本次发病1周，县医院抢救6日，病危出院，准备后事。昨夜子时，突然暴喘痰壅，昏迷不醒。县医院内科诊为"肺源性心脏病心力衰竭、呼吸衰竭合并脑危象"，已属弥留之际。切脉散乱，如雀啄屋漏，移时一动，前人谓凡病情危重，寸口难凭，乃按其下三部趺阳、太溪、太冲三脉，尚属细弱可辨。此症子时濒危未死。子时后阴极阳生，已有一线生机。至凌晨4时，十二经营卫运行肺经当令，本经自旺。病情既未恶化，便是生机未绝。遂投破格救心汤大剂，以挽垂绝之阳而固脱。加三生饮豁痰，麝香芳香辟秽、开窍醒脑而救呼吸衰竭。附子150克，干姜、炙甘草各60克，高丽参30克，生龙牡、粗活磁石粉各30克，麝香0.5克（分冲），鲜生姜30克，大枣10枚，姜汁1小盅（兑入）。病情危急，上药加开水1500ml，武火急煎，随煎随灌。不分昼夜。

3月25日二诊：得悉于半日一夜内服完上方1剂。子时过后汗敛喘定，厥冷退至肘膝以下，手足仍冰冷，面色由灰败转为萎黄，发绀为退，痰鸣大减，呼之可睁眼，神志仍未清。六脉迟细弱代，48次/分，已无雀啄、屋漏之象，回生有望。嘱原方附子加足200克，余药不变，日夜连服3剂。3月26日三诊：患者已醒，唯气息微弱，声如蚊蚋，四肢回温，可以平卧，知饥索食。脉沉迟细，58次/分，已无代象。多年来喉间痰鸣消失。其妻告知，昨夜尿湿大半张床褥，腿已不肿。正是大剂量附子破阴回阳之效。真阳一旺，阴霾自消，病已脱险，元气未复。续给原方3剂，去生半夏、生南星、菖蒲、麝香，附子减为150克。加肾四味（枸杞子、菟丝子、盐补骨脂、淫羊藿）各30克，温养肝肾精气以固脱，每日1剂，煎分3次服。3月30日四诊：诸症均退，食纳渐佳，已能拄杖散步。计前后四诊，历时5天，共用附子2斤2两，山茱萸2斤半，九死一生垂危大症，终于得救。方中生半夏为降逆化痰要药，用时以温水淘洗3次，加等量鲜生姜佐之，既解其毒，又加强疗效，颇有妙用。（李可：《李可老中医急危重症疑难病经验专辑》，太原：山西科学技术出版社，2006年）

3. 药物服用与阴阳

服用药物除了考虑药物的升、降、浮、沉及药物寒、热、温、凉四性，还要考虑人体内阴阳变化的规律，通过选择最佳时间用药，才能最大限度地发挥治疗作用，并减轻毒副作用和降低使用剂量。所以，《伤寒论》上说太阳中风要喝桂枝汤，喝完桂枝汤过一会儿要再喝热稀粥一升余，以助药力。中医药学注重保持人与自然界的和谐关系，认为气候、昼夜的变化对人体的健康和疾病发生发展都有影响。《素问·六节藏象论》曰："谨候其时，气可与期，失时反候，五治不分，邪僻内生。"《素问·脏气法时论》曰："合人形以法四时五行而治。"《素问·刺疟论》云："儿治疟先发，如食顷乃可以治，过之则失时也。"

中医在服用中药上首先讲究年份阴阳。中医注重天人相应，代表性理论就是"五运六气学说"。南宋陈言在《三因极一病方论》"三因学说"中将病因归为三类，他把六淫致病归于外因，七情致病归于内因，不能归入内外病因的一律归于不内外因。他认为由于有五运太过或者不及、六气司天在泉的变化，这种外在因素会对人体发病产生影响，在治疗时应考虑到运气的外在变量，每年的主用方剂要随之变化，如辰戊之岁，主用静顺汤，加减法为大寒至春分去附子，加枸杞子，春分至小满，原方加枸杞子，小满至大暑原方去附子、木瓜、干姜，加人参、枸杞子、地榆、白芷、生姜，大暑至秋分原方加石榴皮，秋分至小雪原方不加不减，小雪至大寒原方去牛膝，加当归、芍药、阿胶。如此严格按时用药，表明因时施治在治疗疾病中的作用。在本书第三章，讲到著名中医蒲辅周治疗流脑的医案。中医药界都认为这是一个运用天地人整体观思想进行辨证施治的一个现代经典案例。1954年，他在石家庄以白虎汤为主治疗流脑，取得很好的临床疗效。1956年8月，北京地区乙型脑炎流行。医院按照两年前石家庄治疗经验，用中药白虎汤和输氧、注射青霉素等西法治疗，结果效果不显。蒲辅周作为专家组成员，肯定石家庄用温病治疗原则治乙脑是正确的，但必须遵循"必先岁气，毋犯天和"的原则。他指出北京当年雨水较多，天气湿热，患者偏湿，属湿温，如果沿用清凉苦寒药物，就会出现湿遏热伏，不仅高热不退，反会加重病情，而应该采用宣解湿热和芳香透窍的药物，改投通阳利湿法，用杏仁滑石汤、三仁汤等加减化裁，效果立竿见影，病疫得以迅速遏止。这一事迹在业界产生了轰动性效应。

其次，一年之中也有阴阳，发病季节不同，治疗用药也要相应变化。"用寒远寒，用凉远凉，用温远温，用热远热，热无犯热，寒无犯寒。"（《素问·六元正纪大论》）是说用温药勿犯天时之温气，用热药勿犯天时之热气，用凉药勿犯天时之凉气，用寒药勿犯天时之寒气。因此"春宜吐、夏宜汗、秋宜下"，"白虎汤立夏后、立秋前乃可服，立秋后不可服"（《伤寒论》）。比如感冒，风寒多见于冬夏，宜用麻黄汤、桂枝汤；风热多见于春季及初夏，宜用桑菊饮、银翘散；感冒见于夏季者，常偏暑热，宜用香薷饮、白虎人参汤；感冒见于长夏者，因气候多偏暑湿，方宜用三仁汤、羌活胜湿汤；感冒见于秋季时，因气候多偏燥，方宜用桑杏汤、杏苏散。

其三，一天中也有阴阳之分，给药和服用也有讲究。清代医家叶天士在《临证指南医案》里指出，"早用温肾阳之药，晚用补脾气之品，晨滋肾阴，午健脾阳，早服摄纳下焦，暮进纯甘清燥。"按照子午流注规律，人体阴阳气血在昼夜不同时辰也呈现消长盛衰变化，因而用药也要随之加减调整。张仲景《伤寒论》中提出的太阳、阳明、少阳、太阴、少阴、厥阴的欲解向愈时间，分别是该经旺盛之时，此时投药能借经气旺盛之时驱邪外出。六经病的最佳服药时间是：太阴病为巳午时，阳明病为申酉时，少阳病为寅卯时，太阳病为亥子时，少阴病为子丑时，厥阴病为丑寅时。《类编朱氏集验医方》里有一个叫鸡鸣散的祛湿剂，症见人感风湿，流注脚足，痛不可忍，用索悬吊，叫声不绝，筋脉肿大。此方具有行气降浊，宣化寒湿、行气解郁、通络除滞等功效，在平旦鸡鸣时服用最好，故取名鸡鸣散。《医方概要》云："脚气之病，乃胃有湿痰积饮，肝胆之气不能升化而郁塞，下走三阴之络，致足肚胫中胀痛，故名脚气。南方地卑多湿，常有之。以紫苏、桔梗、陈皮开肺快气，槟榔、茱萸温肝降逆；下气最速，木瓜和肝通经，生姜温肺胃，下气化痰。此病每甚于日暮阴盛之时，故于五更服之，趁阳升阴未逆之际则药力行而胀痛除也。"出自《伤寒论》的十枣汤，主治悬饮、水肿，尤以身半以下肿甚，腹胀喘满，二便不利。此方药作用既能通利大便，又能通利小便，药效峻猛，所以服用最佳时间在平旦。假如在下午服用则会引起夜间频频解便，不利病人休息。以此类推，发汗解表药宜午前服，午前为人体阳中之阳分，此时可以发汗，增强药效；益气升阳药宜午前服，午前为阳气升发向上之际，投以升浮之药，有利于阳气的提升和祛除病邪；催吐药宜清晨服，此时服药借阳气上升外达之机，加强药物上达外透之力，使邪外出，利水渗湿药宜清晨服用，此时人体胃内已基本排空，投以利水药物便于体内吸收，加之人体此时阳气渐渐升发，有助于气化水湿，以增强药效；滋养阴血药宜入夜空腹服，21—23时人体肾脏最为空虚，补阴极宜，同时，空腹服药也有利于被人体迅速吸收；安神药宜临睡前服，以保证患者较快入睡。

　　链接："药食同源"，食物与药物的区别是什么

　　食物与药物的共同点在于都具有四气五味，两者有时交叉使用，有些食物就是药物，例如，山药、薏米、芡实等。两者如何区别呢？第一，药物多用于攻邪，食物则多用于补精；食物吃的是形味，药物取的是气味。《内经》曰："毒药攻邪，五谷为养，五果为助，五畜为益，五蔬为充。"例如，谷物、肉类、蔬菜、水果等是取的形味。药物之气重于味，食物之味重于气。如果将两者对比，药物重于气为阳，食物重于味为阴，经云："阳生阴长，阳杀阴藏"，药物主生杀，食物长藏。服中药时多数是喝汤药，或者吃丸药，是取其气味，而非吃其形味，不能拿药当饭吃。而吃饭时要吃饱，只有有形味的食物才能果腹，只喝汤是不能吃饱的。第二，药物是用来治病的，主要

是调气，是靠着药物的气味的偏性来纠正阴阳的不平衡。毒药是用来攻邪的，毒药有偏性，所谓偏性就是四气五味的性质相对突出。一般来说，人体之精是不能依靠药物来补充的，药物的作用是调整机体阴阳平衡，使食物能顺利腐熟化气，生精并藏于五脏。尽管有些既是药物又是食物，实际上还是有区别的，例如大枣，当作食物的时候是吃掉整个果肉，可能吃很多；而当作药物的时候，或者煮成汤药，或者制成丸散膏丹，都是取其气味，因此用量很小，或者只喝汤药，不吃果肉的。这也是补精与纠偏的区别。

四、一根银针治百病：针灸与阴阳

针灸由"针"和"灸"构成，是中医学的重要组成部分，这种"内病外治"的医术是通过经络、腧穴的传导作用来治疗全身疾病。高明的针灸医家可以像《灵枢·九针十二原》描述的："夫善用针者，取其疾也，犹拔刺也，犹雪污也，犹解结也，犹决闭也。疾虽久，犹可毕也。言不可治者，未得其术也。"

掌握针灸的要领首先在于明白和掌握经络的道理。经脉是运行气的。中医经络学说认为人体布满"经络"，就如《素问·调经论篇》所说："夫十二经脉者，皆络三百六十五节，节有病，必被经脉，经脉之病，皆有虚实"。《灵枢·海论第三十三》曰："夫十二经脉者，内属于腑脏，外络于肢节。"《灵枢·本脏第四十七》曰："经脉者，所以行血气而营阴阳，濡筋骨，利关节者也。"经络是人体组织结构的重要组成部分。

1. 善针灸者，必通经络脏腑之理

《扁鹊心书》开卷第一句话便是："学医不知经络，开口动手便错。"《黄帝内经》把经络的重要性提高到了无以复加的地步。"经脉者，所以能决死生，处百病，调虚实，不可不通。"（《灵枢·经脉第

十》）"夫十二经脉者，人之所以生，病之所以成，人之所以治，病之所以起，学之所始，工之所止也。"（《灵枢·经别第十一》）十二经脉可以决定人的生死，可以用来调整人体的虚实和治疗百病，医生不可不知道，不可不精通。同时指出，人之所以生成生长，是因为十二经脉；疾病之所以产生，也是因为十二经脉；人的疾病之所以能治好，还是因为十二经脉；学医的开始要知道十二经脉；再高明的医生最后还是离不开十二经脉。因此，《灵枢·本输第三》云："凡刺之道，必通十二脉之所终始，络脉之所别处，五腧之所留止，六腑之所与合，四时之所出入，五脏之所溜处，阔数之度，浅深之状，高下所至。"

　　当代伤寒大家刘渡舟教授指出，八纲辨证是辨证中的先决条件。但是，如果只辨到八纲程度为止，那还是不够的。因为它还没有具体地把人体的脏腑经络病理变化结合起来，就好像找人只找到了街道，还没有找到住户一样，仍然不能确切而深刻地阐明各种复杂的病理变化，并进一步指导临床治疗。而六经辨证就恰好地解决了这个问题，它把八纲的内容落实到脏腑经络之上，尤其是以脏腑经络生理、病理变化作为物质基础，使辨证言之有物，而不是空中楼阁。根据经络循行部位，就可以知道局部病变与脏腑的关系，把握疾病发展变化的病理真相，进行辨证论治。如三阳经之足太阳经起于目内眦，上额交巅，下项挟脊，循行于人体背部，故太阳经受邪，可见头项强痛、腰脊疼痛；足太阳经病不解，传入其腑膀胱，影响膀胱气化功能，导致水气内停，可见小便不利，少腹里急，渴欲饮水等证。以此类推，如果头项强痛，就知道是太阳经受邪；如果缘缘面赤额头疼，发热恶寒而无汗，目痛鼻干卧不宁，就知道是阳明经受邪；如果口苦、咽干、目眩、耳聋、往来寒热、胸胁苦满、不思饮食、心烦喜呕、苔薄白、脉弦，就知道是少阳经受邪；如果腹满而吐、食不下、自利、口不渴、时腹自痛，或舌苔白腻，脉沉缓而弱，就知道是太阴经受邪；如果变笨（感觉变得很钝）、咽痛、扁桃体发炎，就知道是少阴经受邪；如果见到目痛连头顶痛者、干呕吐涎沫，就知道是厥阴经受邪。离开经络学说，对上述证候的发生与机理，无法进行解释和判别[①]。

　　学过《伤寒论》的人都知道，阳明腑实证会出现神昏谵语，现在临床上许多病人只要几天不大便则心烦意乱，有医家据此提出了"胃肠主神明"的论点。其实，本书第七章在谁主神明这个问题上，得出的结论是神明由心、脑所主。"大肠小肠皆属于胃"，而"足阳明之正……上通于心"，在《素问·平人气象论》中岐伯讲："胃之大络，名曰虚里，贯鬲络肺，出于左乳下，其动应衣，脉宗气也。"通过胃经，实现心脑的联系，"足阳明之正，上至髀，入于腹里，属胃，散之脾，上通于心，上循咽，出于口，上頞，还系目系，合于阳明也。"（《灵枢·经别》）"胃气上注于肺，其悍气上充头者，循咽，上走空窍，循眼系，入络脑，出頞，下客主人，循牙车，合阳明，并下人迎，此胃气别走于阳明者也。"（《灵枢·动输》）也就是说，足阳明胃经"循眼系，入络脑"。既入心又入脑，所以胃家有热，火热就会循经而攻心脑，造成神明被扰或蒙蔽，自然就会轻则心烦意乱，重则精神错乱，甚至于神昏谵语了。因此，如果不明白经络之理，就理解不了为什么阳明腑实证会出现神昏谵语。在《伤寒论》中，只要先发热继而出现神昏谵语，就会判断是阳明腑实证，伤寒之邪内传阳明之腑，入里化热，或温病邪入胃肠，热盛灼津，在治疗上用泻下剂大承气汤。如果是温病邪入胃肠，"温邪上受，首先犯肺，逆传心包"（叶天士《温热论》），那就要注意温病和伤寒的差异，温病感受的邪气是温邪而不是寒邪，是"上受"（从口鼻而入）而不是"外受（从皮毛而入），是首先"犯肺"而不是"犯太阳"，热邪犯肺后，也可向阳明胃肠传变出现白虎汤证和承气汤证，不仅可顺传阳明，还可以逆传心包，出现神昏谵语，如果误治而用承气汤、泻下剂就会出现患者死亡的情况。

---

①　刘渡舟：《伤寒论十四讲》，天津：天津科学技术出版社，1982年。

链接：刘渡舟教授谈《伤寒论》与经络

有一年我去大同，住在宾馆里，管后勤的部长姓张，我一见他就觉得纳闷：这位张部长穿着老式的凉鞋，可前边一大条都被剪掉了，露出个大趾在外面，通红锃亮。他说："您看我连凉鞋都不敢穿了，疼得厉害。西医叫它丹毒，越到晚上疼得越厉害。"我一看，大脚趾正是大敦穴。脉弦而滑，弦为肝脉，滑是热象。大、浮、数、滑主阳，阳主热。大趾上有三根毛，是大敦穴的位置，"厥阴足脉肝所终，大趾之端毛际丛"。我就给他开了个方——龙胆泻肝汤加上14克地丁、14克蒲公英。"湿热毒火，首遇肝经"。吃了七副龙胆泻肝汤，他晚上就能睡觉了，不疼了。再说一个例子，是后背疼、脖子疼的。这个病，我们用《伤寒论》太阳经病来辨证。"太阳之为病，脉浮，头项强痛而恶寒"就指出了"头项强痛"（病位）了。那么足太阳膀胱经它走在什么地方呢？脖子。古人注解《伤寒论》说："项，为太阳之专位；头，为三阳之通位。"头痛有少阳病因、阳明病因、太阳病因，所以头是通位。脖子痛就是太阳经的病，所以是专位。该怎么办呢？有汗的用桂枝加葛根汤，无汗的用桂枝加麻黄加葛根汤。葛根治脖子疼很有效，一吃就好。记住，这是指脖子甚至到后背都管用。但如果是后背、脖子疼，两边到肩胛也疼，这方子就不管用了。因为这两侧属少阳。太阳行于后，阳明行于前，少阳行于侧，要用小柴胡汤。我治后背和肩胛痛，好用柴胡桂枝汤，小柴胡汤加上桂枝、白芍，吃了就好。这就是经络，经络辨证嘛，没有这个怎么行呢？（《刘渡舟〈伤寒论〉专题讲座》，北京：人民卫生出版社，2013年）

2. 善针灸者，必通经络辨证之理

中药治病的基本原理是性味归经。而穴位是人体自带的大药房，有医家把我们常用的穴位和中药的作用进行大体归类对应。（比如，合阳穴类似于杜仲壮骨丸，可以治疗腰、背、腿、颈部疾病；气海穴类似于党参，具有补中、益气、生津、治疗脾胃虚弱，气血两亏等功效；太溪穴类似于熟地，可以养血、滋阴；照海穴类似于生地，可以清热、凉血、止血；复溜穴类似于六位地黄丸，可以治疗肾阴虚，能阴阳互补；太溪穴+复溜穴类似于浓汤药膳十全大补汤，可以治疗气血不足、虚劳咳嗽等病；太冲穴+阳陵穴类似于疏肝健脾养血调经的逍遥丸；少府穴类似于清热解毒开窍安神的牛黄清心丸；尺泽穴+复溜穴类似于滋肾养肺的麦味地黄丸；风门+孔最类似于解表散寒宣肺止嗽的通宣理肺散；内庭穴类似于清热解毒的牛黄解毒丸；中府穴类似于调补脾胃益气升阳的补中益气丸；太渊穴+商丘穴类似于健脾益气的参苓白术丸；然骨穴类似于去火补阴得大补阴丸；曲泉穴类似于滋阴补肝杞菊地黄丸；商阳穴类似于治疗便秘开塞露；商丘穴类似于消炎大药；大都穴类似于补钙药；人中穴类似于急救调气丸；人迎穴类似于速效降压药；然谷穴类似于降糖药；迎香穴+孔最穴类似于特效止鼻血药；肩井穴类似于颈肩腰痛特效穴；足三里类似于健脾、益气、燥湿、利水得白术……）

　　以上列举穴位功效，仅仅是说明我们人体经络穴位的奇妙，针灸治病并不是这样简单的单穴治病，单穴相当于单方药，而中医理论体系一个成熟的标志是复方用药，不同种类的病应该用不同的辨证方法。针灸是靠经络和穴位发生作用，针灸治病不能完全照搬中医其他的辨证方法。如果从脏腑和经络的角度来看，疾病则可以分为两大类：脏腑病症和经络病症。由于人体是一个以五脏为中心的有机整体，而经络又内属于脏腑，外络于肢节，所以针灸临床上最常用的辨证方法应该是脏腑辨证和经络辨证，其中脏腑病症应以脏腑辨证为主，脏腑病症之外的所有病症以经络辨证为主。不论应用何种辨证方法，都应与八纲辨证相结合以确定针灸的原则和方法。经络是人体经气运行的通道，又是疾病发生和传变的途径。经络辨证就是通过望、问、切等方法，对病人的若干症状体征进行分析综合，以判断病属何经、何脏、何腑，进一步确定发病原因、病变性质、病理机转。

第一个层次，要辨病症是经上还是在络上。《灵枢》的许多篇章，都讲过辨经和辨络的问题，《灵枢·经脉第十》云："黄帝曰：'经脉十二经脉者，伏行分肉之间，深而不见，其常见者，足太阴过于内踝之上，毋所隐故见也。诸脉之浮而常见者，皆络脉也。十二经脉及诸络脉：其不见者，谓十一经也；其可见者，谓足太阴经，上行至于踝上，以其皮薄故见也；诸余络脉，皆见者也……'雷公曰：'何以知经脉与络脉异也？'黄帝曰：'经脉者常不可见也，其虚实以气口知之，脉之见者皆络脉也。'雷公曰：'细子无以明其然也。'黄帝曰：'诸络脉皆不能经大节之间，必行绝道而出，入复合于皮中，其会皆见于外。故诸刺络脉者，必刺其结上，甚血者无结，急取之以泻其邪而出其血，留之发为痹也。凡诊络脉，脉色青则寒且痛，赤则有热。'"可见要想辨清病邪在经在络，主要是看体表有无细小的络脉（小血管），如果有则病已入络，治疗当刺络出血。这就是《灵枢》认为络主血的具体应用。

第二个层次，要辨病邪在何经，这是经络辨证的重点。辨经指辨别疾病的所在经脉和累及经脉，是在察经的基础上，结合临床出现的症候分析、认识疾病的过程。《灵枢·卫气》云："能别阴阳十二经者，知病之所生。"主要方法包括三个方面。一是问诊辨经。询问病人病痛在哪个部位，再看这个部位有哪条经络从这儿经过。例如头痛，前额痛是阳明头痛，偏头痛是少阳头痛，后头痛是太阳头痛，巅顶痛是厥阴头痛。二是望诊辨经。通过望诊就知道病在何经何部。《针灸甲乙经》记述了张仲景"望色先知"轶事①，他预测到王仲宣所患疾病二十年后"当眉落，眉落

---

① 西晋·皇甫谧《针灸甲乙经》序文之记述："仲景见侍中王仲宣，时年二十余，谓曰：'君有病，四十当眉落，眉落半年而死'。令服五石汤可免。仲宣嫌其言忤，受汤勿服。居三日，见仲宣，谓曰：'服汤否？'曰：'已服。'仲景曰：'色候固非服汤之诊，君何轻命也？'仲宣犹不言。后二十年果眉落，后一百八十七日而死，终如其言。"

半年而死"，最终应验了仲景之言。大家最为熟知的是《史记·扁鹊仓公列传》关于扁鹊望齐桓侯色①的故事。一般人不太熟悉的是扁鹊治虢太子假死的典故，这个医案最大的特点就是用针灸针刺经络穴位外治救急，然后用中药内治治缓。三是切诊辨经。经络诊察仍属中医的四诊范围，只是着眼于体表经络、腧穴的诊察，目的在于了解经络的变动情况，在人体自身上寻找病候的客观指征。这也是经络辨证主要的方法，包括切经络、切穴位、切脉象三个方面。切经络是在病变部位的上下左右或沿着经络循行线应用切、循、按、弹等方法，诊察有无疼痛、结节或条索状物、虚软凹陷等反应，这些反应出现在哪条经络上，就是哪条经络的病。切穴位是通过切按穴位来知道与穴位相关的经络脏腑的病症信息。最常用的方法是"审、按、切、循、扪"，例如《灵枢·背俞》取背俞穴的方法是"皆挟脊相去三寸所，则欲得而验之，按其处，应在中而痛解，乃其腧也"。审包括审视和审度。审视是观察体表经络色泽的异常，络脉的浮显、沉陷等，以判断经络的虚实、寒热。审度应贯穿经络诊察的全部过程。按是指按压体表局部和腧穴，特别是各经脉的原、络、背俞、募、郄、五腧穴等，了解其反应变化，如喜按、拒按，按压时产生舒适感、疼痛感、麻木感等等。切脉象是中医诊病的重要方法，切是指切候全身体表经络的脉动情况，包括人迎、头角、颊车、脐上、脐下、足背趺阳、足跟太溪等各部位的脉动情况，以测知何经何络有异常变化，脉盛者为实，脉弱者为虚，实则多热，虚则多寒。循是指循摩、推压体表经络的循行部位，了解经络下有无结节、条索样肿物，胸腹部位有无肿物、疼痛，肢体部位有无畸形、触痛等变化。扪是以掌面触贴患者的体表皮肤，比较各部位皮肤温度

---

① 《史记·扁鹊仓公列传》载："扁鹊过齐，齐桓侯客之。入朝，见曰：'君有病在腠理，不治将深。'桓侯曰：'寡人无疾。'……后五日，扁鹊复见，望见桓侯而退走。桓侯使人问其故。扁鹊曰：'疾之居腠理也，汤熨之所及也；在血脉，针石之所及也；其在肠胃，酒醪之所及也；其在骨髓，虽司命无奈之何。今在骨髓，臣是以无请也。'后五日，桓侯体病，使人召扁鹊，扁鹊已逃去。桓侯遂死。"

有无明显差别，区分寒热发于阳或发于阴，了解皮肤润泽、枯涩变化。

链接：扁鹊治虢太子假死典故

扁鹊过虢。虢太子死，扁鹊至虢宫门下，问中庶子喜方者曰："太子何病，国中治穰过于众事？"中庶子曰："太子病血气不时，交错而不得泄，暴发于外，则为中害。精神不能止邪气，邪气蓄积而不得泄，是以阳缓而阴急，故暴蹶而死。"扁鹊曰："其死何如时？"曰："鸡鸣至今。"曰："收乎？"曰："未也，其死未能半日也。""言臣齐勃海秦越人也。闻太子不幸而死，臣能生之。"中庶子曰："先生得无诞之乎？何以言太子可生也？"扁鹊仰天叹曰："越人之为方也，不待切脉、望色、听声、写形，言病之所在。闻病之阳，论得其阴；闻病之阴，论得其阳。病应见于大表，不出千里。决者至众，不可曲止也。子以吾言为不诚，试入诊太子，当闻其耳鸣而鼻张，循其两股以至于阴，当尚温也。"中庶子乃以扁鹊言入报虢君。虢君闻之，大惊，出见扁鹊于中阙，扁鹊曰："若太子病，所谓尸厥者也。太子未死也。夫以阳入阴中，动胃缠缘，中经维络，别下于三焦、膀胱，是以阳脉下遂，阴脉上争，会气闭而不通，阴上而阳内行，下内鼓而不起，上外绝而不为使，上有绝阳之络，下有破阴之纽，破阴绝阳，色废脉乱，故形静如死状。"扁鹊乃使弟子子阳厉针砥石，以取外三阳五会（百会穴）。有间，太子苏。乃使子豹为五分之熨，以八减之齐和煮之，以更熨两胁下。太子起坐。更适阴阳，但服汤二旬而复故。故天下尽以扁鹊能生死人。扁鹊曰："越人非能生死人也，此自当生者，越人能使之起耳。"（《史记·扁鹊仓公列传》）

《素问·调经论》曰："夫十二经脉，皆生其病……经络之病，皆有虚实"，"经络支节，各生虚实"。说明经络病变，不仅有虚有实，而且经络病候，也累及内脏器官等，出现各种不同症状，反映出虚、实、寒、热等不同证候。经络的虚证，可由经络本身的气血不足，经气虚陷而成；或由脏腑的气血不足，影响到所属经络而成。经络的实证，则因经络气血阻滞，经气运行不畅，如六淫之邪外袭，内伤七情，气机郁塞，痰瘀互阻等而成。《灵枢·经脉》篇归纳总结了十二经脉、络脉的循行及所主相关疾病，是中医经络理论的奠基之作，无论方脉针灸两家，皆不可不熟读深思，汇通其意，凡人身脏腑经络，如何贯通联系，十二经之界限起止，以及分经辨证之所以然，皆历历分明，丝毫不紊，详细论述经脉走向及生病情形，揭开了人体气血循行的奥秘，是针灸医家的金科玉律。

下面整理的十二经病候的虚寒证和实热证内容来自《灵枢·经脉》。

表10-5 十二经病候的寒热虚实辨证简表

经别	经脉病寒热虚实辨证
手太阴肺经	虚寒证：呼吸微弱而声低，少气不足以息（脏气虚弱、尤以肺气虚损、中气不足，肾气亏耗为常见），小便数而欠（次数多而尿量少），溺色变（肺为水之上源），遗失无度泄泻不止（肺气不足所致），肩背痛、寒（气虚则肩背寒），臑臂内前廉痛而厥冷（本经所过，主肺所生者，咳，上气，喘渴，烦心，胸满）。肺为生气之源，其脉循胃口上膈属肺。
	实热证：肺胀膨膨然（肺气壅阻，虚满而喘咳），气喘，咳嗽（肺失肃降），烦心，口渴（肺热伤津），缺盆中痛，交叉两手按于胸中目瞀（臂厥，肺胀喘咳之重症），掌中热（本经有热，气上逆而喘，口渴，心烦，胸满，归臂部的内侧前缘作痛，手虽厥冷，而掌心发烧）。肺合皮毛，肌表受邪，内传于肺，失其宣降，致胸闷胀满，咳喘气逆；缺盆为十二经通络，与肺接近，肺气不畅，故见疼痛。肺经行于时臂间，其经气不利，则肩背及臑、臂内侧前缘疼痛，掌中热；邪客于肌表，卫气郁闭，故是恶寒发热；腠理不固，则汗出；外邪入里化热，或肺经有热，则可见烦渴、咽干；肺为肾母，邪伤其气，故小便频数或色变。
手阳明大肠经	虚寒证：寒栗不复（气有余则当脉所过者热肿，虚则寒栗不复，手阳明与手太阴为表里，表阳不足故寒栗），鼽（本经之脉上挟鼻孔，有寒则流清涕）。
	实热证：颈肿，脉所过者热肿（气盛有余），齿痛，目黄，口干，衄，喉痹（皆本经有热），肩前臂痛，大指次指不用（经气阻滞）。手阳明大肠经的支脉，从缺盆上颈贯颊入齿，故病则齿痛、颈肿、咽喉肿痛，大肠经之别络达目，邪热炽盛，则目黄口干；热盛迫血妄行，故鼻衄；病邪阻滞经脉，气血不畅，则肩臂前侧疼痛；拇、食指疼痛及活动障碍，为经脉病变。

续表

经别	经脉病寒热虚实辨证
足阳明胃经	虚寒证：胀满（胃阳不振），善呻、数欠、颜黑（肾主呻，主欠，肾水色黑，肾水偏盛，反侮胃土），大腹水肿（土虚不能制水），骭，身以前皆寒慄（本经有寒）。 实热证：消谷善饥（胃火偏炽），喉痹（阳明邪热上攻），上高而歌，弃衣而走，狂症，温淫汗出，溺色黄（皆阳明热盛），心欲动（气火有余，上扰心神），身以前皆热，颈肿，膝膑肿痛，循膺、乳、气街、股、伏兔、骭外廉、足跗皆痛，中趾不用，（皆本经循行部位）。胃经受邪后易从阳化热，热内盛则壮热；邪热迫津外出致汗出；胃火循经上炎，则见头痛、颈肿、咽喉肿痛、齿痛、口唇疮疹；若风邪侵袭，可见口角歪斜，鼻流浊涕；热盛迫血妄行，则鼻衄；热扰神明，则惊惕发狂而躁动，胃火炽盛，致消谷善饥；胃病及脾，中焦气阻，则脘腹胀满。胃经受邪，气机不利，则所循行部位如胸乳部、腹股部、下肢外侧、足背、足中趾等多处疼痛。
足太阴脾经	虚寒证：腹胀（脾失健运），便溏，泄泻，水闭（脾脏虚寒，水气不化），食则呕（脾运不及），股膝内廉厥（本经有寒）。若阴盛而上走阳明，故气滞而为嗳气；得后与气则快然如衰者，为脾气得以输转而气通，所以矢气或大便后腹胀和嗳气就得以衰减或暂时消除。脾经有寒，则为溏泄；脾经有郁滞则为症瘕。脾病不能制水则为泄。 实热证：胃脘痛（气滞食积），烦心，心痛（脾脉注心中，脾邪犯心），瘕症（脾气不运，形成瘕气），黄疸（脾经湿热郁蒸），不能卧（脾胃不和），身体皆重（脾主四肢）。脾病失运，所以食则呕，胃脘痛，腹胀。足太阴的脉，上膈注心中，故为烦心，心下急痛。脾病不能制水则为水闭，为黄疸，不能卧。脾主肌肉，湿邪内困，故身体皆重。
手少阴心经	虚寒证：心痛（心阳不振），臑臂内后廉痛厥（寒滞经络）。 实热证：嗌干，渴而欲饮（火盛伤津），目黄（心脉入目系，心火郁蒸），胁痛（心脉出腋），掌中热痛（心脉入掌内后廉）。心属火脏，故心经病变多见热证。心火内盛，则心胸烦闷疼痛；本经的支脉从心系上挟于咽部，心火上炎，心阴耗损，则咽干，渴而欲饮；手少阴脉系于目系，又出于胁下，故目黄胁痛。心脉循挠臂内侧入掌中，故可见挠臂内侧后缘痛和掌中发热之征。
手太阳小肠经	虚寒证：耳聋（本经之脉却入耳中，脉病，耳失所濡）。 实热证：颔肿不可以顾，肩似拔，臑似折，颊肿，咽痛（均为本经循行部位，脉气阻滞或邪热内郁所致）。小肠经属阳，其病多热。小肠经支脉从缺盆循颈上颊，至目锐眦，即入耳中，故出现聋、目黄、咽痛；肩似拔臑似折，乃由于手太阳之脉循挠外后廉出肩解绕肩胛，交肩上的缘故。热邪侵袭小肠经脉，则肩、肘、臂外侧后缘等处疼痛。

续表

经别	经脉病寒热虚实辨证
足太阳 膀胱经	虚寒证：疟（太阳疟，热少寒多，或称寒疟），鼽（脉起于鼻，受寒则流清涕）。
	实热证：冲头痛，头囟痛（本经厥气上逆），狂癫（本经从巅络脑，阳邪亢甚所致），目黄（邪热郁蒸），衄（本经有热），痔（本经别入肛中），项如拔，脊痛，腰似折，髀不可以曲，腘如结，踹如裂，项、背、腰、尻、腘、踹、脚皆痛，小趾不用（本经气血壅滞所致）。膀胱经行于背部，易受外邪侵袭。邪客体表，卫阳郁滞，故是发热，恶风寒，鼻塞流涕。本经脉上额交巅入络脑，故是头痛，项背痛；又因足太阳经起目内眦，还出别下项、抵腰中、过髀枢、下合中、贯踹内，故本经有病，各经络所过之处疼痛剧烈；热邪极盛则发生癫痫、狂证、疟疾；热聚肛门，气血壅滞，则酿生痔疮。
足少阴 肾经	虚寒证：痿厥（肾亏骨弱或肾阳不足），善恐（肾主恐，肾气虚则恐惧不宁），面如漆紫（肾主黑色，肾精不足，水色外泛），饥不欲食（命火不足，不能腐熟水谷），气喘（肾虚不能纳气），咳唾有血（水亏火盛，损伤肺络），心悬如饥，烦心，心痛（肾脉络心，经脏同病），咽肿，嗌干痛，口热，舌干（肾阴不足，虚火上浮），目无所见（肾精虚）。肾虽属阴，内藏元阳，水中有火；肾又为五脏之本，则易影响其脏腑而出现寒热错杂、虚实相兼的证候。肾主水，水色黑、肾精亏损，不能上荣于面，故见面黑如漆柴，头晕目眩；金水相生，肾虚子病及母，故咳唾有血或气促而喘。肾阴不足，虚火上犯于胃，致饥不欲食；心肾不交，故心烦，易惊、善恐和胸疼痛。
	实热证：肠澼（肾开窍于二阴），黄疸（脾肾同病，而成黄疸）。病邪沮滞肾经，则腰脊下支无力或痿厥，足下热痛。
手厥阴 心包经	虚寒证：心大动（心气虚则心动不安）。
	实热证：面赤（心包火盛面赤如妆），喜笑不休（心气实则喜笑不休），烦心，心痛（心阳亢盛则烦，心气失宣则痛），目黄（心火上炎，邪热拂郁），手心热，臂肿挛急，腋肿，胸胁支痛（皆本经所过，经气失宣，气血阻滞）。心包为心之外围，内寄相火，其病多见热证并往往影响到心。手厥阴之脉起于胸中，循胸出胁，入于掌中，故其所循行的部位发生病变，引起手心热，上部上肘部挛急腋肿，胸胁支满；气血运行不畅，则心悸，心痛；神魂不宁，则心烦甚或喜笑不休；心火上炎，故目赤目黄。
手少阳 三焦经	虚寒证：汗出（三焦主气，气不足则腠理疏而汗出）。
	实热证：耳聋（本经支脉入耳中），嗌肿，喉痹，颊肿（三焦相火上炎），目锐眦痛（邪热循经上注），耳后、肩、臑、肘、臂外皆痛，小指次指不用（本经经脉所过）。三焦之脉上项系耳后，故本经受邪，热邪上扰，则见耳聋，三焦出气以温肌肉、充皮肤，故为汗出。三焦是主气所生病者，气机抑郁，则心胁不舒而痛，肩肘，前臂疼痛，小指、食指活动障碍，皆由于经脉循行之所处，经气不利。

续表

经别	经脉病寒热虚实辨证
足少阳胆经	虚寒证：面微有尘，体无膏泽（胆与肝为表里，肝胆气血亏虚不能滋荣全身）。
	实热证：口苦（胆液上泛），善太息（胆气不舒），头痛（本经上抵头部），疟（疟疾属少阳），诸节皆痛（本经主骨），马刀侠瘿（肝胆气结痰瘀互阻而成），目锐眦痛，缺盆中痛，腋下肿，胸、胁、肋、髀膝外至胫、绝骨、外踝前皆痛，小趾次趾不用（皆本经所过，经气失调，不通则痛）。胆经为人体气机出入之枢纽，邪客于此，气机失常，则见胆液外溢而口苦，胆郁不舒，故善太息。足少阳之别，贯心循胁里，故心胁痛不能转侧；足少阳之别散于面，胆木为病，故面微有尘，体无膏泽。少阳属半表半里，阳胜则汗出，风胜则振寒而为疟。其他各证，皆为其经脉所及经气不利而成。
足厥阴肝经	虚寒证：呕吐，飧泄（木旺土虚），遗尿（厥阴之气不足，不能约束膀胱之筋），面尘脱色（肝血不足），丈夫溃疝，狐疝（寒凝厥阴，经气失和）。
	实热证：妇人少腹肿（肝脉抵少腹，脉气壅阻则肿），胸满（肝气实），癃闭（肝脉环阴器，气滞则尿闭），咽干（肝阴不足，虚火上炎），腰痛不可俯仰（厥阴腰痛）。足厥阴的支脉与别络，和太阴少阳之脉，同结于腰踝下中部下部之间，故病则为腰痛不可俯仰。肝血不足，不能上养头面，致面色晦暗；肝脉循喉咙之后，上入颃颡，上出额，其支者从目系下颊里，故病则咽干，肝经上行夹胃贯膈，下行过阴器抵少腹，故病则胸满，呕吐、腹泻，遗尿或癃闭，疝气或妇女少腹痛等。

中医辨证包括定性和定位两个方面。关于定性，是医家对病证性质作出判断，即审证求因。中医把病因主要分为内因和外因两大类。若是外因即外感六淫（风、寒、暑、湿、燥、火以及含内生五邪）引起的主要症状与体征是：风具有善动不居、轻扬开泄等特点，容易侵袭人体上部和头面部，易出汗，生病部位游移不定，很容易与其他病邪合在一起，怕风、出汗、痒（咽喉痒、皮肤痒）、游走性疼痛、皮疹、浮肿、眩晕、震颤、抽搐、晕厥、脉浮缓或弦等。寒是冬季之主气，具有寒冷、凝结、收引等特点，表现为恶寒、战栗、无汗、面色苍白、手足厥冷、口不渴、喜温、口泛清水、稀薄白痰、大便稀薄、舌苔白、脉迟或紧等。湿为长夏的主气，具有重着、黏滞、趋下特性，湿性黏滞，出现头重如裹、肢节酸困、倦怠无力、胸腹痞闷、恶心呕吐、食欲不振、口淡乏味、口不渴或渴不欲饮、腹泻、尿少、浮肿、痰多、白带多、湿疹、舌苔白腻、舌体胖大、脉滑或濡等症状。燥为秋季的主气，具有干燥、收敛等特性，燥性干涩，易伤津

液、燥易伤肺，表现为干咳无力、痰中带血、鼻燥、唇燥、口渴、咽干、心烦、便结、尿少、皮肤干裂、舌质干红、舌苔少或剥脱、脉细数等。火热旺于夏季，一年四季均可发生。表现为发热、面赤、口苦、口臭、口渴、心烦、喜冷、黄痰、小便赤、大便秘结、神志谵妄、舌质红、舌苔黄、脉细数等。暑邪出现在夏至之后，立秋以前，也就是夏天的后半段，致病具有炎热、升散、兼湿特性，兼有湿和火的特征，表现为高热、心烦、面赤、脉洪大，或心胸烦闷不宁、头昏、目眩、面赤等。内因一般是主要脏腑功能失调引起的主要症状与体征，包括：气滞，表现为疼痛、闷胀；血瘀，表现为疼痛、肿块、出血、瘀斑；痰饮，表现为恶心呕吐、心悸、眩晕、背冷、痞闷、胀痛、腹泻、癫狂等。

　　关于定位，一是病位在表，六淫之邪从皮毛、口鼻侵入人体而引起的外感病初起阶段，各种原因引起的经络病也应归属于表病。二是病位在里，病变部位在脏腑。病邪气在心则会心悸、心烦、易惊、失眠、多梦、健忘、神昏、谵妄、癫狂、心前区痛、脉律不齐、出汗、口舌生疮、活动不灵等。病邪气在肝便会情志忧郁、善太息、易怒、胁肋胀痛、眩晕、耳鸣、耳聋、目赤肿痛、视物不清、月经不调、抽搐、痉挛、震颤、麻木、小腹及阴囊牵引疼痛等。病邪气在脾便会脘腹痞闷、厌食呕恶、口淡无味、腹泻、浮肿、白带多、内脏下垂、肌肉萎缩等。病邪气在肺则会鼻塞、流涕、咳嗽、咯痰、咯血、胸部闷痛、失音、浮肿等。病邪气在肾则会腰痛、腰膝酸软、遗精、阳痿、早泄、性欲异常、早衰、牙齿松动、毛发稀少、生长发育迟缓、智力迟钝、男子精少不育、女子闭经不孕、小便困难或淋漓不尽、夜间多尿、呼吸困难、五更泄泻、耳鸣、耳聋等。病邪气在小肠则会小腹胀痛、腹泻、小便短赤、排尿涩痛、尿血等。病在胆：胁肋疼痛、口苦、黄疸、寒热往来等。病邪气在胃则会胃脘疼痛、口渴、能食、消谷善饥、呃逆、呕吐、嗳气、嗳腐吞酸、便秘、牙龈肿痛等。病在大肠则小腹疼痛、腹泻、便秘等。病在膀胱则尿频、尿急、尿痛、尿血、遗尿等。

　　病性和病位确定后，针灸的施治原则是："寒则热之，热则寒之"，

598

"实则泻之，虚则补之"，"菀陈则除之、陷下则灸之、不盛不虚以经取之"。

外因病症的取穴规律是：如果是风寒之邪多由表入里，风多犯上焦，寒多犯下焦或中焦，治风邪多取风门、风池、风府、风市、百会、人中、翳风、风门、肩髃、曲池、合谷、八邪、八风、环跳、阳陵泉、光明、太冲等穴以祛风。治寒多取大椎、神阙、关元、命门、三焦俞、肾俞、关元俞、阳池、足三里、三阴交等穴以祛寒。如果是暑邪所伤，宜"热而疾之"，"菀陈则除之"，于十宣、十二井穴点刺出血，于委中、曲泽、鱼际、然谷等穴位。如果是湿邪，多伤足太阴经，致脾失健运，可选取中脘、水分、脾俞、三焦俞、肾俞、小肠俞、膀胱俞、曲池、间使、足三里、丰隆、阴陵泉、委中、三阴交、太白、冲阳等脾经和胃经的穴位调治，再取复溜、太溪等穴激发肾经，行水逐湿。如果是燥之为病，此病以虚为本，热与寒为标，燥邪多伤肺经，可以取鱼际、尺泽、合谷、曲池、肩髃、肺愈、膈俞、血海、金津、玉液、阴陵泉、曲泉、三阴交、照海、太溪、然谷等穴以祛燥或润燥。如果是火邪致病，气有余，便是火，多取阳经，为治其标，济其阴，培其本，阳经的穴位如大椎、曲池、内庭、合谷、外关、阳池、少泽、内庭；阴经的穴位选取少府、照海、复溜、阴谷、太冲、然谷等穴以祛火。

若是内因，取穴的规律是：怒则气上，可以取行间、中都、曲泉等穴位；喜则气缓，可以取神门、大陵、心俞等穴位；悲则气消，可以取太渊、肺俞、尺泽等穴位；恐则气下，可以取太溪、肾俞、俞府等穴位；思则气结，可以取太白、阴陵泉、脾俞等穴位；惊则气乱，可以取内关、通里、丘墟等穴位。气滞可选取大肠俞、膻中、气海、中脘、天枢、期门、支沟、内关、太渊、足三里、阳陵泉等穴以行气；血瘀可选取大椎、膈俞、血海、三阴交、太冲等；气虚可选取气海、关元、章门、肺俞、脾俞、肾俞、气海俞、三焦俞、足三里等以补气；血虚可选取膈俞、绝骨、血海等穴位以补血；阴虚可以选取祛燥穴位以滋阴；阳虚可选取大椎、命门、膏肓、养老、关元、曲骨等穴位以温阳；痰饮可以选取祛湿穴位。如果病位在脏腑的，也可以根据不同的经络脏腑联络关系来取穴。比如在心（心包）的，可选取手少阴心经的通里、郄门、神门，手厥阴心包经的间使、内关以及巨阙、膻中、小海、照海、心俞、厥阴俞等穴以调理心气；病位在肝胆的，可选取足厥阴肝经的行间、太冲、蠡沟、期门，手少阳胆经的风池、肩井、日月、环跳、阳陵泉、光明、悬钟、足临泣以及内关、四渎、支沟、外关、阳池、肝俞、胆俞等穴；病位在脾胃的，可选取足太阴脾经的公孙、三阴交、阴陵泉、血海，足阳明胃经的梁门、天枢、梁丘、足三里、上巨虚、下巨虚、内庭以及脾俞、胃俞、中脘、章门、内关等穴以调理脾胃之气；病位在肺的可选取手太阴肺经的尺泽、列缺、太渊以及合谷、迎香、肺俞、膈俞、天突、膻中、定喘、印堂、尺泽等穴以调理肺气；病位在肾的，可选取手少阴肾经的太溪、照海、复溜、交信以及肾俞、志室、命门、京门、中极、子宫等穴以调理肾气；病位在小肠、膀胱的，可选取手太阳小肠经的少泽、后溪、天宗、曲垣，足太阳膀胱经的攒竹、三焦俞、肾俞、小肠俞、膀胱俞、委中、昆仑、申脉以及神门、尺泽、横骨、照海、水泉等穴以调理小肠、膀胱之气。

在此，我们举例太阳病桂枝汤证的经络穴位辨证和针灸配穴。《伤寒论》第12条："太阳中风，阳浮而阴弱。阳浮者，热自发；阴弱者，汗自出。啬啬恶寒，淅淅恶风，翕翕发热，鼻鸣干呕者，桂枝汤主之。"风为阳邪，若汗出徒耗津液而风邪不解，则邪气停留在肌腠层面，进而影响三焦气机的宣畅，迫于肺则鼻鸣，逆于胃则干呕，由风邪击中肌腠导致营弱卫强，是桂枝汤证的基本病机，故治用桂枝汤解肌祛风，调和营卫。如果用针灸治疗，如何解肌、祛风、健胃，调卫和营？常规的穴位配伍和针刺方法是：风池、京骨、后溪、申脉、足三里。京骨穴是足太阳膀胱经之原，疏经活络，散风清热，主治头痛、寒热、项强；风池穴是足少阳与阳维之会，因足太阳膀胱经主一身之表，阳维主阳主表，因为"风为阳邪，其性轻扬，头顶之上，惟风可到，风池穴在颞颥后发际线者中，足少阳、阳维之会，主中风偏枯，少阳头痛，乃风邪蓄积之所，故名风池"。（《灵枢·热病》）因受外部之热，水湿之气胀散并化为阳热风气输散于头颈各部，故名风池，主治中风伤寒、温病汗不出、目眩泪出、目内眦赤痛、颈项如拔等。上述二穴针用泻法，主治太阳病头项强痛，功能疏散风热，为主穴，相当于桂枝汤的君药桂枝。申脉属足太阳膀胱经穴，通阳跷脉，主要功能是补阳益气，疏导水湿，是治疗失眠、颈项痛的特效穴；后溪为手太阳小肠经之俞，为八脉交会穴，通于督脉，督脉统摄一身阳气，这两个穴位相配，针用平补平泻法，可疏调督脉的阳气与太阳经气，解肌驱邪以达表，作为辅穴。胃是后天之本，为水谷之海，取足阳明胃经之合穴足三里，该穴主治胃痛、呕吐、呃逆、腹胀等，可以生发胃气，燥化脾湿，由于该穴是阳明经的枢纽，可疏导阳明经通运上下，主气和升降，令水谷之气内充，从而达到调和营卫的目的。

　　《伤寒论》第十三条："太阳病，头痛，发热，汗出，恶风者，桂枝汤主之。"本条文是扩大了桂枝汤应用范围，针灸可着眼于表热兼汗出方面配穴。如太阳病头痛，发热，可择取大椎、肺俞、风府、风池等穴位。大椎穴是手足三条阳经阳热之气的交会穴，与督脉的阳气上行头颈，督脉总督诸阳，太阳主开主表，少阳主枢，主半表半里，阳明主阖主里，因此用大椎则能祛除三阳之外邪，具有调节全身阳气、扶正祛邪、解表退热、通阳截疟的作用，是治疗外感发热、疟疾、颈椎病之特效穴。肺俞是足太阳膀胱经循行路线上位于背部的背俞穴之一，除可用于治疗颈肩疼痛等局部病证外，善于治疗肺系疾患如感冒、咳嗽等。风府穴是足太阳、督脉、阳维之会，具有清热散风、通关开窍的功效，主治头痛、项强、眩晕等。以上几个穴位主要解决头痛发热问题。汗出、恶风可择取后溪、申脉、京骨、足三里等，取通督脉的八脉交会穴手太阳小肠经的后溪穴，配通阳跷的足太阳膀胱经申脉穴和京骨穴，针用平补平泻，可疏调督脉之阳气与太阳经气解肌祛风，令气血通畅，加上足三里施以平补平泻手法，以健运后天之本，达到内补谷气、外调营卫，扶正解肌、驱邪于外的目的。

链接：李世珍脏腑辨证针灸治疗不寐

李世珍（1926—2005）教授，河南省著名针灸大家，李氏针灸第四代传人。从医60余年，结合临床经验和上万份典型病例，著有《常用腧穴临床发挥》《针灸临床辨证论治》等。

【病症概述】不寐又称"失眠"。本病多见于西医中的神经衰弱、更年期综合征等。

【辨证分型】1.阴虚火旺：心烦不寐，入寐多梦，稍寐即醒，心悸不安，五心烦热，头晕耳鸣。口干少津。舌红，苔少，脉细数。或有健忘、腰酸等症状。2.心脾两虚：难寐易醒，头晕目眩，心悸健忘，神疲肢倦，饮食乏味，面色少华。舌淡，苔薄，脉细弱。3.肝郁化火：不寐而兼见头痛，头晕目眩，目赤口苦，急躁易怒，不思饮食，口渴喜饮，小便黄赤，大便秘结。舌红，苔黄，脉弦数。4.痰热内扰：卧寐不安，少寐头重，目眩，胸膈满闷，腹中不舒，吞酸恶心，恶食嗳气，口苦，心烦。舌红，苔黄腻，脉滑数。5.心虚胆怯：多梦少寐或不寐，寐易惊醒，胆怯心悸，遇事善惊或怯弱多虑，气短倦怠，坐卧不安。舌淡，苔薄，脉弦细。

【穴位选取】1.阴虚火旺：治宜滋阴清火、交通心肾。取穴：心俞、神门泻，复溜、肾俞补，太冲泻。若有血虚症状者加补三阴交，滋阴养血，清心安神，类似天王补心丹之效。2.心脾两虚：治宜补益心脾、养血安神。取穴：针补神门、三阴交，泻风池，类似归脾汤之效。若心血不足偏重者加补心俞；若湿痰内生者加针足三里（先泻后补）；若因气血双亏而不寐者加补合谷。3.肝郁化火：治宜疏肝泄热，佐以安神。取穴：针泻太冲（透天凉）、丘墟、神门、内关。若因肝胆火旺，湿热内蕴加泻行间、阴陵泉，以泻肝胆湿热，类似龙胆泻肝汤之效。4.痰热内扰：治宜清热化痰、和中安神。取穴：针泻丰隆（配透天凉）、中脘、神门。若饮食停滞、胃中不和加泻足三里、内关；若兼大便不通者，上方去内关加泻天枢，通便导滞，类似大承气汤之效。5.心胆气虚：治宜益气镇惊、安神定志。取穴：针补胆俞、神门、合谷。若血虚阳浮，虚烦不眠者，加补肝俞、心俞、三阴交；若暴受惊骇者，加泻大陵、神门变补为泻；若暴受惊骇，渐至心虚胆怯者，加补心俞、泻大陵。

病案举例。阙某某，男，57岁，唐河县农机公司职工。1989年4月27日初诊。主诉：失眠3年。3年前因长期用脑熬夜、劳累过度而逐渐引致不寐。症见入寐困难，每夜凌晨2—3点钟以后方能入眠，似寐非寐。伴有心烦易怒、性情急躁、头晕、头懵热痛、耳鸣、口苦等症状。舌苔薄黄，脉弦数稍滑。诊为不寐，证属肝胆火旺、热扰心神。治以清泻肝胆，佐以清心安神、清脑安眠。取针泻太冲、丘墟、风池、神门，隔日针治1次。二诊后，已能入寐3小时，白天也能短暂入寐；四诊后，能入寐5小时，心烦急躁及口苦减轻，仍头懵热痛；七诊后，不寐、心烦急躁及头懵热痛等症状基本治愈；九诊后告愈。（路玫：《河南省当代特色针灸技术集萃》，郑州：河南科学技术出版社，2014年）

3. 善针灸者，必通经络阴阳之理

《素问·阴阳应象大论篇》曰："善用针者，从阴引阳，从阳引阴；以右治左，以左治右；以我知彼，以表知里；以观过与不及之理，见微得过，用之不殆。"意思是说，善于运针法的，病在阳，从阴以引导之，病在阴，从阳以引导之；取右边以治疗左边的病，取左边以治疗右边的病，以自己的正常状态来比较病人的异常状态，以在身体体表的症状，了解身体内部的病变；并且观察、分析和判断这其中太过或不及的道理和原因，就能在疾病初起的时候，便知道病邪之所在，此时进行治疗，不致使病情发展到危险的地步了。

从阴引阳、从阳引阴针刺手法是阴阳理论在针灸学中的应用，也是

针灸治疗最重要的原则。后世医家对此进行了更加深入的思考和阐述。

"此言用针者，当取法乎阴阳也。夫阴阳气血，外内左右，交相贯通。故善用针者，从阴而引阳分之邪，从阳而引阴分之气。病在左者取之右，病在右者取之左，以我之神，得彼之情，以表之证，知里之病，观邪正虚实之理而补泻之，见病之微萌，而得其过之所在。以此法用之，而不致于危殆矣。"（张志聪《黄帝内经素问集注》）所谓"从阴引阳"就是指治疗病理性质属阳的疾病，选穴需取阴经的穴位；"从阳引阴"是指治疗病理性质属阴的疾病，选穴需取阳经的穴位。五脏疾病多为阴病，这时候就可以选用在阳部的背俞穴来治疗；六腑疾病病性属阳，可选用在阴面的募穴来治疗。如左为阳，右为阴，故左侧肢体有病可针灸右侧肢体上的穴位；上为阳，下为阴，头面部疾病等，可取足部的太冲、涌泉等穴治疗；背为阳，腹为阴，腑为阳，脏为阴，故腑病多取胸腹部的募穴治疗。

因此，"从阴引阳，从阳引阴"之阴阳并不局限于经脉之阴阳，穴位之阴阳，还泛指经络、脏腑、表里、气血之阴阳，上下、左右部位之阴阳等。"善用针者，必察阴阳。阴阳之义，不止一端，如表里也，气血也，经络也，脏腑也，上下左右有分也，时日衰旺有辨也。从阴引阳者，病在阳而治其阴也；从阳引阴者，病在阴而治其阳也。以右治左，以左治右者，缪刺之法也，以我知彼者，推己及人也。以表知里者，有无相求也。能因此以观过与不及之理，则几微可见，过失可则，用之可不殆矣。"（张介宾《类经》卷十二）

《难经·六十七难》云："阴病行阳，阳病行阴，故令募在阴，俞在阳。"即在病的性质上有阴证和阳证的不同，在病位上有五脏和六腑，有在上和在下的区别。五脏属阴，六腑属阳，五脏有病，可以反映到背部俞穴，六腑有病可以反映到腹部募穴。因此五脏有病，多取属阳的背部俞穴，例如咳喘肺病取肺俞，胸痛心病取心俞，胁痛肝病取肝俞等。六腑有病，多取属阴的腹部募穴，例如胃脘痛、腹痛取中脘，肠炎、肠痹取天枢，胆囊炎取日月，癃闭膀胱病取中极等，都属于"从阳引阴，从阴引阳"和"阳病治阴，阴病治阳"的治疗思路。

上下也是一对阴阳，可以上病取下，下病取上。《灵枢·终始》云："病在上者下取之，病在下者高取之。"《素问·五常政大论》曰："气反者，病在上，取之下；病在下，取之上；病在中，傍取之。"这是因为十二经脉上下相通，上部邪气有余的，可取下部腧穴引其下行；阳气上逆的也可取下部腧穴以引导阳气下行。比如有医家用地仓、迎香治疗便秘。便秘为肛门排泄功能异常，按照上为阳下为阴，下病取上、从阳治阴的治则，取其上飞门（唇）附近穴位治疗。地仓穴的本义是胃经地部经水在此聚散。地，脾胃在五行属土，故称地；仓，存储五谷之所。地仓穴属足阳明胃经，阳蹻、手足阳明之会，有通降胃气、和胃通腑的功效。迎香为手阳明大肠经的穴位，有通腑和降的功效，同时，由于手太阴肺经"起于中焦，下络大肠，还循胃口"，肺与大肠相表里，迎香穴位于鼻窍之旁，宣肺通窍，故有宣肺通降而通便的效果。

左右也是一对阴阳，可以以右治左，以左治右。《素问·缪刺法》云："邪客于经，左盛则右病，右盛则左病；亦有移易者，左痛未已而右脉先病，如此者必巨刺之，必中其经，非络脉也。故络病者，其痛与经脉缪处，故命曰缪刺。"《素问·调经论》云："病在于左，而右脉病者，巨刺之。身形有痛，九候莫病，则缪刺之。"所谓巨刺，是刺其经取气，用以治疗经病；所谓缪刺，是刺其络取血，用以治疗络病。《黄帝内经》中所讲的"左取右、右取左"，实际上包括取穴法和刺法两个方面。假若左侧肢体疼痛，但切其右脉弦紧，说明症状虽见于左，而其病实属于右，这是经病，应该采取巨刺法。由于经脉在人体大都有左右交会的腧穴，例如手足三阳经皆左右交会在督脉的大椎穴，足三阴经左右交会在任脉的中极、关元穴，所以脉气能左右交贯，故左经有病，取右经的腧穴也能治疗，右经有病，取左经的腧穴而有效。

链接："法于阴阳和于术数"的《黄帝内针》

黄帝内针传人杨真海是中医教材《黄帝内针讲义》主审。他传讲的《黄帝内针——和平的使者》，由刘力红教授整理，因为"简单、好学"而风行全国。它立足于阴阳和整体的思维方式，强调"法于阴阳，和于术数"，阴阳自和者必自愈。现将核心内容整理如下：

一、黄帝内针临证施针总则

就是四句话，或者叫四句诀。即"上病下取，下病上治；左病右取，右病左治；同气相求；阴阳倒换求"。同气相求是黄帝内针治疗总则的核心，是方针的依止处，或者也可以说是黄帝内针的眼目。三焦亦有同气，上焦与上焦为同气，中焦与中焦同气，下焦与下焦同气，这就是三焦同气。传统针灸常说"宁失其穴、不失其经"，而在黄帝内针的体系里，更加强调的是"穴可失、经可离，同气万不能丢"，黄帝内针之所以有立竿见影、效如桴鼓的特点，原因就在于同气相求、有求必应。气一元论是同气相求的理论基石，只有求得同气，才能有求必应。同气是通过对六经、三焦、阴阳、阿是的把握，在不同层面求得相应的同气，即可通过同气来调治对应之阴阳偏盛偏衰，使得阴平阳秘。同气相求分两个层次：一是同名经相求即是"经络同气"，往下再求一个层次，即是"三焦同气"。经络同气确定方向，三焦同气定部位。所谓三焦同气，就是看不适之症在上中下三焦的哪一部，就到所对应的哪一部用针取穴。经络同气，就是看不适之症在三阴、三阳的哪些经或络，就到所对应的经或络用针取穴。比如四肢，腕踝部同属上焦天部，腕踝即是三焦同气，所以腕部的病症可从踝部治疗，踝部的病症亦可从腕部治疗。再具体一点，右侧腕部阳明经部位病症，可在左侧踝部阳明经上求得解决的方针。这便是经络同气和三焦同气的融合。再比如大肠经和胃经，在属性上同属于阳明经；膝关节和肘关节，在位置上同属于中焦。下表是列举的手足三阴三阳经络同气。手头足经络同气、颈项经络同气、腰部经络同气、三焦经络同气从略。

表10-6　手足三阴三阳经络同气表

手阳明大肠经	腕	阳溪	足阳明胃经	踝	谢溪
	肘	曲池		膝	犊鼻
	肩	肩髃		胯	髀关
手少阳三焦经	腕	阳池	足少阳胆经	踝	丘墟
	肘	天井		膝	膝阳关
	肩	肩髎		胯	环跳
手太阳小肠经	腕	阳谷	足太阳膀胱经	踝	昆仑
	肘	小海		膝	委中
	肩	肩贞		胯	承扶
手太阴肺经	腕	太渊	足太阴脾经	踝	商丘
	肘	尺泽		膝	内膝眼
	肩	肩髃前二横指		胯	冲门
手少阴心经	腕	神门	足少阴肾经	踝	太溪
	肘	少海		膝	阴谷
	肩	极泉		胯	长强旁开0.5寸

二、"六三二一"施针规范

简单来说"六"就是明六经，即三阳经：太阳经、阳明经、少阳经；三阴经：太阴经、少阴经、厥阴经。以腹痛为例，弄清患者的不适症状在哪里，确认胃痛具体所涉区域，包括胃痛区域偏左或偏右，从腹部正中任脉开始，向两边依次是少阴经、阳明经、太阴经、厥阴经、少阳经，假如范围在偏左的少阴经、阳明经、太阴经区域，就可判定病症涉及三条经络。

"三"就是指如何求同气，首先是求三焦同气（亦名三部：天部、人部、地部）。人体躯干之大三焦为：前为鸠尾穴，后为至阳穴以上为上焦（天部）；前为鸠尾至神阙、后为至阳至命门之间的范围即是中焦（人部）；前为神阙以下，后为命门穴以下为下焦（地

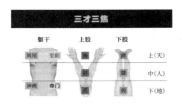 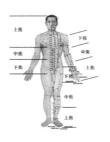 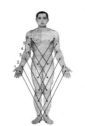 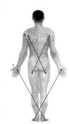

图10-1

部）。三焦者，无所不在，亦无限可分，需知三焦中也可再分三焦，如：下肢为人体之下焦，于下肢亦可再分三焦，大致可将下巨虚穴至足底分为上焦，伏兔穴至下巨虚穴分为中焦，伏兔以上分为下焦。定三焦就是要明确上中下三部的哪一部定位，也就是找三焦同气。

"二"就是明确阴阳，在阴阳二气上求同气。根据内经"阳病治阴，阴病治阳，定其血气，各守其乡"原则，按照"上病下治、下病上治、右病左治、左病右治"法则，明确下针处在上还是在下、在左还是在右。如果症在左侧，病位在中焦，那就明确是找右侧中焦同气点，左右是定格，不能违反。如果症在中间，无明显的左右区别，一般按男左女右取穴。

"一"就是同气相求阿是穴，也就是最后的下针穴位。取穴方法是以痛为腧，只有在同气的基础上寻找的阿是穴才是可信的，以拇指指腹不轻不重按压穴位以及周边区域，找到最敏感（酸、麻、胀、痛）之处。

链接：左脚扭伤疼痛医案一则

患者男，40岁，左足扭伤后疼痛3天。诉左足疼痛不适，行走不便。扭伤后已到医院骨科就诊拍片检查，无骨折，简单固定处理。检查内翻时足背第5跖骨附近疼痛，触按足临泣（足少阳）、京骨（足太阳）、束骨（足太阳）附近有明显压痛。

　　按照黄帝内针四总则，首先辨三焦（三）：观疼痛部位，在足部，为上焦；仔细检查，疼痛部位为足少阳胆经、足太阳膀胱经所过。其次辨阴阳经络（二）：为方便，在上肢治疗；下病上取，左病右取。故首选治疗部位应在右手腕关节附近。第三，辨阿是穴（一）：在右手少阳、太阳经循行部位取穴。足临泣位置对应中渚穴（手少阳）附近，按压有明显酸痛，即针1针。嘱活动左足，疼痛减轻，足临泣压痛减轻。再针右后溪（手太阳）1针，继续活动左足，疼痛减轻。嘱活动5分钟后再检查。5分钟左右，我看完另一患者后检查，患者诉疼痛减轻明显，但仍有不适。检查右手少阳外关穴有明显压痛。又针1针，患者左足足临泣附近的压痛基本消失。再检查右手太阳经腕骨穴附近压痛明显，即针1针，嘱活动左足，疼痛减轻：嘱行走10分钟后再检查。10分钟左右后复查，疼痛已明显好转。但左足侧面仍有不适。在右手少阳经支沟穴附近找到一明显压痛点。针1针，再活动左足，外侧已基本没有不适。患者诉踮脚时，左足小趾下仍有不适感。足少阴肾经从足小趾下斜向涌泉，故考虑为足少阴经经气不利，左病治右，可在右手少阴经求同气。足掌对手掌，指压右手少阴少府穴，有明显压痛，即针1针。患者感觉足下不适明显减轻。嘱在诊室外走廊再行走40分钟。40分钟后，患者行走自如，已无先前之疼痛不适。拔针，嘱如果仍有不适，可两天后周四下午门诊复诊。患者道谢离开。1周后遇见，诉针后已无不适，故未复诊。（赖梅生：《〈黄帝内针〉践行录》，北京：中国中医药出版社，2019年）

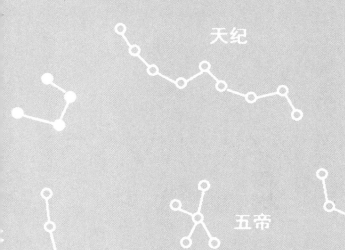

天纪

五帝

第五篇

医道宽窄

——中西医差异与两大系统融合

中医西医，各有宽窄。"夫尺有所短，寸有所长，物有所不足。智有所不明，数有所不逮，神有所不通。"（屈原《卜居》）毛泽东在他早年的读书笔记《讲堂录》中写道："医道中西，各有所长。中言气脉，西言实验。然言气脉者，理太微妙，常人难识，故常失之虚。言实验者，求专质而气则离矣，故常失其本，则二者又各有所偏矣。"

我们不以中医的宽否定西医的窄，也不以西医的宽否定中医的窄。否则，一定宽严皆误。西医与中医都是维护人类健康的医学手段，但是确实有很多根本性的不同。西医是以人体解剖学为基础的生物医学，重形而下之"术"；中医是以人体气系统论为基础的生命医学，重形而上之"道"。西医着眼于人体生物层面，通过还原和逻辑推演的方式进行诊治，对人体的形而下实体进行干涉来控制疾病。中医学是象科学的代表，思维方式是"象思维"，是面对人体形而上层面即生命层面的医学，通过调理恢复人体形而上来统领形而下，从而让人体恢复健康状态，是"道器合一"的医学。西方的传统认识，以空间为主，时间为辅，空间统摄时间。中国的认识传统，以时间为主，空间为辅，时间统摄空间。因此，前者认识世界着重在"体"，后者则着重在"象"。对"象"层面的认识为"象科学"，主要采用自然整体方法和意象方法。象的实质是"气"。

"气"是时间属性占优势的物质存在，与空间属性占优势的实物和物理场不同，构成世界的另一半。西医就病施治，以治标为多；中医则追根溯源，辨证论治，以治本为主。西医擅长救急，对于各种慢性病治疗乏术；中医也能救急，很多西医宣判"死刑"的病人，中医能让他起死回生。西医关注人的病，重在对症下药，旨在依靠药物攻克疾病；中医则关注生病的人，重在调理人体的气机和气血运行，提高患者自身正气来获得痊愈。

实践是检验真理的唯一标准。物质世界是复杂的，即使在有限的时空范围内，也具有无限的多样性、层面性和可能性。无论是哪一家，哪一种，在何地，在何方，只要它揭示和证明了世界某一方面的本质和规律，它就应当属于科学的范畴。中医要从"不科学"的外衣中解放出来，恢复中医科学的本来面貌。中医是一门实践性科学，讲究理论指导实践，实践反证理论，再据实践创新理论，理、法、方、药环环相扣。"圣人不令人悬空穷理，须要格物者，是要人就那上见得道理破，便实"。（《朱子语类》卷十四）中医的理论体系，是由道、法、术三个层次构成的，对应了哲学、文化、科学三个层面。中医以道贯理，既符合道的普遍规律，也兼顾器的特殊规律，是道与理的统一。

20世纪理论物理学的进步，从相对论、量子力学到霍金的量子引力论，科学对世界本原认识的进步，极大地拓展了人类的视野，系统科学、复杂性科学的出现，使得中医知识体系的科学价值日渐被人们所认同，也带来了对东方古代科学的理念、方法的重新审视，越来越多的有识之士认识到中医的优势，但中医长期以来处于边缘化地位，在医疗体系中的地位和权重很低。中医作为一门整体医学，善于整体把握、综合治疗，因此中西医结合、融合、整合均应以中医为主导，以道驭术，在中医的理论体系下使用西医药，把西药作为中医的化学药来使用，这样会让西药疗效最大化，而副作用最小化。

世界上不仅文化是多元的，科学也是多元的。西方科学的形式逻辑加实证主义是其基本的认知方式，东方（中国）科学以经验加直觉领悟是其基本的认知方式，中西医这两个迥然不同的医学体系，面对人类的疾病，两者既相互对立，又相互依存，构成了现代医学体系对立统一的关系，两个科学体系各有宽窄，应该优势互补，相互促进。因此，中西医都需要摒弃门户之见，取长补短，殊途同归，实现西医整体化与中医现代化。只有中西合力，中西合一，在生命健康层面实现现代生命医学的融合，才能解决和缓解医疗问题对国家、对社会、对家庭、对个人的影响。

第十一章

中西碰撞　医道甄辨

中医药在中国至今没有受到文化上的虔诚对待，没有确定其科学传统地位而进行认识论的研究和合理的科学探讨，所受到的是教条式的轻视和文化摧残。

　　　　　——德国慕尼黑大学曼福瑞德·波克特（Manfred Porkert）教授

医学研究的对象是人，人是有生命的，而生命到底是什么？谁能给出解答？共同的认识是：生命是物质的特殊功能，有物质才有生命，但有物质不一定有生命。科学研究的是物质，所以是物质不灭论，医学研究的是生命，回答生死有期。西医是研究物质的，与科学很相似，所以我们认为西医是科学的；而中医是研究生命的功能，不太像科学，所以人们总说中医不科学。但其实中医和西医都是从不同的角度研究生命。西医和中医都不等于科学，但都属于医学。

　　　　　　　　　　　　　——中国工程院副院长樊代明院士

西医把人视为一个一个的局部，重视局部性；中医则把人视为内部脏器相互联系着的、不断变化着的系统性整体，具有综合性、整体性、全息性。古人云："身者，生之舍也。"身体是生命的房子，生命走了房子还会在，还可以解剖。但只研究房子，能得到关于生命的根本的认识么？

　　　　　　　　　　　　　——北京同仁堂名医馆馆长关庆维

一百多年前，伴随着西文东渐，西方文化与中国本土文化在十九世纪末开始发生激烈的碰撞，列强的坚船利炮使国门轰然打开，国人对传统文化的信心随之坍塌，民族虚无主义者不遗余力地过激批判，甚至要全盘西化。这个曾经自信也曾经自大、曾经开放也曾经封闭的民族开始怀疑自己，包括自己的医学。中西文化之间的交锋，中西医之争是其重要组成部分。由于西方理性主义文化在民国以后取代儒家文化，占据着国家意识的主导地位，中医在这场持续至今的文化争论之中始终处于被动弱势的地位。当前，中西医之争已不仅仅是医学问题，也是社会问题，从深层次来说是文化之争，是话语权和行政主导权之争，是庞大的医疗市场之争。如果不解决这个问题，就谈不上文化自信。如果不能客观看待和回答这个问题，中医的振兴也无从谈起，作为大众也无法从骨子里校正对中医的偏见和消除对中医的种种疑虑。

一、中医科玄存废之争

这一百多年来，是中医受批判最多的时代，前后发生了多次中医存废之争。

鸦片战争前后，中医药的命运发生了重大变化。1822年，清道光皇帝在太医院取消了针灸。1903年，清政府制定大学堂章程，医科29类，药学17类，中医中药只是其中的一类，被边缘化。1912年，北洋政府颁布了学校学制和各类学校条例，其中，对医学教育只提西医，只字不提中医，发生了"教育系统漏列中医案"，拉开了第一次中西医之争的序幕。当时，梁启超和鲁迅等人都站在了质疑中医的阵容中。"五四运动"后期，"骂中医"也成了西化知识分子的"饭后运动"，最有名的是鲁迅那句话："中医不过是一种有意或无意的骗子。"不过，有趣的是，他在浙江师范学校任教时，同近代学者张宗祥一起收集民间验方，编辑了《验方实录》一书，当有人怀疑这些验方的科学性时，鲁迅予以驳斥指出：

"行之有效，即是科学。"梁启超在1926年因为尿血到北京协和医院就诊被西医误诊而错摘肾脏，1928年11月，梁启超被送往协和医院抢救收效甚微，次年1月去世，这件事情成为中医反击西医的有利"武器"。说到国内反中医，除了上面的梁启超、鲁迅，还有严复、陈独秀、胡适[①]等不少重量级人物。然而，真正算得上"反中医""废禁中医"第一人的，其实是一个叫余云岫的人。1917年，他从日本求学回国写成《灵素商兑》一书，认为"不歼《内经》，无以绝其祸根"，中医学"是占星术和不科学的玄学"，"中医无明确之实验，无巩固之证据……不问真相是非合不合也……"总之，中医被余云岫说得一无是处，甚至被诟为"杀人的祸首"。1923年，国民政府通过了"取缔中医实施细则"。

1925年，国民政府又颁布了"禁止中医进大学"的法令。1929年，余云岫、褚民谊等人又以中医无法证实自己的科学性而提出《规定旧医登记案原则》议案。国民政府召开第一届卫生委员会议，通过了《废止旧医以扫除医事卫生之障碍案》和《请明令废止旧医学校案》，形成了震动全国的"废止中医案"。最终国民政府迫于"全国中医药联盟"200多名代表请愿的压力撤销一切禁锢中医法令。中医界将3月17日定为"中国国医节"。

中华人民共和国成立后，在1950年8月全国第一次卫生工作会议上，医生们继续讨论了"中医存废问题"，余云岫在会议上，提出"改造旧医实施步骤"的草案，再次希望将中医"堕其首都也，塞其本源也"，争论的结果，形成了一个共识，叫作"西医中国化，中医科学化"，党中央及时发现纠正了各级领导和医务工作者对中医的偏见。毛泽东把中医药称为"一个伟大的宝库"，称赞"文化遗产"，称为是"对全世界有贡献"，

---

① 1920年11月，胡适罹患糖尿病与肾炎在北京协和医院久治不愈，朋友建议去看中医，胡适勉强应允，便请了中医陆仲安诊治。陆仲安说："如果病没治好，唯我是问。"后来胡适在翻译家林纾为感谢陆仲安治病而赠送的《秋室研经图》上题跋叙述此事："我自去年得病，西医或说是心脏病，或说是肾炎……总不能治好……现在中医竟治好了。"

这是我们党和国家对中医药认识的一次飞跃[1]，有力地回击了近代以来产生并延续的"废医论"。这次飞跃，在全党很快达成了共识。刘少奇召集会议，专门传达了毛泽东关于中医工作的指示，强调首先要弄清楚，这不仅是为了中国的问题，同时是为了世界。中医问题，关系到几亿劳动人民防治疾病的问题，是关系到我们中华民族的尊严、独立和提高民族自信心的一部分工作[2]。周恩来在国务活动中，重视和关怀老中医的事迹也很多，为创办中医研究院（现中国中医科学院）和最早的4所中医学院做了大量工作。

在"文化大革命"期间，中医被当成"四旧"，再一次遭到严重打击，"文化大革命"后才重新获得发展空间。1982年颁布的《宪法》第二十一条，特别注明"国家发展医疗卫生事业，发展现代医药和我国传统医药"，给予中医和西医同等的地位。

2006年4月，中南大学教授张功耀在《医学与哲学》杂志发表《告别中医中药》一文。

2020年新冠疫情下中西医之争继续延续。新冠疫情暴发以来中医在疫情防治方面也一直扮演着重要角色，全国各地推行中医药治疗方案也引发热议。

纵观世界史，罗马帝国灭亡的原因除了国力的整体衰落外，致命因素之一就是多次爆发的传染病，公元初到6世纪就暴发了6次疫病流行。回溯古老中国，中国医学对传染病的认识不但历史悠久，还总结了大量成功的治疗方剂和药物。早在东汉末年，中国医学就已经有传染流行病的明确记载，身在天灾频繁、疫疬流行时代的张仲景就开始防治包括各类疫病（瘟疫）在内的疾病。据中国中医研究院最新编辑出版的《中国疫病史鉴》，

---

[1] 李洪河：《毛泽东关于发展中医药的思想和实践》，《党的文献》2008年5期。

[2] 苟天林：《新中国、新时代对中医药认识的两次飞跃》，http://www.cntcm.com.cn/2018-12/21/content_54548.htm。

《黄帝内经》中就有预防传染病的记载，从西汉到清末，中国至少发生过321次大型瘟疫。中医药与各种瘟疫展开了一次又一次的生死斗争，在有限的地域和时间内控制住了疫情的蔓延。事实证明，中医擅长治疗伤寒、温病等，而且基本不会留下慢性病的隐患。从汉代起，医书里都把传染病作为重点项目加以关注；晋朝葛洪的《肘后方》记载了"虏疮"（天花）、"狂犬咬"（狂犬病）等；其后的医书对疟疾、麻疹、白喉、水痘、霍乱、痢疾、肺结核等急性传染病及其辨证治疗办法都有明确记载。正因为中医有效抵御了多次大型瘟疫的蔓延，所以大多数中国人对瘟疫的恐怖认识不深。瘟疫在人类历史上曾是最恐怖的瘟神，历史上西班牙大流感、欧洲黑死病、全球鼠疫，几乎每一次瘟疫，都造成数千万人死亡的悲剧。

世界范围内传染病的大流行，使中医"温（瘟）病"学再度兴起。据世界卫生组织（WHO）公布的数据，1973年以来，人和动物发现的新病原体和传染病达30余种。2020年1月，中国中医科学院首席研究员仝小林院士指出："新型冠状病毒感染的肺炎当属'寒湿（瘟）疫'，是感受寒湿疫毒而发病。"同年3月，国家卫健委在《新型冠状病毒肺炎诊疗方案（试行第七版）》中明确指出：本病属于中医"疫"病范畴，病因为感受"疫戾"之气。中医对温（瘟）病的防治均有理法方药，现代医学和中医学的结合，从各自的体系对人类防病治病可以产生相同的作用。

2020年10月，全国中医药大会召开，会议指出中医药要传承精华，守正创新，推进中医药现代化、产业化。同时《中共中央　国务院关于促进中医药传承创新发展的意见》重磅文件下发，为这场旷日持久的中西医之争暂时画上了一个休止符。

二、黄帝文化与皇帝文化
——兼答李约瑟之问和中医是否科学

如果要追问中西医之争的根源，还得穿越一段历史时空，才能在更深远的层面审视这件事情的来龙去脉。尽管中国古代人类对科技发展做出了很多重要贡献，但为什么科学和工业革命没有在近代的中国发生？这就是著名的李约瑟之问。李约瑟之问同样也是中医面临的难题。很多人对李约瑟之问举一反三，出现"中国近代科学为什么落后""中国为什么在近代落后了""中医为什么打不过西医"等问题。中国是享誉世界的文明古国，除了四大发明外，包括中医在内的其他科学发明和发现也有不少。然而，从17世纪中叶之后，中国的科学技术却江河日下。从公元6世纪到17世纪初，在世界重大科技成果中，中国所占的比例一直在54%以上，而到了19世纪，骤降为只占0.4%。再加上这一百多年中华民族落后挨打的耻辱历史，就带来了一个致命的问题：崇洋媚外和自信丧失。直到中华人民共和国从站起来到富起来后，尤其是以美国为代表的西方世界在2008年金融危机和2020年的新冠疫情后，中国人的自信才开始回归。但是对中医的自信和认同要恢复起来，还将颇费时日。

那么，中华文明这两段前后迥异的历史，问题到底出在哪里？深层次的问题，都是文化问题。我们只有从文化层面才能找到真正的答案。先说结论再说原因：源头的中华文化是优秀的文化，优秀的中华文化孕育出领先于世界的文明。问题出在文化的失传与变质上，这种失传与变质是中国落后与挨打最根本的原因。理性的文化批判，应该对文化源流进行基本的区分。

刘明武先生在《黄帝文化与皇帝文化：清源浊流》一书里谈到以下独到的见解：与古希伯来文化相比，中华文化元典中从一开始就没有出现万能的上帝，也没有出现上帝恩赐的丰美的伊甸园。这"两个没有"决定了中华先贤的行为方式与思维方式一定不同于亚当与夏娃。人必须动手动脑，必须发明创造，才能生存繁衍。中华大地上的难题，都是由人来解答的。在中华元典与诸子百家记载里的中华先贤，个个都是用发明创造解答难题的典范。三皇五帝名下都有发明创造的伟大功绩，每一项发明创造都解答了生活、生产中的重大难题。"宇宙天道是如何运行的"与"人生以何为坐标"，这两大难题，古希伯来文化是以万能之神解答的，佛教文化是用一个"空"字解答的，中华文化用一个"道"字进行了解答。文化不一样，答案不一样。比如，同样是取火，古希腊的火是普罗米修斯从天庭偷来的，而我们的火则是燧人氏动手动脑钻木取出来的。直角三角形，古希腊哲学家毕达哥拉斯是在纸上画出了的，中华先贤是在立杆测影过程中发现的。我们用一个圭（器）测出了天道运行的规律（详见第一章）。

我们由此开启了道器合一的文化和思维。因为有道器合一的文化，所以才孕育出了领先于世界的中华文明。《周易·系辞上》记载："形而上者谓之道，形而下者谓之器。"道与器并列并重，如鸟之两翼，如车之两轮。"器"，本指器皿，又引申为各类器械，包括器皿、工具、武器、车船等。中国古贤每发明一个"器"，都包含着发明创造的天道哲理。南国农先生[1]曾说起过一件令他感到惭愧之事，在2005年"中日教育技术学研究与发展论坛"上，聊起日本为何使用"教育工学"这一名称时，他说不少日本学者都把中国古代技术经典著作《天工开物》[2]《梦溪笔谈》当作必读经典。但是我们许多炎黄子孙却知之甚少。

孔子为《易》作《系辞》曰："以制器者尚其象"，简称为"制器尚象"，精辟地昭示了各种制造业至为重要的一条法则。"象"，通指天地

---

① 南国农是中国电化教育奠基人，全国教育科学研究终身成就奖获得者、《电化教育研究》杂志主编。

② 《天工开物》详细记载了17世纪中国在作物栽培、谷物加工、纺织、制盐、制瓷、冶铸、造纸、兵器等方面的130多项生产技术和工具，外国学者称它为"中国17世纪的工艺百科全书"。

间万物之形象及其物性，有形象、意象与抽象之分。"制器尚象"，就是制器者观物之象，触类旁通，造器以为用。譬如上古有巢氏观鸟巢之象，因而教民巢居；鲁班有灵感于割手的草而创作锯子。

《史记》里边开篇就说："轩辕之时，神农氏世衰，诸侯相侵伐，暴虐百姓，而神农氏弗能征。于是轩辕乃习用干戈，以征不享，诸侯咸来宾从。"炎帝明明被黄帝打败了，为什么我们不叫黄帝子孙？炎帝是中国上古时期姜姓部落的首领尊称，号神农氏。传说姜姓部落的首领由于懂得用火而得到王位，所以称为炎帝。神农氏尝百草品药性为我们中华民族开创了一个"本草"未来。从神农开始算起，姜姓部落共有九代炎帝，传位共计530年。他至少在这五个方面做出了卓越的贡献，可谓居功至伟：农业（发明耕种工具）、医药（神农尝百草）、商业（设立集市）、艺术（发明五弦琴）、哲学（发明《连山易》）。

黄帝是上古时期华夏部落联盟的首领，华夏民族的共主，因有土德之瑞，故号黄帝。黄帝文化是中华文明开始加速形成的时期，其标志是一夫一妻制、城市、第二次社会大分工、阶级和国家、礼仪建筑、宫殿、庙宇、巨型建筑、青铜器，以及瓷器的萌芽、家畜的驯化，建筑科学技术、装饰、绘画、雕塑艺术的发展，天文理论以及八卦的出现。概括起来就是农业生产社会化、手工业专门化、脑力劳动阶层化、部落酋邦化、礼制规范化。黄帝主宰华夏集团一千多年，真正形成了代表中国的华夏族，形成了中国历史上早期创造发明的黄金时代。黄帝时代出现酋邦国家政权机构，是黄帝的首创。他打败了末代炎帝后，大力发展农耕事业，在经济、文化等众多领域都有建树，黄帝时代的创造发明是多方面的：弓、矢、杵、臼、耒耜、铫、耨、规矩、准绳、衣裳、冕衣、扉履；占日、占月、占星气、造律吕、作甲子、作算数、发明《调历》等，据不完全的统计约有60多项发明创造。他还承上启下对龙文化的发展起到了关键性的作用。我们后代尊敬他们的伟大贡献，于是把他们作为我们共同的祖先，并且按照他们的时间顺序，称之为"炎黄子孙"。

　　这是五千年中华文化的源头。但是后来发生了变化，而且是质的变化。

　　道器分离，始于老子。老子继承了道，否定了器。因为老子的最高理想是小国寡民，不需要更多的"器"。这是第一次从源到流的方向性变化。第二次从源到流的方向性变化是在孔子那里，源头的中华先贤都是行而论道，而孔子是坐而论道，视稼穑为"小人"之事，孟子讲"劳心者治人，劳力者治于人"。

　　中国文化后来又受道、儒两家文化影响甚为深远。对此，我们不可不察。我们圣贤讲的道是"一阴一阳之谓道"，被董仲舒修改为"阳为阴纲之谓道"。"一阴一阳"是和合平衡，"阳为阴纲"则是服从与盲从。这时中国文化由道器合一的文化分裂为百家争鸣，到了汉代大儒董仲舒这里质变为专制文化。一言以蔽之，黄帝文化，蜕变为皇帝文化了。"三纲五常"以维护统治阶级秩序为出发点的封建伦理，严重板结了技术创新发明的土壤。汉朝统治者推行"罢黜百家，独尊儒术"后，从汉至清我们的历史就走上了一条"重道轻器"为主的道路，表现出"重功能轻结构""重神轻形""重用轻体"的价值取向。百家不存，争鸣没有，万马齐喑，还会有技术发明的春天吗？比如，孝治天下的理念，《孝经·开宗明义》曰："身体发肤，受之父母，不敢毁伤，孝之始也"，在这种文化下，黄帝时期的解剖学就无法进一步发展了，我们就只能停步在藏象学的功能认识阶段，而很难发展进入西方微观解剖路径，一直到清朝末年，我们还把西方的科技视为"奇技淫巧"。由"黄帝文化"的"公天下"，质变为"皇帝文化"的"家天下"①后，我们的历史就开始发生周而复始、循环不休的灾难，也就是黄炎培先生说的"历史周期律"。西方列强打开我们的国门后，输入的不仅有商品，还有西方的文化、意识形态。当然也包括

----

① 中国历史上从"公天下"变为"家天下"的标志事件是从夏朝的建立开始的，但是到了董仲舒这里被彻底转换和偷换。大禹死后，他的儿子启继承了权位。启的即位，打破了禅让制，成了历史上王位世袭继承制的开端。夏朝是史书中记载的第一个世袭制朝代。

了西医。中医从此与它的文化母体一道，成为"不科学"的代名词，受到蹂躏，受到质疑。

要弄清楚中医到底是不是科学，就先要弄清楚什么是科学。《辞海》定义科学是"关于自然、社会和思维的知识体系"。也就是说科学首先必须是一种知识体系。中医学在人的生理、病理以及对疾病的预防、诊断、治疗等方面，理、法、方、药自成一体，而且理论系统严谨，形成一套完整的知识体系。德国慕尼黑大学的波克特教授[①]，从方法学的角度对西医和中医作了比较，论证了中医的科学性，西医的方法论主要是因果分析法，中医主要是综合归纳法。从方法学上检验一门学科是精密科学的三条普遍标准是：一是正面经验，即能够重复和验证的经验；二是陈述的单一性，即每个陈述只有一个精密确定的含意；三是经验资料严格合理的综合。如果拿这些标准来衡量，可以证明"中医是一种内容丰富、有条理、有效的医学科学"。波克特指出，中医采用的是归纳和综合的认识方法，把病人大量重要的病机变化加以归纳综合，构成脏象的基本内容。脏象是关于错综复杂、相互依存的生命机能及其循环运转的模型，这不是解剖室内所能观察到的，而是系统化了的运动规律，这是"独具一格的科学"。医学是什么？目前没人能给出具体的答案。医学充满了科学和哲学，但医学不是单纯的科学，也不是纯粹的科学，还包括社会学、人类学、法学、心理学等等。医学并不等于科学。樊代明院士对科学和医学关系的理解有一个总结：用科学的理论帮扶医学，但不能用之束缚医学；用科学的方法研究医学，但不能用之误解医学；用科学数据助诊疾病，但不能用之取代医生；用科学共识形成指南，但不能用之以偏概全[②]。

---

① 曼福瑞德·波克特（Manfred Porkert，1933—），德国汉学家，西医学者、中医学者。其编著出版的中医图书有：《中医临床药理学》《中医方剂学》《中医针灸学》等等。其中《中医基础理论》一书风靡欧美，使西方人对中医有了新的认识。
② 中国工程院副院长樊代明院士2016年6月17日在第十二届全国癌症康复与姑息医学大会的演讲。

其次，《辞海》指出，"科学的任务是揭示事物发展的客观规律，探求客观真理，作为人们改造世界的指南"。中医的理论基本上反映了客观事物的发展规律，能够指导人们改造客观世界的活动。实践是检验真理的标准。中医的临床实践是检验中医理论是不是真理、是不是科学的标准。能治好病就是最大的科学。"国学大师"章太炎经常自拟药方。他说："中医药来自临床实践，信而有证，很合乎科学。"日本著名学者泽泻久敬在《中医学说与本格森哲学》中指出："西洋医学难以治疗的疾病，用中医学的治疗却可治愈的情况，事实存在着……如果中医医学只是空话连篇，或者是民间的迷信、没有实效的东西的话，它绝不可能经过二十多世纪以来的漫长岁月，而存续到今天的道理。""与其说是中医不能重复就是不科学的，不如说不能重复正是中医的可贵之处，中医科学就科学在这里。"

对于这个观点，日本国际东洋医学会监事宝贺昭三博士作了进一步解释，他说："西医的科学实验一般用动物作标本，取动物实验的平均值。不同的动物间存在差异，动物与人所处环境间存在差异，把动物的平均值用来衡量人体变化，对那许多差异即使考虑到了，也不能全部精确考虑到。中医注意个体差异，诊治疾病因人而异，这正是一种严肃的科学态度。""世界上有几门科学经历过数千年反复实践的验证？中医药经过了。西药品种很多，但不少西药寿命不长，几年淘汰一批。而中药经数千年应用至今未曾听说有被淘汰的。我们认为把这样一门既有独特的理论，又有显著的临床疗效的医学贬低为经验医学显然是很不恰当的。"

因此，"汉方药"在日本深受欢迎。根据调查显示，1976年，日本的医疗部门就将汉方药纳入了本国医保之中，拥有200余家汉方药厂，有着完整的汉方药体系，至今汉方药的原材料有80%都从中国进口。目前日本常用的294个处方，基本是出自张仲景《伤寒杂病论》中的原方，只不过将其收纳改名为"汉方药"。日本深受欢迎的"速效救心丸"其实就是仿造我国的"六神丸"，在《世界专利数据库》之中，日本人注册了75%以上的中药专利，津村株式会社每年在中国市场的销售额达上千亿日元，并将"汉方药"卖到全世界40多个国家，占据了全世界90%的中药市场，而中国大陆只占世界中草药销量的2%。

这些年，专家和科学家都发现，中医的古代整体科学方法与现代的系统科学方法，即现代控制论、信息论、系统论创立的科学方法，有着相似相通的地方。以现代控制论来说，中医取象比类的功能模拟方法、阴阳五行的反馈调控原理、脏象经络的黑箱模型等等。有人对中西医的区别做了一个简单的类比：中医从整体出发关注病人，西医从局部出发，关注疾病；中医从联系的观点出发，注重相互的影响，西医从割裂的观点出发，手到病除；中医治疗注重攻防并重，既调理身体，又治疗疾病，西医关注治疗，不关注调理；中医讲究因人而异，因病而已，辨证施治，西医讲究规范；中医关注治未病，西医关注治已病。

下面，我们就从中西医的多个层面对比来做一个系统甄辨。

三、中西医哲学层面的差异

在人类历史的早期，医学都是以哲学形式出现的，东西方医学早期的发展是非常相像的。西方医学起源于古希腊哲学，它强调心与身、人体与自然的相互联系；它非常重视保持健康，认为健康主要取决于生活方式、心理和情绪状态、环境、饮食、锻炼、心态平和以及意志力等因素的影响。《剑桥医学史》一书描述古希腊医学"疾病是由机体内部的紊乱引起的，而不是由病原体微生物入侵引起的"。认为"机体的各个部分是相互联系的，身体中充满了各种液体。这些液体的平衡是机体赖以生存的基本条件，它们的平衡与否反映在气色、气质和性情上"。这与中医学有有相同之处。到十七世纪时，"体液"学说遭到了猛烈抨击，因为它被认为是没有任何物质基础的空洞理论。从此以后，西医就走上了和自己源头截然不同的道路，将自己的发展建立在科学和实验的基础上。

中西医是当今世界并行的两大医学体系，两者来自不同的地理环境和人文环境，因此在理论体系、思维方式、诊疗模式、价值标准都完全不一样。中医以元气论为哲学基础，坚持有机论、整体观，注重外气系统、内气系统以及心神系统的共同作用，运用系统辨证思维从整体的运动的角度来研究和治疗疾病，讲求顺应自然、尊重自然和适应自然，注重养生和治未病。而西医是以古希腊哲学的原子理论为哲学基础，坚持唯物论，运用分析、还原等方法研究人体的结构和功能，以近代的物理学、生物学、化学等自然学科相结合，采用逻辑、实验、解剖等方法，构建一套完整的理论体系，主张天人分离，崇尚征服自然、支配自然，用对抗手段战胜疾病。

1. 元气论与原子论

西医源于腊古代的"原子论"学说，中医源于我国古代的"元气论"学说。它们都属于朴素唯物主义的自然观，恩格斯在《自然辩证法》中指出：古代人的自然观"在自己的起始时期就十分自然地把自然现象的无限多样性的统一看做不言而喻的，并且在某种具有固定形体的东西中，在某种特殊的东西中去寻找这个统一"。人类早期认识的某种一致性，又存在着差异。张岱年先生说："西洋哲学中之原子论，谓一切气皆由微小固体而成；中国哲学中元气论，则谓一切固体皆是气之凝结。亦可谓适成一种对照。"

元气论也称气一元论。气一元论是中国文化根本性的哲学思想，认为气是宇宙天地的本原，是构成万物的基本元素，人与宇宙万物同质同源，天地之大气的运行规律遵循着由春至冬，升降浮沉这一恒久不变的规律，人生命之气机同样遵循着天地四季之规律而生长收藏。气一元论思想认为，气作为构成万物的本原，运动是它的存在形式及固有属性。气是天地万物相互感应的中介，气分为阴阳二气或五行之气，阴阳二气的升降交感，氤氲合和，五行之气的交互作用，产生了宇宙万物并推动着它们的发展与变化。气一元论思想注重整体、分化、相互作用、内在矛盾，包含着有机整体论观点和系统论思想。气是连续性物质，内部没有空隙，外部没有边界，是一种整体性物质，弥漫于整个空间，充满整个宇宙，它不是静止不动的而是以运动变化的形式存在着，其"象"就是万物的终始生灭。

元气具有类似粒子的特点，至大无外，至小无内，以化生方式生成万物。因为它不等于粒子，所以它与万物的关系不是构成关系。它是有机的而不是机械的，由此也就不能进行分析分割。现代科学发现基本粒子其特性很接近中医里"元气"的特性，可以说未离气的范畴。气本身具有运动的属性，无需外在推动，其产生和存在形式本身就是阴阳之间的永不停顿的相互转化。

"气之观念，实即由一般所谓气体之气而衍出的。气体无一定形象，可大可小，若有若无，一切固体液体都能化为气体，气体又可结为液体固体。"[1]气的流动性、转化性在古代哲学和中医中叫作"气化"，既包括气化形、形生形和形化气等气化形式。"气聚而成形"，各种有形的具体事物，都是气的聚合而成。"元气论"的整体是一个"元整体"，以元气为基本元素的宇宙是一个混元整体。就如宇宙逐级分化出星系、星球、地球、万物、生物、人、系统、脏腑组织、精血津液、气。其形式可为气化气、气化形、形化气、形化形。基于气的运动性，任何一个局部有形、无形的微细变化，都可因一气相牵而引起整体的相关反应。经络理论以及气机的升降出入都是基于这一哲学基点。

"原子"在希腊文的原义就是"不可分割"。原子论认为，原子是世界万物的本原，万物本原是一种最小的、不可见的、不能再分的物质微粒——原子。原子是构成宇宙的最终物质，原子到物质到小局部到大局部到整体就是其组合过程。原子是事物不可分割的单元，它没有质的差别，只有大小、形状的不同。原子论思想注重粒子、实体、组合、可分解性、

---

① 张岱年，《中国哲学史大纲》，商务印书馆，2015年。

外部作用，是机械论和还原论的理论。西方哲学强调物质的不可入性，肯定世界本原具有固定形态，使得西方文化包括西医起始之初便有注重结构和解剖结构。运动是原子固有的属性，虚空为原子的运动提供了场所。形状、体积和序列不同的原子互相结合，就产生了各种不同的复合物。古希腊哲学家德谟克利特是原子唯物论学说的创始人之一，他认为万物的本原是原子与虚空。但原子为什么自己能运动，他却没能做出解释，原子虽在观念上具自动之意，形式上却又不得不倾向于在外部寻找动力之源，这就是爱因斯坦等西方大科学家最后都走入"上帝"的领地而不能自拔，认为物质运动是上帝赋予这个世界的意义，原子的运动为什么不违背能量守恒定律？电子为什么能在原子核外一直不停地高速运动？

元气论和原子论的这些本质差异，对东西方思维方式和认识方式起着不同的导向作用，在不同的哲学思想指导下产生的医学思想的主要差异，都可以在东西方不同的哲学文化中找到某些根源。中西医学的差异，主要包括：中医重整体，西医重局部；中医重功能，西医重结构；中医长无形，西医长有形；中医主运动，西医主静止。中西医学对于疾病的认识与治疗各有不同的侧重与优势，二者不可相互代替而是可以互补。

附录：气一元论的临床应用

中医学认为，疾病的发生取决于邪气和正气双方的矛盾斗争，正气在发病上居主导地位，故曰："正气存内邪不可干"，"邪之所凑，其气必虚"，因此，治疗的基准不外乎扶正和祛邪。西安中医院在2013年6月至2014年10月，治疗30例重症肌无力患者。主症包括眼睑下垂，视歧，容易疲劳，吞咽困难，言语不清，呼吸困难等；次症包括乏力，腹胀纳呆，面色萎黄或淡白，大便便溏或排便无力；舌脉表现为舌质淡或暗，体胖或有齿痕，苔白或微腻；脉象为滑脉沉细迟缓。运用气一元论为基础，升阳举陷，健脾益气的口服中药汤及散剂治疗，方药选取由张锡纯《医学衷中参西录》所载的升陷汤合理中汤加减而成的加味升陷汤，收到效果，当病情控制后，加服培元固本散来巩固疗效，以培本固元，补肾填精而防止复发。（王晓燕：《运用气一元论理论探索治疗重症肌无力症》，《中医药导报》2020年2月6日）

2. 生成论与构成论

在如何看待物质世界的问题上，东西方的两大方法截然不同。一株植物可以分成根、茎、叶、花、果不同部分。持构成论观点的人，在看这棵植物时，会说根就是根、茎就是茎，花与叶不同，各有各的构成，各有各的概念。而在生成论看来，根茎叶不过是一个连续发生的过程，它们都是整体派生出来的，没有离开根的花，也没有离开茎的叶。生成论是一种注重整体和动态发展的方法论，而构成论注重形态结构和相对静止的物质实体，是一种还原分析的方法论。

中医理论认为，人是大自然之子，《素问·宝命全形论》说："天复地载，万物悉备，莫贵于人。人以天地之气生，四时之法成。"人体不仅是大自然生成的属于大自然的一部分，而且还时刻需要自然物质来充养，"天食人以五气，地食人以五味"，人体里运行的"气"还要不停地升降出入，与大自然进行能量交换。人不仅包含天生地成的空间因素，而且还有春夏秋冬四季的时间因素。中国古老的生成论认为，"有物混成，先天地而生"。这"先天地"而生的是什么？就是元气，就是道。这个"道"作为"一切有"的"理论母核"，与现在的"大爆炸"理论不谋而合。取类比象是生成论执简驭繁的具体方法。《周易·系辞》说："法象莫大乎天地；变通莫大乎四时；悬象著明莫大乎日月。"取类比象不仅也是古人研究世界的基本方法，也是中医学的常用方法。

《素问·金匮真言论》就把五方、五色、五味、五音等与五脏联系在一起，说肝"其数八"，心"其数七"，脾"其数五"，肺"其数九"，肾"其数六"，把心肝肺肾四脏用"成数"①来表示，脾脏用"生数"来记述，这也就是"脾土常以四时养四脏"理论的渊源，也是"脾为后天之本"学说的理论根据。《素问·五脏生成篇》直接指出五脏是生成的，五脏的结构由生成因素决定。

> 五脏之气，故色见青如草兹者死，黄如枳实者死，黑如炲者死，赤如衃血者死，白如枯骨者死，此五色之见死也。青如翠羽者生，赤如鸡冠者生，黄如蟹腹者生，白如豕膏者生，黑如乌羽者生，此五色之见生也。生于心，如以缟裹朱。生于肺，如以缟裹红。生于肝，如以缟裹绀。生于脾，如以缟裹栝楼实。生于肾，如以缟裹紫。此五脏所生之外荣也。

在这一篇里，《内经》作者强调四肢百骸、气血筋脉、腧穴与五脏的统属关系，五脏之间的制约关系，以及自然界五味、五味与五脏的关系，并将这些理论与诊治疾病密切联系起来，称之为："诊病之始，五决为纪。欲知其始，先建其母。"

生成论强调世间万物不是各自独立的，而是彼此互相影响的有序状态。五行者，金、木、水、火、土也；五脏者，肺、肝、心、肾、脾也。金生水，水生木，木生火，火生土，土生金，则生成之道，循环无穷；肺生肾，肾生肝，肝生心，心生脾，脾生肺，上下荣养，循环无端。故金匮至真要论云：心生血，血为肉之母；脾生肉，肉为血之舍；肺属气，气为骨之基；肾应骨，骨为筋之本；肝系筋，筋为血之源。五脏五行，相成相生，昼夜流转，无有始终。同理，人体的四肢百骸、三百六十四穴，不是各自为政、互不相干，而是处于整体和谐的状态之中，牵一发而动全身。

---

① 本书第一章里讲到了生数和成数的问题。"天一生水，地六成之；地二生火，天七成之；天三生木，地八成之；地四生金，天九成之；天五生土，地十成之。"

凡是人体之内的结构，即使是一个细胞、一种化学成分，也必须服从整体的利益，否则就是物质，甚至是癌细胞。因此，中医研究人体，不是从现有结构出发研究其功能，而是从生成论的角度探索何以生、何以成的原因。鱼活不了，要去找水环境的原因；树长不好，要找天气、土壤和水等环境因素，而不是仅仅从鱼和树的内部找结构的原因[1]。

构成论把事物理解为各个部分的总和，物质结构为各个原子的总和，整体的性质等于各个部分的总和，再加上它们相互作用的综合效应。因此，西医看人体，从解剖切入，由器官而组织，由细胞到分子。

为什么西方很多自然科学家晚年都皈依神学？原因在于文艺复兴后的自然科学是建立在经典物理学的机械唯物论基础上的。他们把人体分割、再分割，一致分割到原子、中子、质子、电子、光子、介子……一直到量子的波粒二象性，再无法分割为止，但是反过来，他们却无法用科学的方法，把分割得到的各种粒子，再重新组合为活着的人体、思维、精神……他们分割到极致还是没有找到物质的本原，只好把解释权推给上帝，进入黑格尔的"绝对精神"世界。

当神学在中世纪被"异教徒"脱光衣服后，人们切实认识到亚里士多德所言"整体大于各个部分的总和"的正确性，整体来自各个组成部分之间的相互作用。比如人脑由一百亿个神经元与一百兆个连接组成，每个神经元就做一件简单的事：激发或不激发，一百亿个简单的0与1状态由一百兆个连接组织起来，展现出各种复杂的认知与情感能力。这些功能是在个别神经元或连接上看不到的，而是一个更加复杂的系统构成。于是，到了20世纪后半叶，各个不同科学领域差不多同时发生研究复杂性问题的新型理论运动：数学领域出现了"分形理论"，系统动力学领域出现了"混沌理论"，物理学与化学领域出现了"耗散结构理论"，气象学领域出现了"蝴蝶效应"概念等等。

---

① 曹东义：《中医学术：中医从生成论角度看问题》，《中国中医药报》2011年12月12日。

生成论思想在当代推动着各个领域自然科学向前发展。20世纪70年代，系统科学发生了从"老三论"（一般系统论、控制论、信息论）向"新三论"（耗散结构理论、协同学、超循环理论）的转变：前者主要研究系统的结构及其相互作用，因而以"构成论"作为其思想基础；后者则主要研究系统的生成过程。这也是未来中西医走向融合的科学理论基础。

3. 天人合一论与天人相分论

老子说："人法地，地法天，天法道，道法自然。"天人关系构成了中西哲学共同的主要问题。"天人合一"观念在中国哲学中具有普遍意义，"天人相分"观念在西方哲学中亦具有普遍意义。

中国的"世界观"又称"宇宙观"。《易经》曰："天地氤氲，万物化醇；男女构精，万物化生"，意思是天地阴阳之气升降循环，万物化育纯粹；男女交和，众多人类化育出生。这里的男女泛指阴阳两性，构精指两性交合；雌雄两性形体交接，阴阳相感，万物遂得以化育孕生。自然界要是处在一种单一纯粹的状态，它就很难形成生态，比如单调单纯的沙漠地带，虽然阳气十足，但没有什么生命；南北极地带，阴气十足，白茫茫一片，生命很少。但是在热带、亚热带地区，各种各样的生物植物形成丰富复杂的生态圈层。所以，《幼学琼林·夫妇》云："孤阴则不生，独阳则不长，故天地配以阴阳。"庄子称氤氲叫混沌。南怀瑾先生说"阴阳怪气就会生长万物"。为什么呢？五月黄梅天的天气就是阴阳怪气，难过极了，但是温度高，万物生长得也快。阴和阳之间，并不是孤立和静止不变的，而是存在着相对、依存、消长、转化的关系。

中国的天人合一论主要包括了以下内容：一是天人一体。人是自然的一部分。因此庄子说："有人，天也；有天，亦天也"，天人本是合一的。二是天人相应。在自然界中，天、地、人三者是相应的。宇宙是全息的，宇宙中有的，人身也有，人身中具有的万物备。所谓"万物无情而有性"，即使是一块顽石也同样能吸收释放宇宙的信息能量。宇宙全息论是信息预测学这门"未知科学""边缘科学"的理论基石。三是天人一道。人与天地不仅同源，而且遵循共同的运动变化规律，即人于天地都是由阴阳二气交感化生而成，都是阴阳二气矛盾运动的结果。四是天人和谐。强调天、地、人相统一，将人与自然的关系定位在积极和谐关系上，不主张片面征服自然。庄子云："天地与我并生，而万物与我为一。"人是万物之一，是道的产物，人在天地间不过是道的运化。天人合一的哲学思想，对中医学的影响很大。"天人合一"论包括天人同源同禀、天人同一生成法则、天人同构、天人同律、天人感应相通等含义。《黄帝内经》天地人系统中人与天相通的总原则是：同气相求，同类相应，顺则为利，逆则为害。天人合一的医学内涵主要是指人作为"小宇宙"是与天地这个大宇宙相应的，主要包括以下几层含义。

第一，人天同构。人天同象与同类则是中医取象比类思想的具体体现，是根于事物内在的运动方式、状态或显象的同一性。如《素问·金匮真言论》曰："东方青色，入通于肝，开窍于目……其应四时，上为岁星……其臭臊"，将在天的方位、季节、气候、星宿、生成数，在地的品类、五谷、五畜、五音、五色、五味、五臭，在人的五藏、五声、五志、病变、病位等进行五行归类，这样就可以通过类别之间"象"的普遍联系，来识别同类运动方式的共同特征及其相互作用规律。请注意，是"同气相求"，而不是物质结构的等量齐观。

第二，人天同象。所谓"象"，指的是经验的形象化和系统化。"象"还是全息的，万事万物息息相关。就《内经》而言，藏象系统就是通过生命活动之象的变化和取象比类的方法，说明五藏之间相互联系和相互作用规律的理论。其中，"象"又分为法象、气象、形象。"法象莫大乎天地"（《周易》），比如，"阳中之太阳，通于夏气"（《素问·六节藏象论》），为法象；阴阳四时，"其华在面"为所见气象；"其充在血脉"为所见形象。藏象理论是将五藏联系六腑、五官、五体、五志、五声、五情，以五行理论进行阐释的五大"象"的系统，并完全表现为一种天人合一的综合功能，含有哲学与科学双重意义的概念。

第三，人天同数。《内经》认为生命运动与自然一样，有理、有象、有数。通过取象比类，可知气运数理。《素问·六节藏象论》先论数理，后论藏象，深意寓在其中。"数"是形象和象征符号的关系化，以及在时空位置上的排列化、应用化和实用化。它不同于西方的数学概念，强调人体自然节律是与天文、气象密切相关的生理、病理节律，故有气运节律、昼夜节律、月节律和周年节律等。

人类在自然界中应该处于什么样的地位，或者说人与自然应该怎样相处，这是人类自诞生以来一个不可回避的问题。原始文明时代人类对自然是崇拜的。农业文明时代人类中心思想开始萌芽。公元前5世纪古希腊智者普罗泰戈拉有一个著名哲学命题：人是万物的尺度。意思是说，事物的存在是相对于人而言的。总之就是强调人的主体地位。到了工业文明时代人类中心主义思想得到充分发展。现在开始进入生态文明时代，强调人与自然和谐相处。

文艺复兴后，人文主义和理性主义开始时在西方觉醒。西方近代哲学奠基人笛卡儿提出了"我思故我在"的命题，被称为"我"的觉醒。"我"是思维的主体，思维的对象是客体，形成了西方哲学史上的"主客相分"模式，并成为西方哲学和文化的核心。这种思维和文化就把人和自然对立起来，形成"天人相分"的理念，强调人要征服自然、改造自然，并作为西方文化的价值追求和科学发展的历史使命。

西方医学把自己的身体作为一个客观的研究对象，把人体的疾病作为征服对象和控制对象。同时，因为遵循的是征服自然理念，所以在治疗上尽量利用各种高科技手段，消灭细菌和病毒，通过"抗"的方式来消除病灶：抗炎症、抗生素、抗癌、抗衰老、抗纤维化，等等。另一种"抗"的手段是用手术切除、摘除、替换病变的组织和器官。

四、中西医理论路线层面的差异

由于哲学基础不一样，必然带来中西医形成历史、理论体系也不一样。医学经历了传统医学、实验医学和现代系统医学发展时期，欧洲传统医学与实验生物学的结合诞生了西医学。

1.《黄帝内经》与"四体液学说"

中医学说主要包括阴阳五行学说、脏象五系统学说、五运六气学说、气血精津液神学说、体质学说、病因学说、病机学说及养生学说、分形经络说等，其中以藏象学说为核心，气学说为基础，全面系统地阐述了人体的生理、病理现象，并用于指导临床诊疗活动。

《黄帝内经》是中医学的基础，它全面总结了秦汉以前的医学成就，将中医由经验医学上升为理论医学，它以气一元论为哲学思想，在天人合一理念指导下，从宏观角度论述了天、地、人之间的相互联系，讨论和分析生命规律，创建相应的理论体系和防治疾病的原则和技术，是一部围绕生命问题而展开的百科全书，分为《灵枢》《素问》两部分，构建了自然、生物、心理、社会"整体医学模式"，主要由脏象（包括经络）、病机、诊法和治则四大部分构成，时至今日，中国传统医学相关的理论、诊断法、治疗方法等，均可在此书中找到根源。《黄帝内经》标志着中医学理论体系的形成，被称为"医之始祖"。

几千年来，以《黄帝内经》为基础建立的中医理论体系，其独特之处在于它的整体观及辨证论治。它认为人由阴阳两大类物质构成，阴阳二气相互对立而又相互依存，并时刻都在运动与变化之中。在正常生理状态下，两者处于一种动态的平衡之中，一旦这种动态平衡受到破坏，即呈现为病理状态，人的生命活动规律以及疾病的发生等都与自然界的各种变化（如季节气候、地区方域、昼夜晨昏等）息息相关，人们所处的自然环境不同及适应能力不同，其体质特征和发病规律亦有所区别。因此在诊断、治疗同一种疾病时，多注重因时、因地、因人制宜。另外还认为人体各个组织、器官共处于一个统一体中，生理上和病理上都是互相联系和影响的，要以整体观的思维来治疗疾病。

西方古代医学主要有古埃及医学、古希腊医学、印度传统医学以及在历史上有过重要影响的巴比伦医学、波斯医学、阿拉伯医学、希伯来医学、罗马医学等。古代西方国家的医学体系起源于古希腊。古希腊医学的奠基人是希波克拉底，与我们的孔夫子是同一个时期的人，著有5500多页的《希波克拉底文集》。古希腊医学的"四体液学说"认为人体是由血液、黏液、黄胆液、黑胆液这四种体液所组成的系统，而且人体的各个部分是相互联系的，人的身体中充满了各种液体，这些液体的平衡是人体赖以生存的基本条件，它们的平衡与否反映在气色、气质和性情上，四种元液一旦失衡，便导致疫病的产生。医生对病人施治，即是恢复四种元液在体内的平衡。古希腊的医学已经形成了一个十分复杂和庞大的系统。

仅次于希波克拉底（Hippocrates）的第二个医学权威是医学大师盖伦，他是古罗马时期最著名的医生、动物解剖学家和哲学家。他将希波克拉底的医学理论一直传递到文艺复兴，《希波克拉底的元素》一书描写了基于四元素说的四气说哲学系统。古希腊医学和中医的相似之处在于也强调心与身、人体与自然的相互联系，认为健康主要取决于生活方式、心理和情绪状态、环境、饮食、锻炼、心态平和以及意志力等因素的影响。古希腊医学要求医生重视研究每个病人个体健康的特殊性和独特性，这一点和中医的"三因制宜"也有相似之处。

2. 中医发展脉络与现代西医诞生

中医理论体系形成于先秦两汉时期。中医理论体系形成的标志是四大经典（《神农本草经》《黄帝内经》《难经》和张仲景《伤寒杂病论》）的出现。

《神农本草经》是中药学理论发展的源头，相传起源于神农氏，亦称为炎帝，尝百草多次中毒，最后因尝断肠草而逝世，人们奉他为药王神。实际情况应该是成书非一时，作者亦非一人，于东汉时期集结整理成书，是对中国中医药的第一次系统总结，记载了365种药物的疗效，多数真实可靠，至今仍是临床常用药；它提出了辨证用药的思想，所论药物适应病症能达170多种，对用药剂量、时间等都有具体规定，是中药学的基石。

《难经》（原名《黄帝八十一难经》）据传为战国时期扁鹊所著。扁鹊精于内、外、妇、儿、五官等科，被尊为"医祖"。我们十分熟悉他，是由于我们大家在中学时就读过韩非的一篇散文《扁鹊见蔡桓公》。他十分重视疾病的预防，重视"治未病"的思想。全书共分八十一难，对人体腑脏功能形态、诊法脉象、经脉针法等诸多问题逐一论述。该书以问难的形式，亦即假设问答，解释疑难的体例予以编纂，故名为《难经》。内容包括脉诊、经络、脏腑、阴阳、病因、病理、营卫、腧穴、针刺等基础理论，同时也列述了一些病证。该书以基础理论为主，结合部分临床医学，在基础理论中更以脉诊、脏腑、经脉、腧穴为重点，丰富和发展了中医学的理论体系。《难经》对针灸学发展贡献很大，确立奇经八脉理论、特定穴理论，完善了配穴法及刺灸理论。

《伤寒杂病论》为东汉末年张仲景所著。张仲景是与华佗同一时期的东汉末年著名医学家，被后人尊称为"医圣"。他确立了辨证论治原则，是中医临床的基本原则，是中医的灵魂所在；张仲景创造了很多剂型，记载了大量有效的方剂。这部巨著的问世，使我国临床医学和方剂学，发展到较为成熟的阶段。

在中医学理论发展的过程中，始终没有偏离《黄帝内经》等四大经典理论开创的理论线路，只是沿着这条道路越走越宽，进行了完善和丰富。自晋、唐、宋、金、元，下迄明清的许多医家，在《黄帝内经》《伤寒杂病论》等经典著作的基础上，在各自的临床经验和理论研究中，均从不同角度发展了中医学理论体系。

魏晋隋唐时期，《诸病源候论》为隋朝巢元芳所著，我国第一部病因、病机、证候学专著。《脉经》为晋代王叔和所著，我国第一部脉学专著。《针灸甲乙经》为晋代皇甫谧所著，我国第一部针灸学专著。《千金要方》为唐代孙思邈所著，我国第一部医学百科全书。《外台秘要》为唐代王焘所著，汇集了初唐及唐以前的医学著作。《肘后备急方》为晋代葛洪所著，获得诺贝尔奖的屠呦呦研究出青蒿素就是得到他的启发。

金元时期产生了四大家：刘完素、张从正、李东垣和朱丹溪四位著名的医学家。刘完素和张从正提倡祛邪为主；刘完素以火热立论，用药多用寒凉，被称为"寒凉派"，其火热理论，促进了温病学说的发展，对温病学说的形成有深刻的影响；张从正认为病由邪生，用汗、吐、下三法以攻邪，被称为"攻下派"；李东垣和朱丹溪提倡扶正为主。李东垣是中医"脾胃学说"的创始人，强调脾胃在人身的重要作用，因为在五行当中，脾胃属于中央土，因此他的学说也被称作"补土派"。朱丹溪倡导"阳常有余，阴常不足"学说，善用滋阴降火的方药，为"滋阴派"（又称"丹溪学派"）的创始人。

明清时期出现了两个学派：温补学派和温病学派。温补学派由李东垣的"补土派"发展而来，重视脾肾，善于温补，代表医家有薛立斋、孙一奎、赵献可、张景岳和李中梓等。温病学派由刘完素的"火热论"发展而来，创立了卫气营血、三焦辨证，形成了温病学说，代表医家有吴又可、叶桂、吴瑭、薛生白和王孟英等。温病学说和伤寒学说相辅相成，成为中医治疗外感热病的两大学说，是中医治疗传染病的重要指导理论，在治疗急性热病方面做出了巨大的贡献。

清朝末年，中国受西方列强侵略，同时西医大量拥入，严重冲击了中医发展。许多人士主张医学现代化，中医学受到巨大的挑战。人们开始使用西方医学体系的思维模式加以检视，中医学陷入存与废争论之中。2003年"非典"以来，中医开始有复苏迹象。在国际上，针灸引起医学界极大兴趣。

西方文艺复兴后，"四体液学说"被认为是没有任何物质基础的空洞理论从而遭到了猛烈抨击和否定。近现代西医学被认为起源于血液循环理论，以病理解剖学为基础，建立了唯物主义的生命科学体系。现代西方国家的医学体系以解剖生理学、组织胚胎学、生物化学与分子生物学作为基础学科；中医学则继续以藏象生理学、经络腧穴学作为基础学科。西方医学从此开启了一条崭新的医学道路。

1543年，维萨里①发表《人体构造论》，建立了人体解剖学。

17世纪实验、量度的应用，使生命科学开始步入科学轨道，其标志是威廉·哈维②发现血液循环。随着实验的兴起，出现了显微镜为代表的众多科学仪器，把人们带到一个对人体新的认识水平。

18世纪莫干尼③把对疾病的认识由症状推到了器官，建立了病理解剖学，为研究疾病的生物学原因开辟了道路，此外，牛痘接种的发明，公共卫生和社会医学的一些问题引起人们的重视。

19世纪中叶，德国病理学家威尔啸④倡导细胞病理学，将疾病的原因解释为细胞形式和构造的改变。细胞病理学确认了疾病的微细物质基础，充实和发展了形态病理学，开辟了病理学的新阶段。

19世纪下半叶法国著名的微生物学家路易斯·巴斯德⑤证明发酵及传

---

① 维萨里1514年生于布鲁塞尔的一个医学世家。他的曾祖、祖父、父亲都是宫廷御医，他的《人体构造》一书总结了当时解剖学的成就，与哥白尼的《天体运行论》同一年出版。

② 威廉·哈维是英国17世纪著名的生理学家和医生。他发现了血液循环的规律和心脏的功能，奠定了近代生理科学发展的基础。出版有《心血运动论》和《论动物的生殖》两本书。

③ 乔瓦尼·巴蒂斯塔·莫干尼（1682—1771），意大利解剖学家。他被誉为"病理学之父"。

④ 1858年，威尔啸（1821—1902）的学术演讲汇编《细胞病理学》，对细胞和细胞学说、营养与循环、血液与淋巴、脓毒血症、炎症、变性、神经系统病变、病理性新生物等均作了详细论述，细胞病理学说由此建立，开辟了病理学发展的新阶段。

⑤ 路易斯·巴斯德（1822—1895），法国著名的微生物学家、化学家，开创了微生物生理学。在战胜狂犬病、鸡霍乱、炭疽病、蚕病等方面都取得了成果。从此，整个西方医学迈进了细菌学时代。

染病都是微生物引起的，德国科赫①发现霍乱弧菌、结核杆菌及炭疽杆菌等，并改进了培养细菌的方法和细菌染色方法，大多数主要致病菌在此时期内先后发现。巴斯德还用减弱微生物毒力的方法首先进行疫苗的研究，从而创立经典免疫学，以后，在巴斯德研究所工作的俄国人梅契尼科夫②系统阐述了吞噬现象及某些传染病的免疫现象。

西方医学从此完成了由经验医学向实验医学的转变，开启了以还原论观点来研究人体的生理现象与病理现象的历史，并发展出来一门以解剖生理学、组织胚胎学、生物化学与分子生物学作为基础学科的全新的医学体系。这就是"近代和现代西方国家的医学体系"，也就是我们现在看到和接受的"西医学"。它的基础医学学科，包括解剖学、生物化学、医学物理学、病理学、药理学等诸学科，排斥形而上学及先验论的思维方式。由此，西医学对于人体构造和病理分析，主要来源于解剖学所得到的直接结果和生物学及相关学科的解析、观察、检测，并将研究过程相关的物质或局部整体相关理论进行阐释，从而提出解决实际病症的办法。这种理论到实践的方法由于根源于近现代科学，其理论体系可以很简单地融入整个现代科学体系下，作为西医学诸理论的支撑。

樊代明院士一针见血指出：现代医学分为基础医学、临床医学、预防医学等大系统。基础医学先把人分成多少个器官、组织乃至细胞；临床医学先分成内科、外科、专科，再细分成消化、血液等三级学科。分来分去的最后结果"离科学越来越近，离病人越来越远"！科学向微观的探索与深入，如果不与宏观、整体相联系，对医学发展是没有意义的。微观背离

---

① 罗伯特·科赫（1843—1910），德国医生和细菌学家，世界病原细菌学的奠基人和开拓者。首次证明了一种特定的微生物是特定疾病的病原，发明了用固体培养基的细菌纯培养法。

② 埃黎耶·埃黎赫·梅契尼科夫（1845—1916），俄国微生物学家与免疫学家，免疫系统研究的先驱者之一，诺贝尔生理学或医学奖获得者。因为发现乳酸菌对人体的益处，人们称之为"乳酸菌之父"。

宏观，这正是现代医院的弊病。

链接：现代西方医学体系中的基础学科细分举例

人体解剖学、人体系统解剖学、人体器官解剖学、人体组织解剖学、人体细胞解剖学、人体胚胎解剖学、人体生理学、人体系统生理学、人体器官生理学、人体组织生理学、人体细胞生理学、人体胚胎生理学、医学电生理学、人体细胞学、人体组织学、医学神经解剖学、医学神经生理学、人体血液学、人体胚胎学、人体免疫学、人类遗传学、人体内分泌学、医学生物数学、医学生物化学、医学生物物理学、医学生物力学、医学分子生物学、医学化学生物学、医学生物信息学、医学神经信息学、医学生物电子学、医学细胞生物学、医学神经生物学、医学分子遗传学、医学生化遗传学、医学细胞遗传学、医学化学遗传学、医学免疫学、医学细胞免疫学、医学分子免疫学、医学化学免疫学、医学心理学、医学遗传学、人体病理学、病理解剖学、病理生理学、病理形态学、病理组织学、人体畸形学、病因学、症状学、人体系统病理学、人体器官病理学、人体组织病理学、人体细胞病理学、人体胚胎病理学、病原生物学、传染病学、人体细菌学、人体病毒学、人体寄生虫学、人体微生物学、医学细菌学、医学病毒学、医学寄生虫学、医学微生物学、生物医学工程学、医学实验动物学、医学机能实验学、医学实验胚胎、医学发育生物学、医学计算生物学、医学合成生物学、医学系统生物学、医学免疫生物学、医学放射生物学、医学免疫化学、医学组织化学、医学细胞化学、医学血液化学、医学内分泌化学、实验神经病学、医学生物能量学、医学生物声学、医学生物光学、医学生物电学、医学生物磁学、医学生物电化学、医学生物电磁学、医学基因工程学、医学基因组学、医学神经心理学、医学生物心理学、医学发育遗传学、医学生物控制论、医学神经控制论、医学血液学、医学内分泌学、人体骨学、医学骨骼解剖学、医学骨骼生理学、医学骨骼病理学、医学骨骼化学、医学骨学、医学神经化学、人体肌学、医学肌肉解剖学、医学肌肉生理学、医学肌肉病理学、医学肌肉化学、医学肌学、医学生物信息论、医学神经信息论、人体形态学、人体结构学、人体功能学、人体机能学、药理学、药物化学、毒理学……

五、中西医思维层面的差异

病是什么？病这个字是由两个部分组成，一个是疒，一个是丙，疒在甲骨文里是一个人斜靠在门框上的意思，丙丁在天干里属火，丙属阳火丁属阴火。因此病的表意就是一个人因为火气太旺导致身体不适，有气无力倚靠在门框上。中医思维与传统文化的关系，由此略见一斑。中医思维是中医的生命力所在。目前，中医领域存在"五化"问题，即中医思维弱化、中医评价西化、中医学术异化、中医技术退化、中医特色优势淡化。其中首要问题就是中医思维弱化。见病治病，是中医衰退的表现，现在中医领域遇到发烧就要输液，血象高就消炎，咳嗽就止咳，遇到淋证就用八正散等废医存药现象十分突出。中西医思维之争，主要是"以西律中"。即要求中医思维全面接受西医思维标准的检测、证明。

1. 整体思维与还原思维

整体思维作为中医思维方法中最本质的一部分，主要体现在以下几个方面：

第一，人与自然的统一。人的生命现象与时令气候、昼夜晨昏、地土方宜等自然现象密切相关。第二，人与社会的统一。人是社会的人，社会环境的因素同样会影响人体的机能活动，关系到人的健康与疾病。明代李中梓在《医宗必读》中指出："大抵富贵之人多劳心，贫贱之人多劳力；富贵者膏粱自奉，贫贱者藜藿苟充；富贵者曲房广厦，贫贱者陋巷茅茨。劳心则中虚而筋柔骨脆，劳力则中实而骨劲筋强；膏粱自奉者脏腑恒娇，藜藿苟充者脏腑恒固；曲房广厦者玄府疏而六淫易客，茅茨陋巷者腠理密而外邪难干。故富贵之疾，宜于补正；贫贱之疾，利于攻邪。"《素问·疏五过论》说："故贵脱势，虽不中邪，精神内伤，身必败亡。始富后贫，虽不伤邪，皮焦筋屈，痿舌页为挛。"第三，生命体的统一。认为人体的五脏六腑以及形气神俱为一体。《灵枢·五癃津液别》云："五脏六腑，心为之主，耳为之听，目为之候，肺为之相，肝为之将，脾为之卫，肾为之主外。"是说人体以五脏为中心，通过经络系统把六腑、五体、五官、九窍、四肢百骸等全身组织器官联络成一个有机整体，并通过精、气、血、津液的作用，完成机体统一的生命活动。五脏之间相互依赖制约，六腑之间相互协调，共同完成饮食消化、津液输布、废物排泄、气机运转等生命运动过程。形神一体强调"神"必须依附于形体来主导生命活动，同时"形"的生命活动受到"神"的影响，神形和谐统一，生命机体才能健康运行。

中医认为人作为一个整体，只有从整体角度才能把握病机。中医的辨证诊断，包括审证求因、辨证识机两方面内容，是整体观的具体运用。中医治病不仅着眼于"病"的异同，更主要的是从"证"的区别入手。中医"证"的概念是整体变化概念，包括了病因、病位、病性、病机、疾病演变的趋势、治疗的原则要求等许多内容，生命系统中任何局部的问题都会影响到它主要的五个脏器，在治疗过程中，会针对患者整体反应情况的差异而采取不同的治疗方案，即所谓"同病异治，异病同治"，"证同治亦同，证异治亦异"，进而确定诸"从阴引阳，从阳引阴"，"以左治右，以右治左"，"病在上者下取之，病在下者上取之"等整体观念下的治疗原则。

西医是以近代解剖学为基础，是基于一种机器组装可以"拆分还原论"的思维方式，把复杂问题分解为比较简单的小问题，再考虑大问题，这样大问题就会迎刃而解。西医将人体结构分解运动系统、神经系统、内分泌系统、循环系统、呼吸系统、消化系统、泌尿系统、生殖系统等八个系统。这些系统协调配合，使人体内各种复杂的生命活动能够正常进行。一个医生只研究人体的某一个系统，成为某系统的专家。在这种治学方法下，西医建立了一套以生理、病理为基础的庞大的医学体系。比如眼睛出现刺痛、流泪、发涩等症状，西医会让你看五官科。中医认为眼睛发病只是表象，本质上不是眼睛的问题，因为"肝开窍于目"，眼睛是五脏尤其是肝脏的外在表现，肝如果出现了问题，里面的问题会在表面反映出来，所谓"有诸于内，必形诸于外"。

由于思维方法不一样，在治疗上也不一样。以普通肺炎病人为例，中医首先想咳嗽的病理：肺气系统的宣发肃降功能失调。为什么会宣发肃降失调呢？是因为外邪感受风寒、风热，或是内伤，脾虚、肾虚等。如果病人是新病，发病时间短，可以判断是外感；咳嗽吐黄痰，通过痰的性质判断是风热咳嗽，然后选择宣肺化痰清热的方剂治疗。而西医呢，病人首先会被导医分诊到呼吸系统的专家去诊疗，如果病人还兼有胃肠疾病则需请消化系统专家会诊，呼吸科专家一般不负责胃肠病，见到咳嗽病人，首先思考的是咳嗽的病理：咳嗽是肺的排异反应。为何有这种反应呢？需要进行辅助检查胸片、血常规，根据检查结果就可以判断是不是因为气管内的细菌引起的炎性刺激，然后通过痰培养可以确定细菌的性质，选择对该细菌有特效的抗生素，处方用药。

长期以来，还原论的机械生命观，就是这样深刻影响着人们对生命本质的认识。其实远非如此。生命的特征不是各部分、各层次的简单相加，整体特性也不能简单还原。生命是以整体结构的存在而存在，更以整体功能的密切配合而存在。

附录：一则"头痛医脚"的医案

老百姓都知道中医治病从整体、从全身出发，不是头痛医头，脚痛医脚，所以把它叫整体反应，也就指的局部病变，要从整体的角度出发，去综合诊察，并且得出结论。成都中医药大学邓中甲教授讲到一个案例：某中学教师，五十多岁，他晚上辅导学生上课，晚上天气很冷，下了点雪，他回来以后，懒得烧热水，就把脚在冷水里面涮涮擦擦就睡觉，没几天，除了感冒之外，眼睛看东西开始模糊了，按西医学角度，检查眼睛肯定查不出什么结果。最后他到成都中医学院找到陈达夫教授，陈教授从整体角度出发，认为是大寒犯肾，因为脚底有个穴位，是肾经的涌泉穴，大冷天用冷水洗脚，大寒犯肾，肾精本要灌注瞳仁，肾精不能上承，就造成了黑色的瞳仁没有肾精，双眼无神，不能视物。陈教授用具有助阳解表之功效麻黄附子细辛汤，效果很好。（邓中甲：《中医学基本思维原理十讲》，北京：人民卫生出版社，2015年）

2. 取象比类思维与理性抽象思维

"取象比类"的原理是什么？不同事物之间存在某种同一性和差异性，同一性是取象比类的逻辑依据。按照五行生克制化之理，人吃五谷杂粮，人的五脏六腑各禀五行，与万物之间所禀受的五行之气相互贯通而已。

《周易·系辞传》说："易者，象也。象也者，像也。""象"一是指事物可以看见、感知、推测的现象、物象。二是从一类事物中抽象出来的象征性符号，这卦象、意象。象的同一性和质的同一性存在一定范围的吻合。因此，象就是一类客观事物共同性的形象信息抽象和概括出来的观念性形象——意象。取象的方法可以有很多种，比如：位置、特性、时间、空间、大小、颜色、状态、声音、外观、数字、符号，等等，没有固定的公式，会随着时代或者环境而变化。这种思维的好处在于，可以通过形象性的概念与符号去理解对象世界的抽象意义，将带有直观性的类比推理形式去把握和认识对象世界的联系。比如，我们看见桌子上的一个苹果，苹果的颜色、形状是它大的外形面貌，表皮、果肉和果核是它的结构，味道和营养成分是它的内在机制，它是人们喜欢的水果，形成它与事物间的联系。这些形象和意象共同构成一个苹果的"象"。

《周易·系辞传上》曰："方以类聚，物以群分，吉凶生矣。""引而伸之，触类而长之，天下之能事毕矣。"我们日常生活中触类旁通、举一反三、融会贯通等都是一种由此及彼的类比思维方式，依靠思维的抽象、分析、综合，可以得出事物的现象和本质一般属性。《内经》有言："览观杂学，及于比类，通合道理。"中医的阴阳、五行、六气，是典型的取象比类思维得出的理论模型。《素问·灵兰秘典论》将人体五脏六腑的"功用关系象"类比于"十二官职能关系象"。心是君主之官，肺是相傅之官，肝是将军之官，胆是中正之官，肾是作强之官，脾为谏议之官，胃为仓廪之官，小肠为受盛之官，大肠为传导之官，膀胱为州都之官，三焦为决渎之官。《素问·五脏生成论》提出"五脏之象，可以类推"的原则。张介宾说："象，形象也。藏居于内，形见于外，故曰藏象。"根据五行之象将自然界和人体分为五类，类推出人体五脏的功能作用，如肝象木而曲直，心象火而炎上，脾象土而安静，肺象金而刚决，肾象水而润下。以五行之象类推出五脏外合体窍、通于天气的理论，将人体脏腑、器官、生理部位和情志活动与外界的声音、颜色、季节、气候、方位、味道等分门别类地归属在一起。比如心脏，它的功能是主神明和血脉，宇宙万物中的赤色、徵音、火、夏、热、南方、苦味等均可归属于心。取象比类是人类把握对象世界的一种方式。

《内经》所取之"数"实际上就是一种特殊的"象"，它并不偏向于定量，而是偏向于定性。取数比类是以易数表示"象"的意义，并通过易数推演事物变化规律的方法。《素问·金匮真言论》用五行生成数图中的成数五、六、七、八、九配五脏的肝、心、脾、肺、肾，肝木成数为八，心火成数为七，脾土成数为五（十），肺金成数为九，肾水成数为六，说明"五脏应四时，各有收受"的整体联系①。通过类比，可以启迪人的思维，帮助人们打开想象的翅膀，由此推彼，触类旁通，去认识和发现新的事物。《黄帝内经》云："天有五行，御五味，以生寒暑燥湿风；人有五脏，化五气，以生喜怒忧思恐。"这种思维方法的特点是强调直觉感悟，强调意象性，概念几乎没有内涵和外延的界限，但是都有物象的影子在背后，几乎没有逻辑根据（比如说"风为百病之长""百病皆因痰作祟""百病生于气也""六气皆从火化"等），《内经》的病机十九条都是这样的判断；中医学的推理是靠类比性。这种思维迥异于西方还原论科学找蛋白质、胰岛素、细胞、核糖体、内质网、高尔基体、分子、原子、电子、质子、中子、夸克的寻找不可再分的元素的行为。

"取象比类"思想在中医基础理论和临床实践中运用都非常广泛。比如在治疗皮肤病中，常用取类比象法。比如以色治色法：治疗白癜风，可多选用紫铜矿、紫丹参、紫河车、紫背浮萍等黑色、紫色或紫红色药物；治疗黄褐斑、黑变病，可多选用白芷、白及、白蒺藜、白僵蚕等白色药物，以白对黑而发挥其治"黑"的作用。比如以形治形法：对关节型银屑病，加用桑枝节、松枝节、柳枝节、甘草节等"节"类药物，有很好的辅佐通络止痛之功效。比如以皮治皮法：治疗玫瑰糠疹、类银屑病、慢性荨麻疹等，可选用茯苓皮、五加皮、冬瓜皮、地骨皮、桑白皮、石榴皮、黄瓜皮等皮类中药，水煎内服，临床疗效确切。

在传统中医理论中对药物的选择，这种取象比类的思维方式尤为普遍。徐灵胎的《神农本草经百种录》即是依据取类比象思维写就的。花类多生于植物的顶端，所以它的药用功能多是治头部疾病，故有"诸花皆升"之说。树叶轻飘易飞扬，故树叶类药、花类药多有发散功效，如桑叶、薄荷叶、菊花、银花、连翘之类为发散类药清热解毒；石头沉重下潜，故矿物类药多用于重镇潜阳，谓之安神，如滋石、龙骨、牡蛎等。

---

① 张其成：《内经学》，北京：中国中医药出版社，2004年。

理性抽象思维不是以人们感觉到或想象到的事物为起点，而是以概念为起点去进行思维，具有概括性、间接性的特点，主要有分析、综合、归纳、演绎等方法。面对五颜六色的苹果、柑橘、香蕉、菠萝……我们抽象为"水果"的概念；面对各种各样的大雁、海燕、仙鹤、天鹅……我们抽象为"飞禽"的概念。西方医学以理性抽象思维为工具，重视和追求逻辑，始终把建构医学知识的逻辑系统作为目标，通过反复观察和实验建立起来的医学体系，对人体生命过程以及疾病现象进行分门别类的研究，认识人体结构和疾病机理。理性的、抽象的、逻辑的思维方法和取象比类思维方法相比，前者重个体和微观分析，后者重整体和类比；前者重实体和结构，后者重动态和功能；前者重实证和量化，后者重直觉和感悟。这两种思维方法各有利弊，前者的弊端在于忽略整体性和动态性，容易陷入机械论，后者的弊端在于实现了对宏观整体把握的同时对微观量化分析不足。

3. 中和顺势思维与尚刑对抗思维

人体会有许多排毒方式，咳嗽、脚气、腹泻、发热、呕吐、青春痘、斑、癣、痔疮、流汗等，都是身体排毒的自疗行为，而西医一般采取阻止症状的方法来干涉身体的异常状况。比如咳嗽就吃止咳的药，发热了就打退烧针等。对抗疗法是西医的基础理论和治疗系统。对抗疗法针对症状进行直接对抗治疗。西医认为，疾病都是由各类病毒、细菌的感染所导致的。因此西医一般根据病菌致病学采用对抗疗法的治疗手段。人体一旦出现问题，某样指标过高就降低指标，过低就增高指标；有细菌和病毒则采用化学药物和物理手段杀灭消除。人体机能失衡，则用化学药物先将身体指标拉回正常范围，减轻减弱失衡所带来的并发症状，并直达病灶，杀死致病源。如开刀切除肿瘤，抗生素抑制细菌，用降压药物降低血压。

以高血压为例，你血压高，我就跟你对抗，压制你不让你高，用一些降压药把血压降下去。而中医认为，引起高血压的原因主要是由于长期过度劳累、饮食结构不合理、不注意休息而导致的肝、脾、肾功能紊乱，与肝阳上亢，气血亏虚以及肾精不足有关，治疗高血压，不能舍本求末，恢复脏腑功能代谢的生态平衡才是治本之法。

在中国哲学中，"中"即中正、不偏不倚，并认为这是宇宙间阴阳平衡统一的根本规律。"和"即和谐的最佳状态。"中和"合在一起表达了中庸、中行、中道、和调、平衡、平和的思维方式。中和思维发端于《周易》，中和一词，最早见于《礼记·中庸》："中也者，天下之大本也；和也者，天下之达道也。致中和，天地位焉，万物育焉。""喜怒哀乐之未发，谓之中；发而皆中节，谓之和。"这里给出了"和"的清晰定义："发而皆中节谓之和"。和的要素是中节。对于生命来说，平衡、中和才是硬道理。《素问·生气通天论》曰："凡阴阳之要，阳密乃固。两者不和，若春无秋，若冬无夏。因而和之，是谓圣度。"《论语》云："礼之用，和为贵"，礼的最根本的作用是和。所以中医被认为是尚礼贵和的医学。

中医学中和思维首先体现在阴阳五行的动态平衡。中医五行学说本质是说生命是运行不息的，强调机体以五脏为核心的藏象系统，是如何通过相生相克来在动态中实现协调平衡、配合运作的。五行生克制化构成一个完整的、和谐的、平衡的系统，共同维护人体的阴阳平衡、维护生命的健康状态。五行中的每一行，由于既生它、又被生，既克它、又被克，在机体中藏象上的表现就是五行往复运动一个动态的均势的过程（机体没有绝对的平衡静止状态，否则就不会有丰富的生命现象、复杂的病理变化）。反之，一旦这种五行运动有"乘"或"侮"的不正常情况，平衡也就打破了；一旦机体失衡，运动也就发生无序的变化，人体五脏六腑的气血就会出现功能障碍，就会引起机体的不适、病变，乃至死亡。"亢则害，承乃制，制则生化，外列盛衰，害则败乱，生化大病"（《素问·六微旨大论》），机体力图维护、弥补固有平衡，本质是机体抵御外邪、自我修复的自组织行为。

上述以"阴阳五行"象数模型为核心框架的"调和致中"思维方式，从《黄帝内经》开始，贯彻到了中医学的各个领域。中医把时气失常、情志过激、饮食失节、劳逸失度等各种内因外因引发的疾病，都用相应的阴阳不和来解释，归结为寒、热、表、里、虚、实等诸种情形。失衡后，如何调理？主要治则如下：其一，《灵枢·官能》云："寒与热争，能合而调之；虚与实邻，知决而通之。"其二，《素问·至真要大论》指出："从内之外者，调其内；从外之内者，治其外；从内之外而盛于外者，先调其内而后调其外；从外之内而盛于内者，先治其外而后调其内；中外不相及，则治主病。"其三，《素问·至真要大论》曰："微者逆之，甚者从之，坚者削之，客者除之，劳者温之，结者散之，留者攻之，燥者濡之，急者缓之，散者收之，损者温之……适事为故。"

这些治则里面，包含了一个重要的思维法则，那就是顺势而为。一是顺应气机之势，即顺应人体气机升降出入。只有人体气机之升降出入保持相对平衡，人体机能才能实现平衡和谐。如治疗肺病以宣散肺邪、降气宽胸，脾病以益气升提，胃病以通腑和胃，脏虚偏于静补，腑虚宜于通补等。如何顺应？要顺应自然之道。一般而言，人体气机变化春升、夏浮、秋降、冬沉。一般情况下，若治病方药性质温凉平和，夏月略加寒凉之品，冬月略加温热之药。若治病方药性质寒热峻烈，且与时令阴阳消长相悖逆时，宜随时加减药量，或制方寒热反佐，或炮治而缓其性，以缓和药治与顺应时令之间的矛盾。要顺应脏腑以及十二经气循行规律。张仲景六经病三阴三阳具有阴阳盛衰的含义，与自然界及人体阴阳之气相通应，六经病解的规律也呈现出时间节律性，即太阳病欲解时，从巳至未上；阳明病欲解时，从申至戌上；少阳病欲解时，从寅至辰上；太阴病欲解时，从亥至丑上；少阴病欲解时，从子至寅上；厥阴病欲解时，从丑至卯上。故治疗疾病应把握经气运行规律，十二经脉配十二时辰。另外，还要顺脏腑脾气。每一个脏腑对应的喜恶不一样，对症下药也不一样。比如脾喜燥恶湿，故治疗脾病，无论温阳益气、芳香化湿用药大多偏于温燥；胃喜润恶燥，故胃病治疗，宜用甘润之品，忌投温燥之剂，以免有碍其性。《素问·脏气法时论》对五脏苦欲之治设有专论，指出："肝欲散，急食辛以散之，用辛补之，酸泻之"；"心欲软，急食咸以软之，用咸补之，甘泻之"；"脾欲缓，急食甘以缓之，用苦泻之，甘补之"；"肺欲收，急食酸以收之，用酸补之，辛泻之"；"肾欲坚，急食苦以坚之，用苦补之，咸泻之"。这里补泻之义，即是就五脏本身喜恶而言，顺其性者为补，逆其性者为泻。

链接：运用中和思维治疗慢性前列腺炎医案

龚某，男，24岁，湖南常德人。2008年4月21日初诊。患者主诉尿频，偶有夜尿，性功能差3年。有早泄史。舌淡苔薄，脉细。前列腺液常规：卵磷脂小体（＋＋＋）、WBC0～1/HP。诊断为慢性前列腺炎，肾气不固证。一诊处方：黄芪20g，女贞子15g，旱莲草15g，菟丝子15g，枸杞子20g，沙苑子15g，小茴香10g，山药20g，茯苓12g，金樱子30g，益智仁10g，甘草5g。15剂煎服。……四诊（2008年6月27日）：早泄恢复正常，会阴阴囊偶潮湿，尿频好转。舌淡红苔薄白，脉弦。处方：黄芪20g，女贞子15g，旱莲草15g，熟地15g，砂仁5g，茯苓10g，菟丝子15g，沙苑子15g，虎杖15g，乌药10g，甘草5g，杜仲20g。7剂煎服善后。按：运用"中和"思维治疗慢性前列腺炎的基本思想可概括为：调理阴阳扶胃气、药用中和不偏颇、四时节气随机变、重调二天固本源。"阴阳合和、不偏不倚，药用中和、不宜过峻过猛，此乃王者之道矣"，"四时节气对人体有明显影响，如春则枝生叶茂，要补脾土，以避木旺克土；夏及长夏暑气逼人，尤其是长沙地区，暑湿为重，蒸腾汗液，耗气伤津，故要补气；秋燥伤肺自当润燥补肺金；冬则寒凝气滞，当加温补行气活血之品"。祛邪重清利湿热，用药避免太过苦寒戕伐胃气，注重固护胃气。配方中采用"补而不滞、攻而勿伐"的用药原则，使脾胃运化功能健旺。四时节气及情志对人体均有明显影响，在调治时还应充分注意因时因地因人制宜。三八之年，二八期间出现早泄，多因情志不遂，暗耗阴精，致肾阴亏耗，阳事不兴；肾虚则膀胱失约，故小便频数、出现夜尿。治宜培肾固本。鉴于慢性前列腺疾病多有本虚（肾虚）标实（湿热），兼就诊时为梅雨季节及暑湿季节，湿热交蒸，转为湿热，故患者多有湿热浸淫之证，佐以清利湿热之剂，然黄柏等系大苦大寒，易戕伐胃气，当选平和之品，以防胃气受损。综观遣方用药，体现"药用中和不偏颇、四时节气随机变"思想。（李天禹：《浅议"中和"思维治疗慢性前列腺炎》，《四川中医》2009年第4期）

六、中西医解剖层面的差异

解剖学是医学的基础学科之一。要想查清病因和有效治疗，知晓正常人体的结构是前提。大多数人认为中医没有解剖学，这是个错误的认知。"解剖"一词出自《黄帝内经》"五脏六腑可剖而视之"的论述。《黄帝内经》162篇中，有117篇与解剖有关。中医解剖学包括脏腑、经络、官窍等为主要内容的器官形态结构，同时器官的位置、精气血津液也囊括其中，相较现代解剖学范围更广泛，与临床实践联系更密切。中医解剖知识关于脾、肺、肾、肝、心、胃、小肠、大肠、胆、膀胱、脑、髓、子宫的毗邻关系和形态结构的描述与西医解剖学的同名组织器官是基本一致的。中医解剖的重要内容是经络腧穴，本书前面已有专章论述。

1. 藏在文化里的中医解剖

先从几个字说起：医、殹、醫、毉四个字在形、音、义等方面颇为相近。"医"的本义为盛箭的袋囊，外"匚"（音xì）内"矢"。东汉许慎在《说文解字》中言："医，盛弓弩矢器也。"可能是打猎或者战争受伤，需要第一时间救治，故用"医"字会意。"殹"字的本义是叩击发声，《说文解字》云："击中声也。从殳医声。""殹"为代表治病时发出的叩击声，也有人理解为病人因痛苦而发出的呻吟声——因疼痛所以需要救治。醫的本义是指治病的人，《说文解字》中说："醫，治病工也。""醫"为什么从"酉"呢？这是因为"醫之性然，得酒而使"，治病时需要酒消毒或作药引。"毉"本义就是"医"，发音为yī，上"殹"下"巫"，因为上古医巫不分。从这几个字的演绎，就知道中医文化的精深。再从解剖角度看看藏在文字里的中医知识。"胃"字的甲骨文写法，就是画了一个围起来的肉包袱，里边的那几个点就是吃进去的谷物，到了金文和小篆才在下边加了一个表示人体及器官的月（ròu，同肉）字。

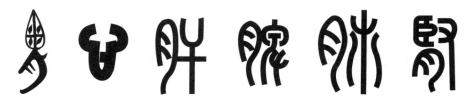

图11-1　胃、心、肝、脾、肺、肾的篆文写法

为什么人体的五脏六腑除开心字，其他的都带月字旁呢？中医五脏，指的是心肝脾肺肾，其中，除了"心"字，其他四脏都有"肉月"偏旁，有"肉月"偏旁的字，一般都和躯体器官有关。心字，有句口诀："心是一把勾，勾魂魂不去，一点藏在内，两点在外边。"我们说一个人有三魂七魄，心字上的三点，就是那三个魂，造字的深意在其间。为什么中国字的"心"字没有肉月呢？因为在中医乃至中国文化中，"心"是人的思维器官，"心"是身心一体的，涉及灵与肉两个层面，既包括了每天供血跳动的心脏，还包括每天思考产生情绪的大脑。古人在内省内视中发现，生命的体内，只有心才会自身直接产生一种生物光场，如太阳一样自燃而明。而其他带月字结构的所有器官，全部都只能像月亮那样，借助心光而发出浅淡的光明，它们本身全部并不具备自身产生光的能力。《素问·六节藏象论》曰："心者，生之本，神之变也，其华在面，其充在血脉，为阳中之太阳，通于夏气"；"心者，君主之官也，神明出焉。"这个"明"，就类似于太阳的自燃而明。

凡是带竖心旁或者心字底的字，都与思维、感情、想象等意识形态有关。比如思想的"思"，从囟从心，容也；怒，形声，从心，奴声，发怒，生气就是人为心的奴隶；感恩，从心而发，因心而起，才叫恩情；慈悲，也是源自内心。急、恋、虑、念、患、恶、忍等都是心为底，都与心有关。再看看竖心旁的字词。憎恨、惭愧、忏悔、恼怒、惬意、憧憬、懒惰等，心在一旁站着，说明一切正面和负面的情绪都是心理导致的，这不是一种状态，而是一种心态。

古人很早就发现，人之所以生病，和心理和情绪紧密关联。癌症研究者发现，盲人得癌症的概率明显低于明眼人。其中一个道理很明显，因为失明使盲人接受信息的量大打折扣，相比于每天在信息海洋中浸泡的我们，盲人的世界要素净得多，他们对生活的欲求也会低于正常人，这一点是他们能躲过癌症这种慢性病，这种生活方式病的一个关键，这一点，正如老子《道德经》指出："五色令人目盲，五音令人耳聋，五味令人口爽，驰骋畋猎令人心发狂，难得之货令人行妨。是以圣人，为腹不为目，故去彼取此。"从中医理论说，一个人的心，或者说情绪，总是被外界打搅，被外界诱惑，总是不静，心火就旺盛，一旦不能实现心情就要郁闷，就会引起疾病；从西医角度说，情绪的波动直接影响的就是内分泌，因为内分泌的全称是"神经内分泌"，从名字中就能看出内分泌和情绪的关系，而很多疾病的缘起就是内分泌的紊乱，尤其在女性。老子的这句话，看似是哲学，其实也是医理。

2.经典史籍里的中医解剖

有人说，中医学界热衷于"藏象"理论，本意就是说中医的脏腑并不是或者不完全是指解剖学上的同名脏器，有的甚至说，中医根本没有解剖学。事实到底如何呢？《黄帝内经》集秦汉以前医学之大成。《素问·阴阳应象大论》里说："上古圣人，论理人形，列别藏府，端络经脉，会通六合，各从其经，气穴所发，各有处名，溪谷属骨，皆有所起，分部逆从，各有条理，四时阴阳，尽有经纪，外内之应，皆有表里。"这不分明就是解剖学吗?当然，中医几千年前没有如今的技术条件，微观解剖层面不如现在准确。对人体的认识，是一个长期艰巨的过程，即使现在我们对人体认识方面不是依然有很多未解之谜吗?

经典史籍里的中医解剖主要记载了藏府的以下内容:一是毗邻关系，包括藏府的位置和与其他藏府的邻接关系，如"肾……当胃下两旁，入脊膂附脊之第十四椎，前后与脐平直"(《十四经发挥》)。二是形态结构，包括质量、形态、颜色、粗细和长度，如"肾……重一斤一两，状如石卵，色黄紫"(《十四经发挥》)。"小肠大二寸半，径八分分之少半，长三丈二尺"(《难经》)。三是内容物。包括内容物的种类和容量，如"膀胱……盛溺九升九合"(《难经》)。《山海经》中记载，"帝令祝融杀鲧于羽郊，鲧复生禹"，这句话的具体解读是"鲧死三岁不腐，剖之以吴刀，化为黄龙"。如果属实，这几乎是中国最早的剖腹产手术了。

司马迁在《史记》中提到一位上古神医俞附，就非常精通人体解剖:"上古之时，医有俞附，治病不以汤液醴酾，镵石，挢引，案扤，毒熨，一拔见病之应，因五藏之输，乃割皮解肌，诀脉结筋，搦髓脑，揲荒爪幕，湔浣肠胃，漱涤五藏。"描述了古人解剖的过程，就是先割开皮肉，疏通经筋，按摩神经，接着拉开胸腹膜，抓起大网膜，最后洗浣肠胃，漱涤五脏。据《汉书·王莽传》记载:"翟义党王孙庆捕得，莽使太医、尚方与巧屠共刳剥之，量度五藏，以竹筳导其脉，知所终始，云可以治病。"可见那时便有人对死囚的尸体进行实地解剖，并进行记录。三国时期名医华佗被后人称为"外科鼻祖"，《三国志》《后汉书》中都有评述，他发明了麻沸散，开创了世界麻醉药物的先例，说他手术神奇("刳剖腹背，抽割积聚""断肠湔洗")，是中国历史上第一位创造手术外科的专家。唐代孙思邈《千金要方》中，也有对解剖学的论述。晋代针灸大为发展。王叔和著《脉经》和皇甫谧著《甲乙经》有许多内脏度量衡的记载。宋代王唯一铸铜人，分脏腑十三经和旁注腧穴，是人体模型的创始。

宋代宋慈著《洗冤录》，对人体骨骼及胚胎等有较详细的记载，并附有检骨图。北宋杨介是我国近古时期最重要的解剖学家，所著关于人体内部结构的《存真图》与《存真环中图》影响深远。明清诸多脏腑图与内景图均以《存真图》为蓝本，或原图引用，或衍化成新图，影响长达七百余年。清代王清任通过42年的长期观察，写出《医林改错》一书，在诸多人体知识上对古医书中错误进行订正。

中医外科手术的方法并非建立在"尊儒"的文化基础上的中医学的主流治法。《孝经·开宗明义》云："身体发肤，受之父母，不敢毁伤，孝之始也。"在儒家"百善孝为先"的观念之下，认为尸体解剖是不孝、不仁、不义的不道德行为，中医的外科手术和解剖学，除了受当时技术条件的约束外，在这种文化土壤中，自然很难生发起来。即便如上，中医的解剖在古代也达到了很高的水平。中医的解剖主要包括以下几个方面：

一是脏腑解剖。《黄帝内经》的《灵枢·胃肠篇》云："唇至齿长九分，口广二寸半。齿以后至会厌，深三寸半，大容五合。舌重十两。长七寸，广二寸半。咽门重十两，广一寸半，至胃长一尺六寸。胃纡曲屈，伸之，长二尺六寸，大一尺五寸，径五寸，大容三斗五升。小肠后附脊，左环回周迭积，其注于回肠者，外附于脐上，回运环十六曲，大二寸半，经八分分之少半，长三丈二尺。回肠当脐，左环回周叶积而下，回运环反十六曲，大四寸，径一寸寸之少半，长二丈一尺。广肠傅脊，以受回肠，左环叶脊上下辟，大八寸，径二寸之大半，长二尺八寸。肠胃所入至所出，长六丈四寸四分，回曲环反，三十二曲也。"文中"小肠"应为西医的十二指肠、空肠，"回肠"应为西医的回肠、结肠上段，"广肠"应为西医的乙状结肠、直肠。成人食道长度与下消化道长度（胃以下到肛门）的比值是固定的，根据现代解剖学数据，成人食道长约25cm，下消化道长925cm，二者比例是1∶37。而《灵枢》中认为，食道长1尺6寸（"咽门……至胃长一尺六寸"），下消化道长5丈5尺8寸（"小肠……长三丈二尺。回肠……长二丈一尺。广肠……长二尺八寸"），二者比例是1：35。这说明《灵枢》中的数据是经过实测的，而且是准确的。

二是循环系统功能解剖。借助尸体解剖发现，内脏器官的内容物也应是推断解剖结构与功能直接关系的重要手段。如果中医解剖知识关于脏腑内容物的种类表述明确，则认为其功能可由中医解剖知识推断出来。如《内经》中记载："胃……受水谷三斗五升"，"脾……有散膏半斤"，"心……盛精汁三合"。"肺主身之皮毛，心主身之血脉，肝主身之筋膜，脾主身之肌肉，肾主身之骨髓"。通过中医解剖知识关于内容物的种类和容量的描述，可以推断胃、小肠、大肠、膀胱、子宫、骨、脉的解剖结构与其功能直接相关，且与西医解剖学的认识一致。王清任在研究人体的循环系统时，在《医林改错》中记载："不知左气门、右气门两管，由肺管两傍，下行至肺管前面半截处，归并一根，如树两杈归一本，形粗如箸，下行入心，由心左转出，粗如笔管，从心左后行，由肺管左边过肺入脊前，下行至尾骨，名曰卫总管，俗名腰管。自腰以下，向腹长两管。粗如箸，上一管通气府，俗名鸡冠油，如倒握鸡冠花之状。气府乃抱小肠之物，小肠在气府是横长，小肠外、气府内，乃存元气之所……"

三是病理解剖。宋代《欧希范五脏图》一书中对五脏六腑的位置、解剖形态，作了较详细的描述，与正常人体解剖基本相符合。其中也有些讨论病理问题的记载，如"蒙干生前患咳嗽，肺与胆黑；欧诠少得目疾，肝有白点"。宋代的外科学，在病理上已经开始重视局部与整体的关系，在鉴别症状与判断预后上，提出了"五善七恶"的诊断方法；在治疗上创造了"内消""托里"的内治法，为外科治疗开辟了新途径，并出现了《集验背疽方》《外科精要》等外科专著。

四是本藏解剖。中医学的藏（音zàng）府是指藏（音cáng）于体内的脾、肺、肾、肝、心五藏，胆、胃、大肠、小肠、三焦、膀胱六府和脑、髓、骨、脉、胆、子宫奇恒之府。本藏是根据体表结构特征来由表及里认识脏腑形态特点的诊断知识。《黄帝内经·灵枢》本藏第四十七记载："岐伯对曰：五脏者，固有小大、高下、坚脆、端正、偏倾者，六腑亦有小大、长短、厚薄、结直、缓急。凡此二十五者，各不同，或善或恶，或吉或凶，请言其方。""心小则安，邪弗能伤，易伤以忧……肺小则少饮，不病喘喝……肝小则脏安，无胁下之病……脾小，则脏安，难伤于邪也……肾小，则脏安难伤……白色小理者，肺小；粗理者，肺大……青色小理者，肝小；粗理者，肝大……黄色小理者，脾小；粗理者，脾大……黑色小理者，肾小；粗理者，肾大。"

五是"五液""九窍"模型解剖。五液在《内经》中有两处代指，一是五脏化五液，心为汗，肺为涕，肝为泪，脾为涎，肾为唾；一是水谷所化生的津液在一定条件下化生的五液。五液内经认为，分泌异常与脏腑功能的异常有着密切关系，认为汗液的生成、排泄与心血、心神的关系十分密切，肺精、肺气的作用是否正常，亦能从涕的变化中得以反映，涎具有保护口腔黏膜，润泽口腔的作用，故有"涎出于脾而溢于胃"之说，泪液的分泌与肝脏相关，唾是由肾精化生，经肾气的推动作用产生的。"九窍"指人体的两眼、两耳、两鼻孔、口、前阴尿道和后阴肛门，中医从解剖上认为，人体官窍有着对应关系，肝开窍于目，心开窍于舌，脾开窍于口，肺开窍于鼻，肾开窍于耳及二阴，二者在生理及病理上有着密不可分的联系。

根据高也陶先生研究[①]，我们现在读到的《黄帝内经》，其中《素问》81篇，讨论解剖的相关篇章共有54篇，占2/3；《灵枢》81篇，讨论解剖的相关篇章共有63篇，正好占7/9。这里所指的解剖不包括病理解剖和生理，只是与人体正常解剖相关的内容。解剖在《黄帝内经》中所占的比例之多，正说明解剖在《黄帝内经》中的重要性。

3. 中西医对照下的中医解剖

对人体结构的分类，西医主要分为运动、呼吸、循环、消化、泌尿、

---

① 高也陶：《黄帝内经人体解剖学》，北京：中医古籍出版社，2009年。

生殖、神经、内分泌、感官等九个大的系统；而从中医角度，看到的则是肝、心、脾、肺、肾五个大的系统。西医的九大系统，彼此的独立性很强，除了神经系统、循环系统和内分泌系统，其他系统之间的关系相对不太紧密。而中医不一样，五脏六腑之间是一个整体联动的巨系统，这个巨系统既存在内部各个系统之间的紧密联系、协同、耦合，也是一个开放的巨系统，时时刻刻与外界发生着能量交换和信息互动。中医的五脏不是以描述定位为主的，强调的不是结构，而是功能。五脏并不是单纯的解剖器官，而是更复杂的功能系统。既不是定位的，又不是结构的，这两点加在一起，我们才可以完整地理解中医的五脏，虽然称谓和西医的五脏一样，都叫心肝脾肺肾，但中医的五脏是一系列器官功能的总称。大体而言，中医的心，和心脑血管系统，神经系统有关；肺和呼吸系统、皮肤以及消化系统有关；脾胃不仅与消化系统相关，还和四肢肌肉之间，以及和心、肝、肺、肾、肠、胆等脏腑都有关系；肝则除了关联消化系统之外，还关联造血系统、内分泌系统和生殖系统；肾不仅包含了生殖系统，泌尿系统，还关联人体能量代谢系统。

下面，我们就以心这个器官为例来加以说明。

在西医看来，心脏的主要功能是为血液流动提供动力，把血液运行至身体各个部分。结构上心脏是一个中空的肌性器官，主要由心肌构成，有左心房、左心室、右心房、右心室四个腔。在中医看来，心的解剖形态和解剖部位，在《内经》《难经》《医贯》等中医文献中有明确记载，"心居肺管之下，膈膜之上，附着脊之第五椎"（《类经图翼·经络》）。心隐藏在脊柱之前，胸骨之后，心尖搏动在左乳之下，两肺之间，膈膜之上，外有心包卫护。

心的主要生理机能如下：

一是主血脉，心气推动和调控血液在脉管中运行，流注全身，营养滋润机体。心主血脉包括心主血和主脉两个方面。心主血是指心气能推动血液运行，输送营养物质于全身脏腑形体官窍，同时心有生血的作用，将脾胃运化来的水谷之精，再化为营气和津液，经心火（即心阳）的作用，化为赤色血液。另一方面，心主脉是指心气推动调控心脏，通过脉管的舒缩，通利脉道，通畅血流。心与脉直接相连，形成一个密闭循环的管道系统。心、脉、血三者构成血液循环系统。

二是心藏神，主神志，统率全身脏腑、经络、形体、官窍的生理活动和主司精神、意识、思维、情志等心理活动。《素问·灵兰秘典论》说："心者，君主之官也，神明出焉。"这里的神从广义来说是人体生命活动的主宰，狭义来说包括人的精神、意识、思维、情感活动等。人体的脏腑、经络、形体、官窍，各有不同的生理功能，但它们都必须在心神的主宰和调节下，分工合作，共同完成整体生命活动。由于心所藏之神有如此重要的作用，故称心为"五脏六腑之大主"（《灵枢·邪客》）。人体复杂的精神活动是在心神的主导下，由五脏协作共同完成的。因此，情志所伤，首伤心神，次及相应脏腑，导致脏腑气机紊乱。

三是心与形、窍、志、液、时保持紧密关系。其一，在体合脉，其华在面，心在体合脉，是指全身的血脉统属于心，由心主司，其华在面，是指心脏精气的盛衰，可从面部的色泽表现出来。如《灵枢·邪气藏府病形》说："十二经脉，三百六十五络，其血气皆上于面而走空窍。"心气旺盛，血脉充盈，则面部红润光泽。心气不足，可见面色㿠白、晦滞；心血亏虚，则见面色无华。故《素问·五藏生成》说："心之合，脉也；其荣，色也。"其二，在窍为舌。舌的主要功能是主司味觉，表达语言。心在窍为舌，是指心之精气盛衰及其功能常变可从舌的变化得以反映。其三，在志为喜。是指心的生理功能与喜志有关。喜乐愉悦有益于心主血脉的功能，《素问·举痛论》说："喜则气和志达，营卫通利。"《灵枢·邪气藏府病形》说："愁忧恐惧则伤心。"其四，在液为汗。《素问·阴阳别论》说："阳加于阴谓之汗。"心在液为汗，是指心精、心血为汗液化生之源，《素问·五藏生成》有"五脏化液：心为汗"之说。心主血脉，血液与津液同源互化，血液中的水液渗出脉外则为津液，津液是汗液化生之源。其五，与夏气相通应。心与夏气相通应，是因为自然界在夏季以炎热为主，在人体则心为火脏而阳气最盛，同气相求，故夏季与心相应。夏季则人体阳气隆盛，生机最旺。一般说来，心脏疾患，特别是心阳虚衰的患者，其病情往往在夏季缓解，其自觉症状也有所减轻。而阴虚阳盛之体的心脏病和情志病，在夏季又往往加重。

七、中西医诊治层面的差异

中西医世界观与方法论的不同，决定了在认识物质世界、研究方法和解决临床问题上存在差异。中医相信人体具有巨大的自我调节修复能力，治疗只是帮助人体恢复健康。中医认为万物并存而不相害，万道并行而不相悖，阴阳平衡就是健康的，通过"望闻问切"四诊合参的方法，探求病因、病性、病位、分析病机及人体内五脏六腑、经络关节、气血津液的变化，判断邪正消长，进而得出病名，归纳出证型，以辨证论治原则，制定治法，使用中药、针灸、推拿、按摩、拔罐、气功、食疗等治疗手段，将病邪驱出体外。

西医认为人体是由"基本粒子"组成的，疾病必有"靶点"或者"病灶"，必须找到"靶点"或"病灶"，以"抗""杀"为主，治疗时必须消除这些"靶点"。从药物分类的名称就可以看出，如抗风湿药、抗高血压药、抗心律失常药、抗抑郁药、抗肿瘤药、抗生素等。2003年的非典、2020年的新冠肺炎，西医均把新型冠状病毒作为靶点，在没有研发出疫苗和有效的抗病毒药物来解决"靶点"时，就只能靠对症和呼吸机等支持疗法。而中医则采用一贯的"扶正祛邪"治疗理念，提高人体抗病能力与驱邪兼顾，展现了治疗疫病的不凡疗效。

西医诊断对发生器质性病变的部位比较明确，而中医所指的部位是按照功能来划分归纳的部位，不一定与发生器质性病变的部位重合（这也是外行人士攻击中医不科学的地方之一），西医运用仪器检查实体器官组织的病变，比起中医确有技术优势，但是对于未发生实质性病变的疾病经常无能为力。以头痛为例，如果CT查出有肿瘤，西医就认为是它引起的头痛，手术切除就好了，在中医看来这种情况1%都不到，中医认为头痛不外乎是肝火旺头胀痛、肝血虚头内头顶痛且深夜会加重、少阳胆火所致头侧面痛、风寒所致头皮痛等几种情况。樊代明院士指出了现代医学的一些弊端，现在医学对循证医学，分子医学，精准医学的过度依赖，忽视了人是一个整体的本质，逐渐出现了"唯器官论""唯细胞论"，甚至"唯基因论"。体外培养的细胞，在其他动物身上做的试验等都是远离人体的实验，不能完全代表在人体身上的效果。樊代明院士用一句话总结以上现象："即动物身上的阳光未必聚能给人类带来温暖。"

1.中医"蘑菇理论"与西医"摘除术"

中国中医药出版社古籍研究室主任樊正伦教授讲了一个医案[①]："一个在北京打工的北欧人，因为得了卵巢囊肿，德国医生告诉她必须切除，来问我中医有没有办法。我回答说，既然它能够长出来，就能够让它消下去。她说不可能。于是她去德国做手术把右边的卵巢囊肿摘除了。但三个月后左边又长出来了，又来找到我。她说，我这回不敢摘了，我刚34岁，还没有孩子呢。结果她吃了三个多月的中药再去西医检查，回来告诉我，说中医太神奇了，西医说这边卵巢囊肿没有了，中医既没动刀子，也没动剪子，怎么就把这个囊肿给消下去了？"樊正伦教授给她打了一个比方：木头是可以种蘑菇的，但是只能在特定的温湿度环境下才能长出蘑菇来。人体某个地方长东西，就像木头上长蘑菇。处理的办法有两种，一种办法是摘掉蘑菇，但是把它摘了它还会长出来。另一种办法是改变蘑菇生长的环境，自然蘑菇就长不出来了。吃三个月的中药，实际上就是改变了身体

---

① 　《中医与西医的本质区别究竟是什么》，http://news.ifeng.com/nistory/21 shidian/200809/-0903-2666-761053.shtml.

囊肿（蘑菇）生长的环境。这个医案比较形象地说明了中西医在治疗上的区别。

理是这个理，但是不是偶然现象呢？接受了西医思维的人，首先就会问，这个有科学依据吗？如果用西医的化验指标来看，中医很多现象是难以用"科学"来衡量的。比如藿香正气液，我们都有直接体验，夏天拉肚子服用它就会管用，作用机理是什么呢？中医认为就是人体内里有寒湿之邪，藿香正气液可以散寒祛湿。但它在实验室里，没有一点抗生素成分，连一个大肠杆菌都杀不死。在西医看来病菌都杀不死，自然谈不上是科学的。在中医看来，效果才是硬道理，治得好疾病就是科学的。前一节讲到中医强调以和为贵，不会用什么药去杀死病毒，而是汗、吐、消、泻等治法"礼送出境"，因此两千年前用的中药到今天依然有效。而西药以青霉素为例，开始20万个、40万个单位就够了，后来要加到80万个单位也不奏效，严重的要用到320万个单位，病人自己就主动要求改用先锋霉素了。对抗治疗的结果是病毒产生了抗体，发生了变异，很多药就不断失效了，小剂量不管用了，剂量使用越来越大，人类就只有和细菌赛跑，不断研究新的药物。

2. 中医"辨证论治"与西医"仪器查验"

西医对病症部位比较明确。但由于两种理论的不同，西医所说的部位是指发生器质性（有形实体）病变的部位，而中医所指的部位是按功能分类进行归纳的部位，不一定与发生器质性病变的部位重合（既包括有形实体，又包括无形功能）。

症、证、病三者既有联系又有区别。三者均统一在人体病理变化的基础上，这是相同的一面，不同在于症状是患病机体表现出来的，可以被感知的疾病现象，而证是机体在疾病发展过程中的某一阶段的病理概括，包括了病变的部位、原因、性质，以及邪正关系，证候是一组具有内在联系的反映疾病阶段性本质的症状集合。症状反映疾病的个别或部分的本质，证候则反映疾病阶段的本质。

中医临床过程中既辨病又辨证，但主要不是着眼于"病"的异同，而是将重点放在"证"的区别上。例如，感冒是一种疾病，临床可见恶寒、发热、头身疼痛等症状，但由于引发疾病的原因和机体反应性有所不同，又表现为风寒感冒、风热感冒、暑湿感冒等不同的证型。只有辨清了感冒属于何种证型，才能正确选择不同的治疗原则，选用辛温解表、辛凉解表或清暑祛湿解表等治疗方法。中医认为，同一疾病在不同的发展阶段，可以出现不同的证型；而不同的疾病在其发展过程中又可能出现同样的证型。因此在治疗疾病时就可以分别采取"同病异治"或"异病同治"的原则。明代著名医学家张景岳，有一次被请去诊视一位年逾七旬得了伤寒病的老翁。刚开始时，老翁家人请了别的大夫，用温补调理。十天之后，正气将复，又突然全身战颤，不能得汗。危急之际，求治于张景岳。张景岳诊视之后，用六味回阳饮①，加入人参一两，干姜、附子各三钱，使之煎服。然后就告辞了。谁知张景岳刚到家不久，病家就又来告急了。原来，病人服药之后，一会儿便大汗如浴，时过一个时辰，仍汗出不收，身冷如脱，鼻息几无。张景岳听罢，沉吟再三后，告诉病家，仍然服用前方。来人一听，忍不住问道："先服此药，已大汗不堪；现在又让服此药，病人再这样出汗下去，还能受得了吗？"张景岳笑着回答道："其中奥妙说出来你一时难以理解，赶快照前方取药，救人要紧！"病家虽将信将疑，但病人服药之后，汗便开始收敛，不久就能下地了。病家趁拜谢之际，前去请教。张景岳这才解释道："病人一开始战栗而无汗，是由于元气不足，不能助汗；服药之后大汗不止，也是由于元气不足，而不能敛汗。无汗与大汗虽表现不同，但病机相同，所以用同一处方。"

---

① 六味回阳饮，出自《景岳全书》卷五十一。主治阴阳将脱等证。如现之冠心病心绞痛、功能性子宫出血、经前遗尿、体虚感冒误汗证及萎缩性胃炎等。

再举一个同病异治的例子。《三国志·华佗传》记载："府吏倪寻、李延共止，俱头痛身热，所苦正同。佗曰：'寻当下之，延当发汗。'或疑其异，佗曰：'寻外实，延内实，故治之宜殊。'即各与药，明旦并起。"有一次，有两位病人找华佗诊病。衙门里的倪寻和李延，两人一起病倒了，病症都是头痛、发烧，他们找当地大夫开了一些药吃，也不见好转。倪寻告诉李延说："我们一起去找华佗医生看看，听说他的医术很厉害。"华佗分别为倪寻、李延诊病后，给倪寻开了导泻的药物（如大黄、芒硝之类的药物），给李延开了发汗的药物（如麻黄、桂枝一类的药物）。二人十分不解，明明我俩都是头痛发烧，而且同住一起，同时病倒，为什么却用了不同治法？华佗说："虽然病情、症状相同，但病因不一样。倪寻的病是里实证引起的，病邪在内，所以我用泻下的方法。而李延的病是表实证引起的，病邪在体表，所以我用发汗的方法，让病邪随汗而解。"倪寻、李延将信将疑，各自回家服用，倪寻吃了药拉肚子，李延吃药发了汗，第二天两个人的病都好了。由此可见，中医临床所辨和所治的对象主要是证，而证与现代医学所诊断的病是有很大区别的。

中医这套辨证论治在西医看来根本不可理解。一般情况下，西医医生在问诊的基础上，通过视诊、触诊、叩诊、听诊、嗅诊等方法或借助听诊器、叩诊锤、血压计、体温表等简单的工具对病人进行检查来诊断患者的疾病。诊断技术更多的是借助先进的医疗仪器设备和实验室化验，对患者的血液、体液、分泌物、排泄物、细胞取样和组织标本等进行检查来诊断患者的疾病；或者利用心电图仪、X射线对各组织器官的穿透能力，使人体内部结构在荧光屏上或X片上显出阴影进行观察，从而了解疾病等情况，有些病变的部位和性质如显示不清，还要应用计算机体层摄影技术（CT）和磁共振（MRI）检查，做出更精确的诊断。西医的诊断结果可实证（如病因、病位），对实证的内容可量化，而且必须量化才能为治疗决策提供更充分的依据。中医有些内容其实也可实证（如四诊所见），但对实证的内容难以量化。西医评价疾病时依赖各种指标，若患者自觉不舒服而指标正常，会被认为没病、亚健康或精神心理有问题。量化的好处是结论清晰确切，中医的功能性判断，往往是"中和"而模糊。西医的一切医疗活动都围绕人的病在进行，各种诊断手段是为了查出人的病，各种治疗也是围绕治疗人的病，不同的病用不同的药，因此叫辨病论治。西医诊断的优势在于从微观角度，对人体的认识已进入到细胞分子结构的层面，利用现代的先进仪器设备，探究无法被人类感官直接感受的深层次现象，这比起中医只能"司外揣内"，可以做到对疾病的病因、病位、病理以及局部结构和功能变化情况有精确的认识，比中医更加精准客观，易学易接受。但是如果遇到没有明确检测依据的功能性疾病，西医则不知所措，如神经官能症，它虽然可以有头疼、头晕、虚弱、失眠等症状，甚至出现忧郁症状和厌世情绪，但脑细胞无实质性损害，CT扫描组织正常，显微镜下脑结构无异常变化。

链接：中西医治疗高血压的差别

西医认为，高血压是一种"机械故障"，循环系统太有力导致血压升高，需要阻断剂、阻止剂等西药来降压。因此需要终生服药，除非心脏衰弱，血压下降。但到了这种程度，已经出现肾脏衰竭。西医治疗高血压主要有下列四种方法：1.让心跳速率减缓的阻断剂；2.使用让心跳无力的钙离子通道阻断剂；3.使用让血液体积减小而让周遭血管松弛的利尿剂；4.使用血管收缩素转化酵素阻断剂。中医认为，高血压是由于重要的组织器官经络不通，心脏需要加力把更多的血液输送过去，属于生命系统的自我调节。《临证指南医案·眩晕》云："经云诸风掉眩，皆属于肝，头为六阳之首，耳目口鼻皆系清空之窍，所患眩晕者，非外来之邪，乃肝胆之风阳上冒耳，甚至有昏厥跌仆之虞。其症有夹痰，夹火，中虚，下虚，治胆、治胃、治肝之分。"导致高血压的主要病因有三，一为情志不遂，肝阳上亢而发病；二为血虚阴亏，劳欲过度，肾精不足，阴虚阳亢而发病；三为饮食失节，恣食肥甘厚味或过量嗜酒，损伤脾胃，脾失健运，湿浊内生，痰湿上扰而发病。进而把高血压病主要分为：肝阳上亢型，阴虚阳亢型，痰浊中阻型。《中医内科学》教材里记载，中医没有高血压病名，临床上对以"眩晕"为主的症状进行辨证治疗。（1）肝阳上亢。（2）肝火上炎。（3）痰浊上蒙。（4）瘀血阻窍。（5）气血亏虚。（6）肝肾阴虚。中医认为高血压与五脏六腑、气血经络之间存在辨证关系，针对病因治疗才能取得根本效果。中日友好医院教授焦树德认为高血压病病位在脾、肝、肾，与风、火、痰、气、瘀有关，灵活运用凉血泻火、滋阴潜阳、养肝熄风、调肝健脾和化痰降浊之法来治疗。

他治疗的一个典型病例：患者，女，53岁。主诉：间断性头晕、头痛1年。经检查血压，舒张压为90~114mmHg，收缩压为160~168mmHg，诊断为高血压病，长期服降压药治疗。就诊时该患者头胀头痛，头重脚轻，眼花耳鸣，口苦便秘，腰膝酸软，五心烦热，舌红、苔白根处微黄，脉细数。诊断：高血压病（眩晕）；辨证：肝肾阴虚，肝阳上亢。治法：养阴滋肾，凉血泻火，柔肝熄风。处方：生地黄15g，山萸肉12g，玄参10g，制何首乌10g，泽泻10g，牡丹皮12g，菊花10g，牛膝10g，天麻12g，钩藤12g，决明子15g，生大黄5g（后入）。服药3剂，自觉症状减轻，测血压138/79mmHg，去大黄加白芍10g、夏枯草10g，继服7剂，以资巩固。半年后随访，血压一直稳定在正常范围，未再升高。（陈灏珠等：《实用内科学》，北京：人民卫生出版社，2005年）

3. 中医"自然药物"与西医"化合药物"

中文繁体字"药"（藥）是草字头（艹），下面是音乐的"乐"（樂）。中国古人认为，草药其实就是植物中的音乐。不同的药配伍在一起，在体内合奏出相应的频率，与经络共振，达到治疗效果。化学药物由于其不可避免的耐药性，更新换代的研发成本昂贵，这些成本必然转嫁到患者身上。而中药经过数千年的临床实践观察，所记载的治疗效果和毒副作用可靠性高，且中药是取之于大自然，成本低。

中医与西医之分，在用药方面也有中药与西药之别。

首先，中医与西医的辨认方式不一样。西医是以药物成分辨药的，要经过长期的复杂的试验才能找到适合某病的药物。西药是分子级、原子级甚至是量子级（射线疗法）物质，十分细微，比细胞小得多，容易进入细胞体内发挥作用，这就改变了细胞的组成、结构，因此也就是改变了细胞的性质、功能。中医以四气五味辨药，不以药物成分分类。气味是药物的本性。气味只有几种，而且都是可以用人的感官辨知的。比如麻黄是中药还是西药？西医认为它是西药，麻黄的有效化学成分之一是麻黄碱，麻黄挥发油、麻黄碱、L-甲基麻黄碱等均有发汗平喘作用，麻黄碱、伪麻黄碱、麻黄挥发油是其平喘的有效成分。中医认为麻黄是一味地地道道的中药，主要用于发汗、平喘、利水的，麻黄根还可以敛汗。

其次，中药西药的来源获取方式不一样。中药多以生物为药，主要包括植物、动物、矿物。西医一般用化学合成方法制成或从天然产物提制而成的有机化学药品、无机化学药品和生物制品，如阿司匹林、青霉素、止痛片等。中药按加工工艺分为中成药和中药材、中药饮片，中成药是中药的一大类，是以中药材、中药饮片为原料，有不同剂型的中药制品，包括丸、散、膏、丹等。比如我们都熟悉的"黄连"和西药"黄连素"。《中华本草》中记载了"黄连"的功能主治是"清热泻火；燥湿；解毒。主热病邪入心经之高热；烦躁；谵妄或热盛迫血妄行之吐衄；湿热胸痞；泄泻；痢疾；心火亢盛之心烦失眠……"而"黄连素"则是由黄连、黄柏或三棵针中提取，或人工合成，这种药的介绍是：药品成分盐酸小檗碱，辅料为淀粉、硬脂酸镁、色素（柠檬黄）、糖粉、滑石粉，对细菌只有微弱的抑菌作用，但对痢疾杆菌、大肠杆菌引起的肠道感染有效，用于肠道感染，如胃肠炎。中药黄连的治疗效果更为广泛，针对性差一点，而西药黄连素在功能主治上具有较强的针对性，从适应人群上来说，西药的适应人群要比中药的适应人群少。

第三，中药西药的作用机理不一样。西药大多属于化学性药物，由化学分子组成，治病机理是用药物产生化学反应来杀灭病菌或病毒，以抗菌消炎为主。西药由单一的或有限的几个化合物单体组成，主要作用于体内特异病位，被人体吸收后在特定的系统、组织发挥治疗作用，药物作用的效应取决于药物和人体的化学反应，化学反应取决于化学结构，药物化学结构一旦发生改变，其药效作用随之发生变化，结构和药效有对应关系，组成结构常用化学分子式来表示。比如常用降血压药物的作用机理就是这样的。"钙通道阻滞剂"，从名称上就可以看到这种药物是通过阻断心肌细胞和血管平滑肌细胞的细胞膜上钙离子L形通道，来松弛血管平滑肌、降低心肌收缩力，达到降低血压的目的。"利尿剂"是通过利钠来降低血容量，减少心排血量，达到降血压的目的。"血管紧张素Ⅱ受体阻滞剂"，主要通过直接对血管紧张素Ⅱ受体的阻止，来达到降低血压的作用。"β-受体阻滞剂"是通过降低心排血量、减慢心率、抑制交感神经张力，而降低血压值。"α-受体阻滞剂"这类药物是通过对抗交感神经递质的动静脉收缩来达到血管扩张降低血压的目的。而中药是依靠药物的性味归经作用于多个不同的病位，像"霰弹"一样产生协同作用，以整体的观念治疗病症，根本不考虑结构，用归纳的方法归属于某脏腑或经络，以此来指导用药。

中药的药理是用"四气五味"来调理人体"五脏六腑"之间之"阴阳平衡"，以固本培元，驱邪扶正，增加免疫力，把病毒排出体外，达到治病目的。比如被称为《伤寒论》第一方的"桂枝汤"，寥寥五味药，却具有辛温解表，解肌发表，调和营卫的功效，可以主治头痛发热，汗出恶风，鼻鸣干呕，苔白不渴，脉浮缓或浮弱者。它的方义机理在于，证属表虚，腠理不固，卫强营弱，以桂枝为君药，解肌发表，散外感风寒，治疗卫强的问题，以芍药为臣药，益阴敛营，治疗营弱的问题。桂、芍相合，则调和营卫。生姜辛温，既助桂枝解肌，又能暖胃止呕。大枣药性甘平，既能益气补中，又能滋脾生津。姜、枣相合，升腾脾胃生发之气，也可以调和营卫，并为君臣之药的佐药。炙甘草作用除了作为佐药，益气和中，合桂枝以解肌，合芍药以益阴，还充当使药，起到调和前面四味药物的作用。

西药治病是使用单一成分的，使得它无法兼顾多病种进行治疗。而中医由于其理论不同，对多病种集于一身时，只要找出"本"脏——主要矛盾进行施治，则次要矛盾迎刃而解，同时由于中医使用复方治疗的年代久远，有经验兼顾多病种用药。比如一个病人既有糖尿病，又得了高血压，还有高血脂，病人常感头痛，西医如何治疗呢？肯定是给降糖药，并且同时给降压药，又要止痛药；但中医不必如此麻烦，中医辨证此人属气血虚，不必理会他得的诸多病种，直接治气血虚就行了，开出八珍方加黄芪，方中黄芪、人参既补气又能降压，方中川芎既行血又可以止头痛。

综上所述，中西医之争本质是文化的区别。有人说中医是伪科学，西医是科学，这都是片面偏颇的。我们正确的态度，应该是让这两个各有短长的伟大医学体系，为人类的生命健康服务，而不是非此即彼，相互否定。东方文化的象性、辨证、全息、整体思维与西方文化的细分、逻辑、实证、机械还原思维，可以构成一个闭环的"圆"，好比地球是由东西半球的合成一样，可以实现中西合璧。西医长于诊断、防疫、手术与快速治疗，中医擅长对付亚健康、慢性病、疑难杂症，两者可以互相学习和借鉴。现在西医正在中医化（由自然哲学医学模式、机械论医学模式、生物医学模式向生物—社会—心理医学模式转化），中医也在学习西医，整合成未来的现代医学。中医一定要紧紧抓住自己的整体观，这是和西医相比最大的优势。同时中医一定要以疗效为标准，而不能只以某一个或几个"科学"的指标为评价依据。

第十二章

中西融合　巅顶相会

西医亦有所长，中医岂无所短。不存疆域之见，但求折衷归于一是。

——《唐容川中西汇通医学文集》

中西医如何有效结合？初期模式是中药+西药，一般模式是病证结合，高级模式就是融会贯通。两者完全结合，优势互补，这是未来医学的方向。

——中国工程院院士、中国中医科学院名誉院长张伯礼

没有什么比欧美文明与中华文明的合流更伟大。

——中国科学院外籍院士李约瑟博士

　　中医与西医源于不同的文化土壤，两者同为我国医疗体系的重要组成部分，是维护人们健康的重要保障，我们不应只关注中西医的差异，更应该探索二者能融合的地方，让二者九九归一，殊途同归，以提高人们健康水平为核心，发挥中西医各自的优势。

　　事实上，越来越多的现代医学大家看到了这一趋势，并积极地呼吁和推动。韩启德院士指出："对科学要有正确的理解，不要把科学跟绝对正确联系起来。中医是我们中华民族几千年来所认定的体系，为什么一定要把中西医两个体系完全等同起来呢？中西医结合是一个非常好的道路。要抱着一颗谦虚的心，首先去学习对方，然后才有发言权，不要自己还不懂对方的时候

就去否定对方，这是最危险的，最狭隘的。"①汤钊猷院士在西医临床四十年，一直同步用中医，如使用攻补兼施的"消积软坚方"和六味地黄丸补法等，他说，"中医西医就像一枚硬币的两面是可以互补的。中西医结合治疗癌症，前景非常值得期待。中西医结合，创立我国新医学派，是我国医学发展的方向"。②中国工程院副院长樊代明院士说，"在人类历史上，中医药学从未像今天这样受到强调和尊重，在世界医学领域中，中医药学已发展成唯一可与现代医学（西医药学）比肩的第二大医学体系，中医药解决了很多西医解决不了的问题，显示其不可替代性"。③2021年6月，在北大医学中西医结合创新发展论坛上，中国工程院院士张伯礼指出，"中西医结合初期模式是中药加西药，一般模式是病证结合，高级模式就是融会贯通。两者完全结合，优势互补，这是未来医学的方向"。

一、历史进阶

一个人的命运，当然要靠自我奋斗，但是也要考虑到历史的进程。当下的中医何尝不是如此。

中医衍生于岐黄，传承于历史的浮沉之中，千百年来一直守护着国人的健康。在晚清"三千年未有之大变局"之际，国门洞开，中西碰撞，国人蒙难，文明蒙尘。中医亦自然未能幸免，先后五次废除中医之争让整个行业进入了长达半个世纪的黑暗时代。在这样的背景下，像我们悠久的文明一样，中医顽强生存下来，中医因受西洋医学影响而出现了融合中、西两种医学的潮流，时至今日，已经经历大致三个阶段。

---

① 韩启德：《中医不科学不代表不正确》，《科技传播》2014年11期。
② 《汤钊猷院士：西医临床四十年，一直同步用中医》，《新民周刊》2011年46期。
③ 王小波等：《樊代明院士：我为何力挺中医》，《经济参考报》2017年1月13日。

1. 中西汇合

清末民初，西学东渐，西医大量传入中国，迅猛冲击中医，西医在我国流传很快，医学界有些人崇尚西学，轻视中医，排斥西医。于是，中医界出现分化，一派认为中医之学自成体系，已属尽善尽美，必须坚守传统；另一派认为中医学一无是处，应该废除中医，全盘西化。

在中西医汇合的历史潮流中，出现了一个中西汇通学派。他们认为中西医各有所长，主张以中医为本体，撷取西医之长，补中医之短，为中医所用。其基本观点是中医、西医虽属两种互有优劣的不同学术体系，但二者研究的客观对象都是人体的健康和疾病，所以两种医学是应该也是能够相通互补的。从认识论的原理来看，人们对于同一客体的认识，往往表现出层次和角度的不同，只要具有同一的研究客体，就能在交流过程中实现真实反映客体本质这一基础上的统一。这就是中西医的第一次汇流。其中最知名的代表人物是唐宗海、朱沛文、恽铁樵、张锡纯。下面略举其中两人的故事，便可以以管窥豹。

唐宗海（1846—1897），字容川，四川人，是早期汇通派代表人物，著有《中西汇通医书五种》，他主张重中轻西，厚古薄今，用西医印证中医。他认为西医的生理解剖虽然有自己的特点，但是没有超出《内经》的范围。《清朝续文献通考》评价他说："近代医家，喜新者偏于西，泥古者偏于中，二者未将中外之书融汇贯通，折衷至当。唐氏慨之，研精覃思，著此五种书，执柯伐柯，取则不远。"当时有一种论调，认为中医只能用药，不懂"解剖去病"，他写了《七方十剂》一文加以反驳，指出《素问》《灵枢》，虽无剟肠剔骨之险，却有起死回生之道。他引用了自己亲眼所见和治疗过的医案——四川有个人脑后颈上生了一个疮，俗名叫"对口疮"。此疮发于督脉，督脉上颈贯脑。中医认为颈之能竖，是由于督脉之力。这个部位的疮，中医认为是不能割的，而西医不知道，把它割去，敷上药，说很快就会长肉的。谁知病人立即颈折，举不起来，三天就死了。他为当时总理衙门总办陈兰秋治病的例子最为典型。这人肌肤甲错，肉削筋牵，阴下久漏，小腹微痛，大便十天一次，胁内难受，不可名状。同时，腰内也如此，前阴缩小，右耳硬肿如石。唐容川诊视后说："这是肾系生痈，连及胁膜，下连小腹。因此时时作痛，又下阴穿漏。这是内痈的苗头。应以治肾系为主。"陈兰秋听后说道："西医也说我的病在腰筋髓内，所以割治了三次，但不能止漏。说无药可治。现在你的诊断与西医同，该不是也束手无策了？"唐容川说："西医只知道在腰内，但你的耳朵为什么发硬？前阴为什么收缩？大便为什么不下？他们肯定不知道。西医不知肾系即是命门，生出板油连网，即是三焦。肾开窍于二阴，故前阴缩而大便秘。三焦经绕耳，命门位当属右，故见右耳硬肿，周身甲错，是由于肾系三焦内，有干血死脓。"他按仲景之法把陈兰秋的病治好了。他的论断和医案说明他西学中用，对西医甚为了解，同时深得中医经方之妙①。

张锡纯（1860—1933）为近代中西汇通学派代表人物之一，也是近现代中国中医学界的医学泰斗，被誉为"中国近代医学第一人"。他出身于书香之家，自幼读经书，上自《黄帝内经》《伤寒论》，下至历代各家之说，无不披览。同时读了西医的一些著作。1911年曾应德州驻军统领之邀，任立达医院院长、直鲁联军军医处处长等职，受时代思潮的影响，张氏萌发了衷中参西的思想，中西医论争势若冰炭时，他撰文论中西医理相通，劝医界不宜作意气之争，他在《医学衷中参西录》里说："吾人生古人之后，贵发古人所未发，不可以古人之才智囿我，实贵以古人之才智启我，然后医学有进步也。读《内经》之法，但于其可信之处精研有得，即能开无限法门。其不可信之处，或为后世伪托，付之不论可也。"他主张以中医为主体，取西医之长，补中医之短，"欲求医学登峰造极，诚非沟通中西医不可。"当时在基本理论方面，中医面临的主要问题是阴阳五行说与自然科学基本原理难通，藏象说与解剖生理难通，六气六淫说与微生物病因说难

---

① 《倪海厦中医教程合集——倪海厦博士讲金匮：黄疸病并治》。

通，气化说与细胞说难通。张锡纯在前人的基础上对这些问题作了大量的汇通探讨，于1909年完成《医学衷中参西录》初稿，这部百万余言的著作凝聚了他一生治学临证的经验和心得，有很高的学术价值和实用价值。比如在基础理论方面，对脏象学说和解剖生理的互证尤为重视，他在书中指出：脑为元神，心为识神，心力衰竭与肾不纳气相通；脑充血与薄厥（卒然晕厥）相近等；在临证方面，讲究细致的观察和记述病情，建立完整的病历。他独创了许多新的治疗方剂，体验了若干中药的性能，对诸如萸肉救脱、参芪利尿、白矾化痰热、三七消疮肿、生硫黄内服治虚寒下痢、蜈蚣与蝎子定风消毒等，均能发扬古说，扩大药用主治。他在方药应用方面，创用中西药相结合的方剂，并对石膏、生山药、代赭石等药的临床施治，在古人基础上有重要的补订、发挥。当时的《山西医学杂志》称之为"医书中第一可法之书"，《绍兴医报》称为"医家必读之书"，各省立医校多以此为教材。此时他年近五十，医名显赫于国内。后来在1957—1985年，河北省四次整理印行，总发行量近50万套，为近代任何一家之言的医著所不及。他师古而不泥古，创新而不离宗，晚年在津门行医，对该地区医学产生了很大影响，形成一个学术流派。

张锡纯对石膏情有独钟，人称"张石膏""石膏先生"。张锡纯是这样描述的："石膏之性，又最宜与西药阿司匹林并用。盖石膏清热之力虽大，而发表之力稍轻；阿司匹林味酸性凉，最善达表，使内郁之热由表解散，与石膏相助为理，实有相得益彰之妙。"19世纪末，德国拜耳化学制药公司研制出了一种叫作"阿司匹林"的药物，价格低廉，服用方便，在抗炎症、缓解疼痛、退热方面有很好的效果，所以在正式投产后的短短十余年内就传遍了世界。20世纪初，该药进入中国，进到了张锡纯视野，他把阿司匹林与石膏混在一起，独创了著名的方子："石膏阿司匹林汤"，从名字就可以知道，这是用中医的石膏和西医用的阿司匹林配合使用的药方。意思是石膏清热力量大，但发汗作用小，因此配合上发汗力量大的阿司匹林，清热解表的力量就相得益彰了，最适合治疗有内热，同时又外感风寒，所谓"寒包火"的感冒初起，一般的症状是：头疼发烧，舌苔白者，大便干，孩子在发疹子而没能发出，郁热在里，而表里俱热的。张锡纯用典型的中国传统医学理论解读现代医学对阿司匹林的药理内涵，阿司匹林能够起到退热效果，不再是因为它能够"抑制下丘脑前列腺素的合成和释放"，而是因为它提取自杨柳树树皮上的津液；这些凉性津液既然很容易穿透树皮渗至表面，人将它服下自然也容易让体内的热穿透皮肤发散出去。没有任何试验，也没有任何现代生物学、现代化学知识，张锡纯靠着中医取类比象的思维完成了现代药物阿司匹林的"药理中医化"，"石膏阿司匹林汤"的用法也被彻底"中医化"了。

20世纪40年代前，热病是威胁人类生命的主要疾病之一，当时西医疗效不好，传统学说对石膏及有关方剂阐发又不够。他认为生石膏性微寒，凉而能散，透表解肌，善清上焦及中焦实热，不仅清外感实热，亦能清脏腑之热，还可解砒毒、火柴毒，治肠痛，具有解毒消疮之功。一般医家多误认为其性大寒而用猛火直接或间接煅烧钩使用。古方用生石膏者以大青龙汤、白虎汤为代表，为重证而设，禁忌颇多。白虎汤变通适当就可以广泛应用，挽救危重病症。其使用原则是热盛脉实即原方加重石膏，以胜病为准；热实正虚宜原方加人参，间需以山药代粳米或元参代知母；病危急，患者又不耐服药，可单煎石膏或用鲜梨片和石膏末嚼服。张锡纯阐发此说不厌其繁，在"石膏解"后所附医案达38例之多，其中多系危重证。按西医诊断可知的病种有痢疾、疟疾、重症颌下脓肿、肺炎、产褥热、产后大出血、风湿热、猩红热等，同时伴昏迷、休克或全身衰竭者近半数。时过近一世纪，今日单用西法处理上述一些病例仍感棘手。张锡纯说："愚临证40余年，重用生石膏治愈之证当以数千计。有治一证用数斤者，有一证用至十余斤者。"1954年，石家庄组织中医运用张锡纯重用石膏的经验治疗流行性乙型脑炎，获得良好的效果，卫生部门曾作为重大科技成果向全国推广。

张锡纯衷中参西，防治霍乱、鼠疫取得积极成效。当时西医对霍乱病长于预防而短于治疗。他发明治疗霍乱的"急救回生丹"，用药有朱砂、冰片、薄荷冰、粉甘草，他认为此方治霍乱无论寒热，均可应用。随后，张锡纯又制有防治兼用的"卫生防疫宝丹"，主治"霍乱吐泻转筋，下痢腹疼，及一切痧证，平素口含化服，能防一切疹疫传染"。此方流传一时。1919—1920年，此两方曾在东北、河北、山东、河南大面积试用，治愈数万人。他书中记载，沈阳某煤矿发生霍乱："有工人病者按原数服药40丸，病愈强半，又急续服40丸，遂脱然痊愈。后有病者数人，皆服药80丸。中有至剧者一人，一次服药120丸，均完全治愈。"

由于时代和个人认识的局限，汇通学派虽然方向是正确的，成就却不明显。原因在于汇通派医家中，几乎都是谙熟国术的中医名家，缺乏精于西医的名家，更没有兼通中西医的饱学之士。本书为什么叫汇合而不用汇通的说法，原因在于汇而未通。中西结合医学的出现，导致中西医汇通派的消亡。某种意义上，中西医结合是中西汇合的延伸，以新的面貌出现在新的时代。

2. 中西结合

中华人民共和国成立后，制定了中西医结合的方针。于是在全国开启了西医学习中医的群众运动，创建中医研究院和中医学院等，使得中西医结合成为中、西医学的交叉领域，逐渐演进为有明确发展目标和独特方法论的学术体系，在理论上的基本思路是用现代医学理论阐明中医证的本质是实现中西医两种医学理论结合的基础，在临床方面的思路是以现代疾病分类作为参照系进行病证结合探索可行路径。

中西医结合研究大体经历了三个阶段：

第一个阶段，20世纪60—70年代的临床与实验研究开创阶段。中华人民共和国成立以后，在1952年的第二届全国卫生工作会议上将"团结中西医"定为我国卫生工作四大方针之一。1955年成立了卫生部直属的中医研究院，即现在的中国中医研究院。在这个阶段，临床各学科开展中西医结合防治研究，全面显示出中西医结合的优势。在临床上主要采用辨证分型的方式分析疾病，实行辨病与辨证分型相结合，中药或中西药治疗相结合的诊疗方法，中西医结合临床治疗及研究的病种相当广泛，几乎各种常见病多发病均有涉及，出现了异病同治，同病异治的治疗，在老中医指导下，通过大量病例诊疗观察，做了大量提高疗效及探索临床规律的观察，涌现出一批成果，如中西医结合治疗急腹症的研究，中医手法复位小夹板固定治疗四肢长骨骨折的临床研究，活血化瘀药治疗宫外孕的研究，针刺治疗菌痢的研究，全针拨白内障的研究，痔瘘的研究，高血压的中医治疗研究，心血管病的研究，慢性再生障碍性贫血的研究，肾本质的研究，中医阴虚阳虚的动物实验研究等。

　　第二个阶段，20世纪80年代的临床研究与基础研究深化发展阶段。党的十一届三中全会及全国科学大会的召开，给中医、中西医结合工作带来了新气象。1980年，卫生部召开全国中医与中西医结合工作会议，会议提出"中医、西医和中西医结合这三支力量都要大力发展，长期并存，团结依靠这三支力量，推进医学科学现代化，发展具有我国特点的新医药学。"从此，中西医结合开始作为与中医、西医并列的一支医药卫生力量，活跃在我国医药卫生界。1982年国务院学位委员会将"中西医结合"设置为一级学科，招收中西医结合研究生，促进了中西医结合学科建设。这个阶段初步运用动物模型和实验研究观察手段，把证和经络的研究推到一个更为深入的层次。不少中西医结合临床研究自20世纪70、80年代开始向基础研究延伸。如50年代即率先尝试应用以压电晶体为换能元件的脉象仪对中医脉象作客观检测研究的陈可冀，70年代与中国中医研究院郭士魁、中国医学科学院吴英恺、黄宛、陈在嘉等一起组织北京地区防治冠心病协作组，对冠心II号方进行临床验证，成为活血化瘀研究的先导。血瘀证和活血化瘀研究影响广及多种疾病的临床研究和多种学科的基础研究，成为推动、繁荣中西医结合的重要研究领域，尤其活血化瘀中西医结合治疗急性心肌梗死、心绞痛的优势曾为世界所公认。

　　第三个阶段，90年代以后中西医结合学科建设发展阶段。1992年，国家标准《学科分类与代码》又将"中西医结合医学"设置为一门新学科，促进了中西医结合研究把学科建设作为主要发展方向和历史任务。1996年的全国卫生工作会议指出："要正确处理继承与创新的关系，既要认真继承中医药的特色和优势，又要勇于创新，积极利用现代科学技术，促进中医药理论和实践的发展，实现中医药现代化，更好地保护和增进人民健康。中西医工作者要加强团结，相互学习，相互补充，促进中西医结合。"中西医结合第二、第三阶段的一个重要特征是医疗、科研队伍的相对独立。目前，全国省市一级基本都设置了中西医结合医院，一些著名医学院校成立了中西医结合研究所。此外，西医科研、教学、医疗单位及中医的科研、教学、医疗单位也开展中西医结合工作。在这个阶段，20世纪90年代以来介入疗法的推广应用使急性心肌梗死的病死率明显下降，但经皮冠状动脉腔内成形术（PTCA）及支架植入术后从当时分别在半年内可有30%—40%及20%左右的复发再狭窄率成为西医界面对的不易攻克的难题。陈可冀等从"血瘀证"入手，通过临床和实验研究证实了由古方血府逐瘀汤改进的血府逐瘀浓缩丸抑制血管内皮细胞增生、防止PTCA术后再狭窄的作用。血府逐瘀浓缩丸及川芎、赤芍有效部位的应用，将冠脉介入术（PCI）后再狭窄的发生率降低了50%。

六十多年的中西医结合工作成效是明显的，发展了中医理论，扩大了辨证内涵，丰富了现代医学内容。中西医结合研究是从临床研究开始的。1954年石家庄市传染病院以白虎汤为主治疗"乙脑"取得较好疗效，使不少危重病人转危为安，具有历史意义。中医治疗"乙脑"经验的总结和推广、辨证与辨病相结合原则的确立、中西医结合治疗急腹症和骨折、针刺麻醉的成功等，都是产生了重大影响。据不完全统计，较普遍采用中西医结合诊疗的病种达300种，绝大多数病种的疗效较单纯一种方法治疗的要高。通过几十年的大量临床，用中西医结合诊治常见病、多发病、难治病已较普遍。例如，治疗心脑血管病、再生障碍性贫血、月经不调、病毒性肺炎、肛肠病、骨折、中小面积烧伤、血栓闭塞性脉管炎、硬皮病、红斑狼疮等疗效显著。同时，在基础研究方面，总结出许多新的理论与概念，如急腹症的治疗研究中提出通里攻下等，还有生理性肾虚、脾虚综合征、隐潜性证、急性病证、急瘀证、高原瘀血症、血瘀临界状态、瘀滞期阑尾炎、蕴热期阑尾炎、热毒期阑尾炎、菌毒并治、皮层—内脏—经络论等，这些概念发展了中医理论及辨证内涵。同时还扩大了中药应用作用，促进了新药研制与开发，如抗疟的研究，研制出青蒿素，不仅证实了传统用青蒿治疟的经验，而且扩大应用于肝炎等疾病的治疗。对心血管疾病的研究，发现了川芎有效成分川芎嗪，且扩大应用于脑血管病等等，无数事例均说明中西医结合的研究，扩大了中药的应用范围，促进了新药开发。另外，还为中医药走出国门与国际接轨架设桥梁。

但是，中西医结合总体上仍然是"以西律中"，以西医为参考系研究中医，由于理论架构不同，始终结而不合。比如，中药的实验研究虽然取得了重大成果，对主要的中药方剂的药理作用、药物成分、配伍原理等进行了详尽研究，但是因为西医不懂不通中医理论，不知道用了之后的结果，因此西医仍然不会放手使用。再比如对"病"和"证"的研究，依然各说各话，没有一种理论架构和原基概念跨越两大体系去进行明确的定义，无法用大多数人都明白的特异理化指标去判断中医的"证"。这种背景下，必然呼唤新的理论来改变这种卡顿不前的境况。

链接：中西医结合与整合医学

中西医结合领域由早期的中医西医化、技术化向系统化、整体化回归，东西方医学共融成为趋势，但医学融合仍然是一项艰巨的世界性难题，需要一种新的医学世界观和方法论来融合东西方思想，发展医学理论。樊代明在《整合医学的内涵及外延》[①]演讲中指出："当今的医学，确实实现了科学化，但同时又忽视了人文性。医学离科学越近，离分子越近，医生离病人就越远；医学实现了现代化，但未能赋予现

---

① 樊代明：《整合医学的内涵及外延》，《医学与哲学》2017年38卷1期。

代化以现代性的内容。"于是他提出了整合医学理论，但是总体来说，他的理论是站在西医的角度来思考和观察的，主要是指从人的整体出发，将医学各领域最先进的理论知识和临床各专科最有效的实践经验分别加以有机整合，并根据社会、环境、心理的现实进行修正、调整，使之成为更加符合、更加适合人体健康和疾病诊疗的新的医学体系。整合医学是一种不仅看"病"，更要看"病人"的方法论。其理论基础是借鉴了中医的整体观，将人视为一个整体，并将人放在更大的系统中（包括自然、社会、心理等）考察，将医学研究发现的数据和证据还原成事实，将临床实践中获得的知识和共识转化成经验，将临床探索中发现的技术和艺术聚合成医术，在事实、经验和医术层面来回实践，从而形成整体整合医学。樊代明院士相继出版了《整合医学——理论与实践》第一卷和第二卷，全面系统地阐述了整合医学的理论与实践等若干问题，引起国内外的强烈关注和反响。他说："我们所说的整合医学，不只限于中西医整合，要整合一切有关人的知识，由此形成新的医学知识体系。"整合医学本身不是医学体系，它是一种认识论，是一种方法学。从2016年开始，先后召开了多次中国整合医学大会，其中2018年4月在西安举行，参会人数近20000人，其中包括两院院士60余名、医学高校校长150余名、各级医院院长3000余名，整合医学的理念深入人心。

3. 中西融合

进入21世纪以来，中医界总结几十年来中西医结合现状，发现结果并不尽人意，不但没有结合好中西医学，反而形成了分裂、对立和隔阂。于是中医融合理论和实践应运而生。放在大历史的尺度来看，中医理论的第一次融合是天人合一理论的运用，通过把天文领域的阴阳和五行进行"取象比类"，把经验医学上升到哲学和理论层面，建立了阴阳五行医疗模型。进入二十一世纪，人们在现代医疗技术的冲击下，开启了第二次中医理论的融合努力。在官方文件中正式提出中西医融合概念是《中医药创新发展规划纲要（2006—2020年）》，其中提出了"中医药创新发展的总体目标是：通过科技创新支撑中医药现代化发展……促进东西方医学优势互补、相互融合，为建立具有中国特色的新医药学奠定基础"。自此，中西医融合问题提上了重要日程。

中西医学本来都是从不同角度研究人体的科学，应该可以找到融合之处。中西医两者都是研究同一个事物，也能够取得同样的治疗效果，其中必然具有相通的规律可循。比如，传染性疾病的病因，中医认为是邪气入侵机体，西医认为是病菌感染机体。中医解释病理病机是正气不足才导致邪气入侵，正邪交争于体内，则引起脏腑气机紊乱，阴阳失调，阳气亢奋，不同的人得了同一疾病，因为体质不同，疾病变化过程也会不同，其外在表现也不一样；西医认为机体免疫力下降容易感染，感染细菌后，人体免疫系统会消灭部分病菌，细菌毒素破坏人体机能，导致发病和引发并发症。在治疗上，中医根据患者的症状和体征，分析判断患者的病机，通过扶正祛邪恢复健康，而西医通过抗生素消灭病菌，控制症状。在预防上，中医以扶正为主，"正气存内，邪不可干"，扶持了正气就相当于提高了免疫能力，西医则通过疫苗预防为主，防止传染病入侵。从以上比较中可以看出，中医是宏观医学，西医是微观医学，它们的目标都是一样的。但是它们观察疾病的角度不同，造成的理论和方法的差异，一个注重体征细节，症状变化，因果关系，从外往里观察，一个注重体内细节，功能联系，从细胞、分子、基因层面往外观察。

表12-1　中医与西医治疗感染性疾病的方案比较

西医		外因	内因	中医		
先天：基因，性别差异等	病原体			饮食不当	不洁、不节、偏食	
				七情内伤	喜怒忧思悲恐惊	
后天：年龄，发育营养等	宿主原因		体质下降	劳逸失度	过劳，过逸	
				病理产物	痰饮、瘀血、结石等	
				其他原因	外伤、药毒、医过等	
				饮食不当	不洁、不节、偏食	
				七情内伤	喜怒忧思悲恐惊	
化学：重金属、化学品等；物理：污染、辐射等；社会：经济、社交等	环境因素					
预防						
疫苗	病原体			无现代微观技术和接种、疫苗技术		
指标合格就是正常人感染性疾病	体质下降			阴阳失衡、整体虚弱需要调理		
	感染性疾病					
充足睡眠、均衡饮食（摄取蛋白质等增强免疫力食物）	体质下降			辨证论治，针对气虚、血虚、阴虚、阳虚等不同情况虚者补之，扶正祛邪		
有体系化的生命维持系统	体征变化			缺乏生命急救的维持手段		
治标	不良症状			治本		
使用激素抑制免疫反应	免疫反应			合理控制免疫反应		
使用激素抗炎	毒素反应			减毒、灭毒		
消灭病原体，但缺乏消灭手段，只能抑制病毒繁殖	病原体繁殖			抑制病原体，扶正祛邪，提高免疫力消灭病原体		
预防控制	并发症			整体观念，辨证论治		
预后						
部分痊愈，对不能消灭的病原体采取抑制手段，有完整的生命维持系统防止部分死亡	疾病			部分痊愈，对部分传染病缺乏体征维持手段，部分患者因为病情发展迅速不能得到及时控制病原体破坏人体而出现死亡		
药物毒副作用损伤生理机能，部分体质下降，容易复发	体质			正气内存，邪不可干，体质增强，不易复发		

684

　　但是如果仅仅停留在这个层面，中西医的融合依然是很难深入的，这是由于中医阴阳五行的宏观思维与西医结构解剖的微观思维完全不同。中医的宏观思维就像是从人的背面研究人体，由于无法借助显微工具，只看到人体的后脑勺和背面的模糊形象。西医的显微清晰微观思维就像是从人的前面研究人体，由于借助显微工具，不仅可以清晰地看到人体五官和五官的集合处大脑结构，还可以深入五脏六腑的内部，无需发挥想象力，借助显微工具就可以直观地解释人体。两种医学都自成体系，难以通约。中西医融合必须产生一个新的理论，将中医的宏观思维与西医的微观思维结合起来，核心观念是将中医的天—地—人三才医学模式与西医的生物—心理—社会—环境医学模式统一，将中医的阴阳五行宏观理论与西医的解剖微观理论统一起来，同化中医、西医理论基础，变成一门新的医学，产生一个新的医学理论和实践：天文—地理—社会—生物—生态—生理—病理—养生—治疗医学模式，这是从中西医理论基础上实现真正意义上的结合。中西医融合新理论的基础和前提是至少找到对应的架构和概念体系。

　　在中西医融合的艰难探索中，一批有责任感和使命感的现代医家孜孜不倦，上下求索，完成了许多基础性的工作。比如关于中医"证"的问题，赵金铎主编的《中医证候鉴别诊断学》，冷方南主编的《中医证候辨治规范》和邓铁涛主编的《中医证候规范》，欧阳锜主编的《证病结合用药式》都有所讨论。姚乃礼在《中医证候鉴别诊断学》《中医症状鉴别诊断学》《中医疾病鉴别诊断学》等著作里，按全身证候、脏腑证候、温病证候、伤寒证候、专科证候等把温病与伤寒的证候归纳为135个证候。邓铁涛在《中医证候规范》里把外感证候按照基础、脏腑、外感三类，列出常见证候178个，每一证候按别名、证候概念、临床表现、诊断标准、文献依据等进行归类。证候规范研究中，争论的核心是以证统病（以证候诊断为主）还是以病统证（以病名诊断为主）。一是以证统病，欧阳锜认为，面对一个可能患有内、外、妇、五官科多种疾病、症状众多的病人，只有在诊断中以"证候"为纲（而不是以"病名"为纲）才能抓住众多互相矛盾的症状本质（即主要矛盾），以1—2个方剂为主，实行同证异病同治。二是以病统证，国家中医药管理局发布的《中医病证诊断疗效标准》代表了以病统证的指导思想。但是不少中医病名只是症状名。中医诊断水平的高低，主要是看证候诊断水平。这种方式要求中医师首先进行西医病名诊断，这势必让中医师弃长就短，把精力放在一大堆烦琐的西医化验室检验、CT、核磁共振等检验上，在做出西医诊断后，再依照《中医病证诊断疗效标准》去进行证候诊断时，却发现病情千变万化，很难对号入座，可操作性不强。也就是说，他们完成了证的归纳，但是没有揭示证与证之间的内在联系，没有上升到理论层面进行体系化。

要实现不同理论体系的融合，首先要找到它们的共同参考系，把不同理论体系的概念和理论架构分别统一起来，不同的理论体系才能融合。临床医学的基本任务是诊断和治疗，西医诊断疾病主要依靠的是症状、体征、各种实验检查；中医诊断疾病主要依靠的是症状、体征、脉象和舌象。"症状"和"体征"是中西医共同具有的参考系。在临床上一组相对固定的症状与体征的组合中医称为"证"，西医称为"病理状态"，证与病理状态融合称之为"证态"，"证态"成为中、西医两大理论体系的中介概念体系，通过这个中介可以现实两个理论体系内概念的自由流易，从而现实两大理论体系的融合[①]。这样，西医可以根据病理状态的诊断，通过相应的"证态"获得正确的重要方剂，中医也可以借助"证态"体系使得"证"得到相应的病理状态的客观指标以及相关的治疗方案。这里可以看到"证态体系"在中西医两大体系层面融合的作用和意义。

---

① 李同宪、李月彩：《中西医融合观》，西安：陕西科学技术出版社，2006年。

表12-2 中西医融合证态命名举例

中医病名	中医证	西医病理状态	证态以及兼证	中医方剂
太阳病	太阳表实证	感冒	太阳表实—感冒证态	麻黄汤
太阳病	太阳表实证	感冒	太阳表实—感冒证态兼项强	葛根汤
太阳病	太阳表虚证	感冒	太阳表虚—感冒证态	桂枝汤
太阳病	太阳表虚证	感冒	太阳表虚—感冒证态兼项强	桂枝+葛根汤
风温病	卫分证	上呼吸道感染	风温卫分—上感证态	银翘散
燥温病	卫分证	上呼吸道感染	燥温卫分—上感证态	桑杏汤
	热实结胸证	急性腹膜炎	热实结胸—急性腹膜炎证态	大陷胸汤
	阳明腑实证	肠梗阻	阳明腑实证—肠梗阻证态	大承气汤

到目前为止，对中西医融合理论做出突出贡献的是李同宪教授和他的团队，在长达三十多年的理论探索中，形成了一批体系化的理论成果。从1999年在《医学与哲学》发表《中医外感热病学与现代感染病学两大理论体系可相融性探讨》一文开始，先后出版了《伤寒论现代解读》《中西医融合观》《中西医融合观续》等专著，为中医经典中的《伤寒论》《温病学》的全部内容、《金匮要略》中的大部分内容以及《黄帝内经》中的部分内容，找到了比较切实可行的中西医融合的途径和方法。他认为中医发展的历史，就是将阴阳五行与中国古代医疗实践相融合的历史，进入现代社会，中医也会把唯物辩证法、系统论、西方科学和西方医学等有用的东西进行消化、吸纳，将阴阳五行与现代哲学、现代科学融合，形成一门新的医学理论。

李同宪、李月彩等人的融合理论，开创性地从哲学层面、基础理论层面和临床层面进行了探索，重点是探讨唯物辩证法、系统论、阴阳五行学说与现代医学的关系问题和融合问题，建立中西医融合中的"证态"新概念体系以及参照体系，解决中西医不可通约但是能够在更高层面实现融合的问题。比如，他们在外感染热病证态学中，将中医外感热病学与西医感

一言九鼎论中医

染病学融合形成现代医学，证态体系把六经辨证、卫气营血辨证、三焦辨证和感染病的疾病过程融合为一个统一的整体，揭示了证与证之间的内在联系，形成了新的完整的理论体系。接下来的篇幅，就从各个层面融合的思路进行介绍，以期引起更多医家的思考和探索。

二、哲学融通

哲学层面的融合，是解决认识论和方法论的融合问题，是思维层面的融合问题。中西医哲学层面的差异主要是辩证唯物论和机械唯物论的区别，要实现它们之间看似不可通约的融合，就必须找到共同的参考系。比如，圆周与直径看似不可通约，但是圆的周长随着直径的增大而增大，圆周率是圆的周长与直径的比值，这个比值是一个无限不循环小数，把圆周率的数值计算得再精确实际意义并不大，现代科技领域使用的圆周率值，有十几位已经足够了，如果以39位精度的圆周率值，来计算可观测宇宙的大小，误差还不到一个原子的体积。我们在实际生活中，只是取其近似值就可以了，这个近似值就是共同参照系，使之实现通约的目的。有人把中西医二者的关系比作是地铁系统和地面公交系统，虽然二者不能相交，但是人们可以通过公交系统图实现换乘到达自己的目的地，这个公交系统图就是共同的参考系。

1. 东西方古典文化哲学的融通

语言、科学、神话、宗教、艺术、哲学等文化符号形式，都是人类精神的筹划和劳作的产物。文化哲学在古典时期的东西方各自承担着人类自我理解、人与自然关系解释的任务。

德国思想家卡尔·雅斯贝尔斯在《历史的起源与目标》一书中，第一次把公元前500年前后，同时出现在中国、西方和印度等地区的人类文化突破现象称为轴心时代。轴心时代既是一个复杂的历史文化现象，也是一个思维的建构。在公元前1000年之内，希腊、以色列、印度和中国四大古代文明，都曾先后以不同的方式经历了哲学的突破阶段，对构成人类处境之宇宙的本质，产生了一种理性的认识，而这种认识所达到的层次之高，则是从来都未曾有的。"轴心时代"是人类历史上光耀千古的时代，是人类伟大思想传统的发端，也是人类精神给养取之不尽、用之不竭的源泉。

这个时代诞生了四大文明——中国的儒道思想、印度的印度教和佛教、以色列的一神教，以及希腊的哲学理性主义得以形成。轴心时代是一个群星璀璨的时代，是人类伟大精神导师集体亮相的时代——孔子、孟子、老子、庄子、释迦牟尼、苏格拉底、柏拉图、亚里士多德和犹太先知们，共同塑造了此后2000多年人类的心灵，实现了人类文明的"突破"和人性的整体飞跃。他们不约而同地发现了人类相同的规则，即推己及人、关爱众生。孔子教导弟子"己所不欲，勿施于人"，印度教推崇守贞专奉，佛陀说"是故为自爱，勿以伤害他"，《圣经》中的首要诫命之一"爱人如己"，古希腊悲剧对同情和怜悯之心的呼唤，都是普世规则的体现。人类形成了某种"深刻的互相理解"，"迈出走向普遍性的步伐"，这不是历史的巧合，而是"人性唯一本源的表现"[1]。

毕达哥拉斯与《易经》。毕达哥拉斯（前580—前500），古希腊数学家、哲学家。他开创了毕达哥拉斯学派，首次提出了"数是世界的本原"这一观点，认为数是一种可以被感知的客观存在，就如同颜色一样，数即万物，万物皆数，事物的性质是由某种数量关系决定的，万物按照一定的数量比例而构成和谐的秩序。他发明了勾股定理，不过中国的《周髀算经》在约公元前1000年时，商高对周公姬旦的回答已明确提出"勾三、股四、弦五"。毕达哥拉斯学派从数学的角度，即数量上的矛盾关系列举出有限与无限、一与多、奇数与偶数、正方与长方、善与恶、明与暗、直

---

[1]　凯伦·阿姆斯特朗：《轴心时代——人类伟大思想传统的开端》，北京：生活·读书·新知三联书店，2019年。

与曲、左与右、阳与阴、动与静等十对对立的范畴，其中有限与无限、一与多的对立是最基本的对立，并称世界上一切事物均还原为这十对对立，同时认为"1"是数的第一原则，万物之母，也是智慧；"2"是对立和否定的原则，是意见；"3"是万物的形体和形式；"4"是正义，是宇宙创造者的象征；"5"是奇数和偶数，雄性与雌性和结合，也是婚姻；"6"是神的生命，是灵魂；"7"是机会；"8"是和谐，也是爱情和友谊；"9"是理性和强大；"10"包容了一切数目，是完满和美好。在东方，《易经》被誉为"群经之首""大道之源"，古人用它测天观地，指导社会生活的各个方面，它的卦画只有阴和阳两个符号，组成八经卦和六十四重卦，这些卦画符号的不同排列组合，就像代数学中的公式一样，任何数目字都可以带进去，宇宙间的万事万物都可代进去求解。著名哲学家冯友兰先生称《易经》为宇宙代数学。象数是《易经》的根，《易经》的体"易道广大，无所不包"，《易经》乃是"体用一体"的学问，能进入《易经》框架之中的一切东西都是这个"体"的所引发的不同之"用"。比如阴阳，"阴阳"是体，而"阴阳"之用可以表示为高低、大小、长短、光明与黑暗、胖瘦、宽窄等。比如"四象"，"四象"是体，而"四象"之用可以表示春夏秋冬、东南西北、上下左右、吉凶悔吝、生老病死、青龙白虎玄武朱雀等。比如"卦象"，如乾卦为体，而乾卦之用，既可以表示头，可以表示天，可以表示龙，可以表示父亲，也可以表示男人。六爻成卦，这是体，但我们可以把六爻当作一个人一生的不同阶段，也可以把六爻当作一个组织的不同层级，也可以把六爻当作一个人的不同修为境界等。毕达哥拉斯的数学理论和《易经》的术数理论都是在讨论"数"与宇宙万物的关系。易经有两种不同的研究方法，一是理易，以卦象暗示的规律，寻找事物发展的理论依据，从"理"上阐明发展变化的过程。二是数易，以术数学为基准，在数与数之间发现事物的演变，其中蕴藏的深奥之理，覆盖了中国古代哲学、宗教、医学、建筑、天文等各方面的丰富内容。《周易》曰："一阴一阳之谓道，继之者善也，成之者性也。"周易的卦爻符号模式体系是对"一阴一阳之谓道"数列的诠释，包含了象、数、理三个方面，象是现象，数是数值，象可以用数值来表达，理是事物的本质和状态。比如，冷热是象，可以用温度的数值来表达，温度是物质所处的状态。这三者之间是统一的，是一体的，是内在联系的。这和毕达哥拉斯的"数是世界的本质"一样，都是希望找到自然之道——自然法则。毕达哥拉斯学派1∶0.618的黄金分割定律是一个伟大的发现。"太极生两仪"，一为太极，数列为一，两仪为阴阳，阴阳互为其根，数列中一阴一阳相互之间的数字比率为5∶3、13∶21……，相互比值永远是0.618。我们在本书第一章里列举了自然界一系列从宏观到微观的阴阳太极的数字内涵和黄金分割的一致性，我们所处宇宙既不是完全均匀的，又不是完全非均匀的，而是处于黄金分割点，这个点也可以理解为是儒家的中庸、道家的中和、佛家的中观。黄金分割的意义在于为中庸、中和、中观提供了一个量化标准。在相隔万里的东西方两端出现的大致相通的理论，成为各自的文化源头，说明了东西方哲学具有可融合性。

　　亚里士多德与老子。亚里士多德是古希腊哲学集大成者，其理论统治西方宗教和世俗生活千年之久，后人在编辑他的著作时把涉及自然事物的著作编辑在一起，称作"物理学"，把他讨论哲学的著作编辑在一起，放在"物理学之后"，称为"Metaphysics"，在中文翻译中取《易经·系辞》中"形而上者谓之道，形而下者谓之器"一语，由日本明治时期著名哲学家井上哲次郎翻译的，翻译为《形而上学》。亚里士多德把形而上学称为第一哲学，因为在本体论上第一原因（终极因）是一切的原因。笛卡儿顺应这一理念，在《第一哲学沉思集》里说，所有哲学像是一棵树，形而上学是树根，物理学（即自然哲学）是树干，其他科学是树干上长出来的树枝。在东方，老子的《道德经》是形而上学即第一哲学的集大成之作。"道者，万物之奥。""道"揭示了宇宙之奥、生命实相和人事要害。老子云："道生一，一生二，二生三，三生万物"，"人法地，地法天，天法道，道法自然"，这和亚里士多德一样，都是对世界万事万物和宇宙形成的原初原因的终极追问，虽然二者的形而上学思想存在着巨大的差异，但是就相同相通的方面来说，"道"和"形而上学"都包含着对本原问题的解答，"道"是万物的总根源，万物从道中产生，最终又会回到"道"，"道"和"形而上学"都超出了人们感官所能达到的范围，"形而上学"所需要的方法是理性，而道却是超语言、超经验、超理性的存在。它们作为东、西方最早的形而上学体系构建者，这一点大家是公认的，包括现代西方的大学问家。比如，协同论的创始人哈肯在《协同学——自然成功的奥秘》的序言里说："协同学具有中国基本思维的特点。事实上，对自然的整体理解是中国道家哲学的一个核心部分。"突变理论的创始人托姆在《转折点》一文中说："在老子的理论中，有很大一部分是关于突变理论的启蒙论述。我相信今天中国许多喜欢这个学说的科学天才，会了解突变理论是如何证实这些发展于中国的古老学说的。"互补理论的创始人、物理学家玻尔（1885—1962），在1937年访问中国时了解了道家和阴阳太极图后，认为找到了哲学上的互补原理，1947年他设计的哥本哈根学派研究所的图徽中央就是用的太极图，并加上铭文："对立即互补"。中国人熟知的生物化学和科学史学家李约瑟博士晚年自称"名誉道家"，他的李姓源自老子的姓，取字"丹耀"，号"十宿道人"。耗散结构创始人、诺贝尔化学家得主普利高津（1917—2003）指出："耗散结构理论对自然的描述，非常接近中国道家关于自然界中的自组织与和谐的传统观点。""道家的思想，在探究宇宙和谐的奥秘、寻找社会的公正与和平、追求心灵的自由和道德完满三个层面上，对我们这个时代都有新启蒙思想的性质。道家在两千多年前发现的问题，随着历史的发展，愈来愈清楚地展现在人类的面前。"

苏格拉底与孔子。苏格拉底与孔子都是生活在公元前四世纪至公元前三世纪的世界文化史上的代表性人物，都重视学习和教育，强调心智启蒙的重要意义。苏格拉底时刻提醒着自己身边的人们，万事万物都有道理，每个人一定要过有道理的生活，他把艰深的哲学用浅显的语言表达出来即

"爱智慧"，他认为爱智慧是人的自然倾向，哲学应该追求头等智慧，经过哲学思考的生活才是有价值的。人一定要知道自己有多么的无知，一个人最大的智慧是什么？认识自己的无知就是最大的智慧："我只知道一件事，就是我什么都不知道。"这一点他和孔子是相通的。"由！诲女知之乎！知之为知之，不知为不知，是知也。"（《论语·为政》）孔子告诫子路不要强称自己无所不知。因为孔子说道理的态度十分谨慎，所说的都是正确的道理，才能够知之为知之，不知为不知。正知，才能够向他人传播，不是正知，应当视同不知，虽然已经知道，也要当作不知道，不可以胡乱传布。苏格拉底说："未经审视的人生，不值得度过。"孔子说得更进一步，"吾日三省吾身"，要时刻反省自己的所作所为，避免出现差错，更要避免被他人误导。一个人的伟大不仅表现在才华和功绩上，更表现在他对待人生的态度，非凡的苏格拉底，他的思想认知永远不会融入世俗，他为了维护律法的权威而接受死亡。孔子也常说"君子不器"，他把君子的含义定义为具有伟大人格、高尚道德、渊博学识、深厚修养、杰出智慧的人，君子要有担当作为，不要拘泥于事物的外在表象，要探寻事物的本质，要打破"器"的局限，开阔心胸，开阔视野，胸怀天下，有大格局，时刻要把"修齐治平"看作人生使命。

程朱理学与柏拉图理学。程朱理学和柏拉图的理念论，同属于客观唯心主义体系。关于世界的本原，程朱理学认为是"理"，柏拉图认识"理念"，黑格尔认为是"绝对观念"。柏拉图作为苏格拉底的学生，他最初提出"理念"是为了落实苏格拉底的善，他在《国家篇》最后一卷序言里对理念进行了明确的阐述：凡是若干个体有着一个共同名字的，它们就有着一个共同的"理念"或"形式"。例如，虽然有着很多张床，但只有一个床的"理念"或"形式"，正如镜子里所反映的床仅仅是现象而非实在，各个不同的床不是实在的，而只是"理念"的摹本。柏拉图就此类推了一个理念世界，他抵制把感情当作利益关系，觉得爱情是从尘世间美好的形体窥探美好的本身之后所造成的仰慕，人通过这类感情而做到永恒不变的美。后人"柏拉图式的精神恋爱",便是来源于他的爱情理论。柏拉图在《理想国》中指出,社会组织、制度、秩序的最高的普遍原则是正义,把个人的灵魂分为三个部分(理性,激情和欲望),得出了社会正义论与个人正义论。这种理论与朱熹的格物致知、道心、人心之论有共同之处。理学是中国古代最为精致、最为完备的理论体系,其影响至深至巨。程朱理学的真正缔造者之一的程颢说:"仁者,以天地万物为一体,莫非己也。"他借鉴张载的气一元论,将气一元论改造为理一元论,一元的理就是本体化的理,他称之为天理。他的弟弟程颐进一步将其从伦理领域推广到认识论领域。程朱理学的"天理"的内涵是元、亨、利、贞,是天赋人性,对应人性的仁、义、礼、智,是"天命之性",是"极本穷源之性",它是理派生的,是纯粹的善,即孟子所说的人皆有之的"恻隐之心","羞恶之心","恭敬之心","是非之心",即人性本善。人由形而上之"理"和形而下之"气"构成,所以善恶集于一身,善的是"天理",恶的才是"人欲"。所以朱熹说:"饮食,天理也;要求美味,人欲也。"虽圣人不可能没有"人欲",只不过圣人能"灭人欲,存天理"而已。天理虽然在形式上与柏拉图的理念有所差异,但其本质基本是一致的。

　　链接:东西方哲学的总体走向

　　中国和西方两种类型的哲学的第一哲学、自然观、认识论、方法论、科学论、历史观、人性论、伦理价值观、审美论等,在其发展过程中既具有特殊性,也具有共性和规律性,总体走向是一致的。在西方,毕达哥拉斯、苏格拉底、柏拉图、亚里士多德等大家形成了欧洲哲学的主线。在东方,《易经》是儒家、道家等诸子百家的源头,形成了东方哲学的高峰。西方进入封建社会后,欧洲哲学与宗教神学融合,演化出经院哲学,直到文艺复兴,哲学才从神学中解放出来,冲破了中世纪的禁锢,成为科学的科学。东方进入汉朝后,董仲舒把儒家思想和阴阳哲学融合成为"三纲五常",成为封建社会占据统治地位的思想，同时实现儒道佛的融合，直到宋朝的程朱理学，进一步固化了东方哲学的思维模式，把儒家的思想从政治、伦理、社会等各个方面制度化、法律化。东西方哲学从开始的形而上学最后都走到了压抑和禁锢人性欲望的相同道路上。进入现代社会，出现了黑格尔、费尔巴哈、马克思、爱因斯坦等大思想家、理论家，马克思的辩证唯物主义、爱因斯坦的相对论，加上系统论、信息论、控制论，改变了世界的总体走向。在中国则出现了以实践论、矛盾论为标志的毛泽东思想，以实事求是为核心，进行中国优秀传统文化与辩证唯物主义和历史唯物主义的结合，现实了东西方哲学的融合，是世界观和方法论的创新性发展。

2. 阴阳哲学与现代哲学的融通

阴阳学说属于中国古代唯物论和辩证法哲学范畴。阴阳学说认为世界是物质性的整体，宇宙间一切事物不仅其内部存在着阴阳的对立统一，而且其发生、发展和变化都是阴阳二气对立统一的结果。中医学把阴阳学说应用于医学理论和实践，形成了中医学的阴阳学说，用阴阳学说阐明生命的起源和本质，人体的生理功能、病理变化，疾病的诊断和防治的根本规律，贯穿于中医的理、法、方、药，千百年来有效地指导着中医实践。

第一，阴阳学说和矛盾学说的融通。

辩证唯物论认为，世界是物质构成的，物质是永恒运动的，物质运动是普遍联系的，物质世界及其内部诸要素之间存在着相互依赖、相互制约、相互影响、相互作用、相互渗透、相互转化的关系，联系是事物的根本属性和存在方式，是物质运动发展的根本原因，人们既不能"创造"事物之间的联系，也不能"消灭"事物之间的联系，而只能按照客观事物的本来面目如实地反映它们之间的联系。同时，这种联系是普遍性的，世界上的任何事物和过程都不能孤立地存在，每一事物和过程的各个要素和环节也不能孤立地存在，整个世界是一个相互联系的统一整体和过程，任何事物和过程都是普遍联系之网上的一个部分、环节或阶段。

矛盾论是马克思主义辩证哲学对对立统一规律的系统地阐述,矛盾法则是这个世界根本的法则之一,矛盾论是两种宇宙观的分野,即唯物辩证法与形而上学。矛盾具有对立同一性,是相互转化的,具有普遍性和特殊性、相对性和绝对性,矛盾分为主要矛盾和次要矛盾。矛盾具有动态性、生动性、暂时性、斗争性、发展性、相对性、同一性、对立性、绝对性。矛盾是事物发展的内因,外因是条件,一切事物的发展,始于矛盾,发展于矛盾,又终于矛盾,矛盾贯穿事物发展始终。

在第九章里,我们讲到气是一物两体,分为阴阳,阴阳是气本身所具有的对立统一属性,阴和阳之间有着既对立又统一的辩证关系。阴阳的对立统一是宇宙法则,阴阳的对立、互根、消长和转化构成了阴阳的矛盾运动,成为阴阳学说的基本内容。阴阳学说对立统一的思想与唯物辩证法的矛盾范畴虽然有区别,但是有着诸多相通的地方。比如阴阳的普遍性与矛盾的普遍性。矛盾的普遍性认为在所有事物中,矛盾无时不在、无处不在,矛盾存在于万物之中,在事物的发展和变化的过程中,每一个环节都存在着矛盾。阴阳普遍性认为,阴阳的对立统一是天地万物运动变化的总规律总法则,"阴阳者,天地之道也,万物之纲纪,变化之父母,生杀之本始"。(《素问·阴阳应象大论》)不论是空间还是时间,从宇宙间天地的回旋到万物的产生和消失,都是阴阳作用的结果,凡属相互关联的事物或现象,或同一事物的内部,都可以用阴阳来概括,分析其各自的属性,如天与地、动与静、水与火、出与入等。"阴阳者,数之可十,推之可百,数之可千,推之可万,万之大不可胜数,然其要一也"。(《素问·阴阳离合论》)

比如,阴阳的对立性和矛盾的斗争性和统一性。矛盾的同一和斗争是矛盾双方所固有的两种属性,同一性表现为对立面之间具有相互依存、相互渗透、相互贯通的性质,斗争性表现为对立面之间具有相互排斥,相互否定的性质。矛盾的同一性和斗争性是相互联结的。同一是对立面双方的同一，它是以对立面之间的差别和对立为前提的。矛盾的斗争性寓于矛盾的同一性之中。斗争是统一体内部的斗争，在对立面的相互斗争中存在着双方的相互依存，相互渗透。斗争的结果导致双方的相互转化，相互过渡。矛盾的同一性是相对的，矛盾的斗争性是绝对的。阴阳对立统一是天地万物运动变化的根本规律，阴阳是古人对宇宙万物两种相反相成的性质的一种抽象，是宇宙的对立统一，万物两两对应、相反相成的对立统一，即《老子》所谓"万物负阴而抱阳"、《易传》所谓"一阴一阳之谓道"。凡是相互关联的事物或现象，或同一事物的内部，都可以用阴阳来概括。对立与统一本身就是一对矛盾，构成阴阳之间截然不同的两种关系。阴阳哲学认为，整个世界在阴阳两种相反相成的力量的互相作用下不断运动、变化。从自然到人类社会中共有的现象，如刚柔、顺逆、进退、开合、伸屈、贵贱、高低等，无论是社会生活，还是自然现象，都存在着对立面，而这个对立面就是阴阳。

比如矛盾的主要方面和次要方面与阴阳的相对性和主从性。矛盾的主要方面是指在一个矛盾的两个方面中，其地位和作用不平衡，其中居于支配地位，对事物的发展起主导作用的矛盾叫作矛盾的主要方面。反之，处于被支配地位，对事物的发展不起主导作用的，就叫作矛盾的次要方面。具体事物的阴阳属性，并不是绝对的，而是相对的随着时间的推移或所运用范围的不同，事物的性质或对立面改变了，则其阴阳属性也就要随之而改变。辩证唯物论认为，具体矛盾的双方有主有从，何为主，何为从，要视具体情况而定。阴阳学说认为，在相互依存的矛盾中，一般情况下是阳主阴从，在人体内部阴阳之中，强调以阳为本，阳气既固，阴必从之。"凡阴阳之要，阳密乃固。两者不和，若春无秋，若冬无夏。因而和之，是谓圣度。故阳强不能密，阴气乃绝；阴平阳秘，精神乃治；阴阳离决，精气乃绝。"（《素问·生气通天论》）

再如，矛盾的转化性和阴阳的转化性。矛盾转化是指矛盾双方走向自己的对立面，是事物具体矛盾的解决，是新矛盾代替旧矛盾，是在一定条件下走向自己反面的趋势，是矛盾双方对立和斗争的结果。阴阳具有相对性，具体事物的阴阳属性，并不是绝对的，而是相对的，随着时间的推移或所运用范围的不同，事物的性质或对立面改变了，则其阴阳属性也就随之而改变，阴阳对立双方不是处于静止不变的状态，而是始终处于此盛彼衰、此增彼减、此进彼退的运动变化之中，其消长规律为阳消阴长，阴消阳长。阴阳双方在彼此消长的动态过程中保持相对的平衡，人体才保持正常的运动规律，体现了人体动态平衡的生理活动过程。如果这种"消长"关系超过了生理限度，便将出现阴阳某一方面的偏盛或偏衰，于是人体生理动态平衡失调，疾病就由此而生。同时，阴阳双方经过斗争，在一定条件下走向自己的反面，阴可以转化为阳，阳可以转化为阴。阴阳的消长（量变）和转化（质变）是事物发展变化全过程密不可分的两个阶段，阴阳消长是阴阳转化的前提，而阴阳转化则是阴阳消长的必然结果。

第二，阴阳五行学说和系统论的融通。

人是宇宙大系统中的一个子系统。唯物辩证法认为，宇宙是物质的存在，物质不断地运动变化着，宇宙中的一切事物都是相互联系的，并且是以某种规律法则运动的存在。运动、联系是绝对的，静止、孤立是相对的。为了定义这种互相的、运动的事物，现代科学取名为"系统"：系统是由互相联系，互相作用的各组成部分构成的、以某些法则运动的整体。宇宙就是一个大系统，宇宙中的任何物质存在，都是这个系统的组成部分，每一个组成部分都是一个子系统。这个系统"其大无外"，"其小无内"。人同样也是其中的一个子系统。这个系统为什么会运动？万物为什么会运动？归根结底是什么在推动万物不停地运动呢？"黄帝曰：阴阳者，天地之道也，万物之纲纪，变化之父母，生杀之本始，神明之府也"，阴阳就是系统运动变化的原因，又是系统产生和灭亡的根源，也就是说，阴阳是万物运动变化的根本原因。"阴静阳躁，阳生阴长，阳杀阴藏。"（《素问·阴阳应象大论篇第五》）《黄帝内经》认为，阳的特性是"躁动"，是系统运动变化的推动者，而阴的特点"静"，是该系统中的被推动者，两者的相互作用形成了运动的系统和系统运动变化的原因。系统的运动状态是由阴阳二气的相互作用决定的。因此，阴阳代表了宇宙自然的两种本质特性，是事物运动变化的根本原因，自然也是人体运动变化的根本原因。

"人生于地，悬命于天，天地合气，命之曰人"（《素问·宝命全形论》），中医学在"天人合一"大系统论的思想指导下，构建了"天地人三才一体"的医学模式，从整体上把握了对人与自然关系的认识——人与自然的关系其实就是系统论里整体与局部之间的关系问题。中医从天人合一的高度认识到人与自然的关系，得出了疾病的外因是人与自然矛盾冲突的产物，认识到了整体与局部的关系，就得出了疾病的内因是不平衡引起的整体系统管理失控。

系统论认为，整体性、联系性、层次结构性、动态平衡性、时序性等是所有系统的共同的基本特征。现代系统科学认为，任何事物都是以系统的方式存在的，基本特点是整体性，系统组成要素之间产生出某种协同效应，形成了特定结构，使系统表现出统一性、协同性、整体性的功能。阴阳五行学说正是这样一种系统自控稳态模型。中医以五行为系统框架，形成天人合一的系统论思想体系。在宇宙、自然、生物体大大小小的复杂系统中，任何两个要素之间的相互关系可以概括为四种情形：促进、被促进、抑制、被抑制，在中医五行理论里表述为相生、相克、相乘、相侮关系，用来解释人体内脏间的生理现象和病理变化。相生与相克是事物不可分割的两个方面，没有生就没有事物的发生和成长，没有克就会过于亢盛，而破坏平衡。因此，相生中须寓有相克，相克中亦寓有相生，这样才能维持和促进系统整体的协调平衡。五行学说是东方思维中系统论最精练的描述。这里"五"是变数，不是常数。因为除了属于"五"这个数的系统概念之外，还有三焦、四气、六腑、七情、八证、九针、十二经脉等非"五"数的系统概念，以及五运六气、五脏六腑、五劳七伤、三部九候等这样一些关系互相交错的系统概念。但是无论这个系统多复杂，其中各要素之间的基本关系不外乎上述四种。

第三，阴阳五行学说与控制论的融通。

控制论是二十世纪四十年代兴起的边缘科学，用来研究自动机器与生物机体中控制与通讯的共同规律的理论。控制论的核心问题是信息提取、信息传播、信息处理、信息存储和信息利用等问题，基本概念是信息和反馈，信息论是控制论的基础，信息的变换过程可简化为"信息——输入——存贮——处理——输出——信息"的过程，这里的所谓"反馈"，就是把施控系统的信息作用于被控系统（对象）后产生的结果（真实信息）再输送回来，并对信息的再输出发生影响的过程。一个系统中，有主体和客体之分。主体要对客体施加各种影响和作用，它们反映在客体的输入中，被称为可控制变量，同时客体对主体的反向影响和反作用会反映在客体的输出中，被称为可观测变量。这样主体和客体就构成了有信息反馈的耦合系统。在控制论中一种因素的变化（信息）引起另一种关系（信息）的改变，这就是控制论中简单的反馈、前馈、开环控制和闭环控制理论。

阴阳五行理论既是认识观也是方法论，阴阳五行理论让我们更好认识一个复杂系统，从而控制它。太极是一个可视为独立系统的系统整体，而阴阳是将这个系统的二分法，五行是对这个系统的五分法，五行的概念是从"易"中的"四象"再推导出来的，木、火、金、水分别对应四象，而土表示四象的统一。我们用汽车发动机打比方，发动机就是整体系统的太极，在汽车发动机五大系统中的起动系统属木，点火系统属火，冷却系统属金，燃料供给系统属土，润滑系统属水。同理，中医把人体五脏看作一个太极阴阳系统，则肝属木，心属火，胃属土，肺属金，肾属水，通过五行的相生相克关系，来理解人体五脏之间的关系。古人发现，通过五行的相互生克，形成一个动态的平衡体系。五行之间整体协同互动特性和闭环关系，使得它们相互促进、相互制约，共同完成一种整体的动态平衡。控制论中反馈的本质是系统的输出被送回输入端，并由此对系统状态产生制约作用的影响。任何系统只有通过反馈，才能实现控制。如果现实状态的反馈信息与给定状态的控制信息之差倾向于反抗系统正在进行的偏离目标的运动，那么它就使系统趋向于稳定状态，称为负反馈。如果两者之差倾向于加剧系统正在进行的偏离目标的运动，那么它就使系统趋向于不稳定状态，乃至破坏稳定状态，称为正反馈。明白了五行理论就掌握了控制论的原理。

五行模式就是从阴阳系统性原理发展出来的一个系统控制模式，五行理论是一个循环控制的理论。木、火、土、金、水五行相生循环和相克循环结合在一块，构成一个复杂的动态的自动平衡控制系统，就像生物圈里面的物种平衡控制、食物链平衡控制都是这样一个循环控制系统。五行理论与德国科学家M.艾根1971年提出的超循环理论很相似，超循环理论中的生成循环和催化循环刚好与五行理论中的相生循环、相克循环相对应。阴阳理论表述的是膨胀势力对客观事物的影响和控制，而五行理论表述的是自由势力对客观事物的影响和控制。阴阳和五行结合在一块形成一个完整的系统控制模式。

综上，矛盾论、系统论、控制论和阴阳五行理论，具有相通相似的地方，具有相互融合的基础，可以融合后形成新的一元论。

3.取象比类思维与形式逻辑思维的融通

东西方思维差异主要体现在辩证逻辑（包括取象比类）和形式逻辑上。学界常用辩证思维来阐述东方人的思维方式，用形式逻辑来描述西方人的思维方式。

逻辑是我们寻找事物因果规律的思维方法。逻辑思维主要有形式逻辑和辩证逻辑。形式逻辑俗称三段式，把握大前提、小前提、结论三者之间的形式联系，比如人都是要死的，柏拉图是人，所以柏拉图也是要死的。形式逻辑遵循三定律：同一律、矛盾律、排中律。同一律是指思维中概念是不变的，老虎就是老虎；矛盾律是指思维中的概念有确定的属性，一个动物不可能既是老虎又不是老虎；排中律是指思维中的概念是非此即彼的，要么是老虎，要么不是老虎，不存在第三种可能。从形式上看，逻辑推论形式是三段式法，从本质上看，逻辑规则是对立统一律的三分法。可我们的生活世界不完全符合这三定律，比如说张三不是好人就是坏人，这就是典型的形式逻辑思维。而辩证逻辑把握的是个别和一般同一性的本质联系，张三虽然贪财好色，但是为人也有义气的一面，对于张三的人品要一分为二看待，这就是典型的辩证逻辑思维。再比如中国人常说的"塞翁失马，焉知非福"，也是一种辩证逻辑。

"取象比类"是中国传统文化中特有的思维方式。《周易·系辞传》说："易者，象也。象也者，像也。""夫象，圣人有以见天下之赜，而拟诸其形容，象其物宜，是故谓之象。""见乃谓之象。""象"字有三重含义：一指事物可以感知的现象，包括肉眼可以看见的物象和虽肉眼无法看见但可以感知的物象；二指模拟的象征性符号，如卦象、爻象；三指取象、象征。五行归类是最典型的取象比类。"象，形象也，藏居于内，形见于外"，"诊于外者，斯以知其内。盖有诸内，必形诸外"，"象"通过把握对象世界的普遍联系进而认识对象世界，其依据自然事物整体显现于外的表象，应用直觉、比喻、象征、联想、推类等方法，通过物象或意象展现对象世界事物的抽象形态。中医主要以有生命的对象作为研究的主体，对人体生理、病理及疾病进行探索和认识，以"象"认知生命与疾病信息，应用"取象"的方法"司外揣内"，动态、客观真实地反映人体内部机能的状态。

《易经》是取象比类思维的鼻祖和巅峰，虽然只有八个卦象，却能够包含世间万物，为人类提供了一幅特殊的宇宙演化图式，立论恢宏，思维玄妙，方式奇特，奠定了东方哲学思维模式，为人类分析世界、解决问题提供了取象比类、阴阳调和、循环节律、象数一体的思维模式，其中核心是取象比类。爱因斯坦对此有一个著名的论断："西方科学的发展是以两个伟大的成就为基础，那就是希腊哲学家发明形式逻辑体系（在欧几里得几何学中），以及在文艺复兴时期发现通过系统的实验有可能找出因果关系。在我看来，中国贤者没有走上这两步，那是用不着惊奇的。令人惊奇的倒是这些发现毕竟做出来了。原因之一是古代科学家自幼学习《周易》，掌握了一套古代西方科学家们不曾掌握的一把打开宇宙迷宫之门的金钥匙。"哲学家黑格尔黑曾经贬低《论语》，认为中国没有哲学，直到他看到了《易经》，他在《哲学史讲演录》中说：中国的《易经》说明中国人也曾注意到抽象的思想和纯粹的范畴，"《易经》代表了中国人的智慧（是有绝对权威的）。就人类心灵所创造的图形和形象来找出人之所以为人的道理，这是一种崇高的事业"。当代欧洲心理学权威、瑞士心理学家荣格在英文《易经》再版序中说："谈到世界人类唯一的智慧宝典，首推中国的《易经》，在科学方面，我们所得出的定律常常是短命的，或被后来的事实所推翻，唯独中国的《易经》亘古常新，相距六千年之久，依然具有价值，而与最新的原子物理学颇多相同的地方。"

"古者包牺氏之王天下也，仰则观象于天，俯则观法于地，观鸟兽之文与地之宜，近取诸身，远取诸物，于是始作八卦，以通神明之德，以类万物之情。"（《周易·系辞下》）比如，古人看到各种各样的山，都是真实的三山五岳，是具体的客观存在，于是在头脑中形成"山"的"象"，这是观物取象的形成。然后将三山五岳抽象出"山"的概念和文字、符号，这是取类建象的过程，是一种唯物主义的认识论。这种认识事物的方法不同于形式逻辑和辩证逻辑，但是它包含了形式逻辑和辩证逻辑的思维形式，而且超越了它们，因为这个概念形成的过程，还包括了对认识结果的验证过程，如果验证结果与客观实际不符合，这个概念也就不成立。有时候，它以比喻的方式说明事物的本质特征，如"上善若水"，"兵形象水"，"春脉如弦，夏脉如钩，秋脉如浮，冬脉如营"等。一个恰当的比喻可以令人茅塞顿开，悟出深刻的道理，所以孔子说"能近取譬，可谓仁之方矣"。类比指的是由某一事物具有某种特殊属性，推导出与之同类的另一事物也应具有这种特殊属性，可是"取象比类"的功能并非如此。由于"取象比类"的目的在于说明事物的本质特征，具有抽象思维的作用，在这一点上它不同于修辞意义上的比喻。在《黄帝内经》里到处充满了取象比类思维的运用。最为著名的莫过于这一段："黄帝问曰：愿闻十二脏之相使，贵贱何如？岐伯对曰：心者，君主之官也，神明出焉。肺者，相傅之官，治节出焉。肝者，将军之官，谋虑出焉。胆者，中正之官，决断出焉。膻中者，臣使之官，喜乐出焉。脾胃者，仓廪之官，五味出焉。大肠者，传道之官，变化出焉。小肠者，受盛之官，化物出焉。肾者，作强之官，伎巧出焉。三焦者，决渎之官，水道出焉。膀胱者，州都之官，津液藏焉，气化则能出矣。凡此十二官者，不得相失也。"（《素问·灵兰秘典论篇》）

象的实质是就是现代语境里的"共同参考系"，可以将事物本质特征巧妙揭示出来。中国传统文化语境中的"象"，是对事物的结构、功能和相互关系的整体性把握，可以由此及彼、由表及里，由某些征候预知未来趋势，所谓天象、气象、脉象、意象等，都具有此类性质。"取象比类"的关键在于用人们熟悉的"象"作为喻体，来认识某种比较生疏的"象"，使人们体验这两种"象"之间的共性，使人们对相关事物之间的关系获得通透的理解。"取象比类"具有整体性、直观性、体验性、创造性的特点，而这些特点是单纯的逻辑思维较为缺乏的[①]。

类是分类、比类、种类、归类。分类有分类学，目的是将复杂的因素、要素、信息条理化、系统化，从中寻找和把握事物的普遍规律，从而形成理论指导实践。比如，发热、咽痛、扁桃体肿大，这时初步的印象就是"扁桃体炎"，这就是一种取"象"比类，是以"象"为思维切入点，取发热、咽痛、扁桃体肿大这几种象，与诊断标准（参考系）比照，得出初步诊断结论。但是，感冒、传染病的前期也有此类情况，如果要确诊，就必须进一步取象，找出三种病的不同指标（象），这时就是取"类"比

---

① 王前：《"取象比类"的前世今生》，《中国社会科学报》2019年9月17日。

象，这时候是对"类"进行与"象"比照、分析综合的过程，在西医归类于何种病理状态，在中医是归于何种"证"，这个过程就是辨证论治。

在巴甫洛夫的条件反射理论中，信号刺激的过程就是一种取象建类的过程，第一信号条件反射也是实践论中的感性认识阶段，第二信号系统通过反复强化、验证、学习，就是建立参考系的过程，也就是取类比象的过程。自然界动物种类繁多，达尔文进化论按照有无脊索分为脊索动物和无脊索动物两大类，无脊椎动物是背侧没有脊柱的动物，它们是动物的原始形式，其种类数占动物总种类数的95%，100余万种，包括原生动物、棘皮动物、软体动物、扁形动物、环节动物、腔肠动物、节肢动物、线形动物等。脊索动物包括尾索动物、头索动物和脊椎动物，其共同特征是在其个体发育全过程或某一时期具有脊索、背神经管和鳃裂……通过取象建类，把动物分类分群，再按照复杂程度由简单到复杂进行排列，从而发现了动物的进化规律。

在科学实验中，这个过程是对自然界、生产活动的模拟、复制，实际也是取"象"比类。比如模型试验就是依据相似原理进行取象比类，制造和原型相似的小尺度模型，进行实验研究，并根据实验结果换算为原型，这个过程在于取类比象的过程和结果必须与事物本质相同才有科学实验价值。门捷耶夫的元素周期表就是一种取象比类的运用，元素是按照原子顺序排列的。再比如光的认识过程。光一直被认为是最小的物质，虽然它是个最特殊的物质，但可以说探索光的本性也就等于探索物质的本性。历史上，整个物理学正是围绕着物质究竟是波还是粒子而展开的。笛卡儿提出了两种假说、格里马第发现了光的衍射现象、胡克提出了"光是以太的一种纵向波"、牛顿用微粒说阐述了光的颜色理论、惠更斯提出了波动学说比较完整的理论、菲涅耳与阿拉戈建立了光波的横向传播理论。科学家们从思维方式上就是取声音和光的"象"进行类比，声音有回声、响度、音高、在空气中传播等特性，光有反射、光度、颜色、在"以太"中传播等特性，得出声音和光相类似的结论，声音具有波动性，推导出光也有波动性的假设，后来经过科学实验，证实了光的波粒二象性。

在形式逻辑思维长期居于主导地位的西方文化中，一些近代西方学者开始了解中国传统文化的"取象比类"，将其等同于类比推理。近年来，随着人工智能等信息技术的发展，"取象比类"这种认知模式开始显现出新的意义和应用前景。由于人类的形式逻辑思维活动在很大程度上可以被人工智能等信息技术取代，而非形式逻辑思维特别是创造性思维活动尚为人类所特有，因而其独特价值越来越引起学术界和社会的关注。20世纪80年代初，美国语言学家莱考夫（George Lakoff）和哲学家约翰逊（Mark Johnson）在合著的《我们赖以生存的隐喻》中提出隐喻理论，认为隐喻不仅是一种语言现象或修辞手段，更是一种基本的思维方式和认知工具——我们的概念系统在本质上是隐喻性的，正是这些概念结构组织并构建了概念系统，其中最常见的概念结构便是意象图式、认知域、框架和心理空间。现在隐喻的研究逐渐延伸到科学哲学、心理学、文学、政治、法律等众多领域。"取象比类"主要采用明喻而非隐喻，但在认知模式上与隐喻有相近和相通之处，并有其特殊优势。中国传统思维中"取象比类"是主流，可以通过创造性转化以体现其当代价值，与现代认知模式、现代人知识特点、人工智能等现代科技发展三者相结合，把"取象比类"作为非逻辑的认知模式，与人工智能建立相辅相成的关系，这可能是人工智能今后发展的一个重要方向。

综上，取象比类是人们通过两个事物或者系统的相似性，由已知推测未知的思维方法，一种东西方都运用的认识世界和事物的方法，起源于中国古代的认识论，包含了第一阶段的观物取象、取象建类和第二阶段的取象比类（属于建立理论）、取类比象（属于运用理论）。取象比类中含有形式逻辑，形式逻辑中也蕴含取象比类，是人类一种共通的思维形式，只是东方文化里在古时候就把它作为一个概念提取出来了，而西方科学家和哲学家"日用而不知"。"象"是物质在能量推动下，沿着时间轴在三维空间运动的外在表现，只不过有的是显象，有的是隐象。比如病原体在显微镜发明之前是隐象，有了显微镜就成为显象。病原体侵入人体后引起的恶寒、发热、头痛、恶心、呕吐、黄疸、出血等临床症状是可以看见的显象，中医虽然看不见这些现代可以直观的显象，而是在不知道有病原体的情况下，通过取象比类，归纳、分析、综合、总结，形成理论，寻找治疗方法。在中医理论中的藏象经络、六经传变、卫气营血等理论都是在隐象认知情况下，通过司外揣内的方法，在解剖学、生理学没有出现以前，中医依然揭示了隐象运行的规律，并且千百年来验证有效。一个最有力的证据是中医在不知道细菌、病毒等病原体的情况下，《伤寒论》、温病学依然认识到了病原体的致病规律，并找到了治疗方法。同样，《金匮要略》在没有解剖学、生理学、病理学的情况下，依然掌握了心力衰竭、冠状动脉硬化心脏病、妇科病等病证的发病规律，创造了许多有效的治疗方案和方剂。中医取象比类的时候也自觉不自觉用到了形式逻辑，西方科学实验只不过是取象比类的现代化延伸和量化，也自觉不自觉用到了取象比类思维。当中西医融合时代到来后，我们应该在取象比类、形式逻辑、辩证逻辑、科学实验之间找到融合点，实现人类思维的大融合和维度提升。

三、理论破茧

中西医结合的困境在于没有产生一个新的理论，很好地将中医的宏观思维与西医的微观思维结合在一起，只是形式上的表面上的结合，没有实质上的意义上的结合。对比东西方两大医学体系时我们注意到，西医长于分析，中医优于综合；西医着眼于实体观察，中医侧重于性态拟测；西医是辨病施治，中医是辨证论治；西医在针对实质病因引起的疾病的治疗和危重病人的抢救方面优于中医，中医则在慢性病和多系统复杂疾病的控制上胜于西医……医学在继续发展着，中西医各自的优点和缺陷也日益清晰地显现出来。

理查德（Richard H. Carmona）教授于2007年指出：美国的疾病医学已

经破产。维护人类的健康需要医疗模式的转变，已经成为全球性的共识。医疗模式的转变包括：第一，把医学发展的优先，从以治愈疾病为目的的高技术追求转向预防疾病和损伤，维护和促进健康。第二，医学本身必须创新，用无害、有效和经济的方法、途径、天然药物和功能性产品，预防和逆转各种慢性疾病。第三，将单纯化学药物治疗疾病的单一生物医疗模式，转变成"生物–心理–社会"一体化的新模式[1]。

近几十年来，人们一直在思考着这样一些问题：西医能否克服分析方法的局限而走向整体的综合，中医能否脱离经验的直观而建立起一套严密的科学理论，中西医两大体系能否有机地融合，形成一种更完善的医学体系？"未来的医学结构包含两大体系，一是现代西医体系，一是发展了的中医学体系。前者从静态着眼揭示人体在各种生理病理状态下，机体实质的形态功能变化；后者从动态着眼，揭示人体在各种因素作用下，机体各部分在相互联系、相互制约中发展变化的动态过程，并进行准确的预测和全面的控制"[2]，从而建立一个从微观到宏观统一中西医两大体系的理论模型，最终完整而真实地揭示人体的生命活动，将中西医在对人体生命活动的观察实验基础上建立起来的诊断和治疗体系整合起来，将人类对疾病的控制提高到一个新的层次——一个融合中西医的新的医学体系。

1. 中西医体系之间的不可通约性

中西医是两种不同的医学科学体系，各自都包括了理论体系、基础医学、临床医学和临床诊疗技术四方面的架构内容。中医学与西医学之间既有可通约的一面，又有不可通约的一面。"通约"一词出自数学中分数加减运算时的"通分"与"约分"。学术界引申其意，在表述属性或本质相

---

[1] 李厚琦：《二十一世纪医学变革主旋律：西医创新与中医振兴》，《中国民康医学杂志》2013年第7期。

[2] 袁冰：《未来的医学结构——对未来医学发展趋势的探索》，《医学与哲学》1983年11期。

同的两种事物关系时，便说"两者可以通约"。托马斯·萨缪尔·库恩是现代西方科学哲学中的巨头之一，他提出的不可通约概念，是指范式或理论之间的不相容性，亦即没有共同的量度，没有用来判定其优劣的一组共同中性标准。不同的范式的指导下，不同科学共同体进行各自的研究，而信奉不同范式的研究者会发现，他们同对方在观点上总是很难有完全的沟通，彼此之间存在逻辑上的不相容，这种不相容就是不可通约。从两种不可通约的理论体系看世界，得到的印象和意义是完全不同的，中西医正是这样两种不同的理论体系。

中西医之间通约的一面比较宏观一点。比如，我们可以说中西医的研究对象具有同一性，即都是以人的健康与疾病为研究对象。这可以说决定着两个医学体系在性质、任务、目标上是同一的，在根本上具有可通约性。但是，几十年来的中西医结合研究，发现中西医之间可通约的内容的确存在，一开始好像看到了很强的可通约性，如从血液流变学和血流动力学探讨中医的"血瘀"和"活血化瘀"。但是随着研究的深入，却发现了中西医之间越来越多的"不可通约性"，特别是在学术思想和基础理论方面，不可通约性更强、更深。例如，中医学经络系统和西医学的神经、循环系统，两者之间不可通约；中医学藏象学说和西医学解剖学的五脏系统，两者之间不可通约；中医学以功能性病变为主发展的辨证论治和西医学以器质性病变为主发展的辨病论治，两者之间难以通约，等等。

在本书十一章已经从各方面讨论了中西医的差异，就是不可通约性的具体解读。由于中西医两个体系的哲学指导、理论模型不一样，自然研究方法不同，两者所形成的理论认识、理论体系、理论概念自然也就不同。比如中医的藏象学说。中医把人视为证候的人、信息的人，视为一个由不断运动、变化着的状态构成的整体系统，然后运用包含系统方法内核的阴阳五行学说，把整体系统划分为若干功能不同、相互联系的子系统。这些子系统以心、肝、脾、肺、肾、大肠、小肠、胃、胆、膀胱、三焦，精、血、津液、气等名称命名。对于各子系统的职能，中医多以不同的"官"

或"主"来界定。表面上各子系统有解剖的影子，但实际上它是功能系统模型，是某一方面"功能主管者"的代名词。故中医称之为"藏象"，而非西医所指的"脏器"。恽铁樵在《群经见智录》中，称中医的五藏是"四时之五脏，而非血肉之五脏"。联系到现代系统理论，这"四时之五脏"，即人身整体系统内所包含的五个子系统，它是"天人相应之五脏"，或曰"天、地、人合一之五脏"。再比如中医的病因病机问题，疾病的发生，一方面归结于外在的自然和社会因素，另一方面归结于内在的精神情志和整个机体的因素。在内外因素共同作用下，使正常的机体反应状态发生紊乱而形成疾病。中医把导致"善行而数变"（即变化多端）之类状态的原因，归咎为"风"；把导致"润下""沉滞""留连难除"之类状态的原因，归咎为"湿"。余下类推。这些病因是基于病理状态，借助"风"或"湿"的属性，演绎而来的信息性功能性病因模型，不同于西医讲的"致病因子"，也不同于自然界直观的风或湿。这种病机模型，表面上看不见、摸不着，因为它是人们认知活动的结果，所以离开了医者和病者的共融现场，就变得无所谓有，无所谓无了。"营卫失和""枢机不利""心肾阳虚""肝阳上亢""脾虚湿停""寒滞经脉"，等等均是如此。它来源于中医对具体的病理状态在理性思维的作用下，经过抽象而形成的更高一级的理性具体[1]。

　　这里，接着说一下功能和结构问题，这也是中西医不通约的主要地方。西医解剖学与生理功能之间的关系是统一的，西医认为解剖结构决定生理功能，是一对一的线性因果关系。比如，血液循环生理包括血液运行和心脏、血管的功能，与循环系统的解剖学结构的心脏、动脉、静脉、血管等是对应的。这种研究方法是以解剖结构为依据和参照系，实际上血液循环功能，不是这几个组件就能够完成的。因为在人体整体系统中，这个功能的实现，还需要能量供给，中枢神经系统的调节控制，以及肺、肝、

----

① 李致重：《论中、西医的不可通约性》，《科技导报》2001年8期。

脾、肾等脏器功能的协同配合才能完成。否则我们就无法解释临床中发现的心源性心衰、肝源性心衰、肾源性心衰等病症。在本书第七章回答谁主神明时指出，现代生理学研究表明，心血管系统不仅是一个传统认识上的血液循环的动力"泵"，而且还是一个内分泌器官、免疫器官、机体代谢器官，是调控系统的一部分，也是炎症（痰）、水肿（水饮、水湿），血液凝固以及纤维化、钙化（瘀血）的病理变化场所。也就是说，人体器官的功能和结构不是一一对应的。按照生命的定义，生命是具有代谢、繁殖、调控功能的自组织系统，生命运动形式主要是功能而不是结构。任何一个功能的完成，都是整体系统里各个子系统共同参与的结果，而不是独自完成的，子系统的损伤或者病变，需要整体系统和各个相关子系统的功能协作实现代偿。中医认为，物质结构为阴，功能为阳，阳是矛盾的主要方面，是系统的决定性因素，人体生病首先是功能发生异常，然后才是结构异常。比如癌症的演化过程。比如植物人的肌肉萎缩，是没有功能刺激而逐渐导致的，这也证明解剖上的组织结构变化是由于功能丧失引起的。因此，结构决定功能是机械唯物论，是片面的认识，系统内的每一个功能是整体系统结构参与下完成的，在中医思维里是以五行生克制化的方式进行的。从功能和结构这个角度，我们既看到了中西医不可通约的一面，也看到了它们统一性的一面。

2. 架设中西医两岸之间的桥梁

从整体上来看，中西医之间的通约性与不可通约性同时并存，不要片面强调和夸大不可通约性而忽视或否定可通约性，否则会影响对中西医融合的规律性认识和理论突破。中西医的融合不只是学术内容的统一，而且是理论基础、思维方式、学术思想、医学文化等的融合，是多方面和多层次的融合。

张玉清等学者提出从两个层次上走向统一和融合。第一，可通约的理论从单项理论上走向统一。即中医学的某项理论与西医学的某项理论所反映的是同一现象或规律，只是分别反映了同一现象或规律的不同方面或层次的内容，两种理论就会通约为一种真理性认识，实现单项理论的统一。第二，不可通约的理论融合到一个统一的理论体系中。即中西医之间不可通约的理论，不可能通过上述单项理论的一元化走向统一，而要各自独立发展，分别作为独立的理论融合到一个新的统一的理论体系中。例如，几何学的欧氏几何与非欧几何，物理学的力学与光学、声学、电磁学，生物学的达尔文主义与非达尔文主义等等。医学的理论体系同样是由相互不可通约的理论形成的，如解剖学、生理学、病理学、神经学说、经络学说等等，这些不同的理论分别反映着人的健康与疾病的不同现象或规律[①]。

　　中西医融合的基本模式上，山东中医药大学祝世讷教授提出了中西医统一的"一个平台"（整个医学发展到新水平）、"两个支柱"（新的理论基础、新的思维方式）和"四流朝宗"模式。"一个平台"和"两个支柱"是实现学术统一的基础，而"四流朝宗"是学术统一的基本模式。中西医学术的统一不仅是理论内容服从真理的认识性统一，而且是多种不同理论汇入完备的理论体系的体系性统一，如果说单项理论的统一是微观的局部性的统一，那么新的统一的理论体系的形成则是宏观的全局性的统一。按照"四流朝宗"模式的设想，这种新的统一的理论体系将由四种理论来源构成，可概括为"A+B+ab+C"模式，即新的统一的理论体系包括A、B、ab、C这四种理论来源。其中：A由中医学单独贡献的理论，即中医学不能与西医学相通约的那些特有理论，如阴阳、经络等，经过现代化发展，以更充分的真理性贡献给新的理论体系；B由西医学单独贡献的理论，即西医不能与中医相通约的那些特有理论，经过现代化发展贡献给新的理论体系；ab由中医学与西医学能够通约的单项理论相统一而形成的新理论；C由中医与西医之外的其他医学贡献的理论，以及未来发展所贡献

---

① 张玉清、杨金长、常存库：《中西医的不可通约性与可统一性》，《中医药学报》2006年第3期。

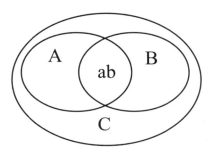

图12-1　中医理论体系一示意图

的新理论。

　　南京唯象中医学研究所所长邹伟俊等人探索立体识病，注重系统辨证与经验辨病结合，既注重横向的、整体性的和定性的疾病系统辨证，又注重纵向的、局部的辨病的识病方法。这种疾病观认为，人体疾病不仅有局部之变，而且还有不同程度的整体性变化，而这种人体整体性病变随着精气神状态（各种代偿功能）的衰退而趋明显。而疾病的后期，因人体代偿功能已趋衰退，精气神明显不足，所以人体整体性病变越发明显。历代中医家之所以多用扶正方法治疗重症病人，就是这种疾病观的表现，可以用如下公式表示：精气神充足（代偿功能强）≈病证轻≈疾病顺≈预后佳；精气神衰弱（代偿功能弱）≈病证重≈疾病逆≈预后差。要全面了解疾病，光确诊不同深度的疾病局部状态还不够，还须全面考察人体内气状态，以系统辨证的方法来认识疾病。这样纵横的立体的考察人体疾病就是当今中医面临着的疾病观所究的新课题。继承中医传统的疾病系统辨证方法，变换西医病名，将其作中医疾病辨证之用，因为大量西医病名已经自觉不自觉为当代中医沿用，西医辨病与中医辨证在思维方面某些通约之处在于二者都有一样的病理特征，这就可以实现将西医病名"翻译"成中医病证，具有一定病理特征的西医病名"翻译"后变成了一个新的病证，从而建立一个人体功能状态及病理模型。举例如下表：

表12-3　病名辨证表

西医病名	中医辨证语言	西医病名	中医辨证语言
脑出血	心火亢盛，肾阴不足	脑血栓形成	心阳不足，肾阳衰竭，痰淤内阻
休克	心阳不足，肝虚气弱	心绞痛	寒凝气衰，痰淤内阻
肺气肿	肺气不足，心阳衰弱	三叉神经痛	气滞血瘀，经络阻滞
无症状期糖尿病	脾阴不足，痰湿瘀滞	风湿性关节炎	心阳不足，气滞血瘀
上消化道出血	胃火亢盛，阴络损伤	便秘（单纯性）	肺热肠火亢盛
遗尿	肾气不足	肥胖病	脾阳亢盛，痰湿瘀滞
慢性白血病	气阴两伤，心火亢盛	急性腹泻	脾虚湿重
尿路感染	肾气不足，湿热下注	遗精	肝阴肾虚，精关不固

　　通过开展"病名辨证"的研究，发现在大量中医病名中具有相当数量阴阳对立的病名，并进一步吸收西医微观辨病方法，大量引用现代理化检查技术，从横向作人体病理系统的辨证，力求诊断清楚疾病的内气系统背景，即其代偿功能状况，以便确诊疾病的性质及有效地发挥传统中医治本技术，既可采用传统中医沿用的病名，也可采用西医病名，以求从纵深方面确诊疾病的局部形态变化。若有若干个疾病同时存在则须同时确诊。这样，传统中医关于标病和本病之间的辩证关系也能更充分地体现出来了。所谓标病，就是体现局部形态变化的病理状态。所谓本病，就是体现不同层次整体性病理状态，它是标病的宏观背景。

　　系统地提出和探索中西医融合理论与实践的是李同宪教授和他的团队。中西医融合指的是中西医两大理论体系的融合，理论由概念与理论构架组成，概念在理论构架内流易才能够成为具有活力的理论。中西医理论之所以结合遇到困境，没有实现融合，是因为在研究同一个客体（疾病）时使用的参考系不同，形成了不同的理论，只要找到二者的共同参考系，就能够实现中西医理论的融合。李同宪认为，医学和其他科学一样，其理论体系都是一种概念体系，或者概念集合。在临床医学范围内，诊断思维所使用的思维形式主要是概念、判断和推理。疾病的诊断在概念的系统"流易"中形成，在判断的辨证中确定，在推理的绵延演进中告立。由于概念体系的不同，以致中西医的概念不能相互移易，形成了中西医两大理论体系的不可通约性，所以对同一病人可能得出两个不同的诊断。中西医之间有无共同参考物？能否创造一个中介概念体系将两个理论完全表达出来，并成为它们之间逐点比较的共同语言？

　　症状和体征是临床诊断疾病的主要依据，也是判断疾病治疗效果的重要依据。症状是指在疾病状态下机体生理功能发生异常时病人的感受。体征是医生检查病人时所发现的异常变化。中医和西医对于同一症状及体征的表述，有些是一致的，有些是不一致的。例如：发热、恶寒、腹痛、恶心、呕吐、咳嗽、昏迷、瘫痪、压痛、包块、黑便、黄疸、红肿等是一致的；也有许多不一致的，例如：中医的痞塞、厥冷、脚挛急、脐下悸、身热不扬等，西医没有这类描述，可以通过中西医的交流得出共同的认识，如厥冷是指四肢发凉，脐下悸是指腹部肌肉跳动、脚挛急是指腓肠肌痉挛等。也就是说，病人是客观存在，医生看到患者的症状和体征，是疾病动态全过程中的某个阶段，此时病人只存在一种病理状态，分别使用中药或西药，同一病理状态消失，病人痊愈，在这一过程中对同一状态所产生的不同表述，是因为对同一状态使用了不同的参考系。尽管参考系不同，表述不同，病人痊愈是一致的，说明中医和西医有内在的联系，可能在不同的参考系中存在着共同的参考物。对病理状态的表述，中医采用的参考系是脉象、舌象、症状和体征；西医采用的参考系是症状、体征及各种实验检查，包括各种化验诊断、病理诊断、影像诊断及遗传学诊断等。可见"症状"和"体征"是其共同参考物。通过中西医的交流可以对常见症状及体征规范化，这样中西医有了统一的参考物，中西医的融合才有可能。

表12-4 中西医融合新理论基础结构

	中医			中西医融合	
	阳	阴	五行与五藏	西医	中医
西医	运动系统	内分泌系统	肝系统（木）	结缔组织	肝主筋
	神经系统	循环系统	心系统（火）	血液组织	心主血液
	免疫系统	消化系统	脾系统（土）	肌肉组织	脾主肌肉
	皮肤系统	呼吸系统	肺系统（金）	上皮组织	肺主皮毛
	生殖系统	泌尿系统	肾系统（水）	神经组织	肾主骨髓

　　李同宪和团队在三十多年的理论探索和临床实践中，提出了融合中西医的中介概念体系。这些概念就成为架设在中西医两岸之间的桥梁，或者说是共同参考物。最顶层的概念是象态和证态。

　　第一个概念是"象态"。针对同一个人体，不管是中医还是西医，正常情况下西医九大系统等各类器官的外在功能表现和中医描述的五脏六腑概念虽然不一样，但是本质是同一的。西医九大系统与中医五大系统的正常生理功能状态称为"象态"。"象"是中医藏象（五脏六腑不可见，故为藏）的象，即现象，是五脏六腑各种功能的外在表现；"态"是西医系统论中的状态。比如，细胞间液与津是一个象态，第三间隙液与液是一个象态，炎症与痰证是一个象态，血液凝固与瘀血是一个象态。中西医融合就是要寻求共同之"象"。"象态"就实现了中医藏象经络、气血津液与西医器官、系统之间的融合。

　　藏象经络——器官系统的象态分别为：心——调控象态（心主神明，调控中枢象态）；经络——调控传导象态；肝主疏泄——情绪调控象态；脾主运化——物质代谢象态；肺主气——气体交换象态；肾主水——生殖泌尿象态；气血津液——内环境象态；精气神——物质能量信息象态；命门——内分泌调控象态。

链接：象态举例——肾藏精的生殖、生长与发育象态

西医解剖学对于中医肾的解释：泌尿生殖系统。西医生理学对于中医肾的解释：泌尿生殖发育功能及其调控。西医生理学对于命门的解释：下丘脑–垂体–内分泌轴。从动物进化，胚胎发生，解剖位置来看，泌尿生殖系统与中医肾都是关系密切的。与西医相比，中医对肾的认识较广泛而复杂，主要功能为"肾主水""肾藏精""肾主命门之火"，肾主骨，开窍于耳……又远远超出了泌尿生殖系统。

中西医有一个共同参照物，就是男女性交产生一个与父母相似的子代，首先在母体内发育，而后出生，由婴儿发展到儿童、成人、老人、死亡。西医认为：通过受精过程子代就继承了亲代的遗传基因，这些基因就是调控子代新个体生长、发育、分化和繁殖的物质基础。遗传基因代代相传，是维持种族延续和物种相对纯粹的重要保证。DNA是基因遗传的载体。DNA不仅存在于生殖细胞中，是胚胎的物质基础，而且也存在于人体的每个细胞中，是人体各类细胞物质代谢、功能活动的调控中心。中医认为：肾精化生之气称为"肾气"，肾气对人体的发育、生长、生殖和衰老有密切关系。《素问·上古天真论》对"肾气"的作用描述较详细而全面，"女子七岁。……七七，任脉虚，太冲脉衰少，天癸竭，地道不通，故形坏而无子也。丈夫八岁，肾气实……七八，肝气衰，筋不能动，天癸竭，精少，肾藏衰，形体皆极；八八，则齿发去"。

生长素的合成和分泌的部位在腺垂体，受下丘脑所分泌的生长素释放激素和生长素释放抑制激素的双重控制，前者促进生长素分泌，后者抑制生长素的分泌，相互协调共同维持生长素水平。生长素的主要作用有：①促生长作用：若腺垂体在幼年时分泌机能不足，身体的生长发育停滞，虽至壮年，但身材矮小，这也是中医"肾虚"的症状之一。②对代谢的作用：加速蛋白质合成，减少蛋白质分解；生长素促进脂肪分解，使组织脂肪减少；生长素抑制糖的消耗，使能量来源

由糖代谢提供向脂肪代谢转移，有利于机体的生长与修复过程。

雄激素的生理作用是：①促进精子的生成。②刺激雄性副性器官的发育并维持其成热状态。③刺激并维持雄性副性特征，如体型、体毛的分布、喉结出现、声音低沉等。④维持性欲。⑤刺激食欲，促进蛋白质合成，特别是骨骼肌蛋白质的合成，减少尿氨的排出。

雌激素主要是雌二醇和雌酮，以雌二醇分泌量最大，活性最强，还有少量的雌三醇。它们的生理作用是：①促进女性生殖器官的发育。②增强输卵管和子宫平滑肌的活动，提高子宫对催产素的敏感性。③增加宫颈黏液的分泌。④促进和维持女性副性征。

综上所述，人的生殖功能、生长发育、成熟、衰退，主要表现在下丘脑-垂体-内分泌腺（生长素、性腺系统）及相应靶器官的功能上，并受到神经、体液和精神因素的影响，它类似于中医"肾"主生殖的全部内容。其中"天癸"应包括了这条轴上各器官所分泌的各种激素及它们相互之间的互为依存，互相抑制的关系。"天癸至"是性成熟的标志。（李同宪：《中西医融合观之三》，西安：陕西科学技术出版社，2020年）

第二个概念是"证态"。人体五脏六腑正常运行时候的象，称为藏象。五脏六腑的各种功能联系错综复杂，外在表现也会变化多端。中医里病、证、症是一组不同内涵的概念。比如，人们常说的感冒，这个是病；这个疾病的病证分为风寒束表证、风热犯表证、暑湿伤表证，揭示了不同感冒类型的病因、病位、病机、病性、病势，这个就是证；其中风寒束表证这种感冒会出现恶寒、发热、无汗、头身痛、鼻塞、流涕、咳嗽、白痰、口不渴或渴喜热饮、苔薄白等各种症状，这个就是症，是医生四诊获得的异常征象信息，作为分析判断病证的原始依据。人体在疾病时候表现出来的象就是证候（症状和体征），一组具有内在联系的症状与体征就是中医的"证"，或者证候，是疾病过程中某一阶段或某一类型的病理概括，是病机的外在反映，而病机则是证候的内在本质。西医人体的九大系统，健康人体的外在功能表现称为生理状态，疾病时的外在表现称为病理状态。为了区别生理与病理的不同，中医融合理论把生理条件下称为"象态"，病理条件下的象态称为"证态"。于是，中医的证与西医的病理状态两个概念融合产生了一个新概念——证态①。

3. 从理论到临床实践的融合

李同宪提出的"象态"是中西医融合的原基概念，象态与证态理论体系是中、西医的共同参考系。用证态可以解释证与证之间的演变关系以及相应病理状态之间的演变关系，如：痞证，大柴胡汤证（如胃十二指肠溃疡、急性胆囊炎、急性胰腺炎）→热实结胸（急性腹膜炎）→太阳蓄血（盆腔脓肿）。这种演变关系分别符合中医学及西医学的理论及临床实践。用证态可以解释证与证之间的鉴别诊断与相应病理状态之间的鉴别，如中医认为热实结胸证应与痞证、小结胸证、大承气汤证、大柴胡汤证、热入血室证相鉴别；与之相应的是急性腹膜炎应与内科急腹痛、肠梗阻、急性胆囊炎、急性胰腺炎、急性盆腔炎相鉴别。证态还必须能用相应方剂予以验证，如泻心汤能治疗胃肠道感染；大承气汤能治疗肠梗阻；大陷肠汤治疗急性腹膜炎；大柴胡汤治疗急性胆囊炎、急性胰腺炎等等。证态新概念使原来的证与病理状态的外延及内涵都受到制约或扩展，形成新的内涵及外延。柴胡汤证与肝、胆、胰系统感染状态相融合后，小柴胡汤证的范围仅限于肝、胆、胰系统的慢性炎症，其他如"耳前后肿""热入血室"用小柴胡汤治疗就不归属柴胡汤—肝、胆、胰感染证态的范围。证态新概念可以同时完成对中医外感热病学与现代感染病学的分割与重组，如

---

① 李同宪、李月彩：《参考系、证态概念体系与中西医融合》，《医学与哲学》2001年3月第22期。

对疾病发生发展过程的认识，可以形成一个有机融合的病理过程，即卫分证、太阳经证、前驱期是感染性全身炎症反应的急性反应期，以非特异性临床症候群为特点；气分证、阳明证、少阳证是轻度全身炎症反应发热与典型的局部炎症反应的组合；营分证是败血症的早期；血分证是败血症合并DIC；三阴经病是感染的慢性期。用它指导各种感染病的中医治疗。

中西医融合是要建立一个新的理论体系，一个中西医共同的参考体系，成为临床上不会出现不通约、互相矛盾的衡量标准，除了我们前面讲述的哲学层面的融合，主要是理论层面和临床层面的融合。

在理论层面的融合，首先是基本概念的融合。一是具有相同内涵与外延的概念，或者中西医已经通用的概念，如：疼痛、头痛、红肿热痛、黄疸、腹痛、脓血便、小便少、大便干燥、口渴、关节肿痛、卒中等。二是内涵与外延基本相同的概念，经过表述的简单改变能够融合的概念，如：水气病与水肿、血与血液、神昏与昏迷、痉挛与惊厥、消渴与糖尿病、风湿病与痹证等。三是内涵与外延有交叉、重叠，但是差别比较大的概念，需要论证、取舍才能够融合的概念，如：阳明腑实证与肠梗阻、气血津液与内环境、痰与炎症、饮与水电解质紊乱、血瘀与血栓形成、脾主运化与物质代谢等，这是难点与关键。四是不能够融合的概念，诸如细胞、细胞核、电解质各种离子、炎症介质、凝血过程等，在中医理论体系中没有办法找到相应的概念与之对应。这些概念只有在中西医融合之后，进入新的理论体系中。例如脾阳虚（苓桂术甘汤）—低血钠低容量证态中，低血钠就是脾阳虚的象，或者变量，或者诊断依据之一。低血钠在中医理论中没有与之可融合的概念，不能够在中医的理论框架内流易，但是，它们是证态的变量之一，可以是某几个证态的变量，即可以在证态理论体系内流易。

其次，理论构架的融合主要是中医病机与西医病理学的融合与取舍。这是中西医两大理论体系融合的关键。理论构架就是类与类之间的逻辑关系，在中医理论中就是证与证之间的关系，在西医理论中就是病理状态与病理状态之间的关系，在中西医融合理论中就是证态与证态之间的关系。

以气血津液与内环境的融合为例，需要进行以下问题的论证：一是中西医基础理论的融合，即中医的气血津液与西医内环境的内容、生理理论能够融合。二是气血津液失衡的病理病机、病理产物与西医内环境失衡的病理学、病理产物能够融合。三是气血津液失衡发生的所有证能够在内环境失衡中找到相应的病理状态，而且能够证明相应的证与病理状态是统一的。怎样证明相应的证与病理状态是统一的？具有相同的症状与体征；在疾病过程中具有相同的时空位置；具有相同的鉴别诊断与鉴别要点；根据中医方证相统一的原则，方剂的药理研究或者临床实践证明能够治疗相应的西医病理状态。可以看出这是疾病诊断的一个完整过程，无论中医还是西医诊断疾病的逻辑思维方法是统一的，即：第一，疾病发生发展的过程（病史）以及现在患者所处的疾病阶段。第二，临床表现症状与体征，一组相对固定的、具有内在联系的症状与体征中医称为证，西医称为病理状态。第三，鉴别诊断，这是否定、排除所有类似的疾病及疾病本身的其他阶段。完成以上过程，得出同一个初步诊断。这是中西医的共同点（共同参考系），不同的是西医具有各种化验以及实验室检查，中医则以舌象与脉象作为参考，这些均为辅助诊断，在中西医融合过程中，我们暂时舍弃中、西医的不同点，这是因为中医所描述的证都是临床上十分严重而且具有典型、特异性的临床表现。第四，治疗效果检验、修正初步诊断，即使用中药方剂治疗相应病理状态检验证与病理状态的统一性。

所以证态的论证过程就是一个疾病诊断过程的重复，对于严重而典型病例，如果西医依靠物理诊断作为主要诊断手段是科学的，那么，我们按照这个科学方法论证中医的证也是科学的，其结果是正确的、可信的。最终达到中西医理论能够相互解释，例如，能够运用气血津液的理论解释心源性、肝源性、肾源性水肿的发病机制、治疗原理等；能够运用炎症、血栓形成理论解释痰饮与血瘀，而且相互不矛盾。建立一个新的参考系，新的理论体系，即气血津液—内环境象态体系，痰—炎症证态以及血瘀—血栓形成、出血证态等等构成的证态体系，从象态到证态，成为中西概念相互流易的中介[①]。

链接：脏腑辨证的中西医临床融合举例——心阴虚与心肌炎（心肌损伤）证态

中医的"心"包括神经系统、心血管系统等，中医的虚证是指西医的功能性病变。中医"心"的虚证包括：神经衰弱，神经官能症特别是心脏神经官能症。因为神经衰弱与神经官能症，在临床上不容易区分，从病理学上也没有明确的区别，这都是由于心理精神因素引起的功能性病变。心气虚、心血虚、心阳虚、心阴虚都是神经系统、心血管系统的功能性病变的不同的临床类型。心阴虚证是指阴液不足，心失所养，虚热内扰，以心烦、心悸、失眠及阴虚症状为主要表现的虚热证候，可见于心悸、怔忡、虚劳、不寐、盗汗以及现代医学的心律失常、神经官能症、贫血、甲状腺功能亢进、结核病等疾病。

1. 病因。心主司血脉的正常运行和人的精神意识思维活动，它离不开阴液的济养。若久病体虚，思虑劳神太过，暗耗心阴；或因温热火邪，灼伤心阴；或情志不畅，或经常动气动火，或肾阴不足不能上济心阴，则会耗伤心的阴液，内生虚热，影响心主血脉和藏神的功能，出现心阴虚证。阴液亏损，不能制阳，阴虚阳盛，虚热内生。可现阴虚内热甚则阴虚火旺之候，以五心烦热、潮热、盗汗、口渴咽干、面红升火、舌红、脉细数等为特征。

2. 临床表现。本证以心烦、心悸、失眠与阴虚症状共见为辨证的主要依据。阴液亏少，心失濡养，心动失常，故见心悸；心神失养，虚火扰神，神不守舍，则见心烦不宁、失眠、多梦；阴虚失润，

[①] 李同宪、李月彩：《中西医融合观——气血津液与内环境的融合》，西安：第四军医大学出版社，2012年。

故口燥咽干，形体消瘦；手足心热，午后潮热，盗汗，颧红，舌红少津，脉细数等，均为阴虚内热之象。

3. 辨证施治。证候：心悸、失眠，虚烦神疲，梦遗、健忘，手足心热，口舌生疮，舌红少苔，脉细而数。治则：滋阴养血，补心安神。主方：天王补心丹。

4. 内服方药。（1）天王补心丹（以神经衰弱为主要表现）为安神剂，具有滋阴清热、养血安神之功效。主治阴虚血少、神志不安证。心悸怔忡，虚烦失眠，神疲健忘，或梦遗，手足心热，口舌生疮，大便干结，舌红少苔，脉细数。临床常用于治疗神经衰弱、冠心病、精神分裂症、甲状腺功能亢进等所致的失眠、心悸，以及复发性口疮等属于心肾阴虚血少者。（处方略）（2）炙甘草汤：出自汉代张仲景之《伤寒论》177条，伤寒脉结代，心动悸，炙甘草汤主之。（处方略）"脉结代，心动悸"就是患者自我感觉到心慌，医生摸到脉搏不整齐，与西医的心率不齐是同一概念。脉结代与"伤寒"相联系，又与风湿相搏证、白虎汤证前后呼应，可知炙甘草汤证与急性风湿性心脏病、心肌炎是一个证态。风湿热与链球菌、病毒感染有关，所以，炙甘草汤可以治疗病毒性心肌炎。炙甘草汤，又名复脉汤。为临床常用经典名方。炙甘草汤之功效在滋阴养血，通阳复脉，最适合病毒性心肌炎后遗症脉结代、心动悸者。临床上常用此方治疗冠心病、风心病、病毒性心肌炎、甲状腺功能亢进所引起的窦性心律不齐和传导阻滞，或房性期前收缩、室性期前收缩以及自主神经功能紊乱所引起的心悸气短和心动过速、脉结代等症均加减使用。

5. 鉴别诊断。心阴虚与心血虚从病机上看，心血虚与心阴虚虽同属阴血不足范畴，但心血虚为单纯血液不足，血不养心，主要表现为心神失常和血脉不充，失于濡养，不能濡养脑髓，而见眩晕健忘；不能上荣则见面白无华，唇舌色淡，不能充盈脉道则脉象细弱。心血虚以血虚不荣之"色淡"为特点，而心阴虚则以阴虚内热之"虚热"

为特点。西医：心脏神经官能症的基础上，以阴虚内热为特征。心阴虚与中毒性心肌炎、病毒性心肌炎、心肌疾病的代偿期是一个证态。对应方剂炙甘草汤，其适应症：心脏神经官能症具有阴虚内热者；病毒性心肌炎；风湿热（外毒素）引起的心肌炎；甲亢等内分泌激素紊乱引起的心律不齐。（李同宪：《中西医融合观之三》，西安：陕西科学技术出版社，2020年）

四、技术升维

中西医融合时代到来后，一个以整体观系统观为核心的医学体系，其理念和基本方法仍然是植根于传统中医学，但其理论却加入了科学实证的内容，现代科技的手段运用，最大限度地融贯传统中医学和现代西医学的知识、经验和技术，将引发一场医学领域前所未有的观念和思维方式以及临床的革命。从中药的角度，屠呦呦的青蒿素就是一个有力的证明。虽然有人争议青蒿素是"中药"还是"西药"，但是，中药也有传统中药与现代中药之分，现代中药则是经过精制、纯化、提取分类有效组分或成分制成的中药，它继承了传统中医药的理论和千百年来实践经验，又充分运用了现代科学（特别是现代医药学）的理论、方法、手段，按照这个理解，青蒿素是具有化学药特点的现代中药，具有双重属性，在分类上既可认为是中药（现代中药），也可认为是化学药。这就引出一个我们回避不了的现实问题：中医的现代化。

1. 现代化趋势越来越明确

20世纪理论物理学的进步，从相对论、量子力学到霍金的量子引力论，科学对世界本原的认识的进步极大地拓展了人类的视野。一方面在以理论物理学为代表的传统科学的领域，从微观和宏观扩展了我们对世界本原的认识；另一方面，随着系统论、控制论、信息论、耗散结构理论、协同学、突变理论等新理论、新方法的诞生，从广度上拓展着科学的疆域。兴起于20世纪80年代的复杂性科学，以复杂性系统为研究对象，以超越还原论为方法论特征，以揭示和解释复杂系统运行规律为主要任务，是系统科学发展的新阶段，不仅引发了自然科学界的变革，而且也日益渗透到哲学、人文社会科学领域。复杂性科学的兴盛在于研究方法论上的突破和创新，某种程度是一种方法论或者思维方式的变革，打破了传统学科之间互不来往的界限，还原论适用于所用学科的观念被打破。著名物理学家霍金称"21世纪将是复杂性科学的世纪"。

最早明确提出探索复杂性方法论的是我国著名科学家钱学森，他在20世纪80年代，复杂性研究刚刚兴起的时候，就敏锐地提出要探索复杂性科学的方法论。随后，成思危教授在《复杂性科学与管理》一文中指出："研究复杂系统的基本方法应当是在唯物辩证法指导下的系统科学方法"，并提出这应包括四个方面的结合，即定性判断与定量计算、微观分析与宏观分析、还原论与整体论、科学推理与哲学思辨相结合。随着2021年诺贝尔物理学奖的揭晓，三位科学家：真锅淑郎（Syukuro Manabe）、克劳斯·哈塞尔曼（Klaus Hasselmann）以及乔治·帕里西（Giorgio Parisi）因复杂系统研究贡献而获奖，这一年轻又充满争议的"复杂科学"领域进入了更多人的视野。

复杂系统不仅规模巨大，而且元素或子系统种类繁多，本质各异，相互关系复杂多变，存在多重宏观、微观层次，不同层次之间关联复杂，作用机制不清，因而不可能通过简单的统计综合方法从微观描述推断其宏观行为。人脑、人体、生物、生态、地理环境以及许多宇宙现象等都属于复杂巨系统，其中社会系统是特殊复杂巨系统。人体不仅具有自然属性，还有社会属性和人文属性，因此，人体是一个具有多层次结构的、开放的、复杂的巨系统。第一，系统本身与系统周围的环境有物质的交换、能量的交换和信息的交换。由于有这些交换，所以是"开放的"，系统所包含的子系统很多，成千上万，所以是"巨系统"，而子系统又种类繁多，所以是"复杂的"。第二，人体是一个由多种物质运动形式组成的复杂的运动体系，生命过程是一个活生生的过程，它是由物理运动、化学运动、生物运动和精神心理运动组成的，它们互相交换、互相配合协调，完成人体内外物质、能量和心理情感之间交流的平衡，完成身体内部各个系统之间的配合协调，这都是极其复杂的协调和平衡的控制，是世界上最为复杂的控制系统。第三，人体还是一个具有极强自动反馈调控、自我恢复能力的系统，这是一种与生俱来的自我能力。人体自动控制和自动恢复系统，是由经络系统和神经系统等多个层次的控制指挥系统共同作用完成的，即以神经系统为主导的生物化学调控机制；以人体能量场（电磁场）为背景的生物电磁波（生物微波）同频共振机制；以意识调控为核心的生命信息调控机制。其中经络控制指挥系统是一切生物的共存基础性调控系统，神经系统是在经络基础上发展起来的适应于动物生存的调控系统。按照生物电磁波理论，DNA仅仅是记录着信息的磁带，实际传递信息物质的载体是生物电磁场。生物电磁场是伴随DNA的活动产生的，反过来生物电磁场又能够唤起基因的活动。生物是太阳系的能量开放系统，是自由能由高能态向低能态辐射传递链条上的一个环节，生物之间能量与信息传递的共同载体——生物微波有一部分辐射出体外，以此与周围生物体互相联系与影响。生物的生长发育过程，生物的免疫反应，生物对外界刺激的反应，神经信号的传导，生物的变异和进化等等，虽然外部表现是物质或能量的变化，但在本质上都是生命信息与能量转移或交换的运动过程。①物质、能量和信息三个层面上的生命活动规律，决定了人体新陈代谢的动态平衡，

---

① 古乐维奇的洋葱实验——生物电磁波的发现。20世纪20年代，苏联生物学家古乐维奇教授把一个洋葱头放在有利条件下生根发芽。之后，他在这个洋葱头近处放置另一个没有生根发芽的洋葱头，结果这个洋葱头很快发芽。他做了许多次对比实验，都是这样的结果。俄罗斯医学技术科学院中国籍院士姜堪政博士依据量子理论进行人体微波通信实验，证明了生物电磁波存在，提出了"生物场导学说"，依据量子的波粒二象性，按照能量与信息的关系，生物电磁场是存在于电磁场频谱范围之内的微波波段，即生物之间传递生物微波。著有《场导发现——生物电磁波揭秘》。

也决定了人体代谢的自平衡机制和自修复机制——人体自愈力。医学的目的正是为了维系人体自愈力、免疫力、抵抗力。中西医都必须也必然会回归到它的原点：不是所谓的"治病"，而是恢复人体自愈力、免疫力、抵抗力。

钱学森作为世界科学巨擘，中国两弹元勋之一，航空领域的世界级权威、空气动力学学科的第三代挚旗人，也是工程控制论的创始人，是二十世纪应用数学和应用力学领域的领袖人物，是二十世纪应用科学领域最为杰出的科学家。这位顶级科学家相继提出了系统科学、思维科学和人体科学三大科学思想体系。他以其深邃的思想体系、广博的知识体系和天才般的睿智，洞察了中医理论的高妙，发现了传统中医的特殊价值。他说"21世纪医学的发展方向是中医"。"中医的现代化，是中医的未来化。也就是21世纪要实现的一次科学革命，是地地道道的尖端科学"。这一观点曾在社会上引起很大反响，他进一步指出，"中医的现代化可能引起医学的革命，而医学的革命可能会引起整个科学的革命"。

钱学森在谈到中医理论对创建系统学的启发时认为，巨系统分两个大的方面，一个方面叫简单巨系统，另外一种叫复杂巨系统，中医研究属复杂巨系统。人体是一个开放性的和有意识的复杂巨系统。他指出："人体作为一个系统，它首先是一个开放的系统，也就是说，这个系统与外界是有交往的。比如，通过呼吸、饮食、排泄等，进行物质交往；通过视觉、听觉、味觉、嗅觉、触觉等进行信息交往。人体是由亿万个分子组成的，所以它不是一个小系统，也不是一个大系统，而是比大系统还大的巨系统。这个巨系统的组成部分又是各不相同的，它们之间的相互作用也是异常复杂的。和西医相反，中医理论才是和系统科学完全融合在一起，中医的看法跟现代科学中最先进、最尖端的系统科学的看法是一致的。"

1980年，原卫生部中医局局长、中医泰斗吕炳奎先生就中医学研究问题写信给钱学森。钱先生对这封信提出的问题很感兴趣，于1980年8月份复信给吕先生，信中比较了西医和中医的两种不同的研究事物的方法——

分析法和综合法，指出了西医研究中的弊病，大胆提出"医学的方向是中医的现代化，而不存在什么其他途径。西医也要走到中医的道路上来"。这是因为西医起源和发展于科学技术的"分析时代"。人们把事物分解为若干组成部分，一个一个地去认识。这有好处，便于认识；但也有坏处，把本来整体的东西分割了。西医的毛病也就在于此。后来终于被广大科技界所认识，建立了系统观，有人称之为"系统时代"。人体科学一定要有系统观，而这恰恰就是中医的优势。但是当前存在的问题是，现有的中医理论尚不能同现代科学技术联系起来，而科学技术一定要联成一体，不能东一块，西一块。解决这个问题就是中医现代化，实际上是医学的现代化……他这封信在新华社1980年9月19日出版的《内部参考》上发表后，引起了批评反对之声。在1983年1月21日由中华全国中医学会举办的迎春座谈会上，钱学森发表了题为《用马列主义哲学阐述中医理论》的讲话，他讲了自己对中医文化的研究过程："原来是一股子热情，不了解情况，想从现代科学技术的角度去阐述和解释中医，现在看恰恰相反。中医要是真正搞清楚了以后，要影响整个科学技术，要引起科学革命。"[①]

科学观念的变革，拓展了科学的疆域，带来了对以中医学为代表的东方古代科学的理念、方法的重新审视。西方医学作为一种对抗性医学，长期以来缺少理论，缺少作为一门医学科学必须有的医学系统理论。现代西医的整体化及医学模式的变革，传统中医的现代化与信息化、智能化以及物理、生物、化学方面的现代科学技术的结合，成为趋势和热点。现代西医在复杂性科学时代"分析—重构"的模式走向整体综合的追求很难有满意的结果。而当我们按照复杂性科学研究复杂系统的认识去探索现代西医走向整体综合的道路时，却和中医道路越来越接近。西医的整体化、中医的现代化，将殊途同归，汇聚成一门新的医学体系——融合医学，它的理论符合现

---

① 《钱学森书信选》编辑组：《钱学森书信选（上卷）》，北京：国防工业出版社，2008年。

代科学规范，继承了传统中医学的基本方法、理论框架和诊断、治疗技术，在现代西医疾病研究的基础上，把现代医学的检测方法和治疗手段融汇其中，从理论上和实践上实现中西医两大医学体系的融合。

2.五诊化诊断越来越常用

传统中医诊断是以取类比象、司外揣内、见微知著、知常达变等思维方法为基础，是一种体外诊断技术，对疾病的认识是依靠望、闻、问、切四诊所获取的症状体征为依据进行审证求因，《黄帝内经》中"有诸于内必行诸外"是其认识原理和方法论基础。然而随着时代及科技的发展，疾病的种类以及表现形式不断地被发现及认识，传统的四诊在诊断疾病上存在着一定时代的局限性，无法深入到体内从机体深层获取更加丰富的病理信息，这正是现代中医的发展领域，可以本着拿来主义，借用西医的诊断技术弥补传统中医诊断的不足。

近几十年来，随着现代医学与传统中医学的不断渗透及融合，传统中医学的临床思维模式与诊断方式也在发生深刻的变革，医家们对现代中医辨病与辨证的模式进行了大量的研究及探索。其中"五诊十纲"，已经成为一种现代中医诊断学的新理论、新方法，即在中医传统的"四诊八纲"基础上，增加了现代医疗技术的"检验""检测"，如物理、化学等检查方法，从而取得一组微观辨病指标，然后采用宏观与微观、辨证与辨病对照验证相结合的现代中医学诊断方法。以现代西医检测方法揭示的人体在各种生理病理状态下出现的主观感觉、客观指征和实质形态功能方面的变化为基础，辅以检测舌象、脉象、血象，测量人体磁场、电场、能场等的仪器，对人体各种生理病理现象进行综合考察，从而对人体进行系统的分析。

当代国医大师邓铁涛不仅是一名中医临床大家，也是一位中医理论思维方法的积极探索者，晚近他提出结合现代的科技进步，包括西医的新技术作为工具去发扬中医，采用西医查体、理化检查等手段作为现代中医诊断疾病的辅助手段，丰富中医临床辨病辨证内容，对抽象的四诊辨证资料实现量化研究提供了依据，将传统中医四诊发展为现代中医"望、闻、问、切、查"五诊。这个"查"，包括西医学的体格检查、实验理化检查等内容，通过辅以"查"为依据，做出疾病的中西医诊断，如血压计协助诊断高血压（眩晕病）；如运用分子生物学检测技术从基因水平了解患者罹患某种疾病的概率，求证某些病先天禀赋异常的病因；如通过冠脉造影可以排查冠心病，可以明确无症状但心电图有心肌缺血隐性冠心病的血管病变情况。邓铁涛说，把包括西医技术在内的各种科学手段为我所用，借用西医的诊断仪器和方法，目的在于发展中医的技术与理论，使中医的经验总结更易于为人们所接受。中医"五诊"是在中医理论指导下融入现代医学科技的成果，西学中用，保留中医特色的诊断手段，对明确疾病的中西医诊断、疗效衡量客观化，指导辨病辨证各个方面均具有重大临床意义，提高了现代中医的诊断和临床实践水平。

同时，结合传统中医治未病思想及现代预防医学思想，在阴、阳、表、里、寒、热、虚、实八纲的基础上加入"已病"与"未病"辨证，从而发展为"十纲"。恰当地应用"查"诊，吸取现代医学的理化检测等先进手段，从而达到宏观辨证与微观辨证相结合的目的，有利于促进中医辨病辨证的标准化及规范化；另外，"已未"辨证要求临诊时首先区分"已病"与"未病"，即区分是"器质性"还是"功能性"病变，进而进行"私人订制"的诊疗方案，即充分发挥中医"个体化"治疗。国医大师、南京中医药大学干祖望教授在五官科的长期临床实践与理论探索过程中，将有形有质者、无形无质者分别归纳为"体用"，并将其延伸到疾病的认识规律上，器质性病变属"体"，功能性疾病属"用"，主张将"体用"纳入辨证纲领为"十纲"，提出"体用为领，治分术药"，体现了现代辨病与辨证相结合、重临床实用的创新临证思维。

链接：用"五诊十纲"理论指导心包积液辨证论治。

邓铁涛积液五脏相关学说既继承了五行学说的精华，又赋予现代系统论的辨证法思想。支饮病位在肺，但涉及脾、肾、心、肝，即病位涉及五脏，故心包积液治疗上应以五脏相关理论指导，贯穿治疗全过程。心衰性心包积液多为漏出液时，侧重温通心阳兼顾健脾补肾、活血利水；在诊疗肝硬化性心包积液时，以"肝病实脾，脏腑相关"为原则；对于肾病综合征所致的心包积液，则法"以肾为本，肺脾相关"，着重调理肺脾肾三脏。而当心包积液为渗出液时，多用卫气营血辨证，如诊治结核性心包积液时认为"卫、气属肺"，"营、血属心"；以病机相关之"痰瘀相关"诊治肿瘤性心包积液。在治疗疾病时应用"五诊十纲"联合中医整体观之"五脏相关学说"，可提升诊治疾病的高度。众多医家运用这一理论，验证颇多。

病案举隅：黄某，女，26岁。因"咳嗽、胸痛1周，发热4天"于2015年12月21日入院。症见：神清，发热，干咳侧卧位时明显，胸痛吸气时加重，偶有心悸，无寒战、呼吸困难等不适。舌绛红，苔黄厚，脉弦数。体温38.5℃，脉搏130次/min，血压86/56mmHg。查体：心浊音界向两侧扩大，心音低钝。结核菌素试验（－）；血分析、生化、甲状腺功能、相关抗原、抗核抗体（ANA）、抗SM抗体未见明显异常。心脏彩超示射血分数（EF）为59%、左房厚度24mm，左室舒张末厚度32mm，提示大量心包积液；胸部CT示左肺下叶感染性病变，左侧胸腔积液及心包积液；T-sport（＋）；考虑大量心包积液导致心包压塞，故在B超指引下行心包穿刺术并留置引流管。穿刺液常规＋生化检查结果提示积液为渗出液，病理未见癌细胞。中医诊断：痰饮病热毒内陷心包证。西医诊断：结核性心包炎。

按照邓老"五诊十纲"诊断思路与五脏相关学说，采用"辨病为先，辨证为次"思维模式诊疗心包积液，区分阴阳、寒热、虚实辨证，将传统与现代相融合，取得了好的疗效，为现代中医诊治心包疾病提供了临床新思路。（卿立金等：《"五诊十纲"理论指导心包积液辨证论治》，《中西医结合心脑血管病杂志》2017年13期）

在钱学森教授中医现代化观念的指导下，二十世纪八十年代中期，一批中医家开始了辨病与辨证相结合方面的探索，他们将西医习用的理化检查项目作为中西医共同可用的疾病诊断基本单元，中医也可合理使用，将这些基本单元组合成病理状态（西医谓"病"，中医叫"证"）的不同概念。《邹云翔医案》中记载有著名中医肾病专家邹云翔参考现代的血液生化检查项目作肾病辨证的临床经验。著名中医肝病专家邹良材先生在作肝病辨证过程中也参考过现代肝功能检查项目和超声波检查。我国中医耳鼻喉科专家干祖望教授则不仅倡导耳鼻喉科病的查诊，而且将其与四诊列为同样重要的诊断方法，较早提出和使用"五诊"。"五诊与十纲"诊断法的应用程序是：通过望、闻、问、切收集宏观指标，表里、寒热、虚实、阴阳，进行宏观辨证；结合现代医技"检验"（化验、声像、病理等）等等手段收集微观指标，如数量与质量、量级与量值等，进行微观辨病；然后根据宏观指标和微观指标，进行宏观辨证和微观辨病，完成对照验证，最后通过综合—分析—综合诊断，做出最终判断。"五诊十纲"诊断法，依靠四诊为支撑，以"查"为依据，作为望、闻、问、切的延伸，辅助做出疾病中西医诊断，体现了中医传统特色和现代医技"检验"相结合，辨证与辨病相结合的两大优势，是实现中西医有机结合和中医学现代化的现代中医学诊断方法。倡导"五诊"的诊断方法，中医院引进现代化设备，是为了适应新时代患者的需要，不是为了"西化"中医。当然也要防止以查代替四诊的情况。

　　链接：肝胆系统的现代理化检查与中医辨证

中医认为"肝藏血"，《黄帝内经》指出，肝者"其华在爪，其充在筋，以生血气"。肝与胆互为表里，一气相通。所谓肝藏血，就是表明人体血液内诸种成分的数量变化体现着肝气与胆气的盛衰虚弱变化状态，尽管血液的各种微观成分表达着西医语言系统中的各种病理变化特点，但从其共性特点出发，可将这些血液微观成分观察数据归纳为如下三个类型：

一是正常状态，即中医所谓的阴平阳秘状态，意味着人体趋向于健康。二是肝虚血虚状态，这是血液中诸成分低于正常状态的病理（偏阴）状态，而肝胆虚是血液中各种成分低于参考值的共性特点。三是肝旺血实状态，这是血液中诸种成分高于正常状态的病理（偏阳）状态，临床上发现这种病理性的数据就意味着肝胆实，而肝胆实则是血液中各种成分高于参考值的共性特点。

表12-5　肝胆系统的现代理化检查辨证表

指标名称	阴平阳秘参考值	低于参考值辨证	高于参考值辨证
血糖	60—90 mg/dl	低于60为肝虚证（其中低于45为严重肝虚证）	高于90为肝实证（其中高于120～180mg/d1者为严重肝实证）
血非蛋白氨	20—35 mg%	低于20为肝虚证	高于35为肝实证
血尿素氨（BUN）	8—26 mg/dl	低于8为肝虚证（其中低于6为严重肝虚证）	高于26为肝实证（其中高于50者为严重肝实证）
血氨氨（BA）	4—139 mg%	低于40为肝虚证	高于139为肝实证
血肌酸（CREATINE）	3—7 mg%	低于3为肝虚证	高于7为肝实证
血肌（CREATININE）	0.7—1.5 mg/dl	低于0.7为肝虚证	高于1.5都为肝实证（其中高于6mg/dl为严重肝实证）
血尿酸（BUA）	2.5—7.0 mg/dl	低于2.为肝虚证（其中低于2.0者为严重肝虚）	高于7.0为肝实证（其中高于10.7为严重肝实证）
血清粘蛋白	32—34 mg%	低于32为肝虚证	高于34为肝实证
血液氨基酸测定（AAN）	4—8 mg%	低于4为肝虚证	高于8为肝实证

续表

指标名称	阴平阳秘参考值	低于参考值辨证	高于参考值辨证
血总胆固醇	150—250 mg/dl	低于150为肝虚证（其中低于90为严重肝虚证）	高于250为肝实证（其中高于400为严重肝实证）
血甘油三酸酯（TG）	40—150 mg/dl	低于40为肝虚证（其中低于20为严重肝虚证）	高于150为肝实证（其中高于400为严重肝实证）
血磷脂	110—210 mg%	低于110为肝虚证	高于210为肝实证
血清胆红素	0.1—1.2 mg/dl	低于0.1肝虚证	高于1.2为肝实证（其中高于20为严重肝实证）
血总蛋白	6.0—8.0 g/dl	低于6.0为肝虚证（其中低于4.5为严重肝虚证）	高于8.0为肝实证
血白蛋白	3.8—4.8 g/l	低于3.8肝虚证	高于4.8为肝实证
血球蛋白	2—3 g/l	低于者为肝虚证	高于3为肝实证
血清钠（NA）	138—146 mm01/L	低于138为肝虚证（其中低于115为严重肝虚证）	高于146为肝实证（其中高于115为严重肝实证）
血清钾（K）	3.7—5.3 mm0I/L	低于3.7为肝虚证（其中低于3.0为严重肝虚证）	高于5.3为肝实证（其中高于7.7为严重肝实证）
血清（CA）	9.0—10.6 mg/dl	低于9.0为肝虚证（其中低于7.0为严重肝虚证）	高于10.6为肝实证（其中高于11.0为严重肝实证）
血清镁（MG）	1.2—2.4 mEg/L	低于1.2肝虚证	高于2.4为肝实证（其中高于5.0为严重肝实证）
血清氯化物	8—109 mm0I/L	低于98为肝虚证	高于109为肝实证（高于112者为严重肝实证）
血清铁（EF）	50—165 ug/dl	低于50为肝虚证	高于165为肝实证（其中高于400者为严重肝实证）
血清铜（CA）	116—124 ug/dl	低于116为肝虚证	高于124为肝实证
血清锌（ZN）	650—770 ug/dl	低于650为肝虚证	高于770为肝实证
血清锰（MN）	4 mg/dl	低于4为肝虚证	高于4为肝实证
血清维生素B12	200—500 pg/me	低于200为肝虚证（其中低于170为明显肝虚证）	高于500为肝实证（其中高于1200为严重肝实证）

3. 数字化赋能越来越广泛

数字化时代，让中医连接古今。

现代医学科学对生命与疾病的研究已不再局限于生化学的实验研究方法，随着现代科学的发展，更多探索生命的方法得以应用。互联网、大数据、云计算、人工智能等新一代信息技术正推动中医药行业创新发展，以影像组学、三维可视化、3D打印、虚拟现实、分子荧光成像、多模态图像实时手术导航等为代表的技术，开启了数字化智能化诊疗的新时代。从经验性诊断到智能化诊断，从经验手术到多模态融合图像导航手术，数字智能化诊疗技术在疾病的诊断可视化、术前评估、手术规划、手术实时指导、青年医师的训练和培养等方面显示出强大生命力，给患者带来的则是更加微创、精准、安全和高效的诊治方式[①]。

中医学将借助基于大数据的人工智能走上以智能化、机器化、自动化为标志的现代化之路，借助于智能感知、互联网、云存储等新技术，将中医药典籍和中医诊疗过程等一切中医知识、经验转化为数据，所形成的中医大数据将为中医智能化提供丰富的经验基础，深度学习、人工神经网络和蒙特卡洛树搜索[②]等机器学习技术将为中医智能化提供可行的技术手段，中医将沿着中医智能辅助、中医机器人和智慧中医三个由低到高的阶段走上人工智能技术的发展之路，为中医药的发展带来了新的机遇。

自2018年至今AI在医疗领域得到了全面而深化的发展，从理论探索到

---

① 张旭东、陈校云：《人工智能蓝皮书：中国医疗人工智能发展报告》，北京：社会科学文献出版社，2020年。

② 蒙特卡洛树搜索又称随机抽样或统计试验方法，属于计算数学的一个分支，当科学家们使用计算机来试图预测复杂的趋势和事件时，他们通常应用一类需要长串的随机数的复杂计算，设计这种用来预测复杂趋势和事件的数字模型越来越依赖于这种统计手段，模拟可靠的无穷尽的随机数目来源。

设备开发，应用深度学习或卷积神经网络[①]、循环神经网络、生成对抗网络、自编码器等的研究和应用会越来越广泛。机器通过深度学习，进行复杂关系建模，从而发现数据的分布表示或类别属性，最终实现模拟人脑对图像、文字和声音的识别与分析等高级决策任务。智能中医学作为一门新兴学科，涉及医学、理工、信息、生命科学、人工智能等多个学科交叉合作、相互补充，提供了多样化的观测、解构与分析手段，极大地推动了医疗诊疗能力的提升，同样，这些学科与中医学的融合推进了中医现代化的进程，改变了传统中医的诊疗模式，实现从经验医学向循证医学向智能医学的逐步转化，其形成和发展必将助力中医进入智能信息两化融合的新时代。智能中医学的核心内涵在于将复杂多维的四诊数据进行信息化和标准化处理，融合人工智能技术，构建中医辅助诊断模型和治疗方案[②]。

第一，数字化辅助诊断。数字化医学时代，AI辅助诊断系统可以模拟医生诊断和治疗中的演绎推理过程。现在市场上推出了各种各样的中医诊疗设备，运用脉象、舌象信息等设备采集受试者的客观数据信息，通过建立模型对中医临床的脉诊、舌诊等进行模拟，寻找和预测体征、症状以及处方用药的关系，辅助医生进行病情诊断与处方用药，可在一定程度上减少对医者主观判断成分的依赖，完成从定性分析到定量分析的转换。其中，脉诊仪是由"寸、关、尺"三部全面获取脉象"位、数、形、势"四要素参数，经AI算法模型辨识，再与中医临床诊疗知识图谱深度融合，是中医智慧切脉的基本研究思路，通过中医脉象识别算法等一系列AI算法，将肉眼看不到的脉搏，转化为直观图像。舌诊仪是通过计算机视觉等技

[①] 卷积神经网络是一类包含卷积计算且具有深度结构的前馈神经网络，是深度学习的代表算法之一，具有表征学习能力，能够按其阶层结构对输入信息进行平移不变分类，因此也被称为：平移不变人工神经网络。卷积神经网络仿造生物的视知觉机制构建，可以进行监督学习和非监督学习，其隐含层内的卷积核参数共享和层间连接的稀疏性使得卷积神经网络，能够以较小的计算量对格点化特征，例如像素和音频进行学习、有稳定的效果且对数据没有额外的特征工程要求。

[②] 商洪才、田贵华：《智能中医学概论》，北京：人民卫生出版社，2021年。

术，对舌象特征信息提取与处理，对舌象进行量化分析。其方法是采用光谱舌色校正、舌苔舌质分离和舌形舌态识别的仪器，针对性地收集舌象并建立舌象数据库，数据库与中医理论相结合，搭载AI技术，实现舌象分类与自动分割场景，达到与人类感知高度一致。面诊仪的AI面部识别是现代化望面的核心技术，运用图像分析方法对患者面部照片的特定标志点进行特征提取，通过机器学习方法建立模型对已知的面部特征分类并纳入对应数据库，经过数据比对得出相应诊断结果，对病人面部图像进行分割及分析，读取面诊及问诊信息数据，建立和编辑病例。这样，四诊仪就将中医舌诊、面诊、脉诊、问诊整合在一起，在采集到问诊、脉诊、面诊、舌诊的数字信息后，AI通过综合运用聚类分析、主成分分析、因子分析、回归和判别分析、隐类分析、神经网络、多标记学习等多种方法，最后综合得出诊断结果，供中医辨证参考使用。这些相关诊疗仪器设备对于人体生理信息的采集，在临床上已不限于舌象、脉象，通过可穿戴设备对心电信号、心率、血压、步数、睡眠情况、饮食情况的采集和处理分析，有助于更加综合地评估人体的状态。而采用AI技术打破常规方式，遵循数字化、客观化原则对中医四诊信息进行采集，不仅规范了四诊信息的收集模式，还弥补了临床医生由于自身经验认知所造成的偏差，再结合大数据云计算等相关技术，实现AI与中医四诊的碰撞融合。未来中医诊断学有可能引用的生物识别关键技术，包括面部识别技术、虹膜检测技术、指纹掌纹识别技术、图像分析技术、声音识别技术、电子鼻气味识别技术、神经网络技术、智能传感器技术及多信息融合技术等，借助计算机作为中医数字化诊断的技术平台，促进中医四诊方法学的发展，不断延伸与发展传统医学的诊疗水平。国务院2019年发布《关于促进中医药传承创新发展的意见》提出实施"互联网+中医药健康服务"行动，建立以中医电子病历、电子处方等为重点的基础数据库，鼓励依托医疗机构发展互联网中医医院，开发中医智能辅助诊疗系统，推动开展线上线下一体化服务和远程医疗服务。

　　第二，专家系统。中医"经验"本身就是一种"大数据"。中医历经数千年的发展，知识系统博大精深，这些古今医学典籍与临证资料中海量的医学理论知识与实践技术，如何数字化运用，如何缩短中医学人才培养周期等诸多问题是中医传承和发展中亟待解决的问题。人工智能被认为可作为解决这类问题的途径和方法。中医学将可能借助基于大数据的新人工智能走上以智能化、机器化、自动化为标志的现代化之路，借助于智能感知、互联网、云存储等新技术，将中医药典籍和中医诊疗过程等一切中医知识、经验转化为数据，所形成的中医大数据将为中医智能化提供经验基础，深度学习、人工神经网络和蒙特卡洛树搜索等机器学习技术将为中医智能化提供可行的技术手段，在新一代人工智能的支持下，中医将沿着中医智能辅助、中医机器人和智慧中医三个由低到高的阶段走上智能化之路。"专家系统"由AI进化而来，于20世纪70年代进入医学视野，其内部含有医学专家水平的知识经验，综合语言分析、知识获取等技术，模拟医学专家诊病临证的思维过程，继承其丰富的诊病经验以及灵活的辨证逻辑，从而实现临床智能决策，包括精准诊断与个体化诊疗方案。我国于1978年起开展"中医专家系统"的研究，开发出了基于关幼波、鲍友麟、梁宗翰等老中医临床经验的专家系统。在实践中，以大量中医药古籍文献资料和名老中医医案等数据为基础，试图通过在系统中模拟人脑神经元结构，让机器像人类一样利用和学习相关数据信息，进而从海量数据中发现症状、药物、疾病等内部或几者之间的相互关系，通过展现出的中医症状症候规律、药物关联等内容，分析探讨中医理、法、方、药体系，并以临证"辅助诊断"与"推荐用药"等方式为特定医学场景提供有针对性的问题解决服务方案。人工智能对中医数据的规律学习应用于名医经验传承创新中，在提升中医药服务能力方面已初见成效。基于专家经验和更新迭代的算法，先后有"国医大师王琦智能辅助诊疗系统""国医大师朱良春风湿病辅助诊疗机器人"等基于名医临证经验的人工智能辅助诊疗系统，为基层和中青年医生提供了临证诊疗处方推荐[①]。

链接：智能场景化——川派中医名家诊疗与经验传承系统

川派中医经历两千余年的积累发展，形成独具特色的诊疗思维与用药经验，其传承受限于师带徒的单一传播路径、师傅传授与徒弟理解能力。四川省中医药管理局项目组以历时5年整理的近百位川派中医名家临床经验总结、公开文献为基础，构建川派中医名家诊疗经验数据库，引入大数据技术构建川派中医名家个性化知识图谱体系并可视化。

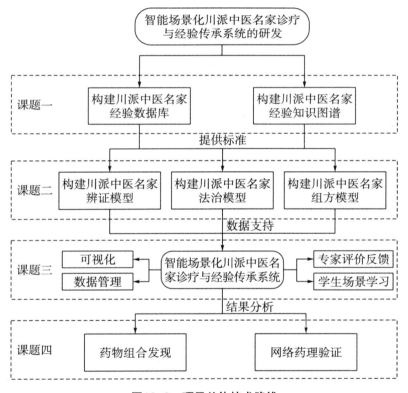

图12-2　项目总体技术路线

---

① 孙忠人等：《人工智能在中医药领域的应用进展及现状思考》，《世界科学技术–中医药现代化》2021年6期。

通过选择川派中医名家，利用智能推理和深度学习技术设计辨证、立法和组方模型，结合海量病案和临床反馈修正，构建场景化、可视化并体现川派中医诊疗思维的智能系统，促进川派中医名家经验传承与临床应用摆脱时空限制，在此基础上发掘临床优化处方并通过实验验证，实现川派中医名家经验的数字化、系统化，名家思维的场景化、可视化，为其传承与应用提供前瞻性的数字系统，达到症证法方药可视化推理，揭示川派中医内在思维逻辑，推动川派中医的传承与发展。

自2015年起，共计对100位川派中医名家的学术思想和临床经验进行整理，目前已出版丛书45册。通过自然语言处理技术完成非结构数据到结构化数据的映射和整合，构建可开放性容纳非结构化数据的川派中医名家经验数据库，形成川派中医名家诊疗经验数据库与知识图谱。（来源：《四川省中医药管理局项目申报书》，2020年1月）

第三，中药规范化、标准化、客观化。中药需要"传承精华，守正创新"，传承中医药经典与中医药现代化二者相辅相成，让"中医药+人工智能"为中医药现代化发展增新赋能。中药性能是中药学理论的核心，包括四气五味、归经、升降沉浮与毒性等，将人工智能技术应用于中药药性现代化研究领域可以进一步从科学角度阐释中药的作用机制。比如，采用机器学习与深度学习等方法，分别评估以确保其稳健性，通过人工智能算法解释草药与经络之间的关系，建立基于本体的人工智能辅助药物副作用的预测模型，建立起整体质量控制和可追溯性系统，运用人工智能核查用药禁忌，高通量筛选药物资源以及评估新药有效性与安全性等。另外，"人工智能+"中药材种植体系建设，优选中药材品种，建立智能种植示范基地；建立"人工智能+"中药生产流通体系，实现线上对接市场供需、加强中药交易监管、创新质量智能检测、完善药品溯源机制等。

当然，虽然数字化技术为中医提供了前所未有的技术驱动力，我们看到了运用最新科学技术与传统中医深度融合的多种成果，但总体上传统中医信息化程度较低，缺乏海量数据作为智能化基础，中医对智能技术的接受程度相对较低，同时证候标准化的缺乏，导致深度学习算法训练难度较大，中医诊疗模式依赖经验与感觉，难以建立标准化数据采集流程。对于人工智能这一命题而言，现代科学对人类大脑的认识还远远不足，机器神经元模型与人的神经在结构上有着根本的不同，机器模拟人类智能的方式单一，得到的结果数据并非大脑真正的活动，还需要将身体与大脑视为整体进行研究，需要神经科学及相关学科协同发展，才能形成真正意义上的人工智能。中医学以"天人相应"的思想认识世界，强调人与自然的和谐统一，人工智能不仅需要关注人的大脑与身体，还要考虑社会环境和自然环境。

综上，在过去几十年中，物理学家和哲学家广泛地讨论后发现，现代物理学的概念与东方宗教哲学所表现出来的思想具有惊人的平行之处。《物理学之"道"——近代物理学与东方神秘主义》[①]中这样写道："西方科学沿着螺旋式轨道进化。它从早期希腊的神秘主义哲学出发，通过理性思想的显著发展而上升和展开，不断地离开它那神秘主义的起源，并发展了一种与东方尖锐对立的世界观。而在最近的阶段里，西方科学又最终克服了这种观念而返回到早期希腊与东方哲学上来。这并非仅仅依靠直觉，还依靠高度精确的复杂实验，依靠严格、一致的数学表达方式。"阐明东方智慧的精神与西方科学本质上是协调的，关于世界本原的认识与传统的东方哲学日益趋向于统一，二十世纪后半叶的理论物理学家已普遍认识到，不能简单地认为世界是物质的，物质性和能量是现实世界同时具有的属性；意识与物质一样，是可以转化为能量的。正如钱学森指出的："中医讲究意识、情绪的重要性，现在科学早已证明意识和精神不过是物

① 卡普拉：《物理学之"道"——近代物理学与东方神秘主义》，北京：中央编译出版社，2012年。

质的大脑活动的表现而已，没有什么可以大惊小怪的；意识和精神可以反作用于人体。以上两个方面的事做得好，还可以打开一些中医的眼界，把中外医学的好东西结合起来，用系统科学来促使中医现代化，即医学现代化。这是由低到高的扬弃！"①

20世纪80年代，现代西医学的发展历程，似乎正在演绎着理论物理学同样的过程。以还原论方法主导现代西医的发展之路越走越窄，生物—心理—社会医学模式就成为必然，但这不是最终结局，东方的自然疗法、天然药物开始大行其道，主流医学开始向传统医学回归，通过引进传统中医学的整体模型和辨证论治体系，与西医生理学、生物学等关于人体和疾病的知识体系相结合，从而使西医走上了整体综合的道路。②而中医也正在用科学的方法和原则去规范它的传统理论，这就形成一种总体的大趋势，从还原分析走向整体综合的现代西医与克服直观经验局限的中医学，在将来会九九归一、殊途同归，建立起一个统一的中西医理论体系，实现中西医两大知识体系的统一。这个医学体系的理念和基本方法是植根于传统中医学的，但其理论却和科学实证主义发生了融合。在这个较长的演化过程中，现代物理学理论和最新的互联网技术、人工智能技术交汇在一起，共同推动医学领域一场前所未有的观念和思维方式的革命。

① 《钱学森书信选》编辑组：《钱学森书信选（上卷）》，北京：国防工业出版社，2008年。
② 袁冰：《整体医学——融汇中西医学的理论医学》，香港：香港现代医药出版社，2010年。

尾　篇

宽窄之间，谨道如法，长有天命

一合作事

尾　篇

宽窄之间，谨道如法，长有天命

　　我出生在重庆一个偏僻的大山里，儿时当了几年的采药童子。原因是我有一点家传，外曾祖父是十里八乡有名的中医，所以跟着识得一些"草药"，诸如茵陈、茯苓、茴香、百合、麦冬、柴胡、黄连、杜仲、黄柏、厚朴、元胡、青蒿、山奈、野菊、薄荷、牛蒡子、五倍子、车前子、夏枯草、山楂叶、蔓荆子、酸枣仁、鸭跖草、倒扣草、石菖蒲、皂角刺、蒲公英、苍耳子、吴茱萸、千里光……作为孩子，印象最深的有几件事。外曾祖父除了善于用汤药外，他会把"丝针"（银针）装在竹管里随身携带，以便随时为乡邻施治。他有时用自制的药线灸，在灯火上点燃后，将线端珠火对准患者身上事先选好的穴位，以拇指指腹稳健而敏捷地将带有珠火的线头点按上去，一按火灭即起，是为一壮（艾灸专用词），再点再灸，只见病人在灼热之下，皱着眉头吸气呻吟。我看见他为了救治心脏病突发的病人，强行用筷子把牙关撬开，扯出舌头针刺舌下的青筋，只见流出一些发乌的瘀血后，病人就缓解过来了。我被他用三棱针挑过疳积，在掌面四指腹侧关节横纹处的四缝穴，被他干枯的老手抓着，刺破挤出一些黄白液体，现在才知道那是刺激与三焦、命门、肝和小肠有内在联系的经外奇穴，可以平肝泻心、燥湿驱虫、理脾和胃。老人仙逝后，乡里乡亲"摆龙门阵"时，还经常说起他生前的种种善行和用药的神奇疗效。那时我放学后，除了干父母吩咐的农活儿，就会去采药，在地头挖麦冬，在田间割夏枯草，上树摘枇杷叶，进山林采金银花，到荆棘丛中挖葛根……晾晒干后背到乡镇的药材收购站，售卖后换一沓"毛票"以补贴家用。家父因为出身"成分"不好，我属于"黑五类"，在那个读书需要政审的年代，我是没有多少前途可言的，父亲为我找了当地有名的中医做干爹，寒暑假跟着当徒弟，抄方背诀，实际就是在为我规划将来的人生。如果没有升学离开农村，我这辈子大抵是做一个"江湖郎中"。在人生的宽窄之间，所幸生逢改革开放，我多了读书这条出路，由此改写狭窄的命运。

本人先天体质不良，后天贫困失养，脾虚胃弱，加之人生变故的打击，工作压力的透支，亚健康严重，年届不惑便已华发早生，衰象毕现。在一次伤风寒之后，咳嗽不止，我开始往来于大小医院，宽窄之间，东查西验、求医问药一年有余，竟不得根治，上下表里，无不报警，形销骨立，几近崩溃。然西医体检指标，均无大碍，以至于后来出现大病先兆，癌胚抗原指标飙升。一个偶然机缘，在一个中医世家的中医馆里，用针灸、艾灸等非药物治疗方式，居然很快见效，并得以痊愈。由此激发了我的好奇心和信心，重启中医学习之旅。中医传承有家传、师承、自学、科班四种。有幸在互联网时代，不必进到大学课堂，除了线下拜师请教，也能够线上聆听大师的传道解惑。我从开始的养生书籍、中医入门读物，到后来系统开始学院派课程，从中医基础、诊断学、方剂学、中药学、经络学开始，再到内经、伤寒、难经、本草，逐步扩展到金元四大家、中医十大流派，从登门拜师叩问，到自家临床试验，在越来越多的医家思想里汲取智慧和营养，从张仲景、葛洪、孙思邈、皇甫谧和、王冰和、吴琨和、张介宾到刘完素、朱丹溪、李东垣、张元素、叶天士、吴鞠通、汪昂、张锡纯等，再到当代任应秋、邓铁涛、吴咸中、李可、杨甲三……八年灯影相伴，三年伏案键盘，把我对中医文化的热忱与思考，嘀嘀嗒嗒，敲进了这本文化札记里。在生命的宽窄之间，因为再次相逢中医，我俗世的生活和精神的世界，也因此宽敞起来。

自古我们有"文人通医"的传统。古语云："为人父母者不知医，谓不慈；为人子女者不知医，谓不孝。"这话不是说让大家都去当医生，而是要你通晓医道。许多人一说起孝敬父母，就知道买广告上的补品，殊不知吃补品是有禁忌的，比如虚不受补。所以中医有谚语云：人参害人无过，大黄救人无功。宋代王安石自述云："读经而已，则不足以知经。故某自百家之书至于《难经》《素问》《本草》诸小说，无所不读；农夫女工，无所不问。"道以医显，以医入道。王安石阅读医书的目的不为行医疗疾，而是为了通过医道体悟天下大道，正所谓大医治国，中医治人，小医治病。历史上，许多文人达官"寄余艺以泄神用"，兼习医道。据《宋史》记载，宋太祖赵匡胤懂医道，曾亲自为其弟宋太宗艾灸治背；宋太宗赵炅素喜医术，曾亲自收集名方有验者千余首等。"上之所好，下必甚焉"，加之范仲淹"不为良相，则为良医"思想的传播影响，鼓舞了众多文人士大夫步入岐黄之路，为一代儒医成长开了风气之先。清代徐松在其《宋会要辑稿》中曰："政和七年……朝廷兴建医学，教养士类，使习儒术者通黄素，明诊疗，而施与疾病，谓之儒医。"于是，儒而知医成为一种时尚，以至于"无儒不通医，凡医皆能述儒"。苏轼在《求医诊脉》一文中记载："至虚有实候，而大实有羸状，差之毫厘，疑似之间，便有死生祸福之异。"可见这位大文豪是有深厚医学素养的。著名的程颢、程颐二兄弟更是对医理有很深的造诣，《二程全书》中有关于切脉的论述："人有寿考者，其气血脉息自深，便有一般深根固蒂的道理。人脉起于阳明，周旋之下，至于两气口，自然匀长，故于此视脉，又一道自头而下，至足太冲，亦如气口。"文人士子为何要习医呢？张仲景很具代表性，他在《伤寒论》序中说："上以疗君亲之疾，下以救贫贱之厄，中以保身长全，以养其生。"他出生于一个人丁兴旺的大家族，然而东汉末年战乱四起，疫病流行，结果在不到十年时间里，死于伤寒的"十居其七"。张仲景"感往昔之沦丧，伤横夭之莫救"，于是开始"勤求古训，博采众方"，著书立说，行医传道。唐朝药王孙思邈、金代医学家李东垣等著名医家都有类似情况。

古人学习中医之后，知行合一，往往重视养生，也就是重视"治未病"。古人的养生哲学，首先尊崇"道法自然，顺应四时"的法则。《尚书·洪范》说："一曰寿，百二十岁也。"《黄帝内经》说："春秋皆度百岁乃去，而尽终其天年。"佛在《佛说长寿灭罪经》中认为："尽其寿命，满百二十。"天命，即天地赋予我们的寿命，理论上是两个甲子。美国学者海尔弗里根据细胞分裂次数来推算人的寿命，得出的结论是人的寿命应该为一百二十岁，与我们圣贤的天年寿命论断出奇地一致。要想"长有天命"，必须"谨道如法"。《素问·阴阳应象大论》说，"阴阳者，天地之道"。《征四失论》说："道之大者，拟于天地，配于四海。"道，是天地不易之理，也是《内经》中的重要概念，反复强调顺应天地规律，"顺之则生，逆之则死"。因此，养生之道在于"法于阴阳，和于术数"，必须法道、遵道、行道。

其次，尊崇"恬淡虚无，精神内守"的理念。南朝陶弘景所著《养性延命录》中指出："《小有经》曰：少思、少念、少欲……行此十二少，乃养生之都契也。"吴驹《养日楼记》云："夫人生百年，大约三万余日，能善养之，皆吾有也。若悠忽玩愒，虽寿百年，未尝有一日矣。养生之道，莫善于礼静志意，清嗜欲，而后审端于阴阳。"因此，只有修炼岐黄的境界："志闲而少欲，心安而不惧，形劳而不倦，气从以顺，各从其欲，皆得所愿。故美其食，任其服，乐其俗，高下不相慕，其民故曰朴"。（《素问·上古天真论》）避免老子所说的"五色令人目盲，五音令人耳聋，五味令人口爽；驰骋田猎，令人心发狂；难得之货，令人行妨"（《道德经》第十二章），才能守住本朴，回归本心，悟出平平淡淡才是真。

第三，尊崇"起居有常，饮食有节"的生活。人性分三品：天性、禀性、习性，天性是义理之性，禀性是气质之性，习性是嗜欲之性，天性在脑，禀性在心，习性在身，要"去习性、化禀性、圆融天性"，防止习性上被物欲所蔽，禀性上被气质所拘，天性上良心被蒙尘。战国时，齐人颜斶隐居不仕，齐宣王欲拜颜斶为师，并许以富贵，他说："斶愿得归，晚食以当肉，安步以当车，无罪以当贵，清静贞正以自虞。"苏东坡把这个典故总结为"养生四味良药"：一是无事以当贵；二是早寝以当富；三是安步以当车；四是晚食以当肉。用现代语言翻译一下，就是要心无挂碍、规律作息、适度运动、均衡饮食。

如此看来，中医养生其实就是中国人的一种生活方式，中医是中国文化的活化石，守护了我们五千年，主张和强调天人合一、顺应自然、调和七情、葆精毓神、扶正祛邪、养生全德的原则，这些价值取向和养生智慧深刻地影响了千百年来的炎黄子孙，至今仍然具有强大的生命力和说服力。当保温杯成为中年人的标配，"人于中年左右，当大为修理一番，则再振根基，尚余强半"。（《景岳全书》）这就是我国古代著名的"中兴"养生理论，指中年是身体由盛转衰的时候，人应当抓住中年时期元气尚未大虚之机，认真地加以调理，使元气得以复常，而人身之根本得固。

当今时代，地球环境持续恶化，生活节奏日益加快，精神焦虑愈发严重，产生了越来越多新的疾病类型。始于2020年的全球新冠疫情，更加让我们每个人认识到增强机体免疫力的重要，加上未来二十年中国将迎来人类历史上最大一波人口老龄化，3亿多老人需要配置多少医疗资源？国家、社会、家庭层面医疗将不堪重负，药简、效宏、价廉的中医，将成为破解这一迫在眉睫难题的有效应对之道。在本书封笔之际，国家发布了《"十四五"中医药发展规划》①，仔细读来，欣慰之至。中医接地气，中医诊疗简单有效，诊断不需要机器设备，不需要昂贵的药片，一根指头探五脏，一服中药解顽疾，一根银针治百病。我由衷希望有更多的炎黄子孙珍视和分享这份厚重的智慧遗产。

这本拉拉杂杂的中医文化追问，最后需要回答，到底什么是中医。我们大抵可以这样说，中医之"中"，是哲学观念，是文化观念，而非空

---

① 规划明确写道："建设一批国家中医医学中心，加强各级各类中医医院建设，全面提升基层中医药在治未病、疾病治疗、康复、公共卫生、健康宣教等领域的服务能力，力争实现全部社区卫生服务中心和乡镇卫生院设置中医馆、配备中医医师，100%的社区卫生服务站和80%以上的村卫生室能够提供中医药服务。"（来源：中国政府网，http://www.gov.cn/zhengce/content/2022-03/29/content-5682255.html.）

间观念。中医不是单纯的疾病医学，而是具有丰富人文内涵，包括哲学、科学等在内的一种综合性认知和实践的人文生命学，是道器合一之学，可以称之为人文医学。《汉书·艺文志》曰："经方者，本草石之寒温，量疾病之浅深，假药味之滋，因气感之宜，辨五苦六辛，至水火之齐，以通解结，反之于平。故谚曰：有病不治，常得中医。"中医之中，乃中平之中，中和之中，"持中守一而医百病"。正如《中庸》讲的："喜怒哀乐之未发，谓之中，发而皆中节，谓之和。中也者，天下之大本也；和也者，天下之达道也。致中和，天地位焉，万物育焉。"中医的最高境界乃是致中和，以平为期。中医的终极目标，不是找出病菌，杀死病菌，而是追求气血平衡、寒热平衡、虚实平衡、身心平衡，一言以蔽之，中医的终极目标是阴阳平衡。一阴一阳之谓道，"形而上者谓之道，形而下者谓之器"，既对立又统一。形而上者道理，起于学，行于理，止于道；形而下者器物，起于教，行于法，止于术。道器不相离，这就是中医。闻道，问道，悟道，知道，行道，宽思窄想、知行合一方能得道。

"山高水长，物象千万；非有老笔，清壮可穷"。天宝三年（744年），李太白和杜甫、高适面对造化万千的王屋山，文思汇聚到笔底的这首小诗，说出了我问道中医的顿笔感言！

最后，叩谢为本书写作和出版给予帮助的朋友、同事、家人。

感谢第十三届和十四届全国人大代表，四川省人民政府参事室参事，四川中烟工业有限责任公司党组书记、总经理彭传新先生自始至终给予的关心重视和大力支持；感谢中共四川省委四川省人民政府决策咨询委员会副主任，成都市社会科学界联合会主席，四川省社会科学院教授、博士生导师、原党委书记，四川省委政策研究室原副主任李后强先生的悉心指点和亲自作序；感谢国家中医药岐黄工程岐黄学者首席科学家，国家重点基础研究计划（973计划）项目首席科学家，成都中医药大学原校长、首席教授梁繁荣先生的指正和亲自作序！感谢四川省中医科学院临床基础与文献信息研究所所长、研究员李东晓先生的帮助指导！感谢四川省人民政府

一言九鼎话中医

文史研究馆馆员、张大千再传弟子胡真来先生和四川师范大学艺术学院原院长、教授程峰先生为本书题字！感谢四川人民出版社社长黄立新先生的关心支持！感谢四川人民出版社封龙先生以及李沁阳、冯珺、葛天等各位编辑老师的辛勤智慧付出！感谢四川省社会科学院党委委员、副院长冯俊锋先生、四川省社会科学院智库工作处处长翟琨先生、调研员石明先生的大力支持！感谢各位同事在写作资料、出版事宜方面给予的帮助！感谢家人的长情陪伴！盛谢读者诸君拨冗垂阅！

2022年6月6日三稿于成都天府锦江河畔